OEUVRES

DE

LÉON LE FORT

PROFESSEUR DE CLINIQUE CHIRURGICALE A LA FACULTÉ DE MÉDECINE
DE PARIS
VICE-PRÉSIDENT DE L'ACADÉMIE DE MÉDECINE
CHIRURGIEN DE L'HÔTEL-DIEU

Publiées par le Dr FÉLIX LEJARS

Professeur agrégé à la Faculté de médecine,
Chirurgien des hôpitaux de Paris.

TOME PREMIER

HYGIÈNE HOSPITALIÈRE — DÉMOGRAPHIE
HYGIÈNE PUBLIQUE

PARIS

ANCIENNE LIBRAIRIE GERMER BAILLIÈRE ET Cie

FÉLIX ALCAN, ÉDITEUR

108, BOULEVARD SAINT-GERMAIN, 108

1895

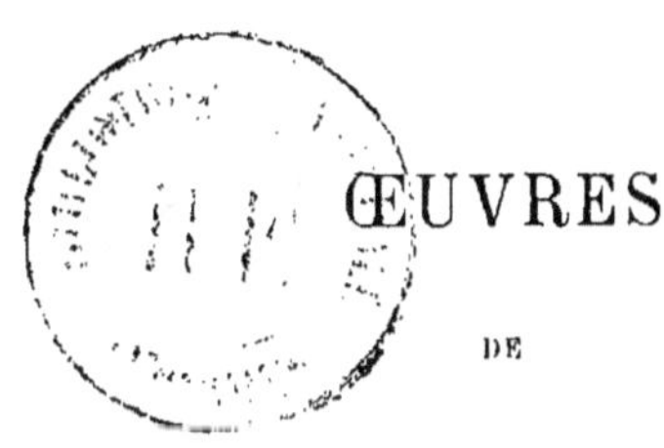

ŒUVRES

DE

LÉON LE FORT

ŒUVRES

DE

LEON LE FORT

PROFESSEUR DE CLINIQUE CHIRURGICALE A LA FACULTÉ DE MÉDECINE
DE PARIS
VICE-PRÉSIDENT DE L'ACADÉMIE DE MÉDECINE
CHIRURGIEN DE L'HÔTEL-DIEU

Publiées par le Dr FÉLIX LEJARS
Professeur agrégé à la Faculté de médecine,
Chirurgien des hôpitaux de Paris.

TOME PREMIER

HYGIÈNE HOSPITALIÈRE — DÉMOGRAPHIE
HYGIÈNE PUBLIQUE

PARIS

ANCIENNE LIBRAIRIE GERMER BAILLIÈRE ET Cie
FÉLIX ALCAN, ÉDITEUR
108, BOULEVARD SAINT-GERMAIN, 108

1895

Léon le Fort, en mourant, laissait aux siens un devoir à remplir.

Au cours de sa dernière année, il avait réuni la plupart de ses écrits ; il comptait, dans les loisirs d'une prochaine retraite, reprendre et achever cette ébauche, utiliser tant de documents accumulés, tant de souvenirs, publier l'ensemble de ses œuvres, et peut-être des mémoires, que maintes fois on l'avait pressé d'écrire.

Il fallait suivre cette route tracée ; il fallait faire, dans la mesure de nos forces, ce que la mort aveugle lui avait interdit ; il fallait payer à sa mémoire cette dette sacrée.

L'œuvre de Léon le Fort est considérable ; son activité, qui jamais ne s'est démentie, s'est exercée dans les sphères les plus diverses. Pourtant ses travaux se prêtent à un groupement naturel.

Nous publierons trois volumes : le premier est consacré à l'*Hygiène hospitalière*, *à la Démographie et à l'Hygiène publique* ; le second, à la *Chirurgie militaire et à l'Enseignement* ; le troisième, à la *Chirurgie proprement dite*.

En tête de l'ouvrage, nous sommes heureux de reproduire l'Eloge prononcé à la Société de Chirurgie, par **M. Ch. Monod** : Léon le Fort n'eût pas désiré de plus bel hommage que cette parole d'honnête homme.

M. Alcan a bien voulu nous prêter son concours et se charger de l'édition de ces Œuvres complètes ; nous lui en sommes vivement reconnaissants.

ÉLOGE

DE

LÉON LE FORT

Prononcé à la *Société de Chirurgie*, dans la séance du 23 janvier 1895

Par M. le D^r Ch. MONOD

SECRÉTAIRE GÉNÉRAL

MESSIEURS,

Lors du siège mémorable que Lille soutint en octobre 1792 contre les Autrichiens, un des défenseurs de la ville se distingua entre tous par sa vaillance, et mérita l'estime universelle de ses concitoyens. « Le capitaine Ovigneur [1], raconte une chronique locale, n'avait pas quitté le rempart depuis le commencement du siège. On vient, un soir, vers minuit, lui annoncer à la fois que son habitation est en feu et que sa femme, abritée dans une cave, l'a rendu père. Comme on le presse de courir auprès d'elle, et d'abandonner sa batterie pour sauvegarder son bien, il sait maîtriser les émotions diverses qui l'agitent, et montrant les lignes des assiégeants d'où partaient des éclairs continus et d'effroyables détonations, il répond : « Voici l'ennemi ! je suis à mon poste, j'y reste, et vais rendre feu pour feu. »

(1) Charlemagne Ovigneur, né le 24 juillet 1759, et descendant par sa mère d'une ancienne famille Lilloise, qui, grâce à un *livre de famille* régulièrement tenu, peut faire remonter son origine jusqu'en 1568. L'épisode auquel il est fait ici allusion eût lieu dans la nuit du 3 octobre 1792. En 1811, au cours d'un voyage à Lille, Napoléon Ier décora de sa main le capitaine Ovigneur, en lui disant : « *Tous les Canonniers ont mérité la décoration; vous la porterez, Monsieur, pour vous et pour le Corps.* » (Voyez l'*Histoire des Canonniers de Lille*, par MM. A. Fromont et A. de Meunynck, t. II. Les *Canonniers sédentaires*, Lille, 1893.)   L.

Ce vrai soldat était le grand-père de Léon Le Fort.

Il m'a semblé que ce souvenir trouvait naturellement place en tête de la notice que, dans cette séance solennelle, je suis appelé à vous présenter sur notre regretté collègue.

Le Fort, en effet, n'avait pas seulement la tournure militaire qui frappait dès l'abord ceux qui l'approchaient, il avait aussi l'âme du soldat.

C'était celle de son glorieux ancêtre qui revivait en lui.

Combien de fois, dans son enfance, à l'âge où les impressions sont ineffaçables, n'avait-il pas entendu parler du siège de Lille. et du rôle que son aïeul maternel y avait joué ! Il aspirait à marcher sur ses traces; il voulait, lui aussi, être soldat.

Je dirai comment il en fut empêché; comment, tout en conservant au fond de son cœur le culte de l'armée, il resta dans la vie civile, devint un des nôtres, et parvint à conquérir dans la famille médicale cette haute situation que la mort, survenue avant l'heure, a si cruellement brisée.

Léon-Clément Le Fort naquit à Lille le 5 décembre 1829. Il était l'aîné d'une famille de quatre enfants. Son père, honorable commerçant, désirait l'avoir pour successeur. A dix-sept ans, son instruction primaire achevée, le jeune Léon entrait comme employé dans la maison paternelle. Ce fut un dur moment. Passer de longues journées derrière un comptoir, à mesurer ou à vendre des étoffes, c'était, pour ce garçon au tempérament impétueux, et qui se croyait appelé à de hautes destinées, une corvée intolérable; disons le mot, une vie d'enfer.

Il se soumit toutefois; mais, au bout d'un an, il fallut bien reconnaître que le sacrifice était au-dessus de ses forces. L'enfant dépérissait; il se mourait d'ennui.

Ses parents, avec une sollicitude éclairée, le laissèrent libre de choisir quelque autre occupation, plus en rapport avec ses goûts.

Le Fort ne se hâta point. Soit qu'il n'osât pas encore se prononcer, soit plutôt que, prévoyant l'avenir, il eût compris qu'il importait avant tout d'être préparé pour la lutte, il demanda seulement la permission de compléter ses études.

Il entra au collège de Lille, et, grâce à un travail assidu, fut en état, au bout de dix-huit mois, de se présenter au baccalauréat ès lettres. Il en subit les épreuves à Paris, où l'avait conduit une assez singulière circonstance.

On était en 1848. Paris, aux prises avec la formidable insurrection de juin, avait sollicité l'appui des gardes nationaux de province. Lille répondit à cet appel. M. Le Fort père, désigné pour faire partie de l'expédition, en fut empêché; il put se faire remplacer par son fils.

Ce fut donc en uniforme, et le fusil sur l'épaule, que notre futur collègue fit son entrée dans la capitale. Rien ne pouvait flatter davantage ses vœux secrets. Son rôle dans la lutte contre les insurgés eut sans doute quelque relief, car, le combat terminé, il fut proposé pour la croix. Son père ne lui permit pas de l'accepter, le considérant comme trop jeune pour une pareille distinction.

Le Fort ne retourna pas immédiatement à Lille; il prolongea son séjour à Paris, où il fut reçu bachelier au mois de septembre suivant.

Le moment était venu de prendre une décision. Il n'hésita plus à faire part à ses parents de son désir de s'enrôler. L'opposition de son père fut d'abord formelle. Ensuite, par une sorte de concession, il proposa à son fils d'entrer dans le corps de santé de l'armée et dé devenir chirurgien militaire.

Lille possédait alors un hôpital militaire d'instruction, une École de santé, où l'on était admis au concours. Le Fort se présenta et fut nommé[1]. Mais il jouait de malheur. Un an plus tard, l'École était supprimée par décret[2].

Ce court espace de temps avait cependant suffi pour lui révéler des aptitudes qu'il ne se connaissait pas. Il avait pris goût aux études médicales. Il résolut de les poursuivre, se réservant de décider ultérieurement dans quelles conditions et en quel endroit il exercerait sa profession.

Voici donc notre jeune étudiant à Paris pour la seconde fois. A

[1] Il était le premier sur la liste de présentation dressée par le jury du concours; mais, quand la liste des admissions définitives fut renvoyée du ministère, son nom n'y figurait plus. Il vint aussitôt à Paris et se mit en rapport avec un représentant du Nord : la veille même du jour où une question devait être posée, à la tribune, au ministre de la guerre, il recevait directement sa nomination.   L.

[2] Il avait conservé soigneusement ses cahiers de cours de l'École militaire d'instruction, où il eût pour maîtres Maillot, Cazeneuve, le chimiste Millon; il aimait à rappeler ses travaux dans le laboratoire de Millon, et la part qu'il y avait prise à la découverte du phosphore rouge.   L.

peine arrivé, il franchit facilement l'étape de l'externat. Au bout
de deux ans, il est interne, le troisième de la promotion [1]; et
presque aussitôt il aborde la difficile épreuve de l'adjuvat. Il échoue
à la première tentative, et doit attendre deux ans pour se présenter
de nouveau. Cette fois-ci il est nommé (1858), et sa voie se dessine [2].
Prosecteur en 1861, il emporte deux ans plus tard le titre d'agrégé [3],
et, la même année, celui de chirurgien du Bureau central [4].

Il avait alors définitivement renoncé à la carrière militaire. Mais
jusqu'à la fin de sa vie il s'est intéressé aux choses de l'armée.

Un jour même, il eut l'occasion de reprendre le fusil du garde
national de 1848. C'était en décembre 1851. Il était externe à la
Pitié. Le bruit du coup d'État se répandit dans la ville. Esprit
ardent, libéral, Le Fort crut de son devoir de se mêler aux rares
défenseurs de la loi; il se précipita dans la rue pour faire le coup
de feu. Peu s'en fallut qu'il ne fût pris et déporté. Il racontait qu'il
dut rester caché trois jours dans une maison amie, jusqu'à ce que
la trop facile victoire des troupes du Président eût ramené la
tranquillité dans Paris.

Plus tard, toutes les fois qu'une guerre européenne ouvrait aux

---

(1) Il fut successivement interne de Malgaigne, à Saint-Louis, en 1853; de
Barthez, à l'Hôpital Sainte-Eugénie, en 1854; de Laugier, à l'Hôtel-Dieu, en
1855 et 1856.

En 1854, il assista, à l'hôpital Sainte-Eugénie, à l'épidémie de choléra, et
avec l'assentiment de son chef, Barthez, il expérimenta le traitement par
l'alcool à haute dose, et obtint des succès; du reste, toutes les observations
qu'il avait alors recueillies figurent dans ses cartons. Au mois d'août 1854,
sur la demande du comte Élie de Pontcarré, il fut envoyé par Barthez dans la
Nièvre, dont les campagnes étaient ravagées par le choléra et par la suette
et où manquaient les secours médicaux; il passa deux mois au château de
Lys, près Tannay, dans l'arrondissement de Clamecy, soignant les malades
de la contrée et s'efforçant déjà de prendre des mesures anticontagionnistes.
Son rôle était loin d'être toujours facile, au milieu de populations ignorantes
et affolées, et plusieurs fois il dut s'armer pour faire ses visites.   L.

(2) En 1860, Nélaton lui fit offrir, par l'intermédiaire de son neveu, Eugène
Nélaton, la place de médecin du vice-roi d'Égypte, avec un traitement de 18 à
20.000 francs, le titre de professeur à l'École d'Alexandrie, etc., mais, après
avoir consulté M. Ferdinand de Lesseps, Le Fort refusa.

(3) Il fut nommé agrégé stagiaire le 20 juin 1863, et entra en exercice le
1er novembre 1865.

(4) Voici les différentes étapes qu'il parcourut dans les hôpitaux, et la date
de ses permutations successives : Bureau central, 28 mars 1863; Enfants
Assistés, 27 décembre 1864 (il était donc resté moins de deux ans au Bureau
central); Midi, 30 janvier 1866; Cochin, 15 décembre 1867; Lariboisière,
25 décembre 1871; Beaujon, 25 décembre 1871 ; Hôtel-Dieu, 25 décembre 1881.
En 1884, nommé professeur de clinique, il passa à l'hôpital Necker. Voy. plus
loin.   L.

médecins civils les ambulances militaires, Le Fort fut des premiers
à se mettre sur les rangs.

En 1859, il fit partie de l'armée d'Italie, en qualité de chirurgien
volontaire[1]. Il put alors, pour la première fois, voir de près l'organisation du service de santé en campagne, et en rechercher les
défectuosités, qu'il signala plus tard avec autant de perspicacité
que de courage. La guerre du Schleswig, à laquelle il assista
aussi, mais sans titre officiel[2], lui permit de poursuivre son étude,
et de comparer ce qui se faisait à l'étranger avec ce qu'il avait
observé en France.

Enfin, en 1870, après s'être activement occupé à Paris de la
mise en œuvre des ressources dont disposait la Société de secours
aux blessés, il partit lui-même à la tête d'une ambulance, qui fut
retenue à Metz jusqu'à la reddition de la place[3].

On ne s'étonnera donc pas si, parmi les nombreuses publications de notre collègue, plusieurs ont trait à la chirurgie militaire.
A la suite de la campagne de France, il résuma lui-même ses vues
sur les services de santé en un volume de plus de 600 pages, qu'il
intitula : « *La Chirurgie militaire et les Sociétés de secours de
France et de l'étranger.* »

J'ai dit que jusqu'à sa mort Le Fort garda le souvenir de ses
débuts. En voulez-vous une preuve touchante ? Ceux qui ont suivi
son cercueil ont pu remarquer sur le drap mortuaire, à côté des
nombreuses décorations qui témoignaient de l'estime en laquelle
le chirurgien français était tenu à l'étranger, un modeste uniforme
et une épée. L'un et l'autre dataient de l'époque où Le Fort était

(1) Les idées politiques n'étaient pas étrangères à cette détermination.
« L'Italie aspirait à sa liberté et à son unité, écrit L. Le Fort dans une note
inédite, c'est ce qu'espérait lui donner la France, et c'est mû par ce sentiment que, bien que prosecteur à la Faculté, j'ai pris volontairement du service dans l'armée pour toute la durée de la guerre. Tel n'était pas le but
de l'Empereur, et ses manifestations étaient contraires aux sentiments unanimes des Italiens. Lorsque la députation de la Toscane et des Romagnes est
venue à Milan, reçue avec enthousiasme par la population et par l'armée
piémontaise, l'armée française s'est officiellement abstenue et nous avons
reçu l'ordre de ne prendre part à aucune manifestation. Lorsque eut lieu le
service funèbre de Manin, nous avons reçu les mêmes injonctions. Seul de
toute l'armée, je me suis rendu en tenue à l'église, et j'ai reçu un blâme
public du maréchal Vaillant. »   L.

(2) En 1864.

(3) Il fait lui-même l'histoire de l'ambulance qu'il dirigeait, et de son rôle
personnel pendant toute la durée de la guerre, à la fin de son livre sur *la
Chirurgie militaire et les Sociétés de secours.* (Voy. t. II.)   L.

élève de l'École de santé de Lille. Il avait demandé que ces restes d'un temps heureux, précieusement conservés par lui, l'accompagnassent dans la tombe.

Mais c'est assez insister sur un des traits caractéristiques de la physionomie de Léon Le Fort. Aussi bien, si parfois notre collègue a semblé regretter de n'avoir pu suivre la carrière de son choix, il a su faire contre fortune bon cœur; il a su montrer que dans la voie, quelle qu'elle fût, où l'appelait le devoir, il était homme à marcher d'un pas ferme et sûr.

D'une intelligence supérieure, ardent au travail et toujours en quête de quelque idée nouvelle, s'assimilant aisément les travaux de ses devanciers, s'exprimant avec clarté et élégance, écrivant avec facilité, doué par surcroît d'un véritable don pour les langues, il se trouvait merveilleusement armé pour franchir sans peine les obstacles qu'il devait rencontrer sur sa route.

J'ai déjà rapporté ses succès de concours. Sa première œuvre originale, sa thèse de doctorat, soutenue en 1858, donne mieux encore la mesure de sa valeur. Dans ce travail considérable, consacré à l'étude de l'*Anatomie du poumon chez l'homme*, fruit de deux ans de recherches, il expose certains faits d'anatomie et de physiologie, découverts par lui, aujourd'hui universellement reconnus.

Un an plus tard (1859), il écrivait son fameux mémoire sur la *Résection du genou.*

La résection du genou était alors rarement pratiquée en France. Elle l'était au contraire assez fréquemment à l'étranger, et particulièrement en Angleterre. Frappé de ce fait, Le Fort n'hésita pas à passer la Manche pour étudier la question sur place. Il demeura cinq mois à Londres, observant avec sagacité la pratique des chirurgiens anglais.

Il ne se contente pas, au reste, de rapporter ce qu'il a vu. Utilisant sa connaissance des langues, il recherche, non seulement dans les journaux français, mais surtout dans les publications étrangères, toutes les observations relatives à son sujet. Il arrive ainsi à réunir un total de 247 cas qu'il étudie un à un.

Ce n'est pas tout. Estimant que l'on ne peut bien apprécier les résultats d'une opération que si les malades sont revus plus ou moins longtemps après la guérison, Le Fort écrit aux chirurgiens ayant pratiqué la résection du genou, pour savoir ce que sont devenus leurs opérés. Les réponses ne lui firent pas défaut.

Ce n'est qu'après avoir réuni ces documents qu'il rédigea son mémoire et donna ses conclusions, toutes en faveur de l'opération, dont il a si puissamment contribué à répandre l'usage parmi nous.

J'ai tenu, par cet exemple, à montrer les procédés de travail de Le Fort et les tendances de son esprit.

Patience dans les investigations, érudition du bon aloi, exactitude allant presque jusqu'à la minutie, recherche du renseignement précis, le poussant à entreprendre de longs voyages pour observer par lui-même ce qui se fait à l'étranger ; sévérité et sûreté des conclusions ; clarté enfin et chaleur d'exposition, — toutes ces qualités de savant, de chirurgien, d'écrivain, qui font le charme et la force du mémoire sur la résection du genou, se retrouvent, à un degré au moins égal, dans ses travaux ultérieurs : dans son étude sur la *Résection de la hanche*, qui repose sur l'examen de 97 cas, dont 96 empruntés à la chirurgie étrangère ; dans ses recherches sur les *Anévrismes de l'artère axillaire*, de la *carotide*, du *tronc brachio-céphalique*, qui l'ont conduit à recueillir des centaines d'observations, analysées et classées en tableaux méthodiques ; dans son travail sur *Quelques points de l'histoire des maladies vénériennes*, fondé sur 6,000 observations recueillies par lui à l'hôpital du Midi, etc.

Le mémoire sur la résection du genou fut encore pour lui le point de départ de toute une autre série d'études, qui devinrent bientôt sa préoccupation dominante, et qu'il considérait comme devant constituer son plus beau titre de gloire.

Le Fort réclamait, non sans une certaine vivacité, sa place dans cette grande évolution qui, de nos jours, a si profondément et si heureusement modifié la pratique chirurgicale. Il soutenait volontiers que, le premier, il avait saisi la cause des terribles complications qui frappaient la plupart des opérés, et indiqué le moyen de les combattre.

Se faisait-il illusion, ou a-t-il vraiment joué le rôle qu'il s'attribuait? il vaut la peine d'y regarder de près. Aussi bien est-il intéressant, dans cette difficile question qui a passionné les chirurgiens de la seconde moitié de ce siècle, de suivre pas à pas le chemin parcouru par notre collègue.

Le premier point qui attira son attention fut la grande différence entre les hôpitaux de France et ceux d'Angleterre, au point de vue de la mortalité opératoire : différence tout à l'avantage de nos voisins.

Cette constatation, il l'a fit d'abord lors de son premier séjour à Londres, lorsqu'il recueillait des faits relatifs à la résection du genou. Il la renouvela dans des conditions analogues, quand il aborda l'histoire de la résection de la hanche. Plus tard, visitant les principaux hôpitaux de l'Écosse, de l'Irlande, de la Belgique, de la Hollande et de l'Italie, il rectifia et compléta les premiers résultats obtenus. En 1861, dans sa *Note sur quelques points de l'hygiène hospitalière de France et d'Angleterre*, insérée dans la *Gazette hebdomadaire*, il formulait ses conclusions.

Après avoir signalé le fait, il en rechercha la cause. Il crut d'abord la trouver dans le régime différent auquel les opérés étaient soumis dans les deux pays. Tandis que, chez nous, les chirurgiens imposaient à leurs malades une diète sévère, ceux-ci, en Angleterre, non seulement étaient alimentés, mais recevaient de larges rations de vin et de liqueurs fortes.

Presque en même temps, le D' Topinard, dans sa thèse inaugurale, étudiait de près les heureux effets de la pratique anglaise, qu'il contribua à introduire en France, au grand bénéfice de nos opérés.

Ce n'était là cependant qu'un petit côté de la question, et l'on dut bientôt reconnaître que l'inquiétant problème n'était pas résolu.

Le Fort lui-même, élevant le débat, essayait de montrer que c'était à l'ensemble des conditions de l'hygiène hospitalière, mal comprise en France, qu'il fallait s'en prendre pour expliquer nos désastres opératoires.

Les idées qu'il défendait à cet égard furent exposées devant l'Académie de médecine par Gosselin dans un long rapport consacré à l'analyse du mémoire de notre collègue sur la *résection de la hanche*.

Ce rapport fut le point de départ d'une brillante discussion qui se poursuivit rue des Saints-Pères pendant six mois (novembre 1861 à avril 1862), et qui eut un écho dans tous les journaux de cette époque. Trois ans plus tard, la question était soulevée de nouveau à la Société de chirurgie, à propos de la reconstruction de l'Hôtel-Dieu.

C'était, le mot est de Le Fort, « la période de l'hygiène hospitalière ».

Il semblait que l'on aurait enfin victoire gagnée, si l'on obtenait des hôpitaux bien situés, loin des centres populeux, bien aménagés, chauffés et ventilés à souhait; si, en évitant l'encombrement, on assurait à chaque malade le nombre de mètres cubes d'air reconnu indispensable.

L'idée était assurément excellente. Sa réalisation ne pouvait, elle aussi, qu'améliorer le sort des malades. Mais s'y attacher exclusivement, ou attribuer aux conditions hygiéniques la part la plus importante dans la mortalité des opérés, était « une faute, ou du moins une erreur relative ».

Le Fort, poursuivant son évolution, fut un des premiers à le reconnaître. « Certes, écrivait-il quelques années plus tard [1], on a plus de chances de guérir un malade dans un hôpital installé suivant toutes les règles de l'hygiène. » Mais cette condition ne suffit pas. « Car, » ajouta-t-il, parvenu enfin à la vraie doctrine, « ce n'est pas l'hôpital, c'est le chirurgien qui fait la mortalité; les soi-disant épidémies d'infection sont, en effet, attribuables au chirurgien, » qui porte d'un malade à un autre, par ses mains ou par ses instruments, les germes des complications qui tuent.

Ces complications sont essentiellement contagieuses. Supprimez le contage, opposez-vous au transport des germes infectieux, et, du même coup, vous supprimerez la principale cause des morts opératoires.

Telle est, en deux mots, la fameuse théorie du *germe contage*, si ardemment défendue par notre collègue.

Il ne parvint à la formuler avec cette rigueur qu'après bien des réflexions et de longues recherches.

Ses investigations avaient d'abord porté sur la fièvre puerpérale. Et, chose curieuse, ce fut une grosse erreur commise par lui — une erreur colossale, comme il se plaisait à le dire — qui l'engagea dans la voie au bout de laquelle il devait trouver la vérité.

Dans son mémoire sur l'*hygiène hospitalière*, dont j'ai déjà fait mention, il notait qu'au *Guy's Hospital*, à Londres, la mortalité des femmes en couches avait été singulièrement faible, puisque

---

(1) *Les pansements et la mortalité*. Paris, 1885, p. 80 et suiv.

dans une période de sept ans, et sur près de douze mille accouchements, elle n'avait été que de 1 sur 338. Imbu comme il l'était alors de l'importance de l'hygiène hospitalière, il s'appuyait sur ces chiffres pour établir l'heureuse influence de la bonne installation des malades dans l'hôpital anglais.

Malheureusement pour lui, l'argument péchait par la base. Le service d'accouchement, à *Guy's Hospital*, n'était pas un service intérieur : les femmes inscrites à l'hôpital recevaient les soins des accoucheurs, des assistants, des élèves de la maison, mais à domicile ; aucune d'elles n'entrait dans l'établissement.

Très confus de l'erreur commise, il voulut du moins avoir l'explication du fait qu'il était obligé de constater : l'immunité relative des femmes qui accouchent hors de l'hôpital. Ce fut surtout, disait-il plus tard, pour chercher la solution de ce problème qu'il accepta, en 1864, la mission que Husson, directeur de l'assistance publique, lui offrit, mission qui avait pour objet d'aller visiter les principaux hôpitaux de l'Europe. Il espérait dans cette vaste enquête, arriver à découvrir les causes des épidémies de fièvre puerpérale et d'infection purulente, alors si meurtrières.

Il n'est que juste de rappeler ici que, plusieurs années auparavant, en 1858, M. Tarnier, notre savant collègue, dans sa thèse inaugurale, avait déjà montré que la mortalité des accouchées, à Paris, dans la pratique civile, était infiniment moindre qu'à la Maternité (1 mort sur 17 accouchées à l'hôpital, contre 1 mort sur 322 en ville). M. Tarnier voyait dans cette circonstance la preuve que les affections puerpérales se propagent par la contagion, qui trouve dans les agglomérations hospitalières un terrain tout pré paré ; et il en tira les conclusions pratiques que l'on sait.

Le Fort reprit cette idée. Pour lui aussi, les affections puerpérales étaient contagieuses. Il se refusait à admettre l'existence d'un prétendu germe épidémique, habituellement invoqué pour expliquer la mortalité exceptionnelle qui frappe parfois un hôpital ou tel quartier d'une ville ; pour lui, ce mot, si on voulait le conserver, ne pouvait être considéré que comme synonyme de la multiplication des contaminations. « Les épidémies de fièvre puerpérale n'existent pas, écrivait-il, ou, si vous aimez mieux, elles ne représentent que l'agrégation des cas de contagion excessivement multipliés. »

Ces idées sont longuement exposées par lui dans son beau

livre sur *les Maternités*. Ce travail n'est que la première partie du rapport qu'il rédigea au retour de sa mission. Il repose sur l'étude de près de deux millions d'accouchements. Essayer de reproduire ou même de résumer les considérations diverses que l'auteur apporte à l'appui de sa manière de voir nous entraînerait trop loin.

Mais ce que l'on ne saurait assez mettre en relief, c'est que dans cet important mémoire — qui date, on ne l'oubliera pas, de 1865 — Le Fort, sortant du terrain limité de la fièvre puerpérale et des accouchements, s'éleva à de hautes conceptions de pathologie générale dont personne aujourd'hui ne conteste la vérité[1].

A cette époque on croyait encore volontiers, pour expliquer la propagation des maladies contagieuses, à l'existence d'un miasme inconnu transporté par l'air, « s'arrêtant en un lieu pour y exercer ses ravages, prenant comme Antée de nouvelles forces chaque fois qu'il touche terre et s'élançant plus loin pour faire de nouvelles victimes... et l'on n'opposait souvent à ses progrès qu'une sorte de fatalisme oriental ».

Comment, en effet, « s'opposer à la marche de cet ennemi insaisissable qui, voyageant par les airs, ne peut être arrêté nulle part »?

A quoi bon, pour le choléra, par exemple, mettre en quarantaine les hommes et les choses provenant des pays infectés ? A quoi bon? puisque la maladie n'est pas contagieuse : elle est dans l'air, elle vient avec l'air, elle éclatera donc partout où le miasme cholérique portera son action, sans que vous y puissiez rien.

Voilà, disait-il, où conduisent les idées d'épidémies sans contagion !

Admettez, au contraire, la contagiosité; admettez que toute maladie susceptible de se transporter d'un lieu à un autre sous forme épidémique est contagieuse, et voyez combien la scène change!.. Vous serez nécessairement conduits à toute une série de mesures de défense, parmi lesquelles, tout d'abord, l'isolement des premiers malades; par là vous arriverez à empêcher et à limiter les ravages de l'infection.

Le Fort, dans son livre, avait, par des observations nom-

---

(1) *Des Maternités*, p. 82 et suiv.

breuses, fait, pour la fièvre puerpérale, la preuve scientifique de ces idées.

Il s'efforça ensuite d'établir qu'il devait en être de même « pour l'infection purulente et les autres complications des plaies, érysipèle, pourriture d'hôpital, etc., affections qui, elles aussi, ne sont épidémiques que parce qu'elles sont contagieuses ».

Dès 1865, Le Fort laissait entendre qu'à cet égard sa conviction était faite.

Il était plus explicite encore, en 1870, dans un travail sur la *Balnéation continue*, communiqué à l'Académie de médecine.

Il n'avait, du reste, pas attendu ce moment pour conformer sa pratique à ses principes.

« Lorsqu'en 1868, disait-il en prenant possession de sa chaire à l'hôpital Necker, je fus mis à la tête d'un service de chirurgie générale à l'hôpital Cochin, je pris les plus grandes précautions pour empêcher qu'un cas accidentel d'infection purulente devint, par contagion, l'origine de ce qu'on appelait une épidémie. J'employai les pansements à l'eau alcoolisée, comme étant les plus propres et les plus sûrs; j'exigeai de mes élèves la propreté extrême des instruments, le lavage soigné des mains avant tout pansement, avant toute opération. Je bannis absolument les éponges... Cette conduite eut pour résultat la disparition à peu près complète de l'infection purulente et de l'érysipèle. »

Aussi n'est-ce pas sans une certaine amertume que Le Fort s'étonnait de n'avoir pas vu ses collègues suivre son exemple. Il se plaignait surtout que l'on attribuât à d'autres qu'à lui le mérite d'avoir trouvé pour le pansement des plaies des procédés vraiment efficaces.

Faut-il ne voir là qu'un impardonnable déni de justice et une nouvelle confirmation de la vérité du proverbe : « Nul n'est prophète en son pays » ?

Non, le vieil adage a tort, dans notre pays du moins. Notre excellent président, aux côtés duquel j'ai aujourd'hui encore le plaisir de siéger, est là pour nous l'apprendre.

Il a vu, lui aussi, et au service de la même cause, les résistances que toute idée nouvelle, quelque juste qu'elle soit, peut rencontrer. Mais il saurait nous dire que la vérité finit par triompher, lorsqu'elle a pour elle l'éclatante clarté des faits, et, en matière de chirurgie pratique, une longue série de succès incontestables.

Ces succès, qui forcent la conviction, manquaient, il faut bien l'avouer, à Le Fort. Il sauva assurément un plus grand nombre d'opérés. Mais sa statistique, dressée par lui-même, accusait encore, pour les amputations de cuisse et de jambe, une mortalité de 24 p. 100. Qui de nous maintenant se contenterait d'un pareil chiffre ?

Et pouvait-il en être autrement ? Le Fort, en somme, essayait, sans employer le mot, de faire ce qu'on appelle aujourd'hui de la chirurgie *aseptique*. Or, qui ne sait combien, dans nos hôpitaux surtout, l'asepsie vraie est d'une réalisation difficile ? combien, pour l'obtenir, il faut de multiples et de minutieuses précautions ? combien le moindre oubli peut entraîner de revers ? combien souvent, enfin, lorsqu'on agit sur des tissus infectés, l'asepsie seule demeure nécessairement inefficace ?

Le Fort admettait, au reste, qu'il avait manqué quelque chose à sa méthode ; qu'il y avait « un pas de plus à faire » ; qu'il fallait, par un agent quelconque, détruire ce germe, méconnu dans son essence, qui vient infecter les plaies.

Lister, dont il condamnait les pratiques, à ses yeux compliquées ou inutiles, avait, il le disait lui-même, « fait ce dernier pas, accompli ce dernier progrès ». On sait avec quels merveilleux résultats.

Mais reconnaissons du moins que notre éminent collègue a su découvrir l'ennemi, et qu'il a montré la voie où il fallait marcher pour en avoir raison. Les armes dont il disposait étaient insuffisantes ? Soit. Mais n'est-ce pas beaucoup d'avoir bien engagé le combat, et d'avoir conduit les troupes sur le terrain où un persévérant effort devait leur assurer la victoire ?

Ceux qui ont connu Le Fort m'excuseront de m'être aussi longuement arrêté sur un sujet qui le tenait tant à cœur.

Ai-je besoin d'ajouter que je n'ai pu donner jusqu'ici qu'une idée bien incomplète de l'activité scientifique de notre collègue ?

Vivant à une époque où la spécialisation n'était pas encore en honneur, il était de ceux qui pouvaient dire, avec le poète, en adaptant à leur usage un vers célèbre :

> ... *Chirurgici* nihil a me alienum puto.

Il a touché, en effet, à toute la chirurgie.

J'ai déjà indiqué ses travaux sur la chirurgie militaire et sur certains points de chirurgie pratique. Je mentionnerai encore ses recherches sur la *coxalgie*, et les appareils inventés par lui, soit pour maintenir, au lit, le membre en bonne position, soit pour permettre la marche, tout en exerçant sur l'os malade les tractions nécessaires ; ses études sur les *anévrismes*, dont j'ai déjà parlé, celles sur la *trépanation*, sur les avantages que l'on peut retirer de l'emploi des *courants continus faibles et permanents ;* celles, enfin, sur la chirurgie dite aujourd'hui spéciale, *maladies des femmes, affections des yeux, des voies génito-urinaires*, etc. Faut-il rappeler à ce sujet les communications qu'il a faites ici même sur le *glaucome* et la valeur de l'*iridectomie* dans le traitement de cette maladie ; sa thèse d'agrégation sur les *vices de conformation de l'utérus et du vagin et les moyens d'y remédier ;* l'excellente opération qu'il a inventée pour combattre le *prolapsus utérin ;* son procédé pour la cure des *rétrécissements de l'urèthre ;* celui qu'il proposait pour remédier à l'*exstrophie de la vessie*, etc. ?...

Je dois mentionner encore son active collaboration à la *Gazette hebdomadaire*, où, pendant huit années, chargé de la revue des journaux pour la partie chirurgicale, il eut occasion de signaler à ses lecteurs les faits importants publiés à l'étranger, en joignant à ses analyses de judicieuses remarques ; les articles plus importants encore qu'il fit insérer dans la *Revue des Deux-Mondes ;* le chapitre Hôpitaux du *Paris-Guide*[1], qu'il écrivit en une nuit, et enfin l'intéressante conférence qu'il fit à la Faculté sur Riolan.

Je ne puis ni faire l'analyse de ces œuvres diverses, ni même en donner l'énumération complète. Je me contenterai de rappeler l'esprit dans lequel il les a conçues, et qu'il a caractérisé lui-même en ces termes : « M'appuyer sur les faits et non sur les opinions acceptées ; rassembler autant que possible toutes les observations contenues dans les livres et les recueils scientifiques ; les comparer, les analyser, pour en tirer de légitimes déductions ; ne pas me borner à la science française, mais consulter les livres et les journaux scientifiques étrangers; connaître le passé de la science, mais connaître surtout son présent, partout où la science existe,

---

(1) La première partie, d'ordre général, est reproduite aux Addenda. L.

et pour cela lire dans les originaux les publications scientifiques étrangères. »

Le Fort rappelait volontiers ses connaissances en langues vivantes et le parti qu'il sut en tirer pour le bien de son pays, et au plus grand profit de la science chirurgicale française. Je ne puis mieux faire que de lui laisser, ici encore, la parole.

« La lecture des journaux et des travaux scientifiques publiés à l'étranger m'avait montré qu'il y avait en dehors de nos frontières beaucoup de choses dignes d'attirer notre attention... » Mais ce furent surtout les voyages, faits dans sa jeunesse, qui amenèrent dans son esprit une véritable transformation... « Ce n'était point, » ajoutait-il, « dans un but de curiosité, pour visiter les musées et les monuments, que je sacrifiais à ces excursions mes faibles ressources pécuniaires ; c'était pour étudier tout ce qui, de près ou de loin, appartenait au domaine si vaste de la science médicale... Avant de franchir pour la première fois nos frontières, je croyais à une supériorité incontestable de la France sur tous les points. Je ne tardai pas à voir que, sur beaucoup d'entre eux, nous entretenions de fâcheuses illusions, et des voyages ultérieurs ne firent que confirmer de sérieuses inquiétudes sur l'avenir de mon pays. Je m'adonnai à l'étude des langues et je me vouai à ce rôle ingrat — dont j'ai si souvent senti l'amertume et dont je ne me suis jamais dissimulé le danger personnel — de mettre en lumière tout ce qui, en France, était défectueux, tout ce qui pouvait être utilement modifié en profitant de l'expérience acquise par nos voisins. Sans illusion, et je tiens à honneur de pouvoir dire sans faiblesse, je n'ai pas reculé devant l'accomplissement de ce que je regardais comme un devoir ; je n'ai pas hésité, par dévouement pour mon pays, à mettre à découvert ses défauts et à faire ressortir les qualités de l'étranger, souvent même celles de l'ennemi. »

C'est ainsi, nous l'avons vu, qu'il ne craignit pas de signaler l'infériorité de nos résultats statistiques, aussi bien dans la pratique civile que dans la pratique militaire, l'hygiène imparfaite de nos hôpitaux, et la déplorable organisation de notre chirurgie de guerre.

C'est dans le même sentiment qu'il a, à diverses reprises, indiqué les lacunes de notre enseignement médical, tout en recherchant les moyens de les combler.

Il n'hésita pas davantage, sortant du domaine purement chirurgical, à montrer, l'un des premiers, l'abaissement progressif de la natalité en France, nos illusions sur la durée de la vie moyenne et sur les déductions qu'on croyait pouvoir tirer des calculs erronés de la statistique officielle ; l'influence désastreuse du recrutement sur le mouvement de la population ; et enfin l'excessive mortalité des jeunes enfants, rapprochée de la forte proportion des naissances illégitimes.

Le Fort se défendait, au reste, d'être un critique maussade et de parti pris : « Ennemi acharné du dénigrement et de l'opposition stérile, j'ai toujours, écrivait-il, cherché à montrer le remède à côté du mal ; je n'ai même signalé le mal que lorsque j'avais à proposer le remède. » Soucieux seulement de proclamer ce qu'il estimait juste et vrai, il allait de l'avant, ne se demandant pas si, par sa franchise et par ses idées, que l'on trouvait volontiers paradoxales, il ne s'exposait pas à se nuire à lui-même. « Il lui suffisait, disait-il, de savoir qu'il pouvait être utile à tous. »

Opérateur habile, comme tous ceux qui ont passé par la forte école du prosectorat, il était, à ses heures, chirurgien hardi. On sait que, pour la première fois en France, il osa, pour une fistule de l'uretère, faire l'ablation du rein. Le premier aussi, il réussit à combler une perte de substance de la paupière par transplantation d'un lambeau de peau emprunté au bras, véritable greffe cutanée.

Sa dextérité manuelle était proverbiale. Ses élèves se souviennent des ingénieuses modifications qu'il apportait, suivant les cas, aux corsets orthopédiques, aux bandages herniaires, aux appareils pour redressement des pieds bots. Il aimait à les exécuter lui-même, ne craignant pas de consacrer parfois de longues heures à de tels travaux[1]. Pour lui, le vrai chirurgien devait être en état de faire, au besoin, œuvre de mécanicien.

Se préoccupant toujours des résultats thérapeutiques, il n'acceptait pas volontiers les nouveautés chirurgicales. Il ne voulait agir

---

(1) Il a laissé toute une collection de ces *premiers modèles*, entièrement fabriqués de sa main, plusieurs seront reproduits dans le tome III. Du reste, dans les premiers temps de sa carrière chirurgicale, il s'était fait apprenti et avait pris des leçons d'un mécanicien de profession, employé chez Charrière. — Il était de plus photographe habile ; s'il eût vécu, il se fût décidé, peut-être, à publier, sous forme d'atlas, la riche série de photographies pathologiques qu'il accumulait depuis de longues années ; malheureusement le temps lui a manqué pour en faire un classement complet, et, par suite de l'absence de renseignements, l'utilisation en demeure impossible.   L.

qu'à bon escient, et n'entreprenait jamais une opération qui ne
lui parût bien indiquée et réellement utile.

Tout dévoué à ses malades, il ne songeait, à l'hôpital comme en
ville, qu'à bien répondre à leur confiance[1] ; sachant s'oublier lui-
même, et faire preuve à l'égard de ceux qui s'adressaient à lui
d'un véritable désintéressement.

On assure même que certains confrères moins scrupuleux se
plaignaient d'une délicatesse qu'ils trouvaient excessive et préfé-
raient avoir recours, pour leurs clients, à des chirurgiens de commerce plus facile.

La haute notoriété dont jouissait notre collègue était donc
amplement justifiée, et nul ne s'étonnera du rang qu'il occupait
dans notre état-major médical.

Il faisait partie de la Société de chirurgie depuis le 8 juin 1864,
et fut appelé, en 1875, à présider nos séances. Ce n'est pas à vous,
Messieurs, que j'ai besoin de dire la part importante qu'il prit à
nos travaux.

Un an plus tard, en 1876, l'Académie de médecine l'admettait au
nombre de ses membres[2] ; l'année même de sa mort, il était élu
vice-président de cette assemblée.

Sa nomination de professeur à la Faculté de médecine fut la
distinction à laquelle il se montra le plus sensible. C'est le 22 janvier 1873 qu'il fut désigné pour remplacer Denonvilliers dans la
chaire d'opérations et d'appareils, chaire qu'il échangea plus tard
contre celle de clinique chirurgicale[3]. Dans ce poste d'honneur, il
se concilia l'estime de tous et l'affection de ses élèves.

La remarquable leçon qu'il fit à l'ouverture de son cours, consacrée à une rapide revue de l'histoire de la chirurgie, eut un retentissement auquel il ne s'attendait guère.

---

(1) « Le professeur Le Fort, disait sur sa tombe un de ses derniers internes,
M. Riche, aimait et, je dirai le mot, respectait ses malades ; ne se laissant
jamais guider que par leur seul intérêt et ne se permettant jamais une
intervention dont ne dût résulter un bénéfice certain et durable pour ses
opérés. Cet éloge, qui semble banal, est pourtant le plus beau que l'on puisse
faire d'un chirurgien. Aussi les paroles sont-elles trop faibles pour dire la
consternation qu'a causée dans nos salles cette fin prématurée. »   L.

(2) Il y succédait à Demarquay.   L.

(3) Il fut nommé professeur de clinique le 12 juin 1884, en remplacement
de Gosselin. A ce titre il passa successivement : à l'hôpital Necker (1884-
1889) ; à la Pitié (1889-1892) ; à l'Hôtel-Dieu (1892-1893).   L.

Mgr Dupanloup en prit texte pour le signaler, à la tribune de l'Assemblée nationale, comme un contempteur du christianisme et un apôtre des doctrines matérialistes. Il se défendit avec une vigueur et une verve incomparables[1].

C'est peut-être le lieu de rappeler que Le Fort était, avant tout, un libéral, demandant la liberté pour lui, mais la réclamant aussi pour les autres, même pour ses adversaires.

Dans la polémique qu'il soutint au sujet du remplacement des religieuses par des laïques dans les hôpitaux, — remplacement dont il n'était pas partisan, — il donna la mesure de sa largeur d'esprit, et du courage avec lequel il savait se séparer de ses amis politiques, lorsqu'il les voyait dans l'erreur. « Je ne crois à aucun dogme, » écrivait-il à M. Bourneville, alors député de la Seine, « mais j'ai horreur de tous les fanatismes, et je n'en connais pas de plus odieux que celui qu'inspire aujourd'hui cette nouvelle religion, la plus intolérable de toutes, et qu'on appelle la libre-pensée. Je combats cette tyrannie qui, sous prétexte d'attaquer le cléricalisme vaincu, attaque la religion elle-même... Je combats cette tyrannie qui, au nom de la liberté de pensée, porte atteinte à ce qu'il y a de plus sacré au monde, la liberté de conscience[2]. »

Et plus tard, revenant sur cette question, il ajoutait : « J'ai défendu énergiquement les religieuses, bien que n'étant nullement religieux, parce que leur cause était celle de la justice, et je souhaite à l'Église de n'avoir que des ennemis semblables à moi... Je ne

----

(1) La leçon d'ouverture du cours de médecine opératoire, publiée par la *Revue scientifique* du 29 novembre 1873, figurera dans le tome III. On trouvera plus loin, aux Addenda, le passage incriminé et les pièces principales du débat (p. 861-881). L.

(2) Il écrivait, dans une profession de foi : « Je veux qu'on me laisse libre de ne croire à aucune religion ; mais je veux qu'on laisse chacun suivre librement la religion de son choix. L'instruction primaire devenue avec raison obligatoire pour tous, exige la neutralité religieuse de l'école, où peuvent se trouver réunis des enfants de religions différentes ; mais on doit y respecter tous les convictions et toute liberté est laissée aux ministres des différents cultes de donner aux enfants, en dehors de l'école, l'enseignement religieux.

Sachons, enfin, comprendre et pratiquer la liberté.

La fidélité à ses convictions est la première vertu de l'homme public ; mais quand il s'agit de diriger les affaires d'une nation, d'un département, d'une commune, avec le concours d'hommes animés du même désir de bien général, quoique inspirés par des convictions politiques ou religieuses différentes, ce n'est que par la modération qu'on se concilie ses adversaires, qu'on obtient la paix publique, condition essentielle du progrès et de la prospérité. » L.

répéterai pas cette banalité : *Il faut une religion pour le peuple* ;
mais je dirai : Il faut une dose élevée d'instruction et de culture
intellectuelle pour concevoir des idées de morale, dégagées de
toute idée religieuse ; le peuple ne peut s'imprégner de ces idées
morales que si on les lui donne sous forme d'idées religieuses. Un
ignorant sans religion est, quatre-vingt-dix-neuf fois sur cent, un
gredin. »

Ces paroles, dans la bouche d'un républicain militant, resté
fidèle à ses convictions politiques sous l'Empire[1], et qui, sous la
République, avait de toutes ses forces combattu le cléricalisme,
témoignent d'une rare indépendance d'esprit.

J'ai tiré cette dernière citation d'une lettre inédite, écrite
en 1889 à un adversaire politique, au lendemain des élections
pour le conseil général du Loiret, où Le Fort avait été candidat
des républicains, contre celui des monarchistes et des cléricaux.
Il échoua, mais la lutte avait été vive ; il s'en était fallu de peu
qu'il ne fût nommé.

Il comptait se présenter à nouveau. Son ambition — il ne s'en
cachait pas — était, après avoir passé par le conseil général, d'obtenir un siège au Sénat. Il aurait voulu mettre au service de son
pays les connaissances spéciales qu'il avait acquises. Il espérait
porter à la tribune certaines questions relatives à l'assistance
publique, à l'assainissement des villes, aux quarantaines, à la
vaccination obligatoire, etc., qu'il avait déjà traitées avec tant
d'autorité dans le milieu plus restreint de l'Académie, et faire
prévaloir les solutions qu'il estimait les meilleures.

Aussi bien se séparait-il de plus en plus de sa clientèle, pour
laquelle il n'avait, d'ailleurs, jamais voulu rien sacrifier du temps
réservé à ses travaux.

Il songeait aussi à donner sa démission de professeur, pour se
laisser toute liberté de passer de longs mois à la campagne, dans
son beau domaine du Briou, près de Ménestreau-en-Villette, dans
le Loiret.

---

(1) « J'ai toujours été, je serai toujours républicain, écrivait-il en 1889, parce
que je ne reconnaîtrai jamais un maître ; et si, en 1859, j'ai fait *volontairement*
la campagne d'Italie ; si, en août 1870, j'ai pris part *volontairement* aux batailles
autour de Metz, c'est que, si je défendais l'Empire, je défendais surtout la
France. »   L.

Depuis plusieurs années, cette propriété était l'objet de ses soins. Toutes les semaines il s'y rendait ; il y passait ordinairement la journée du dimanche.

Il avait pour ces déplacements un autre motif. Nommé maire de Ménestreau, il tenait, avec la rare conscience qu'il mettait dans l'accomplissement de tous ses devoirs, à faire de fréquentes apparitions dans sa commune. Il s'y donnait sans compter aux plus humbles, prodiguant ses conseils aux malades, secourant largement les malheureux. Aimé de tous, il avait acquis, dans ce petit coin de terre, une popularité dont il se réjouissait sincèrement.

Lorsque la mort le surprit, il surveillait au Briou la construction d'un château, où il pensait finir paisiblement ses jours. « Après une vie comme la mienne, disait-il à un ami, il est bon d'avoir devant soi quelques années pour se receuillir, et j'en sens le besoin. »

Le Fort était, au reste, de ceux qui ne peuvent rester inactifs. Il savait occuper ses loisirs. Les journaux spéciaux se plaisaient à faire connaître les heureux efforts faits par « M. Léon Le Fort, l'éminent professeur à la Faculté, le membre de l'Académie de médecine, et grand aviculteur par-dessus tout cela », pour acclimater en France le dindon sauvage d'Amérique[1]. Quelques spécimens de ces élèves, nouveau genre, furent envoyés par lui en 1891, au concours général du Palais de l'Industrie, et lui valurent un prix d'honneur. Notre collègue fut très heureux de cette récompense qui sanctionnait de longs et intelligents efforts.

La campagne avait encore pour lui un autre charme. Là, mieux qu'ailleurs, il pouvait dépouiller l'homme officiel, et se consacrer tout entier aux siens. Or, nul ne jouissait plus que lui de l'intimité du cercle de famille. A Paris, bien que vivant assez retiré, il ne pouvait cependant se soustraire complètement aux obligations et aux fatigues mondaines. Il n'en jouissait que davantage de la solitude relative dans laquelle il vivait au Briou.

Sa porte restait néanmoins grande ouverte à ses amis, à ses élèves. Tous conservent le souvenir ému de son bon accueil, de la simplicité et de la cordialité de ses manières, de sa

---

[1] Il a même consacré à cette question d'élevage un mémoire publié dans la *Revue des Sciences naturelles appliquées : De l'élevage des dindons sauvages d'Amérique*, n° 8, 20 avril 1891.   L.

franche gaieté et de l'esprit naturel qu'il apportait dans ces réunions [1].

Il était d'ailleurs admirablement secondé, dans sa maison, par la femme d'élite qui répandit sur sa vie un bonheur si complet, et à laquelle, en votre nom à tous, Messieurs, j'adresse ici l'hommage de nos plus vives sympathies.

Lorsque Le Fort était arrivé à Paris, en 1850, il apportait avec lui une lettre d'introduction auprès de Mme Malgaigne, la femme de celui qui devait occuper avec tant d'éclat la chaire de médecine opératoire, et que ses beaux travaux d'histoire et de critique chirurgicale avaient déjà rendu célèbre.

Malgaigne, dès l'abord, s'était attaché au jeune étudiant; il l'avait suivi dans ses luttes et soutenu de son influence. Mais il n'était pas seul à s'intéresser à lui. Et lorsque, quelques années plus tard, notre collègue, ayant conquis les titres de chirurgien des hôpitaux et d'agrégé, osa manifester certains sentiments qu'il avait dû garder jusque-là par devers soi, il trouva auprès de Mme Malgaigne, et surtout auprès de sa fille, l'accueil qu'il souhaitait.

Malgaigne, terrassé par la maladie qui devait l'emporter. ne put jouir lui-même du bonheur de ses enfants. Son souvenir n'en resta que plus vivant dans leurs cœurs. On sait le véritable culte que Le Fort avait pour lui. « Pensez et dites de moi ce que vous voudrez, s'écriait-il un jour, mais ne touchez pas à Malgaigne [2] ! » Il ne crut pouvoir mieux honorer son maître qu'en apportant tous ses soins à la revision du *Traité de médecine opératoire ;* en deux éditions successives, il sut le maintenir au courant de la science.

C'est en 1865 qu'il avait épousé Mlle Malgaigne. De cette union naquirent trois enfants : deux filles et un fils. Ce dernier est entré récemment dans la carrière médicale, où il tient à honneur de suivre les traditions paternelles. Des deux filles, l'une mourut

---

(1) Qu'il nous soit permis de rapporter ici les touchantes paroles, prononcées sur sa tombe par un ami de la première heure, M. le professeur l'anas : « Grâce à sa vivacité toute juvénile et à la simplicité de sa vie, il était un frère pour ses collègues, et d'une bonté paternelle pour ses élèves. Sa principale préoccupation consistait à amoindrir les distances, comme cela est le propre du vrai savant. •   L.

(2) Pour se convaincre de la vigueur qu'il mettait à défendre la mémoire de Malgaigne, il suffira de lire sa réponse à Jules Guérin, dans la *Gazette hebdomadaire* du 31 août 1866, au cours de la fameuse polémique sur la Cicatrisation des plaies.   L.

pendant que son père était enfermé dans Metz ; l'autre est devenue la femme d'un de nos collègues les plus distingués et les plus aimés.

Ce mariage fut une des dernières joies de Le Fort ; il aimait à penser qu'il avait trouvé dans son gendre, qui avait été un de ses plus brillants élèves, un continuateur digne de lui.

Le Fort n'avait jamais été malade : c'est en pleine santé qu'il fut frappé mortellement[1].

Le 17 octobre 1893, il était au fauteuil de la présidence à l'Académie, dirigeant les débats sur la déclaration des maladies épidémiques avec une autorité et une lucidité qui avaient frappé tous ses collègues. Le 18, il retournait à Ménestreau ; le soir, il était un peu souffrant, se coucha, et fut réveillé dans la nuit par un grand frisson. Le lendemain matin, 19, il ne se sentait pas malade ; toutefois, par prudence, il garda le lit. Dans l'après-midi, il voulut dormir, et demanda qu'on le laissât seul. Lorsque sa femme, une heure après, rentra dans la chambre, elle le trouva mort.

Vous vous souvenez, Messieurs, du douloureux étonnement avec lequel fut accueillie la lugubre nouvelle, survenant au moment où

---

(1) Il devait se rendre au Congrès international de Rome, et il se faisait une fête de revoir l'Italie, où il n'était pas retourné depuis 1859. Il avait préparé une longue lettre « sur les malentendus et les torts réciproques de la France et de l'Italie », qu'il comptait adresser à un éminent collègue italien, médecin et homme d'État, et qui, malheureusement, est restée incomplète. « Je suis allé à Berlin, écrivait-il, parce que je voulais protester par ma présence contre les fausses idées de patriotisme étroit, affichées par beaucoup de médecins français ; parce que je voulais montrer que, si j'avais quitté volontairement ma famille, dès la déclaration de guerre, pour faire la campagne de Metz et plus tard celle de la Loire, cela ne m'empêchait pas d'entretenir des relations d'amitié avec des médecins qui, de leur côté, ont fait leur devoir envers leur patrie, et ont accompli comme nous leurs devoirs d'humanité, en soignant avec le même dévouement les blessés des deux nations : *Hostes vulnerati fratres.*

« C'est dans des sentiments tout différents que j'irai à Rome. Quelles que soient les manifestations hostiles de l'Italie à l'égard de la France, quoiqu'elle soit l'alliée de nos implacables ennemis, je suis de ceux qui, ayant pris part à la guerre de 1859, ont, malgré tout, conservé pour l'Italie des sentiments d'amitié sincère, qui ne peuvent regarder comme durable, de sa part, une hostilité que rien ne justifie ; et c'est parce que vous occupez une haute situation parmi les hommes politiques italiens, parce que je suis convaincu que vous ne pouvez connaître telle qu'elle est la véritable opinion de la nation française à l'égard de votre pays, que je regarde comme un devoir de vous l'exprimer. »

Nous regrettons que certaines raisons nous interdisent de publier, sous leur forme ébauchée, ces pages intéressantes.   L.

les fêtes franco-russes remplissaient Paris d'une patriotique allégresse, et le jour même où notre collègue devait, comme vice-président de l'Académie, figurer à la table d'honneur du banquet offert aux médecins de l'escadre russe.

Le Fort est parti sans avoir pu prononcer une de ces paroles d'adieu que l'on se plaît à recueillir et à conserver pieusement. Il avait cependant, quelques années plus tôt, formulé son vœu suprême.

A la fin de son introduction à la neuvième édition du *Traité de médecine opératoire*, se plaignant (non sans motif, je vous l'ai fait voir), de la place trop exiguë qui lui avait été faite dans le mouvement scientifique contemporain, il en appelait avec confiance au jugement de la postérité. « J'espère, disait-il, que l'avenir fera rendre à mes travaux, à ma personne ou à ma mémoire, la justice qui leur est due. »

Cette justice, j'ai essayé pour ma faible part, de la lui rendre aujourd'hui.

Puissé-je y avoir réussi au gré des siens, au gré de ses élèves et de tous ses amis, au gré de tous ceux qui saluaient en Le Fort l'homme qui, dans une circonstance solennelle, exhortant ses auditeurs au travail, leur donnait pour devise ces mots, où se résument si bien sa propre vie et son œuvre : « Pour la patrie, par la science et par la liberté ! »

AVANT-PROPOS

J'ai lu et relu toutes ces pages, j'ai dépouillé les dossiers et les notes de mon maître, j'ai vécu ainsi, depuis plusieurs mois, dans l'intimité de sa pensée, j'ai appris à la mieux connaître, et, quelque modeste que soit mon rôle, j'ai le devoir de dire quel esprit a présidé à l'ordonnance de cet ouvrage.

Il y a deux manières de concevoir un livre de ce genre : la première consiste à faire une sélection parmi tant de publications, de date parfois fort ancienne, à ne retenir que certaines d'entre elles, certains chapitres, à les grouper autour de quelques idées fondamentales, à faire, en un mot, des œuvres choisies, de lecture plus aisée peut-être et toujours de moindre volume.

Je n'ai point adopté cette méthode, je ne me suis pas cru autorisé à faire ce choix. Aussi bien ne me serais-je résigné qu'avec trop de peine à choisir. Dans toutes les branches, les travaux de Léon Le Fort sont unis par un lien commun, un lien étroit : celui d'une pensée unique, qui se développe progressivement et dont ils ne figurent que les étapes successives, que les termes d'évolution. Il fallait donc les reproduire tout entiers, sous leur forme respectée ; il fallait que cet ouvrage fût l'histoire complète de la vie intellectuelle de Léon Le Fort, l'expression intégrale de son activité : de cet ensemble, sa grande figure apparaîtra mieux avec tous ses traits.

Ce que je viens de dire s'applique tout particulièrement au tome premier. Il sera divisé en deux parties.

La première, intitulée HYGIÈNE HOSPITALIÈRE (DOCTRINE CONTAGIONNISTE), contiendra, en effet, l'exposé complet de cette doctrine contagionniste, qui restera la doctrine de Le Fort. L'hygiène hospitalière ne représentait qu'un terme d'attente ; et, ici, l'ordre chronologique de ses travaux est bien fait pour mettre en lumière l'enchaînement logique de ses idées et de ses efforts.

C'est une méthode qui lui sera toujours familière, l'examen des résultats obtenus à l'étranger, qui le conduit à l'étude de cette question, dès l'année 1858. — Dans ses mémoires sur la résection du genou et la résection de la hanche, basés presque entièrement sur des observations prises dans les hôpitaux anglais, il s'étonne que la mortalité opératoire soit moindre en Angleterre qu'en France. En 1869, dans sa *Note sur quelques points d'hygiène hospitalière* (p. 1), il reprend le problème sur de plus larges données, et il cherche la cause de cette mortalité moindre. A quoi l'attribuer ? au régime des opérés ; à l'installation des hôpitaux, à leur population moindre, à leurs conditions meilleures d'aération et de chauffage, etc. — Pourtant il entrevoit déjà un autre facteur. « La différence de mortalité date de longtemps, écrit-il ; si on ne peut l'attribuer uniquement aux conditions que je viens de signaler, il faut bien la chercher dans une observation plus stricte de ces mille précautions, insignifiantes séparément, mais qui, réunies, acquièrent une grande importance. *Le traitement, d'après ce que j'ai vu, doit aussi y avoir sa part. La réunion immédiate, souvent obtenue, mais cherchée dans des conditions à pouvoir l'obtenir*, en procédant au pansement après plusieurs heures, le pansement réduit à une grande simplicité, une forte, très forte alimentation, après les opérations, l'usage des toniques, des alcooliques même à hautes doses, mais unis aux opiacés : toutes ces conditions m'ont paru avoir une influence notable sur l'abaissement de la mortalité. » (P. 39.)

La mortalité obstétricale l'avait surtout frappé ; il y voyait un excellent terme de comparaison. Aussi, quelques années plus tard, lors de sa mission de 1865, ce sera sur les maternités que portera surtout sa longue et consciencieuse enquête.

A son retour, il prend part, à la Société de chirurgie, à la discussion provoquée par la reconstruction de l'Hôtel-Dieu ; il y prononce le discours sur l'*Hygiène générale des hôpitaux*, reproduit page 43. Il discute les questions de situation, de population, d'installation générale, et les documents qu'il venait de recueillir dans toute l'Europe donnaient à ses arguments une autorité toute spéciale. On retrouvera, d'ailleurs, dans ce discours de 1865, de nombreuses données, qui, depuis, sont devenues monnaie courante, et le plan d'organisation hospitalière, qu'on y lira, a si peu vieilli, que telles et telles parties du programme ont été souvent reprises, à titre de nouveauté.

Léon Le Fort préparait alors son livre des Maternités, qui parut en 1866. C'est là que, pour la première fois, il jeta les bases de sa doctrine contagionniste, et cela, d'après l'analyse de statistiques se chiffrant par 888,312 accouchements pratiqués dans des maternités, par 934,781 accouchements pratiqués à domicile, et d'après l'étude comparée des soi-disant épidémies dans la plupart des maternités européennes. La partie descriptive du livre, ce qui concerne l'organisation des maternités de 1865, n'a plus qu'un intérêt historique, mais la démonstration qui ressort de cet immense faisceau d'observations et qui était fait pour la première fois demeure tout entière. Qu'on relise les premières pages du chapitre *Épidémies et contagion* (p. 163), qu'on relise le chapitre *Propagation par contagion* (p. 181) ; aujourd'hui encore, après trente ans, il y a peu de choses à y changer. « Toute maladie susceptible de se transporter d'un lieu à un autre, sous forme épidémique, est contagieuse. » Le génie épidémique n'est qu'un mythe, l'air n'est qu'une voie de transmission toute secondaire : c'est par la contagion médiate, autrement dit par le contact, par le transport direct, que se propage la fièvre puerpérale et que se créent les épidémies. Et ce qui est vrai pour l'infection puerpérale l'est aussi pour l'infection purulente, pour toutes les infections. Evitons ce contact, prévenons ce transport, supprimons ce contage et, du même coup, nous abaisserons dans des proportions considérables la mortalité obstétricale, la mortalité opératoire, nous ferons disparaître les épidémies. Voilà la doctrine fondée, voilà ce qu'il a établi dès 1866, voilà son œuvre.

Dès lors, tous ses efforts n'auront d'autre but que de la développer et de la défendre.

En 1867, dans son mémoire sur les *hôpitaux sous tente* (p. 407), qu'il expérimente à l'hôpital Cochin, il rappelle que le principal avantage de ce mode d'hospitalisation, c'est de supprimer l'encombrement, et par là de réduire les dangers de la contagion. « Ce qui rend le danger terrible, ce qui cause de si cruels ravages parmi les opérés de nos grands hôpitaux, c'est que *les complica-*

tions se transmettent d'un malade à l'autre, c'est qu'elles sont *contagieuses par voie d'infection*. — Si j'ai la certitude de la contagiosité de la fièvre puerpérale, du choléra, de la fièvre typhoïde, j'ai la conviction, partagée aujourd'hui par beaucoup de chirurgiens, de la contagiosité de l'érysipèle, de l'infection purulente; et si nous perdons à Paris tant d'opérés, ce n'est pas seulement parce que le mode de pansement suivi par la plupart de nos collègues provoque l'érysipèle et laisse survenir tant d'infections purulentes, c'est surtout parce qu'une de ces complications une fois déclarée chez un blessé peut se transmettre, sans presque qu'on s'y oppose en rien, à tous les autres opérés de la salle, et crée cette situation désastreuse sur laquelle on s'aveugle en se payant d'un mot : l'épidémie » (p. 412).

En 1870, il expose sa pratique à l'Académie dans un mémoire sur le *Pansement simple par balnéation continue* (p. 440), et il précise encore sa doctrine contagionniste, appliquée à la chirurgie.

Il y revient en 1871, dans une lettre publiée par la *Gazette hebdomadaire*, et que nous avons tenu à reproduire plus loin. (Appendice, III, p. 889.)

« C'est à l'infection communiquée, écrit-il en propres termes, que nous devons tous nos malheurs, et ceux-là, nous pouvons les restreindre en nous opposant à la contagion. Or, non seulement la contagion existe, mais nous savons comment elle s'exerce. Elle s'effectue par l'air de la salle qui transporte, sous forme de germes, les poussières des pansements faits à des malades infectés ; elle s'effectue surtout par nous, par nos aides, par nos élèves. Elle a pour moyen de transport les mors de nos pinces à pansement, nos stylets mal nettoyés, notre charpie imprégnée de miasmes, nos compresses mal lavées, nos éponges qui servent indistinctement à tous nos malades ; et, ce qui prouve que l'accusation est fondée, c'est que toutes les fois que ces circonstances manqueront, nos insuccès diminueront de nombre ; c'est que toutes les fois que nous emploierons un pansement qui met la plaie à l'abri de notre contact, à l'abri des poussières et des germes, les succès remplaceront les revers. »

---

(1) Et avant cela, dans ses deux discours prononcés, en 1878, à l'Académie de médecine, sur la *Désarticulation de la hanche et le pansement des plaies*. Les éléments de ces discours étant reproduits dans les travaux que nous citons ici, nous n'avons pas cru devoir les faire figurer *in extenso*.

Ce qu'il a surtout combattu, dans la théoric listérienne à ses débuts, c'est l'hypothèse de l'infection par les germes-ferments non spécifiques de l'air. Tel est le fond de son argumentation dans ses leçons sur le *germe ferment et le germe contage* (p. 461), *sur les pansements et la mortalité* (p. 507), dans l'*introduction à la 9ᵉ édition du manuel de médecine opératoire* (p. 553). Je ne veux pas faire par avance un exposé qu'il reprendra lui-même maintes fois dans les pages qui vont suivre; le temps n'est plus de ces ardentes polémiques; la science s'est faite, aujourd'hui la doctrine chirurgicale est une. Mais il faut les reporter à leur heure, pour bien juger de ces discussions.

Du reste, une plume mieux autorisée que la mienne a déjà rendu à Le Fort pleine justice (voy. *Éloge*, p. vii-xiii). « J'ai foi en l'avenir, » disait-il à la fin de cette introduction au Manuel de médecine opératoire, écrite d'un si haut style, et qu'il considérait comme son testament scientifique; j'ai foi, moi aussi, que l'histoire impartiale lui fera sa large part, qu'elle verra dans la *doctrine contagionniste, émise en* 1865, la première étape de l'évolution chirurgicale moderne et qu'elle reconnaîtra à Léon Le Fort le grand rôle de précurseur, qui a été le sien.

La seconde partie du tome Iᵉʳ est consacrée à la Démographie et a l'Hygiène publique.

En 1867, dans un article de la *Revue des Deux-Mondes* sur le mouvement de la population en France (p. 655), Léon Le Fort attirait l'attention sur le lent accroissement de la population française, comparée à celle des autres États européens, et sur la diminution du nombre des naissances. Quelques mois plus tard, à la suite d'un incident qu'il a lui-même raconté [1], il reprend la question sur de plus larges bases, dans un long article de la *Gazette hebdomadaire* (p. 677) : il cherche les causes de ce déficit de la natalité. Si l'on parvient à les découvrir, « il sera peut-être possible d'en triompher, ou du moins d'en atténuer assez promptement la gravité. Notre sang s'est-il appauvri ?... Non, les causes du mal que nous cherchons ne résident pas en nous-mêmes, c'est-à-dire dans l'énervement de notre race, il faut les chercher dans les institutions et dans les mœurs » (p. 667). Pour lui, c'est le recrutement, c'est le système des armées permanentes, qu'il faut surtout

____

[1] Voy. p. 717.

incriminer. L'âge moyen du mariage se trouve, de ce fait, notablement retardé, et de là, une cause d'infécondité relative, bien et dûment démontrée.

En 1870, dans un autre article de la *Revue des Deux-Mondes* (voy. aux Addenda, IV, p. 895) il signale une autre cause d'affaiblissement de nos forces nationales, la mortalité des nouveau-nés, et la part qu'il faut faire, dans ces morts si nombreuses, à l'industrie nourricière. « Il est des questions, écrit-il, que ne peuvent résoudre ni les investigations du savant, ni les enseignements de la science, des abus que ne peuvent empêcher ni la prévoyance du législateur ni les prescriptions de la loi, des fraudes et même des crimes que la vigilance de l'autorité est impuissante à réprimer. Pour que le mal soit prévenu, pour que le bien soit rétabli, il faut que chacun comprenne à quel point il est lui-même intéressé à ce que le but indiqué par la science, prescrit par la loi, poursuivi par l'administration soit facilement et complètement atteint et un pareil résultat ne saurait être obtenu qu'en faisant connaître à tous la vérité, quelque triste qu'elle puisse être (p. 895). »

En 1890, la dépopulation venait à l'ordre du jour de l'Académie. « La situation que j'avais signalée il y a vingt-trois ans s'est maintenue et continue à s'aggraver. Le chiffre de notre population ne suit pas la progression qu'il suit dans les autres pays; et le chiffre de notre natalité s'abaisse d'une manière continue. Ce phénomène s'est montré sous tous les régimes politiques qui se sont succédé depuis 1821; il a persisté sous tous les régimes économiques... Il est donc de toute évidence qu'une même cause n'a cessé d'agir pour amener cette diminution de la natalité. Elle tient à l'état de nos mœurs et résiste à tous les discours. » D'après lui, le mal a commencé par le Code civil, et il continuera tant que le partage égal des biens subsistera dans nos lois. C'est cette restriction légale de la liberté du père de famille qui devient l'une des principales causes de la stérilité volontaire des mariages. Le lumineux exposé de ce grand problème social ne vieillira pas (p. 715).

On retrouvera dans ses discours sur la *prostitution dans ses rapports avec la propagation des maladies vénériennes* (p. 741), *sur la vaccination obligatoire et l'isolement des varioleux* (p. 786 et 825), la même méthode dans la discussion, le même esprit et la même tendance dans les conclusions.

Chirurgien de l'hôpital du Midi, en 1866 et 1867, il a recueilli *lui-même* près de cinq mille observations, et il s'est créé sur la prostitution une compétence toute spéciale ; il prononça sur ce sujet un discours plein de faits et de documents au Congrès international de 1867 ; il résuma ses recherches, devant l'Académie, en 1869. Il a démontré, à son tour, sur la foi de chiffres importants, les dangers de la prostitution clandestine ; il réclame la répression énergique de la provocation, sous toutes ses formes ; mais, pour cela, il veut que la provocation soit assimilée à un délit, il veut une loi spéciale sur la prostitution, il ne consent pas à laisser l'inscription à la discrétion du pouvoir administratif, de la police. « Quelque légitime que puisse être le but qu'il cherche à atteindre, un pouvoir discrétionnaire agissant dans l'ombre, agissant sans contrôle, sera toujours suspect. Je respecte la loi, je hais l'arbitraire ; pour protéger la santé publique, je demande une loi ; pour protéger une femme qui peut être injustement accusée, je demande des juges (p. 783)! »

Il en est de même pour la vaccination obligatoire. Partisan convaincu de la vaccine, il a vacciné les siens, il s'est vacciné lui-même maintes fois, il s'est fait « le missionnaire de la vaccine » dans son village, et il se plaint amèrement de la mauvaise organisation du service vaccinal dans les départements. Mais l'idée de la vaccination obligatoire le révolte ; il la repousse « avec horreur, comme un attentat abominable à la liberté individuelle ». Et je veux rappeler toute cette page, bien que le sujet en lui-même ne mérite peut-être pas tant d'indignation. « Sans doute, s'écrie-t-il, on ne vit en société qu'à la condition de subordonner à l'intérêt de tous une partie de ses droits et de sa liberté. On subit le service militaire dans l'intérêt de tous et pour la défense de la patrie commune ; le droit de propriété cède devant la loi d'expropriation pour cause d'utilité publique ; mais *il est des droits qui sont imprescriptibles : la liberté de notre conscience; l'intégrité de notre corps...* Le droit de protéger la santé publique ne saurait, dites-vous, s'arrêter devant un obstacle qui a son origine dans l'ignorance de quelques-uns, et, si un pauvre d'esprit se refuse à la vaccination, nous le vaccinerons malgré lui, et malgré lui nous le protégerons contre la variole... Votre doctrine, je la connais depuis cinquante ans que j'étudie l'histoire : c'est le *salus populi suprema lex* invoqué dans tous les temps, dans tous les pays, par le fanatisme religieux et par le fanatisme politique. Votre fanatisme vaccinal l'invoque aujourd'hui contre la contagion de la variole, comme le fanatisme religieux l'a si souvent et si cruellement invoqué contre la contagion de l'erreur... L'on n'a pas plus le droit de baptiser, malgré moi, mon enfant, parce que l'on a la conviction de sauver son âme, que vous n'avez le droit de le vacciner, malgré moi, parce que vous avez la conviction de protéger son corps. Vous n'avez pas plus le droit d'imposer à ma conscience une doctrine qu'elle repousse, que celui d'inoculer malgré moi à mon corps un virus quelconque, aujourd'hui la vaccine de la variole, demain peut-être la vaccine de la rage et de la tuberculose (p. 818). »

On a vu là des contradictions. Non, il faut y voir Le Fort tout entier ; il faut y voir ce libéralisme sincère qu'il a toujours apporté dans l'étude des problèmes sociaux. Nul mieux que lui n'a eu le respect de la personne et de la volonté humaines. Nul n'a aimé avec plus de passion, avec plus de constance la liberté sous toutes ses formes. Il règne dans ce livre un grand souffle de charité, mais c'est une charité active et saine, toujours respectueuse de l'homme et du citoyen et qui ne s'adresse jamais qu'à la libre discussion et à la solidarité librement consentie. Voilà les principes qu'il s'est toujours attaché à défendre, en traitant les questions d'assistance sociale et d'assistance hospitalière. « Le temps est venu, écrivait-il en 1867, où nous devons imiter l'Angleterre, en fondant par la charité privée des hôpitaux indépendants de l'Etat et de la préfecture de la Seine. Nos ouvriers, déjà réunis en association contre la misère, doivent aussi former entre eux une assurance mutuelle contre la maladie; ils doivent avoir leurs hôpitaux construits et soutenus par l'épargne de tous ; et lorsque, atteints par une maladie grave, ils devront aller chercher hors de leur demeure les secours médicaux qu'on trouve à l'hôpital, ces secours seront alors pour eux, non plus une aumône qui abaisse celui qui la reçoit, mais l'exercice d'un droit qu'ils se seront créé par le travail et la prévoyance! » Et, à la fin du même article, il s'écriait : « Pour moi, je demanderai plus encore à cet avenir que nous ignorons tous. Ennemi de la substitution de l'État à l'individu, convaincu que le progrès pour les classes ouvrières réside dans la substitution de la famille à l'État, de l'initiative individuelle et de la solidarité à la protection, de l'émancipation par le travail et la prévoyance aux secours de la charité publique, j'appelle de tous mes vœux le jour où l'assurance mutuelle contre la maladie aussi bien que contre la misère, remplaçant pour l'ouvrier l'assistance officielle, relèvera le sentiment de sa dignité, lui fera mieux comprendre les droits et les devoirs de la famille, car il comprendra mieux alors ses devoirs et ses droits d'homme et de citoyen. » C'est dans cet esprit, qui a fait l'honneur de sa vie et qui fait le charme de ses écrits, c'est dans cet esprit qu'il a toujours abordé « ces problèmes à la fois magnifiques et redoutables, que l'antiquité n'a pas connus, et que le christianisme seul devait faire connaître au monde, en lui révélant comme les premières lois morales : la fraternité et la charité.[1] »

Félix Lejars.

(1) Préface des *Maternités*, p. 80.

PREMIÈRE PARTIE

HYGIÈNE HOSPITALIÈRE

DOCTRINE CONTAGIONNISTE

> Depuis 1865, époque où j'ai démontré que les épidémies étaient dues, non à des influences atmosphériques, mais à la contagion ; que la mortalité, si grande alors, des opérés et des accouchées tenait à la contagion de l'infection purulente chirurgicale et puerpérale ; que cette contagion s'opérait par les mains du chirurgien, par ses instruments, par les éponges et les objets de pansement, transportant le germe contage d'un opéré infecté à un malade non encore infecté, je n'ai pas changé d'opinion. (Note inédite, juillet 1893.)

I

NOTE SUR QUELQUES POINTS
DE L'HYGIÈNE HOSPITALIÈRE[1]

A propos du rapport de M. Gosselin[2], l'Académie, dans une de ses dernières séances, a soulevé une question plus importante que celle des résections articulaires, car elle est d'un intérêt plus général : celle de la construction, de la salubrité de nos hôpitaux, comparés à ceux de l'étranger, et des améliorations dont l'hygiène hospitalière est susceptible. J'ai pensé que, à défaut d'autre mérite, celui de l'opportunité ferait accueillir avec quelque intérêt le résultat d'observations faites à ce sujet dans les hôpitaux étrangers.

En 1858, désireux d'étudier *de visu* la chirurgie anglaise, et surtout la question des résections, dont les observations se multipliaient chaque jour, je suis allé passer cinq mois dans les hôpitaux de Londres. Certains faits m'y frappèrent vivement. Lorsqu'en 1859 je présentai à la Société de chirurgie un mémoire sur les résections du genou, je dus comparer cette opération à l'amputation de la cuisse ; mais, pour établir un parallèle aussi exact que possible, je devais prendre les faits d'amputation dans le même milieu que celui d'où provenaient les observations de résections articulaires.

La statistique comparée des amputations de cuisse en France

<hr>

(1) *Gazette hebdomadaire de médecine et de chirurgie*, 1862.

(2) Rapport sur le mémoire de Le Fort intitulé : *De la résection de la hanche dans les cas de coxalgie et de plaies par armes à feu*, qui trouvera place dans le tome III. (L.)

et en Angleterre me montra une différence inattendue et trop considérable entre les pratiques anglaise et française. Prenant non plus la statistique de faits épars dans les journaux scientifiques, mais celle des hôpitaux seulement pendant un certain nombre d'années, je suis arrivé aux résultats suivants :

A côté d'un nombre de 485 amputations donnant en Angleterre 327 guérisons sur 162 morts ou 32,9 p. 100 de mortalité, la statistique de M. Malgaigne pour les hôpitaux de Paris donnait les chiffres de 201 amputations, pour lesquelles il y eut 75 guérisons et 126 morts ou 62,6 p. 100 de mortalité, presque le double. Le premier, je crois, je cherchai à attirer le plus vivement possible sur ce point qui me parut d'une haute gravité l'attention des chirurgiens français ; l'année suivante, la thèse remarquable de M. Topinard sur les opérations et les pansements en Angleterre étendit la comparaison défavorable pour nous aux autres amputations. Je crus pouvoir rapporter cette différence à deux causes : *aux soins chirurgicaux*, c'est-à-dire au pansement, à l'alimentation, au régime des opérés ; *aux soins hygiéniques*, c'est-à-dire à la construction différente, à l'aménagement meilleur des hôpitaux anglais.

En 1859, la campagne d'Italie me permit de voir en détail les hôpitaux de Gênes et de Milan, auxquels je fus attaché pendant quatre mois, et me permit également de visiter ensuite, mais très rapidement, ceux de la Vénétie et du reste de l'Italie, à l'exception toutefois de ceux de Naples.

Ce que j'avais vu m'engagea à continuer cette étude et à retourner une troisième fois en Angleterre pour recueillir et compléter les matériaux d'un travail sur les hôpitaux, les écoles de dissection et les collections anatomiques ou anatomo-pathologiques en Angleterre, en Écosse, en Irlande, en Italie, en Hollande et en Belgique.

J'ai pu rassembler un certain nombre de matériaux, mais je ne puis même effleurer un sujet très vaste et qui exigerait de longs développements : celui de l'organisation de l'assistance publique et hospitalière à l'étranger, de ses ressources, des devoirs et des charges qui lui sont imposés, du mode de fonctionnement des hôpitaux au point de vue administratif et médical, de l'organisation des services de médecine et de chirurgie, de la manière dont se trouve dispensée l'éducation médicale. Sur tous ces points, des différences très grandes existent entre l'Angleterre et la France.

Si c'est à Leyde que j'ai trouvé l'école de dissection la mieux appropriée à sa destination spéciale, c'est en Angleterre que j'ai trouvé les meilleurs hôpitaux, les plus vastes collections scientifiques.

Je n'entrerai dans aucun détail sur les hôpitaux d'Italie : le climat seul suffirait pour expliquer l'importance moindre qu'on doit attacher dans ce pays au chauffage et à la ventilation. Le grand hôpital de Milan, dont on parle souvent, ne saurait être proposé comme modèle. C'est un vaste édifice élevé en 1456 par les ordres de François Sforza, duc de Milan, agrandi en 1797 et pouvant recevoir 2000 malades. La façade, admirable œuvre d'art par ses figures et ses bas-reliefs en terre cuite, mérite seule d'être citée, car ses salles immenses, voûtées et renfermant chacune un nombre considérable de malades, ne me paraissent pas convenir à leur destination. — Le Naviglio, canal boueux, coule sur un des côtés de l'hôpital et devient une cause d'insalubrité.

Je me bornerai donc à donner quelques renseignements seulement sur les hôpitaux de l'Angleterre, de l'Écosse et de l'Irlande.

La différence dans les deux statistiques anglaise et française ayant été le point de départ de mes recherches et aussi celui de la discussion actuelle, il faut d'abord fixer son exactitude et sa valeur.

Pour ce qui regarde les résections, la statistique des hôpitaux ne pouvait me suffire ; je désirais avoir, autant que possible, celle de la pratique civile, et être fixé sur l'état définitif d'opérés guéris depuis longtemps. J'ai écrit à tous les chirurgiens anglais qui avaient publié des faits de résection du genou : tous m'ont répondu avec un empressement dont j'ai été vivement touché, et dont je suis d'autant plus reconnaissant que j'étais plus inconnu. J'ai pu avoir ainsi quelques faits non publiés et des renseignements postérieurs aux publications faites.

Quant aux statistiques d'amputations puisées dans les hôpitaux, elles doivent être considérées sous deux points de vue : leur exactitude, leur valeur. Pour ce qui concerne leur exactitude, il me suffira de dire que toutes les observations de presque tous les hôpitaux anglais sont prises par des élèves chargés spécialement de cette fonction et rétribués à cet effet ; que ces cahiers, comme cela se faisait, dit-on, dans le service de Dupuytren, sont contrôlés par les chefs de service ; enfin, depuis quelques années, *The Medical Times and Gazette* publie le relevé trimestriel des opérations

faites dans les grands hôpitaux d'Angleterre, en donnant le nom
du chirurgien, celui du malade, son âge, la cause, la nature et le
résultat de l'opération ; tout cela très brièvement, mais d'une
manière suffisante comme exactitude *numérique*. L'exactitude
numérique des statistiques anglaises ne saurait être attaquée, je
l'affirme sans hésiter ; ce que je dirai plus tard pourra faire apprécier leur valeur.

Or, comme résultat purement numérique, ces statistiques sont
plus favorables que celles de nos hôpitaux. M. le Dr Steele, directeur de l'hôpital de Guy's à Londres, m'a envoyé un exemplaire
de celle de cet établissement, relevée depuis 1854 jusqu'en 1860.

M. le Dr Mac-Ghie, directeur de l'infirmerie royale de Glascow,
a bien voulu détacher d'un de ses registres et m'envoyer les feuil-
lets concernant les opérations faites depuis 1846. M. Whitfield,
directeur de l'hôpital Saint-Thomas, m'a envoyé celle de quelques
amputations dans ces trois dernières années. La différence signalée
plus haut pour les amputations de cuisse, se continue, comme
on va le voir :

Hôpital de Guy's (Londres) : 107 opérés, 74 guéris, 33 morts,
30,8 p. 100 de mortalité ;

Hôpital de Glascow : 152 opérés, 71 guéris, 81 morts, 53,6 p. 100
de mortalité ;

Hôpital de Saint-Thomas : 20 opérés, 15 guéris, 5 morts, 25 p. 100
de mortalité.

On voit la différence entre ces chiffres et celui de 62 p. 100
donné par M. Malgaigne pour la mortalité des hôpitaux de Paris.
Peut-être cette statistique est-elle meilleure pour nous dans ces
dernières années ; j'avais désiré m'en assurer ; mais je n'ai pu
avoir en France ce que, bien qu'inconnu, j'ai si libéralement
obtenu en Angleterre. L'administration, à laquelle j'ai appartenu
comme interne, m'a refusé communication des documents. « Ces
documents, m'a-t-on répondu, n'ont été communiqués, d'ailleurs
fort rarement, qu'à des chefs de service ; la publicité qui leur
serait donnée aujourd'hui aurait peut-être des inconvénients et
pourrait éveiller des susceptibilités. » (Lettre du 23 février 1860.)

Pour apprécier la statistique à sa juste valeur, il faut tenir
compte d'une différence dans des conditions sociales et hygiéniques antérieures des malades reçus dans les hôpitaux de
Londres et de Paris.

Une différence profonde dans le caractère des deux nations distingue singulièrement l'Angleterre de la France. L'esprit d'association, l'initiative individuelle, le désir de s'affranchir aussi complètement que possible de la tutelle de l'État, de l'ingérence du gouvernement, dans tout ce qui n'est pas absolument de son ressort, ces qualités pour les uns, ces défauts pour quelques autres, se retrouvent surtout dans l'organisation hospitalière et médicale de l'Angleterre.

La charité privée, j'insiste sur ce point, soutient seule les dépenses énormes des hôpitaux anglais; l'État, la commune n'y interviennent pour rien. La taxe des pauvres n'est pas destinée aux hôpitaux.

La taxe des pauvres (poor rate) est une taxe votée chaque année par chacune des paroisses du royaume, pour le soutien des pauvres et des malheureux de ces paroisses, et quoique l'ensemble de cette taxe annuelle monte à plus de 100 millions de francs, pas un seul *penny* ne va aux hôpitaux. Elle sert à donner la nourriture, des vêtements et un abri aux pauvres sans travail ou incapables de travailler par l'âge et les infirmités, à élever les enfants malheureux ou orphelins. Ces établissements où les pauvres résident quand ils ne peuvent travailler (poor house), ceux où ils demeurent quand ils peuvent se livrer au travail (work house), ont une infirmerie où sont placés les malades, mais ces infirmeries n'ont rien de commun avec les hôpitaux. Les asiles du pauvre reçoivent tous les malheureux sans abri et sans ressources; les hôpitaux reçoivent ceux qui, par maladie ou accident, sont temporairement incapables de se livrer à leurs travaux. Ils sont entièrement soutenus par des contributions volontaires, c'est-à-dire des souscriptions annuelles, des dons, des legs d'argent, de terre, etc. Le revenu de deux ou trois seulement provient en partie de propriétés qui leur ont été données à l'époque de la suppression des monastères, au temps de la réforme, mais ils sont en partie aussi soutenus par des contributions volontaires, et tous les autres le sont entièrement. Aucun ne reçoit la plus petite part du produit de la taxe des pauvres.

Avec cette ressource de la charité privée, ressource si grande en Angleterre, qui serait, je le crains, si faible en France, de grands établissements hospitaliers ont été construits.

Mais à côté de l'éloge doit se placer le blâme, car je n'ai pas à faire le panégyrique de l'Angleterre.

Les hôpitaux anglais sont élevés à l'aide de souscriptions, et, par une déduction logique, mais peu charitable, du principe, ces hôpitaux n'appartiennent qu'aux souscripteurs. L'admission n'a lieu en général qu'à de certains jours de la semaine, et, pour être reçu, le malade a besoin de la recommandation d'un des souscripteurs, qui devient, suivant le chiffre de sa cotisation, gouverneur annuel ou à vie. Cette mesure, qui réglemente la charité à la façon de quelques-unes de nos sociétés dites de bienfaisance, semble toute naturelle en Angleterre; on ne saurait trop s'élever contre elle. La règle n'est pas absolue, j'ai pu souvent m'en assurer; elle n'est pas non plus générale à tous les hôpitaux, et cède *partout* devant l'urgence des secours; mais il n'en résulte pas moins que le malheureux sans ressources, sans appui, est trop souvent, en Angleterre, dans la même situation, que celle où se trouvent à Paris les malades pauvres et étrangers au département de la Seine : les portes de l'hôpital sont administrativement fermées devant eux.

Où peut alors se faire admettre en Angleterre le malheureux sans abri et sans protecteur? Au Poor House, et, s'il est malade, il entre à l'infirmerie, mais non à l'hôpital; directement du moins, CAR LES POOR HOUSES *comptant presque partout, au nombre des souscripteurs, des hôpitaux, y envoient leurs malades.* Où peut se faire admettre à Paris le malade pauvre, mais étranger au département? Nulle part.

On voit donc qu'il doit y avoir et qu'il y a une différence dans la condition sociale, et, par suite, dans la condition de santé antérieure des malades reçus dans les hôpitaux de Londres et de Paris. En Angleterre, c'est le système de l'association, de l'assurance mutuelle; à Paris, l'assistance publique, qui puise une partie de ses ressources dans des impôts pesant sur la généralité, doit ses secours à tous les malades. A Londres, il est parfois difficile d'entrer à l'hôpital; mais le séjour en est toujours gratuit. A Paris, l'administration a cru devoir faire payer ceux de ses protégés qui ne sont pas absolument sans ressources.

Elle renoncera bientôt, nous l'espérons, à cette mesure qui ne lui a rapporté en 1860, pour ses hôpitaux généraux, les seuls pour lesquels elle soit critiquable, que 45,301 fr. 80, sur un budget de dépenses de 21,297,341 fr. 38. Nous avons l'égalité devant la misère, nous devrions avoir l'égalité devant la maladie.

Dans la discussion ouverte à l'Académie, M. Davenne s'applique à démontrer que « le système des hôpitaux de Londres n'est en rien comparable à l'organisation de ceux de Paris ; qu'on ne peut donc rien conclure logiquement du parallèle qui en a été fait. Ainsi, les individus inscrits à la paroisse comme participant à la taxe des pauvres n'y sont pas reçus, et on en exclut, autant que possible, les sujets atteints de maladies incurables, comme les phtisiques, et les individus atteints d'affections contagieuses, telles que la rougeole, la scarlatine, la variole, etc. En vertu de leur organisation, les hôpitaux de Londres ne reçoivent donc que les malades qui leur conviennent et renvoient les autres au dispensaire, c'est-à-dire au traitement à domicile. On ne peut nier que cette faculté ne doive diminuer singulièrement en leur faveur les chances de mortalité, et cependant il résulte d'un compte moral récemment publié par les administrateurs de Guy's hospital que la mortalité, qui, en 1800, était dans cet hôpital de 11,3 p. 100, s'élevait encore en 1860 à 9,1, c'est-à-dire à un chiffre très peu différent de celui que constatent pour Paris les comptes rendus par l'administration de l'Assistance publique ».

Il y a dans ces assertions plusieurs erreurs que nous tenons d'autant plus à relever, qu'elles n'émanent pas directement de M. Davenne, et qu'elles pourraient servir de prétexte à une fin de non-recevoir.

Dans la plupart des villes d'Angleterre que nous avons visitées, Manchester, Liverpool, Hull, Glascow, Edimbourg, il existe des hôpitaux appelés *infirmeries*, lesquels sont soutenus par des souscriptions volontaires, et reçoivent en même temps les malades de la paroisse, car la paroisse, comme souscripteur à l'infirmerie, a droit d'y envoyer ses malades. D'où viennent les autres ? Ce sont, comme à Paris, des ouvriers, envoyés, soit par leurs patrons, soit par la corporation ouvrière, ou l'association de secours mutuels à laquelle ils appartiennent.

Il y a donc, en Angleterre, des hôpitaux absolument comparables, comme population, à ceux de Paris : ce sont les *infirmeries*. C'est pour cette raison et pour enlever tout prétexte à une fin de non-recevoir, que je prendrai surtout pour point de comparaison, l'infirmerie royale de Glascow (*Glascow, Royal infirmary*).

Les phtisiques, dit-on encore, les individus atteints d'affections contagieuses, ne sont pas reçus dans les hôpitaux. Il résulte du rapport fait à *Statistical Society on hospital statistics* de Londres, que le chiffre de la mortalité par la phtisie monte, dans les hôpitaux de cette ville, à 16 p. 100 de la mortalité générale. Le chiffre pour Guy's s'est élevé à 18 p. 100. Dans quelques hôpitaux seulement, les varioleux, les tuberculeux ne sont pas rares ; dans presque tous et dans toutes les infirmeries ils sont reçus, mais placés en général dans des salles spéciales (*ce qui est une excellente mesure qu'on ferait bien d'adopter à Paris*), et ces salles constituent souvent un service spécial, qu'on appelle service des fiévreux.

Les hôpitaux, dit-on, ne reçoivent que les malades qui leur conviennent, et cette faculté diminue singulièrement en leur faveur les chances de mortalité. Les prémisses sont absolument vraies ; la déduction est absolument fausse.

Le souscripteur, par cela même qu'il a payé, n'a pas, comme on semble le croire, le droit de placer à l'hôpital le malade qu'il lui plaît d'y envoyer. Le *médecin est seul juge de l'opportunité de l'admission*, et le directeur n'a pas, comme à Paris, le droit (exercé ou non, le droit, depuis quelques années, existe de par le règlement) de faire entrer de sa propre autorité, un malade à l'hôpital, sans l'avis et même contre l'avis du médecin traitant. Les hôpitaux d'Angleterre reçoivent donc les malades qui leur conviennent ; mais, comme les médecins et chirurgiens sont en Angleterre comme en France, ils ne se servent de cette faculté que pour recevoir les plus gravement atteints, ce qui ne saurait diminuer le chiffre proportionnel de la mortalité, et, d'après mes propres impressions, les hôpitaux anglais m'ont paru renfermer plus de malades graves que ceux de Paris. Cela du reste peut se comprendre par le plus grand nombre relatif de lits existant à Paris, par rapport au chiffre de la population. En donnant à Paris 1,500,000 habitants, comme nos hôpitaux renferment 7,172 lits, on a 1 lit par 209 habitants ; à Glascow, il n'y a qu'un lit par 584. La différence est de plus de moitié au désavantage de Glascow.

Le malade peu gravement atteint, ou affecté de lésions chirurgicales qui n'empêchent pas la marche ; celui enfin pour lequel le séjour de l'hôpital n'est pas absolument nécessaire, est renvoyé au traitement externe de l'hôpital, dont nous dirons plus loin l'organisation.

Il n'est pas, comme on l'a dit encore, « renvoyé au dispensaire, c'est-à-dire au traitement à domicile », par la raison très simple que le traitement à domicile, excellente institution pour laquelle nous louons bien vivement l'administration de nos hôpitaux, n'existe pas à Londres, et nous ne pensons pas qu'elle existe dans aucune autre ville d'Angleterre.

De tout ce qui précède, on voit que, si on peut invoquer exceptionnellement une différence entre la population des hôpitaux français et anglais, surtout pour ceux de Londres, il ne faut ni l'exagérer, ni l'étendre à tous les établissements hospitaliers. Aussi la mortalité générale est à peu près la même qu'à Paris. Elle a été, à Guy's, pendant un période de six années, de 1 sur 10,8 malades ; à Glascow, de 1 sur 13,3 ; à Paris, de 1 sur 7,01, chiffre descendant, pour Lariboisière, à 1 sur 8,73. Mais je n'insiste pas sur ces chiffres, qui portent à la fois sur la médecine et la chirurgie. La mortalité est plus faible en Angleterre, mais cela ne prouve rien, car les éléments de ces statistiques varieront, suivant qu'il y aura plus ou moins de blessés, plus ou moins de fiévreux. Il faut, pour qu'elles soient sérieuses, qu'on puisse comparer des termes semblables.

Je ne parlerai pas davantage de la statistique générale des salles de chirurgie, car elle variera avec la gravité des cas ; je me contenterai seulement de relever une erreur ou plutôt un malentendu dans les chiffres donnés par M. Davenne : « Sans doute, dit-il, cette proportion (1 sur 19,56), qui représente un vingtième de décès sur le nombre des opérés, est considérable. » Malades de chirurgie ne veut pas dire opérés, et ce chiffre de mortalité, après les grandes opérations, est bien autrement considérable à Paris, puisqu'il a été (de 1836 à 1841), non de 5 sur 100, mais de 56,3 sur 100, non *un vingtième*, mais plus de moitié.

Si la mortalité générale dans les hôpitaux de Paris et dans ceux de l'Angleterre est à peu près la même, la différence paraît et devient énorme lorsqu'il s'agit d'opérations, surtout d'opérations pour causes pathologiques. Il ne faut pas la nier, car elle existe ; *il faut chercher pourquoi des opérations, qui réussissent à Londres, échouent à Paris, pour modifier notre pratique, si elle est mauvaise, pour modifier nos hôpitaux, si leur construction et leur aménagement sont la cause de ces différences.*

Quoi qu'il en soit, c'est aussi au point de vue de leur valeur qu'il faut examiner les statistiques, et il est évident qu'il y a inconvénient à mélanger les amputations pour causes traumatiques et celles pour causes pathologiques, car, dans un même hôpital, à Guy's, par exemple, les premières ont donné 70,3 p. 100 de mortalité, à peu près le même chiffre qu'à Paris, et les secondes 17,5 p. 100, nombre hors de toute proportion avec celui de 60 p. 100 indiqué pour Paris. On semble donc en droit d'invoquer ici une différence de pratique dans le cas d'amputations pour causes pathologiques ; mais la même différence se constate encore, si l'on consulte la statistique de la mortalité comparée de quelques établissements en Angleterre avec celle des hôpitaux de Paris.

Je prends pour exemple l'hôpital de Guy's, à Londres, dont M. Davenne a cité la statistique, et l'infirmerie royale de Glascow, Celle-ci est absolument comparable à celle de nos hôpitaux, car cet établissement a reçu, en 1860 par exemple, et sur un total de 4,652, 111 malades, complètement privés de toutes ressources, sans asiles, sans protecteurs, venant des institutions suivantes : *City poor house, House of refuge, Night asylum, Model lodging house, Barnhill poor house, Govan poor house, Boy's house of refuge.*

On n'invoquera pas sans doute, pour expliquer la différence de mortalité, la clémence du climat de Glascow ; cette ville est, de toute l'Angleterre, celle où il tombe le plus de pluie ; un proverbe du pays, qu'on nous pardonnera de citer, en fait foi : « A Greenock (port de Glascow), il pleut toujours, excepté — quand il neige. » Outre ses mines de houille et de fer, Glascow est entouré d'ateliers et de forges, car il se construit plus de bateaux en fer dans cette ville seule que dans tout le reste de l'Angleterre.

Comparons donc des choses comparables, et voyons le résultat des grandes opérations à Glascow et à Paris :

	GLASCOW R. INFIRMARY.		GUY'S HOSPITAL.		PARIS.	
	1846-1860.		1854-1860.		1836-1841.	
	Guéris.	Morts.	Guéris.	Morts.	Guéris.	Morts.
Épaule traumatique. . . .	20	13	»	3	»	7
Épaule pathologique . . .	»	5	»	»	3	3
Bras traumatique.	33	13	14	8	13	17
A reporter	53	31	14	11	16	27

	GLASCOW R. INFIRMARY.		GUY'S HOSPITAL.		PARIS.	
	1846-1860.		1854-1860.		1836-1841.	
	Guéris.	Morts.	Guéris.	Morts.	Guéris.	Morts.
Report	53	31	14	11	16	27
Bras pathologique	19	14	3	»	37	24
Avant-bras traumatique . .	38	9	12	1	8	3
Avant-bras pathologique. .	19	1	11	1	12	5
Hanche traumatique . . .	»	2	»	»	1	»
Hanche pathologique . . .	1	2	»	»	»	»
Cuisse traumatique. . . .	13	21	8	19	13	34
Cuisse pathologique. . . .	58	60	66	14	61	92
Genou traumatique. . . .	»	2	»	»	»	2
Genou pathologique. . . .	»	1	»	»	»	1
Jambe traumatique. . . .	25	25	»	13	29	50
Jambe pathologique. . . .	46	24	23	7	50	55
Cou-de-pied traumatique .	7	2	»	»	»	»
Cou-de-pied pathologique .	26	5	2	»	·	»
	285	199	139	66	235	303

Si, à l'aide de ces chiffres, on cherche à comparer quelle est pour 100 opérés la proportion de la mortalité, on arrive aux résultats suivants :

Mortalité pour 100 amputés.

	GLASCOW INFIRMARY.	GUY'S.	PARIS.
	1846-1860,	1854-1860.	1836-1841
Épaule traumatique	39,3	100,0	100,0
Épaule pathologique.	100,0	»	50,0
Bras traumatique	28,2	36,3	56,6
Bras pathologique.	42,4	»	39,3
Avant-bras traumatique.	19,1	7,6	27,2
Avant-bras pathologique	5,0	8,3	29,4
Hanche traumatique	100,0	»	100,0
Hanche pathologique.	66,6	»	»
Cuisse traumatique.	61,7	70,3	72,3
Cuisse pathologique	50,8	17,5	60,1
Genou traumatique.	100,0	»	100,0
Genou pathologique	100,0	»	100,0
Jambe traumatique.	52,8	54,1	63,2
Jambe pathologique	34,2	»	48,6
Cou-de-pied traumatique	16,6	»	»
Cou-de-pied pathologique.	19,3	»	»

Que répondre à ces chiffres? Ils établiront, pour tout esprit non prévenu, une différence de mortalité trop considérable.

Recherchons maintenant si nous trouverons, dans les conditions hygiéniques des hôpitaux, la raison de cette différence.

Parmi les hôpitaux d'Angleterre, ceux de King's college, de Saint-Thomas, de Guy's à Londres, et l'Infirmerie royale de Glascow, méritent une mention spéciale.

L'hôpital de King's college à Londres se compose d'anciens bâtiments et de nouveaux pavillons, desquels seuls je m'occuperai.

L'établissement, situé au centre de Londres, est formé d'un grand bâtiment parallèle à Portugal street, et en arrière duquel se trouvent en retour deux ailes moins étendues, renfermant trois étages de salles. Celles-ci sont disposées de la manière suivante :

Une grande salle règne dans chaque moitié de l'étendue du bâtiment principal ; sa longueur est de 25 mètres, sa hauteur de 4^m,50. Cette salle est divisée par une cloison longitudinale percée de deux fausses portes et d'ouverture en formes de fenêtres, en deux parties communiquant ensemble. L'une, régnant sur toute la longueur du bâtiment et sur une largeur de 7 mètres, renferme 14 lits ; l'autre est subdivisée en deux salles de 6 lits et un office dans lequel se trouvent une baignoire de marbre, des cuvettes et tout ce qui est nécessaire pour les soins journaliers de la toilette.

Cette grande salle ainsi subdivisée est éclairée par dix-huit fenêtres, neuf de chaque côté, ayant 1^m,27 d'ouverture, et séparées l'une de l'autre par un intervalle de 1^m,50. Un lit correspond à chacune de ces séparations. Trois cheminées pour la grande, une pour chacune des petites, donnent un total de six cheminées pour la salle entière. Ajoutons que les corridors et les escaliers sont chauffés également par de vastes cheminées ouvertes, alimentées au charbon de terre.

Les nouvelles salles Philips, Mary et Stephen, de l'hôpital de Guy, présentent la même disposition. Elles sont ventilées naturellement et chauffées par quatre cheminées ouvertes. Il en est à peu près de même pour les nouveaux bâtiments de l'hôpital Saint-Thomas.

De tous les hôpitaux que j'ai visités, celui de Glascow, ou du moins le nouvel hôpital chirurgical que renferme cet établissement, m'a paru le meilleur sous le rapport de l'hygiène hospitalière et de la simplicité avec laquelle on y obtient une ventilation et un chauffage parfaits. Je demande la permission d'entrer sur ce point dans quelques détails en m'appuyant sur quelques-uns des renseignements que m'a fournis la bienveillance de M. le D⁰ M. Ghie, directeur de l'hôpital, sous la surveillance duquel s'est élevé cet établissement, que j'ai visité avec un grand intérêt le mois d'août dernier, en compagnie de M. de Valcourt, élève de nos hôpitaux.

L'Infirmerie royale de Glascow, fondée en 1792, est située sur les confins de la cité, dans le quartier populeux et pauvre. Placée sur une élévation, près du palais archiépiscopal et contre la cathédrale, elle est éloignée des habitations par un espace considérable. Lors de sa fondation, elle ne renfermait que 150 lits pour une population de 70,000 habitants. En 1815, une aile nouvelle fut ajoutée à l'arrière du bâtiment primitif, perpendiculairement à son centre; de nouveaux bâtiments séparés des précédents furent encore ajoutés en 1828 et 1832. Enfin, en 1853, alors que le chiffre de la population était monté, en cinquante ans, de 77,000 à 358,926, on décida la création d'un nouveau bâtiment; commencé en 1859, il fut achevé et inauguré cette année même, le 21 mai. C'est de lui seul que je parlerai.

La façade est en ligne droite; mais, en arrière, un prolongement de forme quadilatère renferme les salles destinées aux internes et aux surveillantes. L'escalier est placé au centre de l'édifice; les salles, au nombre de huit, deux pour chaque étage, s'ouvrent à gauche et à droite. Elles occupent toute la largeur du bâtiment; chacune est éclairée par quatorze fenêtres, sept de chaque côté; ces fenêtres montent presque au niveau du plafond; leur base est placée à 1ᵐ,20 au-dessus du sol de la chambre. L'espace occupé par elles occupe un tiers de la longeur des murs de façade; un lit correspond à chaque fenêtre.

La longueur de la salle est de 18ᵐ,24, sa largeur de 8ᵐ,56, sa hauteur de 4ᵐ,25. Sa capacité est, par conséquent, 663 mètres 571 centimètres cubes, et, comme elle renferme 19 lits, dont 3 d'enfants, il en résulte que chaque malade a pour partage 35 mètres cubes d'air atmosphérique (34ᵐᶜ,924). Mais cette quantité, déjà suffisante, grâce à la ventilation, est considérablement augmentée, comme on va le voir.

A l'extrémité de la salle opposée à la porte d'entrée s'ouvre un corridor dont la longueur égale les deux tiers de celle de la salle principale. A gauche de ce corridor se trouvent deux chambres destinées chacune à un malade grave ou à un opéré. Chacune d'elles a sa cheminée particulière. La troisième porte donne accès dans une salle très grande éclairée par deux larges fenêtres, chauffée par une grande cheminée. Cette salle sert dans la journée de bibliothèque, d'ouvroir ; c'est le salon de conversation des malades de la grande salle, et tous ceux qui ne sont pas retenus au lit doivent s'y tenir pendant le jour ; c'est là également, et sur la table qui en occupe le centre, que les repas sont servis à l'heure réglementaire.

A droite du corridor s'ouvrent successivement : 1° la chambre de la surveillante ; 2° l'office ou lavoir ; 3° une salle de bain, renfermant de plus cuvettes, serviettes et tout ce qui est nécessaire pour les soins de la toilette ; des lieux à l'anglaise, tenus dans un remarquable état de propreté, s'ouvrent, non sur le corridor, mais dans la salle de bain Enfin, au fond du couloir, on trouve la cage de l'escalier mobile, dont la plate-forme s'élève et s'abaisse pour faciliter le transport à tous les étages des malades invalides, des aliments, du charbon, etc.

Ces annexes de la salle principale ont une utilité sur laquelle je n'ai pas besoin d'insister. Augmentent-elles notablement les frais de construction? C'est un point dont je parlerai tout à l'heure.

La moitié de l'étage supérieur est occupée par l'amphithéâtre des cours et opérations, de même que par la salle où se réunissent les médecins. Telle est la disposition de la moitié droite de l'hôpital chirurgical ; la moitié gauche, limitée par la rue qui longe d'un côté l'établissement, ne possède pas de salle de réunion ni de chambre séparée ; celle dont nous avons parlé est destinée aux malades des deux salles d'un même étage.

Le chauffage est effectué par des foyers ouverts, alimentés au charbon de terre et placés au centre de la salle, à chaque extrémité d'une cheminée quadrangulaire. Ses dimensions lui permettent de contenir dans son épaisseur tous les tuyaux des foyers des autres étages, et un espace de 1 mètre sur $1^m,20$, réservé au centre, est séparé en tubes d'aspiration destinés à enlever des salles l'air vicié par la respiration.

Sur deux des côtés du corps de cette cheminée centrale, et près du plafond de la salle, existe une ouverture qui conduit cet air dans le tuyau à fumée; sur les deux autres côtés, et, au même niveau, deux autres ouvertures l'amènent dans les tubes d'aspiration. Si l'on ajoute à ces quatre ouvertures celles des deux cheminées, on aura six orifices pour l'écoulement de l'air vicié de la grande salle, écoulement qui se fait naturellement, la chaleur des foyers suffisant pour échauffer les tubes aspirateurs et déterminer le tirage.

L'air frais entre dans la salle par trente-cinq ouvertures, sans compter les portes. Six orifices (trois de chaque côté), placés dans le plafond, communiquent par un canal placé entre deux planchers contigus, avec un orifice s'ouvrant dans la façade.

Les murs, par une disposition analogue à celle qu'emploie le génie militaire dans la construction des magasins à poudre, sont, en quelque façon, dédoublés et interceptent dans leur épaisseur une sorte de canal. Ce canal intra-pariétal, facile à comprendre sur la coupe du bâtiment, s'ouvre au niveau de la partie supérieure et de la partie inférieure des quatorze fenêtres. L'air pénètre ainsi entre les murs et arrive dans la salle par vingt-huit ouvertures placées dans l'angle que forment les murs latéraux avec le plafond et le plancher. Il suffit de lever de 2 pouces la moitié supérieure, de baisser de la même quantité la moitié inférieure de chaque fenêtre pour intercepter l'entrée de l'air par cette voie indirecte. Enfin, au-dessus de la porte, se trouve une large ouverture à claire-voie qu'on ouvre et ferme à volonté. Ces moyens permettent une ventilation graduée de la salle, parfaite, alors même que les fenêtres restent fermées, car l'on a pu ventiler les angles supérieurs et inférieurs là où l'air a de la tendance à séjourner. Le chauffage et la ventilation de chaque salle sont parfaitement indépendants. Les petites salles, la bibliothèque, la chambre de la surveillante, ont chacune leur cheminée et leur fenêtre. L'office, la salle de bain, le water-closet, ont une ventilation séparée.

Les murs des salles sont recouverts d'une couche de ciment analogue au stuc.

L'étage inférieur, placé en sous-sol par rapport au niveau de la rue, comme dans toutes les maisons anglaises, mais éclairé directement, et isolé de toutes parts par un large fossé qui en fait presque un rez-de-chaussée, renferme la cuisine, le dortoir des infirmiers, la soute aux provisions, etc.

Mais si cet hôpital renferme peu de lits et beaucoup d'espace pour chaque malade, ne doit-il pas coûter un prix excessif, qui rende l'exemple impossible à suivre à nos administrations?

Quoique ne touchant pas directement à la science médicale, ce détail me paraît mériter d'être rapporté, et on lira, je pense, avec intérêt quelques passages d'une lettre que m'adressait M. le docteur Mac-Ghie, directeur de l'hôpital de Glascow, en réponse aux renseignements que je lui avais demandés.

« Les comptes des dépenses du nouvel hôpital sont maintenant presque tous rendus : la somme totale sera 13,000 livres sterling (325,000 fr.), comprenant les frais du mobilier. Sur cette somme, il faut déduire 50.000 francs pour le terrain et les murs de clôture, ce qui porte les frais de construction de l'hôpital à 275,000 francs, y compris le mobilier. Le bâtiment peut contenir 200 malades; mais, en temps ordinaire, il n'en renferme que 160 seulement, ce qui fait monter le prix de revient de chaque lit à 1,375 francs dans le premier cas, à 1,750 francs dans le second. 2,500 francs par lit est la limite posée par les architectes anglais. Notre bâtiment coûte peut-être un peu moins qu'ailleurs, par suite de la facilité que nous avons à nous procurer les matériaux.

« Notre nouvel hôpital a ses murs recouverts avec le ciment de Portland, de Keene; plus cher que le plâtre, il est semblable, mais supérieur, au stuc employé à Lariboisière. Comme à Lariboisière aussi, les lits ont des matelas élastiques, excepté les lits à fractures, dont le fond est formé par une lame de tôle et dont les matelas sont en crin.

« Je vous envoie un exemplaire du budget; ce que je puis dire en résumé, c'est que les dépenses, y compris les honoraires des employés, les gages et la nourriture des domestiques, le blanchissage, les frais d'alimentation et de traitement des malades, le charbon, le gaz, etc., se sont montés l'année dernière à 215,100 francs (8,604 livres), ce qui donne 57 fr. 20 par malade.

« La durée du séjour a été de 23 jours pour les malades de médecine, de 31 pour ceux de chirurgie, de 26 pour ceux des salles de fiévreux; moyenne, 26 jours et demi. La journée d'un malade revient à 1 shelling 8 d. (2 fr.), à peu près comme à Paris. La dépense annuelle d'un lit est de 625 à 750 francs; elle est, je crois, à Londres, de 1,000 francs.

« Vous verrez à la page 21 du compte rendu que la mortalité a été en chirurgie de 1 sur 17 chez les hommes, de 1 sur 12 chez les femmes; dans les salles de médecine, de 1 sur 9,8 pour les hommes, de 1 sur 11 pour les femmes; dans les salles de fiévreux, de 1 sur 5 pour les hommes, de 1 sur 9,9 pour les femmes. Plus de la moitié des décès sont dus à phtisie, aux maladies du cœur, à l'hydropisie. »

Tels sont les renseignements *directs* que je me suis procurés sur ce point d'une source irréprochable et indiscutable. *Chaque lit du nouvel hôpital de Glascow revient donc, tout compris, à 1,500 francs, chiffre qu'il est curieux de rapprocher de celui de 15,000 francs qu'a coûté chaque lit de l'hôpital Lariboisière,* en prenant pour point de départ 9 millions et en laissant, bien entendu, de côté, dans cette évaluation, le prix du terrain, la dépense totale ayant été, dit-on, de plus de 12 millions.

De sorte que le *loyer annuel seul du lit d'un malade, qui revient à Glascow à 66 fr. 40, coûterait à Lariboisière 660 francs.*

S'il faut en croire une évaluation prématurée, le nouvel Hôtel-Dieu coûterait une vingtaine de millions, dont sept ou huit inutilement perdus en expropriations, pour le placer là où il ne devrait pas être; chaque lit, en comptant sur un chiffre de 600 malades, reviendrait donc à 30,000 francs. Que coûte à Londres un lit d'hôpital? M. le Dr Steele a bien voulu m'envoyer des détails sur les trois hôpitaux de Londres construits récemment, et dans lesquels les malades ont ce qu'ils n'ont pas assez à Lariboisière, de l'air, de la lumière et de l'espace :

King's college, 1,750,000 francs pour 220 lits, ou 7,954 francs par lit; Guy's, 875,000 francs pour 150 lits, ou 5,800 francs par lit; Saint-Thomas, 1,000,000 pour 200 lits, ou 5,000 francs par lit.

Il est vrai que les Anglais, avec leur sens éminemment pratique, ont compris qu'il fallait élever *des asiles pour beaucoup de malades, et non des palais pour un petit nombre.*

Pour suffire à toutes ses dépenses, l'hôpital de Glascow ne puise que dans la charité privée; il me paraît intéressant d'en indiquer, pour cette année, les principales sources. Les ouvriers employés dans les nombreuses manufactures de Glascow, et ceux qui travaillent dans les mines de fer et de houille, qui entourent de toutes parts la ville, ont souscrit en 1860 pour 56,285 fr. 40; les capitaines et les équipages de steamers de la Clyde ont donné, dans la même année, 2,844 francs. On voit la large part que prend dans la charité publique la classe ouvrière en Angleterre, puisque ces deux souscriptions réunies montent à 59,129 fr. 50.

Il est juste, cependant, de réduire à sa véritable valeur le mérite de ces souscriptions. C'est, en quelque sorte, un payement anticipé des frais de séjour, une assurance mutuelle contre la maladie; chaque atelier, chaque équipage souscrit en nom collectif, et, grâce à cette souscription, il peut envoyer à l'hôpital un certain nombre d'ouvriers et de marins malades.

Les souscriptions reçues d'autres sources atteignent le chiffre de 86,976 fr. 25 ; dans ce chiffre entrent les contributions payées par les conseils de paroisse pour le traitement des indigents sans ressources et sans amis. (City Parochial Board, 4,025 ; Barony Parochial Board, 2,225; Govan Parochial Board, 1,525, etc., etc.)

A ces diverses souscriptions, il faut encore ajouter 7,794 francs de legs particuliers reçus dans l'année, et 47,551 fr. 85, revenu de legs reçus antérieurement.

36,093 francs proviennent du payement par les élèves des frais d'éducation; sur cette somme, la moitié ou 18,046 fr. 50 sont partagés entre les professeurs de clinique médicale et chirurgicale.

217,103 fr. 50 ont suffi pour donner en 1860 des soins à 3,407 malades reçus à l'intérieur de l'hôpital, donnant un total de 83,418 journées, ce qui porte le prix d'une journée d'hôpital à 2 fr. 59. Mais cette somme comprend aussi les frais de médicaments distribués à 10,811 malades, soignés au traitement externe.

APERÇU GÉNÉRAL SUR LES HOPITAUX ANGLAIS

Ce qui distingue les hôpitaux d'Angleterre, c'est leur multiplicité et le petit nombre relatif de lits qu'ils renferment.

Londres, Liverpool, Manchester, Édimbourg, Glascow possèdent de grands hôpitaux; mais, en général, le nombre de ceux qui les habitent est moins grand qu'à Paris. Nous trouvons

comme nombre des lits dans les principaux hôpitaux de Londres
les chiffres suivants :

Saint-Barthélemy en renferme. . .	650
Guy's.	550
Saint-Thomas.	520
London Hospital.	445
Saint-Georges.	350
Mary le Bone	320
Middlesex.	305
Westminster.	175
Saint-Mary	150
King's College. . . . ·	120
Charing Cross.	100
Hôpital des maladies de poitrine. .	80
	3,765

Ce qui donne un total de 3,765 lits partagés entre douze établissements principaux, car je laisse de côté les moins importants,
dont le nombre est considérable.

L'infirmerie royale de Glascow renferme 600 lits pour une
population de 358,926 habitants.

A Dublin, le système des petits hôpitaux a prévalu, la ville en
possède treize ou quatorze. Voici le chiffre de la population des
principaux d'entre eux :

Stevens Hospital renferme	250 lits.
Hôpital royal	200
Sir Patrick Dun's	100
Courty Infirmary	112
Adelaïde	100
Saint-Patrick	80
Mercers.	40
	882

Total : 882 lits pour sept établissements. Dublin possède, en
outre, un hôpital d'accouchement (Rotundo Hospital) de 140 lits,
et un hôpital d'enfants.

Leur multiplicité, le petit nombre de malades qu'ils sont destinés à abriter, ne sont pas la seule différence qui sépare les hôpitaux de Dublin de ceux de l'Écosse et de l'Angleterre. L'indolence,
la malpropreté, l'insouciance et la paresse, qui caractérisent, en

général, les Irlandais, impriment à leurs hôpitaux, à ceux du moins que nous avons visités, un caractère spécial, qui établit avec ceux du Royaume-Uni une différence aussi profonde, que celle qui existe entre les deux peuples, auxquels ils sont destinés.

Les nouveaux hôpitaux que j'ai visités sont, pour la plupart, situés sur les limites des villes qui les possèdent. Cette situation a un double avantage : si les quartiers pauvres sont souvent placés au centre et dans le berceau même de la cité, les hôpitaux sont placés là où l'existence d'ateliers, de manufactures, exige leur présence, car c'est là et non dans sa demeure que l'ouvrier devient la victime d'accidents imprévus. A Paris même, j'ai pu constater, pendant mon internat, l'énorme différence qui existe dans le mouvement chirurgical entre Saint-Louis, par exemple, et l'Hôtel-Dieu. Cette position excentrique, en éloignant l'hôpital du centre des habitations, le place dans de meilleures conditions de salubrité. d'utilité même, et l'on ne perd pas en expropriations des millions avec lesquels on secourrait des milliers de malheureux. Tous les auteurs qui ont écrit sur la construction des hôpitaux recommandent surtout de rechercher pour leur emplacement les collines, les lieux élevés, bien aérés, et d'éviter avec soin les vallées, les bords encaissés des fleuves et les quartiers populeux.

Le mode de construction des hôpitaux anglais, le plan qui a présidé à leur distribution diffèrent évidemment pour chacun d'eux en particulier. Dans quelques-uns, les bâtiments forment un quadrilatère complet, mais composé de bâtiments isolés (Saint-Barthélemy de Londres), ou incomplet par la suppression d'un des côtés (London Hospital). Dans d'autres ils se rapprochent de la forme de l'H (San Ambrigio de Milan); du T (ancienne infirmerie de Glascow); de l'X (hôpital Saint-Louis de Turin). D'autres fois, sur le bâtiment principal, viennent tomber perpendiculairement plusieurs ailes plus courtes, disposées d'une manière alterne (Blackburn Infirmary). Cependant, dans ces derniers temps, la création, comme à Lariboisière et à Beaujon, de pavillons séparés, a été le plan adopté à Saint-Jean de Bruxelles; mais à Saint-Thomas, à Guy's, à Glascow, les pavillons sont complètement isolés, de manière à empêcher l'arrivée par les galeries de communication de l'air vicié d'une salle dans l'autre.

Cette disposition, moins commode peut-être au point de vue du service, paraît offrir certains avantages sous le rapport de l'hygiène. La disposition des salles de Beaujon et de Lariboisière semble réunir les avantages et supprimer les inconvénients des galeries de communication :

Nous leurs faisons cependant un reproche, qui s'adresse surtout à Lariboisière. Les galeries de cet hôpital viennent s'ouvrir à leurs deux extrémités, d'un côté à la grille d'entrée, de l'autre au péristyle de la chapelle, de telle sorte qu'il s'établit, l'hiver surtout, entre l'air froid du dehors et l'air chaud des escaliers et des salles, un courant d'air violent et la galerie devient une véritable glacière, qu'il est pour les malades dangereux de traverser. La disposition est bonne, à la condition que ces galeries soient complètement closes l'hiver, complètement ouvertes l'été.

Comme spécimen d'architecture pour de grands hôpitaux, Lariboisière, Beaujon sont construits sur un modèle à suivre au point de vue de l'agencement des pavillons, à la condition de laisser entre chacun d'eux un espace libre égal au moins à la hauteur.

Je n'insiste pas davantage sur ce point, on trouvera sur cette question tous les renseignements désirables dans les nombreux travaux publiés en Angleterre sur l'hygiène et la construction des hôpitaux, par MM. Robertson, Parkes, Thompson, Brunel, Steele, Mac-Ghie et surtout par Miss Nightingale.

Quel peut-être le nombre des étages? M. Malgaigne a montré qu'il serait à désirer que les hôpitaux n'eussent qu'un rez-de-chaussée ou un étage au plus. Cette disposition, excellente pour de très petits hôpitaux, est difficile à mettre en pratique, par suite des frais qu'entraîneraient l'achat d'un immense terrain et la dépense de construction; les fondations d'un bâtiment à un seul étage coûteraient presque autant que le reste de l'édifice.

La plupart des hôpitaux anglais ont trois étages de salles, mais les étages supérieurs sont presque partout réservés aux maladies qui donnent peu de mortalité, la syphilis, par exemple, ou à l'amphithéâtre des cours et des opérations, comme dans les infirmeries royales de Glascow et d'Édimbourg. L'existence de plates-formes mobiles enlève tout l'inconvénient qu'aurait, sans cela, le transport des opérés à l'étage supérieur.

La situation des corridors par rapport aux salles est une question dont on s'est également préoccupé en Angleterre; il est important que l'air et la lumière puissent arriver des deux côtés de la salle. Si la largeur du pavillon oblige à le couper en deux dans le sens de sa longueur, comme à Westminster, à Woolwich, si sa longueur dépasse les dimensions d'une salle, et oblige à diviser ce pavillon en plusieurs chambres communiquant par un corridor commun, comme à Rotterdam, à Édimbourg et à Dublin, les malades ne reçoivent plus que d'un seul côté l'air et la lumière. Sous ce rapport, la disposition adoptée dans le nouvel hôpital de Glascow et à Saint-Thomas nous paraît la meilleure. La cloison médiane de King's college et de Guy's ne remédie pas à l'inconvénient, et laisse subsister celui de la réunion d'un trop grand nombre de malades dans un même lieu.

La division en petites salles est le mode qui semble prévaloir en Angleterre. Mais il faut s'entendre sur la valeur du mot. On a rejeté aujourd'hui partout les salles de 78 malades, comme à Sainte-Marthe de l'Hôtel-Dieu, de 84, comme à Saint-Louis, d'un nombre au moins égal, comme à la Charité ; mais on a rejeté également le système des chambres de 6 à 8 malades, ainsi que cela existe dans l'ancien bâtiment de Saint-Thomas et dans quelques hôpitaux de Dublin. Les salles construites depuis dix ans renferment un minimum de 13 et un maximun de 25 à 30 malades.

Il serait très intéressant d'étudier, au point de vue de l'influence que peut avoir l'étendue de la salle, le chiffre de la mortalité dans les divers hôpitaux de Paris. Dans l'état actuel des choses, une comparaison est impossible, car elle ne porte que sur l'ensemble des services, et l'on sait quelle différence existe dans la nature des lésions chirurgicales traitées à Saint-Louis, à Beaujon, et les affections soignées à la Charité et à l'Hôtel-Dieu. En l'absence de détails sur le nombre et la nature des opérations pratiquées dans les divers services, nous ne pouvons tirer aucune déduction légitime du tableau suivant, que nous empruntons au dernier compte rendu administratif :

Hôpitaux.	*Mortalité pour* 100.
Saint-Louis	11,98
Maison de santé	12,72
Lariboisière	15,32
Necker	15,70
Saint-Antoine	15,49
Beaujon.	17,14

Hôpitaux.	*Mortalité pour* 100.
Pitié	17,56
Cochin	18,17
Hôtel-Dieu.	21,64
Cliniques	27,37
Charité	35,27

La question de l'encombrement des salles me paraît dominer toutes les autres. Ne voulant m'appuyer que sur des chiffres authentiques, et bien que j'eusse fait moi-même, cette année, ces mensurations avec tout le soin possible, j'ai écrit à Londres et à Glascow, et j'ai reçu des médecins chargés de la direction des hôpitaux de King's Collège, de Saint-Thomas et de Glascow, MM. Guy, Steele, Whitefield, Mac-Ghie et Chatto, bibliothécaire du collège des chirurgiens d'Angleterre, les mensurations que j'ai déjà rapportées en partie.

Ne prenant que l'évaluation en mètres cubes pour chaque malade, je trouve les chiffres suivants :

London Hospital	47,6
Saint-Thomas.	49,3
Saint-Barthélemy.	47,2
Glascow	49,4
King's College, anciennes salles. .	49,0
— nouvelles salles. .	70,0

Si nous comparons avec ces chiffres ceux de quelques-uns de nos hôpitaux proposés pour modèle, Beaujon par exemple, nous arrivons aux résultats suivants :

Ces salles, dont M. Gosselin a bien voulu me communiquer les mesures qu'il a fait prendre lui-même, ont 18 mètres de longueur sur 9^m,90 de largeur et 4^m,36 de hauteur, ce qui nous donne une capacité de 776 mètres cubes pour 18 malades, ou 43 mètres cubes pour chacun d'eux. Il y a donc entre les nouvelles salles de King's college et celles de Beaujon une différence de près de moitié.

La différence avec Lariboisière, quoique moins grande, est encore sensible. Les salles de Lariboisière ont 38^m,50 de longueur et 5^m,21 de hauteur : leur capacité est donc de 1,785 mètres cubes pour 34 malades ou 52 mètres cubes par malade, chiffre notablement inférieur à celui de 70.

Mais il ne serait pas juste de prendre pour base de comparaison les salles récemment construites, dont la capacité est jusqu'à présent exceptionnelle. Nous rapportons surtout ces chiffres pour montrer la voie dans laquelle sont entrés nos voisins dans la construction de leurs nouveaux hôpitaux ; car le chiffre de 49,4 donné par Glascow doit être presque doublé, le cubage de la salle commune, des dépendances n'entrant pas dans cette évaluation.

Quelle est la capacité de la plupart des salles des hôpitaux de Paris ? Je dois à la bienveillance de M. le professeur Malgaigne la communication de ces mensurations, prises, sur sa demande, en 1841, lors de la publication de son travail sur les hôpitaux de Paris.

Hôpital de la Pitié.

NOM de la salle.	NOMBRE de lits.	MÈTRES CUBES D'AIR pour chaque lit.	NOMBRE de croisées.
Saint-Antoine	20	39,93	10
Saint-Louis	40	51,82	22
Saint-Gabriel	40	44,24	22
Saint-Jean	24	40,80	11
Saint-Augustin	32	52,03	16
Saint-Philippe	10	36,72	15

Hôpital Saint-Antoine.

Saint-François	38	41,60	28
Sainte-Marthe	22	36,21	12

Hôtel-Dieu.

Sainte-Marthe	78	55,60	40
Saint-Charles	21	55,03	12
— (annexe)	4	43,36	1
Saint-Jean	20	55,77	12

Hôpital Beaujon.

Grandes salles	18	43	8
Petites salles	2	35,38	1

Hôpital des Cliniques.

Salle des femmes	22	31,42	20
Salle des hommes	9	65,94	4
—	12	52,91	4
—	12	52,91	4

Bicêtre.

NOM de la salle.	NOMBRE de lits.	MÈTRES CUBES D'AIR pour chaque lit.	NOMBRE de croisées.
Première salle.	50	32,90	26
Pavillon.	12	24,61	4

Charité.

Sainte-Vierge et Saint-Jean . . .	82	55,20	
Sainte-Catherine et Sainte-Rose.	52	47,70	

Salpêtrière.

Sainte-Anne.	30	12,09	2
Saint-Antoine	24	70,88	14
Saint-Michel.	12	41,13	3

La moyenne de ces chiffres serait donc, pour Paris, de $44^{mc},76$ d'air par malade ; elle serait, pour les hôpitaux anglais que j'ai cités, de $52^{mc},08$.

Mais je n'attache pas à cette évaluation plus d'importance qu'elle ne mérite ; elle est évidemment insuffisante, car elle ne porte pas sur un assez grand nombre d'hôpitaux étrangers. Quoi qu'il en soit, après avoir suivi pendant plusieurs mois ceux de Londres, après avoir visité la plupart des grands établissements hospitaliers de l'Angleterre, il m'est resté cette impression très vive et très nette que l'espace laissé entre les lits est beaucoup plus grand dans les hôpitaux anglais que dans les nôtres, même en tenant compte de l'illusion que peut produire l'absence des rideaux.

Lorsqu'on entre pour la première fois, en Angleterre, dans une salle d'hôpital, la première impression que l'on reçoit est défavorable. Les salles paraissent vastes, mais nues, et beaucoup plus tristes qu'à Paris. Plusieurs causes tendent à produire cet effet. Les lits sont bas, généralement en fer, recouverts d'une toile à carreaux bleus et blancs, presque toujours sans rideaux qui, lorsqu'ils existent, sont attachés au mur autour d'un demi-cercle de fer. Les lits n'ont qu'un seul matelas de laine, mais, comme leur fond est presque toujours formé par une toile tendue, on y est assez bien couché. Les couvertures sont en laine et en coton, les draps en toile blanche. Cependant les lits de nos hôpitaux sont incontestablement bien meilleurs. L'aspect même des malades contribue encore à assombrir le tableau ; la vaste et chaude capote grise dont la sollicitude de l'administration couvre et protège ses pensionnaires, est inconnue en Angleterre ; chaque malade garde ses vêtements, quelquefois ses haillons.

Mais une fois que l'habitude a émoussé cette sensation pénible, on n'est plus frappé que des avantages que ces hôpitaux présentent au point de vue de l'hygiène.

Les salles n'ont point cette odeur que l'on retrouve même à Lariboisière, et cependant il n'existe point d'appareil particulier pour le chauffage et l'aération.

Chauffage. — Le chauffage est obtenu, dans presque tous les hôpi-taux que j'ai visités, par la combustion du charbon de terre dans de vastes cheminées ouvertes. Chaque salle en possède toujours au moins une, quelquefois trois ou quatre. Le feu est toujours allumé, l'été comme l'hiver ; mais quand il fait chaud, celui de l'office l'est souvent seul, et toujours les fenêtres de la salle sont largement ouvertes, même pendant la visite. Le même système sert pour le chauffage des corridors et des escaliers, il y a des cheminées même dans les vestibules d'entrée ; cependant les escaliers de London hospital, mais les escaliers seuls, sont chauffés par des conduits qui viennent aboutir et se recourber en serpen-tins dans une sorte de cage de fonte. Ce système de tubes appar-tient au genre des appareils à circulation d'air chaud ou d'eau chaude ; il n'y a pas de bouches de chaleur. l'air ambiant circule et s'échauffe autour des tubes. L'hôpital Saint-Jean, de Bruxelles, est, dans sa totalité, chauffé de la même manière, par circulation d'eau chaude.

Ce système de chauffage, par de larges et grandes cheminées chauffées au charbon de terre, peut être beaucoup plus cher que ceux employés à Lariboisière, par exemple ; mais au point de vue de la chaleur, il est complètement suffisant, et il a un avantage dont il faut bien parler. Qui de nous voudrait, au lieu du foyer domestique, s'asseoir avec sa famille autour d'un de ces gros cylin-dres de cuivre, bien luisants, bien jaunes, recouverts de sable et percés de trous par lesquels s'échappe une chaleur humide et désagréable ? Il suffit, quel que soit le moyen, de chauffer le tra-vailleur ; il ne suffit pas de chauffer le malade, il faut chercher à diminuer pour lui la tristesse et la solitude des salles.

L'administration de nos hôpitaux en chauffe ainsi quelques-uns ; nous citerons avec éloge le pavillon Saint-Mathieu, à l'hôpital Saint-Louis.

Aération. — A la question de chauffage se rattache directement celle de l'aération. Pas plus que pour le chauffage, on n'emploie en Angleterre d'appareil ventilateur mécanique ou autre. L'air appelé, par le tirage des cheminées, allumées, comme je l'ai dit, une au moins par salle et en toute saison, entre librement de l'extérieur comme dans nos appartements par les jointures des portes et des fenêtres. Les expériences de M. Grassi n'ont-elles pas, du reste, montré que c'est par là que, à Lariboisière même, pénètre dans les salles plus de la moitié de l'air qui y entre ? Mais ce qui suffit dans nos habitations particulières ne suffit point aux hôpitaux ; il faut, dans quelques cas, souvent même, une ventilation plus énergique, une prise d'air plus considérable ; elle est obtenue par une disposition très ingénieuse, c'est celle qui existe à l'infirmerie de Glascow, et que j'ai rapportée tout à l'heure. Guy's, Saint-Thomas de Londres, sont ventilés d'une manière analogue.

La ventilation et le chauffage artificiels ont-ils des avantages au point de vue de l'hygiène ? On serait tenté d'en douter, si nous comparons les choses les mieux comparables, c'est-à-dire les services de médecine de nos différents hôpitaux au point de vue de la mortalité. Nous voyons Lariboisière l'emporter sur tous les autres, et Beaujon venir en troisième ligne. C'est encore dans le dernier compte rendu adminstratif que nous puisons ces documents :

Lariboisière, 1 décès sur . .	5,83 malades.
Pitié,	—	. .	6,97	—
Beaujon,	—	. .	7,10	—
Cochin,	—	. .	7,16	—
Charité,	—	. .	7,90	—
Hôtel-Dieu,	—	. .	8,14	—
Necker,	—	. .	8,29	—
Saint-Antoine,	—	. .	8,41	—

Le chauffage direct au charbon de terre dans de grandes cheminées ouvertes peut coûter plus cher ; mais, d'après tout ce que j'ai vu, il me paraît de beaucoup préférable à tout autre ; je crois également malheureuses les tentatives de ventilation artificielle.

Sommes-nous bien certains que cet air échauffé par ces divers procédés n'ait pas subi des modifications que ne peuvent nous faire apprécier les expérimentations physiques ou chimiques, mais que semblent nous révéler les sensations désagréables, pénibles même, que nous éprouvons lorsque nous sommes près d'une de ces ouvertures qui vomissent des torrents d'air chaud ?

La question est d'autant plus importante, que nos voisins, séduits par des vues théoriques et ne sachant pas si nous en sommes ou non satisfaits, discutent en ce moment l'opportunité de l'application du système van Ecke à la ventilation de leurs futurs hôpitaux.

Quelque parfaite que soit, dans les hôpitaux anglais, la ventilation naturelle, elle n'empêcherait pas la mauvaise odeur si les soins hygiéniques et de propreté n'étaient rigoureusement observés.

L'absence de rideaux me paraît une excellente chose, en n'emprisonnant pas le malade au milieu de l'atmosphère viciée qu'il s'est créée autour de lui, et en n'empêchant pas la ventilation générale. On invoque, pour leur défense et leur conservation, la pudeur; mais les rideaux n'existent pas en général, même en France, dans les casernes, les dortoirs des pensionnats et même des couvents. Quand les nécessités de la pratique forcent à découvrir certaines régions, lorsqu'il faut cacher aux autres malades la vue d'une agonie, les rideaux appliqués lorsqu'ils existent aux murs de la salle, un large paravent quand ils manquent, créent à volonté un isolement suffisant. Du reste, on peut sur ce point s'en rapporter à la pudeur, sinon à la pruderie d'un peuple, chez lequel le chirurgien est parfois réduit à opérer une fistule vésico-vaginale à travers le trou fait à une alèze.

Rien d'inutile dans les salles ; on ne voit pas en Angleterre le chevet du lit des malades garni de provisions de toute sorte; on ne voit pas à côté de lui un meuble dans lequel se confondent pêle-mêle sa pipe, son tabac, ses souliers, son pain et son urinoir. Les repas sont servis à heure fixe; et les malades viennent manger en commun à la table servie au milieu de la salle, ou au réfectoire qui y est annexé; le repas fini, la table est desservie, et si la faim se renouvelle trop tôt, la surveillante donne, si elle le juge convenable, un supplément de vivres.

« L'épreuve du réfectoire a été faite à Lariboisière, et, dit

M. Davenne, elle n'a pas réussi. » Cela ne saurait étonner. Ces
réfectoires de Lariboisière sont au rez-de-chaussée ; on y arrive
en traversant une galerie qui l'hiver est, au dire même des administrateurs, une véritable glacière ; il n'y a pas seulement des
inconvénients, il y a du danger à ce qu'un malade descende du
troisième étage, et sorte d'une salle bien chauffée pour venir
s'exposer, même pendant quelques minutes, à un courant d'air
violent. Il faut que la table soit servie à des heures réglemen-
taires dans la salle, ou mieux, quand cela est possible, dans une
de ses dépendances.

On ne trouve pas non plus dans les salles ces mannes remplies
de linges à pansement, de charpie souillée de pus, qui y séjournent, en dépit de toutes recommandations des médecins ou des
directeurs. Simplicité dans les pansements, telle est la règle; un
peu de *lint* suffit dans la plupart des cas. Souillé ou non, aussitôt
enlevé de la plaie, il est jeté au feu toujours allumé dans la salle.
L'excellente thèse de M. Topinard renferme sur les pansements
tous les renseignements dans le détail desquels je ne puis entrer.

On accorde également un soin tout particulier aux objets de
literie. Lorsqu'un malade vient à mourir, les matelas sont toujours
enlevés de la salle, la laine en est lavée, cardée, et c'est en quelque
sorte un matelas nouveau qu'on rapporte dans la salle.

Les parquets sont le plus souvent construits en sapin rouge
ou en bois de chêne. Ils ne sont pas cirés, mais lavés, non à
grande eau, mais à l'éponge, d'une blancheur et d'une propreté
hollandaise.

Cette manière de faire supprime à la fois les inconvénients de
l'humidité et ceux des poussières que soulève le frottage de nos
salles.

Les lieux d'aisances, qui doivent être à portée des malades,
mais séparés des salles, comme à Glascow, à King's college, sont
abondamment pourvus d'eau, et tenus dans un remarquable état
de propreté, qu'il serait difficile, sinon impossible d'obtenir de
nos malades.

Régime. — Le régime alimentaire est excellent ; les extra sont
à la volonté des médecins que ne retiennent aucun règlement
administratif, et qui peuvent donner à tous leurs malades, s'ils le
jugent convenable, du sucre dans leurs tisanes en même temps

que des côtelettes. Les malades reçoivent de la bière, du vin et du cognac très employé en Angleterre, malgré son prix élevé, dans le traitement consécutif aux opérations, concurremment avec les opiacés.

Il n'existe d'autre cahier de visite que celui d'observation médicale, parfaitement tenu par un élève spécial, spécialement rétribué. Quant aux cahiers tels que nous les connaissons en France, ils manquent complètement. Au lit de chaque malade se trouvent deux pancartes : l'une porte la mention de l'alimentation, l'autre les prescriptions. Pas de bons signés ou écrits, même sous peine de nullité, par le médecin lui-même. Cette habitude, cette absence si l'on veut de contrôle, cette confiance, il faut bien le dire, nous l'avons retrouvée partout : en Angleterre, en Écosse, en Belgique, en Italie; nous ne croyons pas cependant y avoir rencontré plus de probité qu'en France.

Les malades font trois repas par jour : le déjeuner, le dîner et le souper. La portion entière réglementaire, sans extra, laquelle est presque toujours donnée en chirurgie et souvent avec supplément, se compose généralement d'une demi-livre de viande, une livre de pain, un litre de pomme de terre, un litre de gruau, un quart de litre de lait.

Le service des salles est fait par les médecins et chirurgiens assistés de leur adjoint (*Assistant Surgeon*), de l'interne (*House-Surgeon*), des panseurs (*Dressers*). Une salle n'est pas spécialement affectée à tel ou tel chef de service ; le jour d'entrée du malade décide en général du choix du chirurgien ; le malade entrant est placé dans le premier lit vacant, de telle sorte que, dans une salle de King's college, le n° 1 sera soigné par M. Fergusson, le n° 2 par M. Partridge, le 3 et le 4 par M. Bowman, le 5 par M. Fergusson, etc. Impraticable en France, cette disposition permet en Angleterre une excellente habitude. Dans la plupart des hôpitaux, les opérations non urgentes sont faites à un jour déterminé : le jeudi par exemple à Saint-Georges ; or, la veille de ce jour, le chirurgien traitant montre à ses collègues, en présence des élèves, le malade qu'il se propose d'opérer le lendemain ; le malade examiné, on se retire à l'amphithéâtre, et là, toujours en présence des élèves, on décide, dans une sérieuse et instructive consultation, de l'opportunité et du choix de l'opération.

On voit facilement de quelles garanties une telle pratique entoure et protège le sort des malades.

Le service des salles est partout fait par des femmes (*Nurses*). Les surveillantes, bien rétribuées, entourées d'une considération qu'elles savent mériter, m'ont paru aussi attentives qu'expérimentées ; elles ont sous leurs ordres des infirmières, également plus payées qu'à Paris. Chacune d'elles est, en général, chargée de donner ses soins à douze ou quinze malades.

Hôpitaux spéciaux. — On ne trouve que très exceptionnellement des hôpitaux d'accouchement, plus rarement encore des hôpitaux d'enfants. Cependant il existe sur les bords de la mer, à Margate, un bel hôpital que nous avons visité avec un vif intérêt, et qüi reçoit les enfants scrofuleux des hôpitaux de Londres, lorsqu'on croit l'air de la mer et les bains nécessaires à leur guérison ou à la consolidation de leur convalescence. Cet hôpital, existant depuis longtemps, a une utilité sans conteste, et l'administration française a suivi avec bonheur, sur ce point l'exemple de l'Angleterre.

Mais à Londres, comme dans toute l'Angleterre, les femmes en couches, les enfants sont reçus dans tous les hôpitaux. Chaque service de médecine et de chirurgie renferme un certain nombre de lits d'enfants, soit mêlés à ceux des adultes, soit réunis dans une salle spéciale, comme cela existe à London hospital dans le service de M. Curling.

Cependant cette dernière disposition est l'exception. Les tout jeunes enfants, quel que soit leur sexe, sont reçus dans les salles de femmes, et les malades ont réellement pour eux des soins maternels. Au-dessus de l'âge de six ou sept ans, les petits garçons entrent dans les salles d'hommes.

La question de l'existence des asiles spéciaux réservés à l'enfance, celle de la dissémination des enfants malades dans les hôpitaux généraux, ont une gravité suffisante pour autoriser un examen rapide. Non seulement l'administration défend le système de la spécialisation, mais elle veut encore l'étendre à la création d'hôpitaux nouveaux. Il y a là un immense danger que n'a pas aperçu M. Davenne.

Il existe à Londres, a dit l'honorable directeur général des hôpitaux, un hôpital destiné aux enfants, mais de création récente.

Ce qui prouve l'excellence et l'utilité de cette mesure, c'est qu'elle a obtenu les suffrages de tout le corps médical.

Je combats d'autant plus vivement les idées émises par M. Davenne que j'ai, pour leur auteur, le respect et la profonde estime que commandent des services rendus avec un dévouement et une abnégation que nous connaissons tous. Mais c'est parce que la haute intelligence, la probité et la grande expérience de M. Davenne donnent plus de poids à ses paroles et à ses opinions que je tiens à combattre par des faits ce que je crois être une erreur.

Il y a Londres un hôpital d'enfants ; il n'existait pas lors de mes premiers voyages, en 1856 et 1858 ; je ne l'ai pas visité cette année, n'en ayant pas entendu parler ; je ne puis donc qu'admettre son existence, sans discuter son organisation ; mais ce que je sais, c'est que cette mesure n'a pas obtenu les suffrages de tout le corps médical, ou, si l'on veut même, du corps médical anglais.

J'ai souvent causé de cette spécialisation avec des chirurgiens et des médecins d'hôpitaux de Londres et d'autres villes d'Angleterre ; tous y voient de grands dangers et la repoussent. Faut-il un document officiel ? le voici, et je le prends encore dans le rapport de 1861, du comité médical de l'infirmerie de Glascow. En réponse à une offre d'argent pour la construction d'un bâtiment spécial affecté au traitement des maladies de l'enfance, le comité répond ceci :

« Avec trente grandes salles et cinquante-six petites, chacune contenant deux à trois lits, nous pouvons avec peu et même sans inconvénient, fournir 100 lits et plus pour le traitement des enfants, que nous pouvons disséminer dans l'hôpital, suivant la nature des maladies, et *remédier ainsi aux dangers reconnus (acknowledged evils) résultant de la réunion d'un grand nombre d'enfants malades* (page 2). »

Ceux qui connaissent l'Angleterre savent très bien comment s'y créent les hôpitaux, dispensaires, infirmeries. Il y en a plus de 100 à Londres, renfermant quelquefois 3, 4 ou 6 lits seulement. Un particulier qui a vu en France des hôpitaux d'enfants, a l'idée d'en créer un ou deux de 200 lits ; rien ne l'empêche de le faire, s'il est assez riche pour cela. Un médecin désire avoir un hôpital spécial, il envoie des circulaires dans lesquelles il vante les bienfaits de la spécialisation; s'il trouve des adhérents et des sous-cripteurs, l'hôpital d'enfants se fonde.

Un médecin a publié des travaux, remarquables et remarqués. sur une partie limitée de l'art de guérir. Des personnes, mues par la charité, et désirant étendre au pauvre les bienfaits de la science, et d'une pratique éclairée, se réunissent pour trouver l'argent nécessaire, et l'hôpital d'enfants sort encore de ce troisième mode de procédé.

Il exsiste à Birmingham un dispensaire pour le traitement des maladies des dents (*the Birmingham and Midland Counties Dispensary for Diseases of. the Teeth*), ayant son président (sir John Ratcliff), son secrétaire, ses dentistes traitants et consultants, son trésorier, ses banquiers, son conseil d'administration. Un NATIONAL DENTAL HOSPITAL, situé *Great Portland Street*, à Londres, a été inauguré le 11 novembre 1861 sous la présidence du Dr J. Brady, membre du Parlement. Cela prouve-t-il qu'il faille créer en France un hôpital spécial pour les névralgies et les caries dentaires, et, de ce que cet hôpital existe, s'ensuit-il qu'il a l'approbation de tout le corps médical anglais?

Il existe à Londres un hôpital d'enfants; je le veux bien; il en existerait dix que cela ne prouverait rien contre l'opinion que je veux appuyer par des faits.

L'administration craint la promiscuité: elle remplace la famille et doit veiller à la moralité des enfants qu'on lui confie; ce sont des sentiments qui rencontreront toujours l'approbation des gens de bien; nous devons y applaudir et non les combattre. Le plus grand argument est la promiscuité des âges; n'existe-t-elle donc qu'entre l'adulte et l'enfant? Il faut, dans cette grave question des hôpitaux, descendre au fond des choses, chercher la vérité, et, en évitant au même degré la pruderie et le cynisme, chacun doit faire appel à ses souvenirs, se rappeler ce qu'il a vu depuis le collège jusqu'à l'hôpital des enfants.

Nous devons sans doute chercher à moraliser l'enfance, mais n'oublions pas non plus que les administrations hospitalières, que les médecins ont un premier devoir à remplir: guérir les malades qu'on leur confie. CUIQUE SUUM.

La réunion des enfants dans un hôpital spécial a-t-elle quelque influence sur la mortalité? C'est un fait qui paraît ne pouvoir être révoqué en doute. Interne à l'hôpital Sainte-Eugénie en 1854, j'ai été frappé de l'effroyable mortalité qui pèse sur le jeune âge, alors même que, cédant aux instances de parents dénués de toutes ressources, on reçoit ces enfants peu ou pas malades dans les salles. Bientôt ils y contractent une de ces fièvres éruptives qui y règnent en permanence, et, s'ils échappent à l'une, à peine convalescents ils en contractent une autre qui cette fois les emporte. Cet inconvénient n'existe plus au même degré dans les salles d'adultes, peu disposés, on le sait, à contracter ces maladies par voie de contagion de l'enfance. Mais ce n'est pas tout ; la statistique officielle de l'administration constate pour 1859. dans nos hôpitaux d'enfance, une mortalité effrayante, bien supérieure à celle des adultes. alors qu'en ville cette mortalité est moindre sur les enfants du même âge, c'est-à-dire de deux à quinze ans.

La mortalité générale a été. à l'hôpital Sainte-Eugénie, en 1859. de 1 sur 6,51 ; à l'hôpital des enfants malades, de 1 sur 6,78.

Qu'est-elle en Angleterre ? A l'hôpital de Guy, pendant une période de sept ans (1854-1860). elle a été de 1 sur 11,43 seulement (384 morts sur 4,392 enfants malades) ; elle a été, à l'infirmerie de Glascow, en 1860, de 1 sur 15,54.

Ici encore une comparaison rigoureuse est impossible ; car, si nous possédons pour l'Angleterre le détail des maladies qui font la base de la statistique, cet élément analytique nous manque à Paris.

Un fait cependant doit nous frapper : les opérations réussissent bien plus facilement sur l'enfant que sur l'adulte ; c'est un point sur lequel insiste avec raison l'habile et dévoué chirurgien de Sainte-Eugénie, M. Marjolin ; et cependant la mortalité des services de chirurgie, alors qu'elle est, à Paris, dans les hôpitaux d'adultes, de 1 sur 19.18, descend, pour celui des enfants malades, à 13,86, et, pour Sainte-Eugénie. à 15,40. Elle est donc supérieure à celle des adultes.

A Guy, où les enfants sont mêlés aux adultes, la mortalité est de 1 sur 11, c'est-à-dire inférieure à celle des adultes, qui a été de 9,61. Il y a là matière à examen, d'autant plus que, à Paris, nos hôpitaux d'enfants renferment beaucoup de chroniques, lesquels donnent peu de mortalité, et qui sont soignés à Londres au traitement externe, sans entrer dans les salles de l'hôpital.

Voilà le fruit de la réunion des enfants dans un même lieu.

Est-ce une raison pour supprimer les hôpitaux d'enfants ? Non, mais c'est une raison pour les modifier.

Ceux que nous appelons *chroniques* exigent des soins particuliers, moraux, médicaux et hygiéniques, pendant la longue durée de leur séjour à l'hôpital. La gymnastique leur est non seulement utile, mais nécessaire ; pour eux, l'hôpital spécial ; pour les *aigus*, la dissémination ; c'est ce qui existe à Londres.

On parle de moralité, et l'on a raison ; mais ne serait-elle pas sauvegardée en créant dans chaque établissement, comme cela existe à *London hospital*, un service de 20 à 25 lits seulement, réservé uniquement à l'enfance ?

Cette mesure concilierait les intérêts de l'humanité avec ceux de la science, car je n'oublie pas que c'est à la spécialisation que nous devons les remarquables travaux de Rilliet, Legendre, ceux de M. Blache, et de mon cher et vénéré maître, M. Barthez.

Quand bien même on suivrait exactement l'exemple de nos voisins, en permettant l'entrée des enfants dans les salles d'adultes, quelle objection valable peut-on faire à cette mesure ? Ouvrons à l'enfance les portes de nos hôpitaux généraux, et ne substituons pas nos règlements aux droits sacrés de la famille. Laissons les asiles spéciaux à ceux qui préfèrent la morale ; laissons les autres à ceux qui préfèrent le salut de leur enfant.

Femmes en couches. — Il est une autre espèce d'établissements spéciaux contre l'existence desquels je m'élève cette fois d'une manière absolue, ce sont les hôpitaux destinés aux femmes en couches. La mortalité a été, en 1859, dans la proportion suivante :

Maternité, 1 sur 13,31 accouchées ; Cliniques, 1 sur 32,62 accouchées.

Est-il besoin de rappeler les effroyables épidémies qui forcent presque chaque année l'administration à fermer la maternité ? En Angleterre, il y a aussi des établissements spéciaux, mais les femmes en couches sont reçues dans les hôpitaux ordinaires : la mortalité y est-elle plus ou moins grande ! Ici les choses sont comparables, je ne puis mieux faire que de laisser parler les chiffres, qui vont avoir leur éloquence, et je me borne à traduire un passage du compte rendu de l'hôpital de Guy, compte rendu que M. Davenne montrait, il y a quelques jours à l'Académie, et qu'il citait comme un argument en faveur du système de spécialisation, sans se douter certainement qu'il renfermait sa condamnation sans appel.

« La table suivante donne un résumé des cas soignés dans les salles d'accouchements de l'hôpital, pendant ces sept dernières années :

« Nombre des accouchées, 11,928; naissances simples, 11,800; gémellaires, 128; total des enfants, 12,056. Sur ce nombre, 6,069 garçons et 5,446 filles vivaient au moment de la naissance; il y eut 541 mort-nés, dont 326 garçons et 215 filles. Sur le nombre total des naissances, il y eut 11,668 présentations naturelles et 388 vicieuses; ces 388 se divisent ainsi : 162 présentations des fesses, 101 des pieds, 51 des bras, 34 de la face, 6 du tronc et 12 du placenta.

« Sur les 11,928 accouchées, il y en avait à leur :

1er accouchement . . .	1,762	
2e — . . .	1,910	
3e — . . .	1,806	
4e — . . .	1,508	
5e — . . .	1,308	
6e — . . .	1,055	
7e — . . .	850	
8e — . . .	597	
9e — . . .	443	
10e — . . .	280	
11e — . . .	186	
12e — . . .	107	
A reporter	11,812	
Report.	11,812	
13e accouchement . . .	48	
14e — . . .	30	
15e — . . .	14	
16e — . . .	12	
17e — . . .	4	
18e — . . .	4	
19e — . . .	2	
20e — . . .	1	
21e — . . .	0	
22e — . . .	1	
TOTAL.	11,928	

« Parmi les mères, il y eut 36 morts amenées par les causes suivantes : 14 par péritonite, 7 par hémorragie utérine, 3 par rupture de l'utérus, 1 par métrite, 1 par phtisie, 1 par choléra, 2 par pneumonie, 1 par fièvre, 2 par maladie de Bright, 2 par infection purulente et 2 par éclampsie. »

Tels sont les faits; je n'ai pas besoin d'en tirer les conséquences.

Il existe à Londres surtout des hôpitaux spéciaux pour le traitement des maladies des yeux, de la phtisie, du cancer, de l'épilepsie, etc. Leur nombre est assez considérable, mais cela tient, comme je l'ai déjà dit, à la manière dont se fondent les établissements hospitaliers.

Le petit nombre de lits que renferme chaque hôpital, ne permettrait de secourir qu'un nombre très restreint de malades, s'il n'existait un service extérieur, sorte de consultation, mais pour lequel les malades sont immatriculés comme ceux des salles.

Ce service, fait par les médecins de l'hôpital, permet d'étendre considérablement les secours médicaux. C'est ainsi que l'hôpital de Westminster, qui ne contient que 175 lits, a donné à l'extérieur pendant l'année 1860, non seulement des conseils, mais des soins, à 20,000 consultants.

Tels sont brièvement quelques-uns des principaux renseignements que donne sur la question d'hygiène hospitalière l'examen rapide de l'état des hôpitaux anglais. Comme on le voit, les choses sont différentes à Paris, mais cela tient moins à notre organisation hospitalière qu'à l'esprit même de la nation.

Ces différences dans la construction, l'aménagement des hôpitaux expliquent-elles seules la diminution relative de la mortalité en Angleterre après les amputations? Je ne le pense pas. Si j'ai cité comme modèle quelques hôpitaux, je dois ajouter que ces établissements sont de date toute récente. Les nouveaux bâtiments de Guy's, de Saint-Thomas, sont élevés depuis la création de l'hôpital Lariboisière. Ceux du King's college viennent à peine d'être terminés; le nouvel hôpital chirurgical de Glascow n'a été inauguré que le 21 mai dernier. Quant aux autres, sauf une légère différence dans le nombre proportionnel des lits, un chauffage naturel au charbon de terre, ils ne sont guère meilleurs que les nôtres, et la différence de mortalité date de longtemps. Si on ne peut l'attribuer uniquement aux conditions que je viens de signaler, il faut bien la chercher dans une observation plus stricte, de ces mille précautions, insignifiantes séparément, mais qui, réunies, acquièrent une grande importance. Le traitement, d'après tout ce que j'ai vu, doit aussi y avoir sa part.

La réunion immédiate, souvent obtenue, mais cherchée dans des conditions à pouvoir l'obtenir, en procédant au pansement quelquefois après plusieurs heures ; les pansements réduits à une grande simplicité ; une forte, très forte alimentation après les opérations, l'usage des toniques, des alcooliques même à hautes doses, mais unis aux opiacés : toutes ces conditions m'ont paru avoir une influence notable sur l'abaissement de la mortalité, et l'on voit pratiquer journellement en Angleterre des opérations, telles que les résections articulaires, l'ovariotomie, qui effrayent jusqu'à présent, et peut-être à juste titre, les chirurgiens français éclairés sur leur gravité, par la gravité déjà trop grande d'opérations qui paraissent et sont peut-être moins graves.

La solution du problème ne me paraît donc pas appartenir seulement à l'administration.

Je crois, d'après ce que j'ai vu, qu'il serait utile d'examiner au point de vue de la construction de nos nouveaux hôpitaux, la question de chauffage et d'aération. Je donne, quant à présent, la préférence aux moyens naturels avec d'autant plus d'apparence de raison, que, sans même aller chercher en Angleterre des points de comparaison, nous voyons à Paris le chiffre de la mortalité être plus élevé à Lariboisière et à Beaujon dans ces hôpitaux mêmes où les moyens artificiels sont employés.

La question d'encombrement doit aussi attirer vivement l'attention; comme les autres, elle rencontrera des obstacles à sa solution.

Sans doute il serait utile de diminuer le nombre des lits de chacune de nos salles, mais nos hôpitaux sont déjà insuffisants. N'ayant point de maisons de refuge, l'administration ne peut se refuser à recueillir dans les hôpitaux, des malades peu gravement atteints quelquefois, mais qui, s'ils trouvent à la consultation de l'hôpital un remède à leurs maladies, n'y trouvent point le remède à la misère qu'entraîne l'incapacité de travail.

En commençant, comme en continuant ces recherches sur les conditions hygiéniques des hôpitaux étrangers, je n'ai pas eu pour dessein, il n'est pas besoin de m'en défendre, de chercher à attaquer une administration à laquelle je suis heureux d'avoir appartenu, et à laquelle je devrais, si ma voix n'était si peu autorisée, adresser des éloges. Agir autrement serait faire preuve, non seulement d'injustice, mais d'ingratitude. Car si le niveau général de l'éducation médicale est supérieur en France, à ce qu'il est partout en Europe, même en Angleterre, c'est surtout à l'administration des hôpitaux de Paris que nous le devons. C'est en voyageant à l'étranger que j'ai vu combien tous nous devions de gratitude à cette administration qui, en consacrant, en conservant le concours, cette sauvegarde du travail, excite l'émulation de tous, parce qu'elle permet à tous un succès légitime et donne à ses élus, maîtres ou élèves, une consécration que ne saurait donner la faveur.

Ce que je dis pour les médecins, je puis aussi le dire pour les hôpitaux. Le concours ouvert en 1848 par l'administration sur le meilleur mode d'aération et de chauffage applicable à l'hôpital de Lariboisière, prouve toute sa sollicitude.

Les hôpitaux anglais me paraissent, en beaucoup de points, meilleurs que les nôtres ; l'administration ne le savait pas, je dirai presque ne pouvait pas le savoir. La question de mortalité est du domaine de la médecine, et non dans les attributions administratives. Nous perdions beaucoup de malades, mais il semblait que c'était là une chose toute naturelle. Comme les médecins, l'administration devait croire nos hôpitaux meilleurs que tous les autres, je le croyais moi-même, lorsqu'on 1856 je fis mon premier voyage, et ce n'est qu'en 1859 que j'ai publié les premières statistiques comparatives. Aujourd'hui nous sommes prévenus ; l'expérience malheureuse de Lariboisière, de Beaujon, ne doit pas être perdue, au moment où il s'agit de créer de nouveaux hôpitaux, et nous pouvons dire à l'administration centrale : Vous êtes entrée dans une bonne voie en mettant au concours les plans de l'Opéra ; ce que vous avez fait pour augmenter les plaisirs du riche, faites-le pour sauver la vie du pauvre. Mettez au concours entre les architectes les plans d'un hôpital. Vous avez une Académie de médecine composée de l'élite des médecins et des hygiénistes, les seuls juges compétents ; soumettez-leur des projets, qu'ils puissent les discuter, les modifier, les approuver ; c'est leur droit, c'est aussi votre devoir, et si le succès ne couronne pas cette tentative, vous n'en aurez pas moins mérité des éloges, car vous aurez fait tout ce que vous pouviez faire.

Cependant, et j'espère sinon l'avoir montré, du moins l'avoir indiqué, il existe maintenant à l'étranger des sources où le médecin, mieux encore peut-être que l'architecte, pourrait aller puiser des indications, car, dans l'aération des salles, tout ne se réduit pas à avoir un courant d'air plus ou moins fort, et l'on ne pourrait pas, comme l'a dit un membre de la commission de Lariboisière, mettre le malade dans une boîte, pourvu qu'on y injectât assez d'air.

Du reste, la question de l'hygiène des hôpitaux se réveille en Angleterre même, par suite de la démolition et de la reconstruction de l'hôpital Saint-Thomas, à Londres, renversé par l'extension de la station de London Bridge, et nous pourrons bientôt profiter sur ce point des nouvelles recherches de nos voisins.

Quant à moi, j'avais constaté dans le chiffre comparé de la mortalité après les amputations, une différence notable au désavantage de la France. J'ai cru que cette différence pouvait tenir à des conditions moins parfaites de nos hôpitaux, et aussi, il faut bien le dire, dans le traitement employé après les amputations, j'ai cherché à m'éclairer en allant aux sources mêmes.

Il est des travaux qui méritent à leurs auteurs des encouragements et des éloges; il en est d'autres qui ne leur promettent que des ennuis ou des dangers. La prudence me conseillait de me taire; le devoir m'oblige à parler; car ce n'est pas dans la chaleur d'une improvisation, mais après douze ans d'études ou de service dans les hôpitaux de Paris, après trois voyages en Angleterre, après sept mois employés à parcourir et à étudier les hôpitaux de la Grande-Bretagne; c'est après trois ans de réflexions sur un sujet qui m'a vivement préoccupé, que je dis à mon tour :

Les conditions hygiéniques des établissements hospitaliers (infirmeries et hôpitaux) sont, sur presque tous les points, meilleures en Angleterre qu'à Paris, et nos hôpitaux ne valent pas *pour les malades* ceux du Royaume-Uni. A ceux qui, systématiquement voudraient le nier, je dirai :

S'il est quelque état physiologique ou morbide pour lequel la comparaison soit possible et exacte, pour lequel on ne puisse invoquer une différence de pratique, pour lequel enfin l'influence des conditions hygiéniques de l'hôpital se fasse mieux sentir, c'est l'état puerpéral. Eh bien! dans un hôpital de Londres, à Guy's [1], pendant une période de sept années, et sur un chiffre de 11,928 accouchées, il en est mort une sur **331** ; il meurt, depuis dix ans, à la Maternité de Paris, une femme sur **13**.

(1) Il s'agissait, en réalité, du service d'accouchements à domicile, annexé à Guy's hospital, comme Le Fort le reconnut bientôt. (Voy. plus loin, les *Maternités*.)   L.

II

DISCUSSION

SUR L'HYGIÈNE DES HOPITAUX[1]

Messieurs,

Avant d'aborder devant vous la question si importante de l'hygiène hospitalière, j'ai dû me demander quels étaient la cause et le but de cette discussion, quel devait en être l'objet, quelles pouvaient en être les limites.

Sa cause, vous la connaissez tous. La question de l'hygiène des hôpitaux ne se présente pas devant vous comme elle s'est présentée, il y a deux ans, à l'Académie de médecine, d'une façon indirecte, incidente, au milieu d'une question purement chirurgicale; cette fois, c'est directement et à propos de la création d'un nouvel hôpital qu'elle réclame nos efforts et vos lumières.

Son but est trop élevé, trop important pour que nous ne cherchions pas à l'atteindre par la voie la plus directe. Il nous suffisait, il y a deux ans, de montrer d'une manière générale, par la comparaison des hôpitaux étrangers, les principales améliorations que réclamaient les nôtres; aujourd'hui que la lumière s'est faite sur bien des points, notre but doit être d'empêcher des fautes qui cette fois seraient sans excuse.

Son objet doit-il être d'établir d'une manière générale les lois

---

(1) Discours prononcé à la Société de Chirurgie, le 19 octobre 1864, au cours de la discussion soulevée par la création du nouvel Hôtel-Dieu.

d'une hygiène spéciale ? Devons-nous limiter nos recherches aux généralités, sans descendre aux applications directes; poser, pour la construction des hôpitaux, des règles en quelque sorte platoniques, mais contre lesquelles nous verrions s'élever. comme autant de fins de non-recevoir. des objections basées sur les difficultés locales, matérielles, administratives et financières ? Non, messieurs, telle n'est point mon opinion, telle n'est pas non plus la vôtre, je l'espère.

Plus l'on pénètre dans ces questions si importantes, plus on y rencontre de difficultés à généraliser quelques principes. Ainsi, dans les seules questions que je me propose aujourd'hui d'examiner devant vous, celles de la situation topographique et de la dimension des hôpitaux, que de modifications apportent aux préceptes scientifiques l'étendue de la ville, le chiffre de sa population, sa pauvreté ou sa richesse, le mode d'assistance publique ou privée. le climat, le voisinage des montagnes ou des fleuves, la condition sociale des malades ! Que de modifications n'apporte pas aussi l'organisation politique des pays et des villes où les hôpitaux doivent s'élever !

Négliger complètement dans nos discussions ces considérations si importantes, c'est se réduire volontairement à l'impuissance. Je traiterai donc d'une manière générale la question de la situation des hôpitaux; mais je n'oublierai pas que c'est à Paris, que c'est pour Paris que nous discutons, et j'aborderai franchement et résolument la question de l'Hôtel-Dieu.

Plusieurs de nos collègues se sont demandé si la Société de chirurgie avait le droit de faire sortir ses discussions du domaine de la science pure, et plusieurs ont répondu par la négative. Cette opinion, je la repousse.

Que nos conclusions soient ou non favorables au projet émané de l'administration municipale, comment croire, sans lui faire injure, que cette administration, absolument incompétente en matière d'hygiène hospitalière, n'acceptera pas avec déférence l'avis d'une Société dans laquelle se trouvent réunis les chirurgiens de nos hôpitaux militaires et civils, c'est-à-dire ceux qui presque seuls peuvent la guider dans son entreprise ? D'ailleurs, Messieurs, la réponse (*officielle*, malgré les erreurs qu'elle renferme) faite aux articles de notre collègue M. Trélat n'annonce-t-elle pas « que le projet de l'Hôtel-Dieu subira le contrôle de tous ceux qui doivent en connaître ? » Nous comptons sans doute dans ceux-là, et si en Belgique, en Russie, en Italie, en Prusse, en Angleterre, on n'élève pas un hôpital sans consulter le corps médical, ce serait, je le répète, faire à l'administration une injure grave que de supposer qu'il puisse en être autrement en France.

Sans doute, on paraît avoir décidé sans consulter le corps médical la question de l'emplacement de l'Hôtel-Dieu ; mais c'est qu'apparemment l'administration supérieure pensait que cette question n'avait aucune importance, que les raisons architecturales devaient seules la guider dans son choix, que les hôpitaux doivent servir à l'embellissement des villes, et même, comme celui de la Charité, au développement du commerce et de l'industrie ; que l'on peut élever des hôpitaux aussi facilement qu'on trace des rues, des places ou des boulevards ; que la science de l'hygiène n'a rien à voir dans ces questions, et que les malades guérissent aussi bien au centre qu'à la circonférence des villes, dans les vallées que sur les collines.

Nous devons éclairer par nos discussions, guider par nos conseils, qu'on les accepte ou non, ceux qui pourraient croire que le pouvoir de faire donne la science de bien faire, défendre la vie de nos malades mise en péril par des projets témérairement conçus, empêcher que nos nouveaux hôpitaux ne soient aussi meurtriers que les anciens, éviter le retour de ces funèbres statistiques, où sur 35 amputés de cuisse nous trouvons 26 morts. Responsables devant la science, responsables devant notre conscience de la vie de nos malades, notre abstention ne saurait être justifiée. Rappelons-nous qu'au-dessus de l'autorité supérieure, à quelque hauteur qu'elle se place, il y a la vie du pauvre à protéger, l'erreur à combattre, la vérité à défendre. Suivons chacun le précepte : Fais ce que dois ! et si nous avons à prononcer sans être entendus et écoutés le : *Caveant consules*, nous aurons, du moins, *fait notre devoir*.

Lorsqu'il s'agit de la création d'un nouvel hôpital, la question de la dimension du futur établissement, celle du chiffre de la population qu'il devra abriter, doivent autant que possible être résolues tout d'abord. Un hôpital ne doit pas être construit pour occuper ou remplir un espace choisi de terrain, c'est au contraire l'emplacement qui doit être choisi suivant le plan adopté pour l'hôpital. Ce n'est qu'après avoir discuté et décidé cette question que l'on doit aborder celle du choix de l'emplacement, ou l'on s'expose à sacrifier dans la construction bien des règles hygiéniques incompatibles avec l'étendue du terrain primitivement choisi. Si telle me paraît devoir être dans la pratique la marche à suivre, telle elle n'est pas forcément dans un débat scientifique, et j'examinerai tout d'abord la question de l'emplacement des hôpitaux.

Les notions les plus élémentaires de l'hygiène générale doivent engager à placer *vers la circonférence, et mieux encore en dehors des villes*, les établissements hospitaliers. Les malades y trouvent un air plus pur, une tranquillité plus grande, et je serai tout à fait d'accord sur ce point avec l'administration supérieure, en disant avec la légende annexée au projet d'Hôtel-Dieu de Paris : « Celui qu'on recueille à l'hospice n'a qu'à gagner en santé et en calme à quitter les quartiers où les habitations se disputent l'air et la lumière pour se rapprocher de la campagne. » Malheureusement l'administration n'appliquait ces préceptes si sages aux infirmes que pour en exclure aussitôt les malades.

Les faits individuels dont chacun de nous a été témoin devaient faire accepter par tous cette vérité, que la mortalité, toutes choses égales d'ailleurs, doit être plus grande dans les hôpitaux, suivant l'importance de la population des villes où ils sont situés. Il eût été à désirer de pouvoir comparer à cet égard nos résultats avec ceux obtenus dans les hôpitaux des petites villes de province ; heureusement cette statistique, qui nous manque pour la France, je la trouve pour l'Angleterre dans le *Blue book* présenté cette année au parlement anglais par le comité médical du conseil privé. MM. Bristowe et Holmes, chargés de visiter les hôpitaux du Royaume-Uni, ont dressé dans leur rapport un tableau statistique et comparatif de la mortalité après les amputations faites pendant ces dernières années dans les hôpitaux de Londres, dans ceux des grandes villes d'Angleterre, et enfin dans ceux des petites villes, établissements auxquels ils donnent le nom d'hôpitaux ruraux. Ce tableau se résume de la manière suivante :

Mortalité pour 100 opérés.

	Amputation de la cuisse.	Amputation de la jambe.	Amputation du bras.	Amputation de l'avant-bras
Hôpitaux de Londres . .	36	30,6	22,9	13,1
— provinciaux. .	34,5	21	26,3	7,6
— ruraux. . . .	24	16,9	17,7	8,5

La différence, déjà si grande, eût été, j'en suis convaincu, plus marquée encore, si les rapporteurs avaient classé les hôpitaux, suivant qu'ils sont à l'extérieur ou à l'intérieur des villes. Ne connaissant pas toutes les villes d'Angleterre dans lesquelles se trouvent les hôpitaux, dont la statistique a servi de base à MM. Bristowe et Holmes, je n'ai pu faire cette distinction que pour Londres, Birmingham, Bristol, Leeds, Liverpool, Sheffield, Edimburgh, Glascow et Dublin. En examinant les résultats donnés par les amputations de cuisse, j'arrive aux résultats suivants :

Hôpitaux situés au centre de la ville, 39,1 p. 100 de mortalité ;

Hôpitaux situés à la circonférence ou en dehors de la ville, 24,2 p. 100 de mortalité.

La situation exceptionnelle de Saint-Georges à Londres me l'a fait placer dans la seconde classe.

A ces avantages déjà si grands d'un air plus pur, d'une situation plus salubre, s'en joint un autre dont il me faut bien parler : le prix des terrains. Ce n'est pas là, croyez-le bien, Messieurs, une question étrangère au sujet. Cette raison d'économie a sans nul doute concouru avec les raisons d'hygiène pour engager les médecins et les administrateurs de presque toutes les villes d'Europe à placer les hôpitaux vers la circonférence ou en dehors des villes. C'est vers la circonférence que sont placés ceux de Saint-Pierre à Bruxelles, des Juifs à Hambourg, de Bavière à Liége ; les hôpitaux catholique, juif et la Charité royale de Berlin, le grand hôpital de Vienne, etc. C'est en dehors des habitations ou même des limites de la ville que sont placés ceux d'Aix-la-Chapelle, de Bonn, de Munster, de Hanovre, de Brême, de Kiel, de Copenhague, de Dantzig, de Leipzig, de Dresde, de Prague, de Trieste, de Munich, d'Augsbourg, de Stuttgard, de Francfort, de Zurich, etc. C'est en dehors de Moscou que sont situés les hôpitaux de la ville, de Galitzin, de Marie, de Paul Ier, le Grand Hôpital militaire, etc. C'est en dehors de Saint-Pétersbourg que se trouvent les hôpitaux que renferme l'Académie médico-chirurgicale.

Si des considérations particulières, sur lesquelles j'aurai à revenir, ont fait placer à l'intérieur de la ville la plus grande partie des hôpitaux de Londres, à Londres comme dans toute l'Angleterre, comme dans toute l'Europe, on reconnaît aujourd'hui la nécessité de placer autant que possible les hôpitaux en dehors des cités.

Sans doute, si la ville est petite, peu étendue, on peut, sans éloigner outre mesure l'hôpital de ceux qu'il doit secourir, le transporter à la campagne ; mais cela n'est plus praticable dans les villes qui, comme Londres, Vienne, Berlin, Saint-Pétersbourg, Moscou et Paris, occupent une vaste superficie ; de plus, les hôpitaux des grandes capitales servent le plus souvent à l'enseignement médical, et toutes ces raisons semblent devoir contraindre à construire ces hôpitaux dans le centre de la ville.

Qu'existe-t-il à cet égard dans les grandes capitales de l'Europe?

L'organisation administrative et politique d'un pays, vous disais-je tout à l'heure, a son influence sur la solution de plusieurs questions d'hygiène hospitalière ; elle intervient dans celle de l'emplacement des hôpitaux.

A Londres, par exemple, les grands hôpitaux sont placés pour la plupart à l'intérieur de la ville. Ces hôpitaux, dont on a assez généralement mal compris l'organisation, sont absolument indépendants les uns des autres, comme ils sont aussi indépendants de la commune ou de l'Etat. Elevés et entretenus à l'aide de souscriptions volontaires, destinés non aux individus sans ressources, qui, dans les *workhouses*, sont secourus par la charité légale, mais aux souscripteurs ou à ceux auxquels ces souscripteurs délèguent leurs droits, ils sont le résultat ou plutôt l'objet d'une sorte d'association mutuelle contre la maladie. Nous avons à Paris des associations qui assurent leurs membres contre la misère par des secours pécuniaires, contre la maladie par des secours médicaux donnés par leurs propres médecins ; mais ces sociétés n'ont pas leur hôpital. En Angleterre, l'association a fait un pas de plus ; voulant et sachant être libre, elle n'a pas voulu du secours de l'Etat, sachant que secours veut dire ingérence d'abord et bientôt tutelle ; aussi, c'est par leurs seules ressources que des individus isolés ou réunis dans les mêmes ateliers, que les associations ouvrières, en élevant et en entretenant l'hôpital par leurs souscriptions, se sont assurés contre l'éventualité de la maladie.

Avec une pareille organisation, les hôpitaux devaient se fonder là où le besoin paraissait exister, là surtout où se présentait un nombre suffisant de souscripteurs, c'est-à-dire au centre des habitations, et cela avec d'autant plus de facilité que l'hygiène hospitalière n'avait guère encore montré les dangers des agglomérations

urbaines ; mais c'est vers la circonférence de Londres que paraît
devoir être construit le nouvel hôpital Saint-Thomas.

Fondés par la munificence de leurs souverains, les grands
hôpitaux de Vienne, de Berlin, de Saint-Pétersbourg et de Moscou
doivent leur situation vers la circonférence de ces capitales à des
raisons d'hygiène, mais plus encore sans doute à des raisons
d'économie ; il n'existe pas en Autriche, en Prusse, en Russie,
d'administration centrale semblable à celle qui existe à Paris, et
l'on trouve à côté de ces institutions royales des établissements
particuliers, construits là où ont cru devoir les élever d'illustres
ou de riches fondateurs, où ont voulu les placer les associations
ou les corporations qui les ont fondés et qui les entretiennent à
leurs frais ; ainsi, c'est aux environs de la synagogue que se trouvent placés les hôpitaux israélites de Berlin, de Vienne, de Hambourg, de Francfort, etc.

A Paris, la centralisation de l'Assistance publique nous place
dans une situation toute différente ; une administration puissante
centralise les ressources et répartit les secours ; elle n'a à consulter que les besoins du plus grand nombre et non des intérêts
particuliers : sa tâche est par cela même plus facile ; mais devant
à tous ses secours, elle doit les mettre à la portée de tous ; et il
semble dès lors impossible, à Paris comme dans les autres capitales, de concilier ces deux indications : éloigner l'hôpital du
centre des habitations ; le rapprocher des malades qui viennent y
chercher un asile dont ils ont parfois le plus urgent besoin. Cette
difficulté n'est pas insurmontable, et j'espère vous démontrer
que les grands hôpitaux nouveaux peuvent et doivent être reportés
partout à l'extérieur des villes.

*Les hôpitaux doivent être placés de manière à rendre les
secours prompts et faciles ; ils doivent être répartis dans les
différents centres d'agglomérations ouvrières :* telle est la première objection qu'il me faut examiner.

Elle serait sans réplique, Messieurs, si tous les malades qui
viennent réclamer les secours hospitaliers se trouvaient dans les
conditions d'un malheureux victime d'un accident imprévu, atteint
d'une fracture compliquée, d'une plaie grave, d'une hémorragie
sérieuse, d'une inflammation aiguë de la poitrine ou des viscères
abdominaux, etc. Il y aurait de graves inconvénients, il y aurait
inhumanité, il y aurait même quelquefois danger pour sa vie, à

faire parcourir à ce malade un long trajet avant de lui ouvrir l'asile qui doit le recevoir. Celui-là, nous devons le soigner, et, si nous pouvons, le guérir malgré les conditions fâcheuses que crée pour lui le voisinage des agglomérations urbaines, où les habitations, comme le dit le projet administratif, se disputent l'air et la lumière.

Mais tous les malades se trouvent-ils dans ces conditions ? Non, Messieurs, et vous du moins, vous savez quels sont, à cet égard, les besoins réels de la population ouvrière. C'est à peine si un dixième de ceux auxquels les hôpitaux donnent asile se trouve dans ces conditions d'urgence. Sans doute, en chirurgie, l'urgence est quelquefois absolue ; mais c'est aussi en chirurgie que cette absence d'urgence dans les secours se montre le plus souvent et au plus haut degré. Quel inconvénient peut-il y avoir à diriger vers un hôpital éloigné, fût-il hors de la ville, le malade atteint d'affections oculaires, de nécroses anciennes, de tumeurs qu'il porte depuis des mois ou des années ? Car celui-là quitte souvent son travail pour venir nous demander conseil, et il y retourne jusqu'au jour où il lui convient de se faire opérer. Pour lui, l'heure du danger peut être reculée avec l'opération. Mais quand après l'opération le danger est venu, combien n'est-il pas aggravé par le séjour dans un hôpital trop central ? Diminuer pour les malades les périls des opérations que nous devons leur faire subir, les soustraire aux inconvénients si graves des hôpitaux placés au centre des cités, faire autant que possible pour le pauvre ce que vous faites, Messieurs, avec la raison que donne l'expérience, pour les malades plus favorisés de la fortune et que vous opérez à Versailles, à Saint-Germain, enfin hors Paris, c'est une nécessité d'hygiène, c'est une loi d'humanité.

Il est donc désirable d'avoir dans les grandes villes, et surtout à Paris, où l'assistance publique se trouve centralisée, deux espèces d'hôpitaux. Les uns, que j'appellerai volontiers *hôpitaux de secours*, seraient répartis, suivant les besoins, dans les quartiers populeux. Renfermant, suivant l'importance de la population circonvoisine, 80, 100, et s'il le faut même, mais exceptionnellement, 150 lits, constituant un service de chirurgie, un ou deux services de médecine ; destinés le plus souvent à des maladies graves, leur disposition intérieure sera différente de celle des autres hôpitaux, et les petites salles d'un ou deux lits seront les plus nombreuses.

Les autres, véritables *hôpitaux généraux*, seraient placés à l'extérieur des villes : pouvant, sans d'excessives dépenses, s'étendre sur une vaste étendue de terrain, ils pourront renfermer 400 malades, répartis dans des bâtiments isolés et éloignés les uns des autres. La disposition intérieure de ces bâtiments variera avec leur destination à la médecine ou à la chirurgie, aux affections contagieuses, aux grands opérés, etc., et l'hôpital ainsi construit pourra, dans de vastes jardins, contenir ce que nous voyons aujourd'hui institué et établi avec tant d'avantages à Saint-Pétersbourg, à Moscou, à Leipzig, à Berlin ; des hôpitaux d'été.

Une seconde objection se présente tout d'abord. *Comment transporter les malades du centre d'une grande ville dans des hôpitaux placés à une certaine distance hors de ses murs ?*

Il ne faudrait pas s'exagérer cette difficulté, même s'il s'agissait de transporter dans ces hôpitaux tous les malades, quelle que puisse être leur maladie. Nos collègues militaires savent mieux que nous que le nombre des blessés, et non leur qualité, fait, après une bataille, la principale difficulté du transport. Cette difficulté diminue avec les nouveaux perfectionnements apportés aux ambulances, et j'ai pu voir, il y a quelques mois, au siège de Duppel, avec quelle facilité on pouvait, grâce au brancard à roues des chevaliers de Saint-Jean de Jérusalem, transporter à plusieurs lieues de distance les blessés les plus graves.

En 1859, chargé de conduire de Milan à Vérone, pour les rendre à leurs compatriotes, des Autrichiens blessés et prisonniers, j'ai pu voir aussi quelle ressource immense nous offraient à cet égard les chemins de fer, qui longent toujours et entourent quelquefois les grandes villes. A Paris, n'aurions-nous pas d'ailleurs une autre ressource, si nos futurs hôpitaux étaient placés en dehors de la ville, près des bords de la Seine ? Ne pourrions-nous pas, avec un seul petit bateau à vapeur d'un entretien peu coûteux, y transporter rapidement et sans secousses nos malades, y transporter même quelquefois leurs familles ? Enfin, il me faut bien faire remarquer que l'hôpital de secours devant recevoir les malades peu transportables, ceux qui seraient dirigés sur les hôpitaux généraux se trouveraient dans une situation analogue à ceux que l'administration dirige chaque jour sur les asiles de Vincennes et du Vésinet. Il n'y a donc, de ce côté, aucune objection sérieuse.

Le troisième argument présenté à l'opinion qui s'oppose à l'éloignement des établissements hospitaliers, est basé sur la nécessité de ne pas *priver le malade de la consolation que lui apporte la visite de sa famille, et de ne pas forcer l'ouvrier à perdre une journée tout entière pour aller loin de sa demeure à l'hôpital où se trouve sa femme ou bien l'un de ses enfants.* Cette objection a déjà été faite par l'honorable M. Davenne, dans la discussion à l'Académie de médecine, et elle aurait pour moi une très grande valeur si je n'envisageais que son côté moral et affectif. Ennemi de la substitution de l'État à l'individu, convaincu que le progrès pour les classes ouvrières réside dans la substitution de la famille à l'État, de l'initiative individuelle et de la solidarité à la protection, de l'émancipation par le travail et la prévoyance aux secours de la charité officielle, j'appelle de tous mes vœux le jour où l'hôpital sera pour l'ouvrier une ressource exceptionnelle, le jour où l'assistance à domicile remplaçant pour lui l'assistance hospitalière, relèvera le sentiment de sa dignité, lui fera mieux comprendre les droits et les devoirs de la famille; car il comprendra mieux alors ses devoirs et ses droits d'homme et de citoyen. Aussi, tout en sachant que les secours à domicile, tels qu'ils sont établis aujourd'hui, demandent quelques réformes, ils n'en constituent pas moins pour l'administration de l'Assistance publique un titre à la reconnaissance des classes ouvrières, un droit à nos éloges, et je suis heureux de pouvoir les lui adresser de grand cœur.

Aujourd'hui malheureusement l'hôpital est et sera longtemps encore une nécessité sociale, et ce que nous devons chercher, c'est à en diminuer les inconvénients. Quant à l'objection que j'examine, je pourrais y répondre d'une manière générale en disant : l'objet de l'hôpital est avant tout de guérir le malade, et, sans nier l'influence du moral sur le physique, entre deux maux il faut choisir le moindre : il vaut mieux rendre les visites des parents plus rares ou plus difficiles, si nous avons en échange l'espoir plus fondé de rendre guéri à sa famille, après l'en avoir momentanément éloigné, un malade qui aurait peut-être succombé, s'il eût été soigné dans un hôpital central.

Cette objection, déjà faite si souvent, est-elle fondée pour Paris, même dans l'état actuel des choses, même pour l'Hôtel-Dieu tel qu'il existe? Non, Messieurs. J'ai voulu savoir à quoi m'en tenir à cet égard, et j'ai relevé l'indication de l'arrondissement habité par un certain nombre de malades pris au hasard. Mon enquête, faite le 17 août dernier, a porté sur les 72 malades couchés ce jour-là salle Sainte-Jeanne, à l'Hôtel-Dieu, et ils se répartissent sous ce rapport de la manière suivante :

Domiciliés dans le 1er arrondissement,		6 malades.	
—	2o	—	5	—
—	3o	—	6	—
—	4e	—	8	—
—	5e	—	7	—
—	6e	—	4	—
—	7e et 8e	—	0	—
—	9e	—	1	—
—	10e	—	7	—
—	11e	—	4	—
—	12e	—	2	—
—	13e	—	1	—
—	14e	—	2	—
—	15o	—	1	—
—	16e	—	1	—
—	17e	—	2	—
—	18e	—	3	—
—	19e	—	2	—
—	20e	—	6	—
Domiciliés dans la banlieue,		3	—
Venant de la province,		1	—
			72	—

Comme on le voit, plus de la moitié de ces malades appartenaient à des arrondissements éloignés et se trouvaient par conséquent loin de leurs familles. Dailleurs ne savons-nous pas à quoi nous en tenir à cet égard? Vous connaissez les odyssées de nos malades : celui-ci vient de la barrière Fontainebleau à la Pitié demander un lit au médecin chargé de la consultation; faute de place dans l'hôpital, il va au Bureau central, qui le dirige sur Beaujon; tandis que dans le même temps un malade venu de Montmartre accomplit en sens inverse une pérégrination pareille qui le mène à la Pitié. Ces deux malades, on en conviendra, ne sont guère placés près de leurs familles, dont les visites ne sont permises que le jeudi et le dimanche d'une à trois heures, sauf le cas de maladie très grave. Restons donc dans la vérité des choses; gardons-nous des exagérations, et tout en reconnaissant l'inconvénient de l'éloignement des hôpitaux, sachons reconnaître quels avantages bien autrement sérieux lui servent de compensation puissante.

Il est une quatrième objection que ne feront ni les malades ni les administrateurs, mais que vous ne manquerez pas de faire, et je dois y répondre d'avance : *Un hôpital situé hors des grandes villes impose au médecin et à ses aides des déplacements considérables.*

Je pourrais répondre à cette objection que l'hôpital est fait pour le malade et non pour le médecin. Si l'hôpital de Gœttingue fut placé par le roi de Prusse dans une assez mauvaise situation, mais près de la maison du vénérable Langenbeck, c'est un acte de déférence envers l'âge et la science qui honore celui qui en fut l'objet ; c'est une conduite qu'il ne faudrait pas imiter, mais c'est un danger que ne nous fait pas redouter la manière dont la France honore ses illustrations médicales.

Cette objection, du reste, n'existe pas pour les hôpitaux étrangers. En Angleterre, en Suisse, en Hollande, en Italie, en Prusse, en Russie, dans les États allemands, partout enfin, sauf en France et en Belgique, les médecins sont presque toujours chargés de la direction immédiate des hôpitaux ; ils y habitent pour la plupart, et la situation matérielle qui leur est faite permet ainsi à quelques-uns de se consacrer uniquement au service des malades, au culte de la science ; ils peuvent ainsi ne demander qu'à l'étude ce que nous sommes obligés de demander à l'exercice de la profession, en France où l'on trouve juste d'invoquer au nom de l'humanité. pour les médecins, mais non pour les administrateurs, la gratuité des services. Cette différence profonde m'a vivement frappé dans mes études sur les hôpitaux étrangers ; et si je puis dire avec orgueil : On trouve en Europe de glorieuses individualités, mais on n'y trouve nulle part un ensemble de médecins aussi habiles, aussi expérimentés dans la pratique de l'art que le corps des médecins des hôpitaux de Paris, je dis avec tristesse, mais avec la même conviction : C'est à l'obligation où nous sommes de sacrifier l'étude désintéressée de la science à la nécessité de l'exercice de la profession que j'attribue l'existence en Angleterre, en Allemagne, d'un plus grand nombre d'individualités, de publications et de travaux scientifiques ; que j'attribue enfin notre infériorité naissante à l'égard des sciences qui ne s'appliquent pas directement au traitement des malades.

La création des hôpitaux généraux tels que je les conçois, tels qu'ils fonctionnent ailleurs, permettrait ainsi à quelques vrais savants, préférant à la recherche de la richesse celle de la vérité, de se dévouer uniquement au culte de la science, au soin des malades reçus dans l'hôpital; comme eux, leurs élèves devraient y avoir leur demeure, et l'on pourrait difficilement opposer à ces observations des objections purement pécuniaires; il n'est pas besoin dans un hôpital consacré uniquement à la guérison des malades du nombreux état-major qui entoure trop souvent sans utilité les lits de nos hôpitaux, et ceci me conduit, Messieurs, à examiner cette dernière objection : *L'instruction qu'offre l'hôpital ne doit pas être perdue pour les élèves, et les grands hôpitaux devant renfermer les cliniques ne peuvent sans inconvénients être éloignés du centre.*

Quel est à cet égard l'état des choses dans les grandes capitales de l'Europe?

Londres avec son organisation spéciale a presque autant d'écoles de médecine que d'hôpitaux généraux; ceux-ci se trouvant disséminés dans des quartiers très divers, il n'existe pas de centre d'étude; il n'y existe pas, si vous me permettez le mot, de quartier Latin.

A Berlin, à Vienne, à Pétersbourg, les choses sont toutes différentes, et la concentration y est portée aussi loin que possible.

A Berlin, le grand hôpital de la Charité, renfermant presque toutes les cliniques de médecine, de chirurgie, d'accouchement, d'aliénation mentale, et de plus l'amphithéâtre dans lequel Virchow fait ses cours d'anatomie pathologique, est situé à une des extrémités de la ville, et c'est dans des rues voisines que se trouve la clinique chirurgicale de Langenbeck et la clinique libre de von Græfe.

A Vienne, le trop grand Hôpital général, placé également dans un des faubourgs de la ville, concentre les cliniques médicales et chirurgicales de Skoda, d'Oppolzer, de Schub, de Dumreicher, la clinique ophtalmologique d'Arlt, la clinique d'accouchement et de gynécologie de Braun, des maladies de la peau et de la syphilis des professeurs Hébra et Sigmund; les cours de Rokitanski se font dans le magnifique bâtiment consacré à l'étude de l'anatomie et de la chimie pathologique; dans les environs immédiats se trouvent l'asile des aliénés, l'hôpital des enfants Sainte-Anne, l'hôpital militaire, l'Académie Joséphine, etc. Malheureusement l'Hôpital général de Vienne, élevé en 1784 par Joseph II, renferme plus de 2,000 malades ; c'est pour moi un des hôpitaux de l'Europe les plus défectueux, et il peut montrer que si son impérial fondateur connaissait l'art de gouverner les peuples, il ne connaissait guère l'hygiène hospitalière.

La Charité de Berlin renferme 1,100 malades, l'hôpital de Vienne en renferme le double ; nous ne prendrons, sous ce rapport, nos modèles ni à Vienne ni à Berlin.

A Saint-Pétersbourg, c'est tout à fait en dehors de la ville et de l'autre côté de la Néva que se trouve l'Académie médico-chirurgicale, le plus grandiose, le plus splendide établissement d'instruction médicale qui existe au monde, renfermant des cliniques de médecine, de chirurgie, d'accouchement, de maladies des femmes et des enfants, d'aliénation mentale, de médecine légale ; des écoles pratiques d'anatomie, de chimie, de pharmacie ; mais tout cela placé isolément, au milieu d'immenses jardins, et couvrant une superficie de plusieurs kilomètres.

A Paris, malheureusement, rien de pareil n'existe et n'existera peut-être de longtemps ; je le regrette, car il est encore un principe que je pose et qui est appliqué à l'étranger ; c'est celui de la séparation et de la distinction des hôpitaux généraux dépendant de l'assistance publique et celle des hôpitaux d'instruction.

Cette séparation est indispensable, parce que l'hôpital d'instruction doit être construit, comme je le montrerai ailleurs, d'une façon absolument différente d'un hôpital ordinaire. Pouvant se rapprocher de la circonférence de la ville, mais ne pouvant que difficilement en franchir les limites ; devant renfermer exceptionnellement 400 ou 500 malades ; nécessitant pour combattre efficacement ces deux inconvénients un développement d'espace considérable, il exige par cela même une dépense très grande ; élevé dans le but principal de donner au nom de l'État l'éducation médicale, il doit être construit aux frais de l'État, et non avec le bien du pauvre. Le bien du pauvre ne doit être dépensé qu'au profit exclusif du pauvre, et il n'est pas permis d'en distraire la plus faible part pour la faire concourir à l'exécution d'autres projets. Mais, en vertu du même principe, c'est à la caisse des hôpitaux, au budget de l'Assistance publique que doivent incomber les dépenses de l'entretien et de la nourriture des malades traités dans les hôpitaux d'instruction.

Notre nouvel Hôtel-Dieu renfermera, dit-on, les cliniques de la Faculté, je regrette que la suppression de l'ancien hôpital ne se lie pas d'une manière directe au déplacement de la Faculté de médecine ou à sa reconstruction par l'État, à l'utilisation pour l'enseignement du bel amphithéâtre d'anatomie de l'Administration des hôpitaux, et aussi à l'utilisation plus générale et plus facile du Jardin botanique et des collections du Muséum, au transfert de la ménagerie du Jardin des Plantes dans les vastes terrains qui avoisinent le Jardin d'Acclimatation, à la suppression discutée jadis de l'Entrepôt des vins, à la création enfin d'un établissement scientifique digne de Paris et de la France.

Ainsi, Messieurs, sans aborder encore l'étude du choix de l'emplacement de notre futur Hôtel-Dieu, je puis résumer ces considérations générales dans les propositions suivantes :

Les villes dont la population n'excède pas cent mille habitants doivent construire leurs hôpitaux loin des habitations.

Les capitales ou les villes occupant une large superficie de terrain doivent avoir :

1º *Des hôpitaux de secours destinés aux malades d'urgence et répartis suivant les centres d'agglomérations ouvrières;* consistant, pour les malades, en un bâtiment unique isolé sur toutes ses faces, renfermant, sauf exception, un maximum de 100 lits, desservi par un ou plusieurs médecins non résidants, des internes résidants et des élèves libres, ayant un service de consultation et un traitement interne.

2º *Des hôpitaux de 350, 400 ou même 450 lits, placés hors de la ville,* formés de bâtiments très espacés les uns des autres, divisés en hôpital d'hiver et hôpital d'été, desservis par des médecins résidants et non résidants, par des internes logés dans l'établissement.

3º *Un hôpital d'instruction,* spécialement destiné à l'enseignement clinique des diverses branches des sciences médicales et chirurgicales.

Après avoir considéré d'une manière générale cette question de l'emplacement des hôpitaux, il n'est pas inutile, je crois, de l'envisager spécialement pour Paris.

A Paris, une seule administration, sous le nom d'Assistance publique, concentre dans les mêmes mains la mission de soulager la misère et la maladie. Cette concentration des ressources de la bienfaisance, ce qui est un bien, a amené une confusion trop fréquenté dans la manière dont ces secours se dispensent, ce qui est un mal; mal fort excusable, puisqu'il est amené par le trop grand désir de faire le bien, je reconnais tout le premier les difficultés de la tâche qui incombe à l'administration de l'Assistance publique.

Tout malade atteint d'une affection nécessitant les secours de la médecine ou de la chirurgie, pouvant être soulagé, amélioré ou guéri par des soins journaliers, mais ne pouvant trouver chez lui les conditions matérielles indispensables à sa guérison, doit trouver asile dans les hôpitaux; telle est la loi d'humanité que nous impose notre organisation sociale. *Le malade seul peut y trouver accès :* telle est aussi la loi de l'hygiène et d'une bonne administration.

Qu'existe-t-il à cet égard? Jetons un coup d'œil sur les malades couchés dans nos salles : le plus grand nombre se trouvent dans les conditions que je viens de poser, et si parmi eux il en est d'atteints d'affections incurables, de cancers inopérables, de phtisie, etc., des raisons morales devaient leur ouvrir encore l'hôpital: car il ne faut pas qu'en entrant dans des hôpitaux spéciaux ouverts (comme à Londres) aux cancéreux, aux phtisiques, ils trouvent écrits, sur la porte de ce triste asile, la désolante inscription de l'enfer de Dante. Laissons-leur l'espérance, cette illusion sans cesse renaissante, et n'inscrivons pas davantage au frontispice de quelques-uns de nos établissements : « Hospice des incurables. »

La maladie de quelques autres demanderait à peine un conseil et quelques pansements ; mais ce sont de pauvres ouvriers vivant au jour le jour, sans ressources, sans épargnes ; pour eux, à la moindre cessation de travail, quelle qu'en soit la cause, le dénûment arrive, et nous leur donnons un lit, non parce que leur maladie le demande, mais parce que l'humanité nous oblige à leur donner à l'hôpital l'abri qu'ils ne pourraient trouver ailleurs.

Ceux-ci sont des malheureux qui n'ont d'autre maladie que celle de la misère et de la faim ; ceux-là enfin des infirmes, des vieillards, qui viennent attendre dans nos hôpitaux que s'ouvre pour eux la porte d'un hospice.

Il y a là, Messieurs, une confusion regrettable. Donnons un asile aux malheureux, laissons l'hôpital aux malades ; car les lits qu'occupent ces infirmes, ces vieillards, ces malheureux sans abri et sans pain, c'est aux malades trop souvent qu'ils les prennent. Combien de fois ne sommes-nous pas obligés, faute d'un lit d'hôpital, de refuser nos secours, de laisser s'aggraver jusqu'au lendemain une maladie que nos soins donnés la veille auraient pu guérir! Combien de fois ne se représente pas l'alternative où j'étais encore hier ou de refuser un lit à un blessé, ou d'augmenter par un brancard le dangereux encombrement d'une salle trop remplie, et cela parce que l'insuffisance des hospices et l'absence d'asiles spéciaux maintenaient depuis plusieurs mois dans l'hôpital des vieillards qu'il faut secourir sans nul doute, mais qu'on ne secourt de cette manière qu'au détriment de la véritable bienfaisance!

Augmenter à Paris le nombre des hospices ; créer des maisons de refuge ou de travail analogues, mais non semblables, aux *workhouses* anglais, dans lesquelles l'ouvrier privé de travail, par le chômage des ateliers ou par une indisposition légère, puisse trouver du travail, ou seulement un asile et du pain; organiser dans tous les hôpitaux pour les malades du dehors un traitement extérieur sur une base plus large que nos consultations, ce sont des problèmes d'assistance publique dont je ne ne puis ici aborder la solution, et je dois me borner, après vous avoir montré la nécessité de distinguer les secours donnés aux pauvres et ceux donnés aux malades, à chercher avec vous la meilleure manière de secourir ces derniers.

Appliquant ces principes à Paris où existe la centralisation hospitalière, où le système de secours, quelque amélioration qu'il doive subir, est supérieur dans son ensemble à ce qui existe dans aucune capitale de l'Europe, je voudrais voir :

Paris, sous le rapport des secours *médicaux* donnés aux classes ouvrières et indigentes, divisé en arrondissements hospitaliers, en les combinant autant que possible avec les arrondissements administratifs.

Chacun de cès arrondissements aurait son hôpital de secours placé vers son centre, et son hôpital général, qui serait pour les nouveaux hôpitaux à créer placé en dehors ou vers la circonférence de Paris.

L'hôpital de secours, renfermant de 80 à 120 lits divisés en un service de médecine et un de chirurgie, serait le siège d'une consultation et d'un traitement externes quotidiens; il serait en même temps le chef-lieu du traitement à domicile de l'arrondissement hospitalier.

La consultation, où des médicaments pourraient être gratuitement délivrés aux indigents munis de la carte d'indigence délivrée chaque année par le maire de leur arrondissement municipal, constituerait un service extérieur où le malade, régulièrement inscrit sur un registre, comme le *out patient* des hôpitaux anglais, serait traité dans les cas d'affections légères n'exigeant ni le séjour dans sa demeure ni l'admission à l'hôpital.

Le service de l'hôpital, outre les médecins et chirurgiens titulaires, serait fait pour chaque service de médecine et de chirurgie par un interne et un nombre variable d'externes libres.

Un médecin et un chirurgien du Bureau central seraient attachés à chaque hôpital de secours. Ils seraient chargés de remplacer dans leurs services les médecins et chirurgiens titulaires, de diriger le traitement externe et le service de secours à domicile, dont la haute surveillance appartiendrait toujours aux médecins et chirurgiens titulaires de l'hôpital.

Les docteurs en médecine chargés du service à domicile, directement reliés par leur service à l'hôpital de secours, pris autant que possible parmi les internes sortant des hôpitaux, seraient nommés aux concours. La durée de leurs fonctions pourrait être limitée.

Un service de deux ans au moins dans les secours à domicile pourrait seul donner droit à concourir pour les places de médecin et de chirurgien du Bureau central.

Les médecins et chirurgiens du Bureau central, au fur et à mesure des vacances et d'après leur ordre de nomination, prendraient place comme titulaires des services de médecine et de chirurgie des grands hôpitaux généraux, des hôpitaux spéciaux et des hôpitaux de secours.

Dans les arrondissements hospitaliers où cela serait possible, se rattacherait aussi à l'hôpital de secours une polyclinique de médecine, de chirurgie et d'accouchements faite sous la direction des médecins et chirurgiens titulaires, par des élèves en médecine ayant accompli leurs quatre années d'études.

Un grand hôpital d'instruction pouvant contenir 400 à 450 malades renfermerait toutes les cliniques de médecine et de chirurgie.

Des difficultés pratiques nombreuses rendraient ce plan irréa-

lisable immédiatement dans toutes ses parties; les difficultés
financières ne seraient pas les moins grandes ; mais ce ne sont pas
les millions dépensés que je critique, c'est leur mauvaise application que je blâme. Quoi qu'il en soit, après avoir étudié depuis
plusieurs années et visité successivement presque tous les hôpitaux
importants de l'Europe, telle est la voie dans laquelle me paraîtrait devoir marcher notre assistance publique et hospitalière.

Théoriquement et pratiquement, la question de l'emplacement
des hôpitaux se rattache intimement à celle des dimensions qu'il
doit avoir, de la population qu'il doit abriter. Il ne faut plus que
notre siècle voie s'élever de ces hôpitaux de 1,000 à 1,200 malades,
à moins qu'on ne puisse, comme à Saint-Pétersbourg, isoler à tel
point les différents services que l'hôpital occupe une superficie de
plusieurs kilomètres. Cette condition d'isolement peut seule justifier des hôpitaux de 500 à 600 malades; mais elle entraîne la
nécessité de tels emplacements qu'on ne peut guère les trouver
qu'à l'extérieur des villes, et au prix de grands sacrifices pécuniaires. L'étendue du terrain choisi doit s'accroître en effet non
proportionnellement, mais suivant une progression que j'expri-
merai par les chiffres 1, 3, 6, 10, 15, 21, 28, 36, ce qui donnerait
comme minimum de superficie, pour un hôpital de 100 malades,
2,500 mètres; — 200, 7,500; — 300, 15,000; — 400, 20,000; —
500, 37,500; — 600, 52,500; — 700, 70,000; — 800, 100,000.

Les résultats statistiques de la mortalité après les amputations
peuvent encore nous montrer que l'influence fâcheuse de l'agglomération des malades sur un même point croît avec le chiffre des
lits que renferme l'hôpital. Ce n'est pas tout qu'un hôpital soit
largement isolé des habitations voisines, il faut encore que les
bâtiments qui le composent soient fort éloignés les uns des autres,
qu'ils constituent en quelque sorte comme autant d'hôpitaux. C'est
ce que n'ont pas compris ceux qui ont élevé Lariboisière, Saint-
Jean à Bruxelles, ceux qui terminent en ce moment l'hôpital
Rudolph à Vienne.

Cette influence de l'agglomération des malades dans un centre
restreint apparaît dans tout son jour dans la statistique suivante,
dont je trouve également les éléments dans le *Blue book* de 1864
et dans les statistiques antérieurement publiées de Guy's hospital
et de l'infirmerie de Glascow. Cette statistique porte sur 57 hôpi-

taux d'Angleterre et sur 2,528 amputations; je l'ai établie pour les amputations de la cuisse et de la jambe, suivant la quantité de lits que renferme chacun d'eux; en les divisant en quatre classes, les chiffres suivants résultent de ce rapprochement :

	MORTALITÉ P. 100 AMPUTÉS.	
	Cuisse.	Jambe.
Hôpitaux n'excédant pas 100 malades.	25,3	17,7
— renfermant de 100 à 200 malades . . .	30,7	19,2
— — 200 à 400 — . . .	37,5	22,4
— — 400 malades et au delà .	40,0	32,1
Hôpitaux de Paris, 1861	74	70

Cette influence, déjà si visible, apparaîtra encore davantage si nous rendons notre comparaison plus exacte encore en ne prenant pour exemple que des amputations faites pour causes pathologiques, moins variables dans leur gravité que les causes traumatiques. L'amputation de la cuisse pour cause pathologique a donné dans les hôpitaux d'Angleterre déjà cités les résultats suivants :

	MORTALITÉ P. 100.
Hôpitaux n'excédant pas 100 malades	6,6
— renfermant de 100 à 200 malades.	20,2
— — 200 à 400 —	24,0
— — 400 malades et au delà . .	35,9

On ne saurait ici invoquer cette fin de non-recevoir si exagérée, si souvent reproduite, basée sur la différence des races, sur l'infériorité physique et morale de la race française sur la race anglaise, triste argument qu'invoquent trop souvent les adversaires de nos recherches statistiques, car la comparaison ne porte cette fois que sur des établissements placés en Angleterre, et les différences individuelles s'effaceraient du reste devant le chiffre des hôpitaux (57) et le nombre des amputations (2,528).

Je n'insiste pas plus sur les avantages et les inconvénients des petits et des grands hôpitaux, sur leurs dimensions et sur le chiffre de leur population; car si un architecte, un ingénieur, un administrateur ne voient dans toutes ces questions qu'une certaine quantité de mètres cubes d'air à donner ou à souffler à chaque malade, il y a longtemps que vous, Messieurs, qui savez ce que c'est qu'un malade et un hôpital, vous avez condamné les grands hôpitaux.

Il me reste à examiner maintenant quelle doit être la *situation topographique* des hôpitaux ; je serai bref sur ce point, car le problème se représente avec des conditions spéciales pour chaque hôpital en particulier, pour chaque ville, pour chaque pays. Cependant on peut dire qu'il faut autant que possible placer l'hôpital dans un lieu découvert, vers le haut des collines plutôt que dans les plaines, dans les plaines plutôt que dans les vallées. On peut se rapprocher des fleuves quand leur eau est limpide, leur cours rapide, surtout quand on peut placer l'hôpital sur une colline voisine de leurs bords ; on doit au contraire s'éloigner des rivières où l'eau peu profonde, peu rapide, est fréquemment chargée de détritus organiques en voie de décomposition. Il faut rechercher les terrains granitiques, siliceux ou calcaires, éviter les terrains marécageux, bas où humides, les terrains d'alluvion et surtout les iles, lorsque celles-ci ne sont pas toutefois assez larges pour constituer un petit continent. Il faut abriter l'hôpital des vents du nord, l'exposer à la bienfaisante influence du sud, chercher pour lui l'aération, mais le mettre à l'abri des courants d'air violents.

Ce que je viens de dire peut déjà vous faire pressentir quelle est mon opinion quant à la valeur hygiénique de l'emplacement choisi pour le futur Hôtel-Dieu. Il réunit à peu près toutes les conditions mauvaises. Le sol est un terrain humide et bas, qui n'a dû son exhaussement qu'à l'accumulation des débris et des ruines de plusieurs siècles, où se sont infiltrées les déjections de toutes les générations parisiennes, où s'infiltrent les eaux de la Seine. Vous avez pu voir ce qui existe en jetant un coup d'œil sur les travaux faits pour creuser les fondations d'une nouvelle caserne, et vous avez pu constater en même temps à quelle profondeur et au prix de quelles dépenses il faut aller chercher la base solide d'un puissant édifice.

La Cité est au fond de cette vallée dans laquelle coule à cet endroit la Seine ; largement ouverte du côté du nord, la partie désignée pour l'Hôtel-Dieu est au contraire soustraite à la chaude et bienfaisante influence du sud, au loin par la montagne Sainte-Geneviève, et c'est matériellement cette fois que Notre-Dame la couvrira de son ombre ; cette disposition rend fâcheux le voisinage trop immédiat du fleuve qui la circonscrit et qui la baigne chaque soir d'une atmosphère humide.

Mais si l'emplacement choisi n'a pas une aération suffisante malgré les larges rues dont l'entoure le projet, il sera en revanche exposé aux bourrasques et plongé, comme dans la Cité, dans les courants d'air violents qui sillonnent les fleuves encaissés dans des vallées ou couverts sur leurs bords de deux rangées de maisons et d'édifices élevés.

L'emplacement choisi fût-il bon au point de vue de l'hygiène, il serait encore détestable au point de vue de l'économie hospitalière. Ce qui fait la supériorité des études médicales, mais ce qui fait aussi leur difficulté, c'est qu'elles comprennent les sujets qui sembleraient au premier abord devoir leur être toujours étrangers ; la question du prix de revient des hôpitaux appartient à l'hygiène hospitalière, comme l'ont très bien compris tous ceux qui se sont occupés de la question. J'ai montré il y a deux ans à quel prix modique revenait en Angleterre un lit d'hôpital : 1,500 francs à Glascow, 4,000 francs à Londres. Je serai bref aujourd'hui sur ce point ; mais je ne puis taire ce principe, qui certainement est le vôtre : que le premier devoir de toute administration hospitalière est de soulager avec une somme fixée le plus grand nombre d'infortunes possible. Serait-ce suivre ce principe que de construire un hôpital où chaque lit reviendrait au moins à 30,000 francs, coûterait en dehors du prix de l'entretien et de la nourriture des malades, 1,500 francs de loyer annuel ? Ne serait-ce pas une déplorable et impardonnable dérision que de voir un lit d'hôpital coûter aussi cher de loyer qu'un appartement à Paris avec salon, salle à manger, chambre à coucher et cuisine ? Un tel projet exécuté avec le bien du pauvre, ou même avec l'argent qui pourrait être employé à soulager plus efficacement ses misères, serait une faute grave.

D'ailleurs, les raisons données par l'administration municipale n'ont aucune valeur pour ceux qui connaissent de près, comme vous les connaissez, les besoins de la population indigente de Paris.

L'ombre de Notre-Dame qu'on invoque est une raison toute de sentiment qui peut avoir sa valeur pour beaucoup d'institutions, mais qui ne saurait être invoquée dans le domaine tout matériel des choses de l'hygiène.

Le Bureau central, très utile par les consultations où l'on donne des conseils, mais surtout des appareils aux malades atteints de hernies, de varices, d'affections utérines, de déviation de la taille

et des membres, est, au point de vue de la répartition des malades,
d'une utilité au moins contestable, aujourd'hui que l'électricité
peut mettre tous nos hôpitaux en communication directe les uns
avec les autres.

L'espace choisi par l'administration municipale ne pourrait, sans
compromettre gravement leur vie, renfermer plus de 400 malades,
et le quartier de la Cité n'a guère besoin d'un grand hôpital,
puisque, suivant toute apparence, la vieille Cité de Paris, concen-
trant dans son enceinte vide de ses citoyens tout ce qui représente
les derniers progrès de la civilisation moderne, ne renfermera
bientôt plus que la préfecture de police, le palais de justice, une
église, le tribunal de commerce, des prisons, la Morgue et quelques casernes.

La partie de Paris qui l'avoisine n'aurait guère besoin que d'un
hôpital de secours, et l'emplacement occupé actuellement par les
bâtiments de l'Hôtel-Dieu consacrés au service des femmes me
paraît pouvoir être utilement employé à cet usage : quoique à
peu de distance de l'endroit choisi par l'administration, ses conditions hygiéniques, sans être tout à fait à l'abri de la critique,
sont toutes différentes et suffisamment bonnes. Un bâtiment
unique, séparé de la Seine par des jardins, grâce à la suppression
d'une rue devenue inutile, pourrait être construit presque sur
l'emplacement actuel et contenir 100 malades.

Il resterait, il est vrai, à créer un nouvel Hôtel-Dieu. Hôpital
général, je voudrais le voir placé au dehors de Paris, près des
bords de la Seine, dans les environs du bois de Vincennes ou de
l'ancien parc de Bercy; hôpital d'instruction, je voudrais voir
reprendre pour lui, *mais par l'Etat*, le projet de déplacement et
de reconstruction de la Faculté de médecine, et je ne puis m'empêcher de regretter qu'on ait employé à d'autres usages l'emplacement de l'île Louviers. Là, sur les bords de la Seine, dont l'eau,
encore pure de souillures, coule claire et rapide ; exposé de toutes
parts et sans obstacles aux salutaires rayons du soleil, sur un
sol sec et salubre, à l'abri des courants d'air violents qui règnent
peu sur un terrain découvert, ayant en face de lui les vastes
jardins du Muséum, suffisamment éloigné des habitations par le
grenier d'abondance et les terrains de la Bastille, on eût pu placer
avec peu de frais un grand hôpital, soit général, soit d'ins-

truction, dans des conditions presque aussi bonnes qu'à l'extérieur de Paris.

Quant au projet de l'administration municipale. je le trouve injustifiable et dangereux : injustifiable. car on ne peut invoquer aucune raison suffisante pour autoriser la création d'un hôpital de 600 lits au centre de la Cité ; injustifiable. car avec l'argent que coûterait un Hôtel-Dieu malsain et meurtrier. il est facile de créer au dehors de Paris quatre hôpitaux de quatre cents lits chacun ; dangereux, car il mettrait en péril la vie des malades ; dangereux, parce qu'en l'exécutant malgré l'avis contraire du corps médical. l'administration municipale assumerait sur elle la lourde responsabilité d'une mortalité qui serait son œuvre et qui. portant sur le pauvre. ne fait pas seulement couler des larmes. mais fait encore asseoir à son foyer le désespoir, la misère et la faim.

III

DES MATERNITÉS[1]

ÉTUDE SUR LES MATERNITÉS
ET LES INSTITUTIONS CHARITABLES D'ACCOUCHEMENT A DOMICILE
DANS LES PRINCIPAUX ÉTATS DE L'EUROPE
FRANCE, AUTRICHE, PRUSSE, RUSSIE, ANGLETERRE, BELGIQUE, DANEMARK,
HOLLANDE, ÉTATS ALLEMANDS

> L'hygiène hospitalière ne se réduit pas à des questions de bâtiments à orienter ou à espacer, de fenêtres à ouvrir, de mètres superficiels de terrain ou de mètres cubes d'air à distribuer à chaque malade; c'est la science qui, par l'étude approfondie des causes qui font naître et s'étendre les maladies nosocomiales, apprend à les prévenir ou à les arrêter dans leur développement.
>
> (Page 201.)

A son Altesse Impériale

MADAME LA GRANDE DUCHESSE HÉLÈNE PAWLOWNA

Madame,

La science ne reconnaît pas les frontières politiques et place au-dessus de toutes les autres supériorités celle que donnent les services rendus à l'humanité.

En cessant de devenir un rapport officiel, pour rester une œuvre toute personnelle, ce travail sur les Maternités devait être dédié à la digne émule de Miss Nightingale ; à celle qui dirige personnellement et soutient de sa fortune la Maternité d'où est parti le signal des réformes ; à celle dont la haute intelligence et le grand cœur ont contribué directement à donner l'impulsion au progrès de l'hygiène hospitalière ; à celle qui, en créant, en 1854, l'ordre

[1] 1 vol. in-4°, Paris, V. Masson et fils, 1866.

hospitalier des Sœurs de l'Exaltation de la Croix, ordre dans lequel se confondent pour la première fois, catholiques, protestants et orthodoxes, a su remettre en lumière le véritable but du christianisme, et montrer le terrain sur lequel doivent, au XIXe siècle, se réunir toutes les confessions chrétiennes : celui de la charité, de la bienfaisance et du dévouement envers ceux qui souffrent.

C'était donc à Votre Altesse Impériale que devait être adressée la dédicace de ce travail, puisse-t-elle l'agréer comme l'hommage d'une respectueuse admiration.

Léon LE FORT.

Il est des œuvres qui n'ont point besoin de préface, soit parce que le nom seul de leur auteur suffit pour indiquer l'esprit dans lequel elles sont conçues ; soit parce que le livre lui-même suffit à montrer, sans incertitude possible, les intentions de l'écrivain, quelque inconnu qu'il puisse être à ses lecteurs.

Telles ne sont pas les conditions, dans lesquelles je me trouve, et je crois utile de faire connaître, ou de rappeler, les circonstances qui m'ont conduit à entreprendre et à publier ce travail ; je crois surtout indispensable de ne laisser aucun doute sur les intentions qui l'ont dicté.

En 1858, le désir d'étudier quelques points de la chirurgie anglaise, et surtout la question des résections articulaires, m'engagea à retourner en Angleterre et à suivre pendant six mois la pratique des hôpitaux de Londres. Plusieurs faits m'y frappèrent vivement et je fus surtout étonné d'y observer fréquemment des guérisons, qu'on eût à peine osé espérer dans nos hôpitaux de Paris. Amené par la rédaction d'un mémoire, sur les résections du genou, à étudier la statistique des amputations de cuisse dans les hôpitaux d'Angleterre, il me suffit d'en comparer les résultats avec ceux fournis, dans les hôpitaux de Paris, par la célèbre statistique de mon regretté maître, M. Malgaigne, pour constater, dans la mortalité consécutive à ces amputations, une grande différence, tout à l'avantage de l'Angleterre, et, en 1859, j'attirai sur ce point, encore nouveau, l'attention de la Société de chirurgie. Ce que j'avais constaté pour les amputations de la cuisse, M. Topinard l'établit, l'année suivante, pour toutes les amputations, dans son très remarquable travail sur la chirurgie anglaise.

Cette différence dans les résultats ne pouvait tenir seulement à une différence dans la pratique chirurgicale ; je voulus en rechercher les causes et je retournai en 1860 visiter cette fois les principaux hôpitaux de l'Angleterre, de l'Ecosse, de l'Irlande, de la Hollande et de la Belgique; la campagne de 1859, à laquelle j'avais pris volontairement part comme médecin militaire temporaire, m'avait permis de visiter les hôpitaux de l'Italie et même ceux des provinces vénitiennes, grâce à la mission qui m'échut un jour de remettre à Vérone à l'armée autrichienne un grand nombre de ses blessés, prisonniers de notre armée et soignés par nous dans les hôpitaux de Milan et de Brescia.

M'attachant donc à l'étude de l'hygiène hospitalière, il me fut aisé de constater que les conditions hygiéniques générales étaient de beaucoup mieux observées dans les hôpitaux anglais que dans les nôtres : extrême propreté, absence d'encombrement, large aération, chauffage par des cheminées ouvertes, petits hôpitaux substitués, en général, à nos grandes agglomérations de malades, etc., etc. De retour à Paris, je rassemblais sur ce sujet des matériaux pour un travail spécial, lorsque M. Gosselin, chargé par l'Académie de médecine du rapport sur mon second mémoire ayant trait aux résections de la hanche, désirant montrer que l'insalubrité de nos hôpitaux justifiait, pour ce qui regarde ces opérations, la réserve des chirurgiens français, m'engagea à faire en Angleterre une nouvelle enquête sur la fréquence de l'érysipèle et de l'infection purulente. Une nouvelle visite aux hôpitaux de Londres, d'Édimbourg et de Glascow me prouva que ces complications ordinaires de nos opérations sont beaucoup plus rares en Angleterre qu'à Paris.

Le rapport de M. Gosselin, en amenant à la tribune M. Davenne, ancien directeur général des hôpitaux, provoqua la vive réplique de M. Malgaigne : la discussion sur l'hygiène hospitalière était ouverte à l'Académie de médecine. Dès le début de la discussion, je résumai dans un court travail intitulé : *Note sur l'hygiène hospitalière en France et en Angleterre*, les points les plus importants de l'étude à laquelle je m'étais livré. Je montrai, par les résultats statistiques obtenus, l'infériorité de nos hôpitaux; je cherchai à montrer qu'il était nécessaire d'entrer dans la voie des réformes; j'exposai franchement et librement ce qui était mon opinion; je blâmai l'état des choses, sans faire remonter jusqu'à l'administration la responsabilité d'une organisation contre laquelle, depuis Tenon et Bailly, aucun médecin, que je sache,

n'avait réclamé ; agir autrement eût été commettre une injustice.
L'administration crut cependant devoir, sinon se défendre, du
moins faire contrôler les idées émises dans la discussion et dans
mon modeste travail. MM. Blondel, inspecteur administratif de
nos hôpitaux, et Ser, ingénieur de l'administration, reçurent la
mission d'aller visiter les hôpitaux de Londres et, quoique leur
enquête n'ait duré que quelques jours, elle nous valut la publication d'un rapport administratif très consciencieux, fort intéressant et remarquable surtout par son impartialité.

Les choses en étaient là, lorsque, au mois de février 1864,
M. Husson, directeur général de l'administration des hôpitaux,
me pria de me charger de visiter, au nom de cette administration,
les principaux établissements hospitaliers de l'Allemagne et de la
Russie pour y rechercher les améliorations applicables aux nôtres.
En me choisissant pour remplir cette mission, M. Husson montrait
à tous, ce que je savais déjà, qu'il voulait sincèrement la vérité,
puisqu'il confiait à l'impartialité de celui qui ne prouvait son
dévouement à l'administration qu'en lui signalant ses imperfections, la rédaction d'un rapport sur l'état des hôpitaux étrangers
comparés aux nôtres. Fier de cette preuve de confiante estime,
j'étais heureux de l'occasion qui m'était offerte de continuer, en
les étendant, mes recherches sur l'hygiène hospitalière; accepter
cette mission était presque un devoir, malgré les inconvénients
qu'avaient alors pour moi une longue absence et l'interruption
qui devait en résulter dans mes travaux ordinaires, plus directement en rapport avec la chirurgie.

Un de mes anciens élèves et excellent ami, M. Liouville, interne
distingué de nos hôpitaux, eut l'idée heureuse, pour moi, de
m'accompagner dans la plus grande partie de ce voyage, et je
trouvai en lui non seulement un aimable compagnon de route,
mais encore un observateur habile et un aide dévoué dans la
rédaction sur place de mes notes de chaque jour.

De retour après cinq mois d'absence, ma mission n'était pas
terminée; il me fallait rédiger un rapport et ce n'était pas la partie
la plus facile et la moins longue de ma tâche. Deux voies se présentaient à moi en cette circonstance : rapporter avec plus ou
moins de détails les faits les plus saillants observés pendant mon
voyage; donner mon appréciation quand il m'était possible de le
faire en suffisante connaissance de cause ; mais, me borner en

définitive à fournir à l'administration un nombre aussi considérable qu'il me serait possible de matériaux relatifs à l'étude des questions d'hygiène hospitalière ou, plus exactement, à la constatation de l'état matériel des hôpitaux étrangers ; ou bien, mettant à profit mes recherches antérieures en Angleterre, en Hollande, en Suisse, en Italie, essayer de résumer moi-même les questions si diverses que comprend l'hygiène des hôpitaux et tenter d'en résoudre quelques-unes.

Le nombre et l'importance des matériaux accumulés entre mes mains, la situation un peu exceptionnelle que me créaient des voyages entrepris et poursuivis depuis plusieurs années dans un but d'étude spéciale, m'ont engagé à choisir le dernier parti : celui de donner à mon rapport plutôt la forme d'un livre sur la matière, que celle d'un compte rendu administratif ordinaire.

Mais, un tel travail demandait plusieurs années peut-être pour être terminé et deux questions exigeaient une solution urgente : la reconstruction de l'Hôtel-Dieu, la réforme de nos maternités incessamment décimées par des épidémies meurtrières de fièvre puerpérale.

Pour ce qui concernait le futur Hôtel-Dieu, il fallait tout d'abord résoudre deux importants problèmes : la situation et l'étendue de l'emplacement qu'il devait occuper ; le chiffre de la population qu'il devait abriter. Un mémoire déposé lors de l'enquête ouverte à la mairie du IVᵉ arrondissement, mon discours du 19 octobre 1864 à la Société de chirurgie furent comme la publication anticipée de ces premiers chapitres de mon rapport général, chapitres ayant trait à la situation, à l'étendue et à la population des hôpitaux. Si les idées que j'y émettais furent en concordance parfaite avec celles de mes collègues, avec les conclusions ultérieures de la Société de chirurgie, avec celles de la commission médicale nommée par l'administration des hôpitaux, avec l'opinion de tout le corps médical, elles étaient en opposition avec les projets arrêtés vraisemblablement d'avance par l'administration préfectorale.

On sait le sort qu'eut l'importante discussion de la Société de chirurgie ; le corps médical français assiste au douloureux spectacle de voir un hôpital s'élever à grands frais dans des conditions déplorables, malgré l'avis des corps scientifiques les plus autorisés, malgré les réclamations unanimes des chirurgiens des hôpitaux, malgré le rapport défavorable de la commission médicale nommée par l'administration, malgré les enseignements de l'expérience, contre toutes les règles de l'hygiène nosocomiale, dans un lieu insalubre, sur un espace trop restreint, au prix d'une dépense telle que chaque lit coûtera 1,500 francs de loyer, c'est-à-dire le prix d'un appartement; alors que ce projet d'hôpital d'au moins 600 lits n'avait trouvé dans le corps médical d'autre défenseur, qu'un membre du conseil préfectoral nommé par les auteurs mêmes du projet.

En présence d'un tel état de choses, il était évident pour moi qu'on ne se préoccuperait même pas d'une opinion personnelle isolée, quand il s'agirait de la disposition des bâtiments et des salles de malades, du mode de chauffage et de ventilation, etc. J'interrompis donc, pour un instant, la rédaction de mon rapport général, pour traiter une des questions partielles qu'il était urgent de résoudre : celle des maternités.

Je le fis avec d'autant plus d'empressement qu'à la suite d'une erreur commise par moi, dans l'interprétation de la mortalité après l'accouchement, dans le service spécial à domicile, annexé à Guy's Hospital à Londres et non point, comme je l'avais cru, placé dans l'hôpital même, j'avais depuis trois ans commencé des recherches sur les causes qui peuvent amener une différence si grande dans la mortalité après les accouchements, suivant qu'ils ont lieu en ville ou dans les hôpitaux.

Il est impossible de se former une opinion sur le meilleur mode d'organisation d'une maternité, sur les moyens de diminuer la mortalité qui y règne, sans rechercher quelle est l'étendue de cette mortalité, à quelles maladies elle peut être attribuée et enfin à quelles causes sont dus le développement et la propagation de la fièvre puerpérale; je ne pouvais résoudre ces questions sans rechercher l'étendue de la mortalité dans les maternités étrangères; aussi, ce qui ne devait être qu'un court chapitre d'un rapport d'ensemble a pris peu à peu les développements d'un travail spécial, et c'est à ce titre et comme rapport partiel que j'eus l'honneur de le remettre, au mois d'avril 1865, à l'administration des hôpitaux.

M. Husson, directeur général, après en avoir pris connaissance, ne crut pas pouvoir l'accepter et le publier au nom de son administration. « Un rapport, m'écrivait-il le 23 juin dernier en me remettant le manuscrit et les dessins de ce travail, un rapport destiné à rendre compte d'une mission administrative n'est autre chose que l'exposé de ce qu'on a vu, accompagné des réflexions que le sujet peut inspirer. Le travail que vous m'avez communiqué sur les accouchements contient sans doute beaucoup de faits dignes d'attention, mais c'est plutôt un traité très développé sur la matière, où la polémique et les théories occupent une grande place, qu'un rapport que je puisse publier comme offrant aux administrations et aux lecteurs studieux la constatation de ce qui existe. D'ailleurs il a des développements qui en font pressentir beaucoup d'autres sur des sujets aussi importants et il me serait impossible, ne fût-ce qu'au point de vue de la dépense, d'engager l'administration dans des frais aussi considérables. »

Je suis loin de contester la justesse des observations faites par le directeur général de l'administration; mais étant médecin et non administrateur, j'ai examiné et discuté en médecin; convaincu, profondément convaincu que les médecins seuls peuvent résoudre les questions d'hygiène hospitalière, j'ai fait et voulu faire un rapport médical et non un rapport administratif; je le soumets aujourd'hui à l'appréciation de tous.

En devenant une publication personnelle, ce travail devait subir et a subi des modifications profondes. Le respect des convenances les plus élémentaires m'interdisait de faire, dans un rapport que l'administration devait publier, la critique des établissements hospitaliers dont elle a la direction, et une comparaison avec les hôpitaux étrangers m'eût obligé à le faire; je m'étais donc borné à montrer à l'administration ce qui existe ailleurs, en lui laissant la tâche facile de tirer les conclusions d'un rapprochement que je m'interdisais de faire. Mon devoir était tout différent en publiant moi-même ce travail; je ne pouvais le publier à Paris, sans parler de Paris; aussi laissant intact tout le reste de mon travail, j'y ai ajouté l'histoire de nos maternités et, après une dernière visite en Angleterre, celle des maternités et des services à domicile de Londres [1].

____

(1) J'aurais voulu ajouter à ce travail l'histoire des maternités d'Italie; mais je n'ai voulu parler que de ce que j'avais étudié sur place, et lors de mon séjour en Italie, en 1859, je ne m'étais occupé que de l'hygiène générale des hôpitaux; je ne parlerai donc des établissements de Rome, Milan, Florence, Vérone, Alexandrie, Turin, que dans mon rapport général sur l'hygiène hospitalière.

Ce n'est donc plus un rapport officiel, c'est une œuvre toute personnelle que je publie aujourd'hui sous ma propre responsabilité. Elle n'engage en rien, elle n'eût, du reste, jamais engagé celle de l'administration des hôpitaux dont les idées sur le sujet de l'organisation des maternités, sont très vraisemblablement, sur bien des points essentiels, opposées aux miennes.

Tel est l'historique de ce livre ; dans quel esprit est-il conçu ? C'est ce qui me reste à dire.

La statistique, seule, avec l'irrésistible éloquence que possèdent les chiffres, quand ils portent sur des éléments aussi exactement comparables que l'accouchement, en montrant les tristes résultats qu'ont donné, dans ces derniers temps surtout, nos maternités de Paris, montre non seulement leur fâcheuse insalubrité, mais témoigne en même temps qu'elles n'ont pas participé aux progrès considérables effectués depuis dix ans dans les maternités étrangères. En constatant et en mettant dans tout leur jour des faits aussi regrettables, il m'était impossible de ne pas adresser des critiques et parfois un blâme, non aux personnes. mais aux choses. Ce qui me fait regretter plus vivement encore la nécessité où je me trouve de publier moi-même ce travail, comme œuvre personnelle, c'est que sa publication, par l'administration elle-même, eût enlevé à ces critiques jusqu'à l'apparence même de reproches, et eût transformé ce qui peut paraître un acte d'opposition, en l'exposition franche d'une situation, à laquelle des faits, accomplis déjà, montrent qu'on est résolu à porter remède. Telle est l'interprétation que reçoivent souvent, et malheureusement que méritent quelquefois les critiques qui s'adressent non à soi-même, mais à d'autres ; et l'on pourrait voir dans ce travail, avec aussi peu de raison que dans ma note de 1862 sur l'hygiène hospitalière, une attaque contre les administrateurs de nos hôpitaux.

Or, je le dis hautement : en science comme en politique, je ne connais d'opposition avouable que celle qui, ne se bornant pas à des critiques stériles et toujours faciles, sait se substituer par la pensée à ceux qui peuvent non seulement désirer le bien, mais qui doivent encore l'appliquer sous leur propre responsabilité ; celle qui sait apprécier les difficultés qu'on rencontre inévitablement lorsque de la théorie on passe à la pratique.

Je ne connais d'opposition respectable que celle qui, prenant sa source dans le désir du bien, n'a d'autre but que le bonheur et le salut des autres ; qui, dans la sincérité de sa conscience, cherche à montrer les erreurs à éviter. le progrès à accomplir, sans chercher pour elle-même le privilège de le réaliser. Je ne connais d'opposition loyale que celle qui, loin de prendre sa source dans les vaines et mesquines satisfactions d'un esprit chagrin, d'un amour-propre blessé, offre loyalement son concours vers le bien à ceux qu'elle semble combattre et qui n'oublie pas, que, si elle ne doit jamais, et *quoi qu'il arrive*, respecter une erreur, elle doit toujours respecter ceux qui, comme elle, cherchant le bien, se trompent sur les moyens de l'obtenir.

Je répète donc ce que j'écrivais le 18 septembre 1863 (*Gazette hebdomadaire de médecine*, p. 629) : « Ce que je repousse énergiquement, c'est l'idée que j'aie voulu attaquer l'administration des hôpitaux. Quoique je ne sois guère partisan de notre régime administratif, je ne saurais oublier que ce nom d'administration n'est, dans l'espèce, que celui de M. Husson, de M. Davenne, son honorable prédécesseur; qu'on ne saurait sans injustice et sans ingratitude oublier leur dévouement et leurs services ; qu'il n'y a d'accusation possible que là où il y a eu fautes commises, et que s'il y a eu indifférence sur ce qui se faisait à l'étranger, cette indifférence que nous partagions tous n'était que trop justifiée par ce sentiment d'amour-propre national, si malheureusement exagéré en France, que tout était pour le mieux à Paris et que nous avions une écrasante supériorité sur nos voisins.

« Les honorables et si dévoués directeurs qui se succédèrent à la tête de l'administration de l'Assistance publique ne pouvaient, en fait d'hygiène, que s'en rapporter aux médecins, les seuls compétents en pareille matière; or, aucune réclamation de quelque importance n'avait jamais été faite, que nous sachions du moins. »

Voilà ce que j'écrivais en 1863 et ce que je répète encore aujourd'hui; aujourd'hui, cependant, des réclamations se sont produites ; ont-elles amené quelques résultats? Je réponds sans hésiter par l'affirmative.

Il n'est pas un seul de nos hôpitaux qui n'ait été l'objet d'améliorations notables depuis les discussions sur l'hygiène hospitalière ; des cheminées à foyer ouvert ont été placées dans beaucoup de salles de malades, des water-closets admirablement

disposés ont remplacé dans plusieurs hôpitaux les lieux infects
qui disparaîtront peu à peu ; les murs noircis depuis de longues
années ont été nettoyés et badigeonnés, le régime alimentaire a
été l'objet d'améliorations sérieuses; des cloisons ont été établies
là où elles paraissaient nécessaires et abattues là où elles paraissaient nuisibles. La Maternité, entre autres, à la suite des réclamations énergiques de quelques médecins des hôpitaux, a été
notablement améliorée. L'honorable et si distingué directeur de
l'administration de l'Assistance publique de Paris, a déployé le
plus grand zèle dans la mission si importante et si difficile qui
lui est confiée; il a fait tout ce que peut faire un homme d'une
haute intelligence mettant au service des meilleures intentions la
longue expérience d'un administrateur des plus distingués,
secondé par le zèle et l'amour du bien qui animent les chefs de
son administration, il a suivi dans ces traditions de dévouement
aux intérêts des pauvres et des malades, l'exemple des directeurs
généraux et des conseils qui, depuis plus d'un demi-siècle, ont
été chargés de l'administration supérieure des hôpitaux de Paris ;
et cependant, si je me demande : les résultats obtenus depuis
cinquante ans ont-ils été ce qu'ils auraient pu, ce qu'ils auraient
dû être? Je réponds avec regret par la négative.

Malgré les conseils administratifs, et les directeurs si dévoués
au bien, qui depuis 1795 se sont succédé à la tête de notre administration hospitalière, les hôpitaux de Paris sont encore dans
leur ensemble les plus défectueux et les plus meurtriers de toute
l'Europe.

L'organisation du service à domicile à Paris est, au contraire,
si l'on en excepte Saint-Pétersbourg qui rivalise avec nous, de
beaucoup supérieure à tout ce qui existe en Europe. Incompara-
blement supérieure à l'assistance officielle donnée en Angleterre,
et à Londres surtout, par les bureaux des pauvres et des paroisses,
admirable dans son organisation, admirable dans ses résultats,
elle est pour la France un titre de gloire. A quoi tiennent ces
apparentes contradictions, c'est ce que je crois pouvoir montrer,
et je dois d'autant plus essayer de le faire, que là est, suivant
moi, le seul moyen de mettre enfin nos hôpitaux en état de supporter, comme aménagement, et surtout comme résultats, la comparaison avec les hôpitaux étrangers ; c'est, d'ailleurs, pour moi
un devoir strict de dégager la responsabilité de mes prédéces-

seurs, de mes maîtres, de mes collègues ,et de moi-même, pour
un état de choses qu'il ne nous a jamais été donné de modifier ;
je dois surtout repousser cette responsabilité pour ce qui est de
la permanence d'une trop grande mortalité, que M. Malgaigne
avait déjà constatée en 1849 ; dont j'ai montré, dès 1859, l'excessive étendue, en la comparant avec ce qu'elle est en Angleterre
dans les mêmes conditions ; mortalité contre laquelle nous sommes
d'autant plus désarmés que le médecin n'a aucune part directe
dans l'administration matérielle des hôpitaux de Paris. Cette
démonstration est d'autant plus nécessaire que dans toute l'Europe, sauf en France et en Belgique, la direction médicale des
hôpitaux, appartenant aux médecins et non aux administrateurs,
on pourrait imputer soit à l'insuffisance, soit à l'indifférence du
corps médical des hôpitaux de Paris, la mortalité dont ce travail
devra malheureusement, pour ce qui concerne les accouchements,
donner une triste preuve.

La différence, si grande, qui existe pour Paris, entre la situation de l'assistance donnée au pauvre contre la misère (mode
d'assistance que j'appellerai, par abréviation, sociale) et celle de
l'assistance hospitalière, tient à ce que l'*administration de l'assistance publique* de Paris, complètement et absolument compétente,
quand il s'agit d'organisation des secours à donner aux pauvres,
a pu laisser se déployer librement, dans cette partie du service de
la bienfaisance, les éminentes qualités de tous ceux qui, à différentes époques, se sont succédé à la tête de cette administration ;
et je dois y joindre l'organisation des secours à domicile qui,
améliorée et presque constituée à nouveau par l'honorable
M. Husson, est arrivée à un haut degré de perfection, et peut être
revendiquée par lui comme un des plus éminents services rendus
à la population pauvre de Paris.

L'infériorité de nos hôpitaux me paraît tenir, pour une certaine
partie, à la fusion presque absolue dans une même administration de l'assistance sociale et de l'assistance hospitalière et elle
tient, pour la plus grande part, à la non-participation directe du
corps médical dans l'organisation, l'aménagement et la conduite
des hôpitaux.

L'administration, ai-je dit, est absolument compétente quand
il s'agit d'organiser l'assistance sociale. Il n'est pas besoin, pour
le démontrer, d'entrer dans de longs détails. Pour constater la

réalité et l'étendue des besoins de ceux qui demandent des secours ;
pour leur porter les conseils, les consolations, les soins matériels qui peuvent soulager leurs misères, il ne faut partout que
de l'intelligence, beaucoup de dévouement et une charité profonde.
Ce sont là des qualités qu'on trouve partout et qui heureusement
sont communes en France et à Paris, où tant de personnes aussi
dignes de respect par l'intelligence que par le dévouement, admi-
nistrent nos bureaux de bienfaisance, avec un zèle que secondent
puissamment des dames de toutes classes, de toutes conditions et
nos admirables sœurs de la charité, cette providence des pauvres.
Ici, le bien n'est réalisé que par la dissémination des efforts individuels réunis dans un même but : le soulagement de son semblable.

Mais, pour réunir les ressources, pour les répartir suivant les
besoins de chacun, des centres d'assistance, pour administrer en
un mot le bien des pauvres, il faut, lorsqu'il s'agit d'une capitale
comme Paris, une centralisation administrative qui imprime une
direction identique aux diverses administrations qui, dans chacun
des arrondissements de la ville, se partagent la mission à accomplir. Il faut une centralisation financière, une *administration
centrale* en un mot, et, pour diriger une semblable administration, il faut des connaissances spéciales, une longue habitude que
donne seule la pratique de fonctions analogues. Ces qualités
d'administrateur, que possèdent à un si haut degré MM. Davenne,
Husson et Blondel, ne peuvent se trouver que chez des hommes
spéciaux.

L'organisation des secours médicaux, donnés à domicile aux
indigents malades se confond entièrement, dans la pratique, avec
l'organisation des secours donnés à l'indigence. Le malade pauvre
n'a pas seulement besoin des conseils ou des soins d'un médecin,
souvent il faudra des secours, pécuniaires ou en nature, à des
enfants dont l'unique soutien était le travail du père ou de la
mère de famille atteints par la maladie ; souvent il faudra, pour
le malade lui-même, du linge, une couverture, du bouillon, du
vin, des aliments meilleurs, parfois un matelas, et, c'est au
bureau de bienfaisance, c'est aux mêmes personnes qui veillent
au soulagement de l'indigence que ces soins appartiendront. Là,
le médecin n'agit pas autrement qu'il ne le ferait dans une famille
plus favorisée de la fortune ; aussi, bien qu'il s'agisse du soulagement d'un malade, l'élément administratif devra primer sou-

vent dans la distribution des secours l'élément médical. C'est
donc à la même *administration centrale* que devra revenir la
haute organisation des secours d'assistance médicale à domicile.

Pour remplir ces fonctions, l'administration générale de l'Assistance publique de Paris, telle qu'elle est organisée est absolument dans son rôle ; les faits prouvent qu'elle a su le remplir
dignement et qu'elle n'est nulle part restée inférieure à la mission
qu'elle doit accomplir.

Si l'*assistance hospitalière* et l'*assistance sociale* sont confondues dans le but charitable à atteindre, elles diffèrent essentiellement sur les moyens à mettre en œuvre pour y arriver.

L'assistance sociale doit remplir partout une mission difficile :
donner aux indigents valides les secours de la charité, et aux
indigents âgés ou infirmes un asile et un abri; parfois aussi,
donner au pauvre dans ses maladies les secours de la médecine,
dans sa triste demeure où il manque souvent, ainsi que sa famille,
des objets les plus nécessaires.

Ce sont là de grands et magnifiques sujets d'étude, car le premier surtout pose les plus grands problèmes de l'économie
sociale : Assistance tutélaire donnée par la société tout entière
aux enfants abandonnés, assistance intellectuelle donnée ou imposée aux enfants du riche et du pauvre, refuge donné temporairement dans des maisons de travail à ceux auxquels le travail
libre manque; secours pécuniaires donnés aux malheureux, que
leur misère soit ou non méritée par le chômage, la maladie ou la
paresse; asile donné aux vieillards incapables de pourvoir par
eux-mêmes à leur subsistance. Problèmes à la fois magnifiques et
redoutables, que l'antiquité n'a pas connus (car elle n'a connu ni
les hôpitaux ni l'assistance sociale) et que le christianisme seul
devait faire connaître au monde en lui révélant comme les premières lois morales : la fraternité et la charité.

Venir en aide aux malheureux, secourir ceux qui souffrent,
prévenir ou soulager les misères, telle est la mission vraiment
chrétienne que cherchent aujourd'hui à accomplir comme un
devoir les souverains envers les peuples, ou les citoyens les uns
envers les autres.

L'assistance hospitalière a une mission beaucoup plus définie,
mais non moins difficile : offrir un abri, des soins et les secours

de la science à ceux qui, par l'excès de leur misère, ne pourraient trouver dans leur demeure ni l'abri, ni les secours nécessaires ; à ceux, dont la maladie, difficile à guérir, exigeant des opérations graves, demandant une surveillance constante, des soins expérimentés, exige en même temps l'intervention active de médecins rompus à toutes les difficultés de l'art médical ou chirurgical.

L'assistance sociale et l'assistance hospitalière emploient donc, pour arriver au but qu'elles doivent atteindre, des moyens très différents ; et elles exigent, chez ceux qui doivent leur donner l'impulsion, des aptitudes absolument différentes. C'est ce qu'ont su comprendre presque toutes les nations de l'Europe ; presque partout, sauf en France et en Belgique, l'assistance à donner aux indigents, et l'assistance à donner aux malades dans les hôpitaux, sont confiées à des administrations différentes.

En Russie, par exemple, où l'assistance sociale est séparée de l'assistance hospitalière, on peut donner et on a donné à des médecins la direction générale de vastes administrations hospitalières. Cette séparation est même une des premières conditions du progrès ; c'est à elle que la Russie doit d'avoir pu confier la direction des hôpitaux civils de tout l'empire (ceux de la couronne exceptés) à notre savant confrère et collègue, M. Pélikan ; celle des hôpitaux militaires à M. Zizourin, l'éminent professeur de la faculté de Kiew ; celle des hôpitaux de la marine au Dr Rosenberger ; tandis que la haute direction de l'assistance, des hospices et maisons de secours est confiée au dévouement et à l'habile expérience du baron Frederichs ; c'est à cette séparation, c'est à cette direction, confiée à des personnes *compétentes*, et, par conséquent, puissantes pour le bien, aidées par une haute et constante impulsion, que la Russie doit de posséder, sans contestation possible, les hôpitaux les meilleurs et les mieux tenus de tous les hôpitaux de l'Europe.

Malheureusement, cette séparation complète n'est pas toujours possible, puisque les ressources financières, attribuées à l'assistance sociale, dérivent parfois d'une même source que celles qui sont affectées à l'assistance hospitalière. Dans ces circonstances, qui se présentent à Paris, il y a impossibilité d'effectuer une séparation radicale ; mais la réunion pourrait n'exister que pour ce qui constitue la gestion financière et administrative : la direction supérieure des institutions de bienfaisance et la direction financière et administrative supérieure des hôpitaux étant centralisées dans les mains d'un administrateur, directeur général de l'assistance publique.

Mais à qui peut ou doit être confiée, pour ce qui concerne l'assistance hospitalière, la direction médicale supérieure ? Doit-elle l'être à un médecin, directeur général pour la médecine, partageant avec le directeur général administratif la direction de toute l'assistance hospitalière ? la théorie dit, peut-être, oui ; mais la pratique dit, certainement, non.

Il y a, en effet, impossibilité presque absolue dans la pratique, lorsqu'il s'agit de l'administration centrale hospitalière, de séparer *complètement* la gestion financière de la gestion médicale. Que le directeur médical demande la construction d'un nouveau bâtiment, qu'il demande seulement des réparations ou des améliorations dans un bâtiment existant, le directeur administratif sera souvent amené à lui opposer, comme argument décisif, l'absence de fonds disponibles. D'ailleurs, cette situation engendrerait presque inévitablement des rivalités, des luttes d'influence, des froissements d'amour-propre, ou bien l'annihilation de l'un des directeurs par l'autre, et la concentration des pouvoirs existerait en fait, sinon en droit.

Le problème résolu ailleurs est-il donc insoluble à Paris avec notre organisation administrative et pour ce qui concerne la direction générale de nos établissements ? Je ne le crois pas, mais je dois tout d'abord montrer quelle est l'organisation administrative de l'assistance hospitalière à Paris.

L'administration générale de l'Assistance publique (Bienfaisance et Hôpitaux) est confiée à un directeur responsable, nommé par le Ministre de l'Intérieur sur la présentation du Préfet de la Seine. Un conseil de surveillance, composé de personnes éminentes nommées par différents corps de l'État, est chargé, comme l'indique son nom, de surveiller l'administration. Trois personnes seulement sur vingt y représentent l'élément médical, d'autant plus effacé par l'élément administratif que le directeur général lui-même est purement administrateur et nullement médecin, et que le conseil n'a aucune action directe sur la gestion de l'œuvre.

« Le conseil éclaire, juge et modère au besoin, dans les limites de sa compétence, les actes directoriaux, *sans cependant jamais*

y substituer ses propres actes ; le directeur seul agit parce qu'il
est responsable ; il a reçu des règlements toute latitude de pourvoir aux besoins impérieux et incessants du service ; mais s'il
centralise toutes les forces vives de l'administration, c'est à la
condition expresse de les faire toutes concourir au même but : le
soulagement efficace et prompt des malheureux. » (Husson, *Études
sur les hôpitaux*, p. 171.)

Le directeur général actuel, l'honorable M. Husson, mû par le
plus vif désir du bien, a institué depuis quelque temps un comité
consultatif d'hygiène hospitalière dans lequel sont entrés quelques médecins, chirurgiens et pharmaciens des hôpitaux. Or, ce
comité peut, quand on le lui demande, donner quelques conseils ;
mais il ne s'ensuit pas pour cela que ses conseils doivent être
suivis (on sait le sort qu'eut le rapport de la commission médicale
nommée par l'administration pour examiner les plans de l'Hôtel-
Dieu), et ce comité n'a d'ailleurs aucune action directe sur l'organisation de nos hôpitaux. Le directeur général, aidé peut-être du
conseil de surveillance, règle tout ce qui se rapporte aux établissements hospitaliers : répartition des services et des malades,
aménagement des salles, literies, régime alimentaire, organisation
du service médical et pharmaceutique, évacuation et mise en
activité des salles, etc., tout est réglé et a toujours été réglé à
Paris, depuis 1793, par des administrateurs et non par les médecins.

La concentration des fonctions administratives et médicales
dans les mêmes mains a l'inconvénient de supposer possible la
réunion d'aptitudes et de connaissances absolument différentes.
Il me suffirait presque, pour démontrer cette impossibilité, de
définir et de classer les fonctions administratives et les fonctions
médicales.

La direction *administrative centrale* comprend la gestion des
propriétés mobilières et immobilières de l'œuvre, la perception
des revenus et des impôts, le règlement du budget des recettes et
aussi celui des dépenses, l'adjudication de la fourniture des objets
mobiliers ou de consommation nécessaires dans les hôpitaux, la
nomination et la surveillance des économes et employés supérieurs
des divers établissements, et, pour ce qui concerne les malades ,
la réglementation générale des conditions administratives de leur
réception, la fixation des frais de séjour, etc.

La direction médicale *supérieure* comprend ou doit comprendre
la solution de toutes les questions dans lesquelles la science intervient à un degré important. S'il s'agit d'hôpitaux à construire :
désignation, suivant les règles de l'hygiène, du lieu où l'hôpital
doit être élevé ; détermination du chiffre de sa population absolue,
car la science a montré que le salut des malades est en rapport
avec l'étendue et la population de l'hôpital ; répartition du nombre
des malades suivant la nature de leurs maladies en un certain
nombre de services ; examen et choix du plan à suivre dans la
construction, etc. S'il s'agit d'hôpitaux déjà existants : modifications à apporter dans le nombre, l'étendue et la distribution
des bâtiments ; dans l'aménagement des salles ; dans le choix et
la surveillance du personnel médical supérieur, et par son intermédiaire du personnel médical subalterne : mesures hygiéniques
à prendre en cas d'épidémies ; modifications à apporter au régime
des malades ; précautions à prendre contre l'extension des maladies contagieuses. etc.

Ce n'est pas tout encore, il faut que le directeur d'une administration hospitalière possède les connaissances médicales suffisantes pour savoir quels sont les moyens les meilleurs pour rendre
les hôpitaux aussi salubres que possible, et pour diminuer ou
faire disparaître l'influence fâcheuse de la réunion, dans un même
lieu, de maladies. qui presque toujours réagissent les unes sur
les autres ; il faut qu'il puisse, en connaissance de cause, veiller à
ce que chaque malade ait la nourriture, les médicaments et les
soins appropriés à sa maladie, le placer, en un mot, dans une
situation conforme à ce qu'enseignent la science et une longue
expérience dans le traitement de chaque affection en particulier ;
savoir modifier cette situation, suivant l'âge des malades, les
influences atmosphériques, les saisons, les climats, les consti-
tutions médicales, la nature des maladies et leur facilité plus ou
moins grande à se transmettre par contagion : apprécier justement
le rapport existant entre les changements apportés à l'état du
milieu dans lequel est placé le malade, et la marche favorable ou
fatale de sa maladie ; faire la part, dans les résultats statistiques
obtenus dans chaque hôpital, de ce qui revient à l'hygiène de
l'établissement et à la médication employée ; varier l'organisation matérielle des hôpitaux, suivant qu'ils sont destinés à
des enfants, des adultes ou des vieillards, à des blessés ou à

des syphilitiques, au traitement de maladies chroniques ou à celui de maladies aiguës, de fièvres éruptives ou d'affections viscérales, etc., etc.

Telles sont les connaissances que doit posséder le directeur général d'une administration hospitalière, telles sont celles que doit posséder aussi le directeur d'un hôpital. En effet, la conduite d'un hôpital comprend, comme celle de l'administration centralisée, deux éléments : 1° la gestion financière ; 2° la gestion médicale. Toutes deux appartiennent à Paris à un délégué administratif non médecin, aidé d'un économe et d'employés de bureaux. Une telle organisation, qu'on ne retrouve guère qu'en France et en Belgique, est un obstacle invincible à toute amélioration. Partout à l'étranger, l'hôpital est, sous le rapport médical, dirigé par un médecin, qui, dans les petits établissements, est en même temps médecin en chef ; qui, dans les grands hôpitaux, est tantôt agent administratif, mais agent compétent dans ses fonctions, tantôt médecin en chef de l'hôpital, sans y avoir toutefois de service médical personnel ; mais, presque partout aussi, surtout quand l'hôpital a une certaine importance, à côté de ce directeur-médecin, existe un économe, représentant l'élément financier et administratif, subordonné au directeur-médecin pour ce qui concerne la gestion médicale, subordonné seulement à l'administration centrale pour ce qui concerne la gestion financière.

C'est à l'élimination complète de l'élément médical, dans la conduite directe de nos hôpitaux, qu'est dû l'état déplorable où ils étaient à la fin du siècle dernier et l'état défectueux dans lequel ils n'ont cessé d'être depuis soixante-dix ans. Pour diriger les hôpitaux les meilleures intentions ne suffisent pas. Qui oserait mettre en doute celles qui ont animé tous les directeurs généraux, tous les conseils administratifs qui se sont succédé à la tête de nos hôpitaux ? Qui doute un instant que ces intentions n'aient été secondées par de hautes capacités financières et administratives ? Et cependant, notre nécrologie hospitalière, bien plus éloquente encore depuis que nous la comparons à celle des hôpitaux étrangers, parle plus haut et nous dit : Rien ne remplace, quand il s'agit d'hôpitaux, la compétence que peuvent seules donner de longues études, de longues années où chaque matinée a été passée dans les salles d'un hôpital ; l'intelligence et le dévouement ne remplacent pas la science et l'expérience : *cuique suum*. A l'administration la direction administrative et financière, aux médecins la direction des choses médicales !

L'histoire seule de nos maternités suffit à mettre en lumière ces défauts de notre organisation.

L'accouchement n'est pas une maladie, c'est un acte physiologique qui ne doit que très rarement, en cas de complications, amener des accidents mortels. Il n'était pas besoin d'être médecin pour le savoir et pour s'émouvoir vivement de l'excessive mortalité qui régnait à Paris dans nos services spéciaux, aussi depuis longtemps l'administration s'en était-elle émue.

« Par suite de quelles circonstances la maison d'accouchement, si longtemps épargnée, s'est-elle fait remarquer, depuis 1840, parmi les établissements les plus accessibles à la contagion et malgré sa situation exceptionnelle sur l'un des points réputés les plus salubres de Paris, malgré ses vastes jardins ? C'est là une question à laquelle ni la science, ni l'administration n'ont encore pu répondre. On sait à quel point elle nous préoccupe et quels efforts ont été faits déjà pour en expliquer et en prévenir les causes... les chiffres qui se rapportent à la situation actuelle des services d'accouchement accusent encore une mortalité assez considérable pour solliciter les investigations et pour engager les amis de la science et de l'humanité à rechercher, *de concert avec nous*, par quelles dispositions il serait possible d'arrêter les progrès d'une maladie terrible qui a déjoué jusqu'ici tous les calculs...

« Quelles que soient les difficultés considérables qu'elle éprouve, en présence surtout du silence gardé par les corps scientifiques, à organiser d'une manière efficace les services d'accouchement, l'administration ne reste pas inactive. » (Husson, *Études sur les hôpitaux*, p. 137-139.) Ainsi, dans une question aussi importante, l'administration ne peut que constater ses incertitudes, et cependant, à ses doutes, nous pouvons, nous médecins, opposer, outre les remarquables travaux de M. Tarnier, les magnifiques rapports, à la fois médicaux et administratifs, de MM. Hugenberger, sur la maternité de Pétersbourg ; de Sinclair et Johnson sur celle de Dublin ; de Braxton Hicks sur le service d'accouchement de Guy's hospital à Londres ; de Semmelweis, Arneth, Braun, Spath,

sur les maternités de Vienne ; de Hecker sur celle de Munich ; de
Credé sur celle de Leipzig ; de Greenser sur celle de Dresde, etc.,
rapports et travaux faits par des *directeurs-médecins*, qui ont pu
non seulement étudier les lois de la propagation de la fièvre puerpérale, mais, ce qui est mieux, en diminuer notablement les
ravages, tandis que la mortalité allait sans cesse en augmentant
à la Maternité de Paris, pour arriver enfin à un chiffre inouï, sans
que l'administration pût y apporter un remède, que les médecins
eussent pu lui donner, si on avait laissé à leur initiative la possibilité d'appliquer les mesures nécessaires.

Il n'y a qu'un seul remède à cet état de choses : donner au
corps médical une part directe dans l'administration des hôpitaux.
Si les moyens d'y arriver sont multiples, les meilleurs sont ceux
qui n'apportent pas la désorganisation dans une vaste administration. Or, rien ne serait plus facile que de donner à un conseil
médical, composé de médecins, chirurgiens et pharmaciens des
hôpitaux nommés par leurs collègues, la conduite directe des
choses médicales afférentes aux hôpitaux. Ce conseil, que prési-
derait le directeur de l'assistance, n'agirait que sous le contrôle
du conseil de surveillance, auquel seraient soumises toutes les
questions en litige ou les questions importantes. Les directeurs
administratifs de chacun des hôpitaux seraient choisis parmi des
médecins ne faisant pas partie du corps médical des hôpitaux et
subordonnés au conseil médical supérieur.

Tous les mois, les médecins, chirurgiens et pharmaciens d'un
même hôpital se réuniraient sous la présidence du médecin directeur pour discuter toutes les questions afférentes au service
médical de l'établissement.

Enfin, tous les six mois, revenant aux dispositions du règlement
de 1802, « les officiers de santé devront se réunir auprès du conseil
général pour lui communiquer leurs vues sur les améliorations à
introduire dans le service de santé des hospices ».

L'intérêt même de l'administration doit l'engager à se décharger
d'une responsabilité d'autant plus grave qu'elle l'assume tout
entière. La comparaison de nos résultats avec ceux de l'étranger
n'avait éveillé d'abord que l'attention et l'inquiétude du corps
médical ; la mortalité de nos hôpitaux doit diminuer ; la seule
manière d'y arriver est de laisser au corps médical l'initiative à
laquelle il a droit et la responsabilité qu'il réclamerait alors, mais

qu'aujourd'hui il repousse tout entière. Le salut de nos malades est à ce prix.

Si la mortalité moyenne des accouchées dans l'ancien Hôtel-Dieu de 1788 fut, comme nous l'apprend le magnifique ouvrage de Tenon, de une accouchée sur quinze ; elle fut à la Maternité actuelle, de 1860 à 1864, de une accouchée sur huit. En cinq années, 1,226 accouchées sont mortes à la Maternité de Paris ! Ni la science, ni l'humanité ne me permettaient le silence.

« On est justement alarmé de voir qu'en aucun endroit de l'Europe, en aucune ville, en aucun village, en aucun hôpital, rien n'est comparable à la perte qu'on fait des accouchées à l'Hôtel-Dieu de Paris.

« Qu'un homme, une femme meurent à la fin de leur carrière, leurs enfants sont élevés, on n'a guère alors à se soumettre qu'à la nature, qui, dans son cours, entraîne et détruit ce qu'elle avait formé ; mais qu'une femme enceinte, bien portante, se rende à l'Hôtel-Dieu, y contracte une maladie, y périsse enfin à la fleur de son âge...! Ce n'est plus à ce cours inévitable des événements qu'il faudra adresser nos regrets... Vesou proposa de mettre ces accouchées dans un lieu particulier, où elles fussent exemptes d'un air contagieux. Combien depuis cent vingt-deux ans n'eût-on pas sauvé de ces femmes malheureuses, si l'on eût suivi ce conseil salutaire ! Mais la raison n'amène pas toujours des réformes utiles ; les malheurs redoublés donnent longtemps des leçons terribles avant de renverser les anciennes habitudes : c'est précisément ce qui est arrivé à l'Hôtel-Dieu. »

Telles sont les tristes, mais fermes paroles qu'écrivait Tenon, dans son rapport sur les hôpitaux de Paris, publié en 1788, par ordre et aux frais de Louis XVI ; puissent-elles ne plus recevoir leur application en 1888 ; mais si je ne dois pas être plus heureux que Tenon, je veux, du moins, être fidèle à cette règle de toute ma vie : chercher la vérité partout, l'examiner froidement et la dire sans crainte.

Quel qu'ait été, quel que soit le sort réservé à ce rapport, il ne m'en reste pas moins un devoir à remplir, et je le fais de grand cœur : celui de témoigner ma vive et sincère gratitude envers l'administration et surtout envers son directeur général, M. Husson ; car en me confiant la mission que j'ai remplie l'année dernière, il m'a permis de poursuivre et d'étendre sur la mortalité des femmes en couches, des recherches limitées d'abord à la France et à l'Angleterre.

Si ce travail peut avoir quelque résultat heureux pour l'amélioration de nos hôpitaux, s'il peut amener quelque bien, je désire qu'on rende à l'administration la part importante et légitime qu'elle a semblé refuser d'avance.

Léon LE FORT.

Paris, 20 janvier 1866.

I

Secourir la femme qui va devenir mère ; lui donner un asile où
elle puisse, pour quelques jours, abriter sa misère ; lui ouvrir parfois un refuge où elle aille cacher les regrets et les chagrins d'une
faute, dont trop souvent elle portera seule la responsabilité ; prévenir et combattre, par la charité, les défaillances morales et les
funestes résolutions du désespoir ; entourer, pendant quelques
heures, de soins qui plus tard lui manqueront peut-être, le berceau
d'un pauvre enfant ; telles sont les idées philanthropiques et réellement chrétiennes qui ont amené, dans toute l'Europe, la création
des maternités.

Cependant, au triple point de vue de la société, de la famille et
de l'individu, l'assistance hospitalière donnée par l'État ou la commune a l'inconvénient sérieux de peser lourdement sur les ressources publiques ; de faire oublier les devoirs de solidarité que
créent les liens de la famille ; de substituer à la prévoyance et à
l'épargne individuelles les secours, toujours préparés, de la charité publique. Ces inconvénients deviennent bien plus sérieux
encore lorsqu'il s'agit d'éloigner de sa demeure, de séparer de son
mari, souvent de ses enfants, la femme sur le point d'accoucher.

Malheureusement, si les maternités sont, comme les hôpitaux,
une nécessité sociale qu'il faut et qu'il faudra longtemps encore
regarder, dans bien des cas, comme une des bienfaisantes créa-
tions de la charité publique ou privée ; cette nécessité des maternités, il faut aussi le reconnaître, ne devient absolue que dans
trois circonstances : lorsque la famille est dans un tel état de dénûment que l'accouchée, quoique mariée, ne pourrait trouver chez
elle le plus strict nécessaire ; à plus forte raison quand la femme

enceinte se trouve sans asile, et, enfin, lorsqu'elle veut, pour cacher une faute, aller accoucher loin de ceux auxquels elle a pu laisser ignorer une grossesse illégitime.

La première condition se rencontre beaucoup plus exceptionnellement qu'on ne le pense en général, et un grand nombre des femmes mariées qui, à Paris, réclament pour leur accouchement les secours hospitaliers pourraient ne réclamer que ceux de l'assistance à domicile.

Quand on visite les capitales étrangères, on est tout d'abord étonné (du moins l'ai-je été pour ma part) de trouver si restreints en apparence, les secours *hospitaliers* spéciaux à l'accouchement. A Londres, il n'existe guère que quatre petites maternités : *British, City of London, Queen Charlotte's* et *General Lying-in Hospital*, renfermant chacune une quarantaine de lits et ne recevant, toutes ensemble, qu'une moyenne annuelle de mille à douze cents accouchées. Ces établissements indépendants de la commune et de l'État, soutenus seulement par des souscriptions volontaires, et exigeant certaines conditions d'admissibilité que nous examinerons plus tard, ne sauraient seuls répondre à tous les besoins d'une nombreuse population indigente.

A Vienne, la Maternité, destinée spécialement aux femmes mariées, est non seulement fort petite, mais encore une rémunération (fort légère, il est vrai, pour la troisième classe) est exigée pour l'admission.

A Berlin, à Leipzig, à Dresde, à Munich, les maternités sont peu considérables et ne renferment qu'un petit nombre de pensionnaires mariées.

Cette insuffisance apparente des maternités s'explique et disparaît quand on voit quel large développement a été donné, presque partout, à l'assistance obstétricale à domicile : grâce à cette institution, des femmes mariées à des ouvriers ou à des artisans pauvres, peuvent ne quitter ni leur mari ni leur famille, et reçoivent chez elles, de sages-femmes, d'élèves et de médecins des hôpitaux, les soins les plus éclairés.

A Paris, un trop grand nombre de femmes mariées viennent encore réclamer leur admission dans les services d'accouchements; mais cette fâcheuse tendance s'affaiblit heureusement chaque jour, grâce au développement qu'a reçu depuis quelques années l'organisation de notre assistance à domicile ; le nombre croissant des accouchements pratiqués chaque année par les médecins et les sages-femmes attachés à nos bureaux de bienfaisance, montre quels éminents services est appelée à rendre cette belle institution.

Les maternités deviennent encore un lieu de refuge indispensable lorsqu'il s'agit d'une femme tout à fait sans asile ; soit parce que, vivant au jour le jour de son travail quotidien, elle ne pourra subvenir à son entretien pendant les derniers temps de sa grossesse et les premières semaines qui suivront son accouchement, soit parce que son état l'a fait chasser de la maison où elle était domestique.

Dans cette classe d'infortunées viennent de plus se ranger les pauvres filles séduites, victimes ou coupables d'une faute qu'elles cherchent à cacher à tous les yeux ; pour toutes ces malheureuses un asile est nécessaire, mais les conditions du secours changent avec le pays qui l'accorde.

A Paris, la charité publique n'établit pas de catégories de secours : célibataire ou mariée, la femme est, sans distinction d'état civil, reçue dans tous nos établissements, ou, si elle le peut et le demande, elle est accouchée chez elle.

L'Angleterre, qu'il faut si souvent citer comme exemple et souvent admirer lorsqu'il s'agit d'institutions charitables, égarée par un puritanisme trop rigide, par un désir immodéré et surtout mal entendu de moralisation (car on ne moralise pas par la répression), l'Angleterre a méconnu sur le point qui nous occupe les vrais principes de la fraternité humaine, les meilleurs préceptes de la morale chrétienne, en établissant une distinction trop radicale entre les filles-mères et les femmes mariées. British et City of London Lying-in Hospital ne sont ouvertes qu'aux femmes mariées ; General lying-in accorde une première fois ses secours aux filles-mères, mais les leur refuse en cas de récidive. L'on ne saurait cependant, pour justifier cette exclusion, invoquer l'inconvénient de réunir dans un même établissement, dans les mêmes salles, des femmes mariées et des pécheresses quelquefois fort peu repentantes, car la même exclusion est spécifiée pour les services à domicile de Royal Maternity Charity, de Guy's Hospital, etc.

Mais, hâtons-nous de le dire, il ne s'agit ici que d'institutions privées, soutenues par des contributions ou souscriptions volontaires, et l'on ne saurait rendre la commune et l'État, qui doivent leurs secours à tous, responsables de cette exclusion. Sans doute une association charitable a bien le droit de se constituer des règles à sa convenance, de donner des secours à ceux qu'elle en juge dignes ; sans doute il faut rendre à la charité privée anglaise cette justice : qu'elle n'a d'égale nulle part sur le continent européen [1] ; mais tout en lui donnant un large tribut d'admiration, je

(1) Habitués à se passer de l'intervention gouvernementale, secondés par le puissant levier d'une religion qui a pour précepte : aide les autres et le ciel t'aidera, nos voisins ont créé partout des institutions charitables ayant pour bases la mutualité et l'association. Outre les secours donnés par la paroisse au moyen des taxes perçues en vertu du *poor-law*, il existe à Londres plus de six cents fondations particulières, uniquement soutenues par des legs privés et des contributions volontaires. J'examinerai plus spécialement et avec plus de détail dans un autre travail le mode d'assistance privée en vigueur dans le Royaume-Uni ; on me pardonnera de montrer, brièvement ici, son importance en montrant quelles furent, du 30 septembre 1860 au 30 septembre 1861, les ressources dont purent disposer les 640 institutions charitables et privées de Londres soutenues par des contributions volontaires. Nous empruntons ces chiffres au relevé de M. Sampson Low (*The Charities in London*).

NOMBRE DES ÉTABLISSEMENTS.	NATURE DES INSTITUTIONS.	SOUSCRIPTIONS VOLONTAIRES REÇUES PENDANT L'ANNÉE.	REVENUS PAR LEGS ANTÉRIEURS.
14	Hôpitaux généraux pour les malades. . .	1,451,225	3,170,225
66	Hôpitaux. infirmeries et autres institutions destinées au traitement de maladies spéciales	1,848,750	2,026,875
39	Dispensaires.	584,425	62,500
12	Institutions ayant pour but de préserver la vie, la santé et la morale publique . .	866,850	295,375
22	Hôpitaux et institutions pénitentiaires pour les femmes.		
16	Secours aux prisonniers, institutions de réforme ou de refuge.	1.059,075	1,289,850
1	Hospice d'enfants trouvés.		
29	Institutions pour soulager les gens sans asile et quelques miseres spéciales . .	1,303,775	255,325
21	Maisons de secours pour les ouvrières, les servantes et les femmes travaillant à l'aiguille.	156.250	50,125
9	Pensions ou secours annuels.	332,850	107,500
14	Sociétés et caisses de secours pour les prêtres pauvres de l'Eglise anglicane. .	471,825	768,375
6	*Idem*, pour ceux de l'Eglise dissidente . .		
72	Caisses de secours pour employés et ouvriers.	1,387,825	2,926,450
21	Caisses de secours dépendant de City Company et des caisses paroissiales . .	—	950,000
5	Caisses spéciales et nationales de secours en 1861 (famine aux Indes).	2,870,175	1,325,000
124	Collèges, hospices, Almshouses et autres refuges pour les vieillards.	243,350	2,139,675
16	Etablissements charitables pour aveugles, sourds-muets.	356,850	731,175
1	*Idem*, pour pauvres estropiés		

ne puis que regretter de voir d'excellentes intentions se traduire sur ce point spécial par des refus de secours que je regarde comme déplorables, de voir enfin les conventions sociales intervenir pour enlever à la charité ce qui en fait la plus belle des vertus lorsqu'elle vient en aide au malheur et à la souffrance sans s'inquiéter si le malheureux qu'elle protège a mérité son sort, s'il sera ou non reconnaissant envers ses bienfaiteurs. Ce que je dis pour Londres, je le dis aussi pour Paris. *L'œuvre des femmes en couches* ne secourt que les femmes *israélites mariées;* certes, je suis heureux de voir l'initiative privée fonder en France des institutions charitables, et la spécialisation des secours aux Israélites seules est toute naturelle, car une institution à ressources limitées doit limiter ses bienfaits ; mais, même sans me faire le défenseur de l'inconduite et le contempteur des règles sociales établies,

NOMBRE DES ÉTABLISSEMENTS.	NATURE DES INSTITUTIONS.	SOUSCRIPTIONS VOLONTAIRES REÇUES PENDANT L'ANNÉE.	REVENUS PAR LEGS ANTÉRIEURS
31	Sociétés et caisses de secours pour les écoles d'enfants ou d'adultes	1,836,075	373,350
14	Asiles pour l'éducation et l'entretien complet de 1,986 orphelins	1.200,425	423,250
20	Asiles pour l'éducation et l'entretien complet de 2.894 enfants	1,218.675	1,594,775
56	Sociétés bibliques et caisses des missions pour Londres, parmi lesquelles : 11 Sociétés bibliques . . . . 6 Caisses pour la construction d'églises et de chapelles. . . . . 26 Caisses de secours pour missions, leçons et éducation. . . . . 6 Sociétés irlandaises auxiliaires . . . 7 Sociétés pour l'observation du dimanche.	8,316,975	894,500
25	Sociétés et caisses de secours pour les missions étrangères	14,261.000	1,650,000
4	Sociétés pour œuvres diverses.	137,875	—
640 INSTITUTIONS		40,014,850	21,034,325
		Report	40,014,850
		TOTAL	61,049,175

Ainsi, pour la *seule* ville de Londres et pour une *seule* année, la charité privée, outre les aumônes individuelles, a soutenu les établissements charitables privés par 40,014,855 francs de souscriptions *volontaires*, ce qui, ajouté à 21,034,325 francs de revenu produits par des dons antérieurs, donne un total de 61,049,175 francs ! Si nous retranchons de ce chiffre 22,577,965 francs de souscriptions, et 2,544,500 francs produits de legs antérieurs, utilisés spécialement dans un but de propagande religieuse, il nous reste encore le chiffre énorme de 35,926,700 que la charité privée a volontairement donné et employé à des œuvres exclusivement de bienfaisance.

A côté de l'assistance privée, fonctionne l'assistance publique ; celle-ci puise ses ressources dans la taxe des pauvres ou *poor-rate.* La commune de France je ne puis que regretter de voir mettre cette morale sociale au-dessus de la charité. Si la fille-mère a été coupable, elle est souvent aussi la seule victime, et l'Angleterre du moins n'a pas inscrit dans son code l'interdiction de la recherche de la paternité.

Repoussées par la plupart des institutions privées de Londres, les filles-mères, comme toutes les femmes indigentes, peuvent du moins réclamer les secours de la commune ou mieux de la paroisse : le workhouse leur offre un asile. Cette circonstance, le grand nombre d'institutions ouvertes seulement aux femmes mariées, expliquent la proportion relativement importante des filles-mères que renfermait, lors de ma visite, le workhouse de Marylebone. Deux femmes mariées seulement étaient venues y faire leurs couches et elles nous ont donné comme explication de

est représentée en Angleterre par la paroisse ; mais la paroisse anglaise est bien plus décentralisée et plus indépendante que la commune française. Quelques paroisses réunissent parfois leurs ressources et leurs administrations pour donner naissance à une *Union*. Londres comprend dans son district métropolitain 15 *Unions* et 24 *paroisses* isolées. Le revenu brut de tout le district métropolitain est de 341,793,800 francs, le revenu net 295,225,475 francs. De 1860 à 1861 il a été déposé pour le soulagement des pauvres valides infirmes ou malades 35,626,575 francs produit de la taxe des pauvres ou *poor-rate*.

Le nombre des pauvres secourus a été de 96,752 dont 68,018 à domicile et 28,734 dans les workhouses. Parmi les 68,018 indigents secourus à domicile, il y a eu 33,000 enfants âgés de moins de seize ans, 17,000 vieillards ou infirmes, 18,018 veuves ou adultes bien portants.

Les 42 workhouses de Londres peuvent renfermer un maximum de 29,777 pensionnaires, les écoles qui en dépendent 8,344 enfants, total : 38,121.

La moyenne des pauvres à Londres est de 3,9 p. 100 de la population, cette moyenne varie de 9 p. 100 (West-London Union) à 1,8 p. 100 (Bethnal Green) et 1,6 p. 100 (Saint-George Hanover Square).

Le nombre des pauvres pour les unions et paroisses du district de la métropole était, au 2 février 1862, de 28,876 dans les workhouses et de 76,083 à domicile, total : 10,4959.

Les travaux que le workhouse donne aux pensionnaires valides des workhouses consistent à casser des pierres, moudre du grain, peigner de l'étoupe, du crin ou des fibres de noix de coco, faire des paillassons, battre les tapis, couper du bois, etc.

La charité privée unie à la charité publique à Londres a donc, dans une seule année, consacré au soulagement des pauvres la somme de 72,553,275 francs et si, après avoir étudié comme je l'ai fait à diverses reprises et pendant près d'une année, le fonctionnement des institutions charitables en Angleterre, on réfléchit à ce fait important qu'il n'y a nulle part de dépenses inutiles pour un luxe déplacé ; que la plupart des personnes qui dirigent les institutions charitables ne reçoivent aucune rémunération ; que les frais d'administration sont réduits au plus strict minimum, on verra combien nous avons à envier à la charité anglaise et encore plus à l'esprit d'initiative, d'indépendance et *self-government* qui caractérise nos voisins et qui suffirait à nous inspirer l'indulgence pour les défauts résultant quelquefois de l'exagération de ces qualités.

leur présence ce motif : qu'elles étaient seules chez elles, leur mari étant en ce moment-là même malade dans un des grands hôpitaux de Londres. Les secours, du reste, ne sont pas aussi exactement limités à la paroisse qu'on se plaît à le répéter et que la règle le laisserait croire, car, sur une salle de douze accouchées, une venait du quartier de Westminster, et une autre habitant Peterborough, à soixante-douze milles de Londres, était venue demander à l'hospitalité du workhouse de Marylebone les moyens de cacher sa faute à ses compatriotes.

Vienne ouvre aux filles-mères l'asile de son grand hôpital et les deux cliniques spéciales qu'il renferme ; mais, en échange du secours qu'on leur donne gratuitement, on leur demande de servir à l'instruction des élèves, et comme à la Clinique et à la Maternité de Paris, les étudiants et les élèves sages-femmes sont admis, sous certaines réserves, à pratiquer le toucher et les accouchements. Prague, Munich, Dresde, Leipzig, etc., ont pour leur maternité à peu près le même règlement que Vienne. Saint-Pétersbourg, outre l'ancienne et la nouvelle maternité, celle instituée et soutenue par la grande-duchesse Hélène, possède encore des secours à domicile donnés par le comité médico-philanthropique; Saint-Pétersbourg et Moscou ont dans leurs importantes maternités, des salles distinctes pour les filles-mères et les femmes mariées ; mais c'est la Russie qui nous donne cette fois l'exemple du libéralisme envers les femmes qui veulent cacher à tous les yeux un malheur ou une faute.

A Paris, les femmes enceintes *doivent* donner leur véritable nom ; dans les hôpitaux, à la Clinique, leur nom, leur adresse restent affichés à la tête ou au pied de leur lit ; à la Maternité, elles occupent des chambres communes et sont visitées par les élèves sages-femmes; la mention exacte de l'état civil de la mère est du reste une prescription de la loi française.

A Vienne, à Prague, une femme peut venir faire ses couches sans faire connaître son nom et son état social ; mais elle ne peut être reçue que dans la section payante de la maternité. A Saint-Pétersbourg, à Moscou, elle peut se présenter à la maternité la figure cachée sous un voile et même sous un masque ; une des chambres particulières de la section dite secrète lui est gratuitement ouverte; elle peut, en conservant son masque, garder, si elle le veut, le plus strict incognito, ne laisser entrer dans sa chambre

et qu'autant qu'elle le désire le médecin et la sage-femme ; sortir
en emmenant avec elle ou en abandonnant son enfant, à la seule
condition de déposer lors de son entrée entre les mains du directeur un pli cacheté renfermant son nom et son adresse, pli qui est
ouvert, en cas de mort, mais qui lui est remis intact à sa sortie.

Y a-t-il dans ces mesures, qui en France nous paraissent extraordinaires, excès d'un libéralisme mal entendu ? Telle n'est pas
mon opinion. Il est des cas où une faute commise place la femme
dans l'alternative du déshonneur ou d'un crime, où l'égarement
la pousse à l'avortement ou à l'infanticide. Je compte m'occuper
dans un autre travail de la question des enfants trouvés, envi-
sagée dans les principaux États de l'Europe ; mais ce que je puis
dire dès à présent, c'est que la suppression en France des tours
d'abandon me paraît avoir été une déplorable et funeste mesure,
qu'elle a été le signal de la pratique régulière de l'avortement et
qu'elle n'a rien fait pour la moralisation des individus. La question
des accouchements secrets s'y rattache intimement, et je me bornerai à dire : que, s'il faut tenir grand compte de l'inconvénient
de priver l'enfant d'un état civil régulier, et d'autres considérations
que je n'ai pas à examiner ici, il faut reconnaître que beaucoup
de crimes seraient évités, si le séducteur cessait d'être à l'abri
derrière l'impunité que lui crée l'article 340 du Code civil, si
la femme pouvait, dans quelques cas, non pas seulement abandonner librement l'enfant, qu'elle n'abandonne qu'après certaines
formalités, mais encore trouver un asile, où elle puisse cacher sa
grossesse et son accouchement.

L'insuffisance des maternités existant dans les principales capitales de l'Europe est, disais-je tout à l'heure, plus apparente que
réelle, car ces établissements sont largement suppléés par l'organisation des *secours à domicile*.

Ici encore, nous trouvons une disposition différente suivant les
pays et surtout suivant le but que se sont proposé ceux qui ont
fondé ces institutions charitables. Le but principal a été partout
le même : rendre le séjour dans une maternité aussi exceptionnel
que possible, en laissant la femme en couches dans sa demeure et
au milieu de sa famille. Mais à ce but primordial est venu se sura-
jouter souvent celui de faire profiter les élèves des éléments d'instruction que renferme un grand service d'accouchement : Londres,

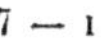

Berlin, Halle, Leipzig, Munich, etc., ont trouvé le moyen de combiner l'enseignement et la bienfaisance.

Les *services d'accouchements à domicile*, ayant pour but unique la bienfaisance, se rencontrent surtout à Paris et à Londres.

Le *Royal Maternity Charity* de Londres distribue ses secours à toutes les femmes en couches qui habitent dans un rayon de trois milles autour de la cathédrale de Saint-Paul. Le service est fait par des sages-femmes qui, moyennant une modique rétribution de 6 à 7 francs par accouchement, donnent leurs soins aux femmes qui se trouvent dans les conditions spécifiées par les règlements de l'œuvre.

Les maternités privées de *British, General, Queen Charlotte's, City of London Lying-in Hospital* possèdent en outre un service à domicile fait par des sages-femmes; mais, comme je l'ai dit plus haut, être mariée est ordinairement pour l'accouchée une condition *sine qua non* de secours. Cette condition n'existe pas pour les accouchements pratiqués par les sages-femmes relevant du service extérieur des workhouses qui se rapproche ainsi de notre service à domicile.

Ce qui existe à Londres, nous le retrouvons également dans la plupart des grandes villes d'Angleterre, d'Écosse et d'Irlande.

Quelques-uns des grands hôpitaux de Londres, Guy's, Bartholomew's, London hospital combinent la bienfaisance avec l'enseignement de l'obstétrique. Les femmes *mariées* domiciliées dans un certain rayon autour de l'hôpital sont accouchées par ceux des élèves de ces hôpitaux ayant déjà pratiqué des accouchements; mais il ne peuvent se livrer à aucune opération obstétricale, et doivent, dans les cas douteux ou anormaux, appeler à leur aide l'assistant ou le médecin en chef du service. 14,871 accouchements pratiqués par le service annexe de Guy's hospital pendant une période de neuf années, 1854-1863, avec une mortalité de 44 femmes seulement, montrent quels éminents bienfaits peuvent rendre ces institutions.

Berlin, Munich, Halle, Leipzig, etc., ont, sous le nom de policliniques obstétricales, des services à domicile établis sur des bases analogues, je montrerai plus loin comment ces services sont institués, comment ils fonctionnent et de quelle importance ils sont pour la charité publique, et l'éducation professionnelle des élèves.

Le secours donné par les maternités aux femmes absolument pauvres ou abandonnées, aux filles-mères sans asiles ou désirant cacher leur malheur, est certainement un grand bienfait qu'elles reçoivent de la charité publique ou privée ; mais, comme je l'ai dit plus haut, en dehors de ces circonstances, l'assistance à domicile lui est de beaucoup préférable sous le rapport moral, médical et économique.

Pour le pauvre comme pour le riche, la naissance du premier-né est toujours, pour la nouvelle famille qui se crée et qu'elle complète, un moment de joies d'autant plus précieuses qu'elles ne seront souvent que les illusions d'un bonheur trop court, bientôt aux prises avec les nécessités de la vie. Mais, alors la mère oublie les douleurs qu'elle vient d'endurer, le père les inquiétudes qu'il vient d'éprouver et celles que lui rappellera bien vite la nécessité de pourvoir avec les mêmes ressources à de nouveaux besoins, à de nouvelles charges. Que deviennent ces instants de bonheur intime lorsque la femme va faire ses couches à l'hôpital, loin de son mari qui ne la retrouvera qu'après plusieurs semaines, qui ignorera pendant plusieurs jours, si sa femme lui a donné un fils à diriger ou une fille à protéger, et qui, souvent même, n'apprendra que par une froide et sèche circulaire, qu'il a perdu sans la savoir malade, celle qu'il espérait conserver comme la compagne de toute sa vie ?

Or, à ces inconvénients qui n'existent, il est vrai, que dans l'ordre des choses morales, mais qui peuvent souvent réagir sur la santé de la mère, se joignent, dans le cas où l'accouchée a déjà des enfants, des inconvénients plus graves et plus matériels. Quoique retenue au lit, la femme accouchée chez elle peut encore surveiller sa jeune famille et présider de son lit aux soins habituels du ménage ; si elle accouche à l'hôpital, la famille manque pendant plusieurs jours de son lien le plus puissant, et les enfants réclament inutilement leur mère, dont ils ne comprennent pas l'absence.

Ces inconvénients, quelque sérieux qu'ils puissent être, pourraient être négligés, si les maternités présentaient au point de vue médical une sécurité plus grande aux accouchées qui viennent y demander asile ; malheureusement le contraire existe et *la mortalité est beaucoup plus élevée dans les maternités que dans les services d'accouchement à domicile.*

Démontrer la réalité de ce fait si regrettable, en chercher la cause et le remède, telle est la tâche que je m'étais imposée en 1862 et que la mission dont je viens de m'acquitter m'a aidé à remplir d'une manière moins incomplète.

La *mortalité* qui pèse sur les femmes accouchées dans les maternités n'a étonné que tardivement les médecins et les accoucheurs. Beaucoup sans doute s'en sont préoccupés lorsque cette mortalité atteignait des proportions formidables et heureusement exceptionnelles, mais on peut dire qu'une mortalité de 3 p. 100 paraissait à tous comme une chose naturelle.

En 1858, mon ami, le Dr Tarnier[1], ancien interne à la Maternité de Paris, montra à l'Académie impériale de médecine, lors de la discussion sur la fièvre puerpérale, jusqu'où peut aller cette différence. La mortalité avait été en 1856, pour l'établisse_ment de la rue de Port-Royal, de 1 femme morte sur 19 accouchées, tandis qu'elle n'avait été dans l'ancien douzième arrondissement que de 1 sur 322 accouchées.

Quelques mois plus tard, le Dr Barnes[2] prouva, par la comparaison de quelques statistiques anglaises, l'énorme différence qui existe dans la mortalité des femmes accouchées dans leurs demeures et de celles qui sont reçues dans des maternités spéciales ou dans des services d'accouchement dépendant de quelques hôpitaux d'Angleterre.

Les belles recherches de M. Hugenberger[3], et les publications de MM. Späth[4], Braun[5], et Credé[6] ont prouvé, pour Saint-Pétersbourg, Vienne et Leipzig, que ces différences se retrouvent dans toute l'Europe.

Par une statistique aussi exacte que possible, M. Husson[7], directeur de l'Assistance publique, fit voir que la mortalité n'avait

(1) Tarnier, *De la fièvre puerpérale*. Paris, 1858.

(2) Barnes, *Dublin Quarterly Journ. of Med. Sciences*, 1858, t. XXVIII, p. 101.

(3) Hugenberger, *Bericht aus dem Hebammen Institute*. Saint-Pétersbourg, 1863.

(4) Späth, *Statistiche Rückblicke auf die Vorkomm des Wiener Gebärhauses*, 1864.

(5) Braun, *Ueber Luftwechsel den Neuen Ventilations-Bau*, Vienne, 1864.

(6) Credé, *Bericht über die Vorgänge in der Entbindungs-Schule*. Leipzig, 1860.

(7) *Bulletin du Ministère de l'intérieur*, 1864, n° 7, p. 153.

été en 1861, à Paris, que de 1 femme sur 172 en dehors de nos hôpitaux, tandis qu'elle était dans l'ensemble de nos établissements hospitaliers de 1 sur 10.

Les tableaux dressés par ses soins pour les deux dernières années montrent que la différence, tout en subissant quelques variations, reste toujours considérable.

		ACCOUCHEMENTS.	DÉCÈS.	PROPORTION.
	Dans les hôpitaux	7,226	693	1 sur 10,4
1861	Bureaux de bienfaisance	6,212	32	1 sur 194,1
	En ville en dehors des bureaux .	44,481	262	1 sur 169,8
	Dans les hôpitaux.	6,971	476	1 sur 14,6
1862	Bureaux de bienfaisance	6,422	39	1 sur 164,6
	En ville en dehors des bureaux .	42,796	226	1 sur 160,8

N'est-ce point là, pour Paris en particulier, une fâcheuse différence qu'il est urgent de faire disparaître ou au moins d'atténuer autant que possible ! Tient-elle uniquement à l'état de nos établissements hospitaliers? telle est la première question qu'on est tenté de s'adresser. Mais à cette question je puis répondre immédiatement par la négative, car, cette différence, nous allons la retrouver, quoique moins marquée, dans toute l'Europe, et elle tient à la constitution même des maternités.

La fièvre puerpérale est-elle contagieuse, ou son extension sous forme d'épidémie tient-elle à des causes inconnues, indépendantes de la contagion par des malades déjà affectées et agissant à la fois, d'une manière immédiate, et avec une force variable, sur toutes ou presque toutes les femmes accouchées dans un certain rayon? C'est sur une statistique de 1,813,093 accouchements que je puis aujourd'hui établir la discussion scientifique de ce point important de pathologie spéciale, d'hygiène hospitalière et d'assistance sociale.

Examinons d'abord les résultats fournis par les diverses statistiques que j'ai pu réunir.

STATISTIQUE D'ACCOUCHEMENTS DANS LES MATERNITÉS

VIENNE (Maternité). — 1784-1833 [1].

ANNÉES	NOMBRE des accouch.	NOMBRE des mortes.	PROPORTION p. 100.	ANNÉES	NOMBRE des accouch.	NOMBRE des mortes.	PROPORTION p. 100.
1784.	284	6	2,1	1809.	912	13	1,4
1785.	899	13	1,4	1810.	744	6	0,8
1786.	1,151	5	0,4	1811.	1,050	20	1,9
1787.	1.407	5	0,3	1812.	1,419	9	0,6
1788.	1,423	5	0,3	1813.	1,943	21	1,0
1789.	1,246	7	0,5	1814.	2,062	66	3,7
1790.	1,326	10	0,7	1815.	2,591	19	0,7
1791.	1,394	8	0,5	1816.	2,410	12	0,4
1792.	1,574	14	0,8	1817.	2,735	25	0,9
1793.	1,684	44	2,6	1818.	2,568	66	2,1
1794.	1,768	7	0,3	1819.	3,089	154	4,9
1795.	1,798	38	2,1	1820.	2,998	78	2,5
1796.	1,904	22	1,1	1821.	3,294	55	1,6
1797.	2,012	5	0,2	1822.	3,066	26	0,8
1798.	2,046	5	0,2	1823.	2,872	214	7,4
1799.	5,067	20	0,9	1824.	2,911	144	4,9
1800.	2,070	31	1,9	1825.	2,594	229	8,8
1801.	2,106	17	0,8	1826.	2,359	192	8,1
1802.	2,346	9	0,3	1827.	2,367	52	2,1
1803.	2,215	16	0,7	1828.	2,833	101	3,5
1804.	2,022	8	0,3	1829.	3,012	140	4,6
1805.	2,112	9	0,4	1830.	2,797	111	3,9
1806.	1,875	13	0,7	1831.	3,353	222	6,6
1807.	925	6	0,6	1832.	3,331	105	3,1
1808.	855	7	0,8	1833.	3,554	197	5,5

103,731 accouchées, 2,811 mortes, 2,5 p. 100 ou 1 morte
sur 36,5 accouchées.

VIENNE (Première Clinique). — 1834-1863 [2].

ANNÉES	NOMBRE des accouch.	NOMBRE des mortes.	PROPORTION p. 100.	ANNÉES	NOMBRE des accouch.	NOMBRE des mortes.	PROPORTION p. 100.
1834.	2,166	193	8,9	1838.	2,473	87	3,5
1835.	2,115	137	6,4	1839.	2,733	151	5,5
1836.	2,222	192	8,6	1840.	2,809	267	9,5
1837.	2,333	244	10,4	1841.	2,845	238	8,3

(1) Späth. *Statist. und histor. Rückblicke auf die Vorkomm. des Wiener Gebürhauses*, 1864.

(2) En 1834, la Maternité de Vienne a été divisée en deux services distincts : la 1re clinique destinée aux étudiants, la 2e clinique réservée aux élèves sages-femmes

ANNÉES	NOMBRE des accouch.	NOMBRE des mortes.	PROPORTION p. 100.	ANNÉES	NOMBRE des accouch.	NOMBRE des mortes.	PROPORTION p. 100.
1842.	3,067	521	16,9	1853.	4,221	94	2,2
1843.	2,876	274	9,5	1854.	4,393	402	9,1
1844.	2,918	260	8,9	1855.	3,632	198	5,4
1845.	3,265	241	7,3	1856.	3,928	157	3,9
1846.	3,352	459	13,6	1857.	4,220	123	2,9
1847.	3,375	176	5,2	1858.	4,203	86	2,0
1848.	3,556	45	1,2	1859.	4,075	81	1,9
1849.	3,858	103	2,6	1860.	3,933	90	2,2
1850.	3,745	74	1,9	1861.	4,548	183	4,0
1851.	4,194	75	1,7	1862.	4,148	159	3,8
1852.	4,471	179	4,0	1863.	4,818	71	1,4

104,492 accouchées, 5,560 mortes, 5,3 p. 100 ou 1 morte sur 18,7.

VIENNE (Deuxième Clinique). — 1834-1863.

ANNÉES	NOMBRE des accouch.	NOMBRE des mortes.	PROPORTION p. 100.	ANNÉES	NOMBRE des accouch.	NOMBRE des mortes.	PROPORTION p. 100.
1834.	1,762	150	8,7	1849.	3,371	87	2,5
1835.	1,682	84	4,9	1850.	3,261	48	1,4
1836.	1,670	131	7,8	1851.	3,395	126	3,7
1837.	1,784	124	6,3	1852.	3,360	194	5,7
1838.	1,779	88	4,9	1853.	3,481	66	1,9
1839.	1,989	91	4,5	1854.	3,396	212	6,2
1840.	2,025	55	2,7	1855.	2,938	172	5,8
1841.	2,266	86	3,7	1856.	3,077	124	4,0
1842.	2,493	202	8,1	1857.	3,815	82	2,1
1843.	2,586	164	6,3	1858.	4,179	61	1,4
1844.	2,779	68	2,4	1859.	4,242	47	1,1
1845.	3,063	65	2,1	1860.	3,549	74	2,0
1846.	3,184	105	3,2	1861.	3,671	177	4,8
1847.	3,212	32	0,9	1862.	3,288	87	2,6
1848.	3,149	43	1,3	1863.	3,638	19	0,5

88,083 accouchées, 3,064 mortes, 3,4 p. 100 ou 1 morte
sur 28,8 accouchées.

VIENNE (Académie Joséphine, Clinique d'accouchements). — 1854-1855[1].

ANNÉES	NOMBRE des accouch.	NOMBRE des mortes.	PROPORTION p. 100.		
1854.	277	24	8,6		1 morte sur 11,5

PRAGUE (Maternité). — 1848-1862[2].

ANNÉES	NOMBRE des accouch.	NOMBRE des mortes.	PROPORTION p. 100.	ANNÉES	NOMBRE des accouch.	NOMBRE des mortes.	PROPORTION p. 100.
1848.	2,320	56	2,5	1851.	2,584	47	1,5
1849.	2,553	81	3,0	1852.	2,783	109	3,8
1850.	2,245	136	6,0	1853.	2,670	51	1,7

(1) *Monatsschrift für Geburtskunde*, 1857, p. 471.
(2) *Vierteljahrsschrift für die praktische Heilkunde*, 1863, p. 87.

ANNÉES	NOMBRE des accouch.	NOMBRE des mortes.	PROPORTION p. 100.	ANNÉES	NOMBRE des accouch.	NOMBRE des mortes.	PROPORTION p. 100.
1854.	3,022	15	0,5	1859.	3,120	167	5,3
1855.	2,743	29	1,0	1860.	2,773	110	3,7
1856.	2,857	87	3,0	1861.	2,908	120	4,0
1857.	3,038	127	4,0	1862.	2,697	94	3,5
1858.	3,164	154	4,7				

41,477 accouchées, 1,383 mortes, 3,3 p. 100 ou 1 morte
sur 29,9 accouchées.

MUNICH (Maternité). — 1859-1862 [1].

ANNÉES	NOMBRE des accouch.	NOMBRE des mortes.	PROPORTION p. 100.	ANNÉES	NOMBRE des accouch.	NOMBRE des mortes.	PROPORTION p. 100.
1859.	1,333	15	1,1	1861.	913	38	4,1
1860.	1,022	14	1,3	1862.	796	19	2,3

4,064 accouchées, 86 mortes, 2,1 p. 100 ou 1 morte sur 47,2 accouchées.

GŒTTINGUE (Maternité). — 1853-1860 [2].

ANNÉES	NOMBRE des accouch.	NOMBRE des mortes.	PROPORTION p. 100.	ANNÉES	NOMBRE des accouch.	NOMBRE des mortes.	PROPORTION p. 100.
1853.	117	7	5,9	1857.	127	2	1,5
1854.	122	11	9,0	1858.	129	2	1,5
1855.	133	3	2,2	1859.	133	1	0,7
1856.	116	4	3,4	1860.	152	2	1,3

1,029 accouchées, 32 mortes, 3,2 p. 100 ou 1 morte sur 32,1 accouchées.

GRATZ (Maternité). — 1859-1861 [3].

1859-61	3,089	97	3,1		1 morte sur 31,8 accouchées.

GREIFSWALD (Clinique). — 1858-1861 [4].

1858-61.	316	18	5,6		1 morte sur 17,5 accouchées.

BRÊME (Hôpital). — 1858-1863 [5].

1858-63.	139	10	7,1		1 morte sur 13,9 accouchées.

HALLE (Clinique). — 1855 [6].

1855.	102	3	2,9		1 morte sur 34 accouchées.

(1) *Monatsschr. für Geburtsk.*, 1860, p. 397. — *Klinik der Geburtskunde
von Hecker*, 1864.
(2) *Monatsschrift fur Geburtsk.*, 1857, t. X, p. 34 ; 1861, t. XVIII, p. 296.
(3) *Monatsschr. fur Geburtsk.*, 1862, t. XX, p. 407.
(4) *Monatsschr. für Geburstk.*, 1863, t. XXII, p. 68.
(5) **Compte rendu.**
(6) *Monatsschr. für Geburstk.*, 1857, t. X, p. 279.

BERLIN (Clinique de l'Université). — 1864[1].

ANNÉES	NOMBRE des accouch.	NOMBRE des mortes.	PROPORTION p. 100.		ANNÉES	NOMBRE des accouch.	NOMBRE des mortes.	PROPORTION p. 100.
1864.	401	11	2,7		1 morte sur 36,3 accouchées.			

FRANCFORT-SUR-LE-MEIN (Maternité). — 1857-1863[2].

ANNÉES	des accouch.	des mortes.	p. 100.		ANNÉES	des accouch.	des mortes.	p. 100.
1857.	67	»	»		1861.	166	6	3,6
1858.	167	2	1,1		1862.	216	»	»
1859.	175	1	0,5		1863.	264	2	0,7
1860.	158	2	1,2					

1,213 accouchées, 13 mortes, 1 p. 100 ou 1 morte sur 93,3 accouchées.

LEIPZIG (Ancienne Maternité). — 1810-1855[3].

ANNÉES	des accouch.	des mortes.	p. 100.		ANNÉES	des accouch.	des mortes.	p. 100.
1810.	81	2	2,4		1833.	90	2	2,2
1811.	89	»	»		1834.	95	1	1
1812.	115	2	1,7		1835.	88	1	1,1
1813.	90	»	»		1836.	117	3	2,5
1814.	98	1	1		1837.	108	2	1,8
1815.	70	1	1,4		1838.	105	»	»
1816.	75	»	»		1839.	98	4	4
1817.	74	»	»		1840.	107	2	1,8
1818.	65	3	4,6		1841.	125	3	2,4
1819.	58	2	3,4		1842.	141	2	1,4
1820.	83	»	»		1843.	115	3	2,5
1821.	73	»	»		1844.	134	5	3,7
1822.	91	1	1		1845.	170	2	1,1
1823.	99	1	1		1846.	171	4	2,3
1824.	83	1	1,2		1847.	175	4	2,2
1825.	80	»	»		1848.	156	5	3,2
1826.	90	1	1,1		1849.	184	8	4,3
1827.	83	»	»		1850.	197	4	2
1828.	68	»	»		1851.	177	5	2,8
1829.	67	1	1,4		1852.	164	2	1,2
1830.	87	1	1,1		1853.	204	4	1,9
1831.	70	1	1,4		1854.	176	6	3,4
1832.	82	»	»		1855.	169	»	»

5,137 accouchées, 89 mortes, 1,7 p. 100 ou 1 morte sur 57,7 accouchées.

LEIPZIG (Nouvelle Maternité). — 1856-1858.

ANNÉES	des accouch.	des mortes.	p. 100.		ANNÉES	des accouch.	des mortes.	p. 100.
1856.	188	3	1,6		1858.	202	5	2,4
1857.	204	12	5,8					

(1) *Berliner klinische Wochenschrift*, 1865, p. 415.
(2) Communication particulière des registres.
(3) Crédé. *Bericht über die Vorgänge in der Entbindungsschule*, 1860.

PESTH (Clinique). — 1856-1860[1].

ANNÉES	NOMBRE des accouch.	NOMBRE des mortes.	PROPORTION p. 100.	ANNÉES	NOMBRE des accouch.	NOMBRE des mortes.	PROPORTION p. 100.
1856.	514	5	0,9	1859.	557	16	2,8
1857.	551	31	5,6	1860.	520	11	2,1
1858.	449	23	5,1				

2,571 accouchées, 86 mortes, 3,3 p. 100 ou 1 morte sur 29,8 accouchées.

MOSCOU (Maternité de la maison des enfants trouvés). — 1832-1862[2].

1832.	844	11	1,3	1838.	1,164	8	0,6
1833.	1,013	19	1,8	1839.	1,217	19	1,5
1834.	987	25	2,5	1840.	1,007	38	3,4
1835.	883	14	1,5	1841.	1,061	20	2,0
1836.	1,035	17	1,6	1842.	1,186	33	2,6
1837.	1,129	16	1,4				

11,556 accouchées, 230 mortes, 1,9 p. 100 ou 1 morte sur 50,2 accouchées.

1843.	1,255	38	3,0	1848.	1,698	58	3,4
1844.	1,479	18	1,2	1849.	1,648	69	4,1
1845.	1,651	21	1,2	1850.	1,776	70	3,9
1846.	1,894	33	1,7	1851.	1,777	48	2,7
1847.	1,692	32	1,8	1852.	1,851	49	2,6

16,721 accouchées, 436 mortes, 2,6 p. 100 ou 1 morte sur 38,1 accouchées.

1853.	2,014	79	3,8	1858.	2,545	138	5,4
1854.	2,157	90	4,1	1859.	5,693	65	2,4
1855.	2,327	183	4,4	1860.	2,710	99	3,6
1856.	2,528	36	1,4	1861.	2,823	65	2,3
1857.	2,619	38	1,4	1862.	2,341	63	2,6

27,759 accouchées, 776 mortes, 2,8 p. 100 ou 1 morte sur 35,7 accouchées.

SAINT-PÈTERSBOURG (Clinique de la Faculté. Académie de médecine chirurgicale). — 1854-1859[3].

1854.	74	5	6,7	1857.	49	2	4,0
1855.	59	4	6,7	1858.	48	4	8,3
1856.	63	6	9,5	1859.	83	13	15,6

376 accouchées, 34 mortes, 9 p. 100 ou 1 morte sur 11 accouchées.

(1) *Prager Vierteljahrsschrift*, t. LXX.
(2) Compte rendu.
(3) Hugenberger. *Bericht aus dem Hebammen-Institut*, 1863.

SAINT-PÉTERSBOURG (Hôpital Kalinkin). — 1845-1859.

ANNÉES	NOMBRE des accouch.	NOMBRE des mortes.	PROPORTION p. 100.	ANNÉES	NOMBRE des accouch.	NOMBRE des mortes.	PROPORTION p. 100.
1845.	49	4	8,1	1853.	60	1	1,6
1846.	12	»	»	1854.	103	2	1,9
1847.	78	1	1,2	1855.	121	1	0,8
1848.	52	0	»	1856.	129	1	0,7
1849.	78	0	»	1857.	102	1	0,9
1850.	100	1	1	1858.	122	3	2,4
1851.	64	3	4,6	1859.	138	1	0,7
1852.	80	1	1,2				

1,288 accouchées, 20 mortes, 1,5 p. 100 ou 1 morte sur 64,4 accouchées.

SAINT-PÉTERSBOURG (Institut des sages-femmes). — 1845-1859.

ANNÉES	NOMBRE des accouch.	NOMBRE des mortes.	PROPORTION p. 100.	ANNÉES	NOMBRE des accouch.	NOMBRE des mortes.	PROPORTION p. 100.
1845.	339	7	2,3	1853.	570	14	2,4
1846.	343	16	4,7	1854.	606	15	2,4
1847.	437	10	2,2	1855.	651	17	2,5
1848.	333	21	6,3	1856.	735	26	3,5
1849.	323	11	3,4	1857.	836	22	1,4
1850.	386	11	2,8	1858.	775	21	2,4
1851.	469	6	1,3	1859.	634	26	4,1
1852.	500	15	2,5				

8,036 accouchées, 238 mortes, 2,9 p. 100 ou 1 morte sur 33,8 accouchées.

SAINT-PÉTERSBOURG (Maternité de la maison des Enfants trouvés). 1845-1859.

ANNÉES	NOMBRE des accouch.	NOMBRE des mortes.	PROPORTION p. 100.	ANNÉES	NOMBRE des accouch.	NOMBRE des mortes.	PROPORTION p. 100.
1845.	997	64	6,4	1853.	942	34	3,6
1846.	962	39	4,0	1854.	1.049	30	2,8
1847.	1,079	24	2,2	1855.	1,097	47	4,2
1848.	1,048	49	4,6	1856.	1,090	66	6,0
1849.	1,039	61	5,8	1857.	1,301	68	5,2
1850.	901	76	8,4	1858.	1,411	72	5,1
1851.	938	50	5,3	1859.	1,321	70	5,3
1852.	836	75	8,9				

16,011 accouchées, 825 mortes, 5,1 p. 100 ou 1 morte sur 19,4 accouchées.

DUBLIN (Maternité. — Lying-in Hospital)[1].

ANNÉES	NOMBRE des accouch.	NOMBRE des mortes.	PROPORTION p. 100.	ANNÉES	NOMBRE des accouch.	NOMBRE des mortes.	PROPORTION p. 100.
1757.	55	1	1,8	1761.	521	9	1,7
1758.	454	8	1,7	1762.	533	6	1,1
1759.	406	5	1,2	1763.	488	9	1,8
1760.	556	4	0,7	1764.	588	12	2,0

(1) John Armstrong. *Facts and Observ. relative to the Puerperal Fever*, 1819, p. 228.

ANNÉES	NOMBRE des accouch.	NOMBRE des mortes.	PROPORTION p. 100.	ANNÉES	NOMBRE des accouch.	NOMBRE des mortes.	PROPORTION p. 100.
1765.	533	6	1,1	1790.	1,546	12	0,7
1766.	581	3	0,5	1791.	1,602	25	1,5
1767.	664	11	1,6	1792.	1,631	10	0,6
1768.	655	16	2,3	1793.	1,747	19	1,0
1769.	642	8	1,2	1794.	1,543	20	1,2
1770.	670	8	1,1	1795.	1,503	7	0,4
1771.	695	5	0,7	1796.	1,621	10	0,6
1772.	704	4	0,5	1797.	1,712	13	0,7
1773.	694	13	1,8	1798.	1,604	8	0,4
1774.	681	21	3,0	1799.	1,537	10	0,6
1775.	728	5	0,6	1800.	1,907	18	0,9
1776.	802	7	0,8	1801.	1,725	30	1,7
1777.	835	7	0,8	1802.	1,985	26	1,3
1778.	927	10	1,0	1803	2,028	44	2,1
1779.	1,011	8	7,7	1804.	1,915	16	0,8
1780.	919	5	0,5	1805.	2,220	12	0,5
1781.	1,027	6	0,5	1806.	2,406	23	0,9
1782.	990	6	0,6	1807.	2,511	12	0,4
1783.	1,167	15	1,2	1808.	2,665	13	0,4
1784.	1,261	11	0,8	1809.	2,889	21	0,7
1785.	1,292	8	0,6	1810.	2,854	29	1,0
1786.	1,351	8	0,5	1811.	2,561	24	0,9
1787.	1,347	10	0,7	1812.	2,676	43	1,6
1788.	1,469	23	1,5	1813.	2,484	62	2,4
1789.	1,435	25	1,7	1814.	2,508	25	0,9

84,390 accouchées, 875 mortes, 1 p. 100 ou 1 morte sur 96,4 accouchées.

1815-1821[1]. — Dr Labat, chirurgien en chef : 21,867 accouchées, 309 mortes, 1,4 p. 100 ou 1 morte sur 70 accouchées.

1822-1826. — Dr Pentland, chirurgien en chef : 12,885 accouchées, 198 mortes, 1,5 p. 100 ou 1 morte sur 65 accouchées.

1827-1833. — Dr Collins, chirurgien en chef : 16,391 accouchées, 158 mortes, 0,9 p. 100 ou 1 morte sur 103 accouchées.

1834-1840. — Dr Kennedy, chirurgien en chef : 13,167 accouchées, 224 mortes, 1,7 p. 100 ou 1 morte sur 58 accouchées.

1841-1847. — Dr Johnson, chirurgien en chef : 13,699 accouchées, 179 mortes, 1,3 p. 100 ou 1 morte sur 76 accouchées.

(1) Sainclair et Johnson, *Pracical Midwifery*, 1858, p. 6.

1848-1854. — Dr Shekleton, chirurgien en chef : 13,748 accouchées, 163 mortes, 1,1 p. 100 ou 1 morte sur 84 accouchées.

LONDRES (Maternité. — London Lying-in Hospital). — 1833-1860 [1].

ANNÉES	NOMBRE des accouch.	NOMBRE des mortes.	PROPORTION p. 100.	ANNÉES	NOMBRE des accouch.	NOMBRE des mortes.	PROPORTION p. 100.
1833.	179	6	3	1847.	265	2	0,7
1834.	209	5	2,3	1848.	294	1	0,3
1835.	185	14	7,5	1849.	277	4	1,4
1836.	212	9	4,2	1850.	219	»	»
1837.	196	4	2	1851.	186	7	3,7
1838.	71	10	26,7	1852.	221	3	1,3
1839.	171	6	3,1	1853.	236	7	2,9
1840.	210	17	8	1854.	251	12	4,7
1841.	117	18	15,3	1855.	293	11	3,7
1842.	153	10	6,5	1856.	304	7	2,3
1843.	191	8	4	1857.	230	4	1,7
1844.	158	»	»	1858.	224	3	1,3
1845.	187	1	0,5	1859.	211	1	0,4
1846.	218	»	»	1860.	215	1	0,4

5,883 accouchées, 172 mortes, 2,9 p. 100 ou 1 morte sur 34,2 accouchées.

EDINBURGH (Hôpital) [2].

| 1858. | 277 | 3 | 1 | | 1 morte sur 92 accouchées. |

STUTTGART (Hôpital) [3].

| 1862. | 424 | 3 | 0,7 | | 1 morte sur 141 accouchées. |

ZURICH (Maternité) [4].

| 1860. | 200 | 20 | 10 | | 1 morte sur 10 accouchées. |

STOCKHOLM (Maternité) [5].

| 1861. | 650 | 37 | 5,6 | | 1 morte sur 17 accouchées. |

GOTEBORG (Maternité) [6].

| 1861. | 223 | 18 | 8 | | 1 morte sur 12,3 accouchées. |

(1) *Transactions of the Obstetrical Society.*
(2) Barnes. *Dublin Quart. Journ.*, 1859, XXVIII, p. 101.
(3) Compte rendu.
(4) *Monatsschrift f. Geburstk*, 1862, XX. p. 75.
(5) Sundhets. *Colléjii Underdangia berattesle*, 1861.
(6) Sundhets. *Collejii Underdangia berattesle*, 1861.

LUND (Maternité)[1].

1861.   33   2   6 | 1 morte sur 16 accouchées.

FREIBURG EN BRISGAU[2].

1860-62.   281   10   3,5 | 1 morte sur 28 accouchées.

JENA (Clinique)[3].

1859-62.   308   21   6,7 | 1 morte sur 14 accouchées.

DRESDE (Maternité). — 1814-1860[4].

ANNÉES	NOMBRE des accouch.	NOMBRE des mortes.	PROPORTION p. 100.	ANNÉES	NOMBRE des accouch.	NOMBRE des mortes.	PROPORTION p. 100.
1814.	6	»	»	1840.	212	3	1,3
1815.	147	2	1,2	1841.	235	7	2,8
1816.	190	3	1,5	1842.	268	5	1,7
1817.	170	2	1;0	1843.	277	7	2,3
1818.	165	1	0,5	1844.	269	14	4,8
1819.	208	5	2,2	1845.	269	6	2,2
1820.	178	6	3,1	1846.	300	7	2,1
1821.	220	6	2,6	1847.	298	6	1,8
1822.	170	7	3,8	1848.	325	5	1,4
1823.	228	7	2,9	1849.	333	8	2,2
1824.	208	12	5,4	1850.	338	12	3,3
1825.	229	4	1,7	1851.	345	10	2,7
1826.	225	7	2,9	1852.	272	19	6,6
1827.	262	10	3,8	1853.	295	15	4,9
1828.	289	7	2,3	1854.	358	12	3,1
1829.	292	8	2,6	1855.	358	6	1,5
1830.	272	19	6,6	1856.	370	4	1,0
1831.	261	10	3,7	1857.	412	5	1,1
1832.	245	3	1,1	1858.	532	3	0,5
1833.	314	5	1,5	1859.	550	7	1,1
1834.	242	8	3,1	1860.	574	4	0,6
1835.	221	5	2,1	1861.	604	8	1,2
1836.	229	7	2,8	1862.	613	5	0,7
1837.	214	16	7,4	1863.	732	4	0,5
1838.	210	9	3,9	1864.	613	4	0,6
1839.	209	18	7,7				

15,356 accouchées, 373 mortes, 2,7 p. 100 ou 1 morte sur 41,1 accouchées.

(1) Sundhets. *Collejii Underdangia berattesle*, 1861.
(2) *Monatsschr. f. Geburtsk.*, 1863, XXII.
(3) *Monatsschr. f. Geburtsk.*, 1863, XXI.
(4) Grensen, *Bericht über die Eregnisse in dem K. Sächs. Entbind.-Inst.*, 1864.

PARIS (Maternité). — 1802-1864[1].

ANNÉES	NOMBRE des accouch.	NOMBRE des mortes.	PROPORTION p. 100.	ANNÉES	NOMBRE des accouch.	NOMBRE des mortes.	PROPORTION p. 100.
1802.	} 4,657	152	3,2	1806.	2,525	131	5,1
1803.				1807.	1,632	72	4,3
1804.	1,599	56	3,5	1808.	1,642	62	3,7
1805.	1,524	58	3,8	1809.	1,728	79	4,5

15,307 accouchées, 610 mortes, 3,9 p. 100.

ANNÉES	NOMBRE des accouch.	NOMBRE des mortes.	PROPORTION p. 100.	ANNÉES	NOMBRE des accouch.	NOMBRE des mortes.	PROPORTION p. 100.
1810.	1,779	75	4,2	1815.	2,349	130	5,5
1811.	2,319	105	4,5	1816.	2,422	46	1,8
1812.	2,389	164	6,8	1817.	2,814	63	2,5
1813.	2,164	65	3,0	1818.	2,411	152	6,3
1814.	2,309	127	5,5	1819.	2,528	187	7,3

23,484 accouchées, 1,114 mortes, 4,7 p. 100.

ANNÉES	NOMBRE des accouch.	NOMBRE des mortes.	PROPORTION p. 100.	ANNÉES	NOMBRE des accouch.	NOMBRE des mortes.	PROPORTION p. 100.
1820.	2,431	154	6,3	1825.	2,643	98	3,7
1821.	2,374	51	2,1	1826.	2,734	82	2,9
1822.	2,405	93	3,8	1827.	2,769	144	5,2
1823.	2,471	134	5,4	1828.	2,880	163	5,6
1824.	2,435	122	5,0	1829.	2,753	252	9,1

25,895 accouchées, 1,293 mortes, 4,9 p. 100.

ANNÉES	NOMBRE des accouch.	NOMBRE des mortes.	PROPORTION p. 100.	ANNÉES	NOMBRE des accouch.	NOMBRE des mortes.	PROPORTION p. 100.
1830.	2,662	122	4,5	1835.	2,615	92	3,4
1831.	2,884	254	8,8	1836.	2,562	57	2,2
1832.	2,563	146	5,6	1837.	2,795	45	1,6
1833.	2,520	109	4,3	1838.	2,946	81	2,7
1834.	2,614	97	3,6	1839.	2,377	122	5,0

26,538 accouchées, 1,125 mortes, 4,2 p. 100.

ANNÉES	NOMBRE des accouch.	NOMBRE des mortes.	PROPORTION p. 100.	ANNÉES	NOMBRE des accouch.	NOMBRE des mortes.	PROPORTION p. 100.
1840.	3,676	94	2,5	1845.	3,302	138	4,1
1841.	3,471	114	3,3	1846.	3,548	146	4,1
1842.	3,671	256	6,9	1847.	3,752	132	3,5
1843.	3,349	186	5,5	1848.	3,671	110	2,9
1844.	3,414	167	4,9	1849.	2,922	115	3,9

34,776 accouchées, 1,458 mortes, 4,1 p. 100.

ANNÉES	NOMBRE des accouch.	NOMBRE des mortes.	PROPORTION p. 100.	ANNÉES	NOMBRE des accouch.	NOMBRE des mortes.	PROPORTION p. 100.
1850.	2,807	131	4,6	1855.	2,288	86	3,7
1851.	2,873	134	4,6	1856.	2,266	131	5,7
1852.	2,663	121	4,5	1857.	2,026	58	2,8
1853.	2,623	153	5,8	1858.	2,229	75	3,3
1854.	3,136	230	7,3	1859.	2,183	179	8,2

25,094 accouchées, 1,298 mortes, 5,1 p. 100.

(1) Communiqué par l'administration des hôpitaux.

ANNÉES	NOMBRE des accouch.	NOMBRE des mortes.	PROPORTION p. 100.	ANNÉES	NOMBRE des accouch.	NOMBRE des mortes.	PROPORTION p. 100.
1860.	2,032	237	11,6	1863.	2,005	275	13,7
1861.	2,115	238	11,2	1864.	1,530	310	20,2
1862.	2,204	166	7,5				

9,886 accouchées, 1,226 mortes, 12,4 p. 100.

TOTAL : 160,704 accouchements, 8,124 mortes, 5,6 p. 100, 1 décès sur 19 accouchées.

PARIS (Clinique de la Faculté). — 1835-1864 [1].

ANNÉES	NOMBRE des accouch.	NOMBRE des mortes.	PROPORTION p. 100.	ANNÉES	NOMBRE des accouch.	NOMBRE des mortes.	PROPORTION p. 100.
1835.	248	20	8,0	1838.	485	23	4,7
1836.	237	18	7,5	1839.	436	25	5,7
1837.	248	31	12,5				

1,654 accouchées, 117 mortes, 7 p. 100.

ANNÉES	NOMBRE des accouch.	NOMBRE des mortes.	PROPORTION p. 100.	ANNÉES	NOMBRE des accouch.	NOMBRE des mortes.	PROPORTION p. 100.
1840.	653	24	3,6	1845.	945	43	4,5
1841.	623	21	3,3	1846.	966	40	4,1
1842.	883	35	3,9	1847.	1,157	30	2,5
1843.	778	39	5,0	1848.	1,031	28	2,7
1844.	960	43	4,4	1849.	1,083	56	5,1

9,079 accouchées, 359 mortes, 3,9 p. 100.

ANNÉES	NOMBRE des accouch.	NOMBRE des mortes.	PROPORTION p. 100.	ANNÉES	NOMBRE des accouch.	NOMBRE des mortes.	PROPORTION p. 100.
1850.	1,027	37	3,6	1855.	1,266	48	3,8
1851.	1,034	24	2,3	1856.	630	51	8,0
1852.	1,233	34	2,7	1857.	760	25	3,2
1853.	847	45	5,3	1858.	739	36	4,8
1854.	1,003	53	5,2	1859.	923	26	2,8

9,462 accouchées, 288 mortes, 4 p. 100.

ANNÉES	NOMBRE des accouch.	NOMBRE des mortes.	PROPORTION p. 100.	ANNÉES	NOMBRE des accouch.	NOMBRE des mortes.	PROPORTION p. 100.
1860.	887	51	5,7	1863.	752	37	4,9
1861.	875	96	1,0	1864.	817	32	3,9
1862.	769	72	9,3				

4,100 accouchées, 379 mortes, 7 p. 100.

TOTAL : 24,295 accouchées, 1,143 mortes, 4,7 p. 100 ou 1 morte sur 21,2 accouchées.

PARIS (Saint-Antoine). — 1811-1864.

ANNÉES	NOMBRE des accouch.	NOMBRE des mortes.	PROPORTION p. 100.	ANNÉES	NOMBRE des accouch.	NOMBRE des mortes.	PROPORTION p. 100.
1811.	6	1	16,6	1816.	2	1	5,0
1812.	7	»	»	1817.	1	1	100,0
1813.	4	1	25,0	1818.	4	1	25,0
1814.	1	»	»	1819.	3	»	»
1815.	»	»	»				

28 accouchées, 5 mortes, 17,8 p. 100.

(1) Communiqué par l'administration des hôpitaux.

ANNÉES	NOMBRE des accouch.	NOMBRE des mortes.	PROPORTION p. 100.	ANNÉES	NOMBRE des accouch.	NOMBRE des mortes.	PROPORTION p. 100.
1820.	3	2	66,0	1825.	2	»	»
1821.	1	»	»	1826.	4	3	75,0
1822.	2	2	100,0	1827.	2	1	50,0
1823.	7	3	42,0	1828.	6	3	50,0
1824.	2	1	50,0	1829.	3	»	»

32 accouchées, 15 mortes, 46,8 p. 100.

ANNÉES	NOMBRE des accouch.	NOMBRE des mortes.	PROPORTION p. 100.	ANNÉES	NOMBRE des accouch.	NOMBRE des mortes.	PROPORTION p. 100.
1830.	4	»	»	1835.	12	2	16,6
1831.	3	»	»	1836.	18	2	11,1
1832.	4	1	25,0	1837.	16	3	18,7
1833.	13	3	23,0	1838.	20	3	10,5
1834.	17	1	5,8	1839.	22	5	22,7

129 accouchées, 20 mortes, 15,5 p. 100.

ANNÉES	NOMBRE des accouch.	NOMBRE des mortes.	PROPORTION p. 100.	ANNÉES	NOMBRE des accouch.	NOMBRE des mortes.	PROPORTION p. 100.
1840.	33	4	12,1	1845.	118	6	5,0
1841.	24	5	20,8	1846.	81	4	4,9
1842.	50	7	14,0	1847.	134	5	3,7
1843.	60	11	18,3	1848.	112	5	4.4
1844.	86	14	16,2	1849.	90	4	4,4

788 accouchées, 65 mortes, 8,2 p. 100.

ANNÉES	NOMBRE des accouch.	NOMBRE des mortes.	PROPORTION p. 100.	ANNÉES	NOMBRE des accouch.	NOMBRE des mortes.	PROPORTION p. 100.
1850.	82	3	3,6	1855.	344	12	3,4
1851.	55	3	5.4	1856.	414	11	2,6
1852.	86	7	8,1	1857.	369	47	1,2
1853.	115	9	7,8	1858.	299	14	4,6
1854.	288	14	4,8	1859.	307	14	4,5

2,359 accouchées, 134 mortes, 5,6 p. 100.

ANNÉES	NOMBRE des accouch.	NOMBRE des mortes.	PROPORTION p. 100.	ANNÉES	NOMBRE des accouch.	NOMBRE des mortes.	PROPORTION p. 100.
1860.	298	2	0,6	1863.	444	15	3,3
1861.	345	37	2,0	1864.	467	35	0,7
1862.	314	21	0,6				

1,868 accouchées, 110 mortes, 5,8 p. 100.

TOTAL : 5,204 accouchements, 349 mortes, 6,7 p. 100 ou 1 morte
sur 14,8 accouchées.

PARIS (Hôtel-Dieu). — 1802-1864.

ANNÉES	NOMBRE des accouch.	NOMBRE des mortes.	PROPORTION p. 100.	ANNÉES	NOMBRE des accouch.	NOMBRE des mortes.	PROPORTION p. 100.
1802. / 1803.	206	12	5,8	1806.	105	8	7,6
				1807.	119	4	3,4
1804.	60	3	5,0	1808.	138	2	1,4
1805.	107	3	2,8	1809.	98	4	4,0

833 accouchées, 36 mortes, 4,3 p. 100.

ANNÉES	NOMBRE des accouch.	NOMBRE des mortes.	PROPORTION p. 100.	ANNÉES	NOMBRE des accouch.	NOMBRE des mortes.	PROPORTION p. 100.
1810.	64	»	»	1815.	56	1	1,7
1811.	67	5	7,4	1816.	64	2	3,1
1812.	55	3	5,4	1817.	74	6	8,1
1813.	71	7	9,8	1818.	66	1	1,5
1814.	63	1	1,5	1819.	78	8	1,0

658 accouchées, 34 mortes, 5,1 p. 100.

ANNÉES	NOMBRE des accouch.	NOMBRE des mortes.	PROPORTION p. 100.	ANNÉES	NOMBRE des accouch.	NOMBRE des mortes.	PROPORTION p. 100.
1820.	112	2	1,7	1825.	175	13	7,4
1821.	126	5	3,9	1826.	201	10	4,9
1822.	134	4	2,9	1827.	223	15	6,7
1823.	123	6	4,8	1828.	243	10	3,8
1824.	159	4	2,4	1829.	243	12	4.9

1,757 accouchées, 81 mortes, 4,6 p. 100.

ANNÉES	NOMBRE des accouch.	NOMBRE des mortes.	PROPORTION p. 100.	ANNÉES	NOMBRE des accouch.	NOMBRE des mortes.	PROPORTION p. 100.
1830.	179	2	1,1	1835.	347	»	»
1831.	287	2	0,6	1836.	364	2	0,5
1832.	154	1	0,6	1837.	377	2	0,5
1833.	217	2	0,9	1838.	70	2	2,8
1834.	318	3	0,9	1839.	45	1	2,2

2,338 accouchées, 17 mortes, 0,7 p. 100.

ANNÉES	NOMBRE des accouch.	NOMBRE des mortes.	PROPORTION p. 100.	ANNÉES	NOMBRE des accouch.	NOMBRE des mortes.	PROPORTION p. 100.
1840.	51	3	5,8	1845.	398	15	3,7
1841.	62	»	»	1846.	340	17	5,0
1842.	183	10	5,4	1847.	345	7	2,1
1843.	329	16	4,8	1848.	478	9	1,9
1844.	252	20	7,9	1849.	573	9	1,5

3,012 accouchées, 106 mortes, 3,6 p. 100.

ANNÉES	NOMBRE des accouch.	NOMBRE des mortes.	PROPORTION p. 100.	ANNÉES	NOMBRE des accouch.	NOMBRE des mortes.	PROPORTION p. 100.
1850.	794	28	3,5	1855.	1,218	16	1,3
1851.	766	2	0,2	1856.	1,641	73	4,4
1852.	1,000	16	1,6	1857.	1,299	29	2,2
1853.	1,208	39	3,2	1858.	1,223	64	5,2
1854.	1,459	26	1,1	1859.	1,156	32	2,7

11,744 accouchées, 325 mortes, 2,7 p. 100.

ANNÉES	NOMBRE des accouch.	NOMBRE des mortes.	PROPORTION p. 100.	ANNÉES	NOMBRE des accouch.	NOMBRE des mortes.	PROPORTION p. 100.
1860.	958	60	0,6	1863.	1,007	27	2,6
1861.	1,063	63	5,0	1864.	1,049	50	4,7
1862.	895	32	3,5				

4,972 accouchées, 232 mortes, 4,6 p. 100.

TOTAL : 25,314 accouchées, 831 mortes, 3,2 p. 100 ou 1 morte
sur 30,4 accouchées.

PARIS (Saint-Louis). — 1807-1864.

ANNÉES	NOMBRE des accouch.	NOMBRE des mortes.	PROPORTION p. 100.	ANNÉES	NOMBRE des accouch.	NOMBRE des mortes.	PROPORTION p. 100.
1807.	1	»	»	1809.	1	»	»
1808.	2	»	»				

4 accouchées, 0 morte.

ANNÉES	NOMBRE des accouch.	NOMBRE des mortes.	PROPORTION p. 100.	ANNÉES	NOMBRE des accouch.	NOMBRE des mortes.	PROPORTION p. 100.
1810.	»	»	»	1815.	27	2	7,4
1811.	4	»	»	1816.	4	»	»
1812.	20	»	»	1817.	7	»	»
1813.	19	»	»	1818.	5	»	»
1814.	7	»	»	1819.	33	»	»

128 accouchées, 2 mortes, 1,5 p. 100.

ANNÉES	NOMBRE des accouch.	NOMBRE des mortes.	PROPORTION p. 100.	ANNÉES	NOMBRE des accouch.	NOMBRE des mortes.	PROPORTION p. 100.
1820.	49	3	6,1	1825.	89	3	3,3
1821.	89	3	3,3	1826.	141	4	2,8
1822.	121	3	2,4	1827.	145	»	»
1823.	140	2	1,4	1828.	180	10	5,5
1824.	180	12	6,6	1829.	148	11	7,4

1,282 accouchées, 51 mortes, 3,9 p. 100.

ANNÉES	NOMBRE des accouch.	NOMBRE des mortes.	PROPORTION p. 100.	ANNÉES	NOMBRE des accouch.	NOMBRE des mortes.	PROPORTION p. 100.
1830.	361	13	3,6	1835.	280	14	5,0
1831.	407	15	3,6	1836.	270	14	5,1
1832.	414	30	7,2	1837.	278	12	4,2
1833.	353	44	12,4	1838.	137	8	5,8
1834.	221	19	8,5	1839.	111	4	3,6

2,832 accouchées, 173 mortes, 6,1 p. 100.

ANNÉES	NOMBRE des accouch.	NOMBRE des mortes.	PROPORTION p. 100.	ANNÉES	NOMBRE des accouch.	NOMBRE des mortes.	PROPORTION p. 100.
1840.	173	8	4,6	1845.	263	7	2,6
1841.	127	11	8,6	1846.	282	7	2,4
1842.	170	8	4,7	1847.	343	9	2,6
1843.	197	8	4,0	1848.	482	9	1,8
1844.	230	15	6,5	1849.	469	20	4,2

2,736 accouchées, 102 mortes, 3,7 p. 100.

ANNÉES	NOMBRE des accouch.	NOMBRE des mortes.	PROPORTION p. 100.	ANNÉES	NOMBRE des accouch.	NOMBRE des mortes.	PROPORTION p. 100.
1850.	580	14	2,4	1855.	770	13	1,6
1851.	606	13	2,1	1856.	834	15	1,7
1852.	668	6	0,8	1857.	871	18	2,0
1853.	669	14	2,0	1858.	722	63	8,7
1854.	770	8	1,1	1859.	754	36	4,7

7,244 accouchées, 200 mortes, 2,7 p. 100.

ANNÉES	NOMBRE des accouch.	NOMBRE des mortes.	PROPORTION p. 100.	ANNÉES	NOMBRE des accouch.	NOMBRE des mortes.	PROPORTION p. 100.
1860.	691	42	6,0	1863.	871	28	3,2
1861.	802	58	7,2	1864.	754	61	8,0
1862.	694	63	9,0				

3,812 accouchées, 252 mortes, 6,6 p. 100.

TOTAL : 19,038 accouchées, 780 mortes, 4 p. 100 ou 1 morte sur 24,7 accouchées.

PARIS (Hôpital de la Charité). — 1859-1861.

ANNÉES	NOMBRE des accouch.	NOMBRE des mortes.	PROPORTION p. 100.	ANNÉES	NOMBRE des accouch.	NOMBRE des mortes.	PROPORTION p. 100.
1859.	197	11	5,5	1861.	253	49	19,3
1860.	198	24	12,1				

648 accouchées, 84 mortes, 12,6 p. 100 ou 1 morte sur 7,7 accouchées.

LYON (Charité). — 1860-1863 [1].

	NOMBRE des accouch.	NOMBRE des mortes.	PROPORTION p. 100.	
1860-63	3,325	91	1,7	1 morte sur 36 accouchées.

LYON (Hôtel-Dieu).

	NOMBRE des accouch.	NOMBRE des mortes.	PROPORTION p. 100.	
1860-63	2,016	33	1,6	1 morte sur 61 accouchées.

ROUEN (Hôpital général).

	NOMBRE des accouch.	NOMBRE des mortes.	PROPORTION p. 100.	
1860-63	1,275	9	0,7	1 morte sur 141 accouchées.

BORDEAUX (Maternité).

	NOMBRE des accouch.	NOMBRE des mortes.	PROPORTION p. 100.	
1860-63	714	30	4,2	1 morte sur 23 accouchées.

LILLE

	NOMBRE des accouch.	NOMBRE des mortes.	PROPORTION p. 100.	
1860-63	683	25	3,5	1 morte sur 18 accouchées.

REIMS

	NOMBRE des accouch.	NOMBRE des mortes.	PROPORTION p. 100.	
1860-63	646	15	2,3	1 morte sur 43 accouchées.

STRASBOURG

	NOMBRE des accouch.	NOMBRE des mortes.	PROPORTION p. 100.	
1860-63	556	78	14,0	1 morte sur 7 accouchées.

GRENOBLE

	NOMBRE des accouch.	NOMBRE des mortes.	PROPORTION p. 100.	
1860-63	534	20	3,6	1 morte sur 27 accouchées.

(1) Malgaigne. *Bulletin du Ministère de l'Intérieur*, 1864, n° 7.

BORDEAUX (Saint-André).

ANNÉES	NOMBRE des accouch.	NOMBRE des mortes.	PROPORTION p. 100.	ANNÉES / NOMBRE des accouch. / NOMBRE des mortes. / PROPORTION p. 100.
1860-63	547	36	6,5	1 morte sur 15 accouchées.
SAINT-ÉTIENNE				
1860-63	515	8	1,5	1 morte sur 64 accouchées.
TOULOUSE				
1860-63	493	9	1,8	1 morte sur 54 accouchées.
BOURG				
1860-63	461	»	»	
TROYES				
1860-63	460	2	0,4	1 morte sur 230 accouchées.
MARSEILLE				
1860-63	444	16	3,6	1 morte sur 27 accouchées.
CHATEAUROUX				
1860-63	423	20	4,7	1 morte sur 21 accouchées.
AMIENS				
1860-63	396	5	1,2	1 morte sur 79 accouchées.
COLMAR				
1860-63	396	26	6,5	1 morte sur 15 accouchées.
NANTES				
1860-63	340	17	5,0	1 morte sur 20 accouchées.
NANCY				
1860-63	320	9	2,8	1 morte sur 35 accouchées.
ORLÉANS				
1860-63	301	3	0,9	1 morte sur 100 accouchées.

TOTAL GÉNÉRAL A L'HÔPITAL : 888,312 accouchées, 30,394 mortes.
Mortalité 3,4 *p.* 100 *ou* 1 *décès sur* 29,2 *accouchements.*

ACCOUCHEMENTS A DOMICILE

EDINBURGH [1]

ANNÉES	NOMBRE des accouch.	NOMBRE des mortes.	PROPORTION p. 100.		ANNÉES	NOMBRE des accouch.	NOMBRE des mortes.	PROPORTION p. 100.
1858.	5,186	28	0,5				1 morte sur 183 accouchées.	

LONDRES (Westminster general Dispensary) [2].

1818-28 7,717   17   0,2 | 1 morte sur 453 accouchées.

LONDRES (Westminster benevolent Institution) [3].

1822-28 4,761   8   0,1 | 1 morte sur 595 accouchées.

LONDRES (Royal Maternity Charity) [4].

1860-
1864.   17,242   53   » | 1 morte sur 325 accouchées.

LONDRES (Ville) [4].

1860-
1864.   562,623   2,222   » | 1 morte sur 253 accouchées.

LONDRES (Saint-Thomas hospital) [4].

1858-64 3,512   9   » | 1 morte sur 390 accouchées.

LONDRES (Guy's Hospital) [5].

1853-
1860.   11,928   36   0,3 | 1 morte sur 331 accouchées.
1861.   1,505   4   0,2 | 1 morte sur 376 accouchées.
1862.   1,702   3   0,1 | 1 morte sur 567 accouchées.
1863.   1,576   11   0,6 | 1 morte sur 143 accouchées.

(1) Barnes. *Dublin Quart. Jour. of Med. Sc.,* 1859, t. XXVIII, p. 101.
(2) Granville. *Obstetrical Transact.,* 1861, t. II, p. 185.
(3) Barnes. *Dublin Quart. Journ. of Med. Sc.,* 1859, p. 101.
(4) Barnes. *The Lancet,* 11 novembre 1865.
(5) Guy's Hosp. *Statistical Reports.*

PARIS (XIIe Arrondissement)[1].

ANNÉES	NOMBRE des accouch.	NOMBRE des mortes.	PROPORTION p. 100.		
1856.	3,222	10	0,3		1 morte sur 322 accouchées.

PARIS (Bureaux de bienfaisance)[2].

ANNÉES	NOMBRE des accouch.	NOMBRE des mortes.	PROPORTION p. 100.		
1861.	6,212	32	0,5		1 morte sur 194 accouchées.
1862.	6,422	39	0,6		1 morte sur 164 accouchées.

PARIS (Ville)[3].

1861.	44,481	262	0,5		1 morte sur 169 accouchées.
1862.	42,796	226	0,5		1 morte sur 160 accouchées.

LEIPZIG (Policlinique)[4].

1849-59.	1,203	13	1,0		1 morte sur 92 accouchées.

BERLIN (Policlinique)[5].

1864.	500	7	1,4		1 morte sur 71,4 accouchées.

MUNICH (Policlinique)[6].

1859-63.	1,911	16	0,8		1 morte sur 119 accouchées.

GREIFSWALD (Policlinique)[7].

1858-61.	295	6	2,0		1 morte sur 49 accouchées.

STETTIN (Policlinique)[8]

1843-59.	375	0	»		

SAINT-PÉTERSBOURG (Ville)[9].

1845.	12,760	86	0,6	1848.	12,867	90	0,6
1846.	12,820	70	0,5	1849.	13,069	67	0,5
1847.	13,159	102	0,7	1850.	13,695	86	0,6

(1) Tarnier. *Recherches sur l'état puerpéral*, 1857.
(2) *Bulletin du Ministère de l'Intérieur*, n° 7.
(3) *Bulletin du Ministère de l'Intérieur*, n° 7.
(4) Credé. *Bericht.*, 1860.
(5) *Berliner Klin. Wochensch.*, 1865, p. 415.
(6) Hecker. *Klinik der Geburtskunde.*
(7) *Monatsschr. für Geburskunde*, 1863, t. XXII, p. 68.
(8) *Monatsschr. für Geburskunde*, 1861, t. XXVIII, p. 166.
(9) Hugenberger. *Bericht aus dem Hebam. — Inst.* Saint-Pétersbourg, 1863.

ANNÉES	NOMBRE des accouch.	NOMBRE des mortes.	PROPORTION p. 100.	ANNÉES	NOMBRE des accouch.	NOMBRE des mortes.	PROPORTION p. 100.
1851.	14,594	104	0,7	1856.	14,445	83	0,5
1852.	13,718	100	0,7	1857.	15,174	116	0,7
1853.	14,620	106	0,7	1858.	14,941	100	0,6
1854.	14,345	87	0,6	1859.	15,756	99	0,6
1855.	13,649	107	0,7				

209,612 accouchées, 1,403 mortes, 0,6 p. 100, 1 morte
sur 149 accouchées.

TOTAL GÉNÉRAL A DOMICILE : 934,781 accouchées,
4,405 mortes, 0,4 p. 100. 1 morte sur 212 accouchées.

Ainsi, sur 888,312 femmes accouchées dans des maternités ou dans des hôpitaux, 30,594 sont mortes.

Sur 934,781 accouchements opérés en ville, soit par des médecins appartenant à un service d'assistance publique ou privée et parmi la classe pauvre, soit dans la clientèle civile, 4,405 ont été suivis de mort.

La mortalité a été dans le premier cas de 1 femme sur 29 accouchées ; elle n'a été dans le second cas que de 1 sur 212.

Cette différence si remarquable dans la mortalité après l'accouchement, suivant qu'il s'est effectué en ville ou dans des établissements hospitaliers, ne tient pas à des conditions particulières de race, de climat, d'agglomération ou de dissémination des populations : à Londres, à Paris, à Saint-Pétersbourg, à Dublin, à Vienne, à Leipzig, à Halle, à Munich, à Zurich, à Prague, à Dresde, à Moscou, dans les petites villes comme dans les capitales, au centre comme au nord de l'Europe, la mortalité a été partout à peu près la même, et cependant, comme je le dirai plus loin, la constitution intérieure, l'aménagement, l'hygiène des diverses maternités ont présenté, comme la thérapeutique employée, des différences quelquefois notables.

L'évaluation statistique de la mortalité après l'accouchement, comparée en ville et dans les services hospitaliers, servant de base et de point de départ à la discussion dans laquelle je dois entrer, il me faut avant tout fixer la valeur des statistiques que je produis.

Je dois faire observer tout d'abord que la distinction n'a presque

jamais été faite entre les décès pour cause purement puerpérale
et ceux amenés par des maladies intercurrentes, comme pneumonie, pleurésie, fièvres éruptives, etc., en rapport plus ou moins
éloigné avec la puerpéralité.

Ce *desideratum* peut seulement être comblé pour quelques établissements.

MALADIES AYANT AMENÉ LA MORT	NOM DES HOPITAUX ET NOMBRE DES ACCOUCHEMENTS									
	HÔTEL-DIEU	PITIÉ	CHARITÉ	St-ANTOINE	NECKER	BEAUJON	LARIBOISIère	St-LOUIS	CLINIQUE	MATERNITÉ
	975	462	270	311	190	257	816	704	769	2204
Fièvre typhoïde .	1	»	»	»	»	»	»	»	»	3
Variole.	»	»	1	»	»	»	»	»	»	2
Rougeole	1	»	»	»	»	»	»	»	»	»
Scarlatine. . . .	»	»	»	»	1	»	»	»	»	»
Eclampsie. . . .	»	1	»	4	1	1	3	»	1	1
Méningite. . . .	»	»	»	»	»	»	1	»	»	2
Hémoptysie. . .	1	»	»	»	»	»	»	»	»	»
Pneumonie . . .	»	1	»	»	»	»	»	»	»	3
Pleurésie	»	»	»	»	»	»	2	»	»	»
Phtisie	1	1	2	1	»	2	2	»	»	3
Dilatat. du cœur.	1	»	»	»	1	»	»	»	»	2
Phlegmatia *alba dolens*.	»	»	»	»	»	»	»	»	»	1
Asphyxie	»	»	»	»	»	»	»	»	»	»
Entérite et diar-rhée.	»	»	»	1	»	1	»	»	»	»
Ictère.	»	1	»	»	»	»	»	»	»	»
Métrorrhagie . .	3	»	2	»	»	1	»	»	5	1
Cancer de l'utérus	»	»	1	»	»	»	»	»	»	1
Ovarite.	»	»	»	»	»	»	»	2	»	1
Anémie. . . .	»	»	»	»	»	»	»	3	»	»
Rupture de l'uté-rus	»	»	»	»	»	»	»	»	»	1
Erysipèle	»	1	1	»	»	»	»	»	4	1
Albuminurie . .	»	»	»	»	1	»	1	»	»	»
Anthrax et abcès.	»	»	»	»	»	»	1	1	»	2
TOTAL	8	5	7	6	4	5	10	6	10	24
Décès par affec-tions puerpér[les].	36	21	17	19	10	10	29	56	62	141
TOTAL GÉNÉRAL.	44	26	24	25	14	15	39	62	72	165

Le tableau ci-dessus montre quel a été, pour 1862, dans les
divers hôpitaux de Paris et dans les services spéciaux d'accouchement, le chiffre des décès pour cause puerpérale et ceux amenés

par des maladies plus ou moins étrangères à la puerpéralité. En acceptant, comme parfaitement établi dans tous les cas, le diagnostic *ante* ou *post mortem*, nous voyons que la fièvre puerpérale a été, et de beaucoup, la cause la plus fréquente de mort.

Si nous faisons le relevé de la proportion (par 100 malades) des décès par *causes générales*, nous voyons les chiffres osciller entre 0,8 et 2,1 p. 100 ; chaque établissement perdant, relativement au nombre de ses pensionnaires, à peu près le même chiffre de femmes atteintes d'affections étrangères à la puerpéralité. La différence est beaucoup plus considérable si nous comparons, au contraire, la proportion des décès par *causes puerpérales* survenus dans les divers établissements, puisque cette oscillation va de 3,5 à 8 p. 100.

HÔPITAUX	MORTALITÉ générale.	MORTALITÉ par affection puerpérale.	MORTALITÉ totale.
Hôtel-Dieu	0,8	3,7	4,5
Pitié	1,0	4,5	5,6
Charité	2,5	6,2	8,8
Saint-Antoine . . .	1,9	6,1	8,3
Necker	2,1	5,2	7,3
Beaujon	1,9	3,8	5,8
Lariboisière	1,2	3,5	4,7
Saint-Louis	0,8	7,9	8,8
Clinique	1,3	8,0	9,5
Maternité	1,0	6,3	7,9

Cette différence pour ce qui concerne la mortalité par affections puerpérales et non puerpérales dans un même établissement, serait bien plus considérable encore, si la fièvre puerpérale avait, pendant cette année 1862 et pendant plusieurs mois, régné dans un de ces hôpitaux et élevé, comme cela n'est que trop fréquent, le chiffre de la mortalité à 15, 20, 26 et même 32 p. 100 du nombre des accouchées. L'on verrait alors un large écart se montrer entre la mortalité totale de ce service d'accouchement et celle des autres services, écart qui aurait sa cause dans l'augmentation de la mortalité spéciale, par fièvre puerpérale, dans l'établissement momentanément frappé.

C'est ce que montre le tableau suivant que j'emprunte au compte rendu de la Maternité de Vienne pour 1862. Dans ce tableau, M. Spaeth a réuni à part les chiffres de la mortalité de son service, pendant une épidémie de fièvre puerpérale en octobre, novembre, décembre 1861 et janvier 1862 ; il est facile de voir quel écart il existe entre les chiffres des décès pour affections puerpérales et pour maladies non puerpérales.

MOIS	NOMBRE TOTAL DES ACCOUCHÉES	NOMBRE TOTAL DES ACCOUCH. MALADES	MALADIES PUERPÉRALES GUÉRIES : Dans la maternité.	GUÉRIES : Transférées.	MORTES : Dans la maternité.	MORTES : Transférées.	MALADIES NON PUERPÉRALES — TRANSFÉRÉES ET NON MORTES : Syphilis.	Urticaire.	Variole.	Embarras gastrique.	Coxalgie.	Goritis.	Mastitis.	MORTES — Après transfert : Scarlatine.	Variole.	Dans la Maternité : Erysipèle.	Rupture de l'utérus.	Eclampsie.
Octobre 1861.	310	52	5	2	37	1	5	»	»	»	»	»	»	1	»	1	»	»
Novembre . .	278	84	12	8	28	26	5	»	1	1	»	»	1	»	1	»	1	»
Décembre . .	277	69	18	6	25	12	1	1	3	1	1	1	»	»	»	»	»	»
Janvier 1862.	243	31	9	2	19	»	»	»	»	»	»	»	»	»	»	»	»	1
1er et 2 février.	19	»	»	»	»	»	»	»	»	»	»	»	»	»	»	»	»	»
Totaux . .	1,127	236	44	18	109	39	11	1	4	2	1	1	1	1	1	1	1	1
			62		148		21							5				
			210				26											
							236											

Ainsi, pendant la durée de l'épidémie, le nombre des décès par causes générales ne fut que de 6 en y comprenant même un cas de rupture spontanée de l'utérus, tandis que le nombre des décès par cause puerpérale atteignit le chiffre de 148.

La mortalité par affections intercurrentes, variole, pneumonié, fièvre typhoïde, hépatite, etc., survenant pendant la période puerpérale est peu variable suivant les années, les mois et aussi suivant les établissements d'une même ville et l'on pourrait même ajouter suivant les pays ; *elle entre dans la mortalité générale des accouchées comme un élément numérique à peu près inva-*

riable ; si donc on voit le chiffre total des décès monter momentanément très haut pendant un ou plusieurs mois et présenter des variations très notables, on peut affirmer, sans s'exposer à commettre une erreur, que cette différence notable et accidentelle, tient à l'augmentation du chiffre des décès par cause puerpérale, ou plutôt par fièvre puerpérale ; car les autres accidents puerpéraux : rupture de l'utérus, hémorragies pendant ou après l'accouchement, éclampsie, etc., se montrent comme les affections étrangères à la puerpuéralité dans une proportion assez constante.

Du reste, cette cause d'erreur qui serait de quelque importance s'il s'agissait de chiffres élevés, perd la plus grande partie de sa valeur et peut même être négligée lorsqu'il s'agit de chiffres aussi considérables que ceux que j'ai pu rassembler, et lorsqu'on demande à la statistique, non une précision mathématique, fort inutile en pareille matière, mais une base d'appréciation.

Nous avons, en effet, à constater la mortalité après l'accouchement non d'une manière absolue, mais d'une manière relative ; nous avons à comparer la mortalité des divers établissements avec les résultats obtenus en ville. Ce qu'il importe, c'est de donner une base identique à la statistique, et je veux seulement montrer qu'on peut prendre pour base d'une juste appréciation la mortalité générale après l'accouchement : que la mort soit le fait même de la puerpéralité, ou qu'elle résulte d'une maladie accidentelle survenue comme complication.

Je dirai même plus, c'est qu'il est préférable de prendre pour point de départ la mortalité générale. Si l'on procède autrement, on n'a, pour établir la distinction entre les causes de la mort, que le diagnostic du médecin : ce que l'un appellera fièvre puerpérale sera considéré par un autre comme péritonite simple, métrite simple, comme fièvre typhoïde même, et tel décès qui, pour l'un, figurera dans la statistique des fièvres puerpérales, en sera retranché par l'autre. A qui apprendrai-je les illusions trop fréquentes des médecins qui présentent leurs propres statistiques pour montrer l'efficacité du nouveau mode de traitement dont ils sont les auteurs ? celles des chirurgiens qui n'auraient que des succès..... sans les maladies intercurrentes qui emportent leurs malades ? La mortalité totale ne peut être modifiée ; elle est ce qu'elle est en dehors de toute interprétation, et

comme la mortalité par causes générales est à peu près invariable sur *un grand nombre* d'accouchements, il ne nous reste
guère qu'un élément variable : la mortalité par causes spéciales,
celle dont nous avons à apprécier l'étendue et à rechercher les
causes.

Une autre cause d'erreur, plus importante et réelle, consisterait
dans l'omission d'un nombre plus ou moins considérable de cas
mortels. Beaucoup de maternités ne forment qu'une section d'un
hôpital général, et souvent alors les femmes atteintes de fièvre
puerpérale ou d'affections intercurrentes sont transférées dans un
service distinct des salles d'accouchement, et la statistique des
accouchées se trouve améliorée de toute l'aggravation qui se porte
alors sur celle des salles de médecine.

A Vienne, par exemple, les deux maternités affectées l'une aux
élèves en médecine, l'autre aux élèves sages-femmes, renferment
chacune une infirmerie de 18 lits ; mais, parfois, soit parce que le
nombre des accouchées malades est trop considérable, soit à cause
de la nature de leur affection, on envoie un certain nombre de ces
malades dans le service de gynécologie ou dans celui de la clinique
médicale. Il en résulte, on le comprend facilement, une diminution
dans le chiffre de la mortalité des salles d'accouchement ; diminution qui se fait surtout sentir lorsque la fièvre puerpérale atteint
à la fois un grand nombre de malades, et qui abaisse le chiffre
proportionnel des décès au moment même où il tend à être le
plus élevé. Ajoutons, de plus, que ce transfert n'est ni constant,
ni égal pour les deux cliniques ; car, en 1861, la première (celle
des élèves en médecine) a envoyé à l'*Allgemein Krankenhaus*
62 femmes atteintes de maladies puerpérales, tandis que la
deuxième (celle des élèves sages-femmes) n'en envoya que 49. En
1862, la première en transféra 20, tandis que la seconde n'en transférait aucune.

La mortalité dans les services d'accouchement, à Vienne, est
donc *un peu plus élevée encore* qu'elle ne le paraît d'après le
tableau que j'ai produit plus haut.

A Prague, la même chose se produit. Un certain nombre de
malades sont parfois transférées dans l'hôpital général, peu
distant de la maternité. Cependant ce transfert ne paraît pas
ordinaire ou habituel, car à l'époque où, accompagné de mon
ami, M. Liouville, j'ai visité cet établissement (juin 1864), j'ai

trouvé, dans les salles et au milieu des autres accouchées, un nombre assez considérable de femmes atteintes de fièvre puerpérale grave.

A Munich, la maternité est peu distante de l'hôpital, et l'on y transporte également un certain nombre d'accouchées malades. Le tableau suivant permettra d'apprécier dans quelle proportion a lieu ce transfert; il comprend la statistique de cet établissement du 1er octobre 1858 au 30 septembre 1859 [1].

Accouchées		1,333		
Mortes après l'accouchement				2
Malades . .	Soignées dans la maison . . 62	Guéries . . 57 Mortes 5		
	Transférées à l'hôpital . . . 14	Guéries . . 6 Mortes 8		
				15

Si nous ne consultons que la statistique de la maternité seule, nous trouvons sur 1,333 accouchées un chiffre de 7 décès donnant, par conséquent, une mortalité de 0,5 p. 100 ; mais la mortalité monte à 1 p. 100, si nous ajoutons les 8 décès de femmes transférées à l'hôpital.

Ici je pouvais, sachant le sort ultérieur des malades transférées, rectifier la statistique et la faire figurer dans mes calculs: mais je n'ai pas fait figurer celles où cette indication n'était pas donnée, car je ne pouvais faire entrer, dans mon évaluation générale, des statistiques que la mortalité des malades transférées modifie quelquefois beaucoup.

Ainsi, pour Cologne [2], la statistique de la mortalité de la Maternité, laquelle ne figure pas dans le relevé que j'ai donné plus haut, nous fournit le tableau suivant :

	ACCOUCHÉES.	MORTES.	TRANSFÉRÉES A L'HOPITAL.
1856	234	3	9
1857	232	2	9
1858	245	4	3
1859	271	7	8
	982	16	29

Or, en négligeant le chiffre des malades transférées, nous avons

<hr>

(1) *Monatschrift für Geburtskunde*, 1860, t. XV, p. 597.
(2) *Monatsschrift für Geburtsk.*, 1860, t. XVI, p. 294.

une mortalité de 1 sur 61, tandis qu'en comptant comme mortes
la moitié seulement des malades envoyées à l'hôpital, nous trouvons la proportion de 1 sur 32.

Cependant lorsque le transfert est exceptionnel, qu'il est minime eu égard au nombre total des malades et des accouchées,
j'ai utilisé la statistique générale (Vienne, Prague). J'ai à démontrer que la mortalité est plus grande à l'hôpital qu'en ville, et on
ne saurait me faire reproche d'affaiblir mes arguments en affaiblissant le chiffre, trop élevé déjà, de la mortalité dans les Maternités et les hôpitaux. Cette cause d'erreur est loin, du reste, d'être
générale, la plupart des établissements étrangers, comme cela a
lieu à Paris pour la Maternité et la Clinique, donnent intégrale-
ment et sans déduction le chiffre de leur mortalité.

Les mêmes causes d'erreur, tenant au transfert dans les hôpitaux des accouchées devenues malades, semblent devoir exister
encore lorsqu'il s'agit d'accouchements faits à domicile, mais
dépendant d'un service public ou privé et rattaché plus ou moins
directement à des services hospitaliers, comme les Policliniques
allemandes, nos bureaux de bienfaisance, les institutions charitables de Guy's hospital, Maternity Charity. Il n'en est rien cependant, et si quelques décès survenant assez longtemps après un
accouchement, mais pouvant être rapportés à la puerpéralité, ne
figurent pas dans les statistiques des Maternités à domicile, on
·peut affirmer que ces cas sont absolument exceptionnels et ne
changent rien à la signification scientifique des chiffres produits.

Sur ce point, cependant, les objections *a priori* n'ont guère
manqué. Lors de la discussion soulevée, au sein de l'Académie,
en 1862, par la communication de ma « Note sur l'hygiène hospitalière en France et en Angleterre », un membre de cette honorable compagnie n'hésitait pas à déclarer impossible une statistique donnant pour les accouchées à domicile une mortalité de
une femme sur 331 et ne craignait pas de mettre en suspicion la
bonne foi de nos collègues d'Angleterre.

Une lettre que m'adressa à cette époque M. le Dr Steele, directeur de Guy's Hospital, et que je publiai dans la *Gazette hebdomadaire* (1862, p. 195), nous donne des détails sur la manière
dont est dressée la statistique du service d'accouchements à domicile, annexé à cet hôpital. Je crois utile d'en reproduire quelques
passages :

« ..... L'analyse numérique des maladies traitées à l'hôpital de
Guy est faite chaque année par moi-même et publiée à part sous
la sanction de l'administration. Les tableaux sont dressés d'après
les registres officiels de l'hôpital... *Ces registres sont des documents judiciaires et sont de temps en temps produits devant les
tribunaux pour témoigner de la mort ou des causes de la mort
des malades décédés dans les années précédentes.*

« Les registres consacrés à la section d'accouchement sont,
sous certains rapports, plus complets que les autres. Les statistiques d'accouchement sont recueillies par deux élèves internes
et un résumé des observations est dressé chaque mois en double.

« L'un des exemplaires m'est destiné, l'autre est donné au médecin en chef du service d'accouchement. Si quelque erreur se
glissait dans ce relevé mensuel, elle serait immédiatement découverte et redressée... »

Dans un nouveau voyage fait récemment à Londres (octobre)
j'ai appris de M. le Dr Braxton Hicks, médecin en chef de ce service
d'accouchement de Guy's Hospital, que le décès des femmes
accouchées en ville, mais ultérieurement transférées pour cause
de maladie et mortes à l'hôpital, était reporté à la statistique du
service d'accouchement, et qu'il en était de même pour les femmes
non transférées et décédées chez elles après un temps plus ou
moins long, d'une maladie développée pendant la période puerpérale.

Il faut bien le dire, en Angleterre même, lorsque M. Barnes
montra la différence qui existait dans la mortalité des femmes
accouchées à domicile et celle des femmes accouchées à l'hôpital,
cette différence parut si extraordinaire qu'on éleva des doutes sur
l'exactitude de quelques statistiques. M. Barnes [1], en 1859, a cru
devoir réfuter cette objection, et je ne puis mieux faire que de
reproduire ce passage de son travail.

« On m'excusera de dire qu'on m'a exprimé souvent des doutes
sur la question de savoir si les registres de la Maternité Royale
étaient tenus avec assez de soin pour mériter toute croyance. Je
crois que le système suivi est bien calculé pour assurer toute
sincérité. Chaque mois, chaque sage-femme présente au secrétaire son registre d'observations. Le registre contient le nom,

(1) *Dublin Quarterly Journal of Med. Sciences*, 1859, t. XXVIII, p. 105.

l'indication du domicile de l'accouchée, la date de l'accouchement, la nature de la présentation, le sort de la mère et de l'enfant, etc. ; on y mentionne de plus les cas où l'assistance d'un médecin a été nécessaire.

« La sage-femme doit visiter sa malade trois fois au moins après l'accouchement et indiquer sur son registre les dates de ces visites. Dans ma division (celle dont j'ai reproduit la statistique) les rapports des sages-femmes sont contrôlés par les notes de mon propre registre et par les rapports qui me sont faits par mes assistants. On doit de plus ne pas oublier que toute sage-femme, négligeant de demander dans un cas sérieux l'assistance d'un médecin, court le risque à peu près certain d'une enquête du coroner et que le système d'enregistrement des observations ne peut laisser passer inaperçu aucun cas de mort pour cause puer-pérale. Aucune erreur sérieuse ne saurait exister dans la statis-tique que je produis et je dois mentionner que le *Royal Maternity Charity* ne donne ses soins qu'aux femmes mariées [1].

---

(1) Ce ne fut pas sans une certaine surprise que je lus, il y a quelques jours, dans *the Lancet* (11 novembre 1865) un article de M. Robert Barnes, dans lequel l'auteur s'efforçait par toutes sortes d'arguments d'amoindrir la portée des résultats obtenus par l'institution dont il est un des médecins en chef.

M. Barnes compare, en effet, les résultats statistiques des accouchements, dans la ville de Londres, dans les services à domicile de Royal Maternity Charity (où les accouchements sont faits par des sages-femmes) et dans ceux de Guy's et de Saint-Thomas's Hospitals (où ils sont pratiqués par des élèves et des médecins). M. Barnes cherche à démontrer que la mortalité consécu-tive aux accouchements est moins élevée en ville qu'elle ne paraît l'être ; que celle de Guy's et de Saint-Thomas l'est peu malgré la gravité des cas qui y sont traités et que Royal Maternity Charity doit sa mortalité peu élevée à un concours de circonstances heureuses et exceptionnelles.

Voici quels sont les principaux arguments de M. Barnes.

La statistique officielle des accouchements dans la ville de Londres n'est pas absolument exacte, car : 1° un certain nombre de naissances d'enfants viables ne sont pas enregistrées et 2° les naissances d'enfants mort-nés ne sont pas enregistrées du tout.

Le déficit total serait d'environ 10 p. 100 du nombre total des naissances.

Les décès, au contraire, sont tous enregistrés ; mais la cause de la mort n'est pas toujours exactement indiquée par le médecin traitant, et des femmes mortes en couches, avec une maladie du cœur, par exemple, mentionnée sur la déclaration de décès (que fait suivant l'acte du parlement chaque médecin traitant), peuvent figurer sur le relevé du *Registrar-General* à la colonne des maladies du cœur et non à celle des décès après l'accouchement.

Le déficit sur les déclarations de naissances allant, suivant M. Barnes, à 10 p. 100, et le déficit sur les décès par suite d'erreur n'atteignant pas ce ce chiffre, il en résulterait que la statistique de la ville serait de 6 à 8 p. 100 plus favorable qu'elle ne paraît résulter des chiffres officiels, surtout si on en retranche la mortalité des quatre maternités, laquelle est d'environ

En Russie, où nous trouvons les belles statistiques du Dr Hugenberger, alors médecin en chef de l'Institut de la Grande-Duchesse Hélène; la rigueur d'observation n'est pas moins grande. La loi oblige à prendre l'observation de chaque malade et la feuille sur laquelle l'histoire de sa maladie est écrite en latin est accrochée au chevet de son lit. J'ai pu vérifier maintes fois moi-même avec quelle exactitude cette prescription est observée.

En Allemagne, l'habitude excellente de prendre l'observation de chaque malade est aussi une garantie contre l'erreur. Dans la policlinique de Leipzig, chaque élève chargé de faire un accouchement en ville, doit remettre le lendemain au médecin en chef une première observation de sa malade avec le nom de la sage-femme et celui des élèves présents à l'accouchement.

A Halle, comme à Leipzig, comme à Berlin, les élèves doivent remplir un tableau dont je crois utile de donner le spécimen (tableau n° 1).

L'observation est continuée dans les jours qui suivent l'accouchement et les faits constatés par l'élève *pratiquant* sont consignés sur des feuilles analogues à celle dont j'emprunte le modèle à la clinique de Berlin (tableau n° 2).

une femme sur 28, tandis que celle de la ville ne serait alors que de 1 sur 253.

Quant aux services dépendant de Guy's et de Saint-Thomas, M. Barnes cherche à montrer qu'ils obtiennent d'excellents résultats quoiqu'ils aient dans leur clientèle un grand nombre de cas difficiles : « The schools, too, dit-il, select; but, one object being instruction, and teachers and students being zealous, they lose no opportunity of choosing the most difficult cases : indeed, it is a fact, that the physicians of the Charity, who are also hospital teachers, will take a woman who has undergone a dangerous labours, asa Charity patient to their hospital maternities in subsequent labours, in order that the case may be more skilfully watched ».

Les arguments sont tout différents pour ce qui concerne R. Maternity :

1° L'institution ne recevant que des femmes mariées, la proportion des primipares est moins considérable qu'en ville ; les filles-mères étant le plus souvent primipares ;

2° Les primipares sont plus sujettes aux accidents que les multipares ;

3° Les femmes qui prévoient des couches difficiles s'adressent *ab initio* à des médecins ;

4° Les femmes accouchées par l'institution vont souvent dans les hôpitaux quand elles deviennent malades et que la durée de leur maladie se prolonge ;

5° Les femmes pauvres ayant des accouchements difficiles s'adressent plutôt aux *Poor-law surgeons*, aux workhouses et aux hôpitaux écoles qu'à R. Maternity Charity ;

6° Les femmes pauvres, habituées au travail, ont en général des couches meilleures que les femmes élevées au milieu du luxe et du confort.

Cependant nous ne devons pas nous dissimuler que, malgré toutes ces précautions et cette rigueur d'observation que nous avons lieu d'envier pour notre pays et que nous ferions bien d'imiter, des erreurs doivent nécessairement être commises. Telle malade, accouchée en ville et entrant à l'hôpital pour y mourir, peut être oubliée dans la statistique des pertes subies par la policlinique; telle autre, atteinte d'une arthrite puerpérale, d'une affection intercurrente quelconque, peut mourir à son domicile, après quelques semaines seulement; mais il a pu se faire que la malade soit passée de la policlinique obstétricale dans la policlinique médicale et que son décès soit reporté à la statistique de la seconde division, diminuant ainsi la mortalité qui appartient à la division d'accouchement.

Pour M. Barnes, la statistique rectifiée pour Londres donnerait avec celle des institutions charitables les résultats suivants :

	ACCOUCHÉES	MORTES	
1860-1864. Ville de Londres.	562,623	2,222	1 décès sur 253
1860-1864. Les quatre maternités . . .	4,000	142	1 — 28
1858-1864. Saint-Thomas (à domicile).	3,512	9	1 — 390
1854-1863. Guy's (à domicile)	14,871	44	1 — 337
1860-1864. R. Maternity Charity	17;252	53	1 — 325

L'argumentation de M. Barnes, tout en diminuant la valeur des résultats obtenus par l'institution qu'il dirige, vient encore confirmer notre démonstration; car les résultats pour la ville de Londres sont encore plus favorables que ne les donne la statistique officielle; Guy's et Saint-Thomas ont une mortalité très minime de 0,2 p. 100 malgré les cas difficiles qui se montrent dans leur clientèle; augmentée autant que possible, la mortalité de Royal Maternity Charity n'arrive qu'à 0,3 p. 100, tandis que celle des hôpitaux et maternités où les femmes vont faire leurs couches a été de 3 p. 100.

Je ne cacherai pas toutefois que j'ai lu avec quelques regrets le travail de M. Barnes et les articles qui se publient depuis quelque temps en Angleterre sur le même sujet. De ce que l'association qui cherche à organiser le *Female Medical College* a tort de représenter les femmes en couches comme plus en sûreté avec une sage-femme qu'avec un accoucheur; si elle semble oublier sur ce point non seulement la vérité des faits mais encore la justice qui est due au savoir, à l'habileté et aussi à l'honorabilité indiscutable du corps médical; il n'en est pas moins vrai qu'elle rend un service réel en contribuant à créer des sages-femmes instruites dans leur art spécial. D'un autre côté il serait regrettable de voir le corps médical de Londres se laisser entraîner à une opposition systématique qui pourrait être soupçonnée de prendre sa source moins dans un amour désintéressé de la science et de la sécurité des malades que dans un intérêt plus particulièrement professionnel.

POLICLINIQUE (Halle).

Semestre 186 .   N° du Journal.

ACCOUCHEMENT FAIT PAR L'ÉLÈVE

Ce rapport, auquel, en cas de marche insolite, on joindra une observation détaillée des faits qui se sont montrés pendant l'accouchement, doit être présenté le lendemain de l'accouchement au médecin assistant et lui être remis après le rétablissement de l'accouchée.	NOM, PROFESSION ET DOMICILE DE L'ACCOUCHÉE	AGE	COMBIEN D'ACCOUCH^ts ANTÉRIEURS	ÉPOQUES DES PRÉCÉDENTS ACCOUCHEMENTS OU AVORTEMENTS, PRÉSENTATION ET POSITION	NOM DE L'ACCOUCHEUR ET DE LA SAGE-FEMME

JOUR ET HEURE DE L'ACCOUCHEMENT	PRÉSENTATION	ÉTAT PHYSIQUE ET MODIFICATIONS DU COL — DOULEURS	MARCHE ET DURÉE DE L'ACCOUCHEMENT
			Commencement des douleurs
			Rupture de la poche des eaux.
			Complet effacement du col.

NOMBRE, SEXE ET ÉTAT DE L'ENFANT DÉLIVRANCE	MANŒUVRES OBSTÉTRICALES ET PRESCRIPTIONS MÉDICALES	MARCHE ET TERMINAISON DE L'ACCOUCHEMENT

CLINIQUE (Berlin).

NOM DE L'ÉLÈVE PRATIQUANT..

Rapport sur l'accouchement et la période puerpérale.

Nom, état civil et âge de la mère ....
Jour de l'entrée dans la Maternité .... Jour et heure de l'accouchement...........
Durée de l'accouchement. — 1re période.............2e période.............3e période ....
État du bassin..
État du col ....
Heure de la rupture de la poche des eaux........... du complet effacement du col.......
Présentation et sexe de l'enfant ....
Nombre des battements du cœur de l'enfant par minute ....
État du délivre..
Manœuvres obstétricales ....

Période puerpérale.

	1er JOUR	2e JOUR	3e JOUR	4e JOUR	5e JOUR	6e JOUR	7e JOUR	8e JOUR	9e JOUR	10e JOUR
Sommeil										
Pouls.										
État de la peau										
Urines										
Garde-robes										
Lochies										
État du périnée.										
Sensibilité du corps.										
État des parties génitales. . .										
État des seins et du mamelon.										
Organes respiratoires.										
Sensorium										
Organes locomoteurs										
Prescriptions.										

Nouveau-Né. — Poids et taille.

	1er JOUR	2e JOUR	3e JOUR	4e JOUR	5e JOUR	6e JOUR	7e JOUR	8e JOUR	9e JOUR	10e JOUR
Coloration jaune de la peau. .										
Chute du cordon.										
Mode d'alimentation										
Maladies.										
Prescriptions.										

En ville, dans la pratique privée comme dans le service d'assistance à domicile, les difficultés d'une bonne statistique ne sont pas moins grandes qu'à l'hôpital et les mêmes causes d'erreur existent. Pour Paris, par exemple, M. Husson a montré que dans les bureaux de bienfaisance on ne tient compte que de la mortalité constatée pendant les neuf premiers jours à dater de l'accouchement, c'est-à-dire pendant la période des soins de la sage-femme. Mais après avoir fait reprendre toutes ces statistiques pour 1861 et 1862 et supprimant cette cause d'erreur, M. Husson, directeur général de nos hôpitaux, est arrivé au chiffre de 1 décès sur 160 accouchements environ, chiffre *un peu plus favorable* que celui donné pour Saint-Pétersbourg (1 sur 149), beaucoup moins favorable que ceux fournis par la statistique des services à domicile à Londres (1 sur 367). Aussi, je crois ne pas m'éloigner de la vérité en évaluant en moyenne la mortalité après l'accouchement pour les femmes soignées à domicile à 1 décès sur 150 accouchées.

Pour les hôpitaux et les maternités, je suis certainement au-dessous de la réalité, en n'évaluant la mortalité qu'à 1 décès sur 32 accouchements, car, pour beaucoup d'établissements qui figurent dans ma statistique, le transfert des accouchées malades dans les salles de médecine ou dans l'hôpital général a diminué, pour les salles de la maternité, le chiffre réel de la mortalité après l'accouchement. Nous nous trouvons donc en présence de ces chiffres :

	ACCOUCHEMENTS	DÉCÈS	
A domicile.	934,781	4,405 ou 1 décès sur 212 accouchements.
A l'hôpital.	888,312	30,394 ou 1 — 32 —

et je crois pouvoir dire : *la mortalité des femmes accouchées dans les cliniques, les hôpitaux et les maternités est hors de toute proportion avec ce qu'elle est en ville.*

II

CAUSES DE LA MORTALITÉ

DANS

LES MATERNITÉS

Après avoir constaté cette différence dans la mortalité en ville et à l'hôpital, nous devons en rechercher les causes.

L'*influence de l'hôpital* pourrait être invoquée d'une manière générale, et cette influence se ferait sentir pour l'accouchement comme pour les opérations chirurgicales; mais, même sur ce point, les appréciations les plus diverses existent. Pour les uns, les conditions fâcheuses que crée la réunion d'un grand nombre de malades dans un même lieu suffiraient à expliquer la mortalité qui y règne; pour d'autres, les conditions défavorables inhérentes au séjour à l'hôpital seraient compensées par des conditions de bien-être que le malade ne trouve pas toujours dans sa demeure.

« En laissant de côté, dit Malgaigne[1], les influences épidémiques, il y a une opinion assez généralement répandue, savoir, que, pour la plupart des maladies, le traitement à l'hôpital n'est pas aussi favorable que le traitement à domicile. Mais, d'une façon non moins générale, en considérant que les malades qui vont à l'hôpital ne trouveraient pas chez eux les mêmes commodités, les mêmes soins, le même bien-être, on pense que leur admission à l'hôpital est pour eux un véritable bienfait, et l'on tient surtout et justement en ligne de compte l'avantage d'être traité par les premières célébrités médicales. »

Sans doute, s'il n'existait pas d'influences nosocomiales meurtrières, les malheureuses qui sont venues accoucher dans nos maternités ou dans nos hôpitaux seraient moins exposées à la

---

[1] Rapport sur la mortalité des femmes en couches (*Bulletin du Ministère de l'Intérieur*, n° 7, 1864).

mort qu'en faisant leurs couches chez elles, dans leurs misérables mansardes ou sur leurs grabats humides ; mais, en raison même des dangers spéciaux que présente l'hôpital, ces malheureuses mal vêtues, mal logées, souvent privées d'air, de feu et de lumière, accouchent-elles avec plus de sécurité dans leurs pauvres demeures que dans les hôpitaux ? Je réponds par l'affirmative et j'espère démontrer la légitimité de cette affirmation. A l'influence générale fâcheuse de l'hôpital, se joint, en cas d'accouchement, une influence spéciale plus fâcheuse encore et dont je démontrerai plus loin l'importance ; car, pour les opérations chirurgicales, la médecine et la chirurgie générales, on ne trouve pas une différence, à beaucoup près, aussi considérable dans les résultats obtenus à l'hôpital et à la ville.

Pour Paris, par exemple, en nous servant des chiffres de l'administration, chiffres réunis avec le plus grand soin par M. Husson, nous voyons qu'en réunissant les années 1861 et 1862 il y eut :

	ACCOUCHEMENTS	DÉCÈS
Dans les hôpitaux.	14,197	1,169 ou 1 décès sur 12 accouchements.
Dans les bureaux de bienfaisance .	12,634	71 ou 1 — 177 —
En ville (hors des bureaux de bienfaisance). . . .	87,277	488 ou 1 — 178 —

Certes, la population que secourent nos bureaux de bienfaisance n'a pas, en partage, toutes les jouissances du luxe et du confort, puisqu'elle se compose des individus secourus comme indigents par l'Assistance publique, et cependant quelle différence avec la mortalité de l'hôpital : une sur 12 et une sur 177 accouchées !

Ce qui n'est pas moins remarquable, c'est de voir le peu de différence qui existe dans la mortalité des femmes accouchées *à leur domicile* par les soins des bureaux de bienfaisance et celles plus riches, accouchées par leur propre médecin : un décès sur 177 et sur 178. N'est-on pas autorisé à dire : le séjour dans un hôpital, dans une maternité où la fièvre puerpérale a élu domicile, est la cause de la différence dans la mortalité après l'accouchement.

Si on compare l'énorme différence entre les résultats obtenus à la ville et à l'hôpital et le peu de différence fournie par la statistique des bureaux de bienfaisance et celle de la clientèle privée, y aurait-il grande exagération à dire : mieux vaut pour une femme, accoucher au milieu de sa famille, dans la plus pauvre demeure, que dans l'hôpital le plus somptueux.

La différence dans l'état social des malades traités à l'hôpital et à la ville peut être souvent invoquée dans les statistiques comparées pour expliquer l'infériorité de l'hôpital. Un malade débilité par de longues privations, sera plus exposé à une terminaison fatale de sa maladie, qu'un malade dont la constitution robuste n'a jamais été éprouvée par la misère et la faim. Mais, dans le cas spécial dont il s'agit ici, cette différence se fait peu sentir et elle s'efface devant l'influence du séjour dans un établissement spécial d'accouchement. Ce qui le prouve c'est, je le répète, le peu de différence qu'il y a entre la mortalité des malades de la ville et de celles secourues par le bureau de bienfaisance, et la grande différence qui existe, au contraire, entre ces dernières et celles accouchées à l'hôpital ; différence hors de toute proportion avec leur état social respectif.

L'état moral des femmes reçues dans les maternités peut contribuer à l'élévation de la mortalité dans ces établissements hospitaliers. Il est évident qu'une pauvre fille séduite et abandonnée, souvent chassée de la maison où elle était domestique, préoccupée de son sort et de celui de son enfant, ne sachant où elle trouvera un asile à sa sortie de l'hôpital, est dans des conditions morales qui doivent réagir sur sa santé et la mettre dans des conditions plus favorables au développement des complications puerpérales *post partum*.

Cette condition se trouve partout et pour toutes les maternités : les deux cliniques de Vienne, celle de Prague ne reçoivent guère que des filles-mères ; elles sont en majorité dans nos hôpitaux. Le contraire existe, en général, pour les services d'assistance à domicile ; et si, dans les policliniques de Halle, Leipzig, Berlin, on ne paraît pas se préoccuper de l'état civil des femmes en couches, Guy's hospital, la Maternité royale de Londres, n'exercent leurs bienfaits qu'à l'égard des femmes mariées, et les femmes secourues par nos bureaux de bienfaisance se trouvent, dans la grande majorité des cas, dans les mêmes conditions sociales régulières.

Cette différence dans la situation civile des femmes reçues dans

les hôpitaux ou les maternités entraîne encore d'autres conséquences plus matérielles et plus directes sur la santé de la mère.
Une fille devenue enceinte cherche le plus longtemps possible à
cacher sa faute ou sa faiblesse; elle a recours à tous les moyens
pour déguiser le développement de l'abdomen, se serre la taille
et comprime ainsi l'utérus et les viscères abdominaux; trop
souvent aussi elle cherche à provoquer un accouchement prématuré, un avortement et toutes ces manœuvres ne sont pas sans
quelque effet fâcheux sur la marche ultérieure de la puerpéralité.
Enfin, et c'est là peut-être l'argument le plus puissant :

Les *hôpitaux et les maternités reçoivent les cas les plus graves*,
et tel accouchement qui n'a pu se terminer en ville, se termine à
l'hôpital où l'on a transporté une femme déjà épuisée par de
longues heures de souffrance et trop souvent aussi par des manœuvres obstétricales mal conçues et témérairement exécutées.
La répétition fréquente des mêmes faits charge d'autant la mortalité des établissements spéciaux.

« Le Dublin Lying-in hospital, dit le Dr Barnes[1], attire les cas
d'accouchement les plus graves qui se produisent en ville; les
malades y arrivent à une période avancée de la grossesse et quelquefois de l'accouchement. »

Ce que le Dr Barnes dit pour Dublin, nous pourrons le dire
pour toutes les maternités, pour tous les hôpitaux, et la statistique
nous montrerait certainement que l'intervention active de la chirurgie obstétricale est bien autrement fréquente à l'hôpital qu'en
ville.

Le contraire paraîtrait exister dans quelques policliniques
d'accouchements, c'est-à-dire dans les services d'assistance à domicile faits par les élèves des universités ou des maternités de Berlin,
Leipzig, Halle, Stettin, etc., dans le double but d'acquérir une
instruction pratique et de rendre aux femmes de la classe ouvrière
d'éminents services.

Dans la policlinique de Leipzig, du 16 avril 1849 au 30 septembre 1859, sur 1,203 femmes : 891 accouchèrent sans aucune
intervention active, 312 subirent un certain nombre d'opérations
dont les principales furent :

(1) *Dublin Quart. Journ. of Med. Sc.*, t. XXVIII, p. 99.

188 fois. . . Application de forceps.

55 — . . Version.

7 — . . Perforation.

7 — . . Céphalotripsie.

1 — . . Opération césarienne pendant la vie.

1 — . . Opération césarienne après la mort.

26 — . . Accouchement provoqué.

Il y eut donc intervention chirurgicale une fois sur 3,8 accouchements tandis que dans la maternité de la même ville, elle n'eut lieu qu'une fois sur 7,6 de 1856 à 1859 (6 versions, 56 applications de forceps, 1 céphalotripsie).

Cette différence dans la fréquence de l'intervention chirurgicale devient bien autrement considérable si nous comparons la statistique de la maternité de Paris avec celle de la maternité et de la policlinique de Leipzig. Le tableau suivant donne la proportion

Statistique des accouchements pratiqués à la maternité de Paris, 1853-62 [1]

ANNÉES	NOMBRE DES ACCOUCHEMENTS OPÉRÉS						TOTAL
	NATUREL-LEMENT	ARTIFICIELLEMENT PAR					
		Version.	Forceps.	Céphalo-tripsie.	Symphy-séotomie	Opération césarienne	
1853.	2,571	27	20	4	»	1	2,623
1854.	3,045	26	56	9	»	»	3,136
1855.	2,227	16	38	7	»	»	2.288
1856.	2,207	29	25	5	»	»	2,266
1857.	1,969	24	28	5	»	»	2,026
1858.	2,163	23	37	5	»	1	2,229
1859.	2,123	28	29	2	1	»	2,183
1860.	1,984	18	26	4	»	»	2,032
1861.	2,067	15	28	5	»	»	2,115
1862.	2,148	23	25	8	»	»	2,204
TOTAL. . . .	22,504	229	312	54	1	2	23,102
PROPORTIONS.	97,4 p. 100.	0,9 p. 100.	1,3 p. 100.	0,2 p. 100.	0,004 p. 100.	0,009 p. 100.	

des accouchements naturels et chirurgicaux pratiqués pendant dix années de 1853 à 1862 à la Maternité de Paris.

Cette fréquence si grande aurait lieu de nous étonner; elle s'explique par deux causes : la première, c'est que beaucoup de sages-femmes, lorsqu'elles se trouvent, dans leur clientèle privée, en

(1) Communiquée par l'administration des hôpitaux.

présence d'un accouchement anormal, aiment mieux invoquer le secours de la policlinique que d'envoyer leur malade à l'hôpital ou à la Maternité ; la seconde, c'est que, par un désir un peu trop vif de s'habituer aux manœuvres obstétricales, les jeunes praticiens ou ceux qui les dirigent appliquent le forceps, par exemple, dans un certain nombre de cas où un peu plus de patience rendrait son application inutile.

Nous nous empressons d'ajouter qu'à Leipzig, comme partout, les droits sacrés de l'humanité ne sont pas oubliés par le médecin ; son intervention, nous n'en doutons pas, si elle n'est pas toujours nécessaire, est du moins toujours justifiée et justifiable ; enfin malgré cette fréquence plus grande de l'intervention obstétricale, la mortalité dans la Policlinique est de 1 femme sur 92, tandis qu'elle fut dans la clinique de la Maternité de 1856 à 1859 de 1 femme sur 30. Ce qu'il m'importe de démontrer c'est que :

La fréquence des opérations obstétricales ne modifie que peu la mortalité générale. — La fièvre puerpérale est, comme je le montrerai plus loin, la cause principale, pour ne pas dire unique, de l'augmentation *notable* de la mortalité dans les services spéciaux d'accouchement ; les opérations obstétricales peuvent prédisposer les accouchées à des péritonites traumatiques, à l'atteinte de la contagion, elles peuvent concourir à augmenter la mortalité et l'on peut affirmer qu'elles l'augmentent, mais cette augmentation est légère par rapport à celle qui dépend de la contagion. C'est ce que peut démontrer le tableau suivant dans lequel se trouvent résumés les faits observés à la deuxième clinique de la maternité de Vienne durant une endémie de fièvre puerpérale pendant les mois d'octobre, novembre, décembre 1861, janvier et les 1 et 2 février 1862. Ce tableau donne, divisé par séries, le nombre des accouchements dans lesquels a eu lieu l'intervention médicale ou chirurgicale, ceux où des accidents se sont ou non montrés, etc. La première colonne donne le nombre total des accouchements relevant de chacune des séries ; la seconde le chiffre des accouchées n'ayant pas été malades ; la troisième celui des accouchées ayant été malades et la quatrième celui des accouchées ayant succombé. Quant aux deux dernières colonnes : la première donne la proportion pour cent malades de la mortalité des accouchées appartenant à chaque série (proportion permettant d'apprécier le degré absolu de gravité de chacune des complications, et l'importance qu'elle a pour la vie des accouchées); la dernière colonne montre en centièmes dans quelle proportion la mortalité de chaque série entre dans la mortalité générale du service d'accouchement, par rapport au nombre total des accouchées.

MATERNITÉ DE VIENNE

2ᵉ Clinique 1861-62 (octobre 1861 à février 1862).

NATURE ET NOMBRE DES ACCOUCHEMENTS	NOMBRE DES ACCOUCHÉES	AFFECTIONS PUERPÉRALES			MORTALITÉ SPÉCIALE A LA SÉRIE D'ACCOUCHÉES	MORTALITÉ SUR LE NOMBRE TOTAL DES ACCOUCHÉES
		NON MALADES	MALADES Guéries.	Mortes.		
Accouchées avant l'entrée à la Maternité. . .	90	89	1	»	»	»
Grosses gémellaires	8	4	3	1	15,5	0,08
AVORTEMENTS 84 CAS. — Avec placenta prævia (presque toujours version)	4	1	1	2	11,9	0,8
Provoqués et avec perforation . .	1	»	»	1		
Avortements divers	79	69	1	7		
CONDITIONS ANORMALES MAIS SANS INTERVENTION MÉDICALE 120 CAS. — Présentation du front. Accouchement spontané.	2	»	1	1	18,3	1,9
Présentation de la face. Accouchement spontané.	3	2	»	1		
Présentation du bassin. Accouchement spontané.	14	9	4	1		
Saillie de la poche des eaux à travers un col peu dilaté sans autre anomalie que la lenteur du travail.	98	74	5	19		
Rétrécissement du bassin. Accouchement spontané	3	3	»	»		
INTERVENTION MÉDICALE 11 CAS. — Lenteur du travail, accélération par les fomentations, les bains de siège et l'ergot de seigle. . . .	8	5	1	2	18,1	0,1
Lenteur du travail, administration de bains de vapeur.	3	2	1	»		
INTERVENTION CHIRURGICALE 30 CAS. — Application du forceps (8 après bains de vapeur).	18	10	2	6	30,0	0,7
Perforation du crâne pour rétrécissement du bassin	1	»	»	1		
Replacement du cordon ou d'un membre	2	2	»	»		
Version (8 pour situation transversale du fœtus)	9	7	»	2		
ACCIDENTS SPONTANÉS 27 CAS. — Hémorragie puerpérale après la délivrance	15	6	2	7	41,6	0,8
Hémorragie puerpérale avant la délivrance	6	4	1	1		
Rupture spontanée de l'utérus . .	1	»	»	1		
Éclampsie	2	»	1	1		
Accouchements spontanés sans anomalies . .	760	627	37	96	12,6	8,5
TOTAUX.	1,127	914	67	150		

Sur 30 femmes pour lesquelles une intervention chirurgicale à été nécessaire, 9 sont mortes; la mortalité s'est élevée pour elles à 30 p. 100, chiffre considérable et qui indique bien les dangers que fait courir aux accouchées la nécessité d'une opération chirurgicale.

Vingt-quatre fois il y eut des accidents : hémorragies, rupture de l'utérus, éclampsie, 10 malades sont mortes; la mortalité est encore bien plus élevée : 41 p. 100.

Mais au lieu de chercher à apprécier la gravité relative de chacun des incidents ou accidents qui compliquent les accouchements, nous cherchons la part qu'ils prennent dans la mortalité générale des accouchées, tout change aussitôt. L'intervention chirurgicale ne figure plus que pour 0,7 p. 100 de la mortalité totale, les accidents pour 0,8, tandis que la fièvre puerpérale *régnant endémiquement* entre dans cette mortalité générale pour 8,5 p. 100, c'est-à-dire pour près des deux tiers.

C'est avec la nature même des secours qu'elles reçoivent, avec la nature du lieu où se pratique l'accouchement (à l'hôpital ou à domicile), c'est avec les conditions de salubrité de l'hôpital que varie la mortalité générale des accouchées et elle n'est nullement en

NOMS DES MATERNITÉS et des SERVICES A DOMICILE	NOMBRE TOTAL DES		NATURE DES OPÉRATIONS						PROPORTION	
			VERSIONS		FORCEPS		CÉPHALOTRIPSIE ET PERFORATION			
	Accouchements.	Décès.	Nombre.	Proportion.	Nombre.	Proportion.	Nombre.	Proportion.	Des opérations.	De la mortalité totale.
				1 sur		1 sur		1 sur	1 sur	1 sur
Londres . Guy's Hospit., 1854-1863 .	14,871	44	77	193	82	181	18	833	84	337
Leipzig . Policlinique, 1849-1859 . .	1,203	13	55	22	188	6	14	85	4	99
Munich . Maternité, 1860-1861 . . .	1,022	14	12	85	20	51	4	255	28	73
Dresde . Maternité, 1814-1864 . . .	15,356	373	166	92	1,020	15	63	243	12	41
Vienne . 2ᵉ Clinique, 1862.	3,288	87	32	102	55	59	4	822	36	37
St-Pétersbourg . Hebammen-Institut, 1845-59	8,036	238	96	83	243	33	18	446	22	33
Leipzig . Maternité, 1856-1859 . . .	594	20	6	99	56	10	1	594	0	29
Vienne . 1ʳᵉ Clinique, 1862.	4,118	159	37	111	93	44	2	2,059	31	25
Paris . . Maternité, 1853 1863 . . .	23,102	1.543	229	100	312	74	54	427	38	14

rapport avec le nombre des accouchements dans lesquels a eu lieu une intervention chirurgicale quelconque. C'est ce que peut montrer le relevé ci-dessus qui nous révèle encore quelques points intéressants de la pratique obstétricale en France, en Angleterre, en Allemagne et en Russie.

Ce relevé montre le peu d'influence qu'exerce sur le chiffre total de la mortalité le nombre des accouchements où l'intervention active a paru nécessaire. Il montre d'une manière incontestable que malgré le péril réel que fait courir à l'accouchée la nécessité d'une opération, malgré l'aggravation de la statistique des établissements où les cas anormaux se présentent le plus souvent, cette influence disparaît devant celle de la fièvre puerpérale *communiquée*, de telle sorte que toute relation s'efface et disparaît entre la mortalité totale des établissements ou institutions charitables, où les accouchements difficiles sont fréquents, et celle des institutions, où les opérations sont rares.

La maternité de Paris est celle où les opérations ont été le plus rares (1 sur 38); elle est cependant la plus meurtrière (1 morte sur 14 accouchées); tandis que la maternité de Munich, où les opérations ont été relativement beaucoup plus nombreuses (1 sur 12), a une mortalité beaucoup moins élevée (1 morte sur 73 accouchées).

En tête de la liste, dressée suivant le chiffre de la mortalité, nous trouvons les services à domicile dépendant de Guy's hospital et de la polyclinique de Leipzig; Guy's est celui où l'intervention a été le plus rare, 1 sur 84; Leipzig, celui où elle a été le plus fréquente, 1 sur 4, et cependant ce sont ceux où il y a eu la mortalité générale la moins élevée; c'est que tous deux sont des services d'assistance à domicile, et la cause la plus fréquente de maladies puerpérales, la contagion, n'existait pas pour eux, ou du moins elle n'existait que dans la mesure la plus restreinte. La maternité de Paris est, après le service de Guy's, l'institution où l'intervention chirurgicale a été le moins fréquente, sa mortalité dépasse d'une manière fâcheuse celle de tous les autres établissements; c'est que tout semble, à Paris, favoriser la libre contagion.

Cette différence en faveur des accouchements à domicile se juge mieux encore si nous les comparons pour une même ville avec les résultats fournis par son hôpital d'accouchement.

A Paris.

ACCOUCHEMENTS DÉCÈS

Hôpitaux.   14,197   1169 ou 1 décès sur 12 accouch.
Bureaux de bienfaisance. .   12,634   71   1   »   177   »

A Saint-Pétersbourg.

ACCOUCHEMENTS   DÉCÈS

Maternité des Enfants-Trouvés 16,011   825 ou 1 décès sur 19 accouch.
En ville. . . . . 209,582 1,403   1 »   149   »

A Londres.

Général lying-in Hospital .   5,883   172 ou 1 décès sur 34 accouch.
Royal Maternity Charity. .   17,242   53   1 »   325   »
Guy's Hospital   16,711   54   1 »   309   »
Saint-Thomas's Hospital. .   3,512   9   1 »   390   »

A Leipzig.

Maternité.   594   20 ou 1 décès sur 30 accouch.
Policlinique 1,203   13   1 »   92   »

A Munich.

Maternité. 4,064   86 ou 1 décès sur 47 accouch.
Policlinique   1,911   16   1 »   119   »

Résumant les considérations dans lesquelles nous avons dû
entrer, nous dirons :

La statistique des maternités est aggravée par la situation morale
et physique des femmes qui y sont reçues, par la fréquence plus
grande d'accouchements laborieux et d'opérations obstétricales;
mais elle est en général (et dans l'exception nous devons comprendre la Maternité et la Clinique d'accouchements de Paris) allé-
gée d'un certain nombre de décès qui, portant sur des femmes
transférées dans d'autres services de médecine, ne figurent pas au
bilan de l'accouchement.

La statistique des accouchements à domicile est mitigée également par un certain nombre de circonstances : évacuation sur
l'hôpital dans les cas d'accouchement difficile ou de maladies *post
partum;* omission d'un certain nombre de décès survenus plus ou
moins longtemps après la période puerpérale et mis au compte, non
de l'accouchement, mais de la maladie intercurren te.

Toutefois, malgré les causes d'erreur qu'elles renferment dans
leur évaluation numérique, les statistiques que j'ai réunies et citées
plus haut portent sur un chiffre assez considérable pour qu'elles
puissent être considérées comme suffisamment exactes dans l'es-

pèce. Or, elles mettent en pleine lumière un fait aujourd'hui incontestable : *la mortalité des femmes accouchées dans les maternités et dans les hôpitaux est hors de toute proportion avec celle qui atteint les femmes accouchées dans leurs demeures;* cette différence, beaucoup plus considérable que ne le comporte l'influence nosocomiale *ordinaire*, ne dépend ni de l'état social des accouchées, ni des conditions morales au milieu desquelles se fait l'accouchement. Elle peut être plus ou moins considérable suivant l'insalubrité de tel ou tel hôpital, suivant les précautions hygiéniques d'aération, de propreté des salles, d'isolement des accouchées malades, mais elle est partout, en Europe, beaucoup plus élevée à l'hôpital qu'en ville ; partout, en Angleterre comme en France, en Russie comme en Allemagne, nous trouvons pour l'hôpital et la maternité une mortalité moyenne de 1 sur 30, atteignant quelquefois, comme à Vienne, en décembre 1841, le chiffre de 1 décès sur 3, à Pétersbourg, dans la Clinique, celui de 1 sur 11 ; à Londres, en 1838, dans le General Lying-in Hospital celui de 1 sur 4. Ce n'est donc point tel ou tel établissement que nous devons incriminer; mais en s'élargissant, la question devient plus difficile à résoudre ; en se généralisant le problème s'élève. C'est du système tout entier des maternités dont il me faut examiner la valeur, en recherchant les causes de la mortalité qui, dans toute l'Europe, pèse si lourdement sur tous les établissements destinés spécialement à l'accouchement.

C'est la fièvre puerpérale qui est la principale cause des décès survenant après l'accouchement; c'est de cette maladie seule dont je dois me préoccuper pour rechercher les circonstances favorables ou défavorables à son développement.

FIÈVRE PUERPÉRALE

La fièvre puerpérale, qu'on pourrait appeler avec M. Cruveilhier typhus puerpéral, est-elle une maladie essentielle, peut-on la rapprocher du typhus des armées, de l'infection purulente ou de l'infection putride? est-elle une phlébite ou une intoxication par un principe toxique particulier? Ce sont des questions que je n'ai pas à aborder ici, et qui, je l'avoue même, ne me sollicitent guère. Ce n'est pas la théorie, c'est l'observation des faits qui nous conduira, je l'espère, sinon à faire disparaître, du moins à rendre beaucoup plus rare cette terrible complication de la puerpéralité. Sauvons nos malades d'abord, occupons-nous de conserver, par des mesures efficaces, la vie des malheureuses qui viennent en si grand nombre mourir dans nos hôpitaux ; garantissons les accouchées contre l'apparition incessante du fléau qui les décime, restons dans le terre-à-terre de la pratique, et quand nous aurons, comme nos voisins d'outre-Manche, fait de la fièvre puerpérale une maladie exceptionnelle, nous pourrons nous élever aux sublimités des théories et discuter en toute liberté d'esprit l'essence de la maladie, et même, comme on l'a fait dans la discussion de l'Académie de médecine en 1858, l'existence de la fièvre puerpérale comme entité morbide.

La fièvre puerpérale se montre dans tous les hôpitaux, dans toutes les maternités d'Europe, dans tous les climats : dans le midi de la France comme à Saint-Pétersbourg, à Dublin comme à Vienne, à Londres comme à Moscou, les chiffres statistiques que j'ai rapportés le montrent suffisamment[1].

Cependant la fièvre puerpérale est une affection rare; elle est rare dans la clientèle privée, en dehors de sa propagation par l'accoucheur lui-même, soit qu'il en ait puisé le germe dans l'hôpital qu'il dirige, soit qu'il la transporte de la malade chez laquelle elle s'est spontanément développée aux accouchées qu'il visite. Elle est rare comme maladie spontanée, elle est fréquente comme maladie communiquée. Elle se montre *spontanément* dans la clientèle privée une ou deux fois sur mille accouchements; Guy's Hospital, dans son service à domicile, perd environ 1 femme sur 500; mais la fièvre puerpérale figure d'une façon absolument exceptionnelle dans le tableau qui comprend toutes les causes de mort. J'ai parcouru les registres de la maternité du workhouse de Mary le Bone : en trois ans, sur 6 femmes mortes, pas une seule n'avait

---

(1) La fièvre puerpérale se montre en Amérique exactement dans les mêmes conditions qu'en Europe. De 1803 à 1833, 733 accouchements furent pratiqués à Pensylvania hospital (Philadelphie), dans le service spécial : 40 femmes moururent. Les décès furent surtout fréquents dans les dernières années ; de 1829 à 1833, il y eut 20 morts sur 245 accouchements, c'est-à-dire 8 p. 100 de mortalité. Cependant l'hôpital, placé au milieu d'un square de près de deux hectares, entouré d'arbres séculaires, occupe une situation très salubre, et le service d'accouchement, situé au deuxième étage du bâtiment central, consistait en deux grandes salles de 24 pieds de long sur 23 de large séparées par la chambre de la surveillante.

succombé à la fièvre puerpérale. Les statistiques de la clientèle privée de plusieurs accoucheurs d'Angleterre ont été publiées, leur mortalité *totale* n'excède pas 2 ou 3 pour 1000. La fièvre puerpérale spontanée est rare partout; elle n'est fréquente, dans les hôpitaux, dans quelques clientèles particulières, que par la

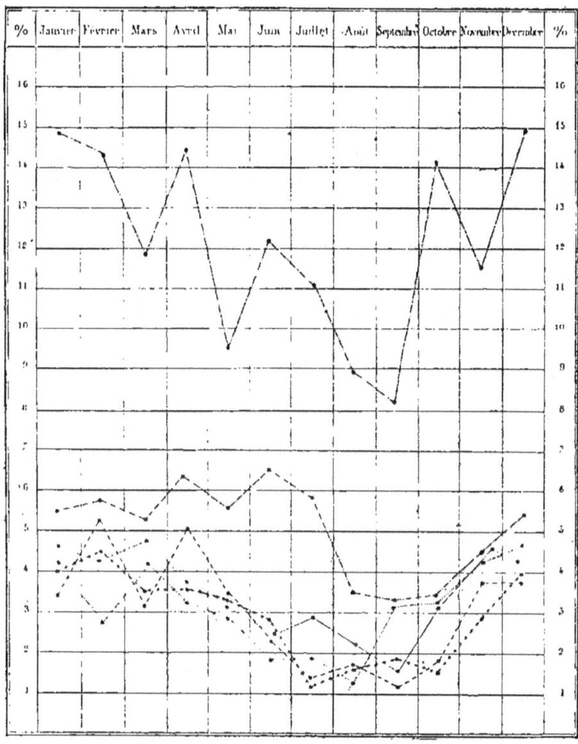

Fig. 1. — Mortalité moyenne suivant les saisons.

•—••—••—•—	Paris, Maternité	1860-1864.
•———•———•	Pétersbourg, Erziehungshaus.	1845-1859.
— — — — —	Londres, Genval Lying., in H.	1833-1860.
—————	Vienne, 1re clinique.	1850-1862.
••••••••••••	Vienne, 2e clinique	1850-1862.
+++++++++	Pétersbourg, Hebammen-Inst.	1845-1869.

contagion. Cette différence doit sinon disparaître, du moins s'amoindrir d'une manière notable.

Voyons maintenant quelles causes peuvent faciliter le développement de la maladie.

Les *saisons* influent d'une manière notable sur la mortalité des femmes en couches; sans doute, on a vu des épidémies survenir à tous les mois de l'année; mais les saisons froides favorisent davantage leur apparition et leurs ravages. Pour arriver, sous ce rapport, à une conclusion légitime, il ne faut pas se contenter de prendre, comme on l'a fait trop souvent, un seul établissement et un très petit nombre d'années; pour diminuer les chances d'erreurs, il faut multiplier les bases d'évaluation et les chiffres statistiques. C'est ce qu'ont fait, pour Vienne, MM. Braun[1] et Späth[2]; pour Pétersbourg, M. Hugenberger[3]; pour Londres, M. Tilbury Fox[4]; pour Dublin, MM. Sinclair et Johnson[5].

Il suffit de jeter les yeux sur le tableau précédent (fig. 1), où se trouve indiquée, dans divers tracés graphiques, la marche de la mortalité suivant les mois, pour voir que la mortalité après l'accouchement est *partout* notablement moindre pendant les mois d'été que pendant les mois d'hiver. Pendant la période estivale, les épidémies sont plus rares et en général moins graves ou plus rapidement arrêtées.

Des exceptions existent sans nul doute, mais elles n'infirment pas cette règle générale; ainsi, dans la première clinique de Vienne, nous trouvons :

En août 1837, une mortalité de 22,7 p. 100.
En août 1842,   —   25,2 —

Dans la deuxième clinique du même hôpital :

En juillet 1832, une mortalité de 24,7 p. 100.

A la maternité de Pétersbourg (Enfants trouvés) :

En juin 1850, une mortalité de 27 p. 100.
En juillet 1852,   —   22 —

A l'École d'accouchement de la même ville :

En juillet 1846, une mortalité de 13 p. 100.

Ce n'est pas cependant d'une manière *immédiate* que l'influence

(1) *Aerztlicher Bericht des KK. Gebär und Findelhauses.* Wien 1864.
(2) *Statistische und historische Rückblicke auf die Vorkommnisse des Wiener Gebärhauses.* Vienne, 1863.
(3) *Bericht aus dem Hebammen-Institute*, Pétersbourg, 1863.
(4) *Obstetrical Transactions*, 1862, t. III, p. 371.
(5) *Sainclair et Johnson*, p. 16.

de la saison se fait sentir sur la santé des accouchées ; il n'en est
pas de la puerpéralité comme des affections des voies respiratoires.
Cet abaissement, pendant l'été, de la mortalité après l'accouchement, est en rapport avec l'abaissement de la mortalité générale ;
elle est un peu plus marquée cependant, et je serais, comme plusieurs auteurs, assez disposé à attribuer une certaine influence à
une ventilation meilleure, car l'élévation de la température extérieure engage à pratiquer plus largement alors l'ouverture des
fenêtres, et cette circonstance me paraît importante quand il
s'agit du développement et de la propagation d'une maladie que
je regarde comme éminemment contagieuse.

Le *froid* ne paraît pas plus que la chaleur agir *directement*
sur le développement de la fièvre puerpérale ; M. Späth, de
Vienne, qui professe cette opinion, fait remarquer que, dans les
trois hivers de 1861, 1862 et 1863, 220 femmes accouchées en
ville furent apportées à l'Allgemeine Krankenhaus pendant les
mois de novembre, décembre, janvier et février, presque immédiatement après leur accouchement ; elles furent donc plus ou
moins exposées à une température assez basse, et cependant, sur
ces 220 femmes, 1 seulement mourut.

Le même auteur a recherché si, dans la clinique qu'il dirige la
mortalité avait été plus élevée pour les femmes couchées dans les
lits rapprochés des fenêtres, et il est arrivé sous ce rapport à
une conclusion négative. Il est essentiel d'ajouter que M. Späth,
convaincu de la nécessité d'une abondante ventilation, ne craint
pas de faire ouvrir les fenêtres même lorsque la température
extérieure est de — 14° Réaumur.

Les causes de l'élévation, pendant l'hiver, de la mortalité des
accouchées sont médiates ; elle suit la progression de la mortalité générale, mais l'augmentation hivernale ne se proportionne
plus à celle de la mortalité générale. La fièvre puerpérale, dans
quelques circonstances indéterminées, se développe spontanément ;
je suis loin de le nier. Les saisons froides, comme la nécessité
d'une intervention chirurgicale, comme les lenteurs du travail,
comme l'encombrement des salles d'hôpital ou l'insalubrité du
logis de l'accouchée, peuvent aider au développement de la
maladie ; mais, si toutes ces causes réunies peuvent expliquer
l'apparition d'un certain nombre de cas isolés, elles n'expliquent
pas la grande différence qui existe entre la mortalité de l'hiver et

celle de l'été. Si cette différence existe, si les épidémies sont plus fréquentes pendant l'hiver, cela paraît tenir à ce que, cherchant beaucoup plus que de raison à garantir les femmes du refroidissement, on laisse presque partout les fenêtres hermétiquement fermées, et l'on accumule ainsi dans les salles de femmes en couches les miasmes morbifiques, en même temps qu'on place les malades dans des conditions hygiéniques générales beaucoup moins favorables. Cette différence dans la mortalité suivant les mois et les saisons sera facilement appréciée en consultant les tableaux suivants :

PARIS. — Maternité — 1860-1864.

MOIS	1860			1861			1862			1863			1864			1860-1864		
	ACCOUCHEM.	DÉCÈS	P. 100	ACCOUCHEM.	DÉCÈS	P. 100	ACCOUCHEM.	DÉCÈS	P. 100	ACCOUCHEM.	DÉCÈS	P. 100	ACCOUCHEM.	DÉCÈS	P. 100	ACCOUCHEM.	DÉCÈS	P. 100
Janv.	202	23	11.3	234	39	16,6	213	23	10	212	28	13,1	193	45	23.3	1054	158	14,9
Févr.	183	24	13.1	221	35	15,8	200	19	9,5	191	22	11,3	81	26	32	878	126	14,3
Mars.	195	24	12,3	225	47	20.8	239	18	7,9	218	21	9,6	110	8	7.2	987	118	11,9
Avril.	160	18	11,2	90	20	22,2	210	27	12,8	180	35	19,4	142	13	9.1	782	113	14,4
Mai..	196	19	9,6	145	14	9,6	199	8	4,2	156	17	10,8	143	22	15,3	839	80	9,5
Juin.	162	17	10,4	147	5	3.4	173	25	14,4	136	21	15,4	134	24	17.9	752	92	12,2
Juill.	157	14	8,9	144	9	6,1	140	5	3,3	120	19	15,8	143	31	21,3	706	78	11
Août	131	16	12,2	170	3	1,7	150	5	3,3	175	12	6,8	154	34	22	780	70	8,9
Sept.	135	9	6,6	166	10	6,0	177	4	2,2	131	13	9,9	140	26	18.3	749	62	8,2
Oct..	151	23	15.2	181	15	8,3	147	3	3,4	144	29	20,1	138	36	26	761	108	14.1
Nov..	172	26	15,1	190	14	7.3	164	10	6	179	30	16,3	116	25	22,5	821	105	11.5
Déc..	188	24	12,7	202	27	13,3	192	17	8,8	161	28	17,3	34	20	58,8	777	116	14,9
	2032	237	11,6	2115	238	11,2	2204	166	7,5	2005	275	13,7	1530	310	20,3	9886	1226	12.3

PARIS. — Hôpital des Cliniques — 1860-1864.

MOIS	1860			1861			1862			1863			1864			1860-1864		
	ACCOUCHEM.	DÉCÈS	P. 100	ACCOUCHEM.	DÉCÈS	P. 100	ACCOUCHEM.	DÉCÈS	P. 100	ACCOUCHEM.	DÉCÈS	P. 100	ACCOUCHEM.	DÉCÈS	P. 100	ACCOUCHEM.	DÉCÈS	P. 100
Janvier ..	79	6	7,4	76	10	13,1	72	12	16,6	71	3	4,2	73	3	4.1	371	34	9,1
Février ..	72	0	0	85	8	9,4	57	10	17,5	80	4	5	76	1	1,3	370	23	6,2
Mars ...	84	3	3,5	61	14	22,9	83	7	8,4	63	1	1,5	79	5	6,3	370	30	8,1
Avril ...	83	6	7,2	82	12	14,6	63	7	11,1	61	3	4,9	82	4	4,8	371	32	8,6
Mai. ...	69	8	11,6	86	7	8,1	66	4	6	63	4	6,3	74	5	6,7	358	26	7,8
Juin. ...	89	2	2,2	70	6	8,5	68	2	2,9	61	3	4,9	47	1	2,1	335	14	4,5
Juillet. ..	80	2	2,5	77	6	7,7	65	13	20	69	4	5,7	66	1	1,5	357	26	7,2
Août ...	64	5	7,9	56	3	5,3	63	2	3,1	67	7	10,4	51	1	1,9	301	18	5,9
Septembre.	59	3	5	65	9	13,8	58	5	8,4	60	2	3,3	70	1	1,4	312	20	6,4
Octobre ..	77	2	2,5	74	3	4	66	5	7,5	39	2	5,1	83	3	3,6	339	15	4,4
Novembre .	83	9	10,8	84	11	13	57	4	7	59	3	5	61	5	8,2	334	32	9.3
Décembre .	70	7	10	74	7	9,4	67	2	2,9	59	1	1,7	55	2	3,6	32"	19	5.8
	900	53	5,8	890	96	10,7	785	73	9,2	732	37	4,9	817	32	3,9	4,153	291	7

LONDRES. — General Lying-in Hospital — 1833-1860.

	JANV.	FÉV.	MARS	AVRIL	MAI	JUIN	JUIL.	AOUT	SEPT.	OCT.	NOV.	DÉC.
Accouchées. .	573	491	541	497	434	430	443	392	413	498	514	486
Mortes . . .	20	20	17	25	16	10	7	7	5	9	20	18
Pour 100.	3,4	5,2	3,1	5	3,5	2,3	1,5	1,8	1,2	1,8	3,8	3,7

VIENNE. — 1ʳᵉ Clinique (Médecins) — 1850-1862.

	JANV.	FÉV.	MARS	AVRIL	MAI	JUIN	JUIL.	AOUT	SEPT.	OCT.	NOV.	DÉC.
Accouchées. .	4,928	4,640	4,968	4,942	4,885	4,262	4,192	3,969	4,106	4,350	4,284	4,569
Mortes . . .	217	196	229	178	157	106	124	90	66	137	198	198
Pour 100.	4,4	4,2	4,8	3,6	3,2	2,4	2,9	2,2	1,6	3,1	4,5	4,3

VIENNE. — 2ᵉ Clinique (Sages-Femmes) — 1850-1862.

	JANV.	FÉV.	MARS	AVRIL	MAI	JUIN	JUIL.	AOUT	SEPT.	OCT.	NOV.	DÉC.
Accouchées. .	3,940	3,954	4,188	3,892	4,038	3,683	3,604	3,612	3,657	3,686	3,546	3,960
Mortes . . .	162	108	179	131	120	72	71	57	114	126	152	178
Pour 100.	4,1	2,7	4,2	3,3	2,9	1,9	1,9	1,5	3,1	3,4	4,2	4,4

Institut de la Grande-Du[...]

ANNÉES	JANVIER			FÉVRIER			MARS			AVRIL			MAI			JU[IN]
	ACCOUCHEM.	DÉCÈS	PROPORTION P. 100	ACCOUCHEM.	DÉCÈS	PROPORTION P. 100	ACCOUCHEM.	DÉCÈS	PROPORTION P. 100	ACCOUCHEM.	DÉCÈS	PROPORTION P. 100	ACCOUCHEM.	DÉCÈS	PROPORTION P. 100	ACCOUCHEM.
1845	32	»	»	27	2	7,4	26	»	»	23	1	4,3	34	1	2,0	33
1846	39	3	7,6	27	»	»	35	3	8,5	14	1	7,1	32	3	9,3	22
1847	40	1	2,5	40	1	2,5	34	1	2,9	26	»	»	34	2	5,8	44
1848	46	»	»	36	»	»	27	2	7,4	41	1	2,4	30	4	13,3	28
1849	30	1	3	24	1	4,1	24	1	4,1	26	3	11,5	32	1	3,1	29
1850	37	1	2	35	2	5,7	40	1	2,5	26	1	3,8	38	3	7,9	34
1851	37	»	»	38	»	»	42	1	2,3	28	1	3,5	37	»	»	48
1852	55	»	»	47	»	»	50	1	2	51	3	5,8	47	»	»	61
1853	59	3	5	49	3	6,1	42	»	»	50	»	»	52	4	7,6	41
1854	63	2	3	60	»	»	41	2	4,8	40	»	»	50	»	»	52
1855	61	»	»	58	3	5,1	45	1	8,2	55	2	3,6	50	»	»	46
1856	39	4	10	62	6	9,6	61	5	8,2	61	3	4,9	52	1	1,9	56
1857	80	4	5	54	4	7,4	69	1	1,4	72	»	»	63	1	1,5	68
1858	76	7	9	57	»	»	72	3	4,1	60	3	5	56	1	1,7	64
1859	69	5	7	40	8	20	42	1	2,3	55	3	5,4	49	»	»	50
Total	763	31	4,0	654	30	4,5	650	23	3,5	628	22	3,5	656	21	3,2	676

Maternité des Enfants-T[rouvés]

ANNÉES	JANVIER			FÉVRIER			MARS			AVRIL			MAI			JU[IN]
	ACCOUCHEM.	DÉCÈS	PROPORTION P. 100	ACCOUCHEM.	DÉCÈS	PROPORTION P. 100	ACCOUCHEM.	DÉCÈS	PROPORTION P. 100	ACCOUCHEM.	DÉCÈS	PROPORTION P. 100	ACCOUCHEM.	DÉCÈS	PROPORTION P. 100	ACCOUCHEM.
1845	113	3	2,6	91	6	6,5	104	2	1,9	91	7	7,6	76	10	13,1	64
1846	94	6	6,3	87	4	4,5	96	4	4,1	77	6	7,7	63	4	6,1	73
1847	110	4	3,6	97	3	3	102	»	»	83	7	8,4	84	4	4,7	92
1848	95	3	3,1	101	2	1,9	90	»	»	96	2	2	79	3	3,7	86
1849	134	14	10,4	82	10	12,1	76	5	6,5	87	3	3,4	76	2	2,6	97
1850	112	3	2,6	86	7	8,1	110	8	7,2	96	14	14,5	48	13	27	42
1851	79	4	5	88	4	4,5	85	6	7	66	2	3	84	1	1,1	76
1852	93	21	22,5	77	9	11,6	78	6	7,6	73	4	5,3	79	7	8,8	63
1853	104	»	»	84	5	5,9	65	8	12,3	70	5	7,1	80	1	1,2	84
1854	113	3	2,6	100	2	2	113	2	1,7	85	1	1,1	94	2	2,1	85
1855	116	2	1,7	100	2	2	90	7	7,7	73	4	5,4	99	»	»	93
1856	88	8	9	87	8	9,1	86	7	8,1	75	6	8	86	7	8,1	84
1857	128	6	4,6	103	7	6,7	130	3	2,3	106	5	4,7	104	4	3,8	105
1858	126	6	4,7	113	6	5,2	136	10	7,3	120	12	10	135	8	5,9	100
1859	142	9	6,3	113	6	5,2	109	9	8,2	103	5	4,8	98	8	8,1	116
Total	1,647	92	5,5	1,413	81	5,7	1,470	77	5,2	1,303	83	6,3	1,287	74	5,7	1,260

...awlowna (Saint-Pétersbourg).

PROPORTION P. 100	AOUT			SEPTEMBRE			OCTOBRE			NOVEMBRE			DÉCEMBRE			TOTAL		
	ACCOUCHEM.	DÉCÈS	PROPORTION P. 100	ACCOUCHEM.	DÉCÈS	PROPORTION P. 100	ACCOUCHEM.	DÉCÈS	PROPORTION P. 100	ACCOUCHEM.	DÉCÈS	PROPORTION P. 100	ACCOUCHEM.	DÉCÈS	PROPORTION P. 100	ACCOUCHEM.	DÉCÈS	PROPORTION P. 100
»	22	»	»	21	»	»	30	1	3,3	36	»	»	33	1	3,3	339	7	2,3
»	26	»	»	37	1	2,7	25	1	4	28	1	3,5	28	»	»	343	16	4,7
»	34	»	»	44	»	»	40	1	2,5	21	»	»	48	3	6,2	437	10	2,2
»	17	2	11,7	21	1	4,7	28	7	25	16	»	»	23	3	13	333	21	6,3
3.7	17	1	5,8	24	»	»	35	»	»	24	1	4,1	31	»	»	343	11	3,4
»	21	»	»	30	»	»	28	»	»	42	1	2,3	34	1	2,9	586	11	2,8
»	37	»	»	38	»	»	57	»	»	44	2	4,5	28	2	7,1	469	6	1,2
»	58	1	1,7	50	1	2	44	»	»	47	2	4,2	38	3	7,8	599	15	2,5
»	59	»	»	53	1	1,8	50	1	2	50	1	2	48	1	2	570	14	2,4
3,3	61	5	8.2	51	2	3,9	43	»	»	42	1	2,3	41	»	»	606	15	2,4
1,9	62	1	1,6	56	»	»	67	»	»	41	3	7,3	58	6	8,6	651	17	2,6
2,8	49	»	»	59	1	1,6	81	»	»	80	1	1,2	65	»	»	735	26	3,5
»	52	1	1,9	64	2	3,1	88	1	1,1	68	2	2,9	82	5	6,1	836	22	1,4
»	56	»	»	63	1	1,5	60	»	»	63	2	3,1	60	3	3,7	775	21	2,4
4,1	51	»	»	61	3	4,9	67	1	1,4	50	2	4	52	»	»	634	26	4,1
1,2	602	11	1,8	672	13	1,9	743	13	1,7	652	19	2,1	689	72	3,9	8,036	238	2,9

...tersbourg) 1845-1859.

PROPORTION P. 100	AOUT			SEPTEMBRE			OCTOBRE			NOVEMBRE			DÉCEMBRE			TOTAL		
	ACCOUCHEM.	DÉCÈS	PROPORTION P. 100	ACCOUCHEM.	DÉCÈS	PROPORTION P. 100	ACCOUCHEM.	DÉCÈS	PROPORTION P. 100	ACCOUCHEM.	DÉCÈS	PROPORTION P. 100	ACCOUCHEM.	DÉCÈS	PROPORTION P. 100	ACCOUCHEM.	DÉCÈS	PROPORTION P. 100
7	55	1	1,8	93	4	4,3	70	6	8,5	101	7	6,9	68	4	5,8	997	64	6,4
1,3	72	2	2,7	83	2	2,4	88	4	4,5	72	2	2,7	80	»	»	962	39	4
0,9	70	»	»	90	2	2,2	82	»	»	59	»	»	104	2	1,9	1,079	24	2,2
8,6	70	4	5,7	59	3	5	83	7	8,4	106	4	3,7	90	5	5,5	1,048	49	4,6
6,2	71	4	5,6	71	»	»	92	4	4,3	81	2	2,4	91	3	3,2	1,039	61	5,8
3	69	2	2,8	55	2	3,6	64	4	6,2	82	4	4,7	70	6	8,5	901	76	8,4
6,6	59	1	1,6	65	2	3	90	3	3,3	80	6	7,5	76	10	13,1	938	50	5,6
1,8	50	1	2	55	»	»	61	1	1,6	70	3	4,2	80	2	2,5	836	75	8,9
4	58	1	1,7	69	1	1,4	93	1	1	83	6	7,2	77	2	2,5	942	34	3.6
5,1	68	4	5,8	79	5	6,3	76	1	1,3	86	1	1,1	73	3	4,1	1,049	30	2,8
3,5	73	5	6,8	92	2	2,1	109	1	0.9	73	7	9,5	95	9	9,4	1,097	47	4,2
4,2	80	1	1,2	110	4	3,6	111	2	1,8	112	3	2,6	94	4	4,2	1,090	66	6,0
5,1	95	7	7,3	107	5	4,6	120	10	8,3	112	6	5,3	94	8	8,5	1,301	68	5,2
2,8	103	3	2,9	127	4	3,1	128	1	0,7	95	7	7,1	120	7	5,8	1,411	72	5,1
4,5	102	3	2,9	112	7	6,2	134	5	3,7	113	3	2,6	89	4	4,1	1,321	70	5,3
5,9	1,095	39	3,5	1,267	43	3,4	1,401	50	3,5	1,328	61	4,5	1,301	69	5,3	16,011	825	5,1

Les changements brusques de l'état atmosphérique ont été quelquefois invoqués comme facilitant ou même provoquant le développement des accidents puerpéraux. Cette opinion a été soutenue par M. Dor[1], d'après quelques observations faites à la maternité de Prague en 1857.

« Le 8 mars, dit-il, jour froid et pluvieux, sur 6 accouchements, 4 furent suivis de fièvre puerpérale. Le temps redevint beau jusqu'au 11. Pendant ce temps, la moyenne des accouchements étant de 4 à 5 par jour, pas un cas de maladie. Le 11, vent froid, humide, pas de pluie, mais temps brumeux ; 3 accouchements et 3 malades. Le lendemain, il fait plus doux ; le temps semble vouloir s'élever ; pas de vent : 4 accouchements, pas de malades. Le 13, pluie et neige ; 3 accouchements, 2 malades, » etc., etc.

Les idées émises par M. Dor n'ont pas trouvé de confirmation dans les observations ultérieures, du moins pour ce qui regarde l'influence directe des changements atmosphériques. M. Hugenberger, dans son beau travail sur la fièvre puerpérale, a recherché quelle avait pu être, sur la mortalité après les accouchements, à Saint-Pétersbourg, l'influence des variations barométriques et hygrométriques, la quantité d'eau tombée à l'état de pluie et de neige ; le tracé graphique qui résume d'une manière claire les patientes recherches de cet habile et consciencieux observateur contredit l'opinion émise par M. Dor.

Influence des épidémies concomitantes. — Il était encore important de rechercher si les épidémies diverses de variole, fièvre typhoïde, choléra, etc., avaient de l'influence sur le développement de la fièvre puerpérale et sur la mortalité générale des femmes en couches. C'est encore de Vienne que nous sont venues ces intéressantes recherches : elles nous montrent que la fièvre puerpérale ne subit aucune influence sous ce rapport ; car la mortalité de sa maternité ne s'est pas modifiée d'une manière sensible, malgré l'existence d'épidémies de choléra, de typhus, de variole, etc., etc. Le tableau suivant, que nous empruntons à M. Späth, le démontre d'une manière évidente.

---

(1) *Gazette Hebdomadaire*, 1858, 26 février.

MALADIE	ÉPOQUE DE L'ÉPIDÉMIE	MORTALITÉ CONCOMITANTE DANS LA			
		1re CLINIQUE D'ACCOUCHEMENT		2e CLINIQUE D'ACCOUCHEMENT	
		P. 100		P. 100	
CHOLÉRA	1836. De juin à novembre. . .	De 2,7 à 10		De 2,5 à 13,2	
	1849. juin à novembre. . .	0,7	5,5	0,9	1,9
	1850. juin à novembre. . .	0,3	2,7	0,4	1,8
	1854. août à février . . .	5,0	18,8	4,4	5,2
	1857. mai à novembre . . .	0,0	6,9	0,9	16,9
FIÈVRE TYPHOÏDE.	1847-1848. De novembre à mars.	0,0	4,4	0,0	1,4
	1852-1853. décembre à mars .	1,8	4,0	2,8	5,8
	1853 juillet à novembre	1,2	2,1	1,0	3,6
	1855-1856. décembre à mars.	3,2	6,7	0,0	9,1
	1856-1857. novembre à janvier	3,1	4	2,3	5,1
	1858-1859. octobre à janvier.	1,3	2	0,9	1,6
	1860-1861. décembre à mars.	3,1	4,5	3,7	6,5
VARIOLE	1852-1853. novembre à juillet	1,2	4,0	0,0	5,3
	1855 février à juillet. .	3,1	11,2	0,9	16,9
	1855 octobre à décembre	1,4	3,7	4,8	9,1
	1861-1863. octobre à juillet. .	0,0	8,7	0,0	18,2
SCARLATINE.	1858-1859. juillet à janvier. .	0,3	2,0	0,2	1,6
ROUGEOLE.	1855. De janvier à juillet. . . .	3,1	11,2	0,9	16,9
	1857. avril à juillet.	0,2	5,5	1,2	3,2
	1859. avril à juin.	1,2	3,5	0,2	1,3
ÉRYSIPÈLE	1853. octobre à décembre. .	1,4	2,7	0,6	3,6

Si ces diverses épidémies avaient une influence quelconque sur l'apparition ou le développement de la fièvre perpuérale, la mortalité de la maternité devrait s'élever pendant la durée de l'épidémie. Or, c'est ce qui n'est pas, et nous voyons tantôt la mortalité des femmes en couches être très minime, être au-dessous de 1 p. 100, être même réduite à zéro, tandis que dans d'autres moments elle dépasse de beaucoup la moyenne pour atteindre jusqu'à 16 et 18 p. 100.

La mortalité, dans le même temps, et pendant ces diverses épidémies, était de plus très inégale dans les deux cliniques, ce qui n'eût pas dû être si l'épidémie régnante avait pu avoir quelque influence sur le développement de la fièvre perpuérale.

En est-il de même pour l'érysipèle ? On pourrait sur ce point conserver quelques doutes et réserver son jugement définitif.

En effet, quelques auteurs sont assez disposés, non sans quelque apparence de raison, à croire que l'érysipèle a une certaine influence sur le développement et la propagation de la fièvre puerpérale. Kneeland, Hutchinson, Renton, Ingleby, Jackson, Siders, Tilbury Fox, les considèrent comme des anneaux de la même chaîne, et si M. Späth montre qu'en 1853 l'état des accouchées resta favorable malgré l'existence d'une épidémie d'érysipèle à Vienne et dans les environs, « en 1861, ajoute-t-il, on a observé fréquemment des cas d'érysipèle dans la clinique d'accouchement des sages-femmes et des médecins à Vienne, immédiatement avant l'apparition de l'épidémie de fièvre puerpérale.

Influences individuelles. — Je ne dirai rien de l'influence exercée sur le développement de la fièvre puerpérale par l'âge, la constitution, l'état morbide général, les grossesses précédentes, la durée de l'accouchement, les plaies et contusions des parties génitales, les manœuvres obstétricales, etc., toutes ces conditions si importantes devraient être examinées en détail si j'avais à faire l'histoire purement médicale de la maladie puerpérale ; mais une pareille étude sort évidemment du cadre déjà si étendu dans lequel se trouve renfermé le sujet spécial qui m'occupe.

Il est une question cependant qui se rattache intimement à mon sujet, et que je dois chercher à résoudre. Quelle influence peut avoir sur le développement de la fièvre puerpérale le séjour plus ou moins prolongé dans la maternité antérieurement à l'accouchement ?

M. Tarnier[1], acceptant les idées de M. Lasserre, croit que la femme court moins de dangers quand elle s'est en quelque sorte acclimatée dans l'établissement où elle accouchera quelques jours plus tard. M. Lasserre avait produit les chiffres suivants :

	FEMMES		
Plus de huit jours de séjour. .	791	18 décès ou 2,2 p. 100.
Moins de huit jours.	528	17 — 3,2 —
Entrées pendant le travail. . .	1,020	52 — 5 —

M. Tarnier donne des chiffres analogues :

	FEMMES		
Plus de dix jours de séjour. .	351	9 décès ou 2,5 p. 100.
Moins de dix jours de séjour. .	1,868	120 — 6,4 —

(1) Tarnier. *De la fièvre puerpérale*, p. 62.

Et il ajoute : « La différence est grande, on le voit, et montre que la mortalité est moins forte chez les femmes qui sont habituées depuis quelque temps aux conditions nouvelles, au nouveau genre de vie, peut-être à l'altération de l'air que présente l'hôpital ; elles sont moins exposées à succomber que celles qui arrivent du dehors peu de temps avant leur accouchement. »

Le professeur Späth[1] a fait la même recherche pour la clinique des sages-femmes à Vienne en 1862, et les résultats auxquels il est arrivé se rapprochent de ceux obtenus par MM. Lasserre et Tarnier.

Reçues après l'accouchement. . . .	90	Malades.	1	ou 1,1	p. 100.
— pendant le travail.	626		116	18,5	—
DURÉE DU SÉJOUR AVANT L'ACCOUCHEMENT / de 2 à 7 jours .	122		31	25,4	—
de 8 à 14 jours .	70		20	28,5	—
de 15 à 21 jours .	54		11	20,3	—
de 22 à 28 jours .	29		5	17,2	—
plus de 28 jours .	135		26	19,1	—

Si l'on excepte les femmes arrivées après l'accouchement terminé et celles reçues pendant le travail, on voit que la *morbidité* semble diminuer par l'acclimatement. Il est remarquable surtout que sur 90 femmes accouchées en ville, mais apportées à l'hôpital plus ou moins immédiatement après leur accouchement, une seule ait été atteinte par la maladie, car l'on est amené à se demander si la contamination ne s'exerce pas surtout et presque uniquement au moment de l'accouchement. Les faits ne sont pas encore assez nombreux pour commander la conviction, mais ils doivent engager à faire sur ce point important d'hygiène spéciale des recherches pour lesquelles les éléments nous manquent encore.

Influence de l'agglomération. — L'agglomération des accouchées dans un même établissement, dans les même salles, a été regardée tantôt comme favorable, tantôt comme indifférente au développement de la fièvre puerpérale. Il y a ici deux questions distinctes à examiner, celle des petits et des grands établissements ; celle de l'encombrement des accouchées et de l'isolement des malades.

(1) *Aerztlicher Bericht des K. K. Gebürhauses,* Wien, 1864, p. 40

1° *Grandes et petites maternités.* — Les discussions qui se sont élevées depuis quelques années relativement à l'influence fâcheuse des grands hôpitaux sur la santé des malades qui y sont traitées ; les opinions que, pour ma part, j'ai défendues et défends encore à cet égard pourraient *a priori* faire penser que j'applique aux maternités ce que j'ai dit pour les hôpitaux. La question cependant est toute différente.

Ce qui cause le plus grand nombre de décès après l'accouchement, c'est la fièvre puerpérale ; mais cette maladie n'est meurtrière au plus haut point que parce qu'elle règne parfois épidémiquement. Or, comme j'espère le démontrer, les épidémies de fièvre puerpérale sont dues en grande partie à la contagion portée sur un grand nombre de malades, lesquelles, sans l'influence médiate ou immédiate de l'accouchée morbifère, eussent été à l'abri de tout accident *post partum*.

Supprimer la contagion, c'est diminuer dans une proportion considérable la mortalité des femmes en couches. Ce problème peut être résolu dans tout établissement bien organisé, quel que puisse être le nombre de ses pensionnaires. La question des grandes et des petites maternités perd donc déjà de son importance.

La fièvre puerpérale, *primordiale*, si je puis dire, celle qui sera le point de départ d'une contagion portée plus ou moins loin, la fièvre puerpérale spontanée et non acquise a-t-elle son développement facilité par la réunion dans un même établissement d'un grand nombre d'accouchées ? Cela me paraît probable, et c'est en ce sens que les petites maternités me paraissent supérieures aux grandes maternités.

Les recherches statistiques sont là encore pour prouver qu'il ne faut pas chercher la raison de la mortalité plus ou moins grande des accouchées dans la dimension des établissements, et que toute l'hygiène hospitalière ne se réduit pas à des questions d'architecture.

Établissements recevant annuellement plus de 2,000 accouchées.

			ACCOUCHÉES	DÉCÈS	MORTALITÉ p. 100
VIENNE	1re clinique	1834-1863	104,492	5,560	5,3
VIENNE	2e clinique	1834-1863	88,083	3,064	3,4
PRAGUE	Maternité	1848-1862	41,477	1,383	3,3
MOSCOU	»	1853-1862	27,759	776	2,9
DUBLIN	Lying-in H.	1847-1854	13,748	163	1,1
PARIS	Maternité	1849-1859	24,944	1,298	5,2

Établissements recevant annuellement de 1,000 à 2,000 accouchées.

			ACCOUCHÉES	DÉCÈS	MORTALITÉ p. 100
MUNICH	Maternité	1859-1862	4,064	86	2,1
GRATZ	»	1859-1861	3,089	97	3,1
MOSCOU	»	1843-1852	16,721	436	2,6
PÉTERSBOURG	Enfants-Trouvés	1845-1859	16,011	825	5,1

Établissements recevant annuellement de 500 à 1,000 accouchées.

			ACCOUCHÉES	DÉCÈS	MORTALITÉ p. 100
PESTH	Clinique	1856-1860	2,571	86	3,3
PÉTERSBOURG	Institut	1845-1859	8,036	238	2,9
STOCKHOLM	Maternité	1861 —	650	37	5,6
DRESDE	Maternité	1860-1864	3,136	25	0,7

Établissements recevant annuellement de 200 à 500 accouchées.

			ACCOUCHÉES	DÉCÈS	MORTALITÉ p. 100
LONDON	Lying-in	1833-1860	5,883	172	2,9
EDINBURG	Hospital	1858 —	277	3	1
STUTTGARD	»	1862 —	424	3	0,7
ZURICH	»	1860 —	200	20	10
GŒTEBOURG	Maternité	1861 —	223	18	8
DRESDE	»	1850-1857	2,748	83	3

Établissements recevant annuellement de 100 à 200 accouchées.

			ACCOUCHÉES	DÉCÈS	MORTALITÉ p. 100
HALLE	Maternité	1855 —	102	3	2,9
GREIFSWALD	Clinique	1858-1861	316	18	5,6
FRANCFORT	Maternité	1857-1863	1,213	13	1
LEIPZIG	»	1856-1859	594	20	3,3
PÉTERSBOURG	Hôp. Kalinkin	1854-1859	715	9	1,2
FREIBURG	Clinique	1860-1862	281	10	3,5
IÉNA	»	1859-1862	308	21	6,7
GŒTTINGUE	Maternité	1853-1860	1,029	32	3,2

Établissements recevant annuellement moins de 100 accouchées.

			ACCOUCHÉES	DÉCÈS	MORTALITÉ p. 100
LUND	Maternité	1861 —	33	2	6
PÉTERSBOURG	Clinique	1854-1859	376	34	9
BRÈME	Hôpital	1858-1863	139	10	7

Il est facile de voir, en parcourant ce tableau, que la mortalité relative, dans les petites et les grandes maternités, ne plaide pas formellement en faveur des petits établissements ; c'est que l'influence des conditions hygiéniques pouvant amener le développement accidentel d'une fièvre puerpérale isolée, s'efface ou du moins s'amoindrit devant l'influence de celles de ces conditions qui favorisent l'extension à d'autres malades, par voie de contagion, d'une maladie puerpérale spontanément développée.

Toutes choses égales d'ailleurs, une grande maternité présente cet inconvénient que si, faute de précautions suffisantes, la fièvre puerpérale y éclate et s'étend sans que rien vienne s'opposer à son développement, le nombre des victimes y sera considérable. Mais une grande maternité, dirigée par un médecin convaincu de la contagiosité de la maladie, offrant dans la disposition matérielle de ses salles les moyens d'isolement suffisants, sera bien moins meurtrière qu'un petit établissement où l'on ne se sera pas mis en garde contre la propagation de la fièvre puerpérale.

Une très petite maternité où les accouchements sont rares, où il n'y a souvent qu'une seule accouchée à la fois, peut rentrer dans les conditions favorables d'un service à domicile, car si une femme y contracte spontanément la fièvre puerpérale, la maladie pourra s'y éteindre faute d'aliment. Malheureusement il n'en est pas toujours ainsi, et la fièvre puerpérale s'y perpétue quelquefois en attaquant une femme venue pour faire ses couches quinze jours, un mois après le décès de la première ; lorsqu'on n'a ni renouvelé complètement le mobilier, ni lavé le parquet, ni repeint à nouveau les murailles de la chambre.

Les questions de population, de disposition architecturale, si importantes quand il s'agit d'hygiène hospitalière appliquée aux hôpitaux généraux, perdent de leur importance (*non pas absolue, mais relative*) lorsqu'il s'agit de salles de femmes en couches, car ici les questions hygiéniques de propreté, de renouvellement de mobilier, d'isolement des malades affectées, de précautions contre la contagion, l'emportent sur toutes les autres.

Le nombre des accouchements pratiqués dans une Maternité peut augmenter en même temps que la mortalité diminue, si l'on met en usage des précautions jusque-là négligées. C'est ainsi que, dans la dernière période décennale des trente dernières années, la mortalité à la Maternité de Vienne a diminué de plus de moitié en comparaison de ce qu'elle avait été dans la première période décennale, tandis que le nombre des accouchements avait doublé.

Les grands établissements présentent un inconvénient qui, pour être extra-médical, n'en est ni moins réel, ni moins grave, La fièvre puerpérale prend parfois dans une Maternité une telle extension, qu'il n'y a d'autre moyen d'arrêter le mal que de fermer l'établissement, et (qu'on me passe l'expression) de le remettre à neuf. Plus la Maternité aura d'importance, plus sa fermeture aura d'inconvénients, puisqu'elle privera de l'asile qu'elle leur eût offert un grand nombre d'accouchées.

Quelques médecins, il est vrai, sont opposés à la fermeture de ces établissements en cas d'épidémie. « La fermeture d'un grand établissement, dit M. Späth, acceptant sur ce point les idées de Siebold, a plus d'inconvénients qu'une épidémie passagère. » Je n'accepte pas, pour ma part, cette manière d'envisager la question. Je reconnais combien la nécessité de faire leurs couches dans leurs demeures souvent misérables sera pour beaucoup de femmes un surcroît de peines; mais être reçues dans une Maternité où règne une épidémie, c'est, pour un certain nombre, la mort. « Mieux vaut souffrir que mourir, c'est la devise du sage, a dit notre fabuliste. Elle peut ne pas être la nôtre quand il ne s'agit que de nous-mêmes; mais elle doit toujours l'être quand il s'agit de disposer de la vie des autres.

Loexhner (de Prague), Hecker (de Munich), Virchow (de Berlin), Schwarz (de Gottingue), Lange (de Heidelberg), sont opposés aux grands établissements; Rokitansky, Oppolzer et Skoda (de Vienne) les admettent à la condition de leur donner un espace superficiel suffisant.

La question, malgré ces divergences d'opinion, me paraît facile à résoudre. Les petits établissements ont en leur faveur une moindre tendance au développement spontané de la fièvre puerpérale comme de presque toutes les autres maladies, et une limitation facile des influences contagieuses.

Les grands établissements ont contre eux l'absence de ces mêmes conditions favorables, la nécessité d'un large espacement entre les bâtiments, les inconvénients éventuels de leur fermeture. Ils ont en leur faveur une facilité plus grande dans l'unité de direction et dans l'éducation spéciale qui peut y être donnée. Mais ce que je puis dire ici, c'est que la grande mortalité qui existe dans quelques maternités n'est pas sous l'influence *directe* et *immédiate* du nombre des accouchements y sont pratiqués.

2° *Encombrement*. — Je n'ai rien de particulier à dire à cet égard. L'encombrement, toujours fâcheux, quelquefois fatal, suffit souvent seul pour déterminer l'éclosion des malades; il est particulièrement dangereux quand il s'agit de maladies baignées de matières aussi facilement décomposables que les lochies et d'une maladie aussi contagieuse que la fièvre puerpérale.

Nulle part peut-être l'encombrement n'a été porté aussi loin que dans l'ancien Hôtel-Dieu de Paris, et tel est le déplorable tableau que Tenon, en 1788, traçait de ce service d'accouchements :

« La situation des accouchées, à l'Hôtel-Dieu, est encore plus déplorable que celle des femmes enceintes; elles sont de même deux, trois, quelquefois quatre dans le même lit, les unes à une époque de leurs couches, les autres à une autre époque; leurs évacuations naturelles les infectent. N'est-ce pas dans ces lits que sont confondues les accouchées saines avec les malades, avec celles qui sont atteintes de cette fièvre puerpérale qui en fait tant périr! Quelle santé tiendrait! cette affreuse situation! Quelle maladie n'en serait pas accrue? Enfin, qu'on entr'ouvre ces lits de souffrances, il en sort, comme d'un gouffre, des vapeurs humides, chaudes qui s'élèvent et se répandent. Par un malheur inconcevable, ces salles sont les plus basses de toutes celles de l'Hôtel-Dieu et de toutes les salles des hôpitaux de Paris; d'ailleurs, comment et par où en retirer l'air, puisqu'elles n'ont de fenêtres que d'un côté? »

Et Tenon ajoutait : « A l'Hôtel-Dieu de Paris, ayons le courage d'en faire l'aveu, la mortalité des accouchées est effrayante; elle est dans le rapport de 1 à 15 2/3 environ. »

Quels devaient être les terribles effets d'un pareil encombrement, capable de développer primitivement la fièvre puerpérale chez un grand nombre d'accouchées! Quelle différence n'y a-t-il pas entre cet état de l'Hôtel-Dieu et la situation actuelle de la Maternité de Paris! Cependant... la mortalité moyenne de la Maternité, depuis 1802, est de 1 morte sur 19, et sa mortalité moyenne, pour ces cinq dernières années, a été plus épouvantable encore que celle de l'Hôtel-Dieu de 1788 : 1 morte sur 8 accouchées!!! L'encombrement agit de deux façons : en développant primitivement la fièvre puerpérale, en facilitant outre mesure la contagion. Mais, je ne saurais trop le répéter, la contagion de la fièvre puerpérale est la cause principale de la mortalité excessive des femmes en couches, et si les appels incessants de la science ont pu faire diminuer l'encombrement et ses funestes effets, rien de sérieux n'a été fait à Paris contre la contagion. L'encombrement a presque disparu, la contagion persiste; à laquelle de ces deux causes faut-il attribuer la plus large part dans la persistance d'une effroyable mortalité?

ÉPIDÉMIES ET CONTAGION

La fièvre puerpérale, en attaquant, à de certains moments, la plupart des femmes qui viennent faire leurs couches dans les maternités ou dans les hôpitaux, affecte les caractères d'une maladie épidémique. Avant d'examiner ce que sont ces épidémies, à quoi elles tiennent, comment on peut les prévenir ou les combattre, il me faut fixer exactement la valeur que je crois devoir attacher au mot *épidémie*.

Quelle que soit leur origine, toutes les maladies peuvent affecter dans leur mode de dissémination deux caractères différents : *sporadiques*, elles n'attaquent séparément qu'un petit nombre d'individus; *épidémiques*, elles attaquent dans le même temps et dans le même lieu un grand nombre de personnes, sans que cette large dissémination soit *nécessairement* liée à la propriété de se transmettre par contagion.

Le mot *épidémie* sert donc à désigner la dissémination sur un grand nombre d'individus d'une maladie quelconque : que cette maladie tienne à un état particulier du sol, comme la fièvre intermittente; ou à un état particulier des individus devenus malades, comme l'infection purulente et la fièvre puerpérale; qu'elle soit endémique dans le pays où règne l'épidémie, comme

la variole, les fièvres éruptives, l'érysipèle et aussi la fièvre puerpérale ; ou qu'elle n'y règne jamais qu'épidémiquement, et provienne de pays éloignés, comme la fièvre jaune ou le choléra
asiatique en Europe.

Mais à ce mot *épidémie*, tel qu'on l'emploie, s'attache trop souvent, à côté de l'idée de nombre, une idée de provenance et de
causalité que je veux combattre de toutes mes forces. « Quand un
grand nombre d'hommes, dit Hippocrate, sont saisis en même
temps d'une même maladie, la cause en doit être attribuée à ce
qui est le plus commun, à ce qui sert le plus à tous ; or, cela,
c'est l'air que nous respirons... Au temps où une maladie règne
épidémiquement, il est clair que la cause en est non dans le
régime, mais dans l'air que nous respirons, et qui laisse échapper
quelques exhalaisons morbifiques contenues en lui. » (*De la nature
de l'homme*, chap. IX, édition Littré.)

Cette théorie hippocratique, encore en faveur aujourd'hui, tend
à considérer chaque malade, atteint pendant une épidémie, comme
frappé par un miasme primitif venu de plus ou moins loin et exerçant son action dans un même temps et sur toute une population.
Idée juste quand il s'agit de maladies régnant au lieu même où
existe la cause première de leur production et dans le rayon de
l'action directe de cette cause, comme la fièvre intermittente
paludéenne au voisinage des marais, comme la fièvre jaune sur
la rive américaine de l'Atlantique. Quelque isolés qu'ils puissent
être les uns des autres, les individus vivant au milieu de cette
atmosphère viciée d'une manière spéciale, devront en subir l'influence, et si elle agit suffisamment sur eux, ils pourront devenir
malades ; c'est alors, d'une manière directe et primitive, que le
miasme aura agi sur chacun d'eux ; mais n'existant pas constamment, n'agissant pas toujours avec la même énergie, le nombre
de ses victimes sera essentiellement variable. Idée fausse quand
elle s'applique à des maladies qui règnent épidémiquement loin
du lieu où existe leur cause première productrice, comme la
fièvre jaune ou le choléra en Europe, ou à des maladies qui ne
dépendent ni d'un état particulier du sol, ni des variations atmosphériques, ni des conditions biologiques propres aux agglomérations humaines. Isolé des malades déjà frappés, à l'abri de toute
contagion directe ou indirecte, aucun individu ne sera atteint s'il
s'agit de maladies exotiques, et s'il s'agit d'une maladie endé-

mique spéciale à certains états physiologiques, comme la fièvre puerpérale, *le nombre des malades, limité aux cas primitifs, ne subira que peu de variations*, et il n'y aurait jamais d'épidémies, c'est-à-dire un nombre *exceptionnel* de malades dans un même temps, dans un même lieu.

L'air est, pour beaucoup de médecins, non seulement le véhicule des miasmes morbifiques, il en est encore le créateur. Pour eux, sous certaines influences d'humidité ou de sécheresse, de chaleur ou de froid, d'accumulation de matières organiques animales ou végétales en décomposition, d'excès ou de défaut d'électricité et d'ozone, un miasme se crée ; ici miasme cholérique, là miasme de fièvre typhoïde ou d'infection purulente. Il s'arrête en un lieu, exerce ses ravages, et comme Antée, prenant de nouvelles forces chaque fois qu'il touche la terre, après avoir créé un foyer d'infection, il s'élance plus loin faire de nouvelles victimes. Ce Protée insaisissable venant on ne sait d'où, ce *quid ignotum*, mais aussi ce *quid divinum* voyageant par les airs, ne peut être arrêté nulle part, et trop souvent, du reste, l'on n'oppose à ses progrès qu'une sorte de fatalisme oriental. Le choléra, né sur les bords du Gange, apporté par les musulmans indiens à la Mecque, transporté par les pèlerins au Caire, à Alexandrie, menace de traverser la mer et de débarquer à Marseille avec les fidèles croyants de l'Algérie, comment s'en garantir ? Faut-il mettre en quarantaine rigoureuse les hommes et les choses provenant des pays infectés ? A quoi bon ! la maladie n'est pas contagieuse, elle est dans l'air, vient avec l'air, et comme par une influence catalytique, fait éclore, crée le choléra dans les endroits où cette sorte de ferment porte son action. Que faire donc ? brûler de la paille ou de la poudre à canon ; vaporiser du chlore ou des acides ; cacher la vérité ; pour éviter la peur du mal, faire naître le mal de la peur ; nier les décès et... enterrer les morts.

Un cas de fièvre puerpérale se développe primitivement dans une maternité et chez une accouchée prédisposée, que faire ? Isoler rigoureusement et de suite l'accouchée devenue malade, purifier ou brûler tout ce qui lui a servi, laver le parquet et repeindre les murs de sa chambre, empêcher toute communication même indirecte entre la malade et les autres accouchées ? À quoi bon ? la maladie n'est pas contagieuse : c'est une épidémie qui voyage et qui est venue un instant se reposer dans la maternité. Résignons-nous, et lorsqu'une mortalité excessive aura montré que le miasme voyageur, que l'épidémie ne veut pas quitter son asile, cédons-lui la place et... fermons l'établissement.

Voilà où conduisent ces idées d'épidémies sans contagion directe ou indirecte, alors que la contagiosité est presque toujours la première condition de l'épidémicité, alors qu'on pourrait poser cette loi : TOUTE MALADIE SUSCEPTIBLE DE SE TRANSPORTER D'UN LIEU A UN AUTRE, SOUS FORME ÉPIDÉMIQUE, EST CONTAGIEUSE.

Quelques exemples feront mieux comprendre ces propositions : Des marécages existent dans un pays; sous l'influence d'une température plus ou moins élevée, d'une modification quelconque dans l'état de l'atmosphère et du marais lui-même, les effluves paludéens se dégagent; la fièvre intermittente attaque à la fois un grand nombre de personnes, il y a une épidémie de fièvre intermittente. Mais la fièvre intermittente paludéenne n'est pas contagieuse; elle ne s'étendra qu'aussi loin que les miasmes insalubres pourront être portés par les vents, et la maladie ne dépassera pas la sphère d'action *directe* des causes capables de l'engendrer.

Supposons, au contraire, le cas d'une maladie endémique, spéciale à certaines conditions du sol, mais *contagieuse* : la fièvre jaune ou le choléra, que voyons-nous?

Sous des influences purement locales, naît sur les bords du Gange et comme une sorte de fièvre pernicieuse, à un seul accès, le choléra asiatique. Dans la limite de *sa sphère d'action directe*, le miasme cholérique sorti du fleuve exerce ses ravages, et une épidémie de choléra se développe dans les lieux où il est endémique. Malheureusement la maladie est contagieuse. Un individu déjà malade s'éloigne et franchit les limites où s'arrête la sphère d'action *directe* du miasme à sa naissance; foyer morbide ambulant, il transporte la maladie à distance, la transmet à des individus sains, ceux-là la transmettent à d'autres, et la transmission, ainsi multipliée et étendue, donne naissance à une *épidémie* cholérique, loin du lieu où la maladie a pris naissance. Ce n'est pas le miasme dégagé du Gange qui va *directement*, transporté par les vents, donner la maladie à Constantinople, à Marseille, à Paris; *c'est le cholérique venu dans ces diverses villes, et qui lui-même n'est devenu malade qu'après une longue série de transmissions par contagion*. Aussi, nous verrons la maladie suivre non pas la marche des vents, mais les routes ouvertes à l'activité humaine, et le choléra, qui pour venir à travers l'Asie et le nord de l'Europe, mettra, comme en 1832, trois ou quatre années à nous arriver, nous arrivera en 1865 en quelques semaines ou en quelques mois par la mer Rouge, l'Égypte et les communications maritimes.

Sous l'influence de causes qui nous échappent, la fièvre puer-pérale se développe chez une accouchée ; celle-ci devient un foyer de contagion, et si cette contagion peut s'exercer et s'exerce libre-ment, l'épidémie sera constituée. Mais, dit-on, pourquoi cette contagion ne s'exercerait-elle pas toujours? Pourquoi, à de cer-taines époques, presque toutes les accouchées deviennent-elles malades, tandis qu'une fièvre puerpérale primitive subsiste parfois sans affecter les accouchées voisines couchées dans la même salle? Pourquoi l'épidémie cesse-t-elle d'elle-même, alors que tous les moyens employés n'avaient pu garantir les accouchées ? Pourquoi le choléra sévit-il dans une ville avec une grande violence, en épargnant la ville voisine? Pourquoi attaque-t-il telle classe de la population plutôt que telle autre? Qu'on me permette ici une comparaison un peu banale.

Une maladie contagieuse, qu'elle se développe spontanément ou par des causes inhérentes à l'individu malade, comme la fièvre puerpérale spontanée; ou sous l'influence directe de causes exté-rieures, comme le choléra aux Indes, une maladie contagieuse, dis-je, est comme une graine. Pour que cette graine germe, il faut qu'elle trouve un terrain convenable, convenablement pré-paré, et sa germination sera facilitée, gênée et empêchée par des conditions biologiques et atmosphériques.

Un homme prend en Égypte le choléra d'un autre cholérique; il débarque librement à Marseille, et la maladie, qui n'était qu'à sa période prodromique, éclate à sa période d'état. Voilà la graine importée en Europe. Cet homme se trouve en contact avec divers individus, les uns bien portants, bien nourris, les autres maladifs et débilités par les privations; leur *réceptivité morbide* est donc différente; chez les premiers, la graine morbifique trouve un ter-rain mal préparé; elle les laisse indemnes; chez les autres, elle trouve un terrain favorable à sa germination; le choléra respecte les premiers et atteint les seconds. Quelques-uns de ces malades s'éloignent, et se rendent dans des localités diverses : les unes placées sur des terrains bas, humides, marécageux, les autres situées sur des collines boisées, dont le sol est sec et sablonneux; le choléra germe dans les premiers et s'éteint dans les seconds. Ce que je dis pour le terrain, je puis le dire pour les conditions atmosphériques, sans pouvoir, il est vrai, préciser quelles seront les conditions météorologiques favorables à l'éclosion de la maladie ou à sa dissémination.

Une armée en campagne a subi toutes sortes de privations et de fatigues; ses blessés, entassés dans des hôpitaux où existent les conditions hygiéniques les plus fâcheuses, voient naître parmi eux ce fléau qui naît de la concentration de toutes les misères : le typhus des camps. L'air vicié que tous respirent fait directement sentir sur tous son influence; un grand nombre deviennent malades et une épidémie se crée de toutes pièces. Deux de ces malades sont évacués sur d'autres localités; l'un est placé dans un village, au milieu d'une famille de paysans robustes, bien nourris, bien portants, sainement logés, et il ne communique à personne sa maladie, quoiqu'elle soit contagieuse. Le second est évacué sur un autre hôpital où le typhus n'existe pas, mais où, par la réunion des mêmes causes, il est en quelque sorte en imminence. Ce typhique y trouve des malheureux dont la réceptivité morbide est extrêmement développée; là, il agit comme l'étincelle qui allume un vaste incendie, il contagionne autour de lui et il devient le point de départ d'une épidémie qui, sans lui, sans l'état déjà fâcheux des autres malades, n'eût peut-être pas existé.

Une fièvre puerpérale éclate chez une accouchée; ses voisines, ses compagnes d'hôpital ont eu des couches faciles, ou leur accouchement remonte déjà à quelques jours, la température est défavorable à la dissémination de la maladie : la fièvre puerpérale s'éteint sur place ; supposons les conditions inverses, cette première malade communique son affection à une seconde, et les causes de propagation augmentant en proportion des cas morbides, une épidémie est dès lors constituée.

Toutes les maladies susceptibles de se transporter sous la forme épidémique d'un lieu à un autre : typhus, fièvre jaune, choléra, fièvre typhoïde, fièvres éruptives; toutes celles qui, exigeant une disposition particulière de l'individu, cessent parfois d'être sporadiques pour devenir épidémiques : infection purulente, fièvre puerpérale, érysipèle traumatique, pourriture d'hôpital, ne sont épidémiques que parce qu'elles sont contagieuses; c'est par l'isolement des premiers malades affectés qu'on arrivera à empêcher ou à limiter leurs ravages. Des études suivies, des recherches précises, des observations rigoureuses fourniront, j'en suis convaincu, les preuves qui manquent encore à la démonstration scientifique de ces idées; mais ce que je soupçonne seulement pour ces maladies, je crois pouvoir l'établir aujourd'hui pour la fièvre puerpérale.

L'épidémie de 1664, décrite par Peu (*Pratique des accouchements*, p. 268) est la première dont l'histoire fasse mention. Elle s'était montrée à l'Hôtel-Dieu de Paris et devait y reparaître bien des fois. Toutes ces épidémies n'ont pas eu leur histoire, mais les principales ont été décrites par Maloin (1746); Pouteau (1750); Tenon (1774, 1775, 1781, 1786, 1816); Doucet (1782). L'Hôtel-Dieu fut plus tard remplacé par la Maternité, et l'on ne pourrait que difficilement mentionner les épidémies dont cet établissement est le théâtre; car, depuis quelques années, ces épidémies y semblent permanentes.

Churchill[1] a rassemblé, dans un tableau, la mention de la date des principales épidémies et le nom de leurs historiens.

En 1760, onze ans après la création en Angleterre de la première maternité, la fièvre puerpérale se montra à Londres sous forme d'épidémie; du 12 juin à la fin de décembre, 24 accouchées moururent à British lying-in Hospital[2].

Elle reparut en 1770[3]. Sur 890 femmes accouchées à British lying-in Hospital, 35 moururent. C'était une mortalité de 3,9, et ce qui parut à White une épidémie grave et une mortalité exceptionnelle, est malheureusement au-dessous de la mortalité moyenne de la Maternité de Paris.

A Westminster-Hospital, de novembre 1769 à mai 1770, 14 femmes moururent sur un total de 63 accouchées.

En 1773, la fièvre puerpérale[4] envahit les salles d'accouchement de Royal-Infirmary à Edinburgh; la maladie n'existait pas en ville.

---

(1) Churchill. *Diseases of Pregnancy and Childbed*, p. 285.
(2) Leake. *On Childbed Fever*, p. 241.
(3) White. *On Lying-in Women*, p. 337.
(4) Clarke. *Essays in Medic.* Comment., vol. XV.

En 1767, elle s'était montrée à la Maternité de Dublin, ouverte seulement depuis six ans. Sept ans plus tard, en 1774, elle y reparut pour disparaître jusqu'en 1787 et 1788.

Gordon[1] nous a conservé l'histoire de l'épidémie qui envahit Aberdeen depuis 1789 jusqu'en 1792 ; Dun[2], celle de Holloway, près de Londres, en 1812.

En 1814, les comtés de Durham et de Northumberland furent ravagés par la fièvre puerpérale, qui parut surtout à Sunderland, où pratiquait Armstrong, qui la décrivit. Nous la voyons encore à Barnsley, dans le Yorkshire, en 1808 ; à Leeds en 1809, à Édinburgh en 1821 ; à Dublin en 1810 ; dans la Maternité de Great Britain-Street, à Londres en 1827 et en 1832 ; à Aylesbury en 1831 ; à Vienne en 1829, 1833, 1834, 1837, 1842, 1846. Il est même des établissements où, comme dans la Maternité, on pouvait la considérer à l'état d'épidémie permanente. « La fièvre puerpérale, dit Collins[3], parut pour la première fois sous forme d'épidémie à la Maternité de Dublin en 1767 ; elle s'y montra depuis dans les années 1774, 1787, 1788, 1803, 1810, 1811, 1812, 1813, 1818, 1819, 1820, 1823, 1826, 1828 et 1829. » Aussi l'on peut presque dire que si l'on excepte les établissements où quelques accouchements seulement ont lieu chaque année, il n'est pas une maternité qui n'ait présenté des épidémies de fièvre puerpérale plus ou moins fréquentes, plus ou moins meurtrières. Parfois on les observe dans la ville, dans des villages même. « En 1767, dit Lepecq de la Cloture, un genre particulier d'épidémie régna dans la paroisse d'Heugon ; elle ne s'étendit que sur les femmes en couches, dont le nombre était considérable, et leur fut si funeste que de toutes celles qui eurent le malheur d'enfanter dans ce temps, pas une n'en fut exempte ; elles périrent toutes misérablement de la même manière. »

Pour beaucoup d'accoucheurs, surtout en France, la fièvre puerpérale est une maladie non contagieuse, naissant sous l'influence de causes générales, atmosphériques et météorologiques, dont l'éclosion est favorisée par l'encombrement, l'oubli des soins hygiéniques, dont on peut, par conséquent, rendre l'apparition

(1) Gordon. *Essay*, p. 42.
(2) Dun. *Edinb. Med. and Surg. Journal*, vol. XII, p. 36.
(3) Collins. *Practical Treatise on Midwifery*, p. 380.

un peu moins fréquente, la durée et la gravité un peu moins grandes, mais qu'on ne peut empêcher de survenir de temps en temps, et surtout que l'on ne peut guère combattre que par l'évacuation momentanée des établissements où l'épidémie a en quelque sorte élu domicile.

Cette opinion, trop généralement acceptée en France par la plupart de nos confrères, a eu pour la mortalité des femmes en couches les plus déplorables conséquences. De longues discussions se sont élevées en 1858, à l'Académie de médecine de Paris, sur la nature intime de la fièvre puerpérale et sur son traitement ; c'est à peine si la question pratique, la plus importante de toutes, la prophylaxie, a été observée à son véritable point de vue ; et quoique M. Danyau, partisan de la contagion comme MM. Depaul, Bouillaud et Trousseau, apportât dans la question sa vaste érudition, l'expérience acquise pendant un long voyage en Angleterre, l'autorité incontestable que lui donnait une grande pratique spéciale et la direction d'une importante maternité, ses collègues continuèrent à regarder la fièvre puerpérale comme une sorte de génie malfaisant qui voltige dans l'air et se pose tantôt sur un hôpital, tantôt sur autre.

La fièvre puerpérale tient à un germe répandu dans l'air, dans l'atmosphère d'une cité ; telle est l'idée qu'on se fait, à Paris du moins, de la cause des épidémies si fréquentes. L'air de Paris étant regardé comme mauvais pour les accouchées, on conseille aux femmes qui le peuvent, d'aller faire leur couches à Versailles ou à Saint-Germain ; le même air étant également mauvais pour les opérés, les chirurgiens font quelquefois transporter à la campagne ceux qu'ils doivent opérer. Mais on ne se préoccupe pas du danger principal, et certes, la plupart de nos accoucheurs et de nos chirurgiens ne croient pas possible qu'ils puissent, dans les plis de leurs vêtements, porter à leurs malades, à Versailles ou à Saint-Germain, la fièvre puerpérale et l'infection purulente.

Ce serait aller contre le résultat de l'observation, contre la vérité que de chercher à montrer que la fièvre puerpérale se développe indépendamment des causes générales ordinaires. Toutes les fièvres puerpérales ne sont pas dues à la contagion, car la première qui se développe dans un établissement où elle ne s'était pas encore montrée a été amenée par des causes souvent multiples :

état général de l'accouchée, travail difficile, manœuvres obstétricales, auxquelles sont venues se joindre la viciation de l'air, l'encombrement et des influences atmosphériques inconnues dans
leur mode d'action.

Suivant des circonstances dont la nature nous échappe, cette
fièvre puerpérale qui s'est développée sur une accouchée placée
dans une salle remplie de femmes en couches ne fait pas d'autres
victimes, ne se propage pas et meurt avec la malade, tandis
que d'autres fois elle s'étend avec une merveilleuse et déplorable
facilité. Une épidémie est dès lors constituée, et tantôt elle se
continue pendant plusieurs mois, tantôt elle cesse brusquement;
parfois rien ne l'arrête que l'évacuation et la fermeture de
l'établissement, tandis que dans d'autres circonstances, sans
que rien n'ait été changé en apparence, elle s'éteint et disparaît
d'elle-même.

Certes, il faut bien accepter l'influence des causes générales
extérieures : température, état hygrométrique de l'air, phénomènes atmosphériques, mais cette influence, il faut la ramener à
sa juste valeur, et cette valeur, déjà bien affaiblie par les recherches
modernes, diminuera encore, j'en suis convaincu, par de nouvelles
et rigoureuses observations.

En n'attachant au mot épidémie que l'acception d'une maladie
régnant exceptionnellement et sur un grand nombre de personnes,
il n'y a, il me semble, que trois manières d'en expliquer l'apparition : 1º le miasme venant d'un lieu plus ou moins éloigné, apporté
par les airs et voyageant d'un lieu à un autre, s'étend sur une
ville, un pays, un continent tout entier, et empoisonne (non par
une série de transmissions par contagion, mais primitivement) un
grand nombre de personnes ; 2º le miasme est apporté dans la
calle d'un navire (où il est en quelque sorte mis en réserve), ou il est
créé au lieu même dans lequel il exerce son action, par la combinaison des influences de l'état de l'atmosphère et du sol auxquels
viennent se joindre les conditions biologiques de misère, d'affaiblissement, de maladie antérieure, d'agglomération, d'encombrement,
et il agit *primitivement* sur ceux qui se trouvent dans le rayon
d'action directe de son foyer, mais il n'agit pas au delà de ces
limites ; 3º la maladie ne s'étend sur un grand nombre que parce
que, indépendamment de sa cause productrice première, elle
possède la faculté de se transmettre par contagion, et que cette

faculté est arrivée à un degré suffisant d'acuité par la combinaison d'influences atmosphériques et hygiéniques favorables à son extension. Ce n'est plus alors primitivement, c'est par transmissions successives d'un malade aux individus sains, mais en l'état de réceptivité morbide qu'un grand nombre de personnes se trouvent frappées. Les deux dernières théories sont vraies et conformes à l'observation. Je repousse d'une manière absolue la première, entachée de mysticisme, qui introduit dans la science l'« Ange Exterminateur », et à laquelle l'examen des faits donne, pour ce qui regarde la fièvre puerpérale, un énergique démenti.

Lorsque la fièvre puerpérale éclate dans un établissement hospitalier, elle devrait, si elle tenait à un germe spécial contenu dans l'air, dans l'atmosphère d'une cité, s'étendre aussi plus ou moins à toutes les femmes de la ville, et surtout apparaître simultanément dans les établissements d'accouchements voisins de celui primitivement frappé. Si, au contraire, la fièvre puerpérale ne se développe dans un établissement qu'après qu'un cas accidentel s'y est montré à la suite d'un accouchement opéré dans de mauvaises conditions ; si elle ne s'y étend que parce que la contagion a pu librement s'y exercer, et parce que cette extension a été encore facilitée par les mauvaises conditions hygiéniques de l'hôpital, ou même parce que toutes ces conditions mauvaises ont déterminé simultanément son éclosion sur un certain nombre d'accouchées ; nous la verrons alors limitée tantôt à tel établissement, tantôt à tel autre, frapper peut-être plus souvent celui-ci que celui-là ; mais se concentrer dans les lieux où elle a pris naissance, à moins que par l'évacuation des femmes déjà malades sur d'autres hôpitaux, jusque-là préservés, on n'étende ses ravages en disséminant les germes de la maladie[1].

Or, nous verrons que, pour Pétersbourg, Vienne, Paris, la noncoïncidence des épidémies dans les Maternités de ces diverses

---

(1) On peut suivre quelquefois cette propagation des épidémies d'un établissement à l'autre. La première épidémie de 1856, à l'hôpital Cochin, débute, dit M. Beau, au mois de mai, après la réception des femmes qui avaient été évacuées de la Maternité, et s'étend jusqu'au mois d'août. La seconde épidémie date du commencement d'octobre, elle avait été précédée par le décès de deux femmes accouchées à la Maternité et apportées à Cochin lorsqu'elles étaient à la dernière extrémité. (*Bull. de l'Acad. de Méd.*, 1858, t. XXIII, p. 445.)

villes est la règle ; la coïncidence, l'exception, et nous mettrons ainsi en évidence ce fait si important par ses conséquences pratiques : *La fièvre puerpérale est épidémique ; mais ces épidémies ne sont dues qu'à une contagion, qu'on a laissée s'exercer librement.*

Saint-Pétersbourg. — Il existe à Saint-Pétersbourg deux Maternités principales : l'une, dépendant du grand hôpital des Enfants-Trouvés, est située sur la rive gauche du canal de la Moïka, branche de la Néva ; l'autre, placée à quelque distance de la première, sur la rive gauche du canal de la Fontanka, formé également par la Néva, est un établissement spécial fondé par l'impératrice Marie, et, depuis plusieurs années, sous la protection directe de Mᵐᵉ la grande-duchesse Hélène, qui consacre à l'entretien de cette Maternité et de quelques autres fondations hospitalières une partie de sa fortune et à leur direction toute la haute intelligence et l'amour du bien qu'elle possède à un si haut degré. C'est de cette Maternité qu'est sorti un des plus beaux travaux sur la fièvre puerpérale : le rapport de M. Hugenberger, son dernier médecin en chef.

Les deux Maternités se trouvent dans une situation topographique à peu près semblable, toutefois il existe dans leur aménagement intérieur des différences qui peuvent expliquer l'inégalité de leur mortalité moyenne. La Maternité des Enfants-Trouvés, *Erziehungshaus,* dépend d'un grand établissement ; ses salles communiquent les unes avec les autres et les accouchées malades ne sont que difficilement séparées des accouchées saines ; l'*Hebammen-Institut* est isolé et de grandes améliorations effectuées depuis 1852 ont permis d'y mettre en pratique l'isolement des malades.

Si ces différences peuvent expliquer comment la mortalité par la fièvre puerpérale est plus élevée dans un établissement que dans l'autre, comment les épidémies peuvent prendre un plus facile développement dans le premier que dans le second, elles ne sauraient expliquer, pour les partisans de la non-contagiosité, comment les miasmes spéciaux que contiendraient l'air de Saint-Pétersbourg s'arrêteraient tantôt sur une Maternité, tantôt sur l'autre, sans les attaquer simultanément et sans attaquer en même temps les femmes accouchées en ville. Rappelons d'abord que la mortalité moyenne, de 1845 à 1859, a été :

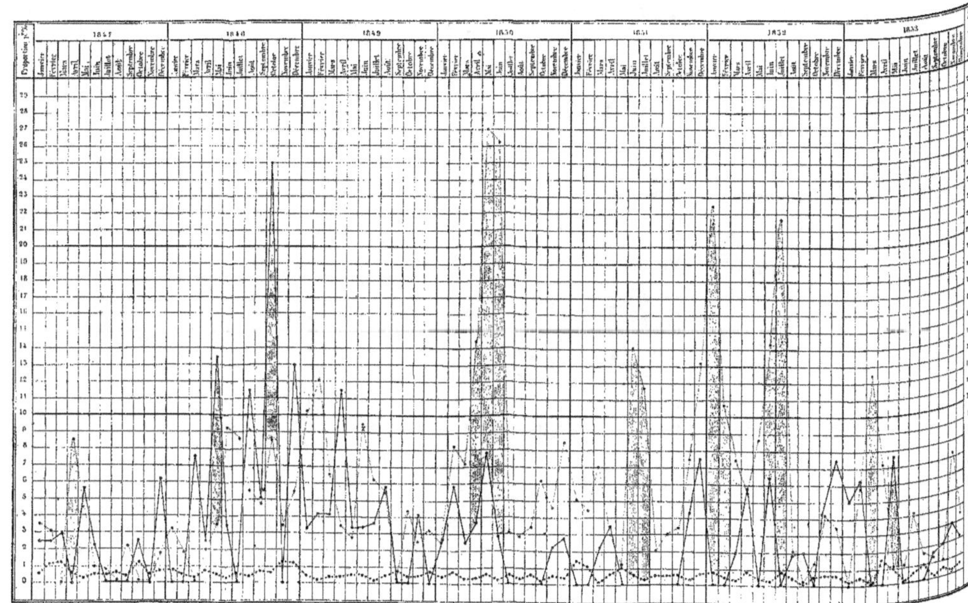

Fig. 2. — SAINT-PÉTERSBOURG. *Échelle de mortalité après l'accouchement (1847-1853).*

Pour la ville de Saint-Pétersbourg. . .   0,7 p. 100
Pour l'Hebammen-Institut   2,9   —
Pour l'Erziehungshaus.   5,1   —

La mortalité dans la ville s'est parfois élevée pendant que l'état des deux établissements était satisfaisant; le plus souvent, cependant, le contraire existait, car si on peut trouver, en ville, une épidémie dans la *clientèle privée* d'un accoucheur, on ne trouvera nulle part l'exemple d'une épidémie répandue indistinctement sur les accouchées d'une grande ville.

Cette absence de coïncidence apparaît dans les relevés suivants :

Faible mortalité en ville, mortalité élevée dans les deux établissements d'accouchements :

ANNÉES	MOIS	VILLE p. 100.	HEBAMMEN- INSTITUT p. 100.	ERZIEHUNGSHAUS p. 100.
1845.	Février. .	0,3	7	6
1846.	Juin . . .	0,4	13	5
1848.	Octobre .	0,6	25	8
1849.	Février. .	0,3	4	12
1850.	Avril. . .	0,5	4	14
—	Mai . . .	0,6	7	27
—	Juin . . .	0,3	3	26
1852.	Juin . . .	0,3	6	14
1858.	Avril. . .	0,6	5	10

Mortalité faible en ville et dans un des deux établissements, élevée dans l'autre.

ANNÉES	MOIS	VILLE p. 100.	HEBAMMEN p. 100.	ERZIEHUNGSHAUS p. 100.
1845.	Mai . . .	0,5	2	13
—	Juin . . .	0,3	3	14
—	Juillet . .	0,6	0	7
—	Novembre	0,7	0	7
1848.	Mars. . .	0,2	7	0
—	Mai . . .	0,6	13	4
—	Juillet . .	0,6	0	9
—	Août. . .	0,3	12	5
1849.	Avril. . .	0,5	11	3
1850.	Octobre .	0,4	0	6
1852.	Janvier. .	0,9	0	22
—	Juillet . .	1	0	22

ANNÉES	MOIS	VILLE p. 100.	HEBAMMEN p. 100.	ERZIEHUNGSHAUS p. 100.
1853.	Mars . . .	1,3	0	12
1856.	Mai . . .	0,1	2	14
—	Juillet . .	0,2	2	14
1857.	Octobre .	0,5	1	8
1859.	Février . .	0,3	20	5
—	Mai . . .	0,4	0	8

Si nous comparons la marche de la mortalité dans les deux établissements, pour 1847, 1848, 1849, 1850, 1851, 1852, 1853, nous voyons des différences considérables se produire (*voir* fig. 2).

Ainsi, en mai 1848, tandis que la mortalité de la Maternité des Enfants-Trouvés est au-dessous de 4 p. 100, elle dépasse 13 p. 100 à l'Institut des sages-femmes ; mais pendant que l'état sanitaire s'améliore dans le premier établissement, il s'aggrave dans le second, et en juillet, tandis que la mortalité est nulle dans le premier, elle s'élève dans le second à plus de 8 p. 100. Trois mois après, la relation se renverse de nouveau : l'Institut perd 25 p. 100 sur le nombre des accouchées, et la Maternité des Enfants-Trouvés conserve le chiffre élevé toutefois de 8 p. 100.

Dans les années suivantes, 1850, 1851, 1852, les épidémies continuent à se montrer aux Enfants-Trouvés, tout en respectant l'Institut. En mai 1850, tandis que l'Institut perd 7 p. 100, l'autre établissement voit sa mortalité monter à 27 p. 100.

En 1852, la différence se prononce encore bien davantage. En janvier, février, mai et juillet, aucune femme ne meurt à l'Institut, et pendant ce temps la mortalité monte, dans la Maternité des Enfants-Trouvés, à 22, 11, 8 et 21 p. 100.

Paris possède deux établissements spéciaux d'accouchements : la *Maternité*, située rue du Port-Royal, est destinée à l'éducation des sages-femmes ; la *Clinique*, située place de l'École-de-Médecine, tout en recevant des élèves sages-femmes, est surtout consacrée à l'enseignement clinique de l'obstétrique pour les étudiants en médecine de la Faculté. Comme à Saint-Pétersbourg, une différence notable existe dans la mortalité moyenne de ces deux établissements ; mais, contrairement à ce que pourrait faire croire la situation topographique des deux Maternités, c'est la Clinique, placée au milieu d'un centre populeux, à côté d'un service de chirurgie et des amphithéâtres de dissection, qui perd

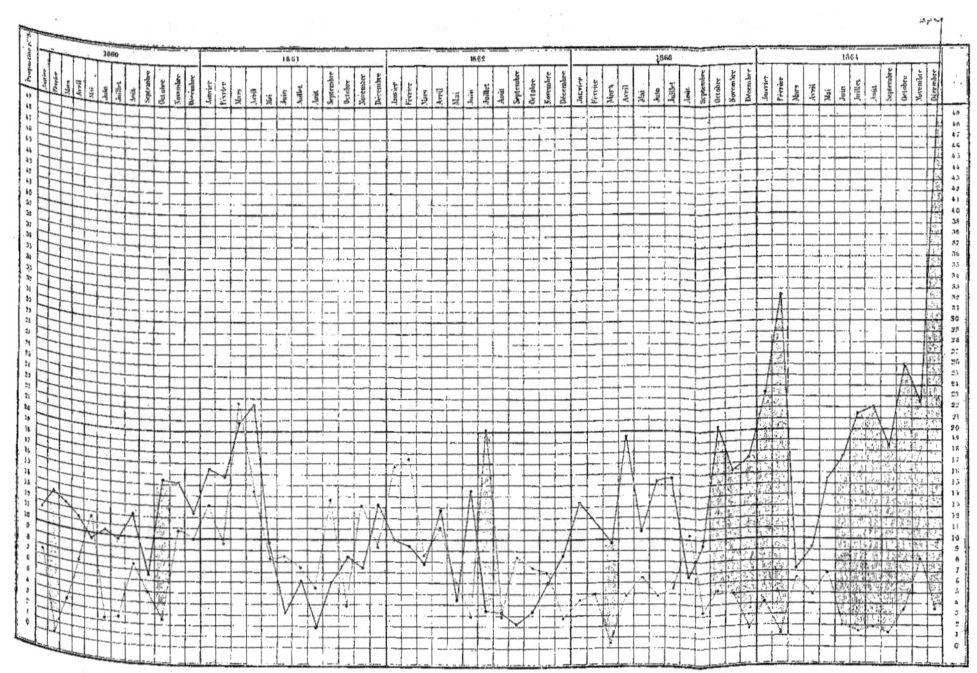

Fig. 3. — Paris. Mortalité comparée (1860-1864).
———— Maternité ········ Hôpital des cliniques.

le moins de monde. Je chercherai plus tard si l'on trouve dans l'organisation intérieure de la Maternité, dans les facilités qu'elle offre à l'extension par contagion de la fièvre puerpérale les raisons de son excessive mortalité ; ce que j'ai à montrer maintenant, c'est que les épidémies de fièvre puerpérale existant dans un des deux établissements n'ont aucune influence directe sur l'état sanitaire de l'autre. Le tableau suivant constate ces différences [1] :

ANNÉES	MOIS	CLINIQUE	MATERNITÉ	ANNÉES	MOIS	CLINIQUE	MATERNITÉ
1860.	Février. . .	0	13,1	1863.	Juillet . .	5,7	15,8
—	Mars. . . .	3,5	12,3	—	Octobre. .	5,1	20,1
—	Octobre . .	2,5	15,2	1864.	Janvier. .	4,1	23,3
1861.	Septembre .	13,8	6,0	—	Février . .	1,3	32,0
1862.	Juin. . . .	2,9	14,4	—	Août . . .	1,9	22,0
—	Juillet. . .	20,0	3,5	—	Octobre. .	3,6	26,0
1863.	Avril. . . .	4,9	19,4	—	Décembre.	3,6	58,8

La marche des épidémies, dans les deux hôpitaux, est intéressante à suivre (*voir* fig. 3). Jusqu'au mois d'avril 1861, la mortalité de la Maternité dépasse celle de la Clinique ; mais, à partir du mois de mai, la mortalité s'élève dans ce dernier établissement ; elle atteint 13,8 p. 100 en septembre 1861, s'abaisse brusquement en octobre, et remonte en novembre à 13 p. 100. L'état sanitaire devient encore plus mauvais en janvier et février 1862, il succombe, pendant ces deux mois, 16 et 17 p. 100 des femmes accouchées, puis en mars, avril et mai, les choses reviennent peu à peu à l'état normal ; en juin, tandis que la Maternité de Port-Royal est le siège d'une épidémie de fièvre puerpérale qui enlève 14,4 p. 100 des accouchées, la Clinique voit sa mortalité descendre à 2,9 p. 100. Tout à coup la fièvre puerpérale y éclate, s'étend à un grand nombre de femmes, et, dans le mois de juillet, 13 accouchées sur 65 succombent, donnant une mortalité de 20 p. 100. Pendant ce temps, la Maternité, ordinairement si meurtrière, présente une mortalité exceptionnellement faible (pour elle, du moins) de 3,5 ; 3,3 et 2,2 p. 100.

___

(1) La mortalité mensuelle ne répond pas d'une manière absolue à la morbidité. Telle femme devenue malade le 28 janvier et mourant le 2 février, charge la mortalité de février et diminue celle du mois de janvier ; mais cette légère cause d'erreur peut être négligée, car d'une part la durée moyenne d'une fièvre puerpérale mortelle n'est que de quatre à cinq jours, et d'autre part la compensation s'établit entre le commencement et la fin du mois.

Mais, à partir du mois de novembre 1862, tout rapport cesse d'exister dans la mortalité des deux établissements ; tandis que la moyenne des décès, pour 1863 et 1864 réunis, est, pour la Clinique, de 4,3 p. 100 accouchées ; elle est, pour la Maternité, de 16,5 p. 100, et elle y atteint, en janvier, 23 p. 100 ; en février, 32 p. 100 ; en octobre, 26 p. 100, et, enfin, en décembre, 58 p. 100, chiffre sans précédent ; aussi, après que, sur 34 accouchements effectués pendant ce dernier mois, il y eut eu 20 décès, on se décida enfin à fermer l'établissement.

Une seule fois, en mars 1861, il y eut une coïncidence dans l'existence d'une épidémie à la Clinique et à la Maternité. Ce fait est tellement exceptionnel que je me suis rendu à la maison d'accouchement de la rue de Port-Royal, pour savoir quels étaient à cette époque les médecins ou l'interne chargés du service de cette maison, car ils auraient pu être les agents de transmission de l'épidémie de l'un à l'autre des deux établissements, mais je dois avouer que, s'il existe à cet égard des probabilités, je n'ai pu acquérir de certitude pour la négative ou l'affirmative.

Vienne. — La non-coïncidence des épidémies entre deux établissements voisins est bien plus remarquable encore quant à ce qui concerne les deux Maternités de Vienne.

Les deux cliniques d'accouchements de Vienne, celle des élèves en médecine et celle des sages-femmes sont placées dans le même hôpital (Allgemeines Krankenhaus), et comme il est facile de le voir (pl. VI, fig. 2) dans deux cours contiguës, dans deux bâtiments faisant partie des mêmes constructions. Si la fièvre puerpérale est une maladie épidémique dont le développement soit dû à ces influences atmosphériques occultes, à ces miasmes créés de toutes pièces et voyageant avec les vents, elle devra régner simultanément dans les deux services d'accouchements, y faire un nombre de victimes variable sans doute ; mais il paraît impossible que la mortalité descende en même temps dans l'un au-dessous de la moyenne, tandis qu'elle arrive dans l'autre à un chiffre élevé. Le tableau suivant démontre cependant, d'une manière évidente, cette absence de coïncidence dans l'état sanitaire, la non-coïncidence des épidémies.

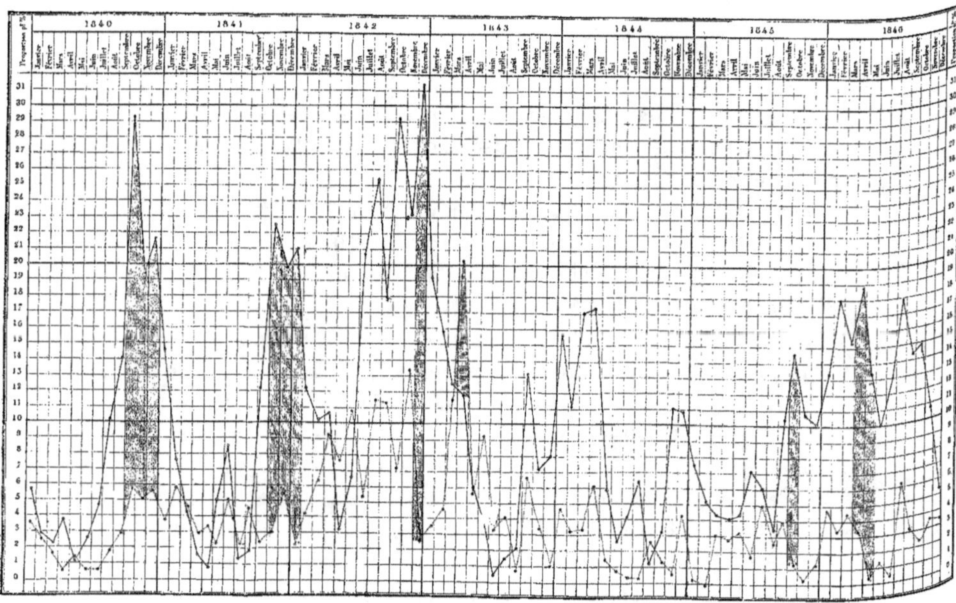

Fig. 4. — VIENNE. Tracé graphique de la mortalité moyenne des deux Cliniques d'accouchement de l'hôpital général.

——————— 1re clinique (étudiants) ·········· 2e clinique (élèves sages-femmes).

LÉON LE FORT. — I, p. 179

		MORTALITÉ P. 100	
		1ʳᵉ CLINIQUE	2ᵉ CLINIQUE
1838.	Juillet.	0,9	24,7
1839.	Juin.	15,0	3,4
1840.	Octobre.	29,3	5,8
1842.	Décembre.	31,3	3,7
1844.	Mars.	17,0	3,3
1844.	Novembre	11,0	0,7
1845.	Octobre.	14,8	1,3
1846.	Mai	13,4	0,4
1847.	Avril	17,9	0,7
1856.	Septembre	1,3	10,5
1862.	Décembre.	6,3	0,2

On ne saurait invoquer, pour expliquer ces différences, l'état fâcheux de l'une des cliniques, puisque c'est tantôt l'une, tantôt l'autre qui est le théâtre de l'épidémie.

Dans le tableau ci-joint (fig. 4), j'ai, à l'exemple de M. Späth, représenté par un tracé graphique la courbe de la mortalité dans les deux cliniques en prenant pour exemple les années 1840, 1841, 1842, 1843, 1844, 1845 et 1846.

En mai 1840, l'état sanitaire des deux cliniques était assez satisfaisant, car la mortalité y était descendue à 1,1 et 1,2 p. 100; elle diminua encore les deux mois suivants dans la seconde clinique (0,6) et son maximum, qu'elle atteignit en octobre, fut de 5,8 p. 100. Pendant ce temps la mortalité s'éleva graduellement dans la première clinique; elle atteignit successivement les chiffres de 10, 14, 19, 21 p. 100 en août, septembre, novembre, décembre; elle était montée, en octobre, à 29 p. 100, et en six mois, sur 1,393 femmes, il en mourut 250; tandis que dans la seconde clinique, celle des sages-femmes, sur 1,064 accouchées, il en était mort 45, c'est-à-dire que la seconde clinique avait conservé sa mortalité moyenne de 4 p. 100, tandis qu'elle s'était élevée dans la première à 17 p. 100.

En janvier et février 1841, l'épidémie entra en décroissance, l'état sanitaire redevint assez satisfaisant en mars, avril et mai, et, sauf une légère aggravation en juin dans les deux cliniques, cet état se continua assez bon jusqu'en octobre. Mais, à partir de cette époque, une grave épidémie envahit la première clinique, et la mortalité s'y éleva en novembre et décembre 1841, janvier et février 1842 à 22, 19, 20 et 12 p. 100, tandis que la seconde clinique, placée dans les mêmes constructions, mais sans communication de personnel avec la première, n'avait qu'une mortalité de 3, 5, 2 et 4 p. 100. Bientôt cependant la seconde clinique voit cesser son immunité relative, sa mortalité s'élève et reste élevée toute l'année (5, 12, 7 p. 100) ; mais celle de la première clinique s'élève bien davantage : une effroyable épidémie y fait périr en 8 mois 432 accouchées, et la mortalité y atteint, en décembre 1842, 31 p. 100, tandis qu'elle n'est dans l'autre clinique que de 2 p. 100.

A partir de ce moment le nombre des décès diminue dans la première clinique d'une manière constante, et en juillet la mortalité tombe à 0,5 p. 100. Elle suit une marche absolument inverse dans la seconde clinique, et du mois de décembre 1842 au mois d'avril 1848, elle monte graduellement et arrive à 20 p. 100.

Pendant toutes les années suivantes, la mortalité de la première clinique reste toujours plus élevée que celle de la seconde ; cette différence se prononce surtout en octobre 1845 ; elle se continue pendant treize mois jusqu'en novembre 1846.

Pendant que 543 femmes sur 3,881 accouchées succombent dans la première clinique, donnant une mortalité moyenne de 13,9 p. 100, la seconde clinique perd 104 accouchées sur 3,732 ou 2,7 p. 100.

Les mêmes divergences se sont montrées dans les années 1854, 1855, 1856, 1857 et 1858. En février 1854, la première clinique a 10 p. 100 de mortalité ; la deuxième, 1,7 p. 100 seulement. En septembre, le rapport se renverse, tandis que la première garde sa moyenne (5 p. 100), la seconde perd 15 p. 100 des accouchées. En décembre, nouveau changement, la mortalité s'élève à 7 p. 100 dans la première, mais elle s'élève dans la seconde au chiffre de 18 p. 100.

De telles différences ne sauraient exister si la maladie était purement épidémique dans le sens hippocratique donné ordinairement à ce mot. A quoi tiennent donc les différences si grandes dans la mortalité simultanée des deux établissements voisins ? C'est que la contagion ne s'est exercée que trop facilement dans la clinique envahie, dans des salles renfermant un grand nombre d'accouchées ; mais que cette contagion n'a pu s'exercer de l'une vers l'autre clinique, la première étant réservée exclusivement aux étudiants, la seconde exclusivement aux sages-femmes, et qu'aucune communication directe ou indirecte n'existait entre elles.

Peut-on, en présence de pareilles divergences dans la mortalité de deux établissements aussi voisins, admettre aujourd'hui que l'on a affaire à des épidémies pures de toute contagion ? Si l'éclosion et le développement de la maladie étaient dus à des miasmes répandus dans l'air et s'arrêtant au-dessus d'une Maternité, ou à un état particulier de l'atmosphère : chaleur, humidité, électricité, pression barométrique, etc., *capable de développer primitivement et dans le même temps la fièvre puerpérale chez un grand nombre d'accouchées*, l'épidémie devrait sévir à la fois dans deux services placés dans le même établissement, presque dans la même cour, dans le même bâtiment ; la coïncidence devrait surtout exister, lorsqu'une mortalité exceptionnellement élevée frappe une des Maternités ; or, cette coïncidence dans la mortalité n'existe que lorsque cette mortalité est peu élevée, et elle disparait, au contraire, quand la mortalité s'élève notablement ; de telle sorte qu'il faudrait admettre *que ces prétendues influences épidémiques exercent d'autant moins largement leur action qu'elles sont plus actives, et qu'une épidémie se localise d'autant plus qu'elle sévit avec plus de force.* Soutenir une pareille proposition serait se mettre en contradiction avec tout ce que nous a appris l'observation, avec la logique la plus élémentaire. Les épidémies de fièvre puerpérale tiennent à la contagion, c'est ce que j'espère démontrer par de nombreux exemples.

PROPAGATION PAR CONTAGION

« La contagion est le mode suivant lequel l'homme malade transmet à l'homme sain, plus ou moins prédisposé, la maladie dont il est lui-même affecté.

« Sortie le plus souvent d'une semence spécifique communiquée, la maladie contagieuse peut cependant se développer d'une manière toute spontanée chaque fois que les conditions qui lui ont donné naissance une première fois se trouvent de nouveau réunies. »

Telles sont, un peu modifiées, les définitions données par M. Monneret, et je les accepte, en ajoutant que la transmission peut avoir lieu par intermédiaire, c'est-à-dire que le germe morbifique, pris sur un individu malade par un individu sain, peut contaminer une troisième personne, l'intermédiaire étant et restant sain.

Si l'on veut rechercher par quelles voies se fait la contagion. quel est le mode de transmission, l'obscurité commence. Découvrir les voies que suit la contagion serait en même temps découvrir les moyens certains de la supprimer ; mais si nous ne pouvons percer les ténèbres qui couvrent les mystères du mode de propagation des maladies contagieuses, nous pouvons du moins constater si cette propagation existe, dans quelles circonstances elle s'exerce, quelles circonstances la facilitent ou s'opposent à ses progrès.

La fièvre puerpérale, née spontanément chez une femme accouchée dans une Maternité, se propage par contagion, et cette propagation peut se faire de manières très différentes : 1° directement d'une femme malade à une autre; 2° par l'intermédiaire des élèves et des médecins pendant ou après l'accouchement; 3° par les miasmes contagieux conservés dans les salles de femmes en couches par les murs, les matelas, les lits, les rideaux, les objets de pansement, etc.

1° *Propagation par les malades*. — C'est le mode de contagion le plus ordinaire, et c'est aussi celui qui amène la mortalité la plus grande. C'est à la contagion directe qu'est due principalement la différence si considérable qui existe dans la mortalité des femmes accouchées en ville et celles accouchées à l'hôpital ou dans les Maternités.

En dehors même de cette considération si importante de la non-coïncidence des épidémies dans des établissements voisins, mais absolument séparés, la marche même des épidémies qui sévissent dans une Maternité est une preuve du mode de propagation par voie de contagion.

Pour quelques médecins, cependant, il semble qu'une maladie ne peut être réputée réellement contagieuse qu'à la condition d'attaquer indistinctement toutes les personnes qui se trouvent dans le foyer de la contagion, et s'il s'agit d'un hôpital, qu'à la condition d'attaquer successivement, et de proche en proche les malades occupant les lits contigus. M. P. Dubois, dans la discussion à l'Académie de médecine, donnait sérieusement comme une preuve de la non-contagiosité de la maladie ce fait : que les accouchées successivement atteintes à la clinique n'étaient placées ni dans les mêmes salles, ni dans des lits contigus. « L'influence épidémique a *plané*, dit-il, sur tout l'établissement. » Le professeur de la Faculté oubliait ou plutôt méconnaissait l'influence que lui-même, ses aides et ses élèves avaient sur la propagation de la maladie ; c'était la date des accouchements qu'il eût fallu considérer, et non la place occupée par le lit de la malade ; car si le lit était immobile, le médecin, lui, portait la contagion de salle en salle, et de lit en lit, contaminant les accouchées en état de réceptivité morbide. Niera-t-on la contagiosité de la rougeole, de la scarlatine, parce que tous les individus en rapport avec un rubéoleux ou un scarlatineux n'ont pas pris la maladie ?

Un exemple, pris à Paris, nous montrera comment se propage la fièvre puerpérale et comment on crée une épidémie.

L'administration des hôpitaux a construit à l'hôpital Cochin, mais sans en soumettre les plans à l'approbation du corps des médecins et chirurgiens des hôpitaux, une petite Maternité. Inaugurée le 15 juin 1865, placée dans une bonne situation topographique, on se flattait que la fièvre puerpérale ne s'y montrerait pas, du moins sous forme d'épidémie.

Mais déjà, au mois d'août, pendant une période de moins de quinze jours, cinq femmes y moururent de fièvre puerpérale ; c'était une épidémie. Ce fléau qui ne respecte rien, avait, de son souffle, empoisonné, dit-on, l'hôpital modèle. J'ai voulu à mon tour voir de près les faits, et voici ce que cette courte enquête m'a montré.

Le 16 août entra dans cet établissement une femme Bonnin, qui fut couchée au n° 39 de la salle 4, salle qui s'ouvrait pour la première fois et dans laquelle se trouvaient déjà cinq malades. La nouvelle arrivée était pâle et amaigrie ; elle était à sa cinquième grossesse, et ses couches antérieures avaient été peu heureuses, car elle avait eu des accidents puerpéraux six ans auparavant et encore l'année précédente. L'accouchement, qui eut lieu le 16, à minuit, ne présenta rien de remarquable. Le lendemain, 18, elle eut du frisson, et il se déclara une fièvre puerpérale bien caractérisée. Cependant on laissa cette malade quarante-huit heures dans la salle, et on ne la transféra au deuxième étage, dans une chambre isolée, que quatre heures avant sa mort, arrivée le 20, Pendant que cette malade était encore à son lit (n° 39), on mit dans les lits contigus, aux n°ˢ 38 et 40, deux primipares jeunes et fortes.

Au n° 38, la femme Deliste, entrée le 19 août, accouchée le 21, fut prise de fièvre puerpérale le 22, fut transportée dans les salles isolées du second étage le 23 seulement, et mourut le 24.

Au n° 40, la femme Blanchière, entrée le 20 août, accouchée le 21, fut prise de fièvre puerpérale le 22, fut transférée le 24 seulement, et mourut le 27.

Le mal ne devait pas s'arrêter là. Cette salle n° 4, située au premier étage, communique librement, par l'intermédiaire d'un large corridor, avec la salle n° 3. Le 25 août, entrait au n° 24 de cette salle 3, une femme Guillaume, qui accoucha le même jour, fut prise le 28 de fièvre puerpérale, fut transférée le 29, et mourut le même jour.

Le même jour, 25 août, entrait et accouchait une femme Aucagne, qu'on plaça au n° 28 de la salle 3. Prise de fièvre puerpérale le 29 août, cette malade mourait le 2 septembre, et l'épidémie cessait momentanément. La fièvre puerpérale devait cependant encore faire d'autres victimes dans le nouvel établissement.

Au n° 26 de la salle 3 entrait, le 8 octobre, une femme Baratte, qui accoucha le même jour, mais qui, prise bientôt de fièvre puerpérale, succomba le 20 octobre.

Au même n° 26, dans ce même lit, on plaça, le 27 octobre, une femme Saint-Saulieu, qui accoucha le 28, fut atteinte ensuite de la fièvre puerpérale, et mourut le 7 novembre.

Ajoutons à ces malheureuses victimes une femme Bonaventure, entrée le 6 octobre, accouchée le même jour, morte ensuite du choléra, et nous aurons, depuis le 15 juin jusqu'au 15 novembre 1865, 8 décès dans la nouvelle Maternité, sur un total de 238 accouchées, c'est-à-dire une mortalité de 3,3 p. 100 ou de 1 accouchée sur 30, résultat presque aussi désastreux que ceux donnés par les établissements si défectueux comme installations, la Clinique et la Maternité ; sept des huit décès furent dus à la fièvre puerpérale.

Peut-on ici douter un seul instant que la contagion seule a été cause de cette épidémie qu'on attribuait à une influence occulte, à une cause insaisissable et impossible à combattre ? Mais on se trouve toujours en présence de ce problème impossible à résoudre pour ceux qui ne tiennent pas compte du degré plus ou moins grand de la réceptivité morbide : pourquoi la contagion n'a-t-elle pas continué à faire des victimes, puisque d'autres accouchées se trouvaient encore dans la salle? Si nous ne pouvons savoir quelles sont les conditions qui rendent tel individu susceptible de subir l'influence d'une cause morbifique et tel autre capable d'y résister; si nous ne pouvons expliquer pourquoi celui-ci prend une scarlatine, une rougeole, une variole, tandis que celui-là séjourne impunément au milieu des scarlatineux et des rubéoleux, prétendrons-nous pour cela que la rougeole, la scarlatine, la variole ne sont pas contagieuses? Il en est de la fièvre puerpérale comme de ces maladies. Il est inutile, du reste, de m'étendre davantage sur ce point, et j'aurai suffisamment prouvé l'existence de la contagion directe, si je montre la fièvre puerpérale transmise par les élèves, les sages-femmes, les médecins, et entretenue à l'état d'endémie par l'insalubrité *spéciale* des salles.

Je dois dire, toutefois, que plusieurs de nos confrères d'Angleterre, partisans très déclarés de la contagion par l'intermédiaire de l'accoucheur, ont cru pouvoir attribuer à cette cause la propagation de la fièvre puerpérale et mettre en doute la fréquence et même l'existence de la contagion s'exerçant, sans intermédiaires, de malade à accouchée. On peut arguer, en effet, que les femmes placées dans le même établissement, dans les mêmes salles, sont ordinairement soignées par les mêmes personnes; cependant, en présence des exemples nombreux où la contagion s'est exercée indépendamment de l'intervention directe et immédiate de l'accoucheur, on ne peut mettre en doute le mode de propagation de la maladie d'une accouchée à l'autre.

2° Propagation par les élèves, les sages-femmes et les accoucheurs. — L'idée que la fièvre puerpérale est contagieuse par l'intermédiaire des personnes qui soignent les femmes affectées de la maladie est loin d'être nouvelle.

Les mesures prophylactiques recommandées par Armstrong[1] indiquent assez ses idées à cet égard. « Il faut, dit-il, empêcher les infirmiers et autres personnes ayant donné leurs soins aux

(1) Armstrong. *Facts and Observations*, p. 46.

femmes affectées d'approcher des femmes sur le point d'accoucher
et de leur donner des soins. Il faut veiller scrupuleusement
à ce qu'elles prennent pour elles-mêmes les plus grands soins de
propreté, leur faire faire chaque jour des ablutions sur tout le
corps, et leur faire changer fréquemment de linge et de vêtements. »

Et plus loin, Armstrong ajoute en note cette phrase tirée de
Gordon : « J'ai des preuves évidentes que toute personne ayant
approché une malade atteinte de fièvre puerpérale se chargeait
d'une atmosphère d'infection qu'elle communiquait à toutes les
femmes en couches qui se trouvaient à sa portée. »

« Je n'ai jamais, que je sache, dit Gooch [1], communiqué la
maladie à aucune femme; cependant quelques exemples authentiques plaident en faveur de la contagion. Plusieurs médecins
m'ont dit avoir transmis la maladie d'une malade à une autre,
et ce, après un voyage de 6 milles (9 kilomètres) fait pendant
un vent violent. Un praticien me dit qu'après avoir assisté à l'autopsie d'une femme morte de la maladie, il transporta l'infection
à une Maternité, et presque toutes les accouchées moururent de
la maladie. Quelquefois elle se montre seulement dans l'hôpital
d'une ville, d'autres fois elle se montre dans la pratique privée.
Quoique ma propre pratique ne m'ait jamais fourni de preuves
de la contagion de cette maladie, je crois qu'il faut agir avec précaution, et je me suis fait une règle, après avoir vu une femme
atteinte de fièvre puerpérale, de ne jamais visiter une accouchée
sans changer au préalable de vêtements, et cette règle m'oblige à
conserver quelques costumes complets uniquement destinés aux
visites que je puis faire aux malades contaminées. Les fous n'ap-
prennent jamais qu'à l'école qui coûte si cher, celle de l'expérience; je ne me sens pas disposé à prendre sur le chapitre une
leçon à cette école. »

Gordon, qui a décrit l'épidémie d'Aberdeen, rapporte que la
fièvre puerpérale se montrait surtout chez les femmes accouchées
ou soignées par des médecins ou des sages-femmes ayant été déjà
en contact avec d'autres malades.

M. Botrel, de Saint-Malo, a raconté à M. Tarnier qu'un médecin
de cette ville ayant perdu sept femmes de fièvre puerpérale, tandis

____

(1) Gooch's. *Practical Compendium of Midwifery*, p. 283.

que ses collègues n'en perdaient aucune, ne voulut plus faire d'accouchements. L'épidémie s'arrêta brusquement.

Dans une communication faite à la Société médico-chirurgicale d'Édimbourg, le docteur Paddie [1] montra dans sa propre pratique des exemples incontestables de contagion.

Le 2 septembre, il accoucha une femme de trente-deux ans, d'une mauvaise santé antérieure; le troisième jour, elle fut prise de fièvre puerpérale, et mourut le huitième.

Le 7 septembre, il accoucha une femme de vingt-trois ans; elle devint malade le troisième jour, et mourut le sixième.

Le 14 septembre, il accoucha une troisième femme âgée de vingt-cinq ans; prise de la fièvre le deuxième jour, elle mourut le septième.

Lorsque cette dernière accouchée devint malade, M. Paddie comprit que la fièvre puerpérale faisait irruption dans sa clientèle; il assembla plusieurs confrères et les consulta sur l'opportunité d'une abstention momentanée de sa part. Ses collègues furent d'avis qu'il devait se borner à employer toutes les précautions possibles contre la contagion; en conséquence, il changea ses vêtements, même ses gants, employa les lotions sur les mains avec une solution de chlorure de chaux, et continua sa pratique. Les 19, 22 et 25 septembre, il fit trois accouchements qui ne furent suivis d'aucun accident. Mais le 26, il accoucha une femme de vingt-neuf ans, qui mourut trois jours après de fièvre puerpérale; et le 27, une autre femme de vingt-trois ans, qui mourut en moins de trois jours. Or, en prenant quelques informations, M. Paddie vit que la femme accouchée le 26 avait été visiter l'accouchée du 14 septembre, sa voisine, pendant que celle-ci était atteinte de fièvre puerpérale : c'est à cette visite que cette femme avait pris le germe de la maladie, et le Dr Paddie l'avait transmis encore de la malade accouchée le 26 à celle accouchée le 27. C'est alors que le médecin crut devoir, pendant un certain temps, s'abstenir de tout accouchement et de toute visite.

Armstrong, Ramsbotham, Lee, Gooch, Robertson, Hutchinson, Blundell, Danyau, citent des exemples où ces prétendues épidémies s'étaient limitées à la clientèle d'un même médecin.

____

(1) *North. Journ. of Medecine*, janvier 1846.

Jackson, de Philadelphie [1], pendant qu'il pratiquait dans le comté de Northumberland, eut de suite sept accouchements suivis de fièvre puerpérale. Les autres femmes enceintes, effrayées, s'adressèrent à un médecin d'une ville voisine ; aucune d'elles, aucune de celles accouchées par des sages-femmes, ne furent malades.

Le Dr Storer, du 10 au 28 février 1830, accoucha six femmes ; la dernière seule fut prise de fièvre puerpérale, et mourut le 8 mars. Le 9, le Dr Storer fit l'autopsie ; dans la nuit, il accoucha une femme qui mourut le 16 ; le 10, nouvel accouchement, fièvre puerpérale, mais guérison ; le 16, autre accouchement, mort le 21 ; le 17, le 19, il fit deux autres accouchements ; les deux accouchées moururent le 22. « Jusqu'au 20 mars, dit M. Storer, j'avais porté les mêmes vêtements ; je refusai alors tout accouchement jusqu'au 21 avril ; je repris ensuite ma clientèle après avoir renouvelé mes habits ; je n'eus plus aucun cas de fièvre puerpérale. »

Dans la discussion soulevée à la Société obstétricale d'Edinburgh, par la lecture du travail de M. Arneth, M. Simpson mentionna le fait suivant : En 1836, M. Sidey, d'Edinburgh, eut dans sa clientèle cinq ou six cas de fièvre puerpérale à une époque où il n'en existait aucun cas dans la pratique de ses confrères.

M. Simpson, qui n'avait pas à cette époque les mêmes idées qu'aujourd'hui sur la contagion, assista à l'autopsie de deux des malades de M. Sidey, et mania les pièces anatomiques ; les quatre premières femmes que M. Simpson accoucha après cela furent prises de fièvre puerpérale.

En 1821, le Dr Campbell, d'Edinburgh [2], fit l'autopsie d'une femme morte de fièvre puerpérale consécutive à un avortement. Il mit la pièce anatomique dans la poche de son habit d'hôpital ; le lendemain, ayant les mêmes vêtements, il assista à un accouchement ; l'accouchée fut prise de fièvre puerpérale et mourut. Quatre autres femmes vues par lui consécutivement eurent le même sort.

Le Dr Rigby [3] rapporte que, contrairement à ses avis, un jeune médecin fit l'autopsie d'une femme atteinte de fièvre puerpérale ;

(1) *American Journ. of Med. Sciences*, octobre 1842.
(2) *Half Yearly Abst.*, IV, p. 323.
(3) *British and Foreing Med. Review*, janvier 1842.

trois femmes accouchées peu après par lui, et une quatrième, chez laquelle il retira quelques caillots utérins, moururent.

De nombreux exemples analogues sont rapportés dans le *London Encyclopædia of Practical Medecine*. Merriman, cité par Holmer, croit même qu'il suffit d'avoir été présent à une autopsie de fièvre puerpérale pour transmettre la maladie.

M. Depaul [1] a montré, dans la discussion de l'Académie de médecine en 1858, comment il avait pu être lui-même l'agent de la contagion.

« En 1839, dit-il, pendant mon internat à la Maternité, un jour que je venais de faire plusieurs autopsies de femmes mortes de fièvre puerpérale, on vint me chercher pour donner des soins à une dame en travail dont l'habitation était assez éloignée de la Maternité. Avant de me rendre près d'elle, je pris toutes les précautions recommandées en pareille circonstance ; je changeai de vêtements et me lavai les mains avec le plus grand soin ; elles conservaient cependant cette odeur si tenace dont les imprègnent pour plus de vingt-quatre heures les autopsies de ce genre. Cette dame accouchait pour la seconde fois ; sa délivrance fut naturelle et des plus faciles. Dans la soirée, et sans qu'aucune imprudence pût l'expliquer, un violent frisson se déclara, et bientôt apparurent tous les phénomènes habituels de la fièvre puerpérale, qui se termina très rapidement par la mort, malgré tous les moyens que je mis en usage et les savants conseils de M. Dubois, que j'avais fait appeler en consultation. L'autopsie ne put être faite.

« En 1849, alors que j'étais chargé des fonctions de chef de clinique dans le service d'accouchement de la Faculté, étant à l'amphithéâtre, occupé à faire l'autopsie d'une fièvre puerpérale, on réclama mes soins pour une dame de la rue de l'Ancienne-Comédie. Je pris les mêmes précautions que dans le cas précédent ; mais mes mains emportaient la même odeur. Il s'agissait d'une septième grossesse, qui se termina avec promptitude et sans aucune complication. Tout alla bien jusqu'au soir, mais alors éclatèrent les accidents de la fièvre puerpérale : frissons, douleur abdominale, etc. M. Dubois voulut bien encore m'aider de ses conseils, mais tous ses efforts furent inutiles ; cette malade suc-

(1) *Bull. de l'Acad. de Méd.*, 1858, XXIII, p. 404.

comba aussi rapidement que la première. Le cadavre ne fut pas ouvert. »

Dans son travail récent sur la fièvre puerpérale, M. Hugenberger, de Saint-Pétersbourg, avoue aussi avoir communiqué lui-même la fièvre puerpérale à quelques accouchées de l'institut qu'il dirigeait.

Les épidémies, dit-on, règnent aussi bien en ville qu'à l'hôpital, et l'on cite, par exemple, le fait publié par Lee, d'une épidémie régnant à la fois dans les *in-patients* et les *out-patients* du British lying-in Hospital, à Londres. Sur 100 malades, 75 accouchèchèrent chez elles; il en mourut 24, ou 32 p. 100, et la mortalité ne fut guère plus forte à l'hôpital, où, sur 25, il en mourut 9, c'est-à-dire 36 p. 100. Peut-on, avec les faits aujourd'hui connus, s'étonner de cette coïncidence? Les personnes chargées du service à domicile venaient à l'hôpital, visitaient les femmes malades, et allaient porter en ville la contagion aux *out-patients;* il y avait épidémie, si l'on veut prendre ce mot dans le sens de maladie portant sur un grand nombre de personnes, mais épidémie par extension donnée à la contagion.

Veut-on savoir ce que sont et comment se produisent ces épidémies qui se montrent en ville? nous en trouvons un bel exemple rapporté par Robertson. Il existait en 1830, à Manchester, un service d'accouchement à domicile dépendant de *Manchester lying-in Charity*, et fait par douze sages-femmes. Ces sages-femmes ne limitaient pas leurs fonctions à certains quartiers de la ville; elles allaient indistinctement pratiquer les accouchements chacune dans toutes les parties de la ville, sans qu'un quartier fût plus spécialement affecté à l'une qu'à l'autre. En 1830, quatre cents accouchements furent faits en ville par ces douze sages-femmes; seize femmes moururent de fièvre puerpérale, et ces cas ne s'étaient pas présentés dans le même quartier; ils étaient disséminés dans toutes les parties de la ville de Manchester. Or, ces seize accouchements suivis de mort par la fièvre puerpérale, s'étaient *tous* montrés dans l'espace d'un mois et dans la clientèle de la même sage-femme; aucune de ses onze autres collègues n'avait eu dans la leur de cas de fièvre puerpérale. L'examen du registre-agenda de la sage-femme révéla les faits suivants, résumés dans ce tableau :

| | | RÉSULTATS |
DATES	NOMBRE DES ACCOUCHEMENTS	MORTES DE LA FIÈVRE PUERPÉRALE
1830. Décembre 4.	1	1
5.	1	»
6.	2	1
17.	4	1
18.	3	2
22.	1	»
23.	1	1
24.	1	1
25.	2	2
26.	2	»
28.	1	1
30.	1	1
31.	1	»
1831. Janvier 1er	4	2
2.	2	1
3.	2	2
	29	16

Y a-t-il là influence atmosphérique, intervention d'un génie épidémique malfaisant ou *contagion par intermédiaire ?* La réponse est facile.

Veut-on savoir ce que sont et comment se produisent ses soi-disant épidémies dans les petites villes ou les villages? un autre exemple va nous montrer l'accoucheur comme la sage-femme n'ayant d'épidémie que dans leur clientèle, qu'ils ont contaminée sans le savoir. Un médecin belge, M. Grisar, de Hasselt, avec une abnégation et un amour du bien qui l'honorent, a communiqué l'année dernière à l'Académie de médecine de Belgique, les faits suivants :

Le 2 décembre 1842, M. Grisar fut appelé auprès d'une femme qui était dans les douleurs depuis vingt-quatre heures. Il appliqua le forceps et amena un enfant mort. Le lendemain, tous les symptômes de la fièvre puerpérale se manifestaient, et la malade succombait le même jour.

Du 2 décembre 1842 au 19 mars suivant, c'est-à-dire dans l'espace de trois mois et demi, sur soixante-quatre femmes accouchées par M. Grisar, seize (c'est-à-dire 1 sur 4) furent atteintes de fièvre puerpérale et onze (2 sur 3 malades) en furent victimes.

Comme ses confrères de la même ville n'observaient absolument rien de semblable dans leur clientèle, M. Grisar ne tarda pas à penser qu'il transmettait lui-même un principe éminemment contagieux, et il prit en conséquence toutes les précautions possibles, telles que changements fréquents d'habits, ablutions réitérées des mains, etc.

A partir du 19 mars 1843 jusqu'à la fin de 1862, c'est-à-dire pendant près de vingt ans, il ne rencontra plus un seul cas de fièvre puerpérale.

Mais le 5 décembre 1862, une jeune femme des environs de Hasselt, à laquelle M. Grisar avait appliqué le forceps, mourut de fièvre puerpérale. Du 5 décembre 1862 au 26 janvier 1863, c'est-à-dire en sept semaines, sur *neuf femmes* accouchées par M. Grisar, *huit* étaient atteintes de fièvre puerpérale et quatre succombaient.

Ce médecin se fit alors un devoir de renoncer momentanément à la pratique obstétricale. Il la reprit au bout d'un mois, et il eut alors la satisfaction de ne plus observer cette terrible maladie.

En 1862 comme en 1842, la fièvre puerpérale s'était montrée uniquement dans la clientèle de M. Grisar.

Nous pourrions ajouter à ces exemples un assez grand nombre de faits analogues disséminés dans les recueils scientifiques, mais ceux-là suffisent pour démontrer une vérité acceptée aujourd'hui comme telle par la plupart des accoucheurs étrangers, la possibilité de la *transmission par le médecin de la fièvre puerpérale.*

Cette propriété si redoutable de la fièvre puerpérale de se transmettre par l'intermédiaire de l'accoucheur explique comment des épidémies apparentes ont pu exister partout, même dans les campagnes. On parle quelquefois à Paris d'épidémies de fièvre puerpérale existant en ville en même temps qu'à la Maternité; mais personne n'a jamais décrit de ces épidémies; du reste, comme l'administration n'a jamais publié mensuellement la mortalité de la Clinique ou de la maison d'accouchements, il eût été difficile à d'autres médecins qu'à ceux attachés à ces établissements de savoir s'il y avait coïncidence dans une épidémie sévissant à la fois sur l'hôpital et sur la ville, et peut-être même ces médecins auraient-ils pu voir que cette épidémie de la ville était limitée à leur clientèle [1].

(1) J'aurais vivement désiré pouvoir compulser les relevés de la mortalité dressés dans chacune des mairies de Paris et concentrés à l'Hôtel de Ville

Propagation de la fièvre puerpérale par inoculation des matières septiques. — Il ne suffit pas de constater l'existence de la contagion par l'intermédiaire de l'accoucheur, des élèves, des sages-femmes, il serait fort utile de savoir quel est *l'agent, le mode de contamination.*

En 1847, Semmelweis crut pouvoir attribuer le grand développement de la fièvre puerpérale dans la première clinique de Vienne, à l'inoculation par le toucher vaginal de matières septiques imprégnant les mains d'élèves venant de l'amphithéâtre de dissection.

Cette thèse fut soutenue avec un grand talent par M. Arneth, alors assistant d'accouchement à la Maternité de Vienne, et depuis médecin ordinaire de Mme la grande-duchesse Hélène. Le Dr Arneth fit sur ce sujet, le 7 janvier 1851, une communication à l'Académie de médecine de Paris ; mais elle passa à peu près inaperçue. Il n'en fut heureusement pas de même en Angleterre ; une communication semblable, faite en mai de la même année à la Société obstétricale d'Édimbourg, souleva une discussion qui attira l'attention des médecins de toute l'Angleterre sur la contagion de la fièvre puerpérale et produisit des résultats importants pour le salut des accouchées. En 1858, l'Académie de médecine de Paris s'occupa incidemment de la contagion dans la discussion sur le traitement de la fièvre puerpérale ; enfin, deux ouvrages sur la matière ont été publiés par MM. Arneth[1] et Semmelweis[2].

Voici quels furent les faits qui donnèrent naissance à la théorie de l'infection par les matières septiques, et qui pendant quelque temps parurent la justifier.

Jusqu'en 1839, il n'existait à l'hôpital de Vienne qu'un seul service d'accouchement ouvert à la fois aux élèves en médecine et aux sages-femmes. En 1839, on sépara le service en deux cliniques, l'une destinée aux étudiants, l'autre aux élèves sages-

dans les bureaux de la mairie centrale. La mention de chaque décès étant accompagnée de celle du nom du médecin traitant, il eût été on ne peut plus important de voir si ces décès étaient (sans citer aucun nom propre) plus fréquents dans la clientèle de tel ou tel médecin ; c'était suivre à la trace la contamination. Malheureusement j'ai dû, à mon grand regret, après plusieurs visites infructueuses, renoncer à cette intéressante enquête.

(1) Arneth. *Ueber Geburtshülfe und Gynækologie in Frankreich, Gross-Britannien und Irland.* Wien, 1855.

(2) J. P. Semmelweis. *Die Etiologie, der Begriff und die Prophylaxie des Kindbett-Fiebers.* Pesth, Wien, Leipzig, 1861.

femmes. Cette séparation exerça une grande influence sur la santé des femmes. Dans la première clinique (celle des étudiants), la mortalité augmenta rapidement d'une manière formidable, et des épidémies meurtrières s'y montrèrent fréquemment. De 1839 au mois de juin 1847, c'est-à-dire dans un espace de huit années, sur 24,455 accouchements, il y eut 2,402 morts ou 10,1 p. 100 de mortalité.

Les chiffres de la mortalité les plus élevés furent :

En juin	1839 .	15	p. 100
décembre	1840 .	21,6	—
novembre	1841 .	22,5	—
décembre	1842 .	31,3	—
janvier	1843 .	19,1	—
avril	1844 .	17,3	—
octobre	1845 .	14,8	—
avril	1846 .	18,9	—
avril	1847 .	17,9	—

Du mois d'octobre 1841 au mois de mai 1843, c'est-à-dire pendant vingt mois, sur 5,139 accouchements, il y eut 829 morts, ou 16,1 p. 100 de mortalité. (On trouve, pendant cette période, 22,5 p. 100 en novembre 1841 ; 20,8 p. 100 en janvier 1842 ; 25,2 p. 100 en août ; 29,3 p. 100 en octobre, et en décembre 31 p. 100, chiffre inconnu jusqu'alors à la Maternité de Vienne.) Ajoutons de plus que cette mortalité effrayante a dû être plus considérable encore ; car un certain nombre de malades ont été transportées dans les services de médecine de l'hôpital, et ne sont pas comprises dans la statistique.

Pendant cette même période de 1839 à 1847, la clinique des sages-femmes donnait des résultats bien différents : sur 21,155 accouchements, il n'y eut que 810 morts, c'est-à-dire 3,8 p. 100 de mortalité. Il y avait donc 6,3 p. 100 de différence dans la mortalité des deux cliniques.

De pareils faits ne pouvaient manquer d'appeler l'attention. En mai 1847, M. Semmelweis, chargé du service de la première clinique (celle qui précisément était si gravement atteinte), crut que la fièvre puerpérale pourrait bien être provoquée par l'inoculation de matières septiques. L'utérus, après l'accouchement, les parties génitales excoriées, et souvent légèrement déchirées, offraient à l'absorption des surfaces analogues à celle d'une plaie récente. Les élèves venant de l'amphithéâtre de dissection ne pouvaient-ils, en pratiquant le toucher sans s'être lavé les mains d'une manière suffisante, inoculer aux accouchées des matières septiques, leur occasionner les accidents que donnent les piqûres anatomiques? Il accepta et défendit chaudement cette idée toute théorique, mais en prescrivant des précautions excellentes dans la pratique. Il insista sur la nécessité de grands soins de propreté, et ne permit à aucun élève d'entrer dans les salles de la Maternité sans s'être, au préalable, lavé les mains dans une solution de chlorure de chaux.

Ces mesures eurent le plus heureux résultat. [En avril 1847, la mortalité, dans la première clinique, avait été de 17,9 p. 100 et de 12,2 p. 100 dans le mois de mai; à partir du moment où ces précautions furent employées, la mortalité diminua rapidement, de sorte que dans les autres mois de 1847, sur 1,841 accouchées 56 seulement, ou 3 sur 100, moururent. L'année suivante (1848), la mortalité fut encore plus faible, elle ne s'éleva qu'à 1,2 p. 100, chiffre qui ne s'était pas encore présenté depuis 1822.

Je dois faire remarquer, toutefois, que pendant cette même période, l'état de la seconde clinique avait été favorable, puisque la mortalité n'y avait été, depuis le 1ᵉʳ février 1847 jusqu'au 1ᵉʳ décembre 1848, que de 0,8 p. 100 (50 morts sur 5,794 accouchements). Mais, à partir de cette époque, la mortalité augmenta, atteignit 6,5 p. 100, tandis qu'il restait plus favorable dans la première clinique.

Les bons effets produits par les précautions prises par Semmelweis ont dû engager à les étendre aussi à la seconde clinique, et l'on peut dire que l'état sanitaire des deux départements de la Maternité, à l'hôpital général de Vienne, est resté assez satisfaisant depuis cette époque, puisque du mois de juin 1847 au mois de janvier 1864, il y eut, dans la première clinique, 67,784 accouchements avec 2,176 morts, ou 3,2 p. 100, et, dans la seconde, 57,575 accouchements, avec 1,634 décès ou 2,8 p. 100. Il y avait eu, pour la période de 1834 à 1843, 8,9 p. 100 en moyenne dans la première, et 5,8 p. 100 dans la seconde, de sorte qu'en même temps que le nombre des naissances montait à peu près au double, la mortalité s'abaissait à un chiffre moindre que la moitié.

Les idées de Semmelweis ont été adoptées par un assez grand nombre d'accoucheurs. A l'*Hebammen-Institut*, de Saint-Pétersbourg, l'entrée des salles des femmes en couches est interdite à ceux qui viennent de pratiquer des autopsies, à moins qu'ils n'aient pris les précautions spéciales dont je parlerai plus loin.

A Guy's Hospital, de Londres, ou plutôt dans le service à domicile qui en dépend, les élèves qui ont été à l'amphithéâtre ne peuvent se livrer aussitôt à des opérations obstétricales. Si la femme qu'ils ont accouchée ou soignée est morte de fièvre puerpérale, ils doivent rester quelque temps sans faire aucun accouchement.

Mais, au point de vue de la théorie, ces faits peuvent recevoir une autre interprétation que celle que leur donnait Semmelweis. D'après la théorie énoncée par ce médecin en 1847, il s'agirait d'une véritable inoculation des matières septiques, et la maladie serait identique à l'empoisonnement consécutif aux piqûres anatomiques. Sur ce point je ne suis pas de l'avis de Semmelweis, et je crois qu'on doit donner aux faits une interprétation théorique différente.

Les élèves de la première clinique de Vienne transmettaient la fièvre puerpérale, non parce qu'ils avaient fait une autopsie quelconque, mais parce que, attachés à la Maternité, ils avaient fait des autopsies de femmes mortes de fièvre puerpérale. Cette même circonstance se trouve spécifiée dans la plupart des cas cités plus haut où des médecins ont transmis la maladie en venant visiter des accouchées, et surtout pratiquer des accouchements alors que leurs mains étaient encore imprégnées de l'odeur des cadavres de femmes mortes en couches dont ils venaient de faire l'autopsie.

C'est peut-être à cette cause qu'on pourrait attribuer la mortalité plus élevée en général dans les maternités desservies par des étudiants que dans celles où il ne se trouve que des sages-femmes; aussi je crois fermement que rien n'est plus dangereux que de donner ses soins à une femme en travail ou accouchée après avoir fait l'autopsie d'une malade morte de fièvre puerpérale; l'entrée des amphithéâtres devrait être partout interdite aux élèves sages-femmes qui, ne devant pas avoir qualité pour soigner plus tard dans leur clientèle privée leurs accouchées devenues malades, n'ont pas besoin de connaître les lésions anatomiques de la fièvre puerpérale; quant aux étudiants et aux médecins, leur conscience, le respect du devoir, leur imposent les plus minutieuses précautions.

Voici ce que disait en juillet 1846 le rédacteur du *Medico-chirurgical Review :* « Les faits qui témoignent en faveur de la contagion sont tellement probants, les conséquences qui résultent de l'absence de précautions sont si effrayantes que nous croyons justiciable de nos tribunaux criminels le médecin qui continue à faire des accouchements, quand un seul cas évident de fièvre puerpérale s'est montré dans sa clientèle. Une femme a confié sa vie à son habileté, à son honneur, et il ne craint pas d'en approcher alors qu'il porte sur lui ce que les plus sages de sa profession regardent comme un poison mortel. Ce n'est pas à l'humanité de son médecin, c'est à sa propre idiosyncrasie que la femme qui y échappe doit son salut.

« Les médecins transmettent peut-être à leur insu d'autres maladies, mais ici leur intervention est si évidente, les conséquences sont si fatales que tout homme possédant un reste de conscience doit éviter cette terrible responsabilité au prix de tous les sacrifices... De simples ablutions ne suffisent pas plus que le changement d'habits, il faut, pour plusieurs mois, abandonner la pratique des accouchements. »

Je réprouve, il est à peine besoin de le dire, cet appel à l'intervention judiciaire, car sa conscience est le meilleur et souvent le seul juge de la conduite du médecin. Peut-être y a-t-il ici excès de précautions ; mais il vaut mieux, en pareille circonstance, l'excès que l'insuffisance : c'est ce que pensent et c'est ainsi qu'agissent beaucoup de nos confrères d'Angleterre. « Quelques accoucheurs de Londres, me disait il y a quelque temps l'un des plus éminents d'entre eux, ont l'habitude de brûler leurs vêtements de peur de s'en servir de nouveau par mégarde, quand ils ont eu dans leur clientèle un cas de fièvre puerpérale. » C'est avec regret que j'ai vu accueillir avec un sourire d'ironie, par quelques-uns de nos collègues, la mention de ce moyen, un peu radical, je l'avoue ; mais la vie des malades est chose sacrée, et la pratique de nos voisins témoigne du moins d'un sentiment élevé du devoir et montre la manière sérieuse dont ils comprennent la mission imposée à la profession qu'ils honorent.

3° *Contagion par l'hôpital.* — Une affection capable de se transmettre par l'intermédiaire de l'accoucheur doit se propager mieux encore par l'habitation dans des salles communes où sont mortes et où sont encore en traitement des femmes atteintes de fièvre puerpérale. Les miasmes contagieux imprègnent les murs, les plafonds, les appareils, les lits, les matelas, les linges, et c'est dans ce mode de contagion que nous trouverons surtout la raison de l'endémicité de la maladie dans presque tous les établissements hospitaliers, et de la différence considérable qui existe entre la mortalité des femmes accouchées en ville et la mortalité de celles qui sont reçues dans les maternités.

Il y a longtemps déjà que l'attention a été attirée sur ce point.

En 1790, le Dr Clarke, de Dublin, remarquant que l'hôpital n'avait pas été repeint depuis longtemps, demanda à ce qu'on réparât la maison. Quand cela eut été fait, l'état sanitaire devint excellent. De nouvelles épidémies survinrent plus tard, et on eut encore recours, avec le même succès, à ce procédé, coûteux sans doute, mais efficace.

« En 1829, dit M. Robert Collins[1], à l'époque où j'étais chargé de la direction du *Dublin lying-in Hospital*, la fièvre puerpérale, qui depuis quelques mois régnait dans cet établissement, augmenta considérablement d'intensité. Nous fimes faire dans chaque salle alternativement des fumigations complètes avec du chlore gazeux très condensé, pendant une durée de quarante-huit heures. Pendant tout ce temps les fenêtres, les portes, les cheminées étaient hermétiquement closes, afin de prévenir l'issue du gaz ; les planchers et tout ce qui était de bois furent lavés avec une solution de chlorure de chaux ; on les essuya seulement après quarante-huit heures ; on les repeignit ensuite, et l'on badigeonna à la chaux les murs et le plafond. Les couvertures, les draps, les matelas furent soumis à une température de 120 à 130°. »

En Allemagne, des précautions analogues sont prises, puisque dans beaucoup de maternités les matelas, remplis seulement avec de la paille, sont brûlés après avoir servi, et les murs sont, comme dans presque tous les établissements hospitalisés, badigeonnés à la chaux vive tous les deux ans au moins, presque tous les ans, et quelquefois tous les six mois.

L'idée que la maladie se propage par l'accoucheur, la sage-femme et aussi par les miasmes fixés dans les murs et le mobilier de la salle est acceptée aujourd'hui à peu près partout en Europe ;

---

[1] Robert Collins. *A Practical Treatise of Midwifery*, p. 360.

seule elle peut expliquer des faits, dont il est sans cela bien difficile de se rendre compte. Ainsi, par exemple, un hôpital nouvellement construit reste pendant de longues années indemne de toute épidémie ; un jour, la fièvre puerpérale s'y développe épidémiquement, et, comme si elle y élisait dès lors domicile, c'est à peine si quelques mois se passent sans de nouvelles épidémies. L'hôpital Saint-Louis a été témoin de faits semblables. L'ancien bâtiment, destiné spécialement au service d'accouchement, malgré son apparence de vétusté et de délabrement, ne voyait que très exceptionnellement la fièvre puerpérale se montrer dans l'enceinte de ses murailles ; un nouvel édifice le remplace, et, malgré des conditions en apparence meilleures, la fièvre puerpérale s'y installe, s'y développe, et l'a rendu aussi meurtrier que d'autres, puisque la mortalité s'y est élevée parfois, dans les deux dernières années, à 12, 15, 16 et 18 p. 100.

Dans son discours à l'Académie de médecine en 1858, M. Depaul ne pouvait s'expliquer comment le vieux bâtiment dont je viens de parler était si salubre, tandis que Lariboisière, « ce Versailles de la misère », perdait tant de femmes en couches. L'explication me paraît assez facile. Le nouveau bâtiment est formé de salles renfermant de 8 à 12 malades, et celles de Lariboisière en renferment bien davantage ; si donc une femme se trouve prise de fièvre puerpérale, elle peut facilement communiquer la maladie à huit ou dix autres accouchées, et devenir le centre d'une de ces pseudo-épidémies. L'ancien bâtiment, au contraire, où j'ai autrefois pratiqué bien des accouchements, contenait deux salles de huit lits chacune et huit petites chambres à un seul lit ; or c'était de préférence dans les chambres isolées qu'on plaçait les accouchées, surtout si elles devenaient malades, et on restreignait ainsi la facilité et l'extension de la contagion. Ne voyant que rarement apparaître la fièvre puerpérale, les murs, les lits, les rideaux ne s'étaient pas imprégnés du germe morbide qui, une fois installé dans le nouveau bâtiment, y exerce d'autant mieux ses ravages qu'on ne prend pour les prévenir aucune des précautions fondamentales que je signalerai plus loin.

Une nouvelle maternité modèle a été inaugurée cette année à l'hôpital Cochin. J'ai montré comment un cas isolé de fièvre puerpérale s'y est transformé en épidémie ; d'autres cas s'y sont montrés depuis, et peut-être s'en montrera-t-il encore jusqu'à ce que l'on se décide à rebadigeonner les salles du premier étage, dans lesquelles la maladie s'est manifestée, et qui en conservent peut-être les germes.

L'existence ou l'absence de miasmes de fièvre puerpérale, les précautions mises en usage dans une maternité rendent compte de son état de salubrité ou d'insalubrité ; le luxe des peintures et de l'ameublement n'a rien à faire avec l'hygiène, rien ne remplace la propreté et les précautions contre la contagion. Certes, on ne citera pas pour son luxe l'infirmerie du workhouse de Marylebone ; les murs sont nus, mais ils sont badigeonnés à la chaux tous les ans et plus souvent si le besoin l'exige ; les lits n'ont pas de rideaux, mais si une fièvre puerpérale se développe, on isole soigneusement la malade et l'on épure tout ce qui peut receler un germe de la maladie. Grâce à ces précautions, aucun miasme spécial n'imprègne les salles d'accouchement et elles peuvent pendant plusieurs années ne pas voir éclore un seul cas de fièvre puerpérale. La bienveillance du médecin qui le dirige m'a permis, il y a quelques semaines, de consulter le registre du service d'accouchement de ce workhouse et de constater les faits suivants :

```
                        1863.   215 accouchements, 3 morts, 1,3 p. 100
                        1864.   254        —        3   —   1,1   —
    Janvier à octobre 1865.     213        —        0   —   »     —
```

Aucun de ces décès, du reste, n'était dû à la fièvre puerpérale.

La Maternité de Paris, telle que je l'ai visitée à la fin de 1864, avant les améliorations notables qui y ont été apportées, se trouvait dans des conditions qui n'expliquent que trop son excessive mortalité.

La salle principale renfermait un grand nombre de lits : des deux côtés des murs principaux partaient des cloisons incomplètes qui, n'arrivant pas jusqu'au milieu de la chambre, formaient au centre une longue allée bordée par deux rangées d'alcôves dont chacune renfermait un ou deux lits. Aération complète presque impossible, fixation des miasmes, tel était le résultat d'une pareille disposition, à laquelle venait se joindre l'absence de lavage journalier (peut-être même mensuel) du parquet, ce qui était pis encore, l'absence de badigeonnage des murs, des cloisons et du plafond, car la couleur enfumée des parois témoignait que depuis de longues années on n'y avait fait aucun travail de peinture. Enfin, l'on transférait les accouchées malades dans une infirmerie fort bien tenue, je me plais à le reconnaître, mais on les y transportait toutes, quelle que fût leur maladie; de sorte qu'une malade atteinte de fièvre puerpérale suffisait pour contaminer d'autres accouchées atteintes d'angine, de diarrhée, de rougeole ou de toute autre fièvre éruptive. Contagion facile dans les salles, contagion facile dans l'infirmerie : avec ces deux conditions, il n'est pas étonnant que la Maternité de Paris ait fourni une mortalité sans exemple dans aucun autre pays de l'Europe. Les améliorations notables effectuées cette année changeront, il faut l'espérer, cet état de choses ; mais ce n'est qu'à la condition que médecins et administrateurs seront convaincus de la contagiosité de la fièvre puerpérale, et prendront pour arrêter son développement toutes les précautions qu'enseigne l'expérience.

PROPHYLAXIE

L'hygiène hospitalière ne se réduit pas à des questions de bâtiments à orienter ou à espacer, de fenêtres à ouvrir, de mètres superficiels de terrain ou de mètres cubes d'air à distribuer à chaque malade ; c'est la science qui, par l'étude approfondie des causes qui font naître et s'étendre les maladies nosocomiales, apprend à les prévenir ou à les arrêter dans leur développement.

Les précautions prises contre l'apparition de la fièvre puerpérale et contre sa propagation varient nécessairement suivant l'idée théorique que se font les médecins quant à la contagiosité de la maladie.

L'opinion si longtemps fatale aux malades, que la fièvre puerpérale, nullement ou à peine contagieuse, se développe sous l'influence d'une cause générale, dite épidémique, ne laissait guère applicable d'autre moyen que l'évacuation de l'établissement où

elle sévissait à la fois et exceptionnellement sur un grand nombre
d'accouchées. Le moyen était sans nul doute efficace, mais il
avait l'immense inconvénient de priver d'asile les femmes que la
misère ou l'abandon forçaient à recourir temporairement à la
charité publique ; aussi ne fermait-on que très rarement les maternités, malgré l'énorme mortalité qui y régnait quelquefois pendant
plusieurs mois.

Heureusement, l'idée que la fièvre puerpérale est surtout contagieuse et ne prend les caractères d'une épidémie qu'alors que
les conditions atmosphériques favorisent le développement de la
contagion ; l'idée qui considère cette maladie, née spontanément
chez une femme en couches, comme une graine semée dans le terrain plus ou moins favorable d'une salle d'accouchées, germant
plus ou moins facilement sous des influences inconnues dans leur
essence, cette idée est depuis plusieurs années déjà acceptée assez
généralement à l'étranger.

Les précautions prises se sont adressées aux trois agents principaux de la contagion : *l'hôpital, les malades, les médecins.*

1° L'HÔPITAL. — Dans les maternités anciennes, telles que Vienne.
Dresde, Paris, Prague, Moscou, etc., les salles, comme je le dirai
plus loin, présentent des conditions fâcheuses sous le rapport
de la facilité de la contagion : elles sont en général assez
grandes, renfermant par conséquent un grand nombre de malades
et communiquent plus ou moins facilement les unes avec les
autres.

Dans les maternités nouvelles, au contraire, à Lepzig, Munich.
Hanovre, Wurzburg, Francfort-sur-Mein, Stuttgart, Zurich, Kiel.
Saint-Pétersbourg, on a cherché autant que possible à limiter la
possibilité ou la facilité de la contagion en faisant de petites
salles. Mais, l'isolement absolu des malades étant à peu près
impossible dans un hôpital, il n'est pas étonnant d'y voir la mortalité s'y élever encore notablement plus qu'en ville, malgré les
précautions qui y sont employées et que je vais rapidement passer
en revue.

Le blanchiment complet de l'hôpital est effectué presque partout
en Europe (excepté en France) une fois au moins tous les ans et
quelquefois même tous les six mois. Le blanchiment consiste en
un simple badigeonnage à la chaux ou à la colle, moyen qui

me paraît préférable au lavage des murs préalablement peints à l'huile.

Nettoyage des parquets. —Dans la plupart des nouvelles maternités, comme dans la plupart des hôpitaux que j'ai visités en Allemagne et en Russie, les planches qui forment le parquet sont imbibées avec une huile spécialement préparée ; cette opération se pratique tous les six mois ou tous les ans ; mais chaque jour le parquet est nettoyé à l'éponge ou au linge humide et un lavage à grande eau se fait tous les huit jours ou lors de l'évacuation périodique des salles. En Angleterre, en Hollande, en Belgique, le parquet ne subit aucune préparation préalable, mais il est chaque matin lavé à l'éponge. En France, à Paris du moins, on semble avoir horreur de l'eau, et l'on croit avoir fait de la propreté (qu'on qualifie de propreté sèche), quand on a, au moyen d'une brosse, fait voltiger la poussière dans toute la salle et qu'on a recouvert d'une nouvelle couche de cire les impuretés incrustées dans le parquet. La propreté humide est la seule réelle ; c'est la seule qui convienne à un hôpital comme à une maternité.

Alternance des salles. — A Leipzig, à Wurzburg, à Munich, etc., l'alternance des salles se fait d'une manière régulière et l'on pourrait dire constante. A Munich, par exemple, chaque salle renferme cinq lits, dont quatre seulement sont occupés par les femmes accouchées, le cinquième servant de réserve pour le change des malades. Chacune de ces salles, celles situées, par exemple, dans la moitié droite du bâtiment, est d'abord remplie avec quatre accouchées ; lorsque ces quatre malades sortent de l'établissement après dix à douze jours de séjour, la salle est aérée par l'ouverture permanente des fenêtres ; les lits sont démontés et lavés ; les literies enlevées et changées, et cette salle reste vide pendant une durée de dix à douze jours. Pendant ce temps on remplit de la même manière les chambres situées dans la moitié gauche du bâtiment et l'on produit ainsi une alternance à courtes périodes.

A Rouen, il y a dans l'hospice général, où a été transférée la maternité, quatre salles garnies de 10 à 12 lits, total 50 lits, séparés les uns des autres par un espace de 2 mètres 50 centimètres. Lorsqu'une ou deux de ces salles ont été occupées un certain temps, d'abord on cesse d'y recevoir des malades, qui sont admises dans les salles jusque-là restées vides; puis, à mesure qu'une femme arrive à sa guérison, on la renvoie, et quand il n'en reste plus qu'une, on la transfère dans les autres salles. Les salles évacuées sont livrées aux ouvriers pour nettoyer la literie et la salle même; la laine des matelas est nettoyée, peignée, cardée; la plume est épurée, les rideaux sont blanchis. Il faut ajouter qu'en outre de cet assainissement général, après chaque accouchement on carde les matelas. Grâce à ces précautions, depuis quatre ans, le nombre des accouchées étant de 1,731, le nombre des morts est descendu à 13, soit 1 sur 133.

A Bruxelles, les salles sont alternativement occupées, de manière à pouvoir être convenablement aérées. Les couchettes sont en fer. On a supprimé les matelas en laine, qui sont remplacés par de la paille de seigle; à chaque sortie, la paille est renouvelée [1].

C'est là, il est facile de le voir, une excellente pratique; mais elle n'est pas encore suffisante, car si l'une des quatre malades contracte la fièvre puerpérale, elle peut encore la communiquer aux trois autres. Si l'on ajoute, comme à Saint-Pétersbourg, la séparation immédiate des accouchées malades avec les accouchées saines, on diminue plus notablement encore les chances de contagion.

L'Institut des sages-femmes de la grande-duchesse Hélène, agrandi en 1853 par l'adjonction d'un bâtiment nouveau construit sur les plans du Dr Etlinger, aujourd'hui médecin en chef de cet établissement, réalise dans la partie nouvelle le système des chambres séparées affectées aux femmes en couches malades. Chaque femme tombant malade est aussitôt transportée dans cette partie de la maison, où elle s'y trouve soignée par un personnel spécial. Toutefois, comme je le dirai plus loin en donnant la description sommaire de cette Maternité, la séparation n'est pas absolue, puisque les deux divisions (l'ancienne affectée aux accouchées bien portantes et la nouvelle destinée aux accouchées malades) font partie du même bâtiment.

Ce qu'il faut, c'est une séparation complète, absolue, dans un bâtiment séparé, c'est une infirmerie *spécialement* affectée aux femmes atteintes de fièvre puerpérale.

(1) Malgaigne. *Bull. du ministère de l'Intérieur*, 1864, n° 7.

Infirmeries. — Plusieurs établissements, et la Maternité de Paris peut nous servir d'exemple, possèdent une infirmerie, mais où l'on place indistinctement toutes les accouchées malades. La contagiosité de la fièvre puerpérale une fois démontrée et acceptée, on comprend qu'il y a dans la création d'une infirmerie ainsi disposée plus d'inconvénients peut-être que d'avantages. En effet, une femme atteinte d'angine, d'abcès du sein, d'arthrite rhumatismale, transportée dans un milieu où les miasmes contagieux sont en quelque sorte concentrés, est à peu près certaine de contracter la maladie, tandis qu'elle aurait pu, en demeurant dans la salle commune, éviter la contagion.

Deux principes doivent donc guider le médecin et l'hygiéniste dans la construction des maternités : 1° Empêcher que la maladie développée chez une accouchée ne se transmette à un grand nombre de femmes saines, avant que la malade ait pu être isolée ; 2° séparer d'une manière absolue les femmes atteintes de fièvre puerpérale dans une infirmerie spéciale.

Le second principe est facile à réaliser. Il suffit de consacrer un petit bâtiment spécial à la réception de ces malades, qui peuvent y être transportées avec la plus grande facilité, sur un brancard fermé, soit à travers la cour ou le jardin, soit par une galerie couverte.

Rien n'est plus facile que l'isolement dans ces circonstances, car l'infirmerie spéciale doit avoir son personnel spécial. Il y aurait peut-être inconvénient à établir pour chaque section une cuisine spéciale, et quoique cette disposition existe quelquefois (à l'hôpital de Copenhague, par exemple, pour les bâtiments affectés aux maladies contagieuses), on peut se contenter d'un tunnel analogue à celui qui est établi à l'hôpital de Kiel, entre l'hôpital et la Maternité. Un tuyau acoustique permet de communiquer de la Maternité à l'hôpital où est placée la cuisine, et un petit wagon, roulant sur des rails, transporte par un mouvement de va-et-vient tout ce qui doit être porté d'un établissement dans l'autre, sans que le personnel respectif soit en communication directe.

Le premier principe présente plus de difficultés dans son application. On a déjà plusieurs fois caractérisé sous une forme plaisante cet important *desideratum*, en disant qu'il faudrait à chaque malade son bâtiment, son infirmière et son médecin. C'est là un idéal irréalisable sans doute, mais il faut très sérieusement chercher à s'en rapprocher le plus possible.

Dans une publication faite récemment, mon ami le Dr Tarnier a proposé la construction d'un bâtiment à corridor central, ayant de chaque côté une rangée de petites salles à deux lits, sans communication directe avec ce corridor, autrement que par un vitrage hermétiquement clos permettant seulement la surveillance. L'accès de ces cellules n'aurait lieu que par une galerie extérieure existant sur les deux faces du bâtiment ; c'est sur cette galerie que s'ouvrirait la porte de chacune de ces chambres, et chacune d'elles renfermerait deux femmes : une accouchée et une femme enceinte, chargée de remplir auprès de la première le rôle de garde-malade. La femme enceinte séjournerait dans la chambre jusqu'au moment où elle-même, arrivant au terme de sa grossesse, remplacerait l'accouchée sortie de l'établissement, pour être à son tour gardée de la même façon par une nouvelle pensionnaire.

L'idée émise par M. Tarnier est certainement excellente ; mais son application présenterait quelques difficultés au point de vue du service. et l'on pourrait peut-être à moins de frais arriver au même résultat ; c'est ce que j'examinerai plus loin, mais je puis dire, dès à présent, que je ne trouve pas contre elle d'objection grave.

De petites chambres à quatre lits, dont l'un servirait à recevoir une femme enceinte, le second à changer les deux accouchées occupant les deux autres ; chambres s'ouvrant sur un corridor commun largement aéré ; l'alternance des salles ; le transport immédiat à l'infirmerie spéciale des femmes atteintes de fièvre puerpérale ; l'observation attentive des précautions dont il me reste à parler ; la séparation du service médical des femmes atteintes de fièvre puerpérale, rendraient, j'en suis convaincu, les plus grands services.

Chauffage et ventilation. — Je ne dois pas discuter ici cet important sujet, du moins quant à ce qui regarde le choix des systèmes et des appareils. Si l'on ne veut pas provoquer le transport et la dissémination des miasmes contagieux, il faut que chaque salle soit chauffée par une cheminée ouverte et que la prise d'air nécessaire pour la ventilation soit faite directement à l'extérieur.

Dans les pays très froids, comme le nord de l'Allemagne et

surtout en Russie, une cheminée ouverte ne suffirait pas à fournir le calorique nécessaire ; mais si, à Saint-Pétersbourg, par exemple, nous trouvons dans chaque chambre des poêles fermés, nous y trouvons aussi en même temps une cheminée ouverte, et je regrette de voir la nouvelle Maternité de Saint-Pétersbourg, non encore occupée lors de ma visite, chauffée par l'air chaud et non par des cheminées ordinaires.

La ventilation, comme tout ce qui s'oppose à la fixation des miasmes contagieux, doit avoir, on le conçoit, une grande influence sur la salubrité des salles. M. Braun, chargé de la seconde clinique de la Maternité de Vienne, y a fait installer de nouveaux appareils de chauffage et de ventilation auxquels il attribue avec raison une influence marquée sur les résultats favorables obtenus par lui depuis cette époque ; mais cet habile et si distingué médecin me paraît se faire illusion quand il semble croire avoir opposé un obstacle *définitif* à la propagation de la maladie. Ces appareils dont je parlerai dans mon rapport général sur les hôpitaux de l'Allemagne et de la Russie, quoique réalisant un progrès sur l'état antérieur des salles, sont passibles de graves reproches, et d'ailleurs la réunion dans les salles d'un grand nombre d'accouchées saines ou malades peut nous faire prédire, comme nous l'avons fait à Vienne, l'année dernière, avec l'espoir d'être démenti par les événements, que la fièvre puerpérale pourrait diminuer, mais ne cesserait pas ses ravages dans la seconde clinique, pas plus que dans les autres maternités, tant que, par l'isolement à peu près absolu des accouchées malades, on n'aura pas rendu la contagion, sinon impossible, du moins aussi difficile que le permettent les exigences du service.

L'air atmosphérique peut dans certaines circonstances devenir l'agent de dissémination des miasmes contagieux, mais il faut éviter toute équivoque à l'égard de ce mode de transmission. Si je laisse de côté la transmission par inoculation de matières septiques, d'une malade sur une accouchée saine, il est évident qu'à distance l'air est le seul véhicule de la contagion ; pourquoi alors, dira-t-on, repousser l'idée d'un miasme s'abattant sur une ville, sur une maternité ? C'est que, si entre cette opinion et celle de la transmission à faible distance, il y a un certain rapprochement dans l'idée abstraite de la contagion, il y a un abîme pour ce qui regarde la pratique. L'air ne transporte pas à de grandes distances des germes invisibles, des effluves de fièvre puerpérale ; partout où la maladie se développe à la fois sur plusieurs accouchées, partout on trouve la probabilité et souvent la certitude d'une transmission au contact ou à faible distance, transmission qu'on eût pu éviter et qui, dans les maternités, s'exerce souvent par les objets qui composent le mobilier des salles.

2° MALADES. — Les malades transmettent aux accouchées saines, par tout ce qui constitue le mobilier des salles et les objets de pansement, la fièvre puerpérale dont elles sont atteintes.

Lits. — Les *rideaux* ne se voient guère plus dans les maternités que dans les hôpitaux de l'Angleterre, de l'Allemagne, de la Russie ; cependant, j'en ai rencontré exceptionnellement dans quelques établissements. En Allemagne, ils sont très avantageusement remplacés par des paravents mobiles, cadres de bois sur lesquels se trouve tendue une pièce d'étoffe qu'il est facile de laver ou de renouveler.

Je me suis déjà, dans beaucoup d'autres circonstances, expliqué sur la question des rideaux ; j'en repousse l'emploi d'une manière absolue. On peut d'ailleurs les remplacer, quand besoin est, par des paravents mobiles, et, quand bien même ce mode d'isolement n'aurait pas été imaginé, je proscrirais encore les rideaux, car je ne saurais m'arrêter à un sentiment même aussi respectable que celui de la pudeur, quand il s'agit de la vie.

Les *matelas* sont le plus souvent en crin de cheval. Dans quelques établissements de l'Allemagne, j'ai été d'abord péniblement impressionné en trouvant les accouchées reposant sur un seul matelas rempli de paille. Quelques observations qui me furent faites par les médecins, et un instant de réflexion, m'ont, au contraire, rendu partisan de cette pratique.

Les pensionnaires que reçoivent les maternités n'appartiennent pas à une classe de la société habituée au luxe, et un lit peu moelleux ne leur paraît pas aussi pénible qu'aux femmes mieux partagées sous le rapport de la fortune.

J'ai interrogé sur ce point de nombreuses malades, et toutes m'ont affirmé ne pas souffrir d'un séjour de huit à dix jours sur un seul matelas de paille.

Pendant les jours qui suivent l'accouchement, l'écoulement con-

stant des lochies souille inévitablement le matelas, quelques précautions que l'on prenne de le garnir d'alèzes. Après chaque accouchement, surtout si l'accouchée a été malade, *il faut renouveler
la literie d'une manière complète*, et c'est une pratique universellement suivie en Angleterre, à Bruxelles, à Rouen, en Allemagne
et en Russie.

Si les matelas sont en crin, ou en laine, il faut les purifier.
Après chaque accouchement, une semblable précaution, que je
regarde comme indispensable, est possible dans de petits établissements ; elle devient plus difficile dans les grandes maternités qui
ont un mouvement considérable. Ajoutons aussi (avec l'expérience
des hôpitaux) que, malgré les ordres formels des administrateurs
et des médecins, les gens de service chercheraient toujours à
s'éviter un peu de travail, en faisant servir de nouveau un matelas
de laine ou de crin qui ne leur paraîtrait pas souillé. Si l'on ne
met qu'un matelas, la malade ne sera guère moelleusement couchée ; si on y ajoute un sommier de paille, on ajoute son prix à la
dépense du cardage du matelas après chaque accouchement ; car
la paille qui remplit le sommier doit *toujours être brûlée*. Il y
aurait donc avantage à n'employer que des matelas de paille de
seigle, comme à Londres, à Bruxelles et dans beaucoup de villes
d'Allemagne.

A l'Institut des sages-femmes de Saint-Pétersbourg, les matelas
et les oreillers sont exposés pendant quelque temps dans un grenier ; on nettoie, on lave les toiles et on expose le crin et la plume
à une température élevée, dans un appareil construit sur des indications du D' Etlinger. Quant à la paille qui remplit le sommier
placé sous le matelas, on la retire et on la brûle, ce qui n'empêche pas de laver également la toile.

Les *draps* du lit doivent être changés le plus souvent possible ;
dans quelques établissements, ils le sont tous les jours, ne
séjournent pas dans la salle, et sont presque partout précipités
aussitôt, par une trémie, dans le sous-sol, où se trouve la buanderie.

Les *éponges*, les linges servant aux soins de propreté, ne servent
qu'à une seule femme, telle est la règle presque invariable ; lorsque
l'accouchée sort de l'hôpital, l'éponge est passée au chlore, et peut
ainsi servir de nouveau sans danger.

Dans quelques établissements, où existe l'alternance régulière, le lit lui-même est après chaque accouchement démonté, lavé et nettoyé complètement.

Ces soins paraissent excessifs lorsqu'on les applique à l'égard de femmes non malades, cependant nous sommes convaincu de leur nécessité, si l'on veut empêcher le développement de la fièvre puerpérale.

3° Personnel. — Les médecins, les sages-femmes, les élèves et les infirmières peuvent, nous l'avons vu, transmettre la maladie aux femmes saines. Sous ce rapport, il existe pour bien des maternités des lacunes regrettables dans les précautions à prendre. Je me bornerai à signaler les précautions prises dans quelques établissements.

Dans l'*Hebammen-Institut* de la grande-duchesse Hélène, à Saint-Pétersbourg, établissement qui peut, à bien des égards, nous servir comme modèle, la visite des médecins commence par les femmes saines et finit par celles qui sont malades.

Il est défendu d'entrer dans les salles après avoir fait une autopsie ou après avoir manié ou touché des produits morbides et des pièces d'appareils imbibées de liquides purulents. Le personnel des infirmières est absolument séparé ; une partie soigne les femmes saines, l'autre les accouchées malades.

A Vienne, on a continué à prendre les précautions indiquées par Semmelweis ; c'est-à-dire de ne pas pratiquer le toucher après avoir fait une autopsie. Quant au lavage des mains au chlore, M. Späth doute, avec quelque raison, de son efficacité absolue.

A Londres, aucun des élèves attachés au service de Guy's Hospital ayant assisté à une autopsie ne peut soigner une accouchée ; il en est de même, mais pour une période plus longue, de toute personne ayant donné ses soins à une malade atteinte de fièvre puerpérale.

Toutes ces précautions sont bonnes, nous pourrions même dire indispensables, et la plupart sont faciles à réaliser ; il faut y joindre la séparation, dans une infirmerie spéciale, des femmes atteintes de fièvre puerpérale et la séparation du personnel des serviteurs attachés à cette infirmerie.

Le problème semblerait plus difficile à résoudre quand il s'agit des médecins ; car il s'ajoute ici encore une indication importante : il faut non seulement que le médecin ne soit pas l'agent de transmission dans l'hôpital même, il faut encore qu'il ne transporte pas à ses malades de la ville la maladie prise à la maternité, comme l'ont montré de trop nombreux exemples.

Visiter en dernier lieu les accouchées malades n'est pas une mesure suffisante, car vingt-quatre heures ne suffisent pas pour purifier les vêtements ; dans tous les cas, il reste toujours la clientèle civile, et l'on ne peut obliger l'accoucheur à se limiter à un service public, qui, dans quelques pays, est peu ou pas rétribué. Le remède à cet état de choses me paraît cependant assez facile.

Les connaissances spéciales en obstétrique ne sont nécessaires que pour ce qui concerne le travail de l'accouchement ; c'est comme chirurgien qu'intervient alors l'accoucheur ; après la délivrance, s'il survient des accidents, son rôle est tout médical. Il serait donc à désirer que l'accoucheur fût chargé *uniquement* des soins à donner pendant le travail ; à cette époque il n'y a pas encore de fièvre puerpérale et il pourrait, sans crainte de contaminer ses clientes, se livrer en ville à la pratique de son art.

Quant aux accouchées, malades de fièvre puerpérale, elles pourraient être, avec tout avantage, soignées par un médecin d'hôpital ne se livrant pas à la pratique des accouchements ; mais ce médecin ne devrait sous aucun prétexte entrer dans les salles occupées par les femmes en couches. De cette manière, sans annihiler pour la clientèle civile l'expérience et l'habileté des professeurs d'accouchement ou des chirurgiens spéciaux, on empêcherait en grande partie la transmission de la fièvre puerpérale à l'intérieur et à l'extérieur de l'hôpital.

En résumé, les moyens prophylactiques peuvent se traduire par les propositions suivantes :

1° Une infirmerie spéciale, ayant un personnel spécial, sera affectée aux femmes atteintes de fièvre puerpérale ;

2° Les femmes en couches, non malades, seront placées autant que possible dans des salles ne renfermant que trois accouchées au plus ;

3° Après avoir été occupées pendant la période de douze à quinze jours, les salles se reposeront pendant un temps égal ;

4° Après chaque accouchement, les literies seront renouvelées entièrement, le contenu des matelas sera brûlé, s'ils sont remplis de paille ; il sera porté à l'étuve, s'ils sont faits de crin. Les toiles seront soigneusement lavées ;

5° En cas où une fièvre puerpérale se serait développée dans une salle, cette dernière sera rebadigeonnée à la chaux et le parquet lavé à grande eau. Le mobilier sera retiré et soigneusement nettoyé ;

6° Les linges, les objets de pansement ne séjourneront pas dans les salles avant d'être mis en usage ; souillés, ils seront immédiatement enlevés ;

7° Chaque femme devra avoir son éponge, sa serviette, etc. ;

8° Les plus grands soins de propreté seront pris par les gens de service : lavage des mains, nettoyage des ongles, changement de linge et d'effets ;

9° Aucune personne étant entrée dans l'infirmerie spéciale ou ayant pratiqué une autopsie ne pourra avant vingt-quatre heures revenir dans les salles des accouchées ;

10° Le service médical des deux sections de l'établissement sera confié à deux médecins différents.

Ces précautions ne suffiront pas malheureusement à supprimer le fléau de la fièvre puerpérale dans les maternités ; mais, en la réduisant aux cas spontanés, elles en diminueront notablement les ravages. Ce qu'il faudrait, ce serait de supprimer les maternités pour les remplacer par les services d'assistance à domicile. Si ce rêve est malheureusement irréalisable, je montrerai cependant qu'il y a encore beaucoup de choses pratiquement possibles à faire dans cette voie ; mais, avant de parler de la manière dont ces institutions d'assistance à domicile fonctionnent à l'étranger et en France, je crois utile de donner une histoire et une description abrégées des principales maternités que j'ai pu visiter et qui présentent quelques particularités intéressantes dans leur construction ou dans leur organisation.

III

ORGANISATION DES MATERNITÉS

Presque toutes les maternités d'Europe répondent à deux destinations : donner un asile aux femmes qui doivent accoucher et qui ne peuvent le faire à leur domicile ; utiliser, pour l'éducation des sages-femmes et des élèves en médecine, l'enseignement spécial dont ces établissements concentrent les éléments.

Suivant que le but principal sera la bienfaisance ou l'enseignement, de grandes différences existeront dans l'organisation de ces institutions. Beaucoup de maternités d'Allemagne destinées spécialement à l'enseignement clinique de l'obstétrique, comme celle de l'Académie médico-chirurgicale de Saint-Pétersbourg, se ferment pendant la durée des vacances scolaires et cessent pendant plusieurs mois de recevoir des pensionnaires ; il est vrai que ces écoles spéciales sont largement suppléées par les hôpitaux généraux et que nulle part il n'y a interruption dans les secours.

Quelques maternités, Wurzburg, Munich, Berlin, etc., reçoivent des étudiants en médecine pendant la durée de l'année scolaire et des élèves sages-femmes pendant les quatre ou cinq mois de vacances.

Les maternités de Londres sont, au contraire, exclusivement des institutions charitables, et si des élèves sages-femmes y puisent les éléments d'une instruction spéciale, en se consacrant momentanément au service de l'établissement, on ne saurait en aucune façon assimiler ces maternités, où trois ou quatre sages-femmes suffisent aux soins à donner aux femmes en couches, à des écoles d'accouchement.

Le plus souvent la maternité forme un établissement distinct et isolé, comme à Wurzburg, Munich, Dresde, Paris (maison d'accouchement), Berlin (clinique de la faculté), Leipzig, Francfort, etc., d'autres fois elle forme une section d'un hôpital général comme à Paris (Clinique), Vienne, Bruxelles, Berlin (Charité), Stuttgart, Zurich, etc. D'autres fois enfin elle se réunit à l'hospice des Enfants-Trouvés, dans lequel elle se trouve placée, comme à Saint-Pétersbourg, à Moscou, à Prague, etc.

Les différences ne sont pas moins grandes, si nous recherchons de qui relèvent ces établissements, où ils puisent leurs ressources, à quelles personnes est confiée leur direction supérieure. Les maternités de Saint-Pétersbourg, de Moscou (Enfants-Trouvés), de Vienne, etc., appartiennent à l'État, qui en a la direction et la surveillance supérieure. En Prusse, chaque province a sa maternité destinée à recevoir les accouchées de la province et à servir d'école de sages-femmes. Dans beaucoup de villes de second ordre et même dans quelques capitales, à Munich par exemple, c'est la ville qui entretient la maternité comme les autres établissements hospitaliers et le plus souvent alors la direction supérieure appartient au conseil communal ou au magistrat supérieur de la cité. Souvent aussi un conseil spécial est chargé, comme à Bruxelles et dans la plupart de nos villes de province, de tout ce qui regarde l'administration du bien des pauvres et des établissements hospitaliers ; en Angleterre enfin, la plupart des maternités sont, comme les hôpitaux, des institutions particulières, fondées et entretenues par des souscriptions volontaires.

L'unification devient plus complète, si l'on étudie l'organisation intérieure et la direction immédiate des établissements destinés à recevoir les femmes en couches ; c'est ce que va nous montrer l'examen rapide de la composition et des attributions du personnel des maternités.

Direction. — Si j'excepte la Belgique, dont l'organisation est basée sur la nôtre, presque toutes les nations de l'Europe, dont j'ai pu étudier sur place l'organisation hospitalière, c'est-à-dire l'Angleterre, la Prusse, l'Autriche, les États allemands, le Danemark, la Russie, la Suisse, l'Italie ont leurs hôpitaux dirigés par des médecins. Le plus ordinairement le médecin en chef de l'hôpital en est le directeur, et, tout en rendant justice à l'esprit de dévouement qui anime les directeurs administratifs des hôpitaux belges et des nôtres, mais en me rappelant que mon premier devoir est l'exposition sincère de mon opinion, qu'elle soit juste ou erronée, j'ajoute : je crois que *les immenses progrès réalisés dans l'organisation des hôpitaux étrangers tiennent à la large part laissée à l'élément médical dans la direction de ces établissements*. Ainsi pour les maternités, il est facile à un directeur médecin acceptant l'idée de la contagion de la fièvre puerpérale d'agir par la persuasion, de demander à ses subordonnés l'observation de bien des précautions minutieuses et de l'obtenir, qu'ils en comprennent ou non la valeur, car il peut prescrire les modifications matérielles qu'il croit nécessaires à la salubrité de l'établissement ; il est presque impossible, au contraire, à un directeur non médecin d'obtenir la même obéissance, puisqu'il s'adresse à des personnes qui à tort ou à raison croiront avoir plus de compétence que lui sur la matière, et, la persuasion lui étant interdite, il ne pourra avoir comme moyen d'action, sur son personnel subalterne, que l'injonction ou la menace de peines disciplinaires. Que de fois voyons-nous une mesure très simple, mais importante, demandée par un médecin, repoussée par un directeur administratif qui n'en comprend pas la portée et qui, s'il n'oppose pas un refus formel à une demande d'amélioration, y oppose du moins la force de résistance la plus efficace, celle d'inertie.

Mais on ne saurait demander à un médecin, fût-il le plus habile dans son art, le plus versé dans l'étude de la science, de s'occuper des détails matériels et financiers si nombreux dans un établissement de quelque importance. Aussi, presque partout, il y a, à côté du directeur-médecin, un agent administratif qui lui est subordonné, pour ce qui concerne l'ordre général ; mais qui en est indépendant, pour ce qui regarde la gestion financière. Enfin, un conseil de surveillance forme un véritable comité d'administration. A Londres, les maternités sont dirigées en général par une dame qui prend le nom de *matron* et qui a sous sa direction les sages-femmes attachées à la maison. Un secrétaire remplit le rôle d'agent administratif, il est, comme la *matron*, nommé par le comité dirigeant, nommé lui-même par l'assemblée générale des souscripteurs.

Parfois, dans les maternités dirigées par le médecin en chef, c'est la sage-femme en chef qui remplit les fonctions d'économe, et dans ce cas un ou plusieurs employés sont chargés de la tenue des livres de dépense, de la correspondance financière, etc. Dans beaucoup de maternités d'Allemagne, de Prusse, d'Autriche, de Suisse, d'Angleterre, les registres de l'entrée et de la sortie des malades sont confiés aux assistants, de là une grande simplification du personnel, facilitée, il est vrai, par une grande simplification des écritures.

Assistants. — Dans l'ordre de la hiérarchie médicale, l'assistant arrive après le directeur, lorsque celui-ci est le seul médecin de la maternité. L'assistant remplit des fonctions analogues à celles de nos chefs de clinique ; docteur en médecine, il remplace le médecin en chef et se trouve plus immédiatement chargé de la surveillance des malades et de l'établissement. Tout le personnel des sages-femmes lui est subordonné. L'ordinateur des hôpitaux russes répond à l'assistant des hôpitaux allemands.

Sage-femme en chef. — Elle a la surveillance directe et spéciale des élèves sages-femmes ; mais elle est subordonnée au directeur et à l'assistant, condition indispensable pour le bien du service. Elle loge à la maternité et se trouve souvent chargée de l'administration de la cuisine, de la lingerie, etc. Elle est aidée par un nombre plus ou moins considérable d'aides sages-femmes, suivant l'importance de l'établissement.

Élèves sages-femmes. — Dans beaucoup de maternités, il y a alternance dans le service des élèves en médecine et des élèves sages-femmes ; la clinique des étudiants se faisant pendant les six ou huit mois d'hiver, tandis que pendant les vacances, de juillet à novembre, la maternité est utilisée pour l'éducation des sages-femmes. Il y a cependant de nombreuses exceptions. Ainsi, à Vienne, il y a deux services séparés pour les sages-femmes et les étudiants. A Saint-Pétersbourg, la maternité de l'Académie médico-chirurgicale sert à l'instruction des étudiants, tandis que les maternités de l'Hospice des enfants trouvés et de l'Institut patronné par la grande-duchesse Hélène sont occupées d'une manière permanente par les élèves sages-femmes.

Conditions d'admissibilité. — « Le manque d'asile et la peur de la honte ne serviront plus d'excuse aux mères pour tuer leur enfant, l'asile pour les femmes enceintes et malheureuses existe, et elles sont invitées à y venir. On ne s'inquiétera ni de leur religion ni de leur position sociale. » Ces belles paroles de l'empereur Joseph II en fondant la maternité de Prague sont dignes de sa philanthropie éclairée. Il faut, en effet, qu'une femme puisse, dans quelques circonstances, venir accoucher dans une maternité sans être obligée de dire qui elle est, d'où elle vient, où elle ira après ses couches.

La division des accouchements secrets existe à Saint-Pétersbourg, à Moscou, à Vienne, à Prague, à Pesth, mais la gratuité n'existe qu'en Russie; à la Maternité de Bruxelles, l'accouchée ne donne son nom qu'au directeur, qui est tenu de garder le secret qu'on lui confie.

La gratuité des secours hospitaliers pour les accouchées ordinaires est la règle' en France, en Belgique, en Russie, en Angleterre; elle existe à Vienne, à Prague, à Munich, à Dresde, comme à Saint-Pétersboug, à Moscou, à Paris. Mais absolue en Russie, cette gratuité n'est que relative en Autriche, en Prusse, en Saxe, en Bavière, en Wurtemberg, à Paris. Les maternités non payantes de Vienne et de Prague ne sont ouvertes qu'aux filles-mères, et là, comme à Wurzburg, à Munich, à Dresde, à Leipzig, à Paris. si la femme reçoit gratuitement les secours médicaux et matériels. elle doit en échange devenir un moyen d'instruction pour les étudiants en médecine ou les élèves sages-femmes.

L'histoire particulière des maternités les plus importantes fera mieux saisir les différences qui existent dans l'organisation de ces établissements en Angleterre, en Autriche, en Prusse, en Russie, en France et dans la Confédération germanique.

AUTRICHE

VIENNE

Sous le règne de Marie-Thérèse, en 1752, Van Swieten obtint la création à Vienne d'un établissement pour l'enseignement de l'obstétrique. On désigna à cet usage la division d'accouchement qui existait déjà dans le *Saint-Marxer-Spital*[1].

(1) Späth. *Loco citato.*

Cet établissement fut bientôt insuffisant. En 1784, Joseph II ouvrit l'Hôpital général (*Allgemeines Krankenhaus*) et on y transféra la maternité, à laquelle on donna le nom de Maison générale d'accouchements. Comme l'hôpital et la maison des aliénés, avec lesquels elle était réunie, elle fut successivement sous la direction de Quarin, Nord, Frank, Hildenbrand, Raiman, Güntner, Schiffner et Helm. En 1851, elle eut une direction séparée. Établissement d'État, c'est de l'État qu'elle reçoit sa dotation.

La maison d'accouchements a pour but principal de donner asile avec ou sans payement, aux femmes enceintes non mariées ; et pour but accessoire de servir à l'enseignement des élèves et des sages-femmes ; de donner des nourrices à la maison des enfants trouvés et de recevoir au besoin des femmes enceintes mariées. Le secret le plus absolu est gardé envers les femmes qui viennent y demander asile.

Jusqu'en 1834, la section gratuite servant également à l'éducation des élèves en médecine et des élèves sages-femmes fut divisée en deux services. En 1839, on fit une nouvelle division et on transforma ces deux services en cliniques spéciales : l'une pour les étudiants (première), l'autre pour les sages-femmes (deuxième clinique). La Maternité de Vienne se compose donc actuellement de trois sections distinctes : l'une, où les femmes sont reçues moyennant payement, les deux autres, où elles sont admises gratuitement, mais sont utilisées pour l'enseignement de l'obstétrique.

1° MATERNITÉ PAYANTE (ZAHLGEBÄRHAUS)

Cet établissement est situé dans un faubourg de Vienne, Alser-vorstadt, Alserstrasse, n° 21, à peu près en face du grand hôpital, tenant d'un côté à la maison des Enfants-Trouvés (Findelhaus), de l'autre à une habitation privée. C'est une maison particulière appropriée à sa destination nouvelle depuis 1834, recevant annuellement 400 à 500 personnes. Les chambres, chauffées au bois, ne sont pas munies d'appareils spéciaux pour la ventilation.

Suivant la quotité du payement, les femmes sont réparties en trois classes. Six lits sont affectés à la première classe, dix à la deuxième et vingt à la troisième. Les chambres de la première

classe ne renferment qu'un seul lit d'accouchée, les autres en
renferment deux, trois ou un plus grand nombre, suivant qu'elles
appartiennent à la seconde ou à la troisième classe.

Le prix du séjour est fixé de la manière suivante :

    1re classe, 3 florins 20 kreutzer par jour (8 fr. 66 c.)
    2e   —   1 florin 50 kreutzer   —   (4 fr. 75 c.)
    3e   —   —   30 kreutzer   —   (1 fr. 29 c.)

Les payements se font d'avance, savoir :

    1re classe, 4 jours d'avance = 13 florins 20 kr. (34 fr. 66 c.)
    2e   —   6   —   = 11   —   »   (28 fr. 60 c.)
    3e   —   8   —   = 4   —   »   (10 fr. 40 c.)

Si après quelque temps de séjour dans une meilleure classe, la
femme ne peut plus continuer le payement de cette classe, on la
transporte dans la dernière classe.

Les femmes enceintes *payantes* peuvent cacher leur nom et leur
nationalité ; elles doivent seulement écrire leur nom sur un billet
cacheté qu'elles remettent à l'accoucheur. Celui-ci écrit sur l'enveloppe le numéro de la chambre et du lit. En cas de décès, le billet
est ouvert ; dans le cas contraire, il est remis intact à la femme
lors de sa sortie.

Les femmes, surtout celles de la première classe, peuvent être
reçues masquées, arriver longtemps avant l'accouchement, sortir
immédiatement après ou prolonger leur séjour.

Elles peuvent se refuser à tout examen fait par le médecin dans
un but d'instruction personnelle, et nul ne peut entrer chez elles
sans leur autorisation.

Les femmes de la deuxième et de la troisième classe ont un parloir particulier, pour que nul ne puisse voir les femmes couchées
dans les lits voisins, en venant visiter une accouchée dans la salle
même.

Enfants. — L'accouchée peut garder son enfant ou l'envoyer
dans la maison des Enfants-Trouvés. Si, après avoir renoncé à cet
abandon, elles veulent placer plus tard leur enfant dans cet hospice,
il ne peut y être admis que dans les mêmes conditions que ceux
qui sont nés hors de la maison d'accouchement.

Une femme de la première classe paye pour l'admission de l'enfant qu'elle abandonne 50 florins ; celles des autres classes 20 florins ; mais si elle veut avoir le droit de choisir la famille nourricière, elle doit payer 50 florins.

Si la femme payante veut prendre du service comme nourrice à la maison des Enfants-Trouvés, elle ne paye rien pour la réception de son enfant à cet hospice.

Nous ne pouvons rien dire de la mortalité après l'accouchement dans cet établissement, les femmes malades étant le plus souvent transportées dans le grand hôpital.

Personnel. — Le personnel se compose du

Médecin en chef, logé dans la maison avec 1,200 florins d'appointements.
Médecin en second   400   —
Sage-femme en chef.   300   —
Sage-femme en second   80   —

Le médecin et la sage-femme en chef ont la durée de leurs fonctions illimitée ; le médecin en second et l'aide sage-femme ne sont nommés que pour deux ans.

La nomination a lieu sur présentation faite par la direction à la Statt-Halterei (gouvernement de la province) des personnes paraissant devoir être nommées.

2° MATERNITÉ NON PAYANTE (GRATIS GEBÄRHAUS)

Destinée à recevoir les femmes enceintes non mariées et à concourir à l'enseignement de l'obstétrique, la Maternité de Vienne se composait autrefois d'une seule section, commune aux étudiants en médecine et aux élèves sages-femmes. En 1834, on construisit de nouveaux bâtiments et, en 1839, on sépara la Maternité en deux divisions. L'une, première clinique, destinée aux étudiants, aujourd'hui confiée au Dr Braun ; l'autre, seconde clinique, occupée par les sages-femmes, dirigée par le Dr Späth. Toutes deux font partie de l'*Allgemeines Krankenhaus* compris entre l'hôpital militaire, n° 1, et la caserne d'infanterie dont l'entrée est Alserstrasse (*voir* fig. 5.)

La Maternité de Vienne est donc assez mal située, puisqu'elle fait en définitive partie intégrante d'un établissement hospitalier de plus de deux mille lits, qu'elle est voisine du bel amphithéâtre

destiné à l'étude de l'anatomie pathologique, et que de plus elle
est comprise entre un hôpital militaire et une caserne.

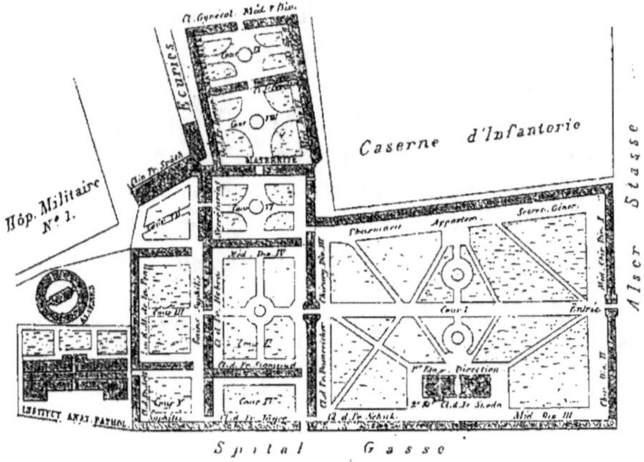

Fig. 5. — Vienne. Hôpital général.

Plan d'ensemble.

Les deux cliniques, au point de vue de l'installation, sont organisées de la manière suivante :

1ʳᵉ Clinique.

POPULATION	NOMBRE DE LITS	NUMÉRO DE LA CHAMBRE	SITUATION
Femmes enceintes. 94	69 25	71 9	2ᵉ étage. Rez-de-chaussée.
Femmes récemment accouchées. . . . 22 (Gebärende.)	18 4	2 2'	1ᵉʳ étage. 1ᵉʳ étage.
Femmes en cou-ches. . . . . . . 129 (Wöchnerinnen.)	30 25 31 18 25	4 5 7 105 106	1ᵉʳ étage. 1ᵉʳ étage. 1ᵉʳ étage. 2ᵉ étage. 2ᵉ étage.
Malades	18	10	1ᵉʳ étage.

2e Clinique.

POPULATION	NOMBRE DE LITS	NUMÉRO DE LA CHAMBRE	SITUATION
Femmes enceintes . 66	48 18	99 M	2º étage. Rez-de-chaussée.
Femmes récemment accouchées . . . 19 (Gebärende.)	15 4	B G	1er étage. 1er étage.
Femmes en cou-ches. . . . . . . 113 (Wöchnerinnen).	19 24 18 16 18 18	A E F G H L	1er étage. 1er étage. 1er étage. 2º étage. 2e étage. 1er étage.
Malades 18	18	1	1er étage.

La première clinique, celle du professeur Braun, nous présente d'intéressant un système particulier de chauffage et de ventilation, que j'étudierai dans mon rapport général sur les hôpitaux.

Le personnel se compose pour la première clinique (professeur Braun) :

1 médecin en chef. . . . .   1,800 florins.
2 assistants   400   —
1 sage-femme en chef   600   —
8 aides-sages-femmes   120   —
17 infirmières . . . .   à 12, 11 et 10 fl. pr mois.

Le personnel de la seconde clinique, dirigée par le professeur Späth, est à peu près identique.

Le professeur, l'assistant et la sage-femme ont leur logement particulier à l'hôpital. Le professeur est nommé par le ministre; les assistants et la sage-femme sont nommés sur la présentation du professeur.

Admission. — L'admission gratuite n'est accordée qu'aux femmes non mariées, sans égard à leur religion, mais elles doivent remplir les conditions suivantes :

1º Être Autrichiennes, ou avoir séjourné dix ans en Autriche;

2° Avoir dépassé le septième mois de la grossesse, ou être sur le point d'accoucher prématurément;

3° Posséder un certificat d'indigence délivré par le curé, la police ou les autorités municipales ;

4° Se soumettre aux explorations obstétricales nécessaires pour l'enseignement clinique, ou consentir à entrer après l'accouchement en qualité de nourrice à l'hospice des Enfants-Trouvés. L'acceptation de ces deux dernières conditions exempte du certificat d'indigence.

L'admission indéterminée, provisoire (*die Aufnahme ist noch eine unbestimmte*), s'exerce envers les femmes qui ne payent pas à leur entrée, mais ne remplissent pas les conditions de la réception gratuite. Dans ces cas, on cherche ensuite à obtenir des parents le payement des frais d'hôpital.

Ce mode d'admission a lieu dans les circonstances suivantes :

1° Quand leur état ne permet pas de les refuser ;

2° Quand le travail de l'accouchement est commencé ;

3° Quand, accouchant chez une sage-femme, les difficultés qui se présentent dans la terminaison de l'accouchement exigent les secours d'un accoucheur habile ;

4° Quand elles sont envoyées à l'hôpital par un établissement public ;

5° Quand elles sont étrangères;

6° Lorsqu'après avoir payé les premiers frais, le non-payement des frais ultérieurs d'un plus long séjour les fait transférer de la section payante dans la division gratuite.

Les femmes mariées, abandonnées par leur mari, ne peuvent jamais être reçues gratuitement.

Les veuves devenues enceintes après la mort de leur mari sont reçues comme les femmes non mariées, si elles apportent le certificat de décès de leur mari.

Les femmes de soldats ne peuvent être reçues dans un établissement civil.

Les femmes surprises dans la rue par le travail de l'accouchement sont reçues immédiatement et gratuitement.

Les femmes enceintes affectées de syphilis ne peuvent être reçues dans la section d'accouchement; elles sont envoyées dans la section spéciale de l'hôpital.

Les femmes enceintes qu'on a été forcé de recevoir gratuitement, lorsqu'elles ne remplissent pas les conditions exigées pour l'admission gratuite, doivent chercher les moyens de payer les frais exigibles. Elles sont obligées de se soumettre aux explorations nécessaires à l'enseignement de l'obstétrique, même quand le payement a lieu quelques jours après l'entrée; car c'était (dit le règlement) leur devoir de se pourvoir de l'argent ou des documents nécessaires en temps utile, c'est-à-dire avant leur entrée [1].

La répartition des femmes enceintes est faite entre les deux cliniques de la manière suivante : la première clinique (étudiants) reçoit celles entrées les dimanche, mardi, jeudi et samedi; la deuxième clinique (sages-femmes) reçoit celles qui se sont présentées les lundi, mercredi et vendredi.

Les femmes sont examinées à leur entrée par la sage-femme en chef, les assistants ou les sages-femmes pratiquantes (élèves ayant passé leur examen de capacité et reçues sages-femmes).

Les accouchées sont ordinairement gardées neuf jours après l'accouchement, excepté lorsqu'elles sont atteintes d'une maladie puerpérale sporadique; si elles sont affectées d'une maladie non puerpérale, on les transporte dans les services de médecine de l'hôpital général.

Les femmes accouchées dans les divisions gratuites et qui désirent faire admettre gratuitement leur enfant à la maison des Enfants-Trouvés sont envoyées dans cette maison. Il y a exception pour les suivantes :

1° Les femmes malades. L'enfant seul y est envoyé et la mère n'y entre qu'après sa guérison ;

2° Les accouchées dont l'enfant est mort;

3° Celles qui ont été amenées par la police qui les réclame après leurs couches.

La Maternité de Vienne a été pendant longtemps une des plus meurtrières de l'Europe. Ses premières années furent cependant très favorables; à cette époque la division en deux cliniques n'avait pas encore eu lieu. De 1784 à 1822, sous la direction successive de Zeller et de Boër, la Maternité eut 71,395 accouchements avec 897 morts ou 1,25 p. 100 de mortalité.

La plus grande mortalité fut en 1814 et 1819. En 1814,

____

(1) Wittelshœfer. *Wien's Heil-und Humanitäts-Anstalten*, 1856.

sur 2,062 accouchements il y eut 66 morts ou 3,7 p. 100 ; en 1819, 3,089 accouchements, 154 morts ou 4,9 p. 100.

Boër prit sa retraite en 1822 et fut remplacé par Johannes Klein. Dès la première année, la mortalité monta à 7,4 p. 100 (2,872 accouchements, 214 morts). Ces fâcheux résultats se continuèrent les années suivantes, car sur 32,326 accouchées 1,714 moururent ou 5 p. 100. Le minimum de 1823 à 1834, fut pour une seule année de 3 p. 100.

En 1834, l'augmentation du chiffre des femmes reçues à la Maternité engaga à ouvrir une nouvelle section. Barges garda l'ancienne section, Klein prit la nouvelle. Il n'y fut pas plus heureux que précédemment ; quoique le nombre des accouchées eût diminué, quoique le bâtiment fût nouveau, la fièvre puerpérale s'y installa et la mortalité augmenta. Du 1er janvier 1834 au 30 avril 1839, sur 12,253 accouchées 902 moururent : 7,3 p. 100.

Du mois de novembre 1836 au mois d'août (inclusivement) 1837, sur 1,975 accouchements il y eut 280 morts : 14 p. 100. La mortalité avait été au mois d'août 1837 de 22,7 p. 100.

L'autre clinique (l'ancienne) n'était pas, il est vrai, beaucoup plus heureuse, car sur 9,363 accouchements il y eut 620 morts ou 6,6 p. 100.

Les deux sections de la Maternité étaient alors communes aux étudiants et aux élèves sages-femmes. Cette coïncidence dans la mortalité n'a rien d'étonnant pour nous qui croyons à la contagion, puisque rien ne s'opposait à sa dissémination par les élèves de l'un et de l'autre sexe. Une excellente mesure devait amener une différence remarquable dans la mortalité.

En 1839, on sépara les deux cliniques, l'une fut destinée aux sages-femmes, l'autre aux étudiants.

Dans la clinique des étudiants (première clinique), la mortalité augmenta d'une manière formidable, et, jusqu'au mois de juin 1847, elle fut le siège d'une endémie meurtrière. Dans cette période de huit ans et un mois, la mortalité fut de 10,4 p. 100 (24,455 accouchements, 2,482 décès). Les principales épidémies furent :

Juin 1839.	15,0 p. 100 de mortalité.
Décembre 1840.	21,6	—
Novembre 1841.	22,5	—
Décembre 1842.	31,3	—
Janvier 1843.	19,1	—

Avril   1844. . . . .   17,3 p. 100 de mortalité.
Octobre   1845.   14,8   —
Avril   1846.   18,9   —
Avril   1847.   17,9   —

En 30 ans il y eut dans les deux cliniques, 192,575 et 8,624 ou 4,5 p. 100.
La 1re clinique celle des médecins, compte 104,492 et 5,560 ou 5,3   —
La 2e   —   des sages-femmes,   88,083 et 3,064 ou 3,4   —

Ces chiffres déjà si élevés sont cependant encore au-dessous de la réalité, car il est presque certain, d'après M. Späth, qu'on n'y a pas compris les femmes transférées malades à l'hôpital général et qui y ont succombé.

Dans la clinique des sages-femmes, les cinq premiers mois furent assez favorables, cependant elle fut en 1842 le siège d'une épidémie qui dura seize mois avec une mortalité de 9,1 p. 100. Mais, après cette époque, cette clinique présenta si peu de mortalité qu'en y comprenant tout le temps écoulé du 1er mai 1839 au 1er juin 1858, il n'y eut que 810 morts sur 21,155 accouchements, c'est-à-dire 3,8 p. 100 de mortalité, tandis que l'autre clinique perdait 10,4 p. 100. Il y avait par conséquent, en moyenne 6 p. 100 de différence dans la mortalité des deux cliniques.

Un pareil état de choses ne pouvait manquer d'attirer l'attention : Semelweis, chargé de la première clinique, attribua cette différence à la propagation de la fièvre puerpérale par l'inoculation de matières septiques. En mai 1847, il prit toutes les précautions contre cette cause de contagion, et quoique se trompant, à notre avis, sur sa véritable cause, les précautions prises devaient, on le conçoit, avoir la plus favorable influence. La mortalité diminua d'une manière notable, elle s'abaissa au-dessous de la moyenne de la clinique des sages-femmes, et, depuis cette époque, dans l'une et l'autre clinique, les épidémies très meurtrières ont à peu près disparu. Dans ces deux dernières années, surtout 1863-1864, les résultats ont été des plus remarquables, la mortalité moyenne arrive à peine à 2 p. 100. Les moyens nouveaux de ventilation employés par M. Braun peuvent, sans aucun doute, avoir une part notable dans ce résultat favorable; mais nous affirmons, avec l'espoir d'être démenti par les faits, qu'ils seront insuffisants, et, tant que les femmes accouchées seront réunies en si grand nombre dans des salles communes, la fièvre puerpérale se montrera encore trop souvent à la Maternité de Vienne.

PRAGUE

Le 17 août 1789, l'empereur Joseph II créa à Prague un établissement spécial pour les accouchements et l'entretien des enfants trouvés. Les femmes enceintes étaient antérieurement reçues dans le *Walsche Spital*, qui ne renfermait pour elles que 30 lits.

Le décret qui annonçait la création de la maternité renfermait une phrase qui mérite d'être citée, et qui mériterait plus encore d'être méditée à l'époque actuelle. D'une philanthropie éclairée, sachant que ce n'est pas moraliser les femmes que de les pousser à l'infanticide et à l'avortement en les forçant, pour être secourues, à divulguer leur faute, Joseph II disait : « La maison d'accouchements offre aux femmes enceintes et malheureuses les secours nécessaires et prend l'enfant sous sa protection. Désormais le manque d'asile et la peur de la honte ne servira plus d'excuse aux mères pour tuer leur enfant. L'asile pour les femmes enceintes et malheureuses existe; elles sont invitées à y venir, et l'on ne s'inquiétera ni de leur religion ni de leur position sociale. » On gardait en effet le secret le plus absolu [1].

Depuis, la maison a été modifiée et augmentée matériellement, surtout en 1824 et 1825, époque où l'on construisit la façade principale, toute une aile latérale et un autre bâtiment isolé.

La maternité de Prague est située à l'extrémité sud-est de la ville, entre l'hôpital et la maison des incurables. Placée sur une colline élevée, elle est séparée par un ravin de ces deux établissements, on y jouit d'une vue splendide sur la ville, sur la campagne et sur la Moldau, qui traverse la ville de Prague.

L'établissement sert à la fois de maternité et d'hospice d'enfants trouvés. Il se compose de deux maisons, une grande et une petite, séparées par une cour; en arrière, se trouve le jardin. Avant 1860, la grande maison était destinée aux accouchements, la petite aux enfants trouvés; mais par suite de l'augmentation des pensionnaires, l'établissement se trouva insuffisant, et on dut louer au voisinage quatre maisons particulières. Dans l'une, on a placé les femmes accouchées, dans la seconde les médecins, et dans les deux autres les enfants trouvés. La maison principale sert aux

---

(1) Naumann. *Prager Vierteljahrsschrift*, 1863, p. 7.

accouchements, sauf le rez-de-chaussée, où se trouvent les services généraux et la communauté.

La maison a deux entrées : la grande porte et la *porte secrète*. Cette dernière, placée près de l'église, est surveillée par la sage-femme chargée de la division secrète, qui a pour cet effet sa demeure au-dessus de cette porte.

La division secrète a un jardin et un escalier particuliers. La sage-femme et l'accoucheur en chef peuvent seuls y entrer.

Il y a quatre classes de malades : les trois premières appartiennent à la division secrète.

Première classe. — Chambre particulière, payement : 1 florin 5 kreuzer par jour (2 fr. 81) ; en cas d'abandon de l'enfant, il y a à payer 63 florins (158 fr. 60) ; c'est ce qu'on appelle taxe des enfants (*Kindes-Taxe*).

Deuxième classe. — Une chambre pour deux personnes, 63 kreuzer par jour (2 fr. 90) ; Kindes-Taxe, 31 florins 50 kreuzer (82 fr. 75).

Troisième classe. — Deux chambres pour toutes les malades, 52 kreuzer 1/2 par jour (2 fr. 29) ; Kindes-Taxes, 12 florins (31 fr. 20).

La femme qui peut payer d'avance les frais d'entretien de l'enfant pour dix ans a le droit de choisir la famille nourricière, et si l'enfant meurt avant dix ans, le restant du prix lui est remboursé.

Lorsque le séjour de la mère à l'hôpital ou en prison force à placer momentanément aux Enfants-Trouvés un enfant à la mamelle, le prix d'entretien est de 43 kreuzer 3/4 par jour (1 fr. 89). Le prix pour les enfants sevrés, jusqu'à l'âge de dix ans est de 33 kreuzer 1/2 (1 fr. 43).

Pour les enfants naturels apportés du dehors, la taxe est de 63 kreuzer (2 fr. 70) ; elle est réduite à moitié sur la présentation d'un certificat d'indigence. Pour les enfants nés dans les provinces autrichiennes autres que la Bohême, leur admission aux Enfants-Trouvés n'a lieu qu'après payement de 126 florins (327 fr. 60).

Les accouchées de la première classe peuvent arriver *voilées* ou *masquées*. Toutes les femmes de la division payante peuvent taire leur nom et donner à leur enfant celui qui leur convient. Les enfants sont transportés dans la maison des Enfants-Trouvés aussitôt après leur naissance, à moins que la mère ne veuille garder le sien avec elle et le conserver plus tard à sa sortie, ce qui nécessairement arrive très rarement.

Quatrième Classe. Clinique d'accouchement. — La clinique d'accouchement comprend les femmes appartenant à la quatrième classe. On leur accordait jadis le secret quand elles le demandaient ; mais, depuis 1854, elles doivent montrer un certificat de domicile.

Celles qui ont un certificat d'indigence (*testimonium pauper-tatis*) sont reçues gratuitement ; les autres payent 52 kreuser 1/2 par jour (2 fr. 24) ; pour toutes, la réception et l'entretien de l'enfant aux Enfants-Trouvés a lieu sans rétribution ; mais la femme doit se prêter aux observations obstétricales, servir comme nourrice dans l'hospice des Enfants-Trouvés, mais pour un temps qui ne peut en aucun cas excéder quatre mois.

Depuis le 1er novembre 1861, l'établissement est entré dans l'administration de l'État (*Verwaltung des Landes*).

Malgré sa situation favorable au dehors de la ville et son isolement, la maternité de Prague a toujours eu une mortalité assez élevée. Les épidémies y sont assez fréquentes, et si, dans la statistique que nous avons produite, la mortalité n'arrive pas en moyenne à 4 p. 100, il ne faut pas oublier qu'un assez grand nombre des femmes affectées de fièvre puerpérale sont transportées à l'hôpital général, ce qui diminue notablement le chiffre de la mortalité à la maternité.

L'impression que m'a fait éprouver la section clinique d'accouchement, lors de la visite que j'y fis avec mon ami M. Liouville (juin 1864), fut des plus défavorables. Les salles sont en général trop remplies ; elles communiquent directement, ou par l'intermédiaire de corridors, les unes avec les autres. Nous y avons trouvé un assez grand nombre de femmes malades ou mourantes de fièvre puerpérale au milieu d'accouchées non malades, et l'on me pardonnera de dire que je serai heureux le jour où j'apprendrai le démolition de l'établissement actuel et son remplacement par une construction nouvelle, où seront observées les règles de l'hygiène spéciale des maternités, tant pour ce qui regarde le bâtiment, que pour ce qui concerne les précautions qu'on peut prendre plus ou moins partout, comme l'isolement des malades.

Détruire la maternité actuelle de Prague nous paraît le seul moyen de l'améliorer, car on ne peut la détruire avant d'en avoir créé une nouvelle.

RUSSIE

SAINT-PÉTERSBOURG

HEBAMMEN-INSTITUT — INSTITUT DE Mme LA GRANDE-DUCHESSE HÉLÈNE PAWLOWNA

En 1797, l'impératrice Maria Federowna fit l'acquisition d'une maison appartenant au comte Subow, et située dans la partie sud de la ville, vers l'embouchure du canal de la Fontanka.

Elle la disposa pour servir d'école de sages-femmes et de maison d'accouchement pour les femmes indigentes et celles d'employés subalternes; elle constitua pour l'entretien de la maison un capital considérable, confié au conseil de pupilles de Saint-Pétersbourg.

Le docteur Morenheim, médecin de Sa Majesté, directeur de la division d'accouchements de la maison d'éducation (Enfants-Trouvés) fut chargé de la direction médicale et administrative du nouvel établissement. Pendant plus de trente ans, cette nouvelle maternité fut une dépendance ou une annexe de la maison impériale d'éducation; ne recevant que peu d'accouchées, elle était surtout destinée à l'enseignement théorique de l'obstétrique; la division d'accouchements de la maison d'éducation, par le grand nombre de ses lits, servant surtout à l'enseignement pratique.

En 1829, lorsque la grande-duchesse Hélène Pawlowna succéda à l'impératrice dans le rôle de protectrice de cet établissement, elle rendit indépendantes les deux directions et confia celle du nouvel institut à son médecin particulier le docteur Ockel. De cette mesure date pour l'Institut une période de trente-quatre ans, pendant laquelle l'impulsion que lui donna une femme plus grande encore par le cœur et l'intelligence que par le rang, fut pour lui la cause d'un état prospère qui prit sa source dans des améliorations incessamment cherchées et aussitôt exécutées que conçues.

Le nombre des accouchements qui n'avait été, de 1797 à 1828, que de 2,047, ou en moyenne annuelle de 64, fut, de 1829 à 1862, de 13,182, ou 400 environ par an. Pendant la première période, 512 sages-femmes y ont fait leur éducation, 975 y ont été instruites pendant la seconde.

En 1844, on adjoignit à l'établissement un service de gynécologie. En 1850, 50,000 roubles (environ 200,000 francs) furent affectés à l'agrandissement de la maison, qui, de 25 lits, put en renfermer 50, tout en effectuant la séparation des accouchées saines et malades.

En 1856, la grande-duchesse modifia l'organisation de l'établissement, le personnel fut augmenté de quatre médecins et d'une sage-femme, attachés à l'Institut, les uns d'une manière permanente, les autres temporairement.

Le personnel permanent se compose d'un directeur, d'un professeur, d'un répétiteur, d'une sage-femme en chef et de trois aides-sages-femmes ; d'un économe, d'une gouvernante, d'une surveillante des élèves internes [1].

Le personnel temporaire comprend quatre médecins assistants nommés pour trois ans.

Le directeur (Dr Etlinger) a pour fonctions de diriger l'établissement sous le rapport médical et administratif. Le professeur fait le cours (en russe) et dirige la section d'accouchement. Le répétiteur est chargé de l'éducation des sages-femmes allemandes et dirige la section de gynécologie.

Les quatre assistants se partagent entre eux le service de la garde et de la consultation ; le plus ancien est chargé de la direction de l'infirmerie des accouchées malades.

Les élèves sages-femmes logées dans l'établissement sont annuellement au nombre de douze ; elles doivent être âgées de dix-huit ans au moins et n'avoir pas plus de vingt-six ans, on leur donne gratuitement l'entretien et l'instruction. Élèves de la couronne, elles reçoivent à leur sortie, pour frais de première installation, une certaine somme d'argent et sont envoyées, par le ministre, dans les domaines de la couronne de diverses provinces, où elles sont engagées pour un service de six ans.

En dehors de ces élèves de la couronne, on reçoit six ou huit

____

(1) Eugenberger. *Loco citato.*

pensionnaires payant annuellement 100 roubles (400 francs) pour frais d'instruction et d'entretien. Si ces pensionnaires sont des paysannes envoyées par le seigneur dans le but d'en faire une sage-femme pouvant soigner ses paysannes dans leurs accouchements, ces frais sont payés par le seigneur. L'abolition du servage a modifié cette partie du règlement.

Les élèves libres, externes, payent annuellement 30 roubles (120 francs). La durée du cours est de deux années; après l'examen, les élèves reçoivent un diplôme.

Le traitement et l'entretien des accouchées et des malades sont gratuits : seulement, si une femme désire une chambre particulière, elle doit payer 60 kopecks par jour (2 fr. 40 c.).

La dépense totale de la maison, y compris les gages des serviteurs et les appointements des médecins et des sages-femmes, est de 20,000 roubles (80,000 fr.) par an, dont 3,000 (12,000 fr.) sont couverts par le payement des élèves et des malades payantes.

Le nouveau plan, présenté par le Dr Ellinger et réalisé en 1852, a non seulement permis de porter de 25 à 50 le nombre des lits, il a aussi permis de combattre la contagion par l'application du système des chambres séparées, réalisé dans le nouveau bâtiment.

L'Institut des sages-femmes est, comme je l'ai dit, situé sur le quai de la Fontanka. Il se compose de deux bâtiments, l'un principal, destiné aux femmes en couches, l'autre accessoire, renfermant la buanderie, les remises, les écuries; il renferme aussi les logements de l'économe, des médecins, la salle de garde, la bibliothèque. Ce bâtiment qui ne figure pas dans le plan ci-joint (fig. 6), est tout à fait distinct de la maternité et en est séparé par une cour.

Le bâtiment principal est divisé en deux : l'ancien et le nouveau; l'ancien a deux étages, le nouveau en a trois, en y comprenant le rez-de-chaussée. L'ancien bâtiment renferme, au rez-de-chaussée, l'appartement du Dr Ellinger, médecin en chef et directeur de l'établissement; au premier étage, la salle de réception des malades arrivants, la chapelle et quatre salles de femmes en couches (deux plus grandes renfermant de 5 à 8 lits, deux plus petites n'en contenant que 3 à 4).

Le bâtiment ancien communique avec le nouveau par un

escalier chauffé. Le rez-de-chaussée de la nouvelle construction est occupé par les services généraux : chambre de réserve pour le linge sale et pour les habits des malades, chambre pour les laveuses, salles des provisions, réfectoires des gens de service,

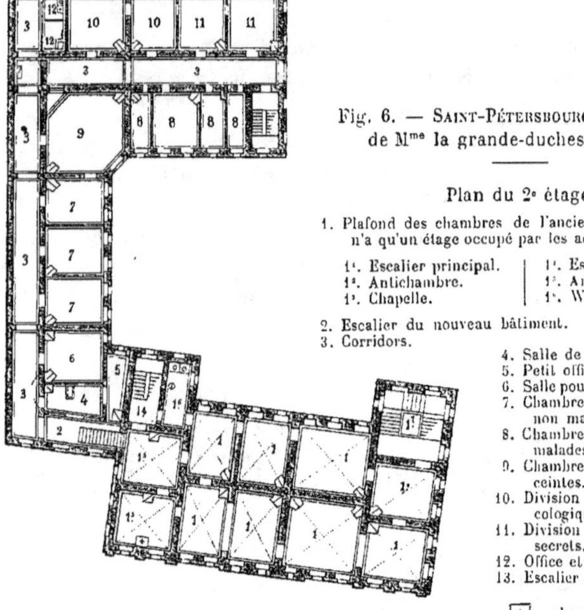

Fig. 6. — Saint-Pétersbourg. — Institut de Mme la grande-duchesse Hélène.

Plan du 2e étage.

1. Plafond des chambres de l'ancien bâtiment, lequel n'a qu'un étage occupé par les accouchées.

1'. Escalier principal.   1'. Escalier de service.
1². Antichambre.   1². Antichambre.
1³. Chapelle.   1'. Water-closet.

2. Escalier du nouveau bâtiment.
3. Corridors.

4. Salle de bains.
5. Petit office. Lavabo.
6. Salle pour l'accouchement.
7. Chambres pour accouchées non malades.
8. Chambres pour accouchées malades.
9. Chambres pour femmes enceintes.
10. Division des maladies gynécologiques.
11. Division des accouchements secrets.
12. Office et water-closet.
13. Escalier de service.

⌂ cheminées. | ◨ poêles.

cuisine, boulangerie, chambre des infirmières chargées du soin des malades, etc.

Le premier étage renferme le logement de la sage-femme en chef, les chambres à coucher et le réfectoire des élèves, les logements de la surveillante, de la seconde sage-femme, de l'économe, etc.

Le second étage, que reproduit le plan ci-joint, est consacré aux accouchées. Il comprend une salle de bain, une petite cuisine ou office, la chambre où se fait l'accouchement et qui renferme deux lits, trois chambres, pouvant communiquer ou être isolées, destinées aux accouchées non malades; enfin, dans l'angle du bâtiment, une grande chambre de 6 lits, destinée aux femmes enceintes, et formant une sorte de séparation entre la partie destinée aux femmes malades et la précédente. Les petites chambres sont consacrées aux accouchées malades, les deux salles aux femmes atteintes d'affections de l'utérus et des voies génitales; les deux dernières sont réservées pour les accouchements secrets. Une porte sépare le bâtiment en deux parties distinctes.

La ventilation de l'édifice principal et de l'aile surajoutée est effectuée par des fenêtres à valves (Klappen-Fenster), des poêles avec foyers d'appel, et des cheminées à foyers ouverts. Le chauffage se fait surtout par les poêles (Zug-Ofen) placés dans les salles et dans les corridors, la ventilation par les cheminées.

Les chambres non occupées restent ouvertes, quelle que soit la saison, et l'on y fait des fumigations de chlore, de vinaigre et de sureau. J'ai parlé plus haut (voir *Prophylaxie*) des moyens hygiéniques employés pour les objets mobiliers et des précautions prises pour empêcher la contagion par les malades et les médecins.

« Quand ces précautions venaient à être négligées, la fièvre puerpérale, dit M. Hugenberger, ne tardait pas à se manifester, de sorte qu'une fièvre puerpérale, développée à la suite d'un accouchement pathologique, en déterminait d'autres par transmission. Quand les infractions aux lois de la propreté amenaient une épidémie, elle ne cessait qu'à l'arrivée d'une saison chaude, alors que la ventilation pouvait être faite d'une manière plus complète, ou seulement par la fermeture momentanée de la maison, comme en 1846, 1848 et 1859. Aussi la prophylaxie consiste dans la ventilation, la propreté et l'ordre. »

De 1845 à 1859, l'établissement a reçu 8,319 femmes enceintes, 597 femmes atteintes d'affections gynécologiques, et 5,911 malades diverses. 8,036 ont accouché, 20 sont mortes avant l'accouchement, 262 ont quitté la maison avant d'être accouchées.

Sur les 8,036 accouchements, 7,852 étaient dus à des grossesses simples, 181 à des grossesses gémellaires ; trois fois, il y eut trois enfants à la fois. 7,598 accouchements eurent lieu à terme, 428 avant terme, 478 réclamèrent des opérations.

MATERNITÉ DES ENFANTS-TROUVÉS

Ce que je viens de dire de l'Institut des sages-femmes me dispense de détails sur la maternité annexée à l'établissement impé-

rial d'éducation des Enfants-Trouvés. Celui-ci est également
destiné à l'éducation des sages-femmes ; mais il est loin de pouvoir
nous servir de modèle. Les salles communiquent les unes avec
les autres ; la plupart des précautions prises contre la contagion,
dans l'Institut de la grande-duchesse, y sont négligées ; mais ce
qui nous engage surtout à ne pas entrer dans une description
inutile de cet établissement, c'est qu'il va bientôt être supprimé,
et que peut-être il l'est déjà, à l'heure qu'il est. Un nouveau bâtiment, situé près de l'hôpital Marie, et dont je donne le plan, a
été construit récemment pour le remplacer.

CLINIQUE OBSTÉTRICALE DE L'ACADÉMIE

Cette clinique est une section des hôpitaux que renferme l'Académie médico-chirurgicale, située sur les bords de la Néva ; elle
n'est ouverte que pendant la période scolaire, c'est-à-dire pendant
l'hiver et ne renferme que 14 lits. 376 accouchements seulement
y ont eu lieu, de 1854 à 1859, avec une mortalité moyenne considérable, 9 p. 100 (34 morts). Il est vrai que la plupart des
accouchements sont pathologiques. Je citerai plus loin quelques
particularités appartenant à cette clinique, quant à ce qui
concerne la manière assez ingénieuse dont se fait la démonstration pratique du travail de l'accouchement et des manœuvres
obstétricales.

NOUVELLE MATERNITÉ

Les mauvaises conditions dans lesquelles se trouvait placée
la maternité, dépendant de la maison des Enfants-Trouvés de
Saint-Pétersbourg, a déterminé le gouvernement à construire
un nouvel établissement. Lorsque nous l'avons visité, au mois
d'avril 1864, il était à peu près complètement terminé, mais non
encore habité.

La nouvelle maternité est située dans la Nadejdinskaïa, large
rue, aboutissant à la perspective Newski et aux environs des
jardins qui dépendent du grand hôpital Marie. Le bâtiment principal, parallèle à la rue, en est séparé par une grille et une petite
avant-cour très étroite. Deux ailes surajoutées, faisant retour en
arrière, constituent une cour incomplètement fermée par une
construction parallèle au bâtiment principal, destinée (je crois) à
servir d'hôpital d'été.

A droite de l'édifice, se trouve une entrée particulière, conduisant dans une petite cour latérale, dans laquelle se trouve l'amphithéâtre d'autopsie, qui, pour le dire en passant, laisse fort à désirer, quant aux dimensions et à la clarté.

Le plan, reproduit figure 7, me dispense d'une description toujours fort difficile à rendre intelligible, et je me bornerai à

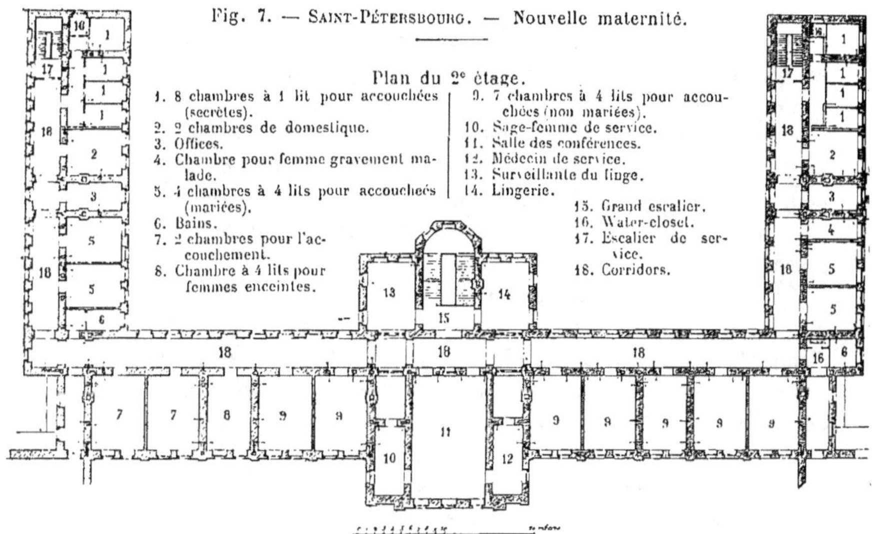

Fig. 7. — Saint-Pétersbourg. — Nouvelle maternité.

Plan du 2e étage.

parler de la destination affectée aux deux étages principaux, en faisant part des observations que m'a suggérées la visite attentive et trois fois répétée du nouvel établissement.

On s'habitue si vite, en Russie, au grandiose des établissements publics, on s'habitue surtout si facilement à voir de grands espaces affectés aux jardins et aux cours des hôpitaux civils ou militaires, qu'on est impressionné d'une manière fâcheuse en trouvant si resserrées les unes sur les autres les constructions qui constituent la nouvelle maternité, et je n'ai pu m'empêcher d'en faire la remarque. Il n'est pas besoin, me répondit-on, de jardins pour un hôpital de femmes en couches, puisque aussitôt qu'elles peuvent se lever, elles quittent la maternité. Cela est vrai ; mais qui dit jardin, dit en même temps isolement et aération ; aussi je continue à regretter qu'il n'y ait pas plus d'espace vide autour des bâtiments nouveaux, cela eût permis déjà d'éloigner l'amphithéâtre et les dépendances.

Si je passe maintenant à l'examen des étages occupés par les accouchées, j'aurai à faire des objections plus graves. Le deuxième étage au-dessus du rez-de-chaussée est, comme le troisième, destiné aux femmes en couches. On y arrive par un large escalier placé au centre du bâtiment; sur les côtés, se trouvent la lingerie et l'appartement de la surveillante du linge; en face, la salle des conférences et les chambres pour le médecin et la sage-femme de service.

A droite et à gauche règne un large corridor prenant jour sur la cour intérieure, et sur lequel s'ouvrent les salles. A une des extrémités du bâtiment de façade se trouvent deux chambres pour l'accouchement, une salle pour quatre femmes enceintes; puis sept chambres à quatre lits pour femmes en couches (non mariées).

Cette disposition, qui peut-être n'aura pas été conservée, ce que j'ignore, ne me paraît pas sans reproches. Il est indispensable d'empêcher, autant que possible, que les cris des femmes accouchant ne viennent troubler le sommeil des accouchées. Or, les deux salles pour l'accouchement s'ouvrant directement sur le corridor commun, les cris doivent s'entendre dans toute la partie correspondante toutes les fois qu'on ouvre les portes de ces salles. De plus, les quatre femmes enceintes couchées dans la chambre voisine ont d'autant plus sujet d'être troublées par ces cris, qu'ils leur annoncent les douleurs qu'elles auront bientôt à subir.

Ces inconvénients eussent pu être évités, en partie, en affectant à l'accouchement la salle affectée aux conférences, à la condition de supprimer la porte donnant directement sur le corridor, et en la reportant dans celui qui donne accès à la chambre de la sage-femme ou à celle du médecin de service.

Dans les ailes latérales se trouvent, de chaque côté, quatre chambres à un seul lit, pour accouchements secrets; une chambre d'infirmières; un office ou petite cuisine; deux chambres à quatre lits pour accouchées mariées; une salle de bain. Enfin, dans l'aile droite, une chambre pour accouchée gravement malade.

Ici, les objections deviennent plus sérieuses; car, à côté de très bonnes dispositions, il en est d'autres que je trouve tout à fait mauvaises. Chaque accouchée secrète occupe une petite chambre particulière, bien séparée du reste de l'hôpital, ce qui est excellent ; mais cet isolement exceptionnel n'a vraisemblablement pas été fait dans un but d'hygiène spéciale : entre cette section et celle des femmes mariées se place une chambre destinée à une accouchée gravement malade, c'est-à-dire presque toujours à une femme atteinte de fièvre puerpérale, et ce que j'ai dit dans la première partie de ce travail m'exempte de faire ressortir les graves inconvénients d'un pareil voisinage.

Les salles d'accouchées renferment quatre lits ; c'est, à mon avis, deux, ou au moins un de trop, car cela multiplie d'autant les chances de propagation de la fièvre puerpérale. Le bâtiment placé au fond de la cour servira, me dit-on, d'hôpital d'été ; il est fâcheux qu'il ne serve pas plutôt d'infirmerie spéciale pour les femmes atteintes de fièvre puerpérale.

Mais ce que je reproche par-dessus tout à la nouvelle maternité, c'est son mode de chauffage et de ventilation. La méthode de chauffage employée est celle par l'air chaud, et je dois dire tout d'abord que de très grandes améliorations y ont été apportées par M. Derschau, l'habile ingénieur chargé de réaliser cette partie du programme. Le chauffage par l'air a deux inconvénients qu'il faut, avant tout, faire disparaître : la surchauffe de l'air, sa dessiccation.

Dans beaucoup d'appareils, l'air froid se chauffe au contact de cylindres de fer fortement chauffés ; la lame d'air qui touche les parois intérieures du cylindre, comme à Beaujon, où la surface extérieure du poêle, comme dans les salles de M. Braun, à Vienne, se chauffe à 100°, et quelquefois bien au delà, et cet air prend une odeur particulière qui témoigne de son altération. En faisant traverser à l'air froid un fourneau épais de briques réfractaires, M. Derschau s'est assuré que le maximum de chauffe ne dépasserait pas 40 ou 50°.

L'hydratation de l'air desséché par le chauffage sera, m'a-t-il été dit également, en examinant les appareils non encore en activité, opéré par un filet d'eau pulvérisée à l'intérieur du tuyau où circule l'air chauffé.

Je l'ai répété bien des fois déjà (et, dans mon rapport général sur les hôpitaux, je pourrai entrer, à cet égard, dans les développements que comporte cette importante question), le chauffage par l'air chaud est en même temps la ventilation par l'air chaud, et il faut au malade de l'air frais et *pur* pour la respiration, du calorique rayonnant pour réchauffer la surface extérieure du corps. Une cheminée à foyer ouvert chauffe par le calorique qui en rayonne directement, et une personne assise devant une cheminée où brûle à découvert du bois ou du charbon peut recevoir sur la surface extérieure de son corps des rayons de 30, 40° de chaleur, sans que la température de la couche d'air au milieu duquel elle est plongée, et qu'elle respire, dépasse une température de 15°, tandis que, dans le chauffage par l'air chaud, l'air qui arrive aux poumons est à la même température que celui dans lequel le corps se trouve placé.

Le chauffage par l'air chaud, passible toujours de reproches, me paraît, malgré les raisons d'économie, devoir être absolument banni des hôpitaux. En vain objectera-t-on, spécialement pour la Russie, qu'on ne peut laisser entrer directement de l'air dont la température peut l'hiver être abaissée jusqu'à — 20°; entre l'échauffement préalable, jusqu'à + 6° ou 8°, de l'air extérieur ultérieurement échauffé par les poêles ou les cheminées de la salle, et l'échauffement complet et artificiel de tout l'air introduit, il y a pour le médecin et l'hygiéniste un abîme, que la science de l'ingénieur ne saurait combler.

Je regrette d'autant plus de voir des systèmes malheureusement employés en France (sans avis préalable des médecins et des chirurgiens des hôpitaux, et qu'on emploiera peut-être encore, quoique la Société de chirurgie les ait formellement proscrits), s'introduire en Russie, c'est-à-dire dans un pays, dans les hôpitaux duquel nous avions trouvé, avec un véritable bonheur, un mode de chauffage aussi simple qu'excellent : la réunion dans les mêmes salles de poêles en briques ou en faïence et de cheminées ouvertes; les poêles élevant à un degré suffisant la température de la chambre; la cheminée renouvelant incessamment l'air, et offrant au malade débile, affaibli, fébricitant, les douces influences d'un bon feu.

Ainsi que j'aurai plus tard l'occasion de le dire et de le montrer, les hôpitaux russes, pris dans leur ensemble, sont les mieux tenus et les plus satisfaisants de tous les hôpitaux de l'Europe. Le désir de mieux faire a fait adopter pour la nouvelle maternité des dispositions empruntées à la Belgique et à la France, et je suis si convaincu de leur nocuité, que j'ai cru et que je crois encore pouvoir annoncer, avec l'espoir d'être démenti par les faits, que la nouvelle maternité ne sera pas longtemps inaugurée, sans qu'on y voie apparaître d'une façon inquiétante la fièvre puerpérale.

MOSCOU

MATERNITÉ DES ENFANTS-TROUVÉS

L'hospice des Enfants-Trouvés, situé sur les bords de la Moskowa, de l'autre côté du Kremlin, qui le domine de ses minarets, de ses clochers et de ses tourelles, le plus splendide et le plus vaste établissement hospitalier qui existe au monde, renferme en même temps une maternité.

Betskoy, son fondateur, ordonna d'y recevoir à toute heure du jour et de la nuit les femmes enceintes qui s'y présenteraient, sans leur adresser aucune question sur leur nom et leur état civil. Elles pouvaient y arriver huit jours avant l'accouchement, et y séjourner quinze jours après; en cas de maladie, la durée du séjour était prolongée. Depuis la fondation, en 1764, jusqu'en 1800, il y eut 7,592 accouchements.

Sous la direction de l'impératrice Marie, qui a laissé en Russie tant de traces de sa bienfaisance, on fonda, en 1800, l'Institut des Sages-Femmes, et il y eut à l'hôpital deux sections d'accouchement : la section commune, dans laquelle un grand nombre de femmes sont placées dans les mêmes salles, et la section secrète, où les personnes qui, par leur position sociale ou leur degré d'éducation, tiennent à cacher leur faute, sont placées dans des chambres isolées.

La maternité reçoit aussi des femmes enceintes atteintes d'affections syphilitiques, de maladies contagieuses, d'aliénation mentale : celles sortant des prisons ou des maisons de correction ; mais ces malades ne sont reçues qu'au moment de leur accouchement ; et les précautions les plus rigoureuses sont prises pour assurer leur isolement.

Dès l'origine, les enfants nés à la maternité appartenaient à la maison des Enfants-Trouvés ; mais ce règlement en tenait éloignées les femmes mariées et quelques-unes même qui ne l'étaient pas. L'impératrice Marie décréta que les enfants pourraient être laissés à leur mère lorsque celle-ci en manifesterait le désir devant

le médecin ou les prêtres attachés à la maison. Plus tard même
il fut permis aux mères, qui désiraient allaiter leur enfant, d'entrer momentanément avec eux dans la section des Enfants-Trouvés, où, bien que nourrissant leur propre enfant, elles recevaient le salaire accordé aux nourrices.

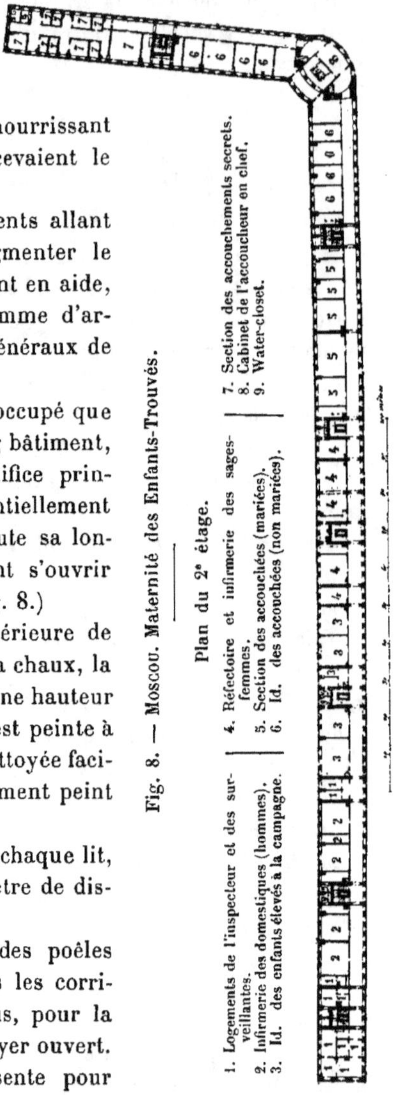

Le nombre des accouchements allant en progressant, on dut augmenter le local, et le conseil de tutelle vint en aide, en allouant à cet effet une somme d'argent, provenant des revenus généraux de la maison.

L'emplacement actuel n'est occupé que depuis 1858. C'est un très long bâtiment, complètement séparé de l'édifice principal, et se composant essentiellement d'un corridor régnant dans toute sa longueur, et sur lequel viennent s'ouvrir toutes les chambres. (Voy. fig. 8.)

Le plafond et la partie supérieure de chaque salle sont blanchis à la chaux, la partie inférieure des murs, à une hauteur de 1 mètre et demi environ, est peinte à l'huile, afin de pouvoir être nettoyée facilement; le plancher est également peint à l'huile.

Une table se trouve entre chaque lit, lesquels sont à plus de 1 mètre de distance les uns des autres.

Le *chauffage* est fait par des poêles placés dans les salles et dans les corridors. Chaque salle a, de plus, pour la *ventilation*, une cheminée à foyer ouvert.

Lorsqu'une femme se présente pour accoucher, elle est reçue par la sage-femme de garde. Si plus de huit jours doivent se passer avant l'accouchement, on ne la reçoit pas, à moins qu'elle ne vienne de loin, auquel cas elle est reçue.

Fig. 8. — Moscou. Maternité des Enfants-Trouvés.

Plan du 2e étage.

1. Logements de l'inspecteur et des surveillantes.
2. Infirmerie des domestiques (hommes).
3. Id. des enfants élevés à la campagne.
4. Réfectoire et infirmerie des sages-femmes.
5. Section des accouchées (mariées).
6. Id. des accouchées (non mariées).
7. Section des accouchements secrets.
8. Cabinet de l'accoucheur en chef.
9. Water-closet.

Chaque femme, à son entrée, sauf contre-indication, prend un bain. On lui donne du linge, et, suivant la saison, une robe de chambre d'été ou d'hiver. Ses vêtements particuliers sont mis en réserve, et ne lui sont remis qu'à sa sortie.

Après l'accouchement, qui se fait dans la chambre de travail, en présence de deux à quatre élèves sages-femmes, l'accouchée est transportée dans les salles de la maternité ou de l'infirmerie suivant son état de santé. Le médecin de garde est appelé, si les couches ne sont pas régulières.

On inscrit, sur un registre spécial et avec un numéro d'ordre, l'état de l'enfant, le moment de sa naissance, la marche de l'accouchement, le tout signé par la sage-femme; s'il y a une intervention obstétricale, le médecin indique l'opération pratiquée.

Aussitôt après sa naissance, l'enfant est mis dans un bain; les baignoires servant à cet usage sont placées au milieu de la chambre de travail. Si la mère ne veut pas le conserver, on l'emporte dans la section des nourrices, et la mère reçoit une contremarque portant le numéro de l'inscription, la date de la naissance et de l'entrée de son enfant à l'hospice des Enfants-Trouvés.

Le linge des accouchées est changé tous les jours, plus souvent même s'il en est besoin.

Quand une nouvelle accouchée tombe sérieusement malade, on la transporte dans une chambre où elle reste *seule*. En cas de mort, on procède avec soin à l'épuration de la chambre, dont les fenêtres restent ouvertes pendant un temps assez long; on fait des fumigations de menthe et de vinaigre, on suspend dans la chambre des linges imbibés d'une solution de chlorure de zinc; on brûle la paille des matelas.

Les personnes qui ont procédé à l'autopsie ne peuvent retourner le même jour dans les salles des femmes en couches.

L'été, les malades sont transportées dans un local spécial. Pendant la belle saison, on ventile et *on nettoie les salles qui ont servi l'hiver. Les murs et les plafonds sont grattés et blanchis à neuf*, le parquet et la partie des murs peinte à l'huile sont lavés; tout l'été les croisées restent ouvertes, et, avant de remettre l'hôpital en activité l'hiver suivant, on lave les lits et on renouvelle toutes les literies.

Grâce à ces mesures préservatrices, l'hôpital a eu à souffrir moins souvent le retour des épidémies de fièvre puerpérale. La plus forte fut celle de 1858 ; la maladie avait surtout le caractère inflammatoire, dit le rapport auquel nous empruntons la plupart de ces détails : sur 2,541 accouchées, 138 moururent tant de fièvre puerpérale que d'autres maladies, ce qui fait une mortalité de 5,4 p. 100, chiffre le plus élevé pendant une période de trente et une années. On provoqua des réunions médicales, afin de chercher les moyens de remédier à la mortalité et les mesures anticontagionistes prises furent suivies de succès.

SECTION DES FEMMES LÉGITIMES. — Elle existe depuis 1805. D'après l'ordonnance de l'impératrice Marie, les femmes enceintes soignent les femmes accouchées, et sont à leur tour soignées par les nouvelles arrivées. La femme légitime accouchée dans cette section peut, en cas de pauvreté constatée, faire soigner son enfant pendant un an dans la section des nourrices. En cas de mort ou de maladie de la mère, la maison donne également une nourrice à l'enfant.

SECTION DES ACCOUCHEMENTS SECRETS. — A Moscou comme à Pétersbourg, comme à Vienne, comme à Prague, etc., une femme peut accoucher sans être obligée de déclarer son nom. Mais la Russie, beaucoup plus libérale sur ce point que beaucoup d'États de l'Europe, permet l'entrée gratuite de la maternité, même aux femmes voulant accoucher secrètement. La femme arrive voilée ou masquée, reçoit une chambre particulière, garde, si elle le veut, son voile ou son masque, et personne autre que la sage-femme ne peut pénétrer dans sa chambre, et une anecdote, que nous rapportait l'habile directeur de la section d'accouchement, nous montre que l'empereur Nicolas qui visitait très souvent les hôpitaux respecta toujours lui-même cette consigne si libérale et surtout si réellement humaine.

De 1832 à 1863, 52,039 femmes sont accouchées dans les diverses sections de la maternité ; 1,011 eurent des jumeaux et 13 3 enfants. 4,116 enfants étaient morts-nés : 49,696 enfants furent envoyés à la section des Enfants-Trouvés, dont 25,668 garçons et 24,028 filles. Sur 59,039 accouchées, 1,432 femmes moururent.

Depuis la fondation jusqu'à 1863, 78,562 femmes ont fait leurs couches à la maternité de Moscou.

Élèves. — Les élèves de la couronne ne sont reçues qu'à l'âge

de dix-huit ans, et jusqu'à vingt-cinq ans. La durée des études
est de trois années. Outre la théorie et la pratique de l'accouchement, on leur enseigne la vaccination.

A la fin de leurs études, elles subissent un examen devant un
jury médical, après quoi elles sont envoyées remplir en province
les places vacantes de sages-femmes. S'il n'y en a pas à ce moment,
les élèves reçues restent à la maternité en qualité d'aides-sages-
femmes. Après leur examen, chaque élève reçoit 300 francs, quelques livres, et des boîtes d'instruments nécessaires à leur art.
L'attestation, délivrée à la sortie de la maternité, se convertit en
diplôme donné par l'Université de Moscou.

Outre les élèves de la couronne, l'institution reçoit quelques
élèves, filles ou femmes de paysan, moyennant une rétribution
annuelle de 200 francs. Les conditions requises sont : d'avoir de
vingt à trente ans, une bonne santé et une intelligence suffisante.

Les paysannes qui, au bout de trois mois, sont reconnues incapables, sont renvoyées de la maison; après un apprentissage
exclusivement pratique de deux à trois ans, elles sortent de l'institution.

Le maison reçoit, en outre, des élèves externes ; celles qui font
preuve de bonnes dispositions sont admises comme surveillantes
dans la section des nourrices et à la maternité. Après trois ans de
fréquentation des cours, elles passent leur examen, et, en cas de
bon résultat, reçoivent de l'Université de Moscou un diplôme qui
leur permet d'exercer dans toute l'étendue de l'empire.

ANGLETERRE

LONDRES

Londres. — Il existe à Londres plusieurs maternités, désignées
sous le nom de *Lying-in Hospital*, et disséminées dans divers
quartiers de la ville. Les quatre principales sont : *British lying-in*,
située au centre du quartier populeux de *Long-Acre* et de *Holborn;*
Queen Charlotte's lying-in, dans la paroisse de *Marylebone;*
City of London lying-in, dans *City-Road;* et *the General lying-
in*, dans *York-Road-Lambeth.* Toutes sont des institutions privées,

fondées et entretenues par des souscriptions volontaires ; toutes
sont de petits établissements, renfermant de 40 à 50 lits seulement ; toutes ne sont ouvertes qu'aux femmes mariées munies de
recommandation. ¡ Quelques-unes cependant, comme *General
lying-in*, ne repoussent pas les filles-mères d'une bonne conduite
habituelle ; mais l'exclusion existe lorsqu'il y a récidive[1].

Je n'ai rien de particulier à noter quant à la disposition intérieure de ces établissements. Tous ressemblent plus ou moins, à
l'intérieur, à une maison particulière, bien que quelques-uns
(*General lying-in*, *British lying-in*) aient dans leurs façades, fort
restreintes comme étendue, certaines prétentions architecturales.
Queen-Charlotte est construit sur le type des hôpitaux à corridor
central. Les chambres sont situées du côté de la façade, et s'ouvrent sur un corridor commun. Du côté de la façade postérieure
se trouve, au centre, l'escalier, et, sur les côtés, une série de chambres, qui toutes s'ouvrent également sur le corridor. Aucun de ces
établissements ne possède de jardin, sauf celui qui précède souvent les habitations particulières en Angleterre. La maternité de
Queen-Charlotte, la plus importante comme étendue, était en
réparation et évacuée lors de ma dernière visite.

Le *workhouse* représente la charité publique ; les établissements que je viens de citer représentent la charité privée, et je
ne puis mieux faire, pour donner une idée de la manière dont
elle s'exerce envers les femmes enceintes et de la manière dont
fonctionnent les établissements privés charitables, que de donner
un aperçu des règlements de l'une de ces institutions. *British
lying-in* me servira d'exemple.

---

(1) Pour donner à cette exclusion regrettable des filles-mères sa juste
valeur, il faut tenir compte de ce fait, incontestable pour qui connaît l'état
social à Londres et à Paris, que les naissances illégitimes sont beaucoup
moins nombreuses à Londres qu'à Paris. Pour 1858, le nombre des naissances illégitimes a été pour le département de la Seine de 26,7 p. 100 du
nombre total des naissances : plus d'un quart! Cette proportion n'a été à
Londres que de 4,2 p. 100. Même en tenant compte de ce fait qu'il suffit en
Angleterre, pour faire inscrire l'enfant comme légitime, que la mère déclare
sous serment qu'elle est légitimement mariée au père de l'enfant (ce qui doit
amener un certain nombre de fausses déclarations), on peut affirmer que la
différence, même en tenant compte des erreurs, est encore considérable. En
effet, la loi anglaise autorise la recherche de la paternité ; le père, déclaré
tel par l'accouchée, est tenu (s'il ne fait pas opposition, suivie alors d'une
enquête) à faire à l'enfant une pension payée à la mère, et, dans la généralité des naissances illégitimes, la femme ne manque pas de se mettre, elle et
son enfant, à l'abri de l'abandon.

BRITISH LYING-IN HOSPITAL.

Cet établissement, le premier établi à Londres pour la réception des femmes en couche, fut ouvert, le 17 novembre 1749, sous le nom de *The lying-in Hospital for Married Women*, et sous la présidence du duc de Portland. Ce nom fut changé, en avril 1756, contre celui que porte aujourd'hui cette maternité.

Le but de l'institution était de venir en aide aux femmes enceintes, mariées ou veuves, réduites à l'indigence après avoir eu de la fortune ou de l'aisance; aux femmes de pauvres marchands, artisans, soldats, matelots ou ouvriers. L'expérience cependant montra que l'institution rendait de plus grands services en portant ses secours, quand cela était possible, au domicile même des femmes sur le point d'accoucher. On annexa, le 22 juin 1827, à la maternité, un service d'assistance spéciale à domicile.

Pendant leur séjour à la maternité, les accouchées et leurs enfants reçoivent gratuitement tous les aliments, les médicaments, et tous les soins que nécessitent leur état. L'établissement procure, de plus, des nourrices aux familles qui en demandent, et il admet des élèves en médecine, des élèves sages-femmes, à s'exercer à la pratique de l'obstétrique. Ces élèves, après avoir suivi les leçons que viennent faire des médecins professeurs, en reçoivent les certificats nécessaires pour obtenir la licence en accouchement.

Soutenu uniquement par des legs et des souscriptions volontaires, *British lying-in* est aujourd'hui dans un état de fortune peu prospère, depuis que l'état défectueux de l'ancien hôpital, condamné en 1849 par les autorités de la paroisse, a forcé de le démolir, pour le remplacer par la nouvelle construction. Pour couvrir ses dépenses, les gouverneurs durent aliéner la plus grande partie du capital sur le revenu duquel l'hôpital était entretenu, et le faible capital, qui subsiste encore en caisse, diminue tous les ans, par suite des emprunts que force à lui faire l'insuffisance des souscriptions. Cet état précaire est l'état normal de presque tous les établissements charitables de Londres; car, quelque merveilleuse que soit la charité anglaise, elle sera toujours au-dessous de l'importance des misères à soulager.

Aussi n'est-il pas étonnant de voir quelques-uns de ces établissements fournir, en tête de leurs comptes rendus annuels, des modèles de testament à faire en leur faveur. Je copie textuellement le suivant :

Item, I give and bequeath to my Executors the sum of, upon trust, to pay the same to the Treasurer, for tho time being, of the British lying-in Hospital for Married Women, in Brownlow-Street, Long-Acre, London; which said sum of I desire may be applied in aid of the charitable purposes of the said Hospital.

Organisation de l'hôpital. — *Personnel :* Un président à vie.

Des vice-présidents et un trésorier, choisis annuellement à l'assemblée générale semestrielle de mai.

Un médecin consultant, deux médecins-accoucheurs, un chirurgien, un secrétaire, une *matron*, élus par les gouverneurs à l'assemblée générale semestrielle ou dans une réunion spéciale.

Une gouvernante (*matron*) adjointe, un messager ou portier, des infirmiers et des domestiques subalternes. Ces dernières sont sous la direction du comité hebdomadaire, et peuvent être engagées ou renvoyées, suivant qu'il le juge convenable.

Droits et privilèges des souscripteurs. — Une souscription annuelle de 2 guinées au moins (52 francs) donne au souscripteur le titre de gouverneur annuel.

Un don de 50 guinées, ou don de 20 guinées, en un seul payement, donne au bienfaiteur le titre de gouverneur à vie.

Un don de 50 guinées donne le droit de recommander trois accouchées pour la maternité (*in-patients*) et quatre pour le service à domicile (*out-patients*).

Un don de 30 guinées, deux *in-patients* et trois *out-patients*.

Une souscription annuelle de 5 guinées, trois *in-patients* et deux *out-patients*.

Une souscription annuelle de 3 guinées, deux *in-patients* et trois *out-patients*.

Un don de 20 guinées ou une souscription annuelle de 2 guinées, un *in-patient* et trois *out-patients*.

Un don de 10 guinées ou une souscription annuelle d'une guinée, trois *out-patients*. Et ainsi de suite, suivant l'importance des souscriptions.

Chaque gouverneur peut assister aux assemblées générales,

discuter toutes les questions qui ont rapport à l'administration de la maternité, se prononcer par son vote, à moins que son intérêt privé ne soit engagé dans la question.

Chaque gouverneur peut assister aux séances hebdomadaires du comité, y donner son avis, même s'il n'en est pas membre ; mais le président et le vice-président de l'institution ont seuls, dans ce cas, droit au vote.

Tout gouverneur peut voter, lorsqu'il y a lieu de pourvoir à la vacance d'un fonctionnaire de la maternité, pourvu qu'il ait acquitté sa souscription avant la déclaration de la vacance. Le vote peut avoir lieu par correspondance.

Les personnes ayant rendu des services à l'institution peuvent être nommées gouverneurs honoraires par l'assemblée générale semestrielle.

L'assemblée générale semestrielle a lieu à l'hôpital les premiers jeudis de mai et de novembre, à une heure. Le trésorier y dépose son compte rendu, et l'on y élit les quinze gouverneurs qui forment pendant les six mois suivants le comité hebdomadaire.

Des assemblées générales extraordinaires peuvent être convoquées par l'assemblée semestrielle, le trésorier, ou sur une demande signée de cinq gouverneurs.

Le comité hebdomadaire se réunit à l'hôpital tous les jeudis, à une heure.

Il autorise l'admission et la sortie des malades, choisit les infirmiers et les servantes subalternes, ainsi que les sages-femmes chargées du service à domicile, dirige les affaires ordinaires de la maison, examine et fait payer les notes des fournisseurs, et vérifie les comptes du trésorier.

Il peut, dans les cas d'urgence, admettre aux secours de la maternité les femmes pauvres n'ayant pu se procurer de lettres de recommandation. Lorsque le président a ouvert la séance, les malades de l'intérieur (*in-patients*) qui doivent quitter la maison sont introduites avec leurs enfants. Le président leur demande si elles ont quelque sujet de plainte contre les fonctionnaires médicaux ou administratifs, les infirmières, les domestiques, ou sur la quantité et la qualité des aliments.

Vient ensuite le tour des malades accouchées par le service à domicile, et les mêmes questions leur sont adressées pour ce qui concerne le service des sages-femmes. Si les unes ou les autres n'ont aucune plainte à adresser, une lettre leur est remise, à l'adresse du gouverneur ou souscripteur qui leur a donné leur billet de recommandation. Elles doivent lui remettre cette lettre, en lui adressant en même temps leurs remercîments. Elles reçoivent en plus un billet qu'elles doivent donner au ministre la première fois qu'elles vont au temple pour remercier Dieu de leur heureuse délivrance. Puis la *matron* est introduite devant le conseil, qui l'interroge sur les sujets de plainte qu'auraient pu lui donner les infirmières ou les domestiques, sur la quantité des vivres fournis à la maison, et sur les besoins de l'établissement.

Le conseil reçoit ensuite du secrétaire les lettres de recommandation apportées par les malades demandant leur admission; il vérifie si chaque souscripteur signataire est dans les conditions exigées par les règlements; s'il a dépassé le chiffre de recommandations auquel lui donne droit la valeur de sa souscription. Si la femme recommandée ne se trouve pas dans la situation réglementaire, elle reçoit du secrétaire une lettre destinée à donner au souscripteur les motifs du refus d'admission.

Les femmes dont l'admissibilité, comme *in-patients*, a été prononcée par le conseil, sont alors introduites; le président les avertit qu'elles doivent se conduire avec toute la convenance possible pendant leur séjour dans la maison, se soumettre aux règlements et prescriptions; il les prévient qu'aucun visiteur n'est admis dans les salles; que les malades ne peuvent introduire dans l'établissement ou y recevoir de leurs parents ou amis aucun aliment, aucune boisson, l'hôpital donnant gratuitement tout ce qui est nécessaire; que celles qui seront valides et bien portantes pourront être employées par la *matron* à de légers travaux intérieurs, et enfin, que lorsqu'elles viendront à l'hôpital pour y accoucher, elles devront être dans un grand état de propreté tant de leur corps que dans leurs vêtements, et apporter de quoi vêtir leur enfant, lorsqu'elles quitteront la maison après leur accouchement.

Cela fait, les lettres de recommandation sont remises aux médecins, qui écrivent au dos l'époque présumée de l'accouchement, puis les malades attestent, par un certificat, leur mariage et le domicile paroissial de leur mari, après quoi elles reçoivent du secrétaire le billet qui les fera admettre à l'hôpital quand l'heure de l'accouchement sera venue.

Les femmes ne réclamant que l'admission aux secours à domicile ont ensuite leur tour et sont soumises à des formalités analogues.

Le *trésorier*, assisté du secrétaire, reçoit les souscriptions, dons, legs, donations et il ordonnance les payements nécessités par toutes les dépenses de l'institution.

Le *secrétaire* est chargé de tenir les livres de dépenses, de réunir toutes les notes, factures, billets de réception, certificats de mariage, de décès, etc.; son rôle est à la fois celui de nos économes et de nos employés aux écritures.

Les *médecins* et le *chirurgien* ne peuvent être élus que par l'assemblée générale semestrielle ou par une assemblée spéciale. Les médecins doivent être membres du Collège royal des médecins; le chirurgien membre du Collège royal des chirurgiens (mais ne pas tenir officine de pharmacien), et ils ne peuvent, lors de leur nomination, appartenir déjà en la même qualité à un autre établissement charitable exclusivement destiné aux femmes en couches.

Un des médecins ordinaires ou le chirurgien doit être présent à chaque assemblée hebdomadaire pour examiner les femmes en couches recommandées, et attester l'époque présumée de leur grossesse.

Les médecins ordinaires et le chirurgien doivent, à tour de rôle, dans les cas difficiles, accoucher les malades de l'intérieur; le plus jeune d'entre eux est désigné pour remplir le même rôle auprès des femmes du service à domicile, et dans les cas de danger imminent, il peut faire appeler à son aide le médecin consultant.

Les médecins ordinaires et le chirurgien doivent faire des leçons d'obstétrique. Quand les élèves ont acquis une instruction et une expérience suffisantes, ils reçoivent les certificats nécessaires à leur qualification comme accoucheurs. Les médecins de l'établissement sont : MM. Brokes, chirurgien consultant; les Drs Graily Hewitt, G. Murray et Eastlake.

La *matron*[1], directrice, sage-femme en chef, est nommée à l'élection comme les médecins. Elle doit être célibataire ou veuve, habile

____

(1) Dans quelques maternités (Queen Charlotte's, General lying-in, etc.) la *matron* ne s'occupe que de la direction de la maison; une sage-femme en chef s'occupe de ce qui concerne les accouchements.

en l'art des accouchements ; si elle vient à se marier, sa place est immédiatement déclarée vacante.

Elle doit demeurer constamment dans l'hôpital, accoucher et délivrer toutes les pensionnaires de l'établissement ou surveiller leur accouchement, elle ne peut donner ses soins à aucune femme de l'extérieur en qualité de cliente personnelle, sans l'autorisation du conseil hebdomadaire.

En cas d'accouchements laborieux, elle réclame l'aide d'un des médecins, et doit suivre ses prescriptions.

Elle dirige les infirmières et les servantes, et veille à ce que les élèves, les sages-femmes et les malades observent les règles de la maison.

Elle tient un registre sur lequel elle inscrit le jour de l'entrée des malades, le jour et l'heure de leur accouchement, le sexe de l'enfant, le jour de la sortie de l'hôpital et les observations intéressantes.

Elle prend soin des effets et de l'argent des femmes qui succombent à l'hôpital, prévient de leur mort leurs parents ou leurs amis, et si personne ne se charge de leur enterrement, elle les fait enterrer, en ménageant le plus possible les finances de l'hôpital.

Une *assistant matron* l'aide dans toutes ses fonctions.

Malades. — Aucune femme, sauf les cas d'admission d'urgence, ne participe aux bienfaits de l'institution sans une lettre de recommandation écrite et signée par un souscripteur ou gouverneur. Les lettres doivent être remises au conseil hebdomadaire au jour de sa réunion, c'est-à-dire le jeudi, à midi. Voici le modèle de ces lettres :

BRITISH LYING-IN HOSPITAL FOR MARRIED WOMEN

ENDELL-STREET, LONG-ACRE, W. C.

FOUNDED IN BROWNLOW-STREET, LONG-ACRE, 1749, RE-BUILT 1849

MEDICAL OFFICERS

BENJAMIN BROOKES, Esq., M.R.C.S.E., Consulting Surgeon. 3, York-Street, Covent-Garden.

GRAILY HEWITT, M.D., 36, Berkeley-Square.

GUSTAVUS C. P. MURRAY. M. D., 17, Green-Street, Grosvenor-Square, W.

HENRY E. EASTLAKE, M. D., 48, Welbeck-Street, Cavendish-Square.

IN PATIENT'S LETTER

TO THE BOARD OF GOVERNORS

GENTLEMEN,

I RECOMMEND ...., the Wife

of ....

as a proper person, both as to circumstances and character, to receive the benefit of the Charity; if upon examination she shall appear such, I request that she may be received into the Hospital.

Dated the .... day of.................. 18 .

Subscriber.

IN PATIENTS are desired to take notice of the following Rules:

I. This Letter must be presented at the Hospital, on the Board Day (Thursday), by Twelve o'clock.

II. It being necessary for the Patients before admission into this Hospital, to make affidavit of their Marriage, and of their Husband's Parish or Place of last legal settlement, and how such settlement was obtained, each Patient is desired to obtain the particulars thereof, and to produce her Marriage Certificate.

III. Patients who do not come clean in their Persons and Apparel, and free from any contagious distemper, cannot be admitted into the Hospital, and every Patient must bring proper Clothing for dressing her child when she leaves the Hospital.

IV. Patients who shall not come into the Hospital within three months after their reckoning, cannot receive the benefit of the Charity, without a fresh Recommendation.

V. No Spirituous Liquors are permitted to be brought into the Hospital.

VI. No Patient shall be kept in the Hospital longer than Three Weeks after her delivery, unless by order of the Weekly Board, to whom all extraordinary cases are to be reported ; and no Patient shall be permitted to leave the Hospital without her child.

VII. Every Patient must submit to the Rules of the Hospital, or be expelled ; and no Patient so expelled can ever be received into the Hospital again, upon any recommandation whatever.

VIII. All Patients who shall think themselves aggrieved in any way, are to make their complaints to the Weekly Board, PREVIOUS TO THEIR LEAVING THE HOSPITAL.

As the intention of this charity is to relieve the pregnant Wives or Widows of distressed Housekeepers, Tradesmen, Mechanics, Soldiers, Sailors, and of the industrious Poor, or of Persons reduced from affluent or easy to indigent circumstances, the Governors are particularly requested to give recommendations only to persons of this kind, and who at the same time bear good characters.

Lorsque la réception, comme *in-patient*, a été prononcée par le conseil, on donne à la femme enceinte le billet suivant, préalablement rempli et signé par le secrétaire.

TO THO MATRON OF THE BRITISH LYING-IN HOSPITAL FOR MARRIED WOMEN ENDELL-STREET LONG-ACRE

RECEIVE...the Wife of

....into the Hospital,

if in labour.

By order of the Weekly Committee.

the........................day of..........................18 .

SECRETARY,

If the labour come on too quickly for the patient to be taken to the Hospital, this paper should be sent to the Matron at the Hospital, who will at once send a Midwife.

La malade, munie de ce billet, qu'elle peut se procurer plusieurs mois à l'avance, et lorsque le moment de ses couches est arrivé, se rend à l'hôpital, qui, sur la présentation du billet, lui ouvre ses portes, sans aucune nouvelle formalité.

Sauf les cas exceptionnels, la durée du séjour à l'hôpital, après l'accouchement, ne doit pas excéder trois semaines.

Dans la plupart des maternités privées de Londres, les femmes doivent nourrir elles-mêmes leur enfant, et l'emmener à leur sortie. L'abandon n'est jamais permis.

Quant au service à domicile, la traduction du billet suivant, remis aux malades de l'extérieur, en échange de leur lettre de recommandation, me dispense de plus longs détails.

BRITISH LYING-IN HOSPITAL

ENDELL-STREET, LONG-ACRE

OUT-PATIENTS' DEPARTMENT

POUR L'ACCOUCHEMENT A LEUR DOMICILE DES FEMMES MARIÉES PAUVRES ET L'ASSISTANCE MÉDICALE
GRATUITE PENDANT LA DURÉE DE LEURS COUCHES

Le   ... ... *jour de*   ...... 18 .

A Madame .... *sage-femme.*

Vous avez à donner vos soins pendant son accouchement à Madame ....

demeurant ....

Règlement pour les malades et les sages-femmes.

1. Aussitôt que possible après la réception de cette lettre, la malade doit se rendre chez la sage-femme ou envoyer chez elle pour réclamer l'inscription de son nom. Lorsqu'elle sera en travail, elle enverra une personne, munie de cette lettre, à la même sage-femme, et si celle-ci est absente, la personne se rendra chez la plus proche des sages-femmes ci-dessous désignées.

2. En cas de difficultés ou de dangers pendant ou après le travail, la sage-femme enverra une personne munie d'une lettre au

Docteur Eastlake, 48, Welbeck-Street, Cavendish-Square.

Qui viendra faire l'accouchement et donnera tous les conseils et l'assistance nécessaires.

3. La sage-femme doit visiter l'accouchée dans les vingt-quatre heures de la délivrance, faire la toilette de l'enfant comme le font ordinairement les sages-femmes et continuer ses visites de deux en deux jours, pendant les dix premiers jours au moins.

4. Dans le cas où la malade changerait de résidence, elle doit renvoyer ou reporter cette lettre à l'hôpital, pour que la rectification d'adresse soit faite, afin de faciliter les recherches s'il y a lieu.

5. Aussitôt que l'accouchée peut sortir, elle doit se rendre à l'hôpital le jeudi suivant à midi et demi, pour recevoir la lettre de remerciments qu'elle devra remettre au souscripteur ou gouverneur qui l'a recommandée. Au cas où elle ne ferait pas cette démarche, elle serait exclue pour l'avenir des bienfaits de l'institution.

6. Les sages-femmes ne doivent ni directement ni indirectement recevoir aucune gratification ; ou quitter une femme en travail, sans avoir été au préalable remplacées par une des sages-femmes attachées à l'institution.

7. Afin d'éviter les erreurs, les particularités suivantes doivent être notées sur cette feuille par la sage-femme avant qu'elle ne quitte la chambre de l'accouchée.

Sages-femmes du service à domicile.

Mme Combes, 49, King-Street, Seven-Dials.
Mme Davis, 7, Medway-Street, Horseferry-Road, Westminster.
Mme Donalson, 3, Gate St., Lincoln's Inn Fields
Mme Drake, 1, Skinner-Street, Euston-Road.
Mme Moss, 16, Paddington-Street, Marylebone.
Mme Moorhouse.

Tableau que doit remplir la sage-femme avant de quitter la chambre de l'accouchée.

PRÉSENTATION ET POSITION	COMMENCEMENT DU TRAVAIL A	DATE ET HEURE DE L'ACCOUCHEMENT	EXPULSION DU PLACENTA	ENFANT	
				SEXE	VIF OU MORT-NÉ

REMARQUES :
Dire s'il y a eu quelque accident pendant le travail.

Ecrit et signé par moi.

.... , *sage-femme.*

Cette lettre doit être gardée par la sage-femme, et doit être présentée par elle à l'hôpital le premier jeudi suivant, à une heure, sous peine de ne pas recevoir ses honoraires.

Des *élèves* peuvent être reçus dans l'hôpital sous les conditions suivantes :

La réception doit être approuvée par les médecins et le conseil hebdomadaire.

Il ne peut habiter dans l'hôpital plus de deux élèves à la fois.

La durée de leur séjour peut être de deux, de quatre ou de six mois, mais elle ne peut excéder six mois.

Ils prennent leurs repas à la table de la sage-femme en chef, et l'indemnité qu'ils doivent pour leur séjour est fixée par le conseil hebdomadaire. Outre cette indemnité pour la table et le logement, ils doivent payer 7, 10 ou 12 guinées. Des élèves non résidents peuvent être attachés au service extérieur.

BELGIQUE

BRUXELLES

Je n'ai que fort peu de choses à dire pour ce qui concerne l'organisation des maternités en Belgique, et spécialement celle de Bruxelles, car cette organisation est à peu près la même en Belgique qu'en France. L'élément médical n'y occupe que la seconde et même la troisième place. Tout ce qui concerne la réglementation intérieure appartient d'abord au conseil des hôpitaux, composé de personnes charitables, recommandables par leur position ou leur fortune, et représentant l'administration communale. Le directeur, agent administratif, représente le conseil, et a la surveillance générale sur tous les services. Les articles suivants du règlement de l'hospice de la Maternité de Bruxelles donneront une idée suffisante de son organisation.

Article premier. — L'hospice de la Maternité est destiné aux femmes pour y faire leurs couches, à titre gratuit ou comme payantes.

Art. 2. — Cet établissement est administré par un directeur, qui a la surveillance générale sur tous les services.

Art. 3. — Un ou plusieurs chirurgiens sont chargés du service sanitaire ; ils sont aidés par une maîtresse et des élèves sages-femmes. La maîtresse sage-femme est en même temps surveillante du service intérieur.

Art. 6. — Le directeur a l'administration générale de la Maternité sous la surveillance du conseil général des hospices. Il est nommé par le conseil et révocable à volonté.

Art. 7. — Il est chargé de la réception, ainsi que de la sortie des femmes et des enfants.

Art. 11. — Il fait connaître au conseil *tout ce qu'il croit* être de nature à améliorer chaque genre de service.

Art. 15. — Le directeur adresse au conseil, avant le 10 de chaque mois, les demandes d'approvisionnement pour le mois suivant, afin que le conseil ait le temps d'y pourvoir.

Art. 17. — Le directeur est seul chargé de l'engagement et du renvoi de tous les domestiques, d'après le nombre et aux gages fixés par le conseil.

Art. 18. — Cependant, sur la demande des chirurgiens, il renverra un domestique pour motif grave, *à moins que, jugeant le motif insuffisant*, il ne préfère au préalable en référer au conseil, qui en décidera.

Art. 30. — Le chirurgien de service est tenu de faire chaque jour, dans la matinée, une visite générale de l'hospice, accompagné de la maîtresse sage-femme et des élèves.

Art. 31. — Aucun accouchement artificiel ni délivrance contre nature, aucune opération quelconque, ne pourra être faite que par lui ou en sa présence.

Art. 32. — Dans les cas difficiles ou extraordinaires, le chirurgien de service fait appeler le chirurgien désigné à cet effet.

Art. 36. — Il a sous ses ordres, pour tout ce qui concerne le service médical, la maîtresse sage-femme, les élèves sages-femmes et les domestiques.

Art. 39. — En l'absence du chirurgien, la maîtresse sage-femme opère les accouchements qui présenteraient quelque difficulté.

Art. 46. — En cas d'urgence, elle réclame, auprès du directeur, l'intervention du chirurgien de service.

Art. 48. — Elle ne peut soigner des malades en dehors de l'établissement.

Art. 63. — Les femmes enceintes ne seront admises qu'à la fin de la grossesse.

Art. 67. — Après son admission, la femme déclare au directeur ses prénoms, nom, âge, religion, profession, lieu de naissance et de domicile.

Art. 69. — Il y aura à la Maternité des payantes de première et de deuxième classe; celles de la première catégorie occupent des chambres particulières et pourront être admises dès le commencement du neuvième mois; celles de la seconde sont placées dans les salles communes.

Art. 70. — La femme payante peut cacher son nom et son état, excepté au directeur qui gardera le secret.

Art. 77. — La femme enceinte affectée de maladie vénérienne bien constatée ne sera pas reçue à la Maternité; elle sera dirigée sur le quartier spécial de l'hôpital Saint-Pierre.

La Maternité de Bruxelles fait partie du grand hôpital Saint-Jean, dont elle forme une section distincte. Elle n'offre aucune particularité digne d'attirer l'attention, et participe des défauts de cet hôpital, bâti, comme celui de Lariboisière, sur le plan des hôpitaux à pavillons séparés ; mais avec cette aggravation du rapprochement plus grand encore des pavillons et de l'existence de la chapelle au milieu de la cour centrale, qu'elle rétrécit d'une manière fâcheuse.

———

SAXE

DRESDE

La Maternité de Dresde a été fondée en 1814. On ne construisit pas à cet effet un bâtiment spécial ; on se contenta d'accommoder à sa nouvelle destination une maison particulière située alors près des remparts, aujourd'hui disparus et remplacés par des jardins et des promenades. C'est une maison à deux étages, de dix fenêtres de façade, ne possédant ni cours ni jardins.

Le premier étage était occupé par l'Institut d'accouchement. Une salle, éclairée par trois fenêtres, servait de chambre de travail ; deux chambres, plus petites, servaient à recevoir les femmes qui venaient d'accoucher dans la chambre précédente, qui leur est contiguë ; une grande chambre était destinée aux femmes enceintes. Deux chambres, occupées par la sage-femme en chef, une par l'aide sage-femme, une cuisine et une chambre aux provisions, complétaient l'étage.

Le deuxième étage renfermait le domicile du professeur et une chambre pour les accouchées payantes.

Le rez-de-chaussée comprenait le bûcher, le lavoir, l'amphithéâtre des cours, le musée et le logement du gardien.

Le nombre des lits fut primitivement fixé à 14 ; on en augmenta peu à peu le nombre, qui s'élevait à 20, en 1822. En 1829, on gagna quelques chambres de plus, en ajoutant un étage et des ailes latérales élevées seulement d'un étage, et renfermant la cuisine et le logement de la sage-femme en chef.

En 1858, on transforma en salles de malades le logement du directeur, et on reporta au rez-de-chaussée la chambre occupée par les femmes enceintes.

En 1864, tout cela était encore devenu insuffisant. L'adjonction du deuxième étage de l'Académie médico-chirurgicale, qui lui est contiguë, ajouta à la Maternité six chambres de plus, et le nombre des lits fut porté à 44, répartis ainsi :

> 7 pour femmes enceintes.
> 3 pour femmes en travail.
> 34 pour femmes accouchées.

Les 34 lits pour accouchées sont distribués dans quinze chambres ; 10 lits sont au premier étage, 16 au second, 8 dans le bâtiment accessoire.

L'état imparfait de l'établissement a engagé M. Grenser à demander, dans son discours, prononcé cette année à l'occasion de l'anniversaire de la fondation de la Maternité, la construction d'un nouvel établissement,

En cinquante ans, de 1814 à 1864, il y eut, dans la maternité de Dresde, 15,356 accouchements. Malgré des conditions assez défavorables, l'état sanitaire de la maison paraît, d'après les résultats, avoir été assez satisfaisant, la mortalité moyenne n'étant, pour les cinquante années, que de 2,70 p. 100. Des soins hygiéniques bien entendus ont encore abaissé cette mortalité dans les dix dernières années, car la moyenne pour cette période n'est que de 0,9 p. 100.

La Maternité de Dresde, malgré le petit nombre des accouchées, n'a pas été plus que d'autres exempte de fièvre puerpérale, car l'établissement fut évacué en 1824, 1830, 1831, 1837, 1852, pour arrêter des épidémies.

HALLE

La Maternité de Halle, située près de la clinique, dont elle est séparée par la cathédrale, forme le côté d'un quadrilatère de bâtiments, dont le côté opposé est occupé par l'amphithéâtre d'anatomie.

Le bâtiment se compose d'un rez-de-chaussée où se trouvent la cuisine, les bureaux, la salle des cours théoriques, les magasins, etc., d'un premier étage formé d'un long corridor longeant la façade principale, et sur lequel s'ouvrent toutes les salles. Celles-ci sont carrées, et ont environ 6 mètres de côté. Elles sont placées ainsi à partir du fond du corridor.

Trois salles, renfermant chacune trois lits pour femmes accouchées, la salle où se font les accouchements, la salle des leçons cliniques, la chambre de la sage-femme : deux chambres communiquant, pour les femmes enceintes; deux salles alternant avec celles occupées par les accouchées, et vides au moment de ma visite; l'escalier, et enfin la chambre du médecin assistant.

Depuis dix-huit ans, il n'y a pas eu de fièvre puerpérale dans la maison, encore moins d'une manière épidémique; ce qui se comprend facilement, puisque la Maternité ne reçoit que 140 femmes environ par an. Il n'y en a donc à la fois que de trois à cinq, et le jour de ma visite (12 juin 1864), il n'y en avait que deux.

Une cinquantaine d'élèves suivent les cours; mais c'est par sa policlinique d'accouchements que Halle doit appeler notre attention.

LEIPZIG

La nouvelle Maternité de Leipzig a été ouverte le 18 mai 1852.

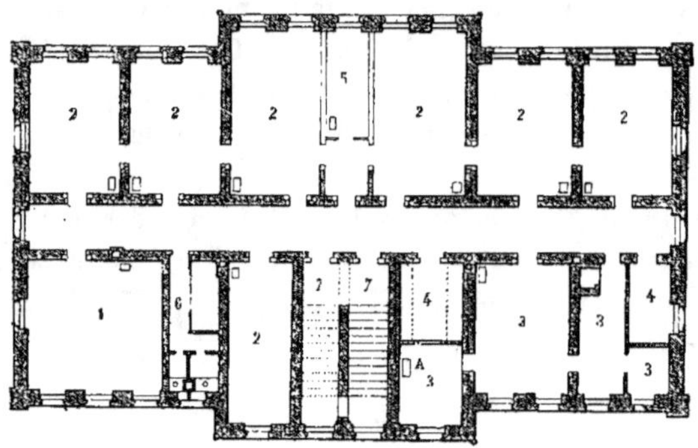

Fig. 9. — Maternité de LEIPZIG.

Plan du 2e étage.

1. Salle pour l'accouchement.	5. Office.
2. Salles pour accouchées.	6. Water-closet.
3. Appartement de la sage-femme.	7. Escalier.
4. Chambres pour réserves (lits, linge, etc.).	A. Poêles.

Située dans la ville, mais vers sa circonférence, elle est entourée d'habitations, dont elle est séparée cependant par un espace libre, qui isole le bâtiment. Le terrain qu'elle occupe est placé entre deux rues : Johannis-Strasse et Dresdner-Strasse, sur laquelle se trouve l'entrée principale. A droite et à gauche de l'entrée sont les bâtiments de l'ancienne maternité. C'est dans une construction qui termine celui de gauche, que se trouvent le dépôt des cadavres et la salle d'autopsie. En arrière est le jardin, et la nouvelle maternité est isolée sur toutes ses faces. Elle a quatre étages au-dessus du sous-sol, et douze fenêtres de façade.

Au premier étage se trouvent : la salle des cours, le musée des préparations normales et pathologiques et des instruments, les bains, le logement de l'économe et des employés.

Au second, la salle d'accouchement, sept chambres pour femmes en couches, un office, et le logement de la sage-femme en chef. (Voy. fig. 9.)

Au troisième, l'appartement du directeur (Dr Crédé).

Au quatrième, les logements des assistants, deux chambres à coucher et un appartement pour les élèves sages-femmes, un dortoir pour les femmes enceintes, six chambres pour les femmes enceintes et les malades payantes.

La Maternité de Leipzig, très bien tenue, présente, comme les nouveaux établissements, des salles de rechange ; mais c'est surtout par l'organisation de sa policlinique que Leipzig doit attirer l'attention.

———

SCHLESWIG-HOLSTEIN

KIEL

L'hôpital de Kiel, construit seulement depuis quelques années, est situé sur une élévation, en dehors de la ville, près du château, et dans un site admirable ; car il domine le golfe qui forme la rade de Kiel, et il est entouré de grands bois qui se prolongent le long de la côte.

Il est formé de bâtiments séparés : l'hôpital, la maison des varioleux et la buanderie renfermant la machine à vapeur; la salle de dissection, le logement du directeur (Dr Esmarch), et enfin la maternité.

Celle-ci, par une disposition très ingénieuse, tout en étant absolument séparée de l'hôpital, communique avec lui, pour ce qui concerne le service de la cuisine, au moyen d'un tunnel souterrain dans lequel roule un wagon qui transporte dans la maternité les aliments préparés à la cuisine de l'hôpital.

La maternité se compose d'un sous-sol et de deux étages. Dans

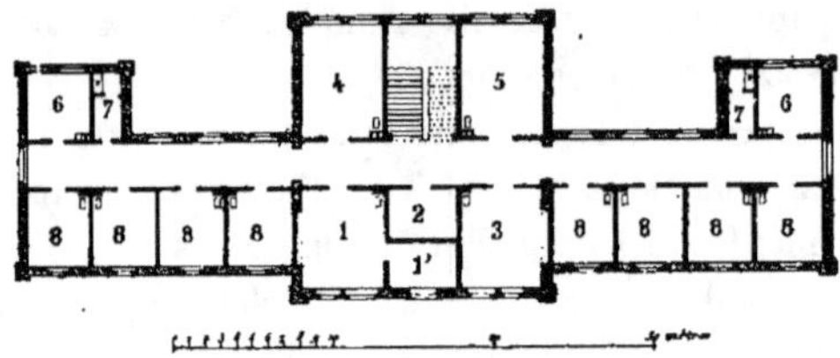

Fig. 10. — Maternité de KIEL (Schleswig-Holstein).

Plan du 2e étage.

1. Médecin assistant.
2. Lingerie.
3. Salle de réunion pour convalescentes.
4. Muséum.

5. Salle des cours.
6. Office.
7. Water-closet.
8. Salles pour accouchées.

le sous-sol se trouvent : les logements des domestiques, les chambres pour provisions, le calorifère, les réfectoires pour les femmes enceintes et les élèves sages-femmes, la cuisine de la sage-femme en chef, les bains, etc.

Au premier étage, l'entrée principale et le vestibule, la salle de réception, huit salles pour accouchées, le logement de la sage-femme en chef, une chambre pour les convalescentes, deux water-closets, etc.

Le second étage comprend : les chambres des assistants, la lingerie, une chambre pour les convalescentes, huit chambres pour accouchées, l'amphithéâtre des cours, le musée. (Voy. fig. 10.)

Au troisième étage sont les chambres des femmes enceintes et des élèves sages-femmes. Ce troisième étage n'existe que dans la partie centrale du bâtiment, les ailes latérales n'ayant que deux étages. Ces ailes latérales, séparées du centre du bâtiment par des portes vitrées, forment donc quatre sections séparées, dont chacune renferme quatre chambres pour accouchées, avec un office et un water-closet. Il existe donc en tout seize chambres pour femmes en couches ; chacune d'elles a 13 pieds de large sur 16 de long et

14 de hauteur, donnant une capacité de 2,912 pieds cubes, elle n'est occupée que par une seule accouchée et l'infirmière qui la soigne.

D'après le règlement de la maison, trois de ces sections fonctionnent seulement à la fois; la quatrième se repose, donnant ainsi la facilité de l'alternance des salles. Quant aux deux salles de convalescentes, elles peuvent recevoir deux ou trois femmes accouchées ou des femmes atteintes de maladies gynécologiques.

La maternité de Kiel, ainsi que l'hôpital dont elle fait partie, est un des meilleurs établissements que j'aie visités.

HANOVRE

La nouvelle maternité (*Neue Entbindungs-Anstalt*) est située en en dehors de la ville, Meten-Strasse, n° 6.

Elle était à peu près complètement terminée, lors de notre visite (mars 1864), mais non encore habitée.

Elle se compose d'un bâtiment parallèle à la rue, destiné à l'habitation du directeur, de la sage-femme en chef et des élèves sages-femmes, cette maternité étant en même temps une école d'accouchement. En arrière se trouve un second bâtiment perpendiculaire au premier et destiné à recevoir les femmes en couches. Un corridor règne sur toute la longueur d'une des façades, et les salles viennent toutes s'ouvrir isolément sur ce corridor commun. La disposition est la même au rez-de-chaussée et au premier étage.

A droite du corridor se trouve : 1° l'escalier principal qui mène à l'étage supérieur; 2° la chambre d'accouchement renfermant deux lits; 3° une petite chambre à un lit destinée à recevoir une femme nouvellement accouchée, pour la laisser se reposer avant d'être transférée dans le lit qu'elle devra définitivement occuper; 4° un petit office pour la préparation du thé, de quelques tisanes, etc., 5° une salle de quatre lits; 6° deux de deux lits; 7° une chambre à quatre lits termine le bâtiment.

A gauche et à l'extrémité du corridor, est un petit bâtiment en retour sur le jardin renfermant un escalier de service, le dépôt des effets personnels des malades, un lavabo à eau chaude et à eau froide, les water-closets.

Le sous-sol est occupé par les services généraux, cuisine, buanderie, réfectoire des infirmières, etc. La machine destinée à ventiler, à chauffer, à fournir de l'eau chaude, à faire monter l'eau froide à tous les étages, se trouve dans une petite construction adossée au bâtiment principal, et placée du côté du jardin.

La ventilation se fait par propulsion, mais l'air, au lieu d'être chauffé dans la machine et par le foyer principal, s'échauffe en passant dans un four placé dans le sous-sol, et répondant à peu près à la salle occupée, au rez-de-chaussée, par la nouvelle accouchée.

Toute la maison est éclairée au gaz. Les parquets sont en bois huilé; les lits sont en fer, mais une planche en sapin verni est interposée aux deux extrémités. Le matelas repose sur un sommier Tucker, le lit de l'enfant est de même forme que celui de la mère; la table de nuit, en sapin verni, est munie d'une barre de bois que l'on écarte à volonté, et qui sert de sèche-linge. Une petite armoire renferme le linge.

La nouvelle maternité est passible de quelques reproches, qui portent surtout sur l'isolement insuffisant des accouchées malades et sur le mode de chauffage employé; mais, même en tenant compte de ce qu'elle n'est pas encore habitée, elle frappe par son élégante simplicité, et ce que j'ai vu dans d'autres établissements allemands occupés depuis longtemps me permet d'affirmer que l'exquise propreté qui y règne persistera encore, lorsqu'elle renfermera des malades.

BAVIÈRE

MUNICH

La nouvelle maternité de Munich a été élevée en 1853 sur l'emplacement occupé par l'ancien établissement. Elle a, outre l'avantage du voisinage de l'hôpital et des cliniques de l'Université, celui d'être placée sur un terrain sec; libre de tous les côtés, elle est entourée de jardins, protégée des vents du nord par les édifices voisins. Sa façade est séparée du boulevard sur lequel est situé l'établissement par un petit jardin.

Le bâtiment se compose d'un rez-de-chaussée élevé sur caves, d'un entresol et de deux étages occupés par les femmes en couches.

De forme carrée et ne formant à l'extérieur qu'une seule masse, la maternité se divise intérieurement en une partie centrale et deux latérales, qui, en cas d'apparition d'une épidémie ou de faits isolés de fièvre puerpérale, peuvent être complètement isolées l'une de l'autre au moyen de portes vitrées.

Les deux parties latérales se ressemblent, sous le rapport du nombre et de la disposition des chambres, de sorte que la maison entière présente pour ainsi dire deux édifices séparés réunis par leur partie moyenne. (Voy. fig. 11.)

Pour rendre possible, en cas de besoin et sans gêner le service, la séparation des deux moitiés de l'établissement, chaque partie latérale a une entrée particulière, un escalier séparé; et comme cela existe également pour la partie moyenne, il en résulte que le bâtiment a trois portes d'entrée.

Le rez-de-chaussée renferme le cabinet du directeur, les appartements de l'économe et de son employé, la cuisine, le magasin au bois, les bains, les chambres pour provisions, la loge du portier.

A l'entresol sont: la salle des cours, l'appartement du premier et du second assistant, le musée, la chambre de garde du pratiquant, l'appartement de la sage-femme et les salles pour les pensionnaires de première classe.

Le premier étage est occupé par le réfectoire, le dortoir, l'infirmerie et la chambre de travail des femmes enceintes, l'infirmerie des enfants, la chambre de la sage-femme.

Le second étage (clinique d'accouchements) comprend la chambre des accouchements, une chambre pour accouchées malades, la salle de la sage-femme, la chambre de réunion des convalescentes, huit salles pour accouchées, la chapelle, etc.

Les salles des femmes enceintes ou accouchées forment un carré long, ayant, vers l'entrée, une sorte d'excavation, dans laquelle se trouve le poêle de chauffage. La largeur de ces salles est de 21 pieds (6^m,09), la longueur de 40 (11^m,60), la hauteur de 15 (4^m,35); elles donnent, par conséquent, un cubage total de 10,500 pieds pour six lits, ou 1,750 pieds (51^{m3},21) par lit.

Les lits sont placés le long des cloisons de séparation des salles, de manière qu'aucun courant d'air ni des fenêtres ni des portes n'arrive sur la malade. Chaque salle pourrait, au besoin, renfermer dix lits, et comme il y a, outre les deux chambres pour l'ac-

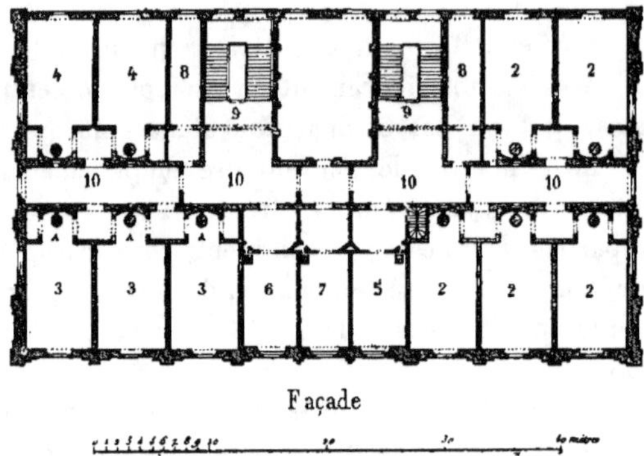

Fig. 11. — Maternité de MUNICH.

Plan du 1er étage.

1. Réfectoire et salle de jour des femmes enceintes.
2. Leur dortoir.
3. Division payante ou secrète.
4. Division payante ou secrète.
5. Chambre pour accouchée malade.
6. Chambre pour enfant malade.
7. Chambre de la sage-femme.
8. Water-closet.
9. Escalier.
10. Corridor.
A. Poêles.

Plan du 2e étage.

1. Chapelle.
2. Salles pour accouchées (Clinique.
3. Salles pour accouchées (
4. Chambre pour l'accouchement.
5. Chambre pour accouchée malade.
6. Chambre de jour pour convalescentes.
7. Chambre de la sage-femme.
8. Water-closet.
9. Escalier.
10. Corridor.
A. Poêles.

couchement, dix-huit salles pour femmes enceintes ou accouchées, il en résulte qu'on pourrait placer dans l'établissement 180 lits, tout en conservant plusieurs petites chambres pour les femmes qu'on voudrait isoler.

Parmi les particularités que nous présente la maternité de Munich, nous pouvons citer la salle de désinfection, dans laquelle l'air est fortement chauffé à l'aide d'un poêle particulier. Lorsqu'on en fait usage, on y place les objets à désinfecter, on ferme hermétiquement la porte; mais, pour qu'on puisse surveiller l'intérieur, une fenêtre est enchâssée dans la porte, et un thermomètre permet de constater l'élévation de la température et de la régler de manière à ne pas détériorer les objets ou les ustensiles passés ainsi à l'étuve.

Le parquet des salles, comme celui de presque tous les établissements hospitaliers de l'Allemagne, est enduit d'une composition, dont l'huile fait la base, et dont la propriété est d'empêcher l'imbibition du bois, et de le préserver de l'humidité.

La maternité de Munich reçoit deux classes d'accouchées : 1° les malades payantes et celles qui veulent garder le secret ; 2° les malades pauvres, reçues gratuitement.

La division payante n'a aucun rapport avec la clinique obstétricale ; le médecin qui la dirige est nommé par le magistrat de la ville.

Le professeur d'accouchements, chargé de la direction de la clinique, est nommé par le gouvernement ; il en est de même de celui qui dirige l'École des sages-femmes.

L'établissement sert alternativement à l'éducation spéciale des étudiants et des sages-femmes : aux premiers, pendant huit mois, de décembre en juillet ; aux sages-femmes pendant quatre mois, d'août en novembre ; de telle façon que les étudiants ne séjournent pas dans l'établissement en même temps que les élèves sages-femmes [1].

La maison d'accouchements est la propriété de la ville de Munich, qui en dirige l'administration ; la direction immédiate est confiée au professeur de la clinique obstétricale.

L'administrateur (*Verwalter*) doit surveiller tous les services, et, au besoin, remplacer le magistrat. Un conseil surveille plus spécialement les dépenses et le service de l'économat ; il tient souvent ses séances dans l'établissement.

Dans beaucoup d'hôpitaux d'Allemagne, la cuisine est affermée, tantôt en payant au fermier chaque article, chaque mets en particulier, tantôt en payant par jour et par tête pour la nourriture des malades. C'est cette dernière méthode qui est employée à Munich. La cuisine de la maison d'accouchement est affermée à l'administrateur (*Verwalter*), moyennant 14 kreuzer (54 cent.) par jour et par tête. En 1855, il a reçu 3,868 florins, 54 kreuzer (8,356 francs). Sans expérience suffisante, nous ne saurions approuver ou blâmer cette manière de faire, qui nous paraît *a priori* préjudiciable au bien-être des malades.

_____

(1) Cette disposition se retrouve dans plusieurs maternités d'Allemagne, spécialement à Wurzburg.

Le professeur donne l'enseignement; il est aidé par le répétiteur de l'École des sages-femmes et par les sages-femmes de la maison. Chaque élève sage-femme doit au moins avoir fait vingt-quatre accouchements, avoir examiné et soigné un plus grand nombre de femmes enceintes, ordinairement plus de quarante.

Trois sages-femmes demeurent dans l'établissement, et reçoivent des honoraires : une sage-femme en chef et deux aides-sages-femmes.

La sage-femme en chef, outre ses fonctions médicales, est chargée de la surveillance de tout ce qui concerne le service : ordre, propreté, linge, etc. Elle est aidée par ses aides-sages-femmes, une infirmière (*Aushülfs-Hebamme*), et des élèves externes (*Hospitantinnen*) de l'École des sages-femmes, en nombre indéterminé, et faisant gratuitement le service.

La sage-femme en chef reçoit 12 florins (25 fr. 90) par mois; chaque aide-sage-femme, 6 florins (12 fr. 95); et l'infirmière, 5 florins (10 fr. 80), plus 25 kreuzer (0 fr. 90) par jour pour sa nourriture, une portion de bière, le logement, le chauffage et l'éclairage.

Les élèves externes sont logées leurs jours de garde. Si elles le méritent par leur conduite, leur zèle et leur instruction, le magistrat peut les nommer sages-femmes dans les arrondissements qui en sont dépourvus. Par cet arrangement, dit M. Anselme Martin, ancien directeur de la Maternité, l'établissement a gratuitement des aides, et la ville de Munich, des sages-femmes expérimentées.

J'ai cru utile de citer, à titre de pièce justificative, les chapitres les plus importants du règlement de la maternité de Munich ; il peut servir, comme spécimen, à se rendre compte des détails de l'organisation des maternités allemandes.

MATERNITÉ DE MUNICH

La maternité est sous la direction immédiate du professeur de clinique obstétricale de l'École des sages-femmes, délégué et représentant de l'administration municipale, à laquelle appartient l'établissement.

Deux médecins en chef s'occupent de l'enseignement et des soins à donner aux malades; l'un de ces médecins est le directeur de la maternité.

Deux médecins assistants sont les aides et les suppléants des médecins en chef; ils reçoivent des appointements, et sont logés dans l'établissement.

Une maîtresse sage-femme, ou sage-femme en chef, a la surintendance des subalternes.

Un employé (*Verwalter*) s'occupe des détails matériels et financiers.

DIRECTEUR [1]. — Le directeur de la maison d'accouchement doit surveiller l'accomplissement des ordres de l'autorité supérieure, et diriger l'établissement. Il est responsable devant le gouvernement de la haute Bavière; et, pour ce qui regarde plus spécialement les ordres entraînant une dépense de fonds, il est responsable devant le magistrat. Comme il n'est chargé ni de l'administration, ni du détail des dépenses, ni d'affaires administratives, le budget et la direction matérielle sont sous la surveillance du magistrat.

Il reçoit comme président de l'École des sages-femmes 700 florins; mais il ne reçoit rien comme directeur de l'établissement d'accouchement, cette seconde fonction étant une conséquence de la première.

INSTRUCTIONS POUR LE DIRECTEUR

1. Il a la direction supérieure, veille à l'exécution des ordres du gouvernement, du magistrat ou du comité de surveillance et de ses propres ordres.

2. Il doit se tenir au courant de tout ce qui se passe dans l'établissement, où rien ne doit être changé à son insu.

3. Il est responsable devant le gouvernement (ministère de l'intérieur) de la direction générale, et devant le magistrat des dépenses faites par ses ordres personnels.

4. Tout le personnel de la maison lui est subordonné.

5. L'économe doit se conformer aux ordres du directeur; s'il les croit incompatibles avec les règlements ou préjudiciables à l'établissement, il s'adresse au magistrat pour en recevoir les instructions nécessaires.

Droits et devoirs spéciaux. — I. *Admission et renvoi des malades.*

6. Il a seul le droit d'ordonner l'admission des femmes enceintes ou accouchées. Il a le devoir de surveiller leur sortie.

____

(1) *Gebär-und Findelhaus in München, ihre Geschichte und Erfahrungen,* von D. A. Martin.

7. La réception se fait aux conditions suivantes :

A. *Femmes enceintes.* Les Bavaroises, pourvues d'un certificat de pauvreté peuvent être reçues gratuitement trois ou quatre semaines avant le terme de leur grossesse.

Les femmes payantes sont admises à toutes les époques de leur grossesse et ne sont pas soumises aux examens des élèves de la clinique. Elles payent 24 kreuzer (86 cent.) par jour pour la nourriture et le logement; celles qui veulent une chambre particulière paient de 36 kreuzer à 1 florin (1 fr. 30 à 2 fr. 16).

B. *Femmes en couches.* Les femmes sur le point d'accoucher, Bavaroises ou étrangères, sont reçues avec ou sans argent; on se réserve de les faire payer plus tard s'il y a lieu.

8. Le directeur est autorisé à prendre d'une femme riche, qui veut être admise, un payement supérieur à la taxe ordinaire, pour augmenter le fonds de l'établissement.

La direction prévient la police ou le magistrat de chaque admission en remettant un imprimé dont les formules ont été remplies. Quand il s'agit d'une femme payante, on se contente d'envoyer le numéro de son lit. Lorsque le secret paraît nécessaire, on peut, même à la police, annoncer l'admission d'une autre façon qu'à la manière ordinaire; mais on ne peut se dispenser tout à fait de faire connaître qu'une admission nouvelle a eu lieu.

10. Pour chaque femme admise, on dresse une feuille d'observations sur laquelle l'assistant, sous la responsabilité de son chef, inscrit les remarques utiles. Ces remarques sont transcrites sur un registre dont le directeur doit surveiller la bonne tenue.

Cette feuille d'observation, qu'il peut être nécessaire dans quelques circonstances de présenter au tribunal, doit être signée de l'assistant et du médecin en chef. Le directeur surveille l'exécution de cette formalité.

11. S'il n'y a pas de motif contraire, l'accouchée est renvoyée le neuvième jour ainsi que son enfant.

12. Si l'accouchée est malade, on la garde tant que son état ne permet pas de la transporter à l'hôpital; mais la maladie de son enfant n'oblige pas à garder la mère.

13. La femme accouchée reçoit à sa sortie un certificat signé par le directeur et contenant son nom, son état, son âge, son domicile, le jour de l'entrée et de la sortie, la date de la naissance et l'état de santé de l'enfant.

14. Les cadavres des femmes et des enfants morts dans l'établissement sont livrés aux dissections, à moins que les frais de séjour et d'enterrement n'aient été payés. Le directeur ne doit pas les laisser dans la maison au delà de douze heures après la mort : s'ils ne sont pas livrés aux dissections, on les transporte au cimetière.

Personne n'a le droit de prolonger le séjour des cadavres et d'en faire l'autopsie, sans la permission du directeur. En donnant cette permission, le directeur doit faire observer toutes les lois de la salubrité, Si l'autorité supérieure ordonne l'autopsie dans l'établissement, le directeur et tout le personnel doivent faire leur possible pour satisfaire à toutes les exigences.

15. Chaque décès doit être annoncé à la police et au tribunal de la ville, auquel on livre tout ce que la défunte a laissé de valeur.

16. Si le cadavre doit être livré aux dissections anatomiques, il doit être auparavant examiné par l'assistant, puis par le directeur. Cet examen doit être mentionné dans le certificat de décès et confirmé par la signature de l'assistant et du directeur. Le médecin qui a soigné la malade doit y ajouter la cause de la mort et apposer également sa signature.

Les cadavres qui doivent être transportés au cimetière sont examinés suivant les prescriptions générales.

17. L'autopsie faite dans l'établissement ne peut avoir lieu qu'en présence du médecin en chef ou de l'assistant, et seulement dans la salle d'autopsie. Le directeur est responsable de l'observation des règles de salubrité.

II. *Soins des femmes reçues dans l'établissement.*

18. *A.* Le directeur doit veiller à ce que chaque femme enceinte soit examinée de temps en temps, qu'elle soit toujours surveillée, qu'elle *ne lise pas de livres immoraux, ne possède pas de gravures obscènes;* qu'elle ne se livre pas au jeu pour de l'argent; qu'elle fasse consciencieusement ses dévotions, etc.

Les femmes enceintes doivent passer la journée dans la salle spécialement affectée à cet usage et ne pas entrer dans les chambres à coucher avant le soir.

. Celles qui sont reçues gratuitement doivent, à certaines heures, se rendre utiles à l'établissement par des travaux légers, tels que filage, tricotage. Si une femme enceinte devient malade ou si le moment de son accouchement arrive, on en prévient le directeur ou l'assistant; chacune de ses voisines doit, sous peine d'être sévèrement punie, avertir immédiatement.

B. Le directeur doit veiller à ce qu'une sage-femme assiste chaque accouchée; à ce que, chez les payantes, il n'y ait que les employées nécessaires; à ce que, chez les non payantes, il n'y ait que les médecins et les sages-femmes de la maison, les élèves sages-femmes pratiquantes ou les étudiants inscrits comme pratiquants ou auscultants.

Les médecins étrangers ne peuvent entrer à la maternité que s'ils sont introduits par un des médecins en chef.

Après l'accouchement, la femme doit avoir auprès d'elle une sage-femme au moins pendant trois heures. On la transporte de la chambre de travail où elle est accouchée dans la salle qui lui est destinée. Immédiatement après ce transfert, on nettoie la chambre de travail, on enlève le délivre, le linge sali. Le délivre ne doit pas être jeté dans les lieux d'aisance, il doit être transporté loin de l'établissement.

C. Il faut veiller attentivement les femmes accouchées, et, comme le budget ne permet pas d'avoir une infirmière pour chaque chambre, il faut du moins engager une des plus anciennes femmes accouchées habi_ tant la même salle, ou une femme enceinte, à exercer une surveillance attentive pendant les courtes absences de la sage-femme, qu'elle appellera, si besoin est, en sonnant.

Les aliments, même le sucre, ne peuvent être donnés sans la prescription ou la permission du médecin.

Les femmes accouchées ne doivent pas quitter le lit sans la permission du médecin; elles ne doivent pas mettre leurs enfants dans leur lit à côté d'elles, car elles pourraient les étouffer en dormant.

Les six premiers jours, on doit donner le bassin (*Leibschüsseln*) aux femmes qui en ont besoin ; on peut, après cette époque, leur permettre l'usage de la chaise percée (*Leibsthul*). Il faut donc veiller à ce que la cuvette du *Leibstuhl* soit toujours remplie d'eau pure, afin d'éviter les odeurs.

Les femmes affectées de maladies contagieuses, de syphilis. etc., doivent être isolées.

III. *Salubrité, ordre, discipline.*

21. Le directeur a seul le droit de désigner les salles affectées aux femmes enceintes et accouchées, aux enfants, aux serviteurs, etc.

24. Il a seul le droit de prononcer la sortie des femmes enceintes et accouchées, et de permettre aux étrangers de leur faire des visites.

26. Les femmes enceintes peuvent recevoir des visites une ou deux fois par semaine, et pendant deux heures, l'après-midi. Cette visite, en cas d'urgence et d'absence du directeur, peut être autorisée par l'assistant ; mais elle doit toujours avoir lieu dans le local affecté à cet usage.

27. Les agents de l'autorité ne sont reçus que sur un ordre écrit présenté au directeur.

IV. *Personnel des accouchements.*

30. Le professeur de la clinique obstétricale de l'Université soigne. comme médecin en chef, les femmes reçues gratuitement depuis le 1er décembre jusqu'au 31 juillet.

31. Le directeur de la maternité soigne, comme médecin en chef, les accouchées payantes et les non payantes qui ne font pas partie de la clinique. Il soigne toutes les femmes de l'établissement comme professeur de l'école des sages-femmes depuis le 1er août jusqu'au 31 novembre.

32. Si le professeur de clinique obstétricale est empêché, il en prévient le directeur, qui le remplace dans le traitement des maladies, les opérations, etc. Si le directeur ne peut pas se charger du remplacement, il doit choisir un suppléant et annoncer ce choix au gouvernement de la haute Bavière, ainsi qu'au magistrat de la ville de Munich.

33. Il n'est permis à aucun des deux médecins en chef de se faire rem-

placer par un médecin étranger ou par l'assistant, si le deuxième médecin en chef est disponible.

34. Le directeur doit veiller à ce que le médecin en chef visite chaque accouchée autant de fois que son état l'exige, et au moins une fois par jour; il contrôle et signe les feuilles de prescription, de sortie ou de décès.

35. Le directeur n'a pas droit de manifester son opinion sur la valeur scientifique des prescriptions du médecin en chef, à moins que celui-ci ne demande son avis. Cependant le directeur doit veiller à ce que le médecin en chef ne dépasse pas la quotité réglementaire des aliments, et à ce qu'il ne prescrive pas sans nécessité des médicaments d'un prix élevé, qui pourraient être remplacés par des médicaments moins chers.

38. Si le médecin en chef désire l'avis d'un confrère, il doit avant tout s'adresser au professeur de la clinique obstétricale ou au directeur. Il n'est permis à aucun médecin en chef de recourir à l'assistance d'un médecin étranger à l'exclusion des médecins de l'établissement.

Si une femme enceinte ou accouchée, ou si ses parents désirent avoir l'avis d'un médecin étranger, on peut le permettre; mais il faut en prévenir le directeur, et les honoraires de la consultation ne sont pas aux frais de la maternité.

39. Toutes les maladies, accouchements anormaux, opérations, etc., doivent être chaque jour annoncés au directeur.

Rapports avec les assistants.

40. Le directeur surveille le service des assistants.

41. Si une place d'assistant devient vacante, le directeur l'annonce par affiches à l'Université, à l'hôpital et à la maison d'accouchements.

Les demandes de cette place, remises au directeur, sont renvoyées avec les documents nécessaires au professeur de la clinique obstétricale de la Faculté, pour qu'il fasse la proposition d'un candidat. La proposition et les pièces annexées sont remises au directeur, qui y joint son avis, et toutes les pièces des candidats avec la proposition du professeur et du directeur sont remises au magistrat, qui prononce. Toutes choses égales, on préfère un citoyen à un étranger.

42. Quand le magistrat a décidé entre les candidats, le directeur annonce la nomination au sénat de l'Université et au gouvernement de la haute Bavière, donne l'accolade (*Handschlag*) au nouveau nommé en présence du personnel médical de l'établissement, et envoie au magistrat le protocole de la réception.

43. Le médecin en chef a le contrôle de l'assistant : quant à l'exécution de ses prescriptions médicales, le directeur contrôle la tenue des registres, des feuilles d'observation, etc.

44. Le médecin en chef de la clinique universitaire ne peut modifier le service de l'assistant sans l'assentiment du directeur. Il ne peut le renvoyer sans en prévenir d'avance le directeur.

45. Si un assistant ne se conforme pas à ces instructions, le directeur a le droit et le devoir de le renvoyer immédiatement; mais il doit annoncer ce renvoi au professeur de l'Université.

46. Si l'assistant se distingue par son zèle et ses connaissances, le directeur adresse un rapport au gouvernement, pour qu'il en soit tenu compte quand l'assistant fera la demande d'une nomination.

Rapports avec les sages-femmes.

47. Le directeur propose au magistrat la nomination ou le renvoi de la sage-femme; le magistrat prononce.

48. Si la sage-femme commet une faute, le directeur doit la punir; si elle récidive, il doit proposer son renvoi.

Si elle veut quitter l'établissement après s'être distinguée par son zèle, le directeur doit la recommander au magistrat, pour qu'il en tienne compte, quand il y aura une place vacante dans un arrondissement. .

PHARMACIE

49. Les médicaments ne doivent être pris que dans la pharmacie désignée par le magistrat.

50. Pour les cas urgents il y a une pharmacie dans la maison. Elle contient les seize médicaments indiqués dans le tableau suivant :

1. Tinctura cinnamom.	9. Gg. Arabicum.
2. Tinctura op. simpl.	10. Arc. dupl.
3. Spir. cornu servi.	11. Elect. senn.
4. Liq. anod. min. Hofm.	12. Sem. Lini.
5. Liq. amon. caust.	13. Flor. chammon.
6. Napth. acet.	14. Flor. verbase.
7. Ol. Ricini.	15. Rad. alth.
8. Ol. amygd. dulc.	16. Sacch. alb.

51, 52. Le directeur doit surveiller cette petite pharmacie. Personne ne peut y prendre de médicaments, excepté les assistants, et au besoin la sage-femme en chef.

Rapport avec les cliniques.

54. Les femmes non payantes sont placées dans les cliniques.

56. Les femmes malades doivent, si leur état le permet, être isolées des autres et être transportées dans les chambres des malades.

57. Si le médecin en chef y fait opposition, le directeur doit s'adresser au magistrat, et au besoin au gouvernement de la haute Bavière.

58. Il en est de même s'il s'agit de transporter une accouchée malade dans l'hôpital général. S'il y a nécessité de ce transfert, le médecin en chef prévient le directeur de l'établissement, et celui-ci s'adresse au directeur de l'hôpital général.

59. Si l'état de la malade n'exige pas qu'on transporte avec elle son enfant à l'hôpital, l'enfant reste dans l'établissement, jusqu'à ce qu'il soit recueilli par les parents ou le magistrat.

60. Le professeur de la clinique obstétricale de l'Université doit annoncer au directeur de la maternité, au commencement de chaque session, l'heure à laquelle il se propose de faire sa clinique, afin qu'on puisse prendre les dispositions nécessaires.

61. Si la clinique a lieu après neuf heures, l'assistant de la clinique doit faire d'avance les prescriptions alimentaires. (Voir au chapitre *Enseignement* ce qui concerne les élèves pratiquants logés dans la maternité.)

Rapports avec l'économe.

63. L'administration de l'établissement et la direction des dépenses n'appartiennent pas au directeur, mais au magistrat et aux conseillers nommés à cet effet. Cependant le directeur doit, autant que possible, les aider dans l'accomplissement de cette fonction.

66. Le directeur doit examiner et goûter de temps en temps les aliments et les boissons, non seulement à la cuisine, mais surtout dans les salles, etc., etc. (Ordonnance du 24 janvier 1854.)

MÉDECINS EN CHEF. — Les médecins en chef n'ont pas (comme tels) d'instructions spéciales de l'autorité municipale, car ils n'ont à s'occuper que de ce qui concerne les soins à donner aux femmes reçues dans l'établissement et de l'enseignement des élèves qui suivent la clinique. Il existe deux médecins en chef : l'un chargé du cours de clinique et de l'éducation des élèves sages-femmes ; l'autre, professeur d'accouchement de l'Université, est chargé du cours clinique à faire aux étudiants en médecine. Ordinairement, le professeur de l'école des sages-femmes est en même temps directeur de la maternité. Du reste, les deux cours cliniques ne sont pas simultanés ; les élèves en médecine fréquentent l'établissement, du 1er décembre au 31 juillet ; les élèves sages-femmes, du 1er août au 31 novembre.

INSTRUCTIONS POUR LES ASSISTANTS (ANALYSE)

A. *Dispositions générales.*

1. Ils doivent aider le directeur et les médecins en chef et les remplacer au besoin.

2. Ils doivent donc s'efforcer de conserver et de développer les connaissances scientifiques qu'ils ont déjà acquises.

3. La durée de leurs fonctions est limitée à deux ou trois années, afin que d'autres puissent profiter de la somme d'instruction qu'offre la maternité.

Ils peuvent être renvoyés avant le terme régulier de leurs fonctions, soit immédiatement, soit après le délai d'un mois pour cause de négligence, d'immoralité ou d'inconduite.

4. Les assistants doivent :

1° Avoir passé l'examen de théorie à l'Université avant d'entrer en fonction;

2° Ils ne doivent, pendant la durée de leurs années de service et sous peine de renvoi, avoir une occupation en dehors de l'établissement, en ville, à l'Université ou dans toute autre institution : il n'y a d'exception que pour les fonctions de répétiteur de l'École des sages-femmes.

5. Les assistants reçoivent, pour leur service dans la maternité, les appointements fixés par le magistrat. Le sénat de l'Université fixe également la quotité de l'indemnité donnée à l'assistant qui est chargé de la clinique obstétricale de l'Université.

B. *Position des assistants.*

6. Chaque médecin en chef de la maternité a son assistant; le médecin en chef fait la proposition de nomination, qui est approuvée par le directeur de l'établissement et sanctionnée définitivement par le magistrat qui fait la nomination.

7. Avant son entrée en fonctions, il prête serment (*Hand-Gelübde*) en présence du personnel subalterne de l'établissement.

8. L'assistant est subordonné au magistrat, au directeur, aux médecins en chef, surtout à celui duquel il relève directement. D'autre part, les sages-femmes et les infirmières lui sont subordonnées.

C. *Prescriptions particulières.* — I. *Concernant l'art.*

9. Il assiste à toutes les visites de son chef de service, fait le relevé des prescriptions, *prend avec soin l'observation de tous les malades,* et, après les avoir fait signer par son médecin en chef, il les remet au directeur qui les conserve dans les archives de l'établissement.

10. Il exécute les ordres de son chef de service, fait dans sa division les opérations de petite chirurgie, remplace son chef absent, et, si un cas urgent se présente, il appelle le médecin en chef chargé de l'autre division.

11. Il doit compte journellement au directeur de toutes les opérations et des cas rares ou graves.

12. En cas de maladie, il est remplacé par son collègue.

14. Il fait la visite des malades le matin et le soir; il répète cette visite auprès des plus malades autant de fois que cela est nécessaire.

16. Il punit les fautes commises par les agents subalternes et les signale au besoin au directeur.

17. Pour mieux surveiller les sages-femmes et les infirmières, il fait des visites à l'improviste, écoute les plaintes des malades et prend les informations nécessaires pour s'assurer de leur justesse.

18, 19. Il surveille le service de la pharmacie et de la cuisine, et dans les cas d'irrégularité dans les distributions, adresse son rapport au directeur. La sage-femme en chef est chargée concurremment de la surveillance des aliments.

20. L'assistant a seul le droit de garder la clef de la pharmacie, de préparer les médicaments ; c'est lui qui les distribue aux sages-femmes, qui les donnent à leur tour aux malades.

21. Le tableau des prescriptions alimentaires, écrit et signé de sa main, doit être remis avant 10 heures du matin ; ces bulletins, recueillis par l'administrateur, présentés au directeur, sont remis au magistrat municipal.

23. Comme il existe une nomenclature réglementaire des aliments, sauf le cas d'urgence, il faut autant que possible s'abstenir de prescriptions qui exigent un supplément de dépenses.

24. L'assistant de la clinique obstétricale de l'Université est chargé en outre de guider les élèves pratiquants, d'après les prescriptions des professeurs.

25. A la fin de chaque mois, il fait la statistique de tous les cas d'après le formulaire qui lui a été remis, enregistre les faits remarquables dans les accouchements, les maladies, et les autopsies et remet au directeur cette statistique signée d'abord par le médecin en chef.

26. Des pièces anatomiques remarquables recueillies sur le vivant ou dans les autopsies doivent être remises, préparées par lui, au directeur, qui les conserve dans le musée de la maternité.

II. *Concernant l'ordre et l'administration.*

27. Il doit aider le directeur et exécuter ses ordres; s'il se croit lésé en quelque chose, ses observations motivées, faites dans le cabinet du directeur avec calme et dignité, seront certainement toujours bien accueillies.

28. Les assistants sont chargés des certificats et des rapports; le plus ancien, ayant le plus d'expérience, se charge des choses les plus importantes et les plus difficiles, telles que les rapports financiers au magistrat et les relations avec la police.

30. L'assistant surveille dans sa division tout ce qui a rapport à la salubrité : ventilation, chauffage, propreté, urinoirs, bassins, vases pour aliments et boissons. En cas de besoin, il fait un rapport au directeur.

31. La réception provisoire des femmes enceintes, devenue définitive par l'approbation du directeur, se fait par la sage-femme en chef; en son absence par les autres sages-femmes. La sage-femme (et, dans les cas douteux, l'assistant) doit examiner la nouvelle arrivée et lui donner les soins nécessaires.

32. Les femmes qui avant leur neuvième mois de grossesse désirent être reçues dans la division gratuite reçoivent, après examen, un billet provisoire ; elles ne sont reçues immédiatement que dans les cas exceptionnels.

33. Si elles se présentent dans la nuit, on peut les recevoir pour la nuit; mais on les renvoie le lendemain matin ou on fait un rapport au directeur, toutes fois qu'il y a des objections contre l'admission.

35. L'admission étant faite conformément au règlement, l'assistant l'enregistre et prépare pour la nouvelle arrivée une feuille de prescriptions et une feuille d'observations.

36. La sortie d'une femme ou d'un enfant est ordonnée par le médecin en chef ou par le directeur, jamais par l'assistant.

39. Il ne doit laisser transférer aucune malade à l'hôpital sans la permission de son chef ou du directeur.

40. Il doit, autant que possible, rester jour et nuit dans l'établissement: il ne peut en sortir la nuit sans en prévenir le directeur, et dans la journée il ne doit pas le faire sans être remplacé par son collègue. La nuit, d'après les règlements de la police, ne commence qu'à dix heures du soir.

42. On espère que les assistants se conformeront aux règlements, garderont le secret des femmes de la division secrète et feront honneur à l'établissement. (Règlement du 13 septembre 1856.)

INSTRUCTIONS POUR LA SAGE-FEMME EN CHEF

1. Elle est nommée par le magistrat sur la proposition du directeur.

Elle peut quitter l'établissement en prévenant un mois d'avance le directeur; mais elle peut être renvoyée immédiatement, si elle a manqué gravement à ses devoirs.

5. Elle est chargée de l'admission et de la sortie des femmes enceintes, des accouchées et des enfants, de la propreté, de l'ordre et de la police de l'établissement.

Admission des malades.

7. Chaque femme arrivant à la maternité, et demandant son admission, est présentée à la sage-femme en chef, et, en son absence, à la sage-femme de service. Elle l'examine, et en cas de doute, consulte l'assistant de la division. Il en est de même si la femme a besoin de soins médicaux.

8. Si la femme est au neuvième mois de sa grossesse, sur le point d'accoucher, ou accouchée, la sage-femme en chef lui donne une chambre, un lit, les soins nécessaires et même des vêtements, s'il y a lieu.

9. Elle enregistre l'admission en remplissant les rubriques imprimées, y ajoute les papiers apportés par la femme, tels que cartes de séjour, certificats, etc.

10. Les effets dont la femme n'a pas besoin pendant son séjour dans la maison sont mis en dépôt sous la surveillance de la sage-femme en chef.

11. Elle doit refuser l'admission des femmes qui demandent à être reçues gratuitement avant le neuvième mois de leur grossesse; mais, si elles le désirent, elle leur donne, après examen préalable, un certificat de la police d'après les formules imprimées.

12. Si la femme paye un mois d'avance, elle peut être reçue, quelle que

soit l'époque de la grossesse. La sage-femme en reçoit l'argent et l'enregistre.

13. La sage-femme en chef doit s'abstenir d'interroger les femmes
payantes sur leur nom, leur domicile et leur état social. En cas de besoin,
elle s'adresse au directeur.

15. Elle annonce verbalement chaque jour au directeur les admissions
faites par elle, lui présente les femmes reçues, et rend compte de ce qui
a été fait à cet égard.

16. Si le directeur approuve l'admission, elle l'annonce à l'assistant,
qui inscrit la malade sur son registre.

17. Elle veille à ce que les malades, à leur sortie, aient reçu tous leurs
effets, qu'elles n'emportent rien appartenant à la maison ; à ce que les
accouchées et leurs enfants soient suffisamment vêtus, sans dommage
pour leur santé. Si les femmes sont pauvres et ont besoin d'être secourues, elle prévient la fondation *Berger*. Elle prévient les femmes soignées
gratuitement de se présenter à temps à la direction de la police, pour y
chercher leurs documents et certificats. Elle surveille, et, à leur sortie,
remet au serviteur de la maison (*Haus-Diener*) les femmes qui doivent
être livrées à la police ou au tribunal.

Elle remet aux femmes payantes leurs quittances et certificats, et
veille à ce qu'elles puissent sortir sans être vues ni importunées.

19. En cas de décès d'un enfant ou d'une adulte, elle exécute les prescriptions des règlements, veille à ce que le cadavre soit convenablement
transporté dans la chambre des morts, à ce que le lit soit enlevé et
nettoyé.

Traitement et soins.

20. *Elle remplit à l'égard des malades le rôle d'une mère ; elle doit
veiller à tous leurs besoins, et ne pourra jamais alléguer qu'elle n'a ni
su ni entendu telle ou telle chose, car elle doit tout voir.*

21. Elle doit assister aux visites du médecin en chef et des assistants,
exécuter immédiatement leurs prescriptions.

Toutes les sages-femmes lui étant subordonnées, elle est responsable
de leurs actions et de leur conduite ; elle peut, en cas de faute, les remplacer provisoirement, en attendant le décision du directeur.

Elle surveille les bains, la toilette et l'habillement des enfants, la propreté et l'habillement des accouchées, leurs lits, leurs chambres, la distribution des médicaments et aliments, l'administration des lavements,
qu'elle donne au besoin elle-même, mais qu'elle ne peut jamais faire
donner par des femmes reçues comme malades dans la maison.

23 à 27. Elle surveille le mobilier, le linge, l'éclairage, etc.

Salubrité, ordre, discipline.

28. Elle doit se conformer aux ordres des médecins, et surtout du
directeur. Elle ne peut, sans l'autorisation de ce dernier, quitter l'établissement, et, si elle demande un congé de quelques jours, elle doit tou-

jours désigner celle qui pourrait la remplacer. En cas de maladie, la sage-femme la plus ancienne la remplace. Si la maladie se prolonge, le directeur peut nommer une autre remplaçante.

Elle doit être très discrète sur tout ce qui se passe dans l'établissement. *Si même la justice demande des renseignements sur des accouchements, elle ne doit les donner qu'après la permission du directeur.*

Elle ne doit recevoir aucune gratification des accouchées, des pratiquantes, des nourrices, ni de qui que ce soit, sous peine de renvoi.

Elle dirige les élèves pratiquantes de la clinique.

29. En cas d'incendie, elle doit sauver d'abord les femmes et les enfants, sans s'inquiéter de ses effets personnels, pour la perte desquels elle serait indemnisée.

30. On espère qu'elle se conformera à ces prescriptions. (Règlement du 23 septembre 1856.)

INSTRUCTIONS POUR LES SAGES-FEMMES EN SECOND

1. La sage-femme en second est nommée par le magistrat, sur la proposition du directeur de la maternité.

2. Elle peut donner sa démission en prévenant le directeur un mois d'avance. Elle peut être renvoyée immédiatement pour faute grave.

3. Elle peut, si son service a été satisfaisant, être envoyée par le magistrat comme sage-femme d'un arrondissement.

5, 6, 7, 8. Elle aide la sage-femme en chef dans tous les accouchements, dans le service des malades, la surveillance de la maison.

9. Aussitôt que la cloche indique la distribution des aliments, les deux aides-sages-femmes doivent, le matin, à midi et le soir, venir dans les salles, assister aux repas des malades, veiller à leur bonne qualité, à la température des mets, et empêcher que les malades n'échangent entre elles leurs portions.

10, 11, 12, 13, 14. Elles surveillent la propreté des femmes et des enfants, le linge, la ventilation, le chauffage, vident les bassins, les urinoirs, crachoirs, etc. Elles peuvent se faire aider par les infirmières et les élèves de l'école des sages-femmes.

Une des deux sages-femmes est de garde chaque jour; le service de garde commence après le nettoyage des salles et la toilette des malades. Celle qui n'est pas de garde doit rester jusqu'à ce que sa compagne se soit apprêtée pour le service; mais ces préparatifs ne doivent pas dépasser la durée d'une demi-heure.

Celle qui est de garde doit rester jour et nuit dans les salles des accouchées, même quand il n'y aurait rien à faire.

Elle indique par un coup de cloche qu'elle a besoin d'aide, et par deux coups l'arrivée du médecin en chef.

Le service des femmes payantes est divisé entre les deux sages-femmes en second; mais celle qui a été chargée d'une accouchée de cette classe lui reste attachée jusqu'à sa sortie, sauf décision contraire du directeur.

En cas d'absence de la sage-femme en chef, elle la remplace pour les admissions, qu'elle doit lui faire connaître aussitôt que possible.

Elles veillent à ce que personne ne fasse de visite aux accouchées sans la permission du directeur, à ce que ces visites ne se prolongent pas trop, à ce qu'on n'apporte aucun aliment du dehors. Une personne de service de la maison doit toujours être présente à ces visites.

Elles assistent au baptême des enfants et aident l'ecclésiastique.

16. Elles ne doivent pas sortir de la maison sans la permission du directeur; une seule alternativement a la permission de sortir les dimanches et fêtes, de une à cinq heures.

20. Les pratiquantes de la clinique sont dirigées par les sages-femmes en second.

Elles doivent garder le secret sur tout ce qui se passe dans l'établissement, et, *même au tribunal, elles ne doivent donner de renseignements sans la permission du directeur.*

25. En cas d'incendie, elles doivent d'abord sauver les femmes accouchées et les enfants.

26. Elles comprendront l'importance de leur service, et du règlement qui en fixe la nature, et *seront récompensées dans le paradis de l'accomplissement de leur devoir.* (Règlement du 23 septembre 1845.)

INSTRUCTIONS POUR LES INFIRMIÈRES

Les infirmières (*Wärterinnen*) doivent aider les sages-femmes, et les remplacer lorsque le service ne dépasse pas le degré de leurs connaissances.

Leurs fonctions étant pour elles une école préparatoire de l'art d'accoucher, on doit prendre, autant que possible les infirmières parmi les élèves sages-femmes externes (*Hospitantinnen*).

3. Le directeur en prend un nombre variable, suivant les besoins de la maison. Elles doivent trouver surtout la récompense de leurs services dans leur admission dans la maternité, et dans l'occasion qui leur est offerte de se perfectionner dans l'art d'accoucher.

7. Leurs fonctions consistent à soigner les femmes accouchées et les enfants, surtout en cas de maladie, à aider les sages-femmes pendant l'accouchement, à nettoyer les salles et les ustensiles, à contribuer à maintenir l'ordre.

8. Elles montent la garde alternativement, comme les sages-femmes en second. Celle qui est de garde aide surtout la sage-femme de service dans les salles; les autres s'occupent suivant les besoins et d'après les ordres de la sage-femme en chef. Elles doivent nettoyer et déshabiller les accouchées et leurs enfants, faire les lits et les chambres, vider et nettoyer les bassins, etc.

Elles se partagent la surveillance des accouchées; chacune d'elles doit rester jour et nuit dans la salle qu'on lui a désignée, et y faire ce qu'on lui ordonne. Elle doit être très consciencieuse; car *elle en sera récompen-*

sée dans le paradis. « Ce que tu veux qu'on te fasse, fais-le à ceux qui souffrent » est le principe d'une infirmière.

Si elle a besoin d'aide, elle doit sonner; mais elle ne doit pas, sous peine d'être punie, quitter la salle pour appeler.

Si la cloche de la concierge annonce l'arrivée d'une personne du dehors, l'infirmière chargée de ce service doit aller immédiatement au-devant de cette personne, la reconduire, à sa sortie, jusqu'à la porte, en la surveillant. Ce n'est que dans le cas d'empêchement forcé que l'infirmière, ayant suivi la personne étrangère, pourra la remettre à une autre infirmière qui la remplacera. Toutes deux, dans ce cas, sont responsables de la personne admise dans l'établissement.

9. Elles ne peuvent sortir de la maison sans la permission de la sage-femme en chef. Ces permissions se donnent, en général, seulement, le jour où elles ne sont pas de service.

10. Elles ne doivent, sous peine de renvoi, accepter aucune gratification des femmes reçues dans la maison. (Règlement du 23 septembre 1856.)

PRUSSE

BERLIN

Berlin renferme deux maternités : celle de l'hôpital de la Charité et la clinique de l'Université.

La clinique de l'Université est installée dans une ancienne habitation particulière, qui sert de maternité et dans laquelle habitent le médecin en chef et son assistant. Elle ne reçoit qu'un petit nombre de femmes en couches ; mais elle est remarquable par l'organisation du service d'accouchement à domicile qui en dépend, service destiné à la fois à l'enseignement de l'obstétrique et à la bienfaisance, et dont je donnerai une idée plus complète, en donnant plus loin, au chapitre de l'enseignement, un extrait du règlement qui préside à son organisation.

La maternité de l'hôpital de la Charité, isolée du reste de l'établissement, est installée dans l'ancien lazaret des varioleux ; elle peut recevoir quatre-vingts femmes enceintes. Le sous-sol, voûté, et d'une hauteur de 4 mètres, renferme les chambres destinées aux femmes enceintes et aux élèves sages-femmes. Le rez-de-chaussée et le premier étage, d'une hauteur de 5 mètres environ, sont destinés aux accouchées. Un corridor règne sur toute la longueur du bâtiment, ses fenêtres sont doubles, et il est chauffé par des fourneaux qui chauffent aussi les salles. Chaque salle renferme, en général, six lits.

Il m'est impossible de donner quelque renseignement sur la mortalité de la maternité, les comptes rendus ne donnent que le chiffre des accouchées, des entrées et des sorties ; et les femmes prises de fièvre perpuérale sont, comme les autres accouchées malades, transférées dans les services ordinaires de la Charité. Cependant, des renseignements puisés sur les lieux mêmes, me donnent lieu de croire que la fièvre puerpérale règne assez fréquemment dans cette maternité. Le transfert des malades paraît avoir lieu, moins pour éviter la contagion, que comme mesure générale d'organisation administrative.

Les femmes enceintes sont reçues au sixième mois de leur grossesse, quelle que puisse être leur condition de fortune ; mais chaque malade doit payer, et si elle ne peut le faire elle-même, sa commune ou ses parents doivent payer pour elle.

Des sages-femmes sont, d'une manière permanente, attachées à l'établissement ; mais le cours est fait, l'été, aux étudiants, par le professeur Sihveller ; et, l'hiver, aux élèves sages-femmes, par le professeur Nagel. Aucune institution d'assistance à domicile ne dépend de cette maternité.

Le service de la maternité, outre les sages-femmes qui y sont attachées d'une manière permanente, est fait, comme celui de la Charité, par des élèves de l'institut Frédéric-Guillaume, ayant déjà quatre années d'études, attachés à l'hôpital comme internes, et ayant le titre de *Unter-Arzt*. Le temps qu'ils passent à la Charité leur compte pour l'année de service militaire que chacun doit faire en Prusse, où il n'existe, heureusement, ni conscription ni remplacement militaire.

Il y a, en Prusse, dix-huit maternités, en même temps écoles de sages-femmes, qui pour la plupart relèvent directement de l'État. Elles sont presque toutes organisées de la même manière, et régies d'après le règlement suivant, donné en 1844, pour la province de Westphalie, et dont je donne ici une analyse très abrégée [1], en réservant pour un chapitre spécial ce qui se rapporte à l'enseignement.

---

(1) Horn. *Das Preussische Medicinalwesen.* Berlin, 1863.

1. L'établissement de Paderborn est destiné à former des écoles de sages-femmes pour la province de Westphalie, à soigner les femmes enceintes ou accouchées.

2. Il est sous la direction suprème du gouverneur de la province.

3. Une commission, composée de conseillers médicaux (*Medicinalrath*) des gouvernements respectifs, subordonnée au président, dirige et surveille l'établissement.

4. Les fonctions de la commission sont : l'examen définitif des sages-femmes, l'examen des projets d'amélioration des établissements. La commission à laquelle se joint le directeur de la Maternité se réunit deux fois par an.

5. La direction immédiate de l'établissement est confiée à un directeur.

6. L'admission des élèves dépend des gouvernements respectifs; celle des femmes enceintes de la province dépend du directeur de la maternité.

7. Les élèves étrangères à la province ne sont admises qu'avec l'autorisation du gouverneur de la province ; les femmes enceintes étrangères à la province ne sont admises que dans le cas d'urgence.

8. Tous les ans on donne l'éducation spéciale à 60 élèves divisées en deux groupes. Chaque groupe dure quatre mois.

9. Les élèves sont entretenues par leurs communes; les femmes enceintes sont soignées aux frais de l'État, d'après l'état du budget de l'établissement.

Les instruments que les élèves reçoivent à leur sortie leur sont donnés aux frais des communes; les primes pour les élèves qui se sont le plus distinguées sont données sur les fonds de secours aux sages-femmes.

11. Le choix des élèves dépend des communes.

12. Le directeur peut renvoyer celles qui lui paraissent incapables.

13. Le chiffre de 60 élèves peut être dépassé suivant les circonstances et l'appréciation du directeur, qui se met en communication pour cela avec les gouvernements respectifs.

14. Avec l'autorisation des gouvernements respectifs, le directeur fait une tournée d'inspection pour examiner de nouveau les sages-femmes déjà établies.

15. Le directeur s'occupe de tout ce qui concerne l'ordre de la maison, l'enseignement, le traitement et le régime.

16. L'achat d'objets importants, les travaux de construction ne peuvent être faits qu'avec le consentement du président supérieur de la province. Des réparations urgentes ne dépassant pas une dépense de 15 thalers, et l'achat d'usensiles au-dessous de 3 thalers (11 fr. 25) peuvent être faits par le directeur, mais il doit en prévenir le président et lui en donner les comptes.

17. Au directeur sont subordonnés une sage-femme en chef, qui a le titre d'*inspectrice*, un *rendant* (employé de bureau) et un maître d'écriture.

18. La sage-femme en chef fait la fonction de répétiteur pour l'enseignement théorique, d'assistant pour l'enseignement pratique; elle est en même temps économe de l'établissement.

19. Le maître d'écriture donne l'enseignement élémentaire et complète l'instruction des élèves qui n'ont pas les connaissances suffisantes.

20. L'employé s'occupe des écritures de l'établissement des comptes, etc.

21. La direction de l'économat pour les élèves et les accouchées est confiée à la sage-femme en chef, assistée de la cuisinière et sous la surveillance du directeur.

Directeur.

Le directeur est nommé par le ministre, sur la proposition du président supérieur de la province, auquel il est subordonné; il est chargé des soins à donner aux femmes enceintes ou accouchées et à leurs enfants, de l'enseignement des sages-femmes, de l'administration de l'établissement; il doit autant que possible faire progresser la science obstétricale.

26. Il revoit les comptes de l'employé et les remet au président supérieur de la province.

27. Il lui remet également un rapport sur chaque cours (de quatre mois) fait aux sages-femmes, en y ajoutant un récit des faits cliniques les plus importants.

28. Il recueille les observations utiles à la science.

29. L'observation de chaque accouchée doit être prise et conservée aux archives.

31. Tous les quatre ans il fait un résumé de toutes les observations et l'envoie au président supérieur de la province.

Sage-femme en chef.

2. Elle doit exécuter les ordres du directeur et du professeur, pourvu qu'ils ne soient pas en contradiction avec ses instructions.

3. Elle doit se conduire comme une chrétienne respectable.

4. Elle doit assister au cours et aux répétitions du professeur, pour se perfectionner dans la science et en même temps pour voir quelle est l'élève qui aura besoin de son aide.

6. Elle doit assister à tous les accouchements et être présente pendant toute leur durée, surveiller la femme accouchée, et donner aux élèves chargées de la soigner les instructions nécessaires.

7. Elle veille à l'administration de tous les médicaments.

11. Elle doit demeurer dans l'établissement et ne doit pas sortir sans la permission du directeur.

Elle ne peut loger chez elle, même ses plus proches parents, même pour une seule nuit, sauf en cas de maladie et avec autorisation du directeur.

25. Elle peut donner aux femmes enceintes des travaux légers (couture, filage), mais sans que cela puisse leur occasionner de fatigue.

26. Elle est chargée de la nourriture des femmes enceintes et accouchées et de celle des élèves.

II. — RÈGLEMENT POUR LES FEMMES ENCEINTES OU ACCOUCHÉES DANS LES ÉTABLISSEMENTS PROVINCIAUX (ÉCOLES DE SAGES-FEMMES) (PADERBORN)

1. On peut recevoir cinquante femmes par an, gratuitement, et autant de payantes qu'il s'en présente.

2. La durée du séjour est de six semaines environ; le directeur peut la prolonger dans les cas de besoin ou dans l'intérêt de la science.

3. Il dépend du directeur de partager ces six semaines de manière à ce que la plus grande partie tombe avant ou après l'accouchement, selon l'intérêt de la femme et celui de la science.

5. Les admissions n'ont lieu que pendant la durée de l'enseignement des élèves sages-femmes, c'est-à-dire du 1er octobre au 31 mai. Celles qui sont admises pendant cette époque sont gardées au delà de ce terme, et jusqu'à ce que leur état leur permette de sortir.

Mais les femmes enceintes ne sont plus admises, dès qu'on prévoit qu'elles accoucheront pendant les vacances.

6. L'admission des femmes enceintes appartient au directeur.

7. Les femmes enceintes ne sont pas admises, si elles sont affectées de syphilis, d'une maladie cutanée ou d'affection contagieuse.

8. Les femmes enceintes non mariées ne peuvent être admises qu'avec une permission écrite de l'autorité de leur commune qui s'engage à reprendre la femme et l'enfant, afin qu'ils ne restent pas à la charge de la ville de Paderborn.

9. Chaque naissance est annoncée par le directeur et le curé de Paderborn au curé de la commune à laquelle appartient la femme.

11. *Si la femme enceinte veut être admise sans dire son nom*, le directeur doit, avant de l'admettre, demander des instructions au gouvernement de Miden.

12. Les femmes admises doivent se soumettre à l'examen des élèves.

Les femmes payantes sont isolées des autres, et n'ont aucun rapport avec l'enseignement. Elles doivent adresser leur demande d'admission au directeur, et payer d'avance pour un mois : 20 silbergroschen par jour (2 fr. 50), en hiver; et 15 silbergroschen, en été (1 fr. 95).

FRANCE

PARIS

L'admirable mémoire de Tenon, publié, en 1788, par l'ordre de Louis XVI, nous donne des détails sur la manière dont étaient organisés, à la fin du siècle dernier, les services d'accouchements dans la ville de Paris. Toute femme enceinte, qui se rendait à l'Hôtel-Dieu, y était admise, lorsqu'elle était parvenue au neuvième mois de sa grossesse. Celles qui, avant cette époque, désiraient trouver un refuge secret, le trouvaient à l'hôpital de la Salpêtrière ; une salle particulière, où aucun étranger ne pouvait pénétrer, leur était destinée ; et si elles se proposaient de nourrir, une autre salle secrète leur offrait dans le même hôpital un asile et un refuge temporaires.

Malheureusement, le service principal, celui de l'Hôtel-Dieu, était dans un état déplorable ; six salles étaient destinées aux femmes enceintes, aux accouchées, aux nourrices ; elles renfermaient, le 12 janvier 1786, 67 grands lits et 39 petits, au total 106 lits, occupés par 175 femmes grosses ou accouchées, et par 16 personnes de service, « ce qui place, dit Tenon, trois personnes dans 18 grands lits de 4 pieds 4 pouces de large. Les galeuses ont à leur disposition cinq places dans 3 lits ; les vénériennes en ont deux dans un seul lit de 3 pieds de large. Quant aux autres malades, on les confond dans les mêmes lits avec les femmes enceintes bien portantes. » Les résultats étaient en rapport avec un si incroyable état de choses. En onze années, de 1776 à 1786 inclusivement, sur 17,876 accouchées, il en mourut 1,142, c'est-à-dire 6 p. 100, ou une sur 15,6, et, comme le fait observer Tenon, le transfert dans les autres salles des accouchées malades pourrait faire évaluer cette mortalité à une morte sur 10 accouchées.

Heureusement, la Révolution vint bientôt modifier l'organisation de l'Hôtel-Dieu et celle du service des accouchements ; le 13 juillet 1795, un décret convertit en hôpital l'ancienne abbaye de Port-Royal, située rue de la Bourbe, et y réunit les femmes en couches et les enfants trouvés. En 1814, une nouvelle modification eut lieu ; la section des enfants trouvés, connue sous le nom de *Maison d'allaitement*, fut définitivement séparée de la *Maison d'accouchement*, et transportée rue d'Enfer, dans l'établissement qu'elle occupe aujourd'hui, sous le nom d'hospice des Enfants-Assistés. Déjà, en 1802, la maison d'accouchement avait reçu l'organisation nouvelle, qui la transformait en école pour les sages-femmes, organisation définitivement constituée par les arrêtés de 1807 et de 1810.

Aujourd'hui, Paris comprend trois établissements spéciaux d'accouchement : l'école d'accouchement de la rue de Port-Royal (la Maternité), la clinique de la Faculté de médecine (la Clinique), et la nouvelle maternité, annexée à l'hôpital Cochin. Outre ces établissements spéciaux, presque tous les hôpitaux généraux possèdent une salle destinée à recevoir des femmes se présentant à l'hôpital, alors que le travail de l'accouchement est déjà commencé.

Les conditions générales pour l'admission sont les mêmes pour les femmes enceintes que pour les autres malades ; elles doivent être domiciliées à Paris, c'est-à-dire y habiter depuis plus de six mois ; dans le cas contraire, l'admission n'a lieu que moyennant le paiement de 2 fr. 25 à 2 fr. 50 environ par jour. Cette clause du règlement est, malheureusement, appliquée trop souvent par des agents administratifs trop zélés dans l'application des règlements, et qui méconnaissent dans ces circonstances, j'en suis convaincu, les véritables intentions de l'administration des hôpitaux. Toutefois, nos collègues des hôpitaux étrangers n'apprendront pas sans étonnement que le *droit* de recevoir un malade dans l'hôpital auquel nous sommes attachés ne nous appartient pas, et que l'administration se l'est expressément réservé. « Il sera, dès lors, bien entendu, dit la circulaire du 28 juillet 1854, que l'administration *seule* dispose des lits existants dans *ses* établissements, et que la mission de MM. les médecins consiste à signaler les maladies qui leur *paraissent* devoir être traitées à l'hôpital. »

Et, dans une autre instruction, nous trouvons un article 8, ainsi conçu : « L'admission des indigents malades à l'hôpital est prononcée par l'administrateur de service. Il prend, *autant que possible*, l'*avis* du médecin de l'établissement. » Malheureusement aussi, cette clause du règlement n'est pas lettre morte, et il nous arrive trop souvent de voir refuser, par un employé de bureau, les secours de la charité publique à un malheureux, n'ayant pas le temps voulu pour avoir à Paris son domicile légal, ou étant trop pauvre pour pouvoir payer les frais de séjour à l'hôpital, et cela, malgré le billet d'admission, au bas duquel notre signature constate l'urgence de lui donner des secours. Ici, la responsabilité de pareils faits, que j'ai constatés moi-même plusieurs fois, retombe de toute sa gravité sur l'administration, laquelle, oubliant que la charité est sa véritable mission, a promulgué un règlement qui ne place pas au-dessus de toutes les autres considérations la déclaration écrite et signée par le médecin, que le malade, *quel qu'il soit*, a besoin d'un lit d'hôpital et des secours de la médecine ou de la chirurgie. Nous pouvons, dans les mêmes circonstances d'exclusion, être indulgents pour des institutions particulières, qu'elles soient à Paris ou ailleurs, entretenues par des souscriptions volontaires, constituant, en définitive, pour les souscripteurs ou ceux auxquels ils transmettent leurs droits, une association, une sorte d'assurance mutuelle contre la maladie ; nous ne pouvons plus l'être pour des administrations publiques, quel que soit le pays où elles existent, surtout lorsque leurs revenus, comme cela a lieu à Paris, proviennent de legs, dans lesquels cette close limitative et exclusive n'était pas insérée ; d'allocations prises sur les revenus municipaux, revenus provenant de droits et d'impôts payés par tous ceux qui se trouvent à Paris ; et ceux qui participent aux charges devraient pouvoir participer aux secours. On ne laisse pas, Dieu merci, mourir de faim, dans les rues de Paris, un malheureux, dénué de tout, sous prétexte qu'il n'est pas de Paris ; il ne faudrait pas qu'on puisse jamais exciper d'un règlement pour le laisser mourir, faute des secours que médecins et chirurgiens ne refusent, du moins, à personne.

Cependant, hâtons-nous de le dire, ces faits sont exceptionnels, nos sollicitations personnelles sont presque toujours favorablement accueillies des employés de l'administration ; et, pour ce qui concerne les femmes enceintes sur le point d'accoucher, lorsqu'elles se présentent à l'hôpital, je ne sache pas que l'entrée de l'établissement leur ait jamais été refusée pour des raisons extra-médicales.

Les conditions d'admissibilité des femmes enceintes diffèrent, suivant qu'il s'agit d'un hôpital ou d'un service spécial d'accouchement. A la Maternité, à la Clinique, les femmes sont reçues à partir du huitième mois de leur grossesse ; mais elles doivent se

soumettre aux explorations obstétricales, faites, avec toute
la réserve indispensable, par les élèves en médecine ou les
élèves sages-femmes. Dans les hôpitaux ordinaires, les femmes
ne sont reçues qu'en cas d'urgence, et lorsque le médecin interne
de garde a lieu de croire, après avoir pratiqué le toucher, que
l'accouchement se fera dans les deux heures qui suivent. Dans
le cas contraire, les femmes ne sont pas admises, et on les invite
à se rendre dans un des trois établissements spéciaux : la Maternité, la Clinique ou l'hôpital Cochin. Je m'occuperai seulement de
ces trois institutions.

HÔPITAL DES CLINIQUES

L'hôpital des Cliniques (ou plus ordinairement la Clinique),
construit dans les bâtiments de l'ancien couvent des Cordeliers, a
été longtemps administré par la Faculté de Médecine ; placé
depuis sous la direction de l'administration des hôpitaux, il a été
réouvert en 1834.

Situé sur la place de l'École-de-Médecine, en face de la Faculté,
il se compose d'un parallélogramme de bâtiments, entourant une
cour centrale; mais toutes ces constructions sont loin d'avoir la
même importance. Les deux bâtiments formant les extrémités opposées de l'hôpital constituent presque à eux seuls tout l'établissement, car les deux ailes qui les relient n'ont qu'un étage, et
leur rez-de-chaussée forme une galerie couverte, une sorte de
cloître. La clinique chirurgicale de la Faculté occupe un des bâtiments principaux : l'aile du nord et une partie de l'aile du sud;
le reste est consacré à la clinique d'accouchements.

La situation de cet hôpital laisse beaucoup à désirer. Le bâtiment de la clinique chirurgicale a sa façade sur une rue qui aboutit
à la place de l'École-de-Médecine ; celui de la clinique d'accouchements donne d'un côté sur la cour centrale, de l'autre sur
l'amphithéâtre consacré aux études anatomiques des élèves de la
Faculté : amphithéâtre renfermant une moyenne journalière de
cinquante cadavres en cours de dissection. Sur les parties latérales, l'hôpital est enclavé dans des maisons particulières.

Le service d'accouchements, le seul dont j'aie à m'occuper
actuellement, comprend six salles, destinées aux femmes accou-

chées ; ces salles sont, à partir de l'entrée, disposées de la manière suivante : un corridor central, éclairé par les portes ouvertes des salles latérales, aboutit à une première salle, placée perpendiculairement à l'axe du corridor ; cette salle renferme douze lits, et communique par une large porte avec une seconde salle, parallèle à la première, de même étendue, et ne renfermant que huit lits. Entre l'entrée principale du service et ces deux salles, se placent, des deux côtés du corridor, six chambres, trois de chaque côté. Quatre de ces chambres sont occupées par des femmes accouchées, et renferment chacune quatre lits ; les deux chambres qui précèdent les grandes salles terminales sont affectées : celle de droite à la préparation des cataplasmes, au chauffage du linge, etc.; celle de gauche constitue le cabinet de la surveillante.

La partie du service affectée aux accouchées se trouve isolée ; le parloir des femmes enceintes, le cabinet du professeur, la salle d'exploration (dite du toucher), servant aussi quelquefois à placer une malade atteinte de délire, la salle destinée à l'accouchement (dite chambre de travail), le dortoir des nourrices et celui des femmes enceintes sont séparés des salles d'accouchées.

Ces salles des accouchées doivent seules m'occuper ; toutes communiquent largement les unes avec les autres, car si elles ont des portes, ces portes ne sont pas fermées, du moins pendant le jour. Là encore, j'ai été heureux de voir que les réclamations, formulées, en 1861, dans ma note sur l'hygiène hospitalière, comparée en France et en Angleterre, n'ont pas été inutiles ; et, quoique l'administration reste toujours *officiellement* partisan du système de chauffage artificiel pour les hôpitaux, elle a eu l'excellente pensée de placer deux cheminées à foyer ouvert aux extrémités des grandes salles, et une dans chacune des petites salles.

Les lits sont en fer comme ceux des autres hôpitaux ; ils se composent d'un sommier élastique et d'un matelas de laine ; mais, malheureusement, ils possèdent toujours leurs rideaux, qu'on ne renouvelle et qu'on ne blanchit que tous les six mois, même quand la femme qui occupait le lit, a succombé à la fièvre puerpérale. Les habitudes sont, au contraire, excellentes pour ce qui concerne les matelas. Après chaque accouchement, ils sont enlevés reportés au magasin, recardés et remplacés par d'autres, nouvellement remis à neuf. Les femmes ont chacune leur éponge et une canule pour injections vaginales.

Il n'y a pas d'infirmerie, et les accouchées malades, qu'elles soient ou non atteintes de fièvre puerpérale, sont soignées dans le lit où elles avaient d'abord été placées après leur accouchement.

Le service est fait par une sage-femme en chef, une aide sage-femme, et une surveillante, assistée de six infirmières. Deux infirmières séjournent le jour dans les salles d'accouchées : une y veille la nuit; deux autres se partagent le service de jour et de nuit à la salle de l'accouchement; la sixième est attachée à la salle des femmes enceintes.

Le personnel médical se compose du professeur d'accouchements (M. Depaul), d'un chef de clinique, d'un interne en pharmacie, et d'élèves.

La Clinique est destinée à l'éducation pratique des étudiants en médecine et des élèves sages-femmes libres, inscrites à la Faculté. Les étudiants ayant accompli leur troisième année d'études y sont seuls admis. Ils s'inscrivent, à tour de rôle, par série de cinq élèves; et un signal, placé à l'une des fenêtres intérieures du bâtiment, leur indique quand une femme se trouve en travail, et, aussi, quand ils peuvent, en dehors des heures de la visite médicale, entrer à la Clinique. Les étudiants ne font que les accouchements ayant lieu pendant le jour, les élèves sages-femmes sont chargées de ceux qui s'effectuent pendant la nuit; à cet effet, les élèves sages-femmes sont, à tour de rôle, de garde dans la salle d'accouchement, et alternativement une fois le jour, une autre fois la nuit.

Tandis que les femmes enceintes ne peuvent réglementairement être reçues dans les hôpitaux ordinaires que si le travail de l'accouchement est commencé, elles peuvent entrer à la Clinique dès le huitième mois de leur grossesse. Une salle spéciale renfermant seize lits leur est affectée, au deuxième étage de l'établissement.

Ce que j'ai dit plus haut, quant à la disposition des salles renfermant les femmes en couches, leur communication trop facile les unes avec les autres, l'absence complète d'isolement des femmes atteintes de fièvre puerpérale, la présence des rideaux et leur renouvellement beaucoup trop rare, expliquent la grande mortalité qui règne à la Clinique. Cette mortalité a diminué pendant ces trois dernières années; mais on peut être assuré que l'apparition d'une fièvre puerpérale spontanée ou primitive, coïncidant avec des conditions fâcheuses et temporaires d'encombrement, d'état atmosphérique, etc., y déterminera encore le développement d'épidémies meurtrières. Telle qu'elle est, la Clinique ne me paraît pas susceptible d'améliorations capables de la rendre apte à recevoir sans danger des femmes en couches, et j'appelle de tous mes vœux le jour où elle recevra une autre destination.

MATERNITÉ DE L'HÔPITAL COCHIN

Au mois de juin 1865 a été inaugurée la nouvelle maternité de l'hôpital Cochin, maternité modèle au dire de l'administration, qui l'a construite sans prendre l'avis du corps médical des hôpitaux.

Dans nos discussions antérieures sur l'hygiène des hôpitaux, nous avions montré que les salles de malades ne doivent pas renfermer plus de dix ou douze lits, que chaque lit doit être séparé du lit voisin par un large intervalle, que chaque salle doit être chauffée par une cheminée à foyer ouvert, qu'il faut annexer à chacune de ces salles un lavabo, un office, des water-closets, etc. ; toutes ces dispositions se retrouvent dans la nouvelle Maternité et nous avons été heureux de voir qu'en définitive nos critiques et nos conseils n'ont pas été tout à fait inutiles, heureux surtout de constater une fois de plus que l'administration cherche avec un sincère empressement à améliorer ce qui existe. Malheureusement elle semble jalouse d'en conserver l'initiative apparente et le privilège réel, et le but échappe quelquefois à ses légitimes désirs; ainsi ce qui est excellent pour un hôpital chirurgical, est insuffisant quand il s'agit d'un établissement d'accouchement, quand il s'agit d'éviter la propagation d'une maladie, dont les médecins seuls peuvent découvrir ou connaître les conditions d'apparition et de développement.

La fièvre puerpérale, comme je l'ai dit plus haut (page 163), s'est propagée librement dans la nouvelle maternité un mois à peine après sa mise en activité. Puisse cet exemple ne pas être perdu et puisse-t-il montrer à l'administration supérieure, si dédaigneuse, sur la question du nouvel Hôtel-Dieu, de l'avis

unanime des chirurgiens des hôpitaux de Paris, que les connaissances spéciales ne s'acquièrent que par de longues années
d'étude et d'observation, et que, si les ingénieurs et les architectes sont les seuls capables de diriger la construction matérielle
d'un hôpital, les médecins seuls (et à la condition expresse
d'avoir étudié les questions) sont capables de pouvoir indiquer
quelles idées doivent, dans l'état présent de la science, présider

Fig. 12. — Paris. Maternité de l'hôpital Cochin.

Plan du 1er étage.

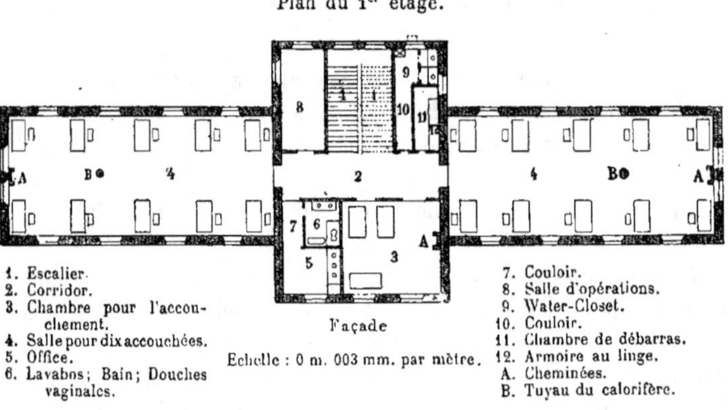

1. Escalier.
2. Corridor.
3. Chambre pour l'accou-
   chement.
4. Salle pour dix accouchées.
5. Office.
6. Lavabos; Bain; Douches
   vaginales.

Echelle : 0 m. 003 mm. par mètre.

7. Couloir.
8. Salle d'opérations.
9. Water-Closet.
10. Couloir.
11. Chambre de débarras.
12. Armoire au linge.
A. Cheminées.
B. Tuyau du calorifère.

au choix de l'emplacement, à l'évaluation de l'étendue, à la
disposition intérieure des établissements hospitaliers qu'il s'agit
de construire.

La nouvelle maternité, placée au fond du jardin de l'hôpital
Cochin, est bâtie sur le plan des pavillons isolés, à escalier central
(voy. fig. 12). Elle se compose d'un rez-de-chaussée et de deux
étages. Le rez-de-chaussée et le premier étage sont destinés aux
femmes accouchées saines ; le second étage renferme quelques
petites chambres isolées, destinées aux accouchées malades ; l'appartement de la sage-femme, le dortoir des infirmières, etc...
Je décrirai seulement le premier étage, le plus important et celui
qui caractérise le mieux le mode de construction adopté.

L'escalier venant du rez-de-chaussée est placé du côté de la
façade postérieure, il monte jusqu'à un large corridor occupant
le centre de l'édifice et parallèle à son grand axe. En face de

l'escalier se trouve la chambre de l'accouchement prenant jour sur la façade principale par deux larges fenêtres, et s'ouvrant sur le corridor central par deux portes dont l'une a été condamnée comme inutile. Cette salle renferme trois lits pour l'accouchement.

A côté et à droite de cette salle, s'ouvre un corridor aboutissant à une petite cuisine ou office, et donnant accès sur le côté à un petit cabinet, éclairé indirectement par la cloison vitrée, qui le sépare de la petite cuisine; il renferme une baignoire, un lavabo et un appareil à douches utérines.

De l'autre côté du corridor se trouvent : à gauche de l'escalier (en y faisant face) une chambre destinée aux opérations obstétricales et servant de cabinet au médecin; à droite de l'escalier et au fond d'un étroit corridor, des water-closets, un évier et l'ouverture de la trémie qui avait d'abord été oubliée dans la construction.

A chaque extrémité du corridor s'ouvrent deux belles salles éclairées de chaque côté par quatre fenêtres et renfermant chacune dix lits. Le chauffage est effectué par une cheminée ouverte placée à l'extrémité opposée à la porte et par un calorifère à air chaud. dont le cylindre traverse la salle du parquet au plafond. Cette disposition donnée à la maternité est passible de critiques et de reproches. La salle destinée à l'accouchement s'ouvrant *directement* sur le corridor commun par deux larges portes simples, il en résulte que les cris des femmes en travail d'accouchement s'entendent avec une déplorable facilité dans les salles où sont les nouvelles accouchées, dont ils interrompent le sommeil. Les femmes en travail éprouvent souvent le besoin d'évacuations alvines et vésicale, souvent il est utile de leur administrer un bain, toujours il est besoin pour elles de linge chaud, de tisanes chaudes, etc. Or la salle de l'accouchement ne communique directement, ni avec la salle de bain, ni avec les water-closets, ni avec l'office ou petite cuisine, et cela eût été d'autant plus facile que, sauf pour les water-closets qu'on peut remplacer par l'appareil Tirmarche ou tout autre analogue, il n'y avait, pour établir cette communication, qu'une simple cloison à percer. Enfin. la salle d'opération est de l'autre côté du corridor, et, malgré la destination qui lui est officiellement affectée, comme il est peu probable qu'un accoucheur fera jamais transporter d'une salle à une autre, au travers d'un corridor, une femme sur laquelle il se décide à pratiquer la version, ou à appliquer le forceps, la salle d'opération restera probablement ce qu'elle est actuellement : le cabinet du médecin ou une salle de rechange pour l'accouchement.

Quant aux salles des accouchées, tout en rendant pleine justice à leur propreté actuelle, à l'espacement convenable des lits, à la présence d'une cheminée, etc., ce que j'ai dit jusqu'à présent peut faire présager ce que je pense de l'influence fâcheuse de la réunion de dix accouchées dans la même salle.

Il est à peine besoin de le dire, malgré les imperfections et même les défauts tenant à la trop nombreuse population de ses salles, la nouvelle maternité constitue un immense progrès sur les autres services d'accouchement actuellement en activité, et il serait facile de l'améliorer encore en faisant disparaître les imperfections que je signalais tout à l'heure, en transférant immédiatement dans les salles de médecine de l'hôpital, et, s'il est possible, dans des chambres isolées, les femmes atteintes de fièvre puerpérale ; en prenant contre la contagion des précautions qu'on prend d'autant moins que le personnel médical de la nouvelle maternité ne paraît pas croire à la contagiosité de la maladie ; en évitant, comme cela a lieu, le séjour des malades dans les salles après le développement du typhus puerpéral ; en évitant surtout (et je constate ce fait sans aucune idée de reproche envers qui que ce soit) que les infirmières donnent leurs soins à la fois aux malades placées dans les chambres isolées du second étage et aux accouchées non malades ; et enfin que le médecin interne passe sans transition, et avec les mêmes vêtements, des salles des femmes en couches à l'amphithéâtre, et vienne, presque sans transition, pratiquer le toucher, après avoir pratiqué l'autopsie d'une fièvre puerpérale.

Grâce à ces précautions, je suis convaincu que la maternité de l'hôpital Cochin fournirait de meilleurs résultats que ceux qu'elle a donnés jusqu'à présent, et qu'elle remplirait mieux le but si vivement cherché, mais fort imparfaitement atteint, par l'administration.

MATERNITÉ

La Maternité, comme je l'ai dit plus haut, est, depuis 1795, installée dans l'ancienne abbaye de Port-Royal. Le service des enfants trouvés en fut séparé en 1814, et son organisation a peu changé depuis cette époque. Située topographiquement dans une excellente position, sur un terrain élevé, à côté de l'Observatoire, à proximité des jardins du Luxembourg, la Maternité possède de grandes cours, à l'intérieur, et à l'extérieur des bâtiments, de vastes jardins s'étendent en arrière de la maison, dont ils forment une dépendance. La Maternité occupe donc une situation des plus salubres, des meilleures à tous égards, et c'est à des causes en quelque sorte intérieures qu'elle doit son extrême insalubrité.

Son entrée principale est sur la rue du Port-Royal; elle dépend d'un petit bâtiment annexe de l'hôpital, et dans lequel se trouvent les bureaux et le logement du directeur, le bureau des entrées, la salle de garde du médecin interne attaché à la maison.

Un quadrilatère de bâtiments circonscrivant une cour centrale constitue la partie fondamentale de l'établissement, celle où sont placées les femmes en couches. Je n'entrerai pas dans le détail des couloirs, des escaliers et des corridors; la Maternité n'a pas été construite pour la destination qui lui a été donnée ultérieurement, et je me bornerai à signaler les dispositions qui ont pu avoir de l'influence sur la grande mortalité de cette institution.

Le bâtiment du sud est destiné aux accouchées. Le rez-de-chaussée est occupé par les services généraux : cuisine, pharmacie, etc. Le premier étage et le second ont une disposition identique. Chacun d'eux comprenait, jusqu'à ces derniers mois, une seule salle régnant sur toute la longueur du bâtiment, coupée en deux parties par un office ou petite cuisine. De chacun des murs de façade partent des cloisons qui n'arrivent qu'au tiers de la largeur de la salle, et circonscrivent ainsi des petites cellules, privées de paroi dans la partie qui répond au centre de la salle, et par conséquent largement ouvertes de ce côté; de sorte que la salle se trouvé convertie en un long corridor sur lequel s'ouvrent largement, à droite et à gauche, deux rangées de cellules. Chacune de ces cellules, renfermant un lit et un berceau, répond à une fenêtre extérieure : fenêtre qu'il est impossible d'ouvrir lorsque le lit est occupé, sous peine de déterminer, grâce au cloisonnement, un violent courant d'air. Aussi sont-elles presque toujours fermées, et il en résulte alors que l'air stagne et s'immobilise dans le fond

de cette demi-cellule, ouverte seulement en avant. Ce mode
de cloisonnement, qui ne s'oppose en rien à la contagion,
qu'on ne peut mieux comparer qu'aux *boxes* des écuries anglaises
(comme disposition seulement, bien entendu), me paraît chose
des plus fâcheuses. Malheureusement, elle a été conseillée par
Chaussier, et cela explique peut-être comment elles subsistent
toujours, malgré les réclamations faites depuis vingt ans, successivement, par MM. Dubois et Moreau, chirurgiens en chef de cet
établissement.

L'infirmerie des femmes accouchées se trouve dans le bâtiment
de l'ouest; elle se compose, depuis le mois d'avril 1864 et pour
chacun des deux étages, de trois petites salles de trois ou quatre
lits, donnant pour chaque étage dix lits; malheureusement, elle
est destinée aux femmes malades, quelle que soit leur maladie, de
sorte qu'une femme atteinte de pneumonie, de rougeole, de bron-
chite, se trouve transportée dans le foyer où règne trop souvent la
fièvre puerpérale, et se trouve exposée au danger imminent qui
résulte de la propagation de cette maladie.

La situation et la disposition de la salle pour l'accouchement est
au contraire excellente. Bien éclairée des deux côtés, bien pourvue
d'eau, possédant un petit office, cette salle communique directement avec l'amphithéâtre des cours et des opérations, de telle
sorte qu'en cas d'intervention chirurgicale, à un moment où plusieurs femmes sont en travail d'accouchement, il est très facile de
transporter sur le lit d'opération la malheureuse, pour laquelle l'art
est obligé d'intervenir activement.

Les reproches ne sont pas moins graves pour ce qui concerne la
transmission de la maladie par le personnel. Il y a peu de temps
encore le service de l'infirmerie des accouchées malades était fait
par les mêmes élèves sages-femmes que le service des accouchées
saines. Une élève avait sous son observation une ou deux malades
et en même temps une ou deux accouchées. Sortant de donner des
soins à sa malade, elle allait toucher une femme enceinte ou
changer le linge et faire la toilette spéciale d'une accouchée. Tout
ce que j'ai dit jusqu'à présent permet de comprendre quelles facilités une telle pratique donnait à la propagation de la fièvre puerpérale. Aussi cette absence de précautions (que je blâme énergiquement, mais que je n'incrimine pas, puisque, aujourd'hui encore,
les idées de contagion ne sont pas admises à la Maternité, et

étaient, il y a quelques années, énergiquement combattues par MM. Dubois et Moreau, successivement chirurgiens en chef de l'établissement) de la part du personnel, jointes à la réunion dans une même salle d'un grand nombre d'accouchées, n'explique que trop les redoutables épidémies dont la Maternité a été incessamment le théâtre, épidémies qu'on attribuait à des influences atmosphériques, et presque à une sorte de génie malfaisant venant s'abriter de temps en temps dans l'école d'accouchement, alors que les causes productrices de la mortalité existaient dans l'établissement lui-même, et auraient pu être notablement diminuées.

Moins heureux que pour les maternités étrangères, nous ne pourrions tracer aujourd'hui, faute de documents scientifiques, l'histoire médicale de la Maternité. Ce n'est pas, toutefois, que plusieurs travaux importants ne soient sortis de l'école d'accouchement de Paris, et plusieurs épidémies ont eu leurs historiens ; mais ces derniers se sont presque toujours bornés à faire l'histoire anatomique ou symtomatologique de la fièvre puerpérale, quelquefois à vanter telle méthode thérapeutique de préférence à telle autre (en réalité aussi impuissante), sans examiner la question si importante de l'étiologie et sans nous fournir d'éléments statistiques suffisants sur le chiffre de la mortalité par fièvre puerpérale.

M. Tonnelé, dans sa thèse sur la fièvre puerpérale observée à la Maternité en 1829, n'indique rien sous ce rapport ; M. Charrier qui, dans la sienne, a décrit l'épidémie de 1834, nous donne, par mois, le chiffre des décès sans nous indiquer celui des accouchements ; seul M. Moreau, en faisant l'histoire de l'épidémie de 1843-1844, nous fournit du moins cet élément d'appréciation. Pendant huit mois, de janvier à août 1845, la Maternité ne perd que 34 malades sur 2,327, c'est-à-dire 1,4 p. 100, résultat malheureusement inconnu depuis plusieurs années ; pas une seule femme ne meurt en juillet, une seule succombe en août, et tout à coup la mortalité s'élève : 34 décès en septembre, 67 en octobre, montrent avec quelle violence y éclate et s'y propage la fièvre puerpérale. C'est cette maladie qui a toujours été la cause de la grande mortalité de l'école d'accouchement. Ainsi, en 1834, d'après M. Charrier, 19 femmes y succombent à diverses affections, tandis que 213 meurent par la fièvre puerpérale.

Heureusement, hâtons-nous de le dire, de notables améliorations viennent d'être apportées à ce regrettable état de choses. Le corps médical des hôpitaux s'est ému de l'épouvantable mortalité qui, depuis quelques années surtout, pèse si lourdement sur la Maternité, et l'on s'est enfin décidé à effectuer quelques réformes.

Les grandes salles occupées par les accouchées saines, et qui auparavant régnaient sur toute la longueur du bâtiment, ont été divisées par des cloisons vitrées complètes (mais percées de portes qui ne s'ouvrent que pour les besoins du service) en quatre compartiments, en quatre petites salles, dont chacune renferme six lits. Au centre existe une petite cuisine, ou office, séparée également du reste des salles. Le premier étage possède extérieurement une galerie couverte qui règne autour de la cour centrale, cette galerie a été heureusement utilisée comme moyen de communication particulière avec chaque section principale de la salle. Les petites salles, formées par l'établissement des cloisons vitrées, alternent les unes avec les autres ; quand l'une a été occupée et que les accouchées l'ont quittée, on ouvre largement les fenêtres, on la nettoie, on renouvelle les literies, et on la laisse reposer pendant toute la période d'activité de la section voisine.

Chacune de ces sections possède une cheminée placée au milieu de la salle et d'une assez bonne disposition. Le foyer est à ciel ouvert comme dans les cheminées dites à la prussienne. Le tuyau de fumée et le foyer sont environnés d'une seconde enveloppe dans laquelle circule de l'air, lequel, puisé à l'extérieur par un canal s'ouvrant sur le mur de façade, passant sous le parquet et arrivant sur les côtés et en dehors du foyer, s'échauffe au contact des parois de la cheminée, monte dans la double enveloppe extérieure au tuyau de fumée, et se répand dans la salle à travers des ouvertures percées au niveau du plafond.

L'infirmerie des accouchées malades est, de plus, tout à fait séparée des salles occupées par les accouchées saines ; mais je regrette de le dire : aujourd'hui encore, les malades, qu'elles soient atteintes de fièvre puerpérale ou d'autres affections, sont réunies dans la même infirmerie, disposition éminemment vicieuse, qui doit à tout prix disparaître, car il s'agit de la vie des malheureuses qu'on y transporte.

Je loue hautement l'administration de ses efforts récents pour améliorer la Maternité, mais je dois dire ce que je crois, la vérité ;

or, je crois ces améliorations, quelque réelles et importantes qu'elles soient, absolument insuffisantes ; il faut une reconstruction de l'établissement et un changement radical dans la distribution des services du personnel des sages-femmes.

La subdivision de la salle en petites sections par des cloisons vitrées est chose excellente par rapport à ce qui existait ; mais croit-on, par hasard, qu'une cloison de verre, dont la porte s'ouvre à chaque instant pour laisser passer les personnes attachées au service des malades, soit une barrière suffisante contre la contagion ? Si une fièvre puerpérale se développe chez une accouchée, croit-on qu'il suffise, après son transport à l'infirmerie ou son décès, de renouveler les literies et de laisser reposer la salle huit ou quinze jours sans procéder à un badigeonnage complet des murailles et au lavage du parquet ? Croit-on que l'isolement d'une infirmerie soit obtenu par l'occlusion permanente d'une porte, alors qu'elle est placée dans le même bâtiment, dans la même cour, et qu'on y place indistinctement toutes les malades ? Ce qui s'est fait depuis le mois de mars 1865 constitue, je me plais à le dire, une amélioration réelle, mais j'ajoute aussi une amélioration insuffisante. Cependant, j'espère ; car cela du moins indique que, malgré toutes les dénégations, les idées de contagion pénètrent même à la Maternité de Paris.

J'ai dit qu'il faut un changement radical dans la distribution des services du personnel des sages-femmes ; ce changement, partiellement effectué depuis le mois de mars 1865, est, comme le reste, tout à fait insuffisant. Les élèves sages-femmes, qui, auparavant, donnaient à la fois leurs soins à des femmes saines et à des malades, limitent aujourd'hui leur service à une seule classe d'accouchées ; aujourd'hui l'élève attachée à l'infirmerie ne doit plus prendre soin d'une accouchée saine. Peut-elle, cependant, faire des accouchements, pratiquer le toucher sur les femmes en travail, je l'ignore ; mais les élèves sages-femmes, quel que soit le service auquel elles sont attachées, assistent chaque jour aux visites faites à l'infirmerie des accouchées ; or c'est là une détestable pratique, bien faite pour propager dans toute la maison, si les circonstances adjuvantes se montrent réunies, une fièvre puerpérale accidentellement développée dans une salle et traitée à l'infirmerie.

Quoi qu'on fasse, il faudra reconstruire la Maternité ; puisse le déplorable et ruineux projet d'Hôtel-Dieu, aujourd'hui en cours d'exécution, ne pas mettre obstacle à une reconstruction qu'exige hautement ce qu'il y a de plus sacré : le respect de la vie humaine.

Je parlerai plus loin de l'organisation de la Maternité comme école d'accouchement, je me borne à dire que l'établissement est confié à un directeur administratif, comme cela existe pour tous les autres hôpitaux de Paris. Un chirurgien en chef, non logé dans l'établissement, est chargé des opérations obstétricales, et il est mandé à l'hôpital toutes les fois que sa présence est jugée nécessaire ; il est de plus chargé de la direction d'une infirmerie, où sont placées les accouchées ayant subi quelque opération ou atteintes d'affections chirurgicales ; il fait, enfin, comme professeur, un cours théorique d'accouchement aux élèves sages-femmes.

Un chirurgien-adjoint, dont les attributions sont fort mal définies, le supplée ou le remplace. Cette organisation est celle qu'établissait le décret de 1810, mais elle n'a plus aujourd'hui de raison d'être ; les deux chirurgiens, absolument collègues, nommés par les mêmes concours, ayant le même titre de chirurgiens des hôpitaux de Paris, n'ont entre eux d'autre inégalité que celle qui résulte de la date de leur nomination.

Un médecin des hôpitaux est chargé du service de l'infirmerie des femmes accouchées, de celle des femmes enceintes et de celle des élèves sages-femmes.

Un interne des hôpitaux est chargé de montrer aux élèves sages-femmes l'anatomie, la saignée, la vaccine, etc., et d'aider le médecin et les chirurgiens ; il habite en dehors de l'établissement.

Une sage-femme en chef réside dans la maison ; elle est chargée de l'éducation et de la surveillance des élèves sages-femmes ; elle est assistée d'un certain nombre d'aides sages-femmes.

Telle est sommairement l'organisation d'un établissement qui est une tache pour notre pays et une cause de danger et de mort pour les malheureuses, que la misère oblige à y chercher un asile dont la population parisienne commence heureusement à soupçonner le danger.

IV

DE L'ASSISTANCE A DOMICILE

Les institutions charitables destinées à secourir à leur domicile les femmes indigentes enceintes ou accouchées existent aujourd'hui dans presque toutes les grandes villes de l'Europe ; et bien que le but spécial que ces institutions doivent remplir soit partout le même, leur organisation varie avec le mode d'assistance propre à chaque pays, suivant que la charité est exercée par des particuliers réunis en associations libres et indépendantes ou par des administrations publiques relevant de la commune, de l'État ou du souverain. La France a, cette fois, une supériorité incontestable sur les autres pays de l'Europe, car Pétersbourg seul peut rivaliser avec Paris ; l'organisation des secours à domicile y est arrivée à un degré de perfectionnement digne de nos éloges. Le but est uniquement charitable, et, pour ce qui concerne le service des accouchements, toute femme indigente ou seulement nécessiteuse, peut être, sur sa demande, accouchée dans sa demeure par les soins des sages-femmes attachées aux bureaux de bienfaisance, et, si quelque cas difficile se présente, par un des docteurs en médecine attachés au service d'assistance.

Aucune exclusion n'est prononcée, et quel que soit l'état civil de la femme, qu'elle soit mariée ou fille-mère, la charité française ne lui demande, pour venir à son aide, qu'une seule condition, malheureusement trop commune, être pauvre.

A Londres, la charité publique, dont le soin est dévolu à la paroisse, s'exerce par les workhouses, qui, tout en étant loin d'être des palais, comme l'hôpital Lariboisière, sont loin de répondre aux idées qu'on s'en fait en France, où on ne les connaît guère que par les récits des romanciers anglais, et leur état actuel ne ressemble nullement au tableau fort assombri qu'en traçait Charles Dickens.

Le workhouse, comme nos bureaux de bienfaisance, donne ses soins à toutes les femmes nécessiteuses, quel que soit leur état de mariage ou de célibat; mais il ne les donne pas seulement dans l'enceinte de ses murailles, et comme à Mary le Bône, des sages-femmes vont accoucher à domicile les femmes qui ne sont pas dans un état de dénuement tel, que le séjour au workhouse, pendant leurs couches, soit pour elles une nécessité absolue.

A côté de ces secours publics, fonctionne à Londres l'admirable institution des secours privés; mais, pour ce qui regarde l'accouchement, mon admiration est tempérée par un reproche grave : l'exclusion trop générale des filles-mères. Je l'ai déjà dit et je le répète, la limitation des secours aux souscripteurs me paraît parfaitement légitime lorsqu'il s'agit d'associations privées contre la misère et la maladie. C'est ce qu'on semble comprendre difficilement (lorsqu'il s'agit de Londres et d'Angleterre) à Paris, où cependant l'administration de l'assistance *publique* trouve légitime de limiter ses secours aux seuls habitants de la capitale, où notre association des médecins de la Seine trouverait, avec raison, très naturel de renvoyer à la Société de secours mutuels pour les cordonniers, les tailleurs ou les maçons, celui de ces ouvriers qui, par hasard, lui demanderait aide et protection contre la maladie, la misère, ou le manque de travail. Ce que je regrette, c'est l'exclusion pour les filles-mères; il est trop tard alors pour faire de la morale, l'enfant innocent est puni comme la mère, et de pareils moyens ne moralisent pas plus que la suppression des tours. On moralise par l'exemple et non par la répression ou le refus de secours, et l'Angleterre protestante avait moins encore que la colonie israélite de Paris le droit d'oublier cette belle parole : *Qui est sine peccato illæ primam lapidem mittat.*

Cependant, il faut se garder, à cet égard, de toute exagération. Un certain nombre d'institutions particulières reçoivent réglementairement les filles-mères à leur premier accouchement; souvent on oublie en leur faveur cette clause, qu'on pourrait invoquer contre elles, en cas de récidive; et quelques maternités, qui les excluent d'une manière absolue, leur ouvrent assez souvent leurs portes. J'ajoute, enfin, et tous ceux qui ont étudié sur place la vie sociale à Londres et à Paris seront de mon opinion, les ménages illégitimes, si nombreux à Paris, le sont moins a Londres [1].

Royal Maternity Charity, ainsi que les maternités, sont des institutions n'ayant qu'un seul but : la charité; les services d'accouchements à domicile, annexés à Guy's, London, Bartholomew's, Sainte-Mary's Hospital, etc., en ont un second : l'éducation spéciale de leurs élèves.

En Allemagne, la bienfaisance s'est alliée à la science, et les policliniques de Berlin, Leipzig, Stettin, Halle, Munich, Wurzburg, etc., ont été créées surtout comme moyen d'enseignement. Prenant donc pour exemple Londres, Paris, Leipzig et Saint-Pétersbourg, je montrerai rapidement la manière dont fonctionne en Angleterre, en France, en Allemagne, en Russie, l'assistance donnée à domicile aux femmes pauvres, dans leur grossesse ou pendant leur accouchement.

ANGLETERRE

L'Angleterre paraît avoir précédé toutes les autres nations de l'Europe dans l'organisation des secours spéciaux à domicile. Ainsi que je l'ai dit au début de ce travail, la plupart des maternités actuelles de Londres ont un service extérieur annexé à l'établissement, et la création de presque toutes ces maternités remonte au siècle dernier.

British lying-in Hospital fut fondé en 1749
City of London lying-in Hospital 1750
Queen Charlotte's lying-in Hospital 1752
General lying-in Hospital. 1765

Le *Royal Maternity Charity*, qui donne exclusivement ses secours à domicile, ne servira d'exemple pour montrer de quelle façon s'exerce ce mode d'assistance; et je dois remercier M. Seebrook, son éminent secrétaire, de la bienveillance avec laquelle il m'a fourni les moyens d'étudier l'organisation de cette remarquable institution.

(1) Voir 172, *note.*

The Royal Maternity Charity fut fondée en 1757. Elle a pour but de donner, au moyen de souscriptions volontaires, l'assistance médicale gratuite, dans leur demeure et pendant leur accouchement, aux femmes pauvres mariées.

Ses débuts furent modestes. Un M. Lecour, habitant la cité de Londres, eut son attention attirée sur la répugnance que manifestaient beaucoup de femmes pauvres à aller faire leurs couches dans les hôpitaux ou dans le workhouse de la paroisse, et à quitter même momentanément leur mari et leurs enfants. Aidé de quelques personnes charitables, il fonda, le 25 mars 1757, une société, qui reçut le nom de *The Lying-in Charity for delivering poor married women at their own habitations.*

Pendant la première année, c'est-à-dire du 25 mars 1757 au jour correspondant de 1758, 35 femmes seulement furent accouchées par les soins de la Société ; l'année suivante, le nombre fut de 66 ; la troisième année, il monta à 135 ; et l'accroissement fut tellement rapide, qu'après dix-sept ans d'existence, le nombre des femmes secourues annuellement par l'institution se montait à plus de 5,000.

En 1825, la nécessité de distinguer *The Lying-in Charity* d'autres institutions analogues créées à cette époque, firent changer son nom en celui de *The Royal Maternity Charity*. Son action bienfaisante s'étend à une distance de trois milles autour de la cathédrale de Saint-Paul, et tout l'espace qu'embrasse cette large circonférence est divisé en trois districts principaux, dont la direction est confiée à un médecin éminent, nommé à l'élection par les souscripteurs ou *governors*. Ces trois districts sont à leur tour subdivisés en trente-deux sous-districts, à chacun desquels est attachée spécialement une sage-femme expérimentée, instruite par un des médecins en chef, aux frais, mais aussi pour le service spécial de l'institution. Pour assurer davantage encore la sécurité des malades, chaque médecin en chef choisit, avec l'approbation du comité général, une nombre suffisant de *qualified medical practitioners*, que les sages-femmes peuvent consulter et doivent appeler à leur aide dans tous les cas de travail irrégulier ou difficile, ou de maladies pendant la grossesse et après l'accouchement. Le médecin en chef est consulté par tous, dans les cas où son assistance paraît utile.

Les médicaments prescrits sont fournis gratuitement aux malades et aux frais de l'institution, par des pharmaciens spécialement désignés dans les divers quartiers de la ville.

La direction de l'œuvre est confiée à un comité de vingt gouverneurs élus chaque année, aux vice-présidents et au trésorier. La réunion du comité a lieu tous les mois; deux réunions générales des souscripteurs ont lieu chaque année.

L'assistance de l'institution est accordée aux femmes enceintes, sur la recommandation des gouverneurs, lesquels se divisent en deux classes distinctes : annuels et à vie.

Le payement annuel d'une guinée (26 francs) constitue un gouverneur annuel; dix guinées (260 francs) données en une seule fois constituent un gouverneur à vie. L'exécuteur testamentaire d'un testament faisant à l'œuvre un legs de 50 guinées, un ministre ayant prêché au profit de l'institution et recueillant une quête de 10 guinées deviennent gouverneurs à vie.

Au mois de janvier, le secrétaire donne à chaque gouverneur à vie des lettres de recommandation valables pour l'année, mais dont le nombre varie suivant l'état des finances de la Société. Les gouverneurs annuels reçoivent leurs lettres en payant leur souscription. Pendant plusieurs années, le nombre de ces lettres fut de huit, il est ordinairement depuis de dix à douze pour chacun des gouverneurs à vie ou annuels.

Lorsqu'un gouverneur veut faire participer une femme aux secours de l'œuvre, il inscrit sur une de ces lettres le nom, la profession et le domicile de sa protégée et y ajoute sa signature. Munie de cette lettre, de son certificat de mariage ou de toute autre pièce attestant sa position matrimoniale régulière, la femme se rend au siège de l'administration (aujourd'hui, 2, Bouverie-Street), remet sa lettre au secrétaire et reçoit en échange un billet d'admission. Ce billet doit être remis par elle à la sage-femme de son district; celle-ci examine la malade, contre-signe le billet d'admission et inscrit sur son registre le nom et l'adresse de sa nouvelle cliente. Cependant, si la femme est malade ou dans un état de grossesse trop avancé, elle peut faire contre-signer son billet par l'intermédiaire d'une voisine ou d'une parente.

Lorsque le moment de l'accouchement est arrivé, la malade envoie chercher la sage-femme, et si cette dernière est absente en ce moment de son domicile, elle est suppléée par la sage-femme du district le plus proche.

Chaque sage-femme est munie d'un registre spécial sur lequel elle inscrit les particularités de chaque acccouchement ; ce registre doit être présenté tous les mois au siège de l'administration, où il est examiné ; il doit être accompagné de l'observation détaillée de tous les cas anormaux, mortels, ou de ceux pour lesquels la sage-femme a dû requérir l'assistance du médecin.

Les secours sont absolument gratuits, et il est interdit aux sages-femmes de recevoir aucune rémunération des accouchées, de leur famille ou de leurs amis.

Une caisse spéciale est destinée à donner des secours aux sages-femmes infirmes. Elle est alimentée par un secours fourni par la caisse générale et par une légère retenue que font sur leur modeste traitement les sages-femmes elles-mêmes.

N'étant pas limitée par le nombre des lits, comme cela arrive pour les hôpitaux, *Royal Maternity Charity* accorde ses secours à toutes les femmes qui se trouvent dans les conditions que je viens de rapporter. Ces secours sont bien moins onéreux que ceux donnés dans ces établissements, dont l'entretien et l'intérêt de l'argent employé à leur construction absorbent chaque année des sommes considérables. Plus de 3,000 femmes sont secourues annuellement par cette institution, et chaque accouchée n'entraîne en moyenne qu'une dépense de 7 shillings 6 pence (10 fr. 10 c.), en comprenant dans ce chiffre non seulement les frais de médecin et de médicaments, mais encore le loyer de la maison occupée par l'administration de l'œuvre, les taxes, les frais de bureau, le salaire des domestiques, etc.

De 1757 à 1856, le nombre des accouchements opérés par les soins de Royal Maternity Charity a été de 385,488.

Son revenu fixe annuel n'était en décembre 1856 que de 1,131 livres sterling, 4 sh. 5 p. (28,280 fr. 50 c.).

Guy's Hospital, un des grands hôpitaux généraux de Londres, possède un service extérieur d'accouchement, tandis qu'il ne possède pas de salles spéciales pour les femmes en couches. C'est au sujet de cet important service et des résultats remarquables qu'il fournit, que j'avais commis, dans ma *Note sur l'hygiène hospitalière* en France et en Angleterre, une erreur capitale, en croyant, au contraire, que le service d'accouchement était une section du service intérieur de l'hôpital ; et, cette erreur, en attirant mon attention sur la différence de mortalité qui existe entre les hôpitaux et les services à domicile, a été le point de départ des recherches dont je publie aujourd'hui les résultats.

Le mode d'admission aux secours donnés par cette institution est à peu près le même que pour *Royal Maternity Charity*, avec cette différence, toutefois, que l'hôpital, étant entretenu principalement avec les revenus du legs laissé par Guy, son fondateur, il n'est pas besoin de lettre de recommandation d'un souscripteur.

Les accouchements sont faits, non plus par des sages-femmes, mais par les élèves de l'hôpital, et je reporte au chapitre sur l'enseignement de l'obstétrique la mention des règles particulières qui président à la distribution des secours. Je dirai seulement que, dans une visite récente à Londres, j'ai pu m'assurer auprès de M. Braxton-Hicks, médecin en chef du service, que les décès des femmes accouchées à domicile, mais devenues malades, transférées et décédées dans les salles de l'hôpital, figurent à la statistique du service d'accouchement. Ainsi, du mois d'octobre 1854 à la fin de septembre 1863, il y eut 14,871 accouchements, donnant une mortalité de 44 accouchées seulement, c'est-à-dire de 1 femme sur 337. La mortalité moyenne des vingt et une années précédentes avait été de 1 sur 140.

« Cette amélioration, disent MM. Braxton-Hicks et Oldham dans leur dernier rapport, est surtout due à la diminution de la fièvre puerpérale. Dans cette période de neuf années (1854-1863), il y eut moins d'un cas sur 1000 accouchements. Dans les vingt et une premières années, la moyenne avait été de 1 malade sur 234 accouchées. Ce résultat a, sans aucun doute, été obtenu par le soin avec lequel les accoucheurs évitaient la transmission de la maladie. » En effet, quand un élève a eu, parmi les accouchées dont il était chargé, un cas de fièvre puerpérale, il lui est interdit de se rendre auprès d'aucune autre femme en couches, et il doit interrompre son service pendant plusieurs semaines.

Des institutions analogues dépendent d'autres hôpitaux généraux de Londres, tels que *Bartholomew's*, *London*, *King's College Hospital*, etc. Il en est de même pour beaucoup de maternités spéciales : *British*, *General*, *Queen Charlotte's lying-in Hospital*. Pour ces derniers établissements, le service extérieur est fait, en général, par des sages-femmes. J'ai donné précédemment, avec le règlement de la maternité de *British lying-in Hospital*, une idée de l'organisation du service à domicile qui y est annexé. .

FRANCE

PARIS

L'organisation générale des secours à domicile est arrivée à Paris à un degré remarquable de perfectionnement. Dans son ensemble, elle me paraît de beaucoup supérieure à ce qui existe à l'étranger ; et, pour ce qui regarde plus spécialement les secours à donner en cas d'accouchement, elle me paraît pouvoir être comparée avec avantage aux institutions privées charitables de Londres. Nos bureaux de bienfaisance, qui rendent de si éminents services à la classe ouvrière et indigente, ont acquis, depuis quelques années, une importance qui, je l'espère, ne fera que s'accroître. Je suis heureux de voir l'administration de l'Assistance publique, si bien secondée par le corps médical, marcher dans cette voie féconde de la charité et des secours à domicile. Elle a droit sur ce point aux éloges de tous, et à la reconnaissance des pauvres et des malades.

Avant de parler de la partie de ce service qui concerne plus spécialement les accouchements, je crois utile de rappeler brièvement les principaux détails de son organisation.

Le 25 mai 1791, la municipalité de Paris fut chargée de l'administration de tous les revenus des indigents, qu'elle devait distribuer, ainsi que le produit des quêtes, entre les différentes paroisses. Le 5 août, elle chargea une *Commission municipale de bienfaisance* prise dans son sein de lui proposer un plan d'assistance publique. C'est à cette commission qu'on doit la création des bureaux de bienfaisance fondés par la loi du 7 thermidor an V. Un arrêté des consuls, du 29 germinal an IX, réunit l'administration des secours à domicile de la ville de Paris aux attributions du Conseil général des hôpitaux de la même ville. Cette organisation fut complétée par deux règlements du ministre de l'intérieur, le premier du 8 floréal an IX, le second du 8 prairial de la même année.

La direction supérieure des hôpitaux était alors confiée à une réunion de personnages plus ou moins renommés par leurs talents, leur nom ou leur fortune, prenant le nom de Conseil général des hospices. La loi du 10 janvier 1849 plaça l'Administration générale de l'assistance publique sous l'autorité du préfet de la Seine et du ministre de l'intérieur, et la confia à un directeur, nommé par le ministre, sur la proposition du préfet. Enfin, un arrêté du 24 avril 1849 institua un conseil de surveillance, composé de vingt membres, présentés par le Conseil d'État, le Conseil municipal, la Cour de cassation, la Chambre de commerce, le Conseil des prud'hommes, le préfet, la Faculté de médecine, les médecins et chirurgiens des hôpitaux, mais nommés par le gouvernement. Trois de ces membres seulement représentent dans le conseil l'élément médical.

Le service d'assistance à domicile relève des vingt mairies de Paris, et, par-dessus tout, de l'administration des hôpitaux. Le service des secours, dans chacun des vingt arrondissements, est spécialement confié à un bureau de bienfaisance.

Chaque bureau se compose : 1° du maire de l'arrondissement, président ; 2° des adjoints ; 3° de douze administrateurs ; 4° d'un nombre illimité de commissaires et de dames de charité ; 5° d'un secrétaire-trésorier. Il est attaché à chaque bureau : des médecins et chirurgiens, des sages-femmes, des sœurs de charité et des employés de divers ordres. Chaque bureau possède deux ou plusieurs maisons de secours, où les pauvres non malades viennent chercher l'aide dont ils ont besoin, et où les malades, inscrits sur la liste des indigents, peuvent avoir gratuitement des consultations, des médicaments et des soins. 53 maisons de secours sont disséminées sur les différents points de la capitale.

Le service des secours à domicile aux indigents malades a pris, depuis 1854, une nouvelle organisation et une extension telle, qu'on peut le regarder comme une véritable création. Je regrette de ne pouvoir m'étendre sur ce point, et il me suffira, pour montrer son importance, le bien qu'il réalise et les éloges qu'il mérite à l'administration, de rappeler que, du 1er janvier 1854 au 31 décembre 1864, ce service a secouru 421,403 malades ; parmi lesquels 102,202 ont été renvoyés aux consultations ; 22,214 ont été transférés dans les hôpitaux ; 203,810 ont été guéris ; 32,563 sont morts. 13,036 individus, s'étant crus malades, n'ont pas paru, après avoir été visités, avoir besoin d'aucun secours médical [1]

Le mécanisme du service à domicile est le suivant : toute personne indigente ou nécessiteuse, désirant être soignée chez elle par les soins des bureaux de bienfaisance, s'adresse au bureau annexé à la mairie de l'arrondissement à laquelle elle appartient ; si, administrativement, on juge qu'elle a droit au secours, on en prévient par lettre le médecin de la section, lequel se rend chez le malade. S'il y a lieu de lui délivrer des médicaments, la prescription signée du médecin sur des imprimés spéciaux est portée au bureau de secours, où l'ordonnance est exécutée par la religieuse chargée de la pharmacie.

Les accouchements sont faits par les sages-femmes attachées à ce service ; mais, lorsqu'il se présente quelque cas difficile ou dans lequel une intervention chirurgicale est nécessaire, la sage-femme doit appeler à son aide un des médecins du bureau de bienfaisance. Le nombre des sages-femmes attachées au service à domicile est de 113 ; elles ont, en 1864, pratiqué 6,953 accouchements, ce qui donne une moyenne de 61,5 accouchements par sage-femme.

Les sages-femmes reçoivent pour chaque accouchement une indemnité de 8 francs. Les chiffres des indemnités données aux sages-femmes ont été :

      Pour 1862 . . . .   51,312 francs.
        —   54,640   —
        —   56,091   —

Les accouchées pauvres reçoivent de l'administration des secours en nature et en argent ou des layettes pour leurs enfants.

Le nombre des accouchées ainsi secourues fut :

Pour 1862 de 3,448 ou 53,7 pour 100 du chiffre total des accouchées.
  — 1863 de 3,478 ou 54,8   —   —   —
  — 1864 de 3,179 ou 45,0   —   —   —

---

(1) D'après le dernier rapport publié par l'administration des hôpitaux, 179,610 visites auraient été faites en 1864 par les 201 médecins attachés aux bureaux de bienfaisance ; je ne crois pas qu'aucun médecin de Paris mette en doute l'impossibilité absolue d'établir actuellement, sur ce dernier point, une statistique qu'on puisse prendre au sérieux.

La moyenne des secours fut de 12 francs par accouchée.

Les sommes dépensées en secours furent :

	EN NATURE	EN ARGENT	EN LAYETTES	TOTAL
1862	13,574	8,346	21,286	43,206
1863	12,694	8,867	21,278	42,839
1864	11,488	6,741	18,430	36,659

Le nombre des femmes accouchées et les résultats au point de vue de la mortalité se partagent de la manière suivante :

ANNÉES	NOMBRE D'ACCOUCHEMENTS	DÉCÈS			MORTALITÉ	
		DANS LES 9 JOURS DE L'ACCOUCHEMENT	APRÈS LES 9 JOURS	TOTAL	POUR 100	PROPORTIONNELLE
1862[1]..	6,414	16	16	32	0,49	1 sur 200
1863...	6,839	18	6	24	0,35	1 sur 284
1864...	6,953	24	28	52	0,75	1 sur 133
	20,206	58	50	108	0,55	1 sur 187

Les heureux résultats du service à domicile, s'ils sont pour l'administration un juste titre de gloire, font mieux encore ressortir l'effroyable mortalité de la Maternité. Il y eut en effet pendant les trois années 1862, 1863, 1864 :

Dans les bureaux de bienfaisance 20,206 accouchées, et 108 mortes, ou 1 mort sur 187 accouchées.

A la Maternité, 5,739 accouchées et 751 mortes ou 1 mort sur 7 accouchées.

Ainsi, en trois années seulement, sur les 751 malheureuses accouchées, mortes à la Maternité de Paris, 720 eussent été sauvées peut-être, si elles avaient été accouchées à leur domicile, au lieu d'aller recevoir la mort dans un établissement, où elles allaient demander la vie pour leur enfant.

---

(1) Ces chiffres pour 1862 ne concordent pas exactement avec ceux que j'ai donnés (page 32), tous deux émanent cependant officiellement de l'administration et sont empruntés à ses publications officielles.

ALLEMAGNE

Deux idées ont présidé en Allemagne à l'organisation des secours spéciaux à domicile : la bienfaisance et les besoins de l'enseignement. Les services d'accouchements à domicile, connus sous le nom de policlinique d'accouchement, existent à Berlin, Leipzig, Stettin, Halle, Munich, Wurzburg, etc. Je prendrai pour type de description la policlinique de Leipzig.

Le siège ou le centre de la policlinique est placé au troisième étage d'une maison située à l'angle de Grimmaischestrasse (n° 28) et de Nicolaïstrasse (n° 54). Le local comprend un antichambre, trois salles et une chambre à coucher. L'antichambre sert de salle d'attente et de cabinet pour les mannequins et les préparations. Une des salles sert d'amphithéâtre pour les leçons et de cabinet pour le médecin en chef directeur, l'autre comme demeure de l'un des assistants ; l'espace qui reste est utilisé par le domestique de la policlinique et sa famille. L'amphithéâtre renferme également la bibliothèque et l'armoire des instruments.

Le personnel comprend :

1° un directeur président ;

2° un suppléant du directeur, habitant la maison placée à côté du local de la policlinique (Grimmaischestrasse, n° 29) ;

3° deux assistants, dont l'un loge au siège même de la policlinique ;

4° un domestique marié, logé également dans la maison ;

5° des sages-femmes ;

6° *Les familles nourricières* (*Pflegeparteien*), qui reçoivent chez elles les femmes enceintes, qui viennent y faire leurs couches. Le détail de l'organisation est des plus remarquables, car il résout pour Leipzig une des plus puissantes objections contre la possibilité d'établir sur une large base l'assistance obstétricale à domicile. Beaucoup de femmes sans asile, ou logées d'une manière absolument insuffisante, trouvent ainsi un abri et des soins, sans courir le risque si grave du séjour dans une maternité, et cela nous donne la raison du petit nombre de lits que renferme la maternité de Leipzig.

La policlinique reçoit les femmes dans les quatorze derniers jours de la grossesse. Cette durée toutefois est abrégée, quand il y a surabondance de demandes, et la réception ne se fait plus que peu de temps avant l'accouchement. L'administration recherche quelques familles pauvres, dans lesquelles elle croit pouvoir mettre sa confiance, et qui, moyennant rétribution, donnent asile aux femmes enceintes. Ces familles reçoivent en échange une indemnité pour le logement et la nourriture qu'elles donnent à la pensionnaire, et en outre, 2 thalers (7 fr. 50) pour l'accouchement et les neuf jours. Si la durée de son séjour se prolonge, la femme accouchée doit pourvoir elle-même à son entretien.

Chaque famille logeant une femme enceinte doit en prévenir la police.

La policlinique reçoit les femmes enceintes malades de Leipzig et des environs de la ville, qu'elles soient mariées ou non et sans acception de position sociale ou de religion. Elles sont soignées chez elles ainsi que leur enfant, et, si pour un motif quelconque elles ne veulent pas séjourner dans leur domicile, elles sont placées dans une famille nourricière. Elles servent à l'instruction des élèves et des sages-femmes, reçoivent gratis les soins, les médicaments et quelquefois même des secours pécuniaires.

Les femmes désirant être admises aux secours de la policlinique doivent se faire inscrire chez le directeur tous les jours ouvrables, de 7 à 8 heures du soir, plusieurs semaines avant le terme de l'accouchement. Cependant les femmes mariées peuvent ne se faire inscrire qu'au moment de l'accouchement ; mais elles ne reçoivent les secours médicaux qu'après s'être fait inscrire à la direction et avoir reçu la visite d'un des élèves pratiquants.

L'institution étant, je l'ai déjà dit, destinée à la bienfaisance, mais aussi à la propagation des connaissances spéciales en obsté-trique, et, étant en réalité une clinique à domicile, les secours varient suivant que l'accouchée recevra seulement les services de la science, ou suivant qu'elle deviendra en même temps une source, et disons le mot, un moyen d'instruction spéciale.

La femme a le droit de ne recevoir auprès d'elle qu'un seul élève pratiquant ; mais elle doit en prévenir d'avance et autant que possible par écrit la direction. Elle reçoit gratuitement les soins de la sage-femme et du médecin et les médicaments pour elle et son enfant.

Si deux ou trois élèves pratiquants assistent à l'accouchement, la femme reçoit en plus 1 à 2 thalers ; ou, au lieu d'argent, on lui donne gratuitement un logement et des soins dans une famille nourricière. Exceptionnellement des secours pécuniaires peuvent être accordés.

Les femmes malades non accouchées par la policlinique reçoivent aussi gratuitement des soins, des médicaments ; on leur donne aussi quelquefois des secours pécuniaires.

Quoique, suivant la loi du royaume de Saxe, les sages-femmes doivent donner gratuitement leurs soins aux femmes indigentes ; celles qu'emploient la policlinique reçoivent une indemnité de 1 à 2 thalers par accouchement.

Le directeur est chargé de tout ce qui concerne la policlinique ; il choisit son remplaçant et ses assistants ; il peut refuser ou accepter le concours de telle ou telle sage-femme ; il a le contrôle des dépenses et des secours ; il fait ou dirige les accouchements artificiels ou chirurgicaux ; il doit, chaque année, au ministre, un compte rendu de sa gestion.

Le budget de la policlinique nous montre avec quelle faible somme une bonne organisation permet de faire beaucoup de bien. Nous trouvons, dans une intéressante publication du docteur Germann, le compte rendu financier de l'exercice 1854-1855.

Frais d'entretien des femmes enceintes et accouchées, secourues par la policlinique	384 th.	1,440 fr.	»
Location du local, y compris chauffage, éclairage et paiement des domestiques..	220 th.	825 fr.	»
Médicaments, instruments, bandages, alcool pour préparations, frais de bureaux, etc.	65 th.	243 fr.	75
Secours aux accouchées malades, à leurs enfants, aux pauvres, pour les baptêmes, enterrements, frais de voiture, etc..	200 th.	750 fr.	»
	869 th.	3,258 fr.	75

Les dépenses indirectes, comprenant le traitement des assistants et du médecin en chef directeur, ont été de 209 thalers (783 fr. 75).

La dépense totale a donc été de 1,078 thalers (4,042 fr. 50).

Les dépenses ont été couvertes par une allocation du ministère des cultes et l'instruction publique.	200 th.	750 fr.	»
Par le paiement des élèves pour les cours	62 th.	232 fr.	50
	262 th.	982 fr.	50

Les 816 thalers restant (3,060 fr.) ont été fournis par la caisse privée du directeur.

De 1852 à 1855, le nombre des femmes accouchées annuellement a varié de 135 à 151, et celui des femmes traitées d'affections utérines a varié de 236 et 387. La moyenne de dépense a donc été de 9 francs par accouchée ou malade.

La policlinique d'accouchement, si bien organisée à Berlin, et dont je donnerai plus loin le règlement (voir chapitre de l'*Enseignement*) existe aussi dans beaucoup de villes de Prusse, et l'assistance à domicile se trouve presque toujours reliée à l'enseignement de l'obstétrique. A Paderborn, par exemple, une somme relativement considérable est affectée aux secours à donner aux femmes qui, accouchant à domicile, permettent de les examiner pendant leur grossesse, et qui permettent également à quelques élèves d'assister à l'accouchement en présence du professeur ou de la sage-femme en chef de la maternité. La quotité des secours est fixée par le directeur suivant la pauvreté plus ou moins grande de la femme ; mais on ne leur donne qu'un secours en argent, sans leur délivrer gratuitement aucun médicament.

RUSSIE

L'organisation des secours à domicile en Russie ou du moins à Saint-Pétersbourg et à Moscou, les seules villes où je l'aie étudiée sur place, est digne des plus grands éloges ; et Saint-Pétersbourg n'a même, sous ce rapport, rien à envier à Paris. La Russie est si peu et surtout si mal connue de nos compatriotes, qu'on me permettra d'entrer sur ce point dans quelques détails, un peu étrangers cependant au sujet spécial qui m'occupe en ce moment.

Saint-Pétersbourg, comme toutes les grandes villes de Russie, possède une administration d'assistance publique (Prikay-obstchestrennavo prizrenja) s'occupant, comme la nôtre, des malades et de ceux qui ne peuvent pas travailler par suite de faiblesse ou d'infirmités. Elle tire ses ressources de legs, de dons, des revenus des legs antérieurs et aussi de la caisse municipale ; mais, à l'inverse de ce qui existe à Paris, en France et en Belgique, l'élément médical prime l'élément administratif, et loin d'être sous la dépendance de l'administration, ce sont les médecins qui contrôlent les administrateurs. Les personnes auxquelles la direction en est confiée sont nommées par l'empereur sur la présentation du conseil municipal et du gouvernement de la province. Le médecin inspecteur d'un gouvernement est le chef de *tous* les médecins de ce ressort, il a la direction supérieure de *toutes* les affaires médicales de la province. Le médecin en chef de l'assistance publique n'est chef que des hôpitaux et des hospices.

Dépendent de l'assistance publique de Saint-Pétersbourg : 1° les maisons de secours des pauvres, des infirmes ; 2° les hôpitaux : Aboukoff, Marie-Madeleine, Pierre et Paul, des ouvriers, Kalinkin Olga (incurables).

L'administration de l'assistance publique se compose pour chaque province russe :

1° Du conseil médical ordinairement de cinq membres, qui sont : l'inspecteur (président), dirigeant toutes les affaires médicales de la province, l'assistance publique comprise ; l'opérateur, chargé de la chirurgie légale et de toutes les grandes opérations dans tous les hôpitaux de la province ; l'accoucheur chargé de la médecine légale et obstétricale et de la direction des sages-femmes de toute la province ; le pharmacien en chef chargé de la pharmacie et expert chimiste, le vétérinaire en chef ; 2° du médecin en chef de l'assistance publique ; 3° des ordinateurs-médecins chargés des services hospitaliers ; 4° des felchers, sorte d'officiers de santé subalternes (nos anciens barbiers-chirurgiens); 5° des infirmiers.

Enfin, sous la direction du médecin en chef sont placés des économes, des employés de bureau et des lingères en chef.

En dehors de l'assistance publique, il y a dans chaque ville du gouvernement : 1° le médecin de la ville (Gorodovoï Vratch); 2° un médecin de rayon (Ouezdnü Vratch) chargé de faire la médecine légale, d'inspecter les médecins ordinaires; 3° un ou plusieurs médecins des paysans de la couronne, dépendant du ministère de la liste civile et chargés de soigner ces paysans.

Toute cette vaste administration est dirigée par le département de médecine du ministère de l'intérieur et confiée à M. le Dr Pélikan, qui est en même temps médecin général de l'assistance publique de toute la Russie. M. le Dr Zizourin, jadis professeur à l'Université de Kiew, dirige la médecine militaire ; M. le D^r de

Rosenberger la médecine navale et S. A. I. le prince d'Oldenbourg les hôpitaux de la couronne.

Saint-Pétersbourg est divisé en arrondissements municipaux et administratifs, ayant chacun un médecin de la police, qui est plus spécialement occupé de l'hygiène et de la médecine légale de l'arrondissement ; il a avec lui un accoucheur et une sage-femme. L'accoucheur est tenu d'aller partout où on l'appelle. Saint-Pétersbourg possède des maisons de travail, entretenues par la ville (analogues aux *workhouses* anglais). On y reçoit les vagabonds et les indigents capables de travailler, mais sans ouvrage. Je ne puis m'étendre ici sur ce sujet, et je me bornerai à parler de l'assistance donnée aux pauvres et aux malades par le Comité pour les mendiants et la Société Philanthropique.

Le *Comité pour les mendiants* (Prikaz Onitschich) dépend de la municipalité de Saint-Pétersbourg, mais il reçoit des simples particuliers des legs, des dons, et le produit de cotisations volontaires [1]. Les membres de ce comité, nommés par l'Empereur, sont choisis parmi les simples particuliers ou les employés supérieurs des administrations civiles et militaires. Le comité central a dans Saint-Pétersbourg un certain nombre de succursales qui distribuent des secours en nature (pain, soupe, viande, etc.). Il y a un réfectoire, et le pauvre peut s'y asseoir ou, s'il le préfère, emporter chez lui ce qui lui a été donné. Les malheureux, munis du certificat d'indigence délivré par la police, reçoivent ces secours gratis ; les autres peuvent également participer au déjeuner ou au dîner, moyennant 3 kopecks (12 cent.) par repas. Beaucoup de personnes et plusieurs sociétés charitables achètent des bons du Comité pour les mendiants, et les distribuent aux individus nécessiteux.

---

(1) Parmi ces cotisations, se trouve celle du rachat des visites de Noël et Pâques. Lors de ces deux fêtes religieuses, il est d'habitude en Russie de se faire des visites et d'envoyer des cartes, comme nous le faisons à Paris au 1er janvier. Quelques personnes ont eu l'heureuse idée de transformer cette sotte habitude en œuvre de bienfaisance. Chaque personne qui veut se racheter de cette obligation créée par la mode, envoie, lors de chacune de ces fêtes. une certaine somme, dont l'importance est laissée à sa discrétion, au Comité pour les mendiants. Le nom du souscripteur et le chiffre de sa cotisation sont publiés au journal officiel de Saint-Pétersbourg. Cette année (1er janvier 1866), le Corps diplomatique a suivi, à Paris, l'exemple des habitants de Saint-Pétersbourg, en remplaçant l'envoi de cartes de visites par un don pécuniaire, remis au bureau de bienfaisance. Puissent, l'année prochaine, les Parisiens suivre cet exemple.

Tous les individus trouvés à l'état de mendicité sont envoyés par la police à cette société, qui envoie les non-valides dans les maisons d'infirmes, après leur avoir remis un certificat. Tout certificat du Comité pour les mendiants est regardé comme un billet de réception. Les individus jeunes, valides, trouvés à l'état de vagabondage, sont envoyés dans les maisons de travail pour deux, trois, quatre mois à un an. Les particuliers vont dans ces maisons de travail chercher des domestiques ou des ouvriers ; mais, quoique placés, ceux-ci restent pendant quelque temps sous la surveillance et la tutelle du Comité des mendiants.

La *Société philanthropique* correspond plus directement à nos bureaux de bienfaisance ; elle reçoit ses ressources de la ville et des dons ou legs faits par des particuliers ; mais les administrateurs sont nommés par l'Empereur. Le baron Frederichs, aussi distingué par son intelligence que par son dévouement pour les malheureux, est le chef de cette société et en même temps de toutes les sociétés de secours de Saint-Pétersbourg. Il est secondé par un conseil de curateurs, composé des curateurs des divers arrondissements.

Saint-Pétersbourg est divisé en arrondissements de secours, distincts des arrondissements administratifs ; chacun d'eux est dirigé par deux curateurs ; l'un de ces curateurs est médecin et l'autre administrateur. Le curateur des pauvres visite ceux qui reçoivent ou demandent des secours sans être malades ; le curateur-médecin visite ceux qui sont malades, et contrôle en même temps le service des médecins des pauvres appartenant à la Société *Médico-Philanthropique*, section importante de la grande Société Philanthropique.

Le *Comité Médico-Philanthropique* correspond à notre service d'assistance médicale à domicile. Saint-Pétersbourg est divisé en 14 arrondissements de secours, ayant chacun un curateur-médecin, un médecin des pauvres, un médecin-adjoint et un nombre de sages-femmes, variant avec l'importance de l'arrondissement. Le personnel médical (curateurs, médecins et adjoints) comprend 42 médecins et 23 sages-femmes. Le Comité Médico-Philanthropique a son siège dans le local occupé par la Société Impériale Philanthropique (Liteinaja, n° 31). Chacun des médecins qui en dépendent est tenu d'avoir à la porte de sa maison un écriteau indiquant les heures de sa consultation quotidienne ; il doit donner gratuitement des conseils à tous ceux qui se présentent avec un certificat d'indigence ou un billet de réception du comité, prescrire les médicaments nécessaires, lesquels sont délivrés aux frais du comité. Le médecin visite dans leurs demeures ceux qui ne peuvent venir à sa consultation, et il envoie avec un billet d'admission dans un des hôpitaux de la ville ceux qui ne pourraient, sans inconvénient pour leur santé, être soignés dans leur domicile. Le médecin-adjoint aide dans son service le médecin des pauvres.

Les médicaments sont, je l'ai dit, fournis aux indigents inscrits aux frais de la Société Philanthropique; mais ils le sont encore dans d'autres circonstances. Lorsqu'un médecin de la ville juge que son malade est trop pauvre pour pouvoir payer le prix entier de la prescription, il écrit sur son ordonnance : *Pro paupero ;* souvent même il indique si la réduction de prix doit être du quart, de la moitié ou de la totalité. Muni de cette ordonnance ainsi contresignée, le malade peut envoyer chercher les médicaments dans n'importe quelle pharmacie de la ville; à certaines époques déterminées, les pharmaciens remettent ces ordonnances et la note de leurs honoraires à la Société Philanthropique.

Les honoraires du médecin sont de 200 roubles (800 francs); mais la plupart ne touchent pas cette indemnité, et en font don à la société.

Le comité fait distribuer gratuitement à tous les indigents de la ville des bandages, des suspensoirs, des lunettes, sur un bon des médecins des pauvres. Le siège de cette institution est dans le premier quartier de l'arrondissement de l'amirauté; un médecin est spécialement chargé de ce service.

Après cette longue digression, qui m'a paru utile, car Saint-Pétersbourg rivalise, non sans avantages, avec Paris, pour ce qui regarde l'organisation de la bienfaisance, je reviens à ce qui concerne plus spécialement les accouchements.

Vingt-trois sages-femmes sont chargées des soins à donner aux femmes indigentes ou nécessiteuses, enceintes ou accouchées; elles doivent les soigner et les visiter jusqu'au neuvième jour après l'accouchement, procurer aux accouchées malades et aux enfants nouveau-nés le linge indispensable et, si besoin est, des matelas, fournis gratuitement par le comité.

Pour ce qui regarde le service supérieur d'accouchement au domicile des pauvres par des médecins-accoucheurs, Saint-Pétersbourg est divisé en six arrondissements seulement, à chacun desquels est attaché un médecin, jouissant d'un traitement. Outre ces six accoucheurs, il en est huit autres non payés, faisant le même service, comme candidats aux places vacantes. L'accoucheur de l'arrondissement est le chef de toutes les sages-femmes de l'arrondissement, qui doivent, chaque mois, lui envoyer le bulletin des naissances, avec mention des présentations et positions, des accidents survenus, des opérations pratiquées, etc.

Obligé, malheureusement, de restreindre le plus possible les limites déjà trop étendues de ce travail, je regrette de ne pouvoir montrer, par l'examen des autres institutions charitables de Saint-Pétersbourg, avec quelle libéralité s'y distribuent les secours matériels aux pauvres, les secours médicaux aux malades, les secours intellectuels aux nombreux enfants reçus dans les établissements publics d'instruction élémentaire et supérieure, car cela me permettrait de montrer avec quelle énergie la Russie marche dans la véritable voie du progrès, et quels sont, à l'égard de ce qui s'y passe, les préjugés de beaucoup de nos compatriotes.

Comme on le voit, trois systèmes différents caractérisent d'une manière générale l'assistance donnée à domicile aux accouchées. L'Allemagne s'occupe des intérêts de l'enseignement presque au même degré que de l'exercice de la charité; l'Angleterre place la charité au-dessus de toute autre considération, mais sa charité est exclusive; Paris et Saint-Pétersbourg ne demandent, pour donner des secours, qu'une condition : être pauvre.

———

V

ENSEIGNEMENT DE L'OBSTÉTRIQUE

L'enseignement de l'obstétrique varie nécessairement, suivant qu'il s'agit de former des élèves sages-femmes destinées seulement à la pratique des accouchements normaux, ou des médecins susceptibles d'être appelés à pratiquer les opérations les plus délicates et les plus difficiles de la chirurgie obstétricale.

ÉLÈVES EN MÉDECINE

A l'étranger, comme dans notre pays, on exige de l'étudiant plusieurs années d'études avant de l'admettre à la pratique de l'obstétrique; mais les conditions varient suivant que l'élève devra faire son éducation dans une clinique sédentaire spéciale, dans une maternité ou dans les policliniques, c'est-à-dire au domicile même des accouchées. Examinons d'abord ce qui se passe dans les hôpitaux.

L'étude de l'obstétrique se compose de deux parties principales : 1° l'étude des phénomènes antérieurs à l'accouchement, tels que constatation de la réalité et de l'époque de la grossesse, diagnostic de la présentation et de la position, de la conformation normale ou vicieuse du bassin, etc.; 2° la connaissance des phénomènes de l'accouchement lui-même, qu'il soit régulier ou pathologique.

La clinique d'accouchement, comme toutes les autres, est beaucoup mieux faite, au point de vue de l'instruction, en Allemagne et en Angleterre qu'en France. Je le dis hautement, parce que mon devoir est de dire ce que je crois être la vérité, de chercher le progrès, et non de flatter mes maîtres et mes amis.

ENSEIGNEMENT DANS LES HÔPITAUX

Les services d'obstétrique destinés à l'enseignement clinique à Vienne, à Prague, à Berlin, à Leipzig, à Dresde, à Munich, à Wurzburg, reçoivent les femmes enceintes plusieurs jours et quelquefois plusieurs semaines avant la terminaison de la grossesse. Comme je l'ai dit en parlant des maternités en particulier, une sorte de contrat s'établit entre la malade et le médecin : la femme reçoit gratuitement les soins du médecin, le logement, la nourriture, quelquefois même un secours en argent; en échange, elle consent à donner aux médecins qui la soignent les moyens de s'instruire, en restant toutefois fidèles à ce principe : ne pas nuire, *primum non nocere*.

Les élèves, après avoir versé le montant de la cotisation exigée pour obtenir le droit de présence aux cours théoriques ou pratiques, sont partagés en séries de deux ou de quatre étudiants. Ce payement de droits de présence, que beaucoup de personnes critiquent en France, et qui n'est pas dans nos mœurs, est, je crois, au contraire, une excellente mesure : l'élève prend plus d'intérêt à un cours qu'il ne peut suivre qu'en s'imposant un léger sacrifice pécuniaire; le professeur y trouve une rémunération dont l'importance varie avec sa capacité professorale et les soins qu'il donne à son enseignement. Ajoutons enfin que l'étudiant allemand et anglais ne payant pas les inscriptions que nous devons payer dans nos facultés françaises, il en résulte, en définitive, que les frais d'étude sont moins élevés en Allemagne qu'en France. Quoi qu'il en soit, les élèves appartenant à une ou plusieurs séries sont exercés plusieurs fois par semaine au toucher et à la constatation des phénomènes de la grossesse.

Une ou plusieurs des femmes enceintes reçues à la maternité se rendent dans la salle de la clinique. En présence du professeur d'accouchements, deux élèves pour chaque femme procèdent successivement à l'examen, par le toucher et la palpation abdominale; ils rendent compte de vive voix de ce qu'ils ont constaté; le professeur confirme ou rectifie leurs appréciations, et l'on conçoit facilement de quelle immense utilité est une clinique faite de cette manière.

Les mêmes élèves qui ont observé la femme pendant sa grossesse, sont appelés à assister à l'accouchement, auquel préside la sage-femme, et, dans les cas anormaux, l'assistant ou le médecin-professeur. A l'Académie médico-chirurgicale de Saint-Pétersbourg, où le nombre des accouchements est assez restreint et le nombre des élèves assez considérable, on a cherché un moyen de faire assister tous les élèves à l'accouchement, sans que leur présence soit pour la femme une cause de pénible émotion.

Le lit de travail est placé au milieu de l'amphithéâtre; il est fortement éclairé au moyen de becs de gaz, disposés de manière à concentrer leur lumière sur la partie moyenne du lit. La femme qui doit accoucher est amenée dans l'amphithéâtre; elle n'a alors auprès d'elle que deux ou trois personnes. Lorsque le travail de l'accouchement est commencé, on administre le chloroforme; et lorsque la patiente est plongée dans le sommeil anesthésique, les élèves, qui attendaient dans une salle voisine, viennent s'asseoir sur les gradins de l'amphithéâtre, assistent à toutes les périodes de l'accouchement, et se retirent avant le réveil de l'accouchée. Je n'ai pas été témoin d'accouchements faits de cette manière, je ne puis donc signaler les inconvénients ou les avantages probables de cette pratique; mais j'avoue qu'elle me paraît *a priori* avoir pour la malade des inconvénients, qui me la rendent peu sympathique.

L'enseignement clinique de l'obstétrique, dans les hôpitaux et les maternités, présente, par la réunion des malades et la concentration des élèves dans un même lieu, des inconvénients et des avantages qu'on retrouve pour toutes les cliniques; les facilités et les difficultés qui en résultent pour l'enseignement sont les mêmes; la bonne organisation dépend surtout du professeur; et pour ce qui regarde Paris, je ne suis que juste, en reconnaissant les notables améliorations, apportées à cet enseignement par M. le professeur Depaul. Je crois, cependant, devoir reproduire le règlement suivant, qui mérite d'être cité comme un modèle d'organisation de l'enseignement de l'obstétrique :

RÈGLEMENT POUR LES ÉLÈVES QUI FRÉQUENTENT LA CLINIQUE GYNÉCOLOGIQUE
ET OBSTÉTRICALE DE L'UNIVERSITÉ DE BERLIN

Le but de l'institution est d'assister les femmes pendant leur grossesse et leur accouchement et celles affectées de maladies utérines et de favoriser l'étude de l'obstétrique et de la gynécologie. Ce but est rempli par les moyens suivants :

1. L'enseignement clinique comprend :

A. La clinique stationnaire : 1° à la maternité spéciale ; 2° à la maternité de l'hôpital de la Charité.

B. La clinique ambulatoire (consultation).

C. La policlinique (traitement à domicile).

2. A. *Clinique stationnaire*. — Elle consiste :

a. Dans l'examen gynécologique des femmes enceintes ou non enceintes.

b. Dans les soins donnés avant et après l'accouchement.

c. Dans les soins données aux malades reçus à la clinique.

Pour remplir ces divers buts, l'enseignement a été divisé en cours se faisant à des heures différentes, et les élèves ont été divisés en plusieurs divisions.

3. Deux heures par semaine sont affectées à l'exercice du toucher sur les femmes enceintes, savoir ; mardi et vendredi, de 5 à 6 heures du soir.

Les élèves *pratiquants* (*praticanten*) sont, à cet effet, divisés en groupes, dont un seul est admis à s'exercer pendant la leçon, et qui alternent à tour de rôle. Le nombre des séances serait augmenté, si le nombre des élèves devenait plus considérable.

4. Pour les soins à donner pendant l'accouchement, les pratiquants sont partagés de façon à ce que ceux qui appartiennent à un groupe ne puissent gêner par leur présence ni l'accouchée ni leurs camarades chargés d'intervenir médicalement. Les élèves doivent, autant que possible, demeurer aux environs de la maternité pour éviter les retards dans leur convocation. Si un élève change de domicile, il doit l'indiquer au directeur, qui, s'il y a lieu, le placera dans un autre groupes d'élèves.

5. Suivant l'ordre d'inscription, on désigne à chaque pratiquant une femme qu'il doit spécialement observer et accoucher. En outre, on lui adjoint un certain nombre d'élèves *auscultants* appelés aussi à tour de rôle. Si un élève a été absent, soit parce qu'il n'a pas remis son adresse ou sa clef au domestique de la maternité, soit parce qu'il a manqué à l'appel, il ne peut demander à remplacer son tour perdu par un autre accouchement, à moins qu'il ne puisse donner un motif valable de son absence. Le certificat d'assistance à l'accouchement n'est donné qu'à celui qui a pratiqué l'accouchement.

6. Le pratiquant chargé de l'accouchement se tient dans la chambre même de la malade ; il prend l'observation et les notes nécessaires à sa rédaction, d'après le modèle imprimé. Cette feuille d'observation, remplie jour par jour, doit être représentée par l'élève lorsqu'il demande à faire partie des pratiquants de la policlinique.

7. Tous les accouchements normaux sont faits à tour de rôle par les pratiquants.

Les accouchements anormaux, en tant qu'ils peuvent être confiés aux aides d'accouchement, sont également soignés par les pratiquants, si ces

derniers ont déjà acquis au cours clinique l'expérience et l'habileté nécessaires, prouvées par un certificat spécial. Si le pratiquant désigné par
avance pour cet accouchement, qu'on pouvait croire normal, n'est pas
encore muni de ce certificat, l'accouchement est confié à un autre pratiquant possédant ce certificat, en suivant toujours l'ordre d'inscription
sur la liste.

Les accouchements particulièrement difficiles sont faits par le directeur
lui-même, ou, suivant les cas, par son assistant. On cherche, dans ces
circonstances, à faire assister à l'opération obstétricale le plus grand
nombre possible d'élèves pratiquants; c'est pour cela qu'il est désirable
qu'une double clef de leur appartement soit toujours déposée chez le
domestique de la maternité.

8. Le pratiquant qui fait l'accouchement ne doit pas s'éloigner avant
sa terminaison complète. Il ne doit pas faire d'opération obstétricale
en l'absence du directeur, à moins qu'il n'y ait péril à attendre.

9. Si les suites de couches sont normales, le pratiquant qui a fait
l'accouchement visite la femme tous les jours à 8 heures du matin,
accompagné du directeur. Il ne peut faire cette visite à une autre heure
de la journée. Il ne peut également, s'il est chargé de soigner l'une d'elles,
entrer dans la salle des femmes enceintes, qu'en présence du directeur
ou de l'assistant.

10. Les malades de la clinique gynécologique de l'hôpital de la Charité
aux heures de clinique du pratiquant, sont amenées successivement à
l'amphithéâtre; un des pratiquants l'examine autant que possible complètement, et le directeur fait ensuite sur la malade une leçon détaillée.
L'observation du traitement est prise avec soin.

11. B. *Clinique ambulatoire* (consultation). — La clinique de consultation a lieu trois jours par semaine à 10 heures. Chaque pratiquant, en
présence du directeur, est appelé à tour de rôle à examiner la malade,
à donner son diagnostic et à proposer un traitement. Il fait et signe
l'ordonnance.

12. C. *Policlinique obstétricale et gynécologique.* — Elle a pour but
de permettre aux pratiquants de faire des accouchements à domicile,
d'observer et de traiter les maladies spéciales aux femmes, chez celles
qui ont besoin des secours publics, mais qui peuvent être soignées à
domicile.

13. Les pratiquants ne sont admis à la policlinique obstétricale
qu'après avoir fait et suivi complètement deux accouchements au moins
dans la clinique, et après avoir fait preuve d'habileté et d'instruction.
Un pratiquant est appelé à chaque accouchement de la policlinique;
une sage-femme y a déjà été appelée. Il fait lui-même l'accouchement
s'il est normal; mais s'il y a quelque anomalie, il doit écrire au directeur pour le prévenir, afin de faire sous sa direction et celle de l'assistant, ce qui est nécessaire et les opérations, s'il y a lieu. Le pratiquant
qui, sans motif, a manqué à l'appel ou est parti avant la fin du travail
n'est plus appelé.

14. Le pratiquant qui a fait un accouchement à la policlinique doit visiter la femme pendant dix jours; il rédige l'observation et la remet avant le premier lundi de l'accouchement, au directeur.

15. Il est défendu d'instituer un traitement pour une accouchée ou une malade de la policlinique, sans prévenir le directeur ou son assistant.

16 Les observations d'accouchements faits par les pratiquants ou des maladies soignées par eux sont lues à l'heure de la clinique, ordinairement le jeudi, et développées scientifiquement au point de vue de la pathologie et de la thérapeutique. D'après un ordre exprès du ministre de l'instruction publique et de la médecine, les observations des cas intéressants doivent être rédigées en latin et lui être remises.

17. Le pratiquant qui a traité une femme ayant succombé doit en faire l'autopsie et en ajouter le résultat à l'observation qu'il communique à la clinique suivante. Cependant les certificats de décès ne peuvent être signés que par le médecin en second; les pratiquants ne doivent jamais y apposer leur signature.

18. Le pratiquant doit toujours remettre sa carte et une double clef de sa chambre au domestique de l'établissement, afin de pouvoir être prévenu soit le jour, soit la nuit, en cas de besoin.

Le pratiquant doit donner, au commencement de la clinique, un thaler au domestique pour tout le semestre; en outre, le domestique reçoit deux silbergroschen et demi (environ 30 centimes) chaque fois qu'il va chercher un pratiquant pour un accouchement de la policlinique.

MUNICH

Dans quelques établissements spéciaux, à Munich, par exemple, quelques élèves *pratiquants* sont logés dans la maternité même, ce qui leur permet plus facilement d'être témoins des accouchements qui se présentent la nuit. Je reproduis également la partie du règlement concernant les *pratiquants* reçus à la maternité de Munich.

1. L'étudiant qui veut entrer comme élève à la maternité de Munich doit, au commencement de chaque semestre, se pourvoir d'un bulletin d'inscription à l'Université et à la clinique en particulier. Il enregistre ensuite son nom sur le livre d'inscription des pratiquants et auscultants, en donnant ses nom, prénoms, lieu de naissance et domicile.

2. Après cette inscription, il reçoit de l'assistant de la clinique une carte d'entrée, signée du directeur, et qu'il doit représenter, à la porte, à toute réquisition. Cette carte n'a de valeur que pour le semestre désigné.

3. Les pratiquants désirant loger dans la maison doivent se présenter au directeur.

4. L'ordre suivant lequel les pratiquants sont appelés à profiter du logement dans la maternité est déterminé par leur numéro sur le registre d'inscription.

5. Quand le nombre des accouchements que le professeur de clinique a voulu confier à un pratiquant est atteint, celui-ci doit céder la place à celui qui est inscrit après lui.

6. Il en est de même si, par sa faute, il a manqué un ou plusieurs accouchements.

7. Si un pratiquant, demeurant dans l'établissement, ne se conforme pas aux règlements ou aux ordres du directeur, celui-ci lui adresse un blâme, au besoin, il le prive provisoirement du logement, en attendant décision du sénat de l'Université.

Cependant, avant de prévenir le sénat, le directeur doit se mettre en rapport avec le professeur de clinique et s'entendre avec lui sur les mesures à prendre.

8. Le pratiquant, demeurant dans la maison, ne doit jamais découcher; la maison est fermée à 8 heures du soir, et si quelqu'un rentre après 10 heures, on doit en prévenir le directeur.

9. La chambre des pratiquants ne doit pas servir à des *raouts*, à des visites trop prolongées d'étudiants étrangers à l'établissement, ou pour toute autre chose pouvant compromettre le repos ou la réputation de l'établissement.

10. Aucun pratiquant ne doit entrer dans les salles hors de la présence du professeur, de l'assistant ou d'une sage-femme.

11. Aucun pratiquant ne doit recevoir dans sa chambre de femme enceinte, il ne doit pas examiner les femmes enceintes ou accouchées hors de la présence et sans la permission du professeur ou de l'assistant.

Il ne doit pas faire de visites dans le logement des sages-femmes.

12. Aucun étudiant ou docteur, non inscrit comme pratiquant ou auscultant, n'a le droit d'entrer dans les salles des femmes enceintes ou accouchées, excepté s'il est introduit par un médecin de l'établissement qui l'accompagne. Il ne peut entrer que dans la division gratuite.

13. Les mêmes règles sont applicables aux élèves sages-femmes, auscultantes et pratiquantes. (Règlement du 24 janvier 1854.)

ENSEIGNEMENT DANS LES POLICLINIQUES

Faire servir à l'éducation pratique des élèves les accouchements à domicile me paraît une chose d'autant meilleure, qu'habituant l'élève à la pratique de la ville, elle est en même temps excellente pour l'accouchée, qui se trouve mieux à l'abri des chances de contagion qu'on trouve dans les maternités les mieux organisées. Cet enseignement fonctionne avec la plus grande régularité en Angleterre et dans presque toute l'Allemagne; il est absolument inconnu en France, et je crois devoir entrer, à cet égard, dans quelques détails, en prenant pour exemple les policliniques de Leipzig et de Berlin.

LEIPZIG

J'ai dit plus haut comment était organisé à Leipzig le service des accouchements à domicile, au point de vue de l'assistance médicale. Voyons comment cette assistance se combine avec les besoins et les exigences de l'enseignement.

L'enseignement de l'obstétrique comprend trois espèces de cours : le cours théorique, celui d'opérations obstétricales, et la policlinique. Le nombre des étudiants a varié de 36 à 60, la plupart étrangers à la ville et quelquefois au pays. Les droits payés par les élèves se répartissent de la manière suivante :

Pour le cours théorique.	3 th.	11 fr.	25
Pour le cours d'opérations obstétricales. .	3 th.	11 fr.	25
Pour la policlinique	2 th.	7 fr.	50

Les élèves, suivant leur degré d'instruction, sont partagés en deux classes : les *auscultants* et les *pratiquants*. Le nom même qui lui est donné indique suffisamment leurs attributions. L'élève *auscultant* ne fait pas encore d'accouchements; il est admis à pratiquer à l'exploration des femmes enceintes, par le toucher, la palpation, l'auscultation, etc.

On ne peut être reçu *pratiquant* qu'après avoir suivi pendant un semestre, comme auscultant, la clinique ou la policlinique obstétricales. Pratiquants ou auscultants doivent, autant que possible, assister chaque jour aux exercices du toucher.

Les *assistants*, sorte de chefs de clinique, sont des docteurs spécialement attachés à la policlinique, et servant d'intermédiaires entre le directeur et les élèves, les sages-femmes, les accouchées et les familles nourricières.

Le *directeur* est chargé de tout ce qui concerne la policlinique; il choisit son remplaçant et ses assistants; il reçoit comme pratiquants les élèves qui lui paraissent capables; il fait ou dirige les accouchements anormaux; il doit faire de 6 à 12 heures de cours par semaine.

Chaque auscultant ou pratiquant doit laisser son adresse au siège de la policlinique; dans plusieurs villes, à Berlin, par

exemple, il doit même y laisser une double clef de son appartement, pour qu'il puisse être réveillé la nuit.

Aussitôt que l'élève pratiquant constate le commencement du
travail, il doit faire appeler la sage-femme de service. Il doit s'abstenir de toute manœuvre avant l'arrivée de la sage-femme, et, s'il
y a lieu, du directeur et de son suppléant. Le premier pratiquant
arrivé auprès de la femme en couches est chargé de l'accouchement. En l'absence du directeur, il doit suivre les conseils et
même les prescriptions de la sage-femme.

Tout auscultant ou pratiquant qui est venu trop tard, ou qui a
abandonné l'accouchée au commencement de la deuxième période
de l'acouchement sans l'assentiment du directeur, que la sage-
femme soit ou non présente, n'est pas appelé à l'accouchement
suivant, et, en cas de récidive, il est exclu pour toujours de la
policlinique.

L'élève chargé de l'accouchement doit visiter l'accouchée tous
les jours avant midi, pendant les huit premiers jours, et tenir l'observation écrite de ce qui s'est passé pendant le travail ; cette
observation doit être remise au directeur le lendemain de l'accouchement, et doit mentionner les noms de la sage-femme et des
élèves présents.

Le domestique qui va chercher les élèves doit être payé par eux
à la fin de chaque accouchement.

Comme on a pu le voir (page 258), l'organisation de la policlinique est à peu près la même à Berlin qu'à Leipzig.

LONDRES

Guy's Hospital lying-in Charity. — L'objet de cette institution
est de donner des soins, pendant leur accouchement et à leur
domicile, aux femmes habitant dans un rayon de deux milles
autour de l'hôpital.

L'institution est sous la direction générale et supérieure des
médecins accoucheurs de l'hôpital, aidés des assistants résidants
(*Resident Obstetric Clerks*) et des élèves inscrits sur la liste spéciale. Un registre contient les noms des femmes admises à participer aux bienfaits de l'œuvre ; un autre registre renferme l'histoire de tous les cas d'accouchement.

Il y a deux *Clerks* résidants, distingués sous le titre de *Senior* et de *Junior;* chacun d'eux garde le service pendant un mois, durant lequel il est logé et nourri gratuitement à l'hôpital.

Les *Junior Clerks* sont choisis parmi les élèves de l'hôpital, ayant suivi les cours théoriques et pratiques pendant deux ans au moins, inscrits sur la liste des élèves en accouchement depuis six mois, et ayant pratiqué au moins vingt accouchements. Ils sont nommés par le trésorier, sur la recommandation des médecins formant le conseil des examinateurs. Après l'expiration de son mois de service, le *Junior Clerk* est nommé par le trésorier *Senior*, à la condition d'être recommandé par les médecins accoucheurs en chef; dans le cas contraire, il est remplacé par un autre élève.

Le *Senior Clerk* distribue, le mardi et le vendredi, de 10 à 11 heures; les cartes d'admission aux femmes qui en font la demande, et qu'il trouve dans les conditions voulues; il inscrit leur nom et leur adresse sur le registre spécial.

Lorsque la femme qui a reçu une carte d'admission est en travail et réclame les secours médicaux, le *Senior Clerk* doit l'accoucher ou désigner à cet effet soit le *Junior Clerk*, soit un des élèves inscrits. Il doit veiller à ce qu'aucun élève ne puisse faire son premier accouchement sans être accompagné du *Junior Clerk*. Si tous les deux *Clerks* sont auprès d'accouchées, on s'adresse alors à l'accoucheur en chef du service.

Les *Resident Obstetric Clerks* doivent toujours être prêts à venir en aide aux élèves dans les accouchements qu'ils pratiquent, mais ils ne doivent ni employer les instruments ni faire aucune opération sérieuse sans la sanction d'un des médecins accoucheurs, auxquels ils doivent, en cas de doute ou de difficultés, demander un avis ou un secours direct.

Au *Senior Clerk* est confiée la liste des élèves, et il y inscrit tous les élèves qui lui demandent à être employés, lorsqu'ils remplissent les conditions exigées. Il exerce une surveillance générale sur le *Junior Clerk* et sur les élèves pour tout ce qui regarde le service, veille à ce que les observations et rapports soient exactement déposés et inscrits sur le registre. A l'expiration de son mois de service, il doit remettre au trésorier et aux médecins accoucheurs une analyse des cas d'accouchements opérés pendant cette période.

Le *Junior Clerk* remplace le *Senior*, lors des absences forcées de ce dernier; les *Clerks* résidant à l'hôpital ne peuvent s'en absenter que pour les besoins du service, et après avoir prévenu un des médecins accoucheurs ou le superintendant.

Les *Clerks* d'accouchement doivent accompagner et aider les médecins accoucheurs dans les consultations qu'ils donnent aux malades du dehors les jeudi et samedi; et, en l'absence des médecins, ils sont chargés du service des salles de gynécologie (*Uterine Ward*). Avant d'entrer en fonctions, les élèves doivent se présenter au superintendant, et souscrire au règlement suivant :

1. Les élèves qui désirent pratiquer des accouchements doivent laisser leur nom et leur adresse au *Senior Clerk*, qui les inscrira suivant les heures où ils doivent être de service.

Cette inscription se fait les 1er et 14 de chaque mois, et la liste est dressée pour quinze jours. Cette liste porte, dans une colonne, la mention des heures de service, et en regard le nom des élèves désignés.

HEURES	NOMS ET ADRESSES
De 6 à 8	MM.
De 8 à 10	
De 10 à 12	

Cette liste est affichée dans le corridor d'entrée, près de la loge du portier; les élèves inscrits doivent, chaque jour, se trouver présents à l'hôpital pendant les deux heures qui leur sont assignées, ou, s'ils s'en absentent, laisser par écrit au portier l'indication du lieu où on pourra les trouver en cas de besoin.

Quand on vient, entre 8 et 10 heures, par exemple, demander le secours de l'institution pour une accouchée préalablement inscrite, l'élève dont le tour de service est de 8 à 10 heures, se rend près de la malade.

2. Les élèves qui, pour motif sérieux ou pour cause de maladie, ne peuvent se rendre auprès des accouchées qui leur sont désignées, doivent en prévenir le *Senior Clerk*.

L'élève qui est chargé d'un accouchement reçoit une carte qu'il doit laisser au domicile de l'accouchée. Il doit rester auprès d'elle jusqu'à la fin du travail, lui laisser en la quittant son nom et son adresse, et ne reprendre sa carte qu'à la fin de la semaine ou lorsque l'accouchée est tout à fait convalescente. L'élève doit, pendant une semaine, voir chaque jour sa malade, et remettre l'observation médicale au *Senior Clerk*, dans les quinze jours de l'accouchement.

3. Les élèves ne peuvent se servir d'aucun instrument d'obstétrique sans la sanction et la surveillance personnelle du médecin-accoucheur ; ils ne peuvent administrer le seigle ergoté à aucune femme sans l'approbation du médecin ou du *Senior Clerk*.

4. Lorsque l'accouchement est très lent ou anormal, et dans tous les autres cas présentant des incertitudes on des difficultés, l'élève doit en conférer avec le *Senior Clerk*, qui agira suivant les conseils des médecins.

5. Les accouchées doivent être visitées chaque jour pendant une semaine ou plus longtemps si les circonstances l'exigent.

6. Immédiatement après la délivrance, la carte doit être remise au *Senior Clerk*, qui rassemble les observations. Dans les cas spéciaux, une observation renfermant les détails de chaque jour sera remise par l'élève.

7. Des certificats spéciaux seront accordés par le trésorier aux élèves qui auront fait cent accouchements au moins, et qui auront rempli leurs fonctions à la satisfaction du canseil médical des examinateurs.

8. Les élèves doivent observer rigoureusement le règlement ci-dessus, le bien de l'institution dépendant de son observation.

Guy's Hospital, 3 novembre 1856.

JOHN-CHARLES STEELE, *superintendant.*

ÉLÈVES SAGES-FEMMES

L'institution des élèves sages-femmes existe dans toute l'Europe, et elle ne présente guère de différences suivant les pays que dans la durée de l'éducation qui est donnée aux élèves et les conditions d'admission.

RUSSIE

Les élèves de la maternité de Moscou se divisent en trois classes : 1° les pensionnaires de la couronne ; 2° des élèves payantes logées comme les premières dans l'établissement ; 3° les élèves externes

Les élèves de la couronne ne sont reçues qu'à l'âge de dix-huit ans et jusqu'à vingt-cinq ans. La durée des études est de trois années. Outre la théorie et la pratique de l'accouchement, on leur enseigne la vaccination.

A la fin de leurs études, elles subissent un examen devant un jury médical, après quoi elles sont envoyées en province, où elles remplissent les places vacantes de sages-femmes. S'il n'y en a pas de vacantes à cette époque, les nouvelles sages-femmes restent à la maternité en qualité d'élèves sages-femmes.

Après leur examen, elles reçoivent 300 francs, quelques livres et des boîtes d'instruments nécessaires à leur art. L'attestation délivrée par la maternité se convertit en diplôme donné par l'Université de Moscou.

Les élèves internes, filles ou femmes de paysans, payent une rétribution annuelle de 200 francs. Les conditions requises sont d'avoir de vingt à cinquante ans, une bonne santé et une intelligence suffisante. Celles qui après trois mois sont reconnues incapables, sont renvoyées de la maison. Après un apprentissage exclusivement pratique de deux ou trois ans, elles sortent de l'institution.

La maison reçoit, en outre, des élèves externes; celles qui font preuve de bonne volonté sont admises comme surveillantes dans la section des nourrices et à la maternité. Après trois ans, elles passent leur examen et reçoivent de l'Université un diplôme qui leur permet d'exercer dans toute l'étendue de l'empire.

ALLEMAGNE

La direction donnée aux études obstétricales dans les divers États de l'Allemagne est à peu près la même partout.

On en aura une juste idée par la lecture des règlements des maternités spéciales de la Prusse, existant au nombre de dix-huit dans les diverses provinces du royaume.

PRUSSE

L'admission des élèves dépend du chef de la province; elle ne peut avoir lieu que par son autorisation expresse, lorsque ces élèves appartiennent à une autre province de la Prusse. Soixante élèves, divisées en deux cours, ayant chacun une durée de quatre mois, sont reçues chaque année dans l'institution.

Les élèves sont entretenues aux frais de leurs communes respectives. Les instruments qui leur sont donnés à leur sortie sont payés par les communes; les primes accordées à celles qui se sont le plus distinguées sont données sur le fonds de secours des sages-femmes.

Une maîtresse sage-femme sert de répétiteur auprès d'elles; un professeur, désigné par le titre de maître d'écriture, donne l'enseignement élémentaire, et complète l'instruction de celles qui n'ont pas de connaissances suffisantes.

INSTRUCTIONS POUR LE PROFESSEUR (ANALYSE)

1, 2. Le directeur est chargé de l'administration de l'établissement, des soins à donner aux accouchées et à leurs enfants, et de l'enseignement des malades.

3. Il fait un cours tous les jours, excepté les dimanches et fêtes, et donne des répétitions s'il y a lieu. La durée des cours doit être, autant que possible, de quatre mois au plus.

4. La sage-femme en chef répète le cours une première fois; le professeur le répète une deuxième et une troisième, s'il en est besoin pour l'instruction de quelques élèves.

5. Le professeur doit enseigner, d'après le livre adopté par l'État pour toutes les écoles de la Prusse. Si tel ou tel enseignement n'est pas conforme à sa conviction, il peut faire des propositions à l'autorité, et recommander qu'on en tienne compte dans une nouvelle édition. Il a le droit aussi d'enseigner des principes nouveaux, *pourvu qu'ils ne soient pas en contradiction avec ceux du livre* [1].

12, 15. Le partage des accouchements entre les élèves doit se faire à tour de rôle et de manière à ce que chacune d'elles ait l'occasion de voir des cas normaux ou anormaux, primipares et multipares, dans l'établissement et dans la policlinique. Il en est de même de l'examen des femmes enceintes.

18. Le professeur, accompagné de la sage-femme en chef et des élèves, visite chaque jour les accouchées et les enfants.

19. Il fait aussi quelquefois des visites à l'hôpital de la ville, accompagné des élèves, quand il s'y trouve des maladies dont la connaissance et l'étude peuvent être utiles aux sages-femmes.

20. Lorsque la direction de l'hôpital et celle de la maternité sont confiées à un même médecin, l'hôpital doit être utilisé autant que possible pour l'enseignement des sages-femmes.

---

(1) Le livre adopté par le gouvernement prussien est intitulé : *Lehrbuch der Geburtskunde für die Hebammen in den Königlich Preussischen Staaten ;* à ce livre s'en joint un second intitulé : *Fragebuch der Geburtskunde für die Hebammen in den Königlich Preussischen Staaten.* Ces deux livres du Dr Joseph Hermann Schmidt sont réunis en un seul ouvrage.

Il faut instruire les élèves dans la petite chirurgie, leur apprendre l'application des sangsues, des ventouses, des cataplasmes, l'administration des bains de vapeur et ordinaires, etc., et les faire assister aux opérations importantes.

21. A l'occasion des autopsies à l'école ou dans l'hôpital, il faut montrer aux élèves les viscères qu'il leur importe de connaître, et les exercer sur les cadavres à la pratique du cathétérisme.

22. Les élèves doivent apprendre à rédiger les observations; à cet effet, on leur fera écrire l'histoire d'un accouchement. Le professeur ou la sage-femme en chef corrige la rédaction, qui est lue ensuite aux élèves, et devient le sujet d'une conférence.

On doit leur apprendre aussi à rédiger un diarium, et à en faire un résumé tel qu'elles devront le remettre plus tard aux médecins quand elles seront installées sages-femmes.

29, 31. L'observation de chaque accouchement doit de plus être prise par le professeur ou la sage-femme en chef; elle doit être consignée sur les registres de l'établissement, pour servir au résumé qui est fait tous les quatre ans.

Au directeur est quelquefois adjoint un professeur en second, qui le remplace, en cas de besoin, dans toutes ses fonctions; mais qui est plus spécialement chargé du cours théorique des accouchements, toujours d'après le livre officiel, dont il ne doit pas s'écarter.

SAGE-FEMME EN CHEF

La sage-femme en chef assiste aux cours et aux répétitions du professeur; elle les répète journellement aux élèves les moins avancées et fait devant elles des démonstrations sur le mannequin. Elle ne peut accepter des élèves pour cet enseignement aucune rémunération.

MAITRE D'ÉCRITURE

Il donne tous les jours une leçon d'écriture et de composition. Il corrige les rédactions des élèves.

STATUTS CONCERNANT LES ÉLÈVES SAGES-FEMMES

1. Deux cours se font chaque année et durant quatre mois. Le premier commence le 1er février, le second au 1er octobre. Des élèves de chaque circonscription (*Regierungs-Bezirk*) peuvent y assister.

2. Les conditions d'admission sont :

A. Être âgée de vingt à trente ans.

B. Être bien portante, avoir tous les sens normaux et surtout une main fine et bien faite; ne pas être affectée d'une maladie contagieuse ou d'une difformité repoussante, ne pas se trouver dans la deuxième période de la grossesse.

C. Être intelligente, avoir une bonne mémoire, savoir lire et écrire lisiblement.

D. Avoir une conduite irréprochable.

E. Être choisie parmi les femmes de la commune où elle doit s'établir.

3. Le curé doit certifier son âge et sa moralité.

Le médecin ses qualités d'esprit et du corps.

L'autorité de la ville, où elle a l'intention de s'établir, doit attester que les femmes de sa commune l'ont réellement choisie, et promettre qu'elle sera plus tard protégée dans l'exercice de sa profession.

4. La commune à laquelle appartient l'élève propose son admission au conseiller (*Landrath*) de son arrondissement (*Kreis*). Le conseiller s'adresse au gouvernement de la province, au plus tard jusqu'au mois de décembre ou d'août, suivant le semestre pendant lequel a lieu le cours. Le gouvernement envoie sa décision au directeur. Une demande directe au directeur reste sans effet.

5. Comme il peut y avoir plus de demandes d'admission que de places vacantes dans l'établissement, la commune doit ajouter à chaque demande les motifs d'urgence tels que le nombre des habitants et des naissances, l'éloignement du domicile de la sage-femme de la circonscription, les infirmités ou l'âge avancé qui peuvent rendre ses services plus difficiles à rendre, etc.

6, 7, 8. Le prix de la pension doit être envoyé à l'économe de la maternité, avant le 1er février et le 1er octobre, date d'entrée des élèves.

11. Toutes les élèves demeurent dans l'établissement; elles ne peuvent prendre de repas en dehors de la maison, sortir ou recevoir des visites sans la permission de la sage-femme en chef.

12. En cas de désobéissance aux ordres du directeur et de la sage-femme, elles sont d'abord réprimandées; s'il y a récidive, leur renvoi est proposé au gouvernement.

La distribution du temps est faite, pour les élèves, de la manière suivante :

Lever à 6 heures du matin et déjeuner; jusqu'à 8 heures, elles étudient isolément, ou s'occupent à laver et à habiller les enfants, à nettoyer les chambres; de 8 à 9 heures, cours théorique; de 9 à 11 heures, visite des accouchées, et, s'il y a lieu, des malades de l'hôpital; de 11 à 12 heures, leçon d'écriture; de 12 heures à 2 heures, dîner et exercice en plein air; de 2 à 3 heures, visite des malades de la policlinique, pansements à l'hôpital, etc.; de 3 heures à 3 heures 1/2, repas et café; de 3 heures 1/2 à 5 heures, répétition du cours; de 5 à 6 heures, exercices sur le mannequin ou répétition; de 6 à 8 heures, examen des femmes enceintes par le toucher, conférence clinique sur le résultat de cet examen, visite et pansements du soir; à 8 heures, souper, de 8 heures et demie à 10 heures, études en particulier; à 10 heures, coucher.

16. A la fin du cours, les élèves subissent un examen public devant

une commission, composée de conseillers médicaux des trois gouvernements et du professeur de la maternité. Elles sont reçues avec les notes : « Extrêmement bien », « très bien », « bien ». Si elles n'ont que la note : « Médiocrement bien » ou « mauvais », elles sont refusées.

15. Quand l'élève quitte l'établissement, elle reçoit, aux frais de la commune qui l'a envoyée et où elle retourne, les objets suivants, outre un coussin d'accouchement de Meyer : 1° une paire de ciseaux pour le cordon ombilical; 2° une seringue pour injections et lavements; 3° un cathéter; 4° et 5° un porte-nœud pour la version et son conducteur; 6° deux bouts de sein; 7° deux petites assiettes d'étain, et 8° deux vases de terre pour le lait; 9° deux pessaires; 10° une boîte à onguents; 11° une fiole d'acide acétique; 12° une fiole de teinture de Zimmt; 13° une fiole de gouttes d'Hoffmann; 14° une éponge et de l'amadou; 15° une brosse à frictions pour les enfants en état de mort apparente; 16° une bande; 17° un calendrier de la grossesse. (Ordonnance du 6 juillet 1844.)

AUTRICHE

Il était autrefois permis aux médecins et chirurgiens d'enseigner aux femmes de la campagne l'art des accouchements pour en former des sages-femmes dans leur circonscription; mais, depuis 1804, l'éducation des sages-femmes peut se faire seulement dans les établissements autorisés.

Il y a aujourd'hui en Autriche 20 écoles de sages-femmes [1]. Les unes sont réunies aux universités, d'autres aux écoles de chirurgie, d'autres enfin sont spéciales.

Dans les universités de Prague et de Vienne, il y a pour les sages-femmes des cours particuliers et des cliniques séparées faits par des professeurs spéciaux. A Pesth, à Padoue, à Cracovie, le professeur d'accouchement de la faculté de médecine est chargé du cours spécial fait aux sages-femmes, indépendamment de celui qu'il fait aux étudiants en médecine.

Lorsqu'au lieu d'une université complète, ayant sa faculté de médecine, il n'existe qu'une école de chirurgie, l'école des sages-femmes y est quelquefois réunie, comme à Salzbourg, Olmütz et Klausenbourg, quelquefois séparée comme à Gratz, Inspruck et Lemberg. Enfin, là où n'existe pas d'écoles pour les étudiants, il en existe pour les sages-femmes à Trient, Venise, Zara, Trèves, Laibach, Klagenfurt, Linz, Czernowitz et Hermanstadt. Le nombre

---

(1) *Handbuch der öffentlichen Gesundheitspflege in Oesterrech*, von Adolf Schauenstein. Vienne, 1863.

des élèves sages-femmes réunies annuellement dans toutes ces écoles est en moyenne de 1,100.

Les conditions d'admission varient avec les diverses provinces, cependant partout on exige une limite d'âge, une bonne conduite, l'instruction élémentaire : lecture, écriture. En Dalmatie, où peu savent lire, on ne demande pas la lecture. La fixation d'âge varie un peu : à Venise, le maximum est de trente-cinq ans, il s'élève parfois ailleurs à quarante ou cinquante ans.

On n'admettait jadis comme élèves que des femmes mariées ou des veuves; depuis 1848, on reçoit des femmes non mariées, mais en revanche, le minimum d'âge a été élevé à vingt-quatre ans; une femme non mariée voulant être reçue avant cette époque, doit adresser une demande motivée à l'autorité compétente, au doyen de la faculté de médecine, par exemple.

D'après un décret de 1828, les femmes mariées se trouvant dans un état avancé de grossesse ne sont pas admises.

Dans toutes les provinces, on donne aux élèves pauvres des secours fixes (*stipendium*); celle qui est ainsi secourue est tenue d'aller exercer dans la commune qui lui est venue en aide ou dans une commune désignée.

En basse Autriche, il y a 8 *stipendia* en faveur d'élèves pauvres qui doivent désigner l'endroit où elles veulent s'établir. Il en est de même en Galicie, dans la province de Bukowine, toutes les élèves sont entretenues aux frais des deniers publics. Dans cette province, ainsi qu'en Galicie, les élèves s'engagent à exercer dans la campagne ou dans les villes de second ordre et non dans la capitale, à moins qu'elles n'y soient déjà établies.

En haute Autriche, en Tyrol, en Dalmatie, en Bohême, la commune qui ne possède pas de sages-femmes fait les frais de l'éducation d'une élève qui s'engage à y aller exercer.

L'enseignement pour les élèves sages-femmes est gratuit. La méthode d'enseignement est réglée partout de la manière suivante :

L'enseignement théorique dure six mois; l'élève passe ensuite un examen, après lequel elle est admise à pratiquer pendant deux mois dans un établissement d'accouchement, et passe enfin son examen définitif. Dans ces derniers temps on a essayé d'abréger la durée des études en combinant les enseignements théorique et clinique, cette combinaison a été inaugurée également à Vienne, en 1862, à la suite d'un décret ministériel, dont les principales dispositions sont les suivantes :

1. L'élève ne doit pas avoir dépassé l'âge de quarante-cinq ans et n'être pas enceinte. Elle doit savoir lire, écrire et calculer.

2. L'enseignement théorique et pratique doit durer cinq mois, pendant lesquels le professeur fait un cours de deux heures de travail par jour. Il y a à Vienne deux cours annuels : l'un commence le 1er octobre, l'autre le 1er mars.

3. Ces deux heures sont employées de la manière suivante : durant les deux premiers mois, enseignement théorique pendant une heure, et, pendant la seconde heure, application pratique à la clinique des idées professées au cours. Durant les trois derniers mois, les deux heures sont principalement consacrées à l'étude clinique.

4. Pendant tout le semestre, les élèves doivent suivre la clinique et assister aux visites du matin et du soir, et concourir au service suivant le degré de leurs aptitudes.

5. A la fin du semestre, elles passent un examen pratique devant le professeur. Si elles ont mérité la première note, elles reçoivent un certificat qui leur permet de se présenter à l'examen définitif, appelé *rigorosum*. Si elles n'ont pas satisfait, elles doivent encore rester à la clinique un ou plusieurs mois, jusqu'à ce qu'elles obtiennent le certificat.

Les frais d'examen pour le *rigorosum* doivent être acquittés d'avance : ils sont à Vienne de 35 florins 25 kreuzer (environ 88 francs).

Si l'élève échoue au *rigorosum*, elle doit continuer ses études pendant un temps fixé par les examinateurs. Elle repasse un nouvel examen devant le professeur et se représente de nouveau. Si elle satisfait au *rigorosum*, elle reçoit le diplôme et est admise à exercer après avoir prêté serment.

ANGLETERRE

Il n'existe pas jusqu'à présent en Angleterre d'école spéciale d'accouchements pour les femmes, comme il en existe sur le continent européen ; aucun examen public ne confère, à celles qui ont étudié l'obstétrique, le droit d'exercer la profession de sage-femme.

Une femme ayant suivi pendant quelque temps la pratique d'une maternité, obtient, après examen des médecins en rapport avec l'institution, un certificat d'aptitude ; mais si ce certificat atteste sa capacité, il n'a pas la même signification *légale* que les diplômes accordés en France, en Belgique, en Prusse et en Autriche aux élèves sages-femmes de ces divers pays.

Cependant, il s'est formé récemment, à Londres, une société prenant le titre de *Female Medical Society,* ayant pour but de vulgariser la pratique de l'obstétrique par des sages-femmes, et même, pour ce qui regarde le traitement des maladies des femmes et des enfants, l'exercice de la médecine par des femmes. Cette société, qui compte un certain nombre d'adhérents, parmi lesquels on peut citer M. John Stuart Mill, a fondé une véritable école de médecine, sous le nom de *The Ladies'Medical College*, dont le siège est à Londres, 4 Fitzroy square. Cette école a inauguré seulement en novembre 1865 son second semestre d'études. Elle compte environ une vingtaine d'élèves.

Le cours d'accouchement qui comprend environ 80 leçons est fait par M. Ed. William Murphy, professeur à *University College.*

Le cours de médecine générale, fait par le Dr James Edmunds, secrétaire honoraire de l'institution, comprend : les principes de l'anatomie, de la physiologie, de l'hygiène et de la médecine. C'est beaucoup, comme on le voit, pour 50 leçons ; il est vrai que ce cours est destiné non seulement aux élèves sages-femmes, mais encore aux dames du monde.

Cette institution est donc destinée en réalité à former des sages-femmes, et le certificat qu'elles obtiendront, après examen, à leur sortie du collège médical des dames, n'aura d'autre valeur que celle que lui accordera la faveur ou la défaveur publiques ; mais il n'a pas, je le répète, la valeur légale de nos diplômes, sans lesquels on ne peut *légalement* pratiquer l'accouchement.

La création de cette école de médecine pour les femmes a rencontré une certaine opposition parmi nos collègues d'Angleterre ; l'idée me paraît excellente, tant qu'il ne s'agit que de fonder le noyau d'un établissement spécial d'instruction pour des sages-femmes, se bornant exclusivement à la pratique de l'accouchement ; l'idée, au contraire, me paraît fâcheuse, alors que les fondateurs veulent aussi confier à des femmes, qui ne pourront jamais faire les études suffisantes, le traitement des maladies des femmes et des enfants. La pudeur des malades doit être respectée ; mais leur vie est encore plus respectable, et il y a, dans les motifs allégués pour justifier la tentative de création de *female doctors*, une insinuation imméritée et injustifiable contre l'honorabilité professionnelle et la moralité des médecins.

FRANCE

Les femmes qui ont l'intention de se livrer à la pratique des accouchements peuvent faire leurs études spéciales dans divers établissements. Outre l'école spéciale qui existe à la Maternité de Paris, il est ouvert chaque année, dans les trois facultés de médecine (Paris, Strasbourg et Montpellier), des cours d'accouchement, où sont admises gratuitement toutes les femmes qui témoignent le désir d'apprendre la profession d'accoucheuse.

Indépendamment de cette source d'instruction, il est établi, dans l'hospice le plus fréquenté de chaque département, un cours annuel et gratuit, théorique et pratique, d'accouchement, destiné particulièrement à l'instruction des sages-femmes.

Avant d'être admises comme élèves sages-femmes, les aspirantes à ce titre doivent :

1° Justifier qu'elles savent lire et écrire correctement ;

2° Qu'elles sont âgées de plus de dix-huit ans ;

3° Produire leur acte de naissance et celui de leur mariage si elles sont femmes, ou celui du décès de leur mari, si elles sont veuves.

4° Témoigner de bonne vie et mœurs par un certificat du maire de la commune où elles résident ; ledit certificat devra énoncer l'état des père et mère et celui du mari. (Arrêtés du ministre de l'intérieur, du 8 novembre 1810 ; et du ministre de l'instruction publique, de 1847.)

Les cours cliniques et théoriques d'accouchement, dans les facultés, étant faits à des élèves libres, leur organisation n'offre pas de physionomie particulière, et je me bornerai à donner celle de l'école d'accouchement établie à la Maternité de Paris.

MATERNITÉ DE PARIS

Sauf quelques modifications de détail, l'école des sages-femmes, instituée à la Maternité de Paris, est encore aujourd'hui régie par les arrêtés du ministre de l'intérieur, en date du 8 novembre 1810 ; et du Conseil des hospices des 26 juin 1811 et 17 avril 1816.

Cette école est destinée à former des sages-femmes pour toute la France ; les préfets y envoient chaque année un nombre d'élèves, proportionné aux fonds dont ils peuvent disposer. Ces élèves ne peuvent être choisies que parmi les femmes ou filles du département ayant l'âge de dix-huit à trente-cinq ans ; elles doivent, pour obtenir leur nomination : 1° savoir lire et écrire ; 2° produire leur acte de naissance, celui de leur mariage, si elles sont mariées, l'acte de décès de leur mari, si elles sont veuves ; 3° présenter un certificat de bonne vie et mœurs, attesté par le maire de leur commune.

Aucune femme enceinte ne peut être envoyée comme élève à l'école de la Maternité.

Les élèves de la Maternité y sont logées, nourries, chauffées, éclairées en commun ; le prix de la pension, qui est ordinairement payée par le département, est de 600 francs par an.

Le séjour à l'école est d'une année ; il peut, dans quelques circonstances, être porté à deux années.

L'enseignement de la Maternité comprend la théorie et la pratique des accouchements, la vaccination, la saignée, la connaissance des plantes usuelles.

INSTRUCTION THÉORIQUE DES ACCOUCHEMENTS

1. Le chirurgien-accoucheur et la sage-femme en chef assigneront à chacune des élèves les places qu'elles occuperont à leurs leçons respectives.

3. Les élèves seront divisées en sections, dans chacune desquelles la sage-femme en chef désignera une première pour exercer les autres par des répétitions sur les leçons de théorie, et une seconde, pour la remplacer en cas de maladie ou de tout autre empêchement.

4. L'honneur d'être premières et secondes devra être accordé aux élèves qui se distingueront par leur bonne conduite parmi les instruites.

La sage-femme en chef pourra révoquer celles qu'elle aura désignées, si elles ne répondent pas à sa confiance, et en nommera d'autres pour les remplacer.

5. Les répétitions auront lieu le matin, de dix heures à midi, et le soir, de six à huit.

INSTRUCTION PRATIQUE DES ACCOUCHEMENTS

1. Pour déterminer l'ordre de tour des élèves dans les accouchements, la sage-femme en chef dressera un tableau, où les noms de tous les élèves seront inscrits ; elle les partagera par sections proportionnées à leur nombre, ayant soin le plus possible de placer une élève ancienne à la tête de chaque section.

2. L'élève placée à la tête d'une section veillera spécialement sur les

élèves qui la composent. En conséquence, non seulement elle fera à son tour l'accouchement qui lui sera destiné, mais elle présidera, sous la direction de la sage-femme en chef, à celui que chaque élève de la section serait appelée à faire.

4. Les élèves de tour ne pourront quitter l'accouchée que deux heures après sa délivrance. L'une restera constamment autour d'elle pour veiller à ce qu'il ne survienne pas d'accidents, et pour faire appeler à propos la sage-femme en chef, si la circonstance l'exige ; l'autre élève sera chargée de donner ses soins à l'enfant.

5. Les mêmes élèves seront tenues de visiter les femmes qu'elles auront accouchées, trois fois par jour, le matin, le midi et le soir, afin de bien observer tout ce que présente l'état ordinaire des couches, de prévenir à temps la sage-femme en chef des complications qu'il pourrait offrir, et de rédiger avec exactitude les bulletins cliniques.

6. Toute élève sera tenue, à l'instant de la visite de la sage-femme en chef, de se trouver auprès du lit de la femme qu'elle aura accouchée, afin de lui rendre compte de l'état de cette femme.

7. Les élèves devront multiplier leurs visites auprès des femmes qui seront malades, et, selon la gravité de la maladie, une d'elles sera constamment de garde, pour veiller à ce que le service se fasse ponctuellement.

8. L'élève chargée du soin d'une femme malade devra aussi se trouver près de son lit à l'instant de la visite du médecin, pour lui rendre compte de ce qui se sera passé dans l'intervalle d'une visite à l'autre.

9. La sage-femme en chef déterminera l'ordre et la proportion dans lesquels les élèves seront de garde auprès des malades.

10. Les élèves n'assisteront aux discussions qu'autant qu'elles y seront appelées par l'accoucheur, le médecin en chef ou la sage-femme en chef [1].

11. Il est défendu aux élèves de procurer des aliments d'aucune espèce aux femmes en couches, de recevoir d'elles aucune indemnité, d'écrire pour elles aucune correspondance.

DE LA VACCINATION

1. Aucun enfant sevré, admis à l'hospice de la Maternité, ne pourra être placé à la campagne s'il n'a été vacciné.

5. Pour que toutes les élèves jouissent, sans distinction, de l'avantage d'apprendre à vacciner, la sage-femme en chef les distribuera toutes par sections de huit, dont l'ordre sera établi par la voie du sort.

---

(1) On voit qu'à la Maternité de Paris, rien n'était fait pour s'opposer à la contagion, aucune précaution n'est spécifiée par ce règlement tout administratif, qui a cinquante ans d'existence, et qui régit encore aujourd'hui l'établissement. Cependant, depuis le mois d'avril 1865, une légère modification s'est faite dans le service des accouchées malades : j'ai montré (p. 229) combien elle était illusoire.

6. Chaque section sera appelée tour à tour à la vaccination des enfants.

8. Chaque élève, par ordre de numéros, vaccinera un enfant en présence de la surveillante, et sous la surveillance de l'élève en médecine.

10. Les élèves de la section de tour visiteront chaque jour les enfants qu'elles auront vaccinés, afin d'observer les progrès et les succès de la vaccination.

11. Pendant les six ou huit jours consacrés à l'effet de la vaccination sur les huit premiers enfants, la surveillante aura soin d'en faire donner à d'autres nourrices, afin que huit nouveaux enfants se trouvent prêts à être vaccinés par une nouvelle section de huit élèves, et on continuera ainsi, de manière que la vaccination ne soit jamais interrompue.

Dix femmes enceintes seront chargées, sous la direction de la première surveillante : 1° du balayage des escaliers et corridors de la maison dite le *Pensionnat;* 2° du nettoyage et récurage de la vaisselle ; 3° du service du *réfectoire;* 4° du balayage de l'amphithéâtre chaque fois qu'une leçon aura été donnée.

DU PARLOIR

1. Le parloir des élèves sages-femmes sera ouvert tous les jours, depuis 8 heures du matin jusqu'à 10 heures, et depuis midi et demi jusqu'à 4 heures.

2. La surveillante du parloir se tiendra, pendant toutes les heures qui y sont consacrées, dans un cabinet vitré, pour exercer sa surveillance.

3. Pendant le temps du parloir, deux femmes enceintes se tiendront dans le parloir pour appeler les élèves, sur l'indication qui aura été faite de leurs noms par les personnes qui viendront les visiter.

Ces femmes seront sous les ordres de la surveillante ; elles entretiendront la propreté du parloir.

7. Il ne pourra, sous aucun prétexte, entrer dans le pensionnat, ni blanchisseuses, ni autres ouvrières quelconques. C'est pendant les heures de parloir seulement que les élèves pourront recevoir leur linge et autres objets.

DES RÉCRÉATIONS

1. Hors les heures consacrées aux leçons du professeur, de la sage-femme en chef, aux répétitions, à l'étude et aux soins dus aux femmes en couches, les élèves peuvent disposer de leur temps pour la récréation et la promenade.

3. Pendant les heures de récréation, la sous-surveillante parcourt la promenade, et veille à ce que les élèves se comportent décemment et n'aillent pas ailleurs que dans le terrain qui leur est assigné.

EXERCICES DE PIÉTÉ

1. Les dimanches et fêtes, les élèves qui ne seront pas de service à la salle d'accouchement seront tenues d'aller aux offices.

2. Celles qui ne seraient pas de la religion catholique seront seules dispensées d'assister à ces offices.

3. Les jours de dimanche et de fête, à l'heure indiquée, les élèves, vêtues proprement et décemment, se réuniront dans l'une des classes, pour se rendre ensemble à la chapelle.

4. Avant le départ, il sera fait un appel nominal des élèves, et elles seront conduites à la chapelle et ramenées par la surveillante et la sous-surveillante.

5. La surveillante sera en tête des élèves, et la sous-surveillante à la suite. Elles traverseront le jardin en ordre, et deux à deux.

SORTIES ET CONGÉS

1. Conformément au règlement de Son Exc. le ministre de l'intérieur, les élèves pourront jouir, pendant leur année scolaire, de quatre jours de sortie avec père, mère et mari seulement.

2. Pour l'exécution précise de ces dispositions, les père, mère et mari qui désireront faire profiter leurs filles ou femmes de ces jours de sortie, devront, avant tout, se présenter à l'agent de surveillance, et lui justifier, soit par leurs actes de mariage, de naissance, passeports, ou autrement, qu'ils sont père, mère ou mari desdites élèves.

3. Lorsque l'agent de surveillance aura acquis la conviction que les personnes qui se présentent sont effectivement père, mère ou mari des élèves, il tiendra note de leurs noms, et leur délivrera un billet pour la sage-femme en chef, constatant que, si aucun motif ne s'oppose à la sortie de M..., élève, elle peut, avec assurance, la confier à telle personne, son père, mère ou mari.

4. Les père, mère ou mari devront se présenter chaque fois en personne : les élèves ne seront confiées ni à aucun domestique ni à aucun porteur de pouvoir.

RÉCOMPENSES ET PUNITIONS

1. L'accoucheur, le médecin et la sage-femme en chef délivreront tous les trois mois et séparément aux élèves dont ils auront été le plus satisfaits des bulletins dits *satisfecit*.

3. L'accoucheur et la sage-femme en chef délivreront leurs *satisfecit* aux élèves à la fin de la dernière leçon de chaque trimestre; le médecin en chef, à sa visite du dernier jour du trimestre.

6. Indépendamment des *satisfecit* délivrés par l'accoucheur, le médecin et la sage-femme en chef, la première surveillante remettra tous les trois mois, et par chaque élève, à l'agent de surveillance et à la sage-femme en chef, un bulletin imprimé ainsi conçu :

ÉCOLE D'ACCOUCHEMENT

Mademoiselle,............................ élève du département de ....

propreté dans les dortoirs, ...

tenue personnelle, ...

assiduité, ...

silence au réfectoire, ...

douceur et obéissance ....

soumission à tous les règlements d'ordre intérieur,...........................

7. A la suite de chacun de ces articles, la surveillante mettra, selon qu'elle le jugera juste et convenable, *bien* ou *très bien*, *mal* ou *très mal·*

9. Le tableau contenant le dépouillement de ces bulletins et des *satisfecit* de l'accoucheur, du médecin et de la sage-femme en chef, sera annexé au procès-verbal de la séance, et transmis par extraits aux autorités, conformément au règlement de Son Exc. le ministre de l'intérieur.

11. A la fin de l'année scolaire, il sera fait un résumé des tableaux des quatre trimestres, en ce qui concernera seulement les bulletins délivrés par la première surveillante, et le membre du conseil chargé de la surveillance de l'hospice pourra disposer jusqu'à concurrence d'une somme de 300 francs, qu'il aura la faculté de répartir en plusieurs récompenses, soit en napoléons d'or, soit en livres ou instruments.

12. Ces récompenses seront données par MM. les administrateurs dans une séance particulière, la veille de la distribution des prix.

Il sera fait mention de cette récompense dans le procès-verbal de la distribution des prix.

13. La bonne conduite dans l'intérieur de l'école étant la première chose à laquelle une élève doit satisfaire, celle qui, pendant le cours de l'année scolaire, serait fréquemment mal notée sur les bulletins de la première surveillante, ne pourra jamais obtenir le prix d'assiduité et de vigilance clinique.

Fait à Paris, le 26 juin 1811.

Signé : Mourgue, *Vice-Président,*

Approuvé par M. le conseiller d'État, préfet, le 3 juillet 1811.

Le Secrétaire général, Maison.

Comme on le voit d'après la lecture de ces règlements, les conditions de l'admission des élèves sages-femmes, de leur éducation et de la durée de leur séjour à l'école, sans présenter de grandes différences, en présentent cependant quelques-unes, suivant les pays.

L'*âge* d'admissibilité varie : de dix-huit à trente ans, en Russie ; de dix-huit à trente-cinq, en France ; de vingt à trente, en Prusse ; l'âge s'élève en Autriche jusqu'à trente-cinq, quarante et même cinquante ans.

L'*état civil* présente surtout des différences notables. En Russie, en France, en Prusse, les élèves sages-femmes peuvent être mariées ; elles devaient être en Autriche mariées ou veuves ; mais cette condition, supprimée en 1848, a fait place à un minimum d'âge de vingt-quatre ans. Partout elles sont refusées, si elles sont dans un état de grossesse avancée.

Les filles séduites ne sont jamais admises en Prusse dans les écoles de sages-femmes. Le choix des élèves que la commune envoie dans les maternités est fait tantôt à l'élection par les femmes de ces communes, quelquefois par le maire (*Vorstand*) de la commune. (Décret du 14 décembre 1861.)

La durée des cours, variable suivant le pays, est chose beaucoup plus importante. Cette durée est de deux à trois ans en Russie ; d'un an en France ; elle est de cinq mois en Autriche et de quatre mois seulement dans la plupart des États allemands (Bavière, Prusse, etc.). J'ai eu souvent occasion de débattre cette question importante avec nos confrères d'Allemagne, et je crois qu'une année bien employée est un terme largement suffisant, mais à peu près nécessaire. *La sage-femme ne devrait pratiquer que les accouchements normaux ; elle ne devrait faire ni la version, ni l'application du forceps ; mais il faut qu'elle puisse reconnaître en temps utile si un accouchement débute d'une manière anormale, et si elle aura besoin de l'assistance d'un médecin, qu'elle devra dès lors prévenir et faire chercher de suite,* tel est le principe qui doit diriger dans la réglementation de l'enseignement des sages-femmes. Or, dans toute l'Europe centrale, un médecin est toujours à la portée de l'appel d'une sage-femme ; et si l'éducation de celle-ci est limitée aux principes que nous venons de poser, un an d'études suffit largement à son éducation. Elle n'a pas besoin de savoir de quelle nature est l'épithélium des organes génitaux, quelle est la disposition des fibres musculaires de l'utérus, quelles lois président au développement de la corde dorsale de l'embryon ; son éducation doit être faite en vue de la pratique ; la théorie ne doit lui enseigner que le mécanisme de l'accouchement, les phénomènes de la grossesse et de la délivrance.

Mais en Russie, dans quelques parties de l'Europe orientale, là où une sage-femme peut être éloignée par plus de vingt lieues de steppes de tout secours médical, il faut qu'elle puisse mener à bien les accouchements normaux et anormaux, et c'est ce qui nous explique la longue durée de leurs études à la maternité de Moscou.

Si notre système d'assistance à domicile tel qu'il fonctionne depuis quelques années est de beaucoup supérieur à tout ce qui existe ailleurs en Europe, est-ce à dire pour cela qu'il ne soit plus perfectible, et que nous ne puissions pas emprunter à nos voisins quelques détails dans l'organisation des secours ? Soutenir une pareille thèse serait à la fois une injustice et une faute.

Presque partout où existe l'assistance obstétricale à domicile, on voit la bienfaisance s'unir intimement, comme but, au désir de mettre à profit, pour l'éducation spéciale des médecins et des sages-femmes, une source précieuse d'enseignement.

A Paris, l'assistance à domicile, confiée uniquement aux médecins et aux sages-femmes des bureaux de bienfaisance, pourrait devenir en même temps une œuvre d'éducation spéciale, tout en diminuant le nombre des femmes allant faire leurs couches dans les maternités ou dans les hôpitaux. Or, tout ce que renferme ce travail aboutit à cette conclusion : l'accouchement à domicile doit être la règle ; l'accouchement à l'hôpital, l'exception.

Malheureusement, intervient ici une objection qu'on ne manquera pas de me faire.

« L'administration de l'assistance publique, dit-on, ne saurait intervenir ni directement ni indirectement dans l'enseignement de la médecine. » Je m'élève énergiquement contre cette doctrine, soutenue encore aujourd'hui par des personnes que j'aime et que j'honore de toute l'estime que méritent leurs talents. L'enseignement de l'anatomie dans l'amphithéâtre de la rue du Fer-à-Moulin est pour l'administration de l'assistance publique un titre et un droit à la reconnaissance des élèves des hôpitaux ; car, tandis que cet établissement, où j'ai appris l'anatomie, est *encore* aujourd'hui le meilleur de tous ceux qui existent en Europe, celui de la

Faculté, où je l'ai enseignée et auquel j'ai été attaché pendant cinq années, est le plus défectueux de tous ceux que renferment les grandes capitales du continent européen. C'est seulement à l'hôpital qu'on apprend la médecine, et j'appelle de tous mes vœux le jour où chacun de nos hôpitaux servira à l'enseignement clinique aussi bien qu'au soulagement des malades ; le jour où, libre des entraves que lui crée un monopole, excellent dans ses intentions mais fâcheux dans ses résultats, l'administration des hôpitaux pourra utiliser pour l'éducation des élèves un personnel médical et chirurgical que l'Europe lui envierait bien plus encore, s'il était libre d'accomplir tout le bien qu'il est capable de faire.

Les nombreux élèves attachés à nos hôpitaux pourraient être appelés utilement à concourir avec les médecins des bureaux de bienfaisance à la pratique des accouchements à domicile, et voici comment cette organisation pourrait peut-être se concilier avec nos lois et nos usages.

Chacun des hôpitaux de Beaujon, Lariboisière, Saint-Antoine, la Pitié, la Charité, Necker, formerait le centre d'un arrondissement de secours, dont les limites seraient plus ou moins étendues, suivant les besoins de la population et le personnel médical disponible.

Un médecin ou un chirurgien du bureau central, ou le médecin chargé de la direction de la salle d'accouchements de l'hôpital, serait le chef de service obstétrical.

Un assistant ou chef de clinique, docteur en médecine, nommé au concours, et logé à l'hôpital, serait chargé de le suppléer.

Deux internes, également logés à l'hôpital, choisis par le médecin en chef du service parmi les internes ayant plus d'une année d'exercice, seraient de plus attachés au service à domicile ; l'un d'eux, à tour de rôle, serait tenu d'être présent à l'hôpital.

Les externes de l'hôpital ou, en cas d'insuffisance, les stagiaires constitueraient les élèves chargés du service ; leur nombre varierait avec l'importance de l'établissement, l'étendue et les besoins de la circonscription de secours. Ces élèves seraient partagés en deux classes : les auscultants et les pratiquants ; et l'institution serait régie par un règlement rédigé suivant les idées suivantes :

Pour être admis comme auscultant, il faut avoir été un an au moins externe des hôpitaux et avoir pris douze inscriptions régulières à la Faculté.

Pour devenir pratiquant, il faut avoir suivi pendant trois mois au moins, comme auscultant, la clinique spéciale de l'hôpital, avoir pratiqué quatre accouchements, sous la surveillance et en présence d'un des internes ou de l'assistant du service d'obstétrique. Mais ces conditions remplies ne constituent pas un droit, et l'on ne peut devenir pratiquant qu'avec l'assentiment du médecin en chef du service.

Le médecin en chef, suppléé au besoin par son assistant, est chargé de faire chaque semaine, à l'hôpital, deux leçons théoriques d'une heure. Tous les élèves régulièrement attachés à l'établissement peuvent y assister.

L'assistant préside aux exercices cliniques du toucher, qui se font deux fois par semaine. Les élèves auscultants y sont seuls admis. Une même femme ne peut servir à l'exploration qu'à deux élèves au plus.

Toutes les femmes ont droit aux services de la policlinique; les femmes inscrites au bureau de bienfaisance ont seules droit aux secours pécuniaires.

Les femmes qui désirent être accouchées à leur domicile doivent, autant que possible, se présenter à l'hôpital aux jours et heures indi_ quées, quinze jours au moins avant le moment présumé de l'accouchement.

L'assistant de service reçoit les demandes, à la salle de consultation spéciale de l'hôpital, trois fois par semaine, de 10 heures à midi. Les auscultants assistent à tour de rôle à ces consultations, où l'assistant les exerce à la pratique du toucher et du diagnostic obstétrical.

L'assistant signe, s'il le juge convenable, un billet d'admission sur lequel est inscrit le nom de la malade et l'époque présumée de l'accouchement; la femme remet ce billet à l'agent administratif, qui l'inscrit sur un registre, s'informe de l'état civil, de l'âge, du domicile, de la profession, etc., de la postulante. Si elle se trouve dans les conditions exigées pour le secours, il lui délivre un bulletin définitif d'admission qui sera envoyé à l'hôpital lorsque le moment de l'accouchement sera arrivé.

Les élèves pratiquants sont divisés en séries; autant que possible, elles -seront de douze au moins. Les noms des élèves composant chaque série et l'heure désignée pour leur service sont affichés dans l'hôpital. Les élèves appartenant à une série doivent être présents à l'hôpital pendant les deux heures de garde journalière. Au fur et à mesure de la présentation des bulletins définitifs d'admission, les élèves les premiers inscrits de la série de garde se rendent auprès de la femme qui réclame leurs soins. Si leur nombre le permet, deux élèves assisteront à chaque accouchement.

Si l'accouchement *paraît* devoir présenter quelque anomalie, le pratiquant prévient l'interne qui se rend auprès de la malade et s'assure de l'exactitude du diagnostic.

Si l'accouchement présente réellement quelque anomalie qui puisse exiger une intervention médicale ou chirurgicale, l'interne requiert l'aide de l'assistant, qui seul peut prescrire le seigle ergoté, appliquer le forceps ou faire la version.

Cependant ces opérations peuvent être faites par l'interne en présence et sous la responsabilité de l'assistant ou du médecin en chef.

Toutes les opérations graves ou difficiles ne doivent être faites, sauf le cas d'urgence, que par le médecin en chef ou en sa présence par l'assistant.

L'élève doit remplir jour par jour une feuille d'observations spécialement imprimée en vue des accouchements. Il ne peut quitter la malade qu'une heure au moins après la terminaison complète de l'accouchement. Il doit la visiter tous les jours, au moins dans la première semaine, etc.

Je n'ai pas à entrer ici dans les détails d'ordre intérieur, j'ai tenu seulement à montrer comment je crois réalisable à Paris l'idée des policliniques allemandes et anglaises, et les avantages qu'elle possède pour l'enseignement *pratique* de l'art obstétrical.

VI

PRATIQUE CIVILE DES ACCOUCHEMENTS

La profession d'accoucheur est presque toujours confondue avec celle de médecin ou de chirurgien ; mais les principes, qui, dans les différents États de l'Europe, ont présidé à la réglementation de la pratique de notre art, à la délivrance des titres conférant le droit et presque partout le monopole de l'exercice professionnel, sont assez différents en France et à l'étranger, pour qu'il me paraisse utile d'entrer, à cet égard, dans quelques détails, pour ce qui concerne l'Angleterre, les États allemands et la Russie.

La théorie qui, chez toutes les nations de l'Europe, a présidé à l'organisation de la profession médicale est celle-ci : l'État ayant l'obligation morale de veiller sur la santé des citoyens, mais ceux-ci étant incapables de pouvoir apprécier si tel ou tel individu a les connaissances suffisantes pour pratiquer la médecine avec sécurité pour les malades, l'État revêt de certains titres et marque en quelque sorte, du sceau de sa garantie, ceux qu'il présente aux citoyens comme dignes de leur confiance.

Une seconde théorie intervint ensuite : Pour se donner à lui-même la garantie que les individus qu'il couvre de son patronage auront le degré et la *qualité* d'instruction qu'il juge nécessaires, l'État monopolise l'enseignement ; l'instruction est donnée dans des écoles soutenues par le budget de l'État, formées de professeurs fonctionnaires de l'État et les titres de docteurs, officiers de santé, médecins, chirurgiens, accoucheurs, sages-femmes, etc., donnés sous certaines conditions par l'État, sont la garantie *officielle* du savoir des individus auxquels ils sont conférés.

Vint enfin une troisième théorie : Pour préserver, même malgré eux, les citoyens de la tentation de s'adresser à des personnes n'offrant pas à l'État, et ne devant offrir à personne, des garanties suffisantes de savoir, l'exercice de la profession médicale est monopolisé entre les mains de ceux ayant obtenu les titres légaux, elle est interdite à tous les autres et l'exercice illégal est considéré comme un délit.

Toutes les nations de l'Europe ont accepté la première théorie ; toutes, à l'exception de l'Angleterre et en partie de la Belgique, ont accepté la seconde ; l'Angleterre repousse également la troisième, acceptée cette fois par toutes les autres.

ANGLETERRE

On peut à peu près caractériser la situation du corps médical en Angleterre avant le *Medical Act* de 1858, en disant que l'État ne conférait personnellement aucun droit, aucun titre à l'exercice légal. Des universités, des corporations, des collèges, *officiellement reconnus*, conféraient des titres, qui, suivant l'importance du corps qui les accordait et la nature de ce titre, offraient au malade une garantie de savoir plus ou moins grande. Ces titres ne pouvaient être usurpés par ceux qui n'y avaient pas droit, sans exposer les usurpateurs aux sévérités de la loi et aux poursuites de la corporation à laquelle ils prétendaient à tort appartenir. Les titres de docteur ou de bachelier en médecine, donnés par les universités ; ceux de membre, de licencié, de compagnon (*Fellow*), conférés par les collèges de médecine et de chirurgie d'Angleterre, d'Écosse ou d'Irlande, représentaient une valeur scientifique relative ; c'était au malade à choisir son médecin, suivant le titre que celui-ci possédait.

L'idée philosophique qui a présidé à la promulgation du *Medical Act* de 1858 est celle-ci : l'État, ayant charge de la santé publique, doit veiller à ce que les citoyens puissent être soignés dans leurs maladies par des médecins vraiment dignes de ce titre. Les citoyens ne pouvant apprécier le degré de capacité de chaque personne s'offrant à eux pour les soigner et pour les guérir, l'État présente au public, revêtus de sa garantie officielle, tous ceux qu'il en juge dignes ; toutes ces personnes ont leur nom inscrit dans un registre publié chaque année sous forme de livre appelé *The Medical Register* et dont la rédaction est confiée à un conseil médical composé de délégués, choisis à l'élection par chacune des corporations ou universités de médecine de l'Angleterre.

Ce qu'il importe à l'État, c'est que ces personnes soient instruites, capables, expérimentées ; mais peu lui importe le lieu où elles ont puisé leur instruction, leur capacité, leur expérience. Or, certains titres scientifiques conférés sous des conditions suffisamment sérieuses, par certaines sociétés, associations ou écoles de médecine d'Angleterre, *légalement reconnues et autorisées*, paraissent à l'État des garanties suffisantes d'instruction, de capacité, d'expérience ; donc tous ceux qui justifieront de l'obtention de ces titres pourront être inscrits sur le *Medical Register*.

Mais ces titres n'ont pas tous la même valeur scientifique ; un *Fellow* du collège des chirurgiens présente plus de garanties de savoir qu'un *Member* du même collège ; un *Docteur* en médecine d'une université, plus qu'un Bachelier en médecine de la même université ; de même qu'en France, un professeur de la Faculté, un médecin d'hôpital, un membre de l'Académie de médecine présentent plus de garanties scientifiques qu'un simple officier de santé. Donc, l'État doit veiller, et il veille en Angleterre, à ce que personne ne puisse prendre un titre qui ne lui appartient pas, puisque chaque titre témoigne, chez l'homme qui le porte, d'une valeur scientifique plus ou moins grande, et donne au public incompétent une garantie qui doit être réelle. Aussi, ne tolérerait-il pas ce qui serait possible en France, l'usurpation du titre de membre correspondant de l'Académie de médecine, l'usurpation du titre de docteur par un officier de santé, docteur il est vrai, mais d'une université étrangère.

L'État doit-il aller plus loin et dire aux citoyens : Comme vous êtes incapables de jugement, je veillerai pour vous et je vous empêcherai de pouvoir vous faire soigner, même si tel était votre désir, par un individu qui pourrait tromper votre confiance : je suis votre tuteur, et *seul je sais ce qu'il vous faut ;* si donc vous vous adressez à ceux auxquels je n'ai pas donné droit d'exercice légal, vous attirerez sur ces personnes une punition ou tout au moins une amende.

Pour moi, je crois erronée cette théorie qui est celle de la loi française, chaque jour ouvertement éludée. L'État doit en pareille matière ses conseils et rien de plus, ou il s'expose à attenter à ce qu'il y a de plus sacré : la liberté individuelle. Prenons un exemple : je suppose une femme atteinte d'un cancer du sein ; elle a consulté ceux qu'on appelle avec complaisance les princes de la science ; tous les consultants ont déclaré qu'elle a un cancer incurable, inopérable et ils refusent de l'opérer. Sa seule perspective est la mort, lorsqu'elle apprend qu'à Vienne ou à Londres un semi-nègre se prétend possesseur d'un remède pour guérir les cancers ; de quel droit, je le demande, l'État peut-il arguer pour l'empêcher de se rattacher à cette espérance et d'aller se soumettre aux soins du médecin marron ? et, s'il lui plaît de reconnaître par un payement quelconque des soins même inutiles, de quel droit réel peut-on l'empêcher de le faire ? La loi doit partout être respectée parce qu'elle est la loi ; mais je tourne plus volontiers mes regards vers l'Angleterre où est la loi de l'avenir ; là, l'État dit aux citoyens :

Vous pouvez vous adresser en toute confiance aux personnes dont l'inscription sur le *Medical Register* vous garantit en mon nom les capacités scientifiques. Les différents titres, dont elles sont revêtues, sont des preuves que ces capacités sont ou peuvent être plus ou moins grandes, mais je vous affirme et certifie qu'elles sont suffisantes ; à vous de choisir, suivant vos besoins, vos préférences ou votre fortune. Vous pouvez, cependant, vous faire soigner par toute autre personne à votre choix ; mais je vous en dissuade, car elles ne me paraissent vous offrir aucune garantie. Si ces personnes vous donnent leurs soins, elles sauront qu'en cas de malheur elles s'exposent à être condamnées pour homicide par imprudence, puisqu'elles n'ont pas fait ce qu'il faut pour se mettre, par une éducation médicale suffisante, aussi à l'abri que possible des malheurs en médecine. Elles sauront, enfin, que, si elles ont soigné et guéri un ingrat, elles ne pourront judiciairement vous réclamer des honoraires, puisque *légalement* elles n'avaient pas le droit de vous soigner.

Tels sont les principes qui ont présidé à l'organisation actuelle de la médecine en Angleterre ; un jour viendra et peut-être n'est-il pas éloigné où les vingt ou trente titres divers donnant droit à l'inscription sur la liste officielle des médecins d'Angleterre seront plus ou moins unifiés.

Il me reste, maintenant, peu de choses à dire pour ce qui concerne spécialement la pratique des accouchements : tous ceux qui sont inscrits sur le *Medical Register* ont droit d'exercice légal.

Quelques facultés : le collège des médecins et celui des chirurgiens d'Irlande, le collège des chirurgiens d'Angleterre, donnent des diplômes spéciaux d'accoucheurs reconnus par le *Medical Act* de 1858; mais avant de se présenter aux examens institués pour l'obtention de ces diplômes, les candidats doivent justifier de la possession antérieure de titres médicaux ou chirurgicaux qui, par eux-mêmes, leur donnaient déjà droit à la pratique légale et à l'inscription sur la liste officielle. Au contraire, quelques établissements : *the Rotunda, Coombe lying-in Hospitals*, délivrent des diplômes d'accoucheurs ne donnant pas droit à l'exercice légal, et servant uniquement de recommandation dans la pratique civile.

Quant à ce qui concerne la profession de sage-femme, elle est absolument libre; mais on comprend qu'un diplôme serait utile pour indiquer au public, laissé libre aussi dans son choix, si la sage-femme a, ou n'a pas, l'instruction nécessaire. C'est pour remplir cette lacune, que je regrette tout le premier, que vient de se fonder à Londres le *Female Medical College*, et les diplômes qu'il délivrera garantiront l'éducation spéciale des titulaires.

Presque dans toute l'Europe centrale, la sage-femme est au contraire un véritable fonctionnaire répondant à nos médecins cantonaux.

PRUSSE

En Prusse, en Bavière, dans la Hesse, le droit de pratique n'est pas la conséquence immédiate de l'obtention des titres universitaires. L'idée qui a présidé à cette séparation est la suivante : Le droit à la pratique de la médecine est un monopole exercé sous la garantie et la tutelle de l'État; tous ceux qui en jouissent doivent présenter à l'État des garanties suffisantes. Le droit étant le même pour tous, les conditions nécessaires pour l'obtenir doivent être égales pour tous, c'est-à-dire représenter un degré égal d'instruction. Mais, quoique cette instruction soit donnée par l'État, elle ne doit pas l'être dans un même établissement d'éducation médicale, car il est préférable pour les progrès de la science de créer plusieurs centres scientifiques et d'exciter ainsi l'émulation des professeurs, en laissant les élèves libres de faire leurs études dans n'importe quelle faculté du royaume. Mais n'est-il pas évident que les titres universitaires donnés par ces diverses universités n'auront pas toujours la même valeur; n'est-il pas évident que les unes accorderont difficilement un titre que les autres donneront avec une facilité trop grande; n'est-il pas à craindre que telle faculté, où les talents des professeurs n'attireraient pas un nombre suffisant d'élèves, suppléerait à cette juste défaveur par la bienveillance exagérée qui lui fera accueillir des candidats qui eussent été refusés dans une autre faculté? Ce ne seront donc plus les facultés, ce sera l'État lui-même qui donnera la capacité légale pour la pratique civile, et il se fera représenter dans le jury d'examen, jury unique siégeant dans la capitale, non pas seulement par des professeurs, mais encore par des praticiens éminents.

Les facultés donneront donc le titre de docteur; le jury d'État seul, fera passer l'examen d'État (*Staats-Examen*) et donnera le titre de médecin praticien (*Arzt*), avec les droits que confère ce titre. Mais, comme on ne peut faire un bon praticien sans avoir fait des études scientifiques suffisantes, nul ne sera admis à l'examen d'État, s'il n'est déjà docteur en médecine. En Bavière, cependant, il existe une interversion et l'élève qui a satisfait à un examen de la faculté, va dans la capitale passer l'examen d'État, après quoi il revient à la faculté soutenir une thèse et recevoir le titre de docteur. En Prusse, une fois reçu *Arzt*, le médecin va s'établir où bon lui semble; en Bavière, il n'en est plus de même : fonctionnaire de l'État, il est envoyé par l'État (suivant la valeur des notes obtenues aux examens) dans telle ou telle circonscription.

Il n'existe pas en Prusse de diplôme spécial d'accoucheur donnant exclusivement qualité pour pratiquer les accouchements; mais il existe un examen spécial pour les accouchements, auquel ne peuvent être admis que ceux ayant déjà satisfait à l'examen de médecin et de chirurgien.

A côté de ce titre de médecin existe celui de chirurgien (*Wund-arzt*), qu'on distingue encore en *Wundarzt* de première et de deuxième classe. Les chirurgiens de première classe (*nicht pro-movirte Medico-Chirurgen*) répondent à peu près à nos docteurs en chirurgie; les chirurgiens de deuxième classe, à nos officiers de santé; avec cette différence fondamentale, que notre officier de santé ne peut faire d'opérations, tandis que le chirurgien de deuxième classe ne peut pratiquer la médecine, sauf les cas où il n'existe pas dans la localité, ou à une suffisante proximité, de médecin ou de chirurgien de première classe. Aujourd'hui, du reste, la Prusse a aboli en principe le grade de chirurgien de seconde classe.

La qualité d'accoucheur ne peut être obtenue qu'après avoir subi les examens de médecine et de chirurgie, donnant droit au titre et aux droits de *Arzt*.

En Prusse, comme dans presque tous les États de l'Allemagne, une taxe officielle règle tout ce qui se rapporte à la pratique de l'art médical; quoique cette taxe ne soit appliquée et applicable qu'en cas de contestation, de règlement et de fixation d'honoraires par les tribunaux, il me paraît intéressant d'en donner un spéci-men en transcrivant, pour les accouchements, la taxe officielle de la Prusse :

1. Pour un accouchement naturel et prompt, de.   7 fr. 50 à 18 fr. 75
2. Pour un accouchement de jumeaux 11   25 30   »
3. Pour un accouchement naturel, mais lent, et
    ayant exigé un jour et une nuit. 15   » 37 50
4. Pour un accouchement par les pieds 15   » 37 50
5. Pour une version, avec ou sans application du
    forceps 15   » 45   »
6. Pour un accouchement par le forceps 15   » 37 50
7. Pour un accouchement après perforation. . . 15   » 37 50
8. Pour une opération césarienne sur une femme
    vivante, que l'enfant soit mort ou vivant. . 37   50 75   »
9. Pour la même opération après la mort. . . . 15   » 30   »
10. Pour extraction du délivre quelques heures
    après l'accouchement 7   50 22 50
11. Pour l'extraction d'une môle 3   75 11 25
12. Pour l'examen d'une femme enceinte. 1   45   7 50
13. Pour rédaction d'un rapport demandé. . . . 1   45   3 75

En Prusse, en Bavière, dans beaucoup d'États allemands, les sages-femmes sont envoyées et entretenues à la maternité, soit par la couronne et la caisse publique, soit aux frais des communes où elles s'engagent à retourner exercer après leur réception comme sages-femmes. On leur désigne les endroits où elles doivent aller exercer leur profession et où elles doivent se fixer, soit pour quelques années (cinq années en Prusse), soit pour toute la durée de leur carrière. L'élève qui veut être reçue sage-femme doit présenter un certificat attestant qu'elle a fait ses études complètes dans une maternité prussienne à la satisfaction du professeur. (Décret du 6 janvier 1841.)

La commission d'examen est composée de trois personnes, savoir : du professeur d'accouchements, d'un conseiller médical du gouvernement (*Regierungs-Medicinal-Rath*), et si l'école ne forme des sages-femmes que pour un département, d'un membre du collège médical de la localité; ce dernier est remplacé par un médecin d'arrondissement (*Kreis-Physicus*) si l'école forme des sages-femmes pour plusieurs départements.

L'élève est examinée sur la pratique, par le professeur qui lui fait faire des exercices de toucher sur un vagin artificiel et la version sur le mannequin, etc. Les autres juges examinent sur la théorie, la conformation et la structure du bassin, les phénomènes et les signes de la grossesse, etc. On dresse un procès-verbal des questions et des réponses, lequel est envoyé au gouvernement de la province pour lui servir d'élément d'appréciation dans le placement des sages-femmes.

La sage-femme reçue prête le serment suivant :

Moi, N... N..., je jure par Dieu tout-puissant et prête le vrai serment sans aucune arrière-pensée, de faire mes devoirs de sage-femme en chrétienne consciencieuse. Je ne ferai volontairement de mal à personne; je fais au contraire le vœu de donner tous les secours possibles aux femmes accouchées, de leur donner des soins, ainsi qu'à leurs enfants, tant que cela sera nécessaire; de n'épargner ni fatigue ni peine pour conserver la vie de la mère et de l'enfant; de me rendre aussitôt à l'appel des pauvres comme à celui des riches[1]; de ne jamais abandonner ou négliger une femme en travail; de me soumettre aux règlements des sages-femmes, tels qu'ils sont prescrits par Sa Majesté Prussienne, mon roi et maître, comme il convient à une sage-femme fidèle et consciencieuse.

Aussi vrai que Dieu m'aide, par Jésus-Christ et son saint Évangile. *Amen.* (Règlement du 1er décembre 1825[2].)

____

(1) En Saxe, les sages-femmes doivent gratuitement leurs soins aux pauvres.

(2) En Hanovre le serment est ainsi conçu : « Je jure et promets devant Dieu et par sa sainte parole, d'exécuter exactement et consciencieusement es

Aucune sage-femme ne peut s'établir où elle veut, sans en faire la demande préalable à l'autorité de l'endroit, savoir : dans les villes, à la police; dans la campagne, au conseiller (*Landrath*) de l'arrondissement; et, dans les deux cas, au médecin de l'arrondissement (*Kreis-Physicus*). Ce sont ces autorités qui doivent juger si la localité a besoin d'une sage-femme, si une sage-femme y gagnera assez pour vivre, si ses certificats de l'école ou ceux du médecin et de l'autorité du lieu où elle a déjà exercé satisfont à toutes les exigences. (Décret du 6 janvier 1841, § 4.)

Le diplôme de sage-femme n'est valable que pour le département (*Bezirk*) pour lequel il a été délivré.

Si la sage-femme, avec l'agrément de l'autorité, quitte le département, on lui donne un autre diplôme pour le département où elle désire s'établir. Voici sa formule :

La femme N... N... est décidée à s'établir comme sage-femme à N... Ayant fini ses études de sage-femme d'après les prescriptions, et ayant montré à l'examen de bonnes (très bonnes, extrêmement bonnes) connaissances dans l'art d'accoucher, ladite N... N... est reconnue comme sage-femme exerçant à N..., sous la condition qu'elle se conformera aux instructions spéciales à sa profession, selon le serment qu'elle a prête.

Le   18   .   (Règlement du 1er décembre 1825.)

Les sages-femmes appartiennent à la catégorie des personnes médicales, n'ayant pas rang de fonctionnaires (*Nicht-Beamten*).

D'après le décret de 1817, la sage-femme reçoit par l'intermédiaire du curé, à chaque mariage et baptême, un, un et demi, à trois *Gute groschen*. *Elle est libre de tout impôt ;* à chaque naissance ayant lieu dans son arrondissement, *elle reçoit sa taxe, quoiqu'on ait appelé quelquefois une autre sage-femme.*

Les honoraires sont variables suivant les endroits. En général, ils sont le quart de ceux de l'accoucheur et peuvent s'élever au tiers[1].

Pour la petite chirurgie, comme application de sangsues, ventouses, administration de lavements, elles ont le quart ou la moitié de ce qu'on donne aux chirurgiens de deuxième classe.

---

instructions qui m'ont été lues et transmises et que j'ai bien comprises. Je jure aussi de me comporter partout, dans l'exercice de ma profession, comme il convient à une sage-femme, honnête et consciencieuse. Que Dieu et sa sainte parole me soient en aide. ▪

(1) La taxe *officielle* de l'accoucheur est pour un accouchement simple de 2 à 5 thalers (de 7 fr. 50 à 18 fr. 75!) La sage-femme reçoit donc *officiellement* de 1 fr. 80 à 6 fr. 50 par accouchement.

Les médecins d'arrondissement (*Kreis-Physicus*) ont le contrôle des sages-femmes; ils leur font passer un examen tous les trois ans (*Nach-Prüfungen*). Si elles échouent à cet examen, elles sont renvoyées à l'École des sages-femmes. (Décret de 1820.)

Mais, d'après le décret de 1861, si elles échouent à cet examen, le diplôme de sage-femme ne leur est pas supprimé.

Il existe une caisse de secours pour les sages-femmes pauvres.

Dans les villes, on admet en général la nécessité d'une sage-femme par 2,000 âmes de population[1].

La sage-femme diplômée doit exercer cinq ans dans la commune qui l'a envoyée à l'École des sages-femmes. Après ce temps, elle peut changer de résidence, après en avoir prévenu la commune assez de temps à l'avance pour qu'on puisse envoyer une autre élève à la maternité.

Chaque sage-femme exerçant doit avoir un *diarium*, dont elle remplira les rubriques suivantes :

    1. Numéro d'ordre.
    2. Date de l'accouchement.
    3. Nom, âge, état et domicile de l'accouchée.
    4. Combien d'accouchements antérieurs.
    5. Sexe de l'enfant.
    6. Naissance à terme ou prématurée.
    7. Accouchement : *A* position; *B* accidents; *C* opérations.
    8. Résultat : *A* pour la mère; *B* pour l'enfant.
    9. Remarques particulières de la sage-femme.
   10. Remarques de l'accoucheur : *A* sur la marche de l'accouchement; *B* sur la conduite de la sage-femme.

Ce diarium permet de contrôler les naissances, les accidents de l'accouchement et ses résultats, les qualités ou les fautes de la sage-femme, car il doit être représenté aux inspections médicales.

AUTRICHE

En Autriche et en Saxe, le droit à la pratique civile est attaché au titre de docteur en médecine; et il n'existe pas, comme dans

----

(1) En Hanovre la circonscription des sages-femmes doit comprendre au moins 200 familles réunies dans un rayon d'un demi-mille autour du domicile de la sage-femme. (Ordonn. du 29 avril 1844.)

la Prusse, le Hanovre, la Hesse, la Bavière, d'examen d'État. Les titres donnant droit à la pratique sont encore jusqu'aujourd'hui fort nombreux en Autriche. Il y existe, en effet, des docteurs en médecine, en chirurgie et en pharmacie; des maîtres en chirurgie, en accouchement, en oculistique, en médecine vétérinaire; et enfin des chirurgiens (*Wundärzte*).

En Saxe, où il n'existe d'autre faculté de médecine que celle de Leipzig, le titre de docteur donne droit à la pratique dans toute l'étendue du royaume; en Autriche, il y a exception pour ce qui regarde Vienne; et les docteurs, reçus à la faculté de Vienne et à celle de Prague, peuvent seuls être admis de droit à pratiquer dans la capitale. Les docteurs des autres universités de l'empire doivent, pour exercer à Vienne, y subir devant l'université un nouvel examen, portant uniquement sur la pratique.

L'examen d'accouchement est nécessaire pour être docteur en médecine ou en chirurgie; mais on ne peut être docteur en chirurgie sans être, au préalable, docteur en médecine; et il faut, pour être docteur en obstétrique, posséder les deux titres précédents.

Si la pratique de la médecine n'est permise qu'aux docteurs, la pratique de la chirurgie et de l'accouchement est légale pour les chirurgiens et les accoucheurs.

Il existe à Salzburg, Olmutz, Hermanstadt, etc., des écoles de chirurgie, destinées à former des chirurgiens. Après deux ans d'études, l'élève, dont on n'exige qu'une instruction élémentaire, peut être reçu *Wundarzt;* après trois ans, s'il a satisfait aux examens, il reçoit le grade de *Magister Chirurgiæ.* Ces titres doivent bientôt disparaître; déjà l'école de Laybach a été supprimée, et l'on a transformé en faculté celle de Gratz.

Le *magisterium* de l'accouchement n'est donné qu'aux docteurs en médecine et aux maîtres en chirurgie; ces derniers, cependant, ne reçoivent qu'un seul diplôme, l'accouchement comptant parmi les opérations de la chirurgie.

Quant au *Wundarzt,* il est identique avec nos barbiers-chirurgiens.

Tout médecin qui, dans le traitement d'un malade, a commis une faute lourde par son ignorance, surtout si de cette faute il est résulté une lésion grave ou la mort, ne peut, s'il est déclaré coupable, continuer l'exercice de la médecine avant d'avoir passé un nouvel examen.

Les médecins et les accoucheurs peuvent seuls prescrire des médicaments internes, les sages-femmes ne le peuvent pas.

La sage-femme, comme le *Wundarzt*, ne peuvent appliquer le forceps; ils doivent appeler un maître en chirurgie ou un docteur.

J'ai donné plus haut (p. 271), les conditions dans lesquelles se fait, en Autriche, l'éducation spéciale des sages-femmes.

La sage-femme reçue prête serment :

1° D'obéir à ses supérieurs et aux ordres de la faculté de médecine en ce qui concerne son art;

2° De n'administrer aucun médicament interne sans la prescription d'un médecin; d'appeler un accoucheur ou un médecin dans les cas douteux, *de ne pas cacher aux malades l'imminence de la mort*, et de ne pas négliger ce qui est nécessaire au bien *temporel ou éternel* de la femme accouchée;

3° De ne jamais confier l'accouchement à une élève non diplômée;

4° De ne jamais refuser son secours aux pauvres;

5° De ne jamais aider l'avortement, la substitution d'enfant, ou aucun acte criminel;

6° De baptiser les enfants sur le point de mourir, les fœtus avant terme avec de l'eau tiède et non avec un autre liquide; d'annoncer ensuite le baptême au prêtre[1];

7° De garder le secret aux femmes accouchées, mariées ou non; mais *l'annoncer fidèlement à l'autorité compétente dans les cas de procès criminel*.

Les sages-femmes qui ont un diplôme d'une université autrichienne peuvent s'établir dans tout l'empire; elles doivent présenter ce diplôme à l'autorité compétente de la circonscription (*Kreis-Amt*), pour que le médecin (*Kreis-Arzt*) de la circonscription en prenne connaissance. Celles qui s'établissent à Vienne doivent en

---

(1) *Règles pour le baptême.* — S'il n'y a qu'une main ou un doigt de sorti, il faut baptiser cette main ou ce doigt.

Si l'enfant a deux têtes, il faut les baptiser toutes deux. Savoir : d'abord une tête en disant : « Je te baptise au nom du Père, du Fils et du Saint-Esprit; » puis la seconde tête en disant : « Si tu n'es pas encore baptisée, je te baptise au nom du Père, » etc.

Si deux mains sont sorties, la sage-femme ne sait si elles appartiennent à un ou à deux enfants, elle baptise les deux mains, et si, après le baptême, les deux mains sont rentrées dans le vagin ou l'utérus, après la sortie des enfants, elle les rebaptise en disant « Si tu n'es pas encore baptisé, je te baptise au nom du Père, » etc. (Ordonnance du 14 décembre 1769.)

prévenir la faculté de médecine et annoncer chaque changement de leur domicile.

La sage-femme qui exerce sans diplôme est punie la première fois d'une amende de 6 thalers, amende doublée en cas de récidive et punie, à une troisième faute, par la prison.

Les sages-femmes doivent mettre une enseigne, afin de faire connaître leur domicile.

Elles ont droit au titre de *Frau* (madame).

Aucun accoucheur, ni sage-femme ne doit baptiser un enfant juif. Les accoucheurs et les sages-femmes sont obligés, sous peine d'une amende, d'annoncer à l'autorité, dans les vingt-quatre heures de la naissance de l'enfant : l'accouchement d'une juive, le nom du père et de la mère, leur domicile et le sexe de l'enfant.

En 1830, on permit aux sages-femmes juives d'accoucher les chrétiennes sous la condition, en cas de danger de mort, d'avertir les parents pour qu'ils puissent prendre soin de l'âme du mourant.

Le médecin accoucheur et la sage-femme sont obligés d'instruire consciencieusement le curé de la paroisse de tout ce qu'ils savent de la mère : son nom et son état civil. S'ils cachent la moindre chose, ils peuvent être punis par la loi et perdre le droit d'exercer leur art.

Ils sont tenus de présenter au curé leur diplôme, si celui-ci le leur demande.

Il est défendu à une sage-femme de couper le filet à un enfant, sous peine d'emprisonnement; elle doit faire appeler un chirurgien.

Si un accoucheur ou une sage-femme sont appelés à donner un lavement pour calmer des douleurs ou du météorisme chez une femme, ils doivent examiner s'il n'y a pas grossesse et l'annoncer dans le cas d'affirmative à la femme et à ses parents. Ils doivent empêcher autant que possible l'infanticide, sous peine d'être considérés comme complices. Si une femme leur propose l'avortement, *ils doivent la dénoncer à la police*, mais ils doivent garder le secret envers les autres personnes.

Les sages-femmes, médecins et chirurgiens qui, en dehors des cas criminels, ne gardent pas le secret des malades sont pour la première fois suspendus pour trois mois; la suspension est d'un an en cas de récidive : la perte du diplôme suit une troisième faute de ce genre.

FRANCE

Les titres, donnant droit en France à l'exercice de la médecine, sont ceux de docteur et d'officier de santé. Le titre de docteur ne peut être obtenu que dans les trois Facultés de Paris, Strasbourg et Montpellier; mais il donne droit à la pratique de la médecine, de la chirurgie et de l'accouchement dans toute la France.

Le titre d'officier de santé peut être conféré par les jurys médicaux ou par les Facultés; mais les droits sont les mêmes dans les deux cas, et l'officier de santé ne peut exercer que dans la circonscription territoriale pour laquelle il a été reçu.

A l'inverse de ce qui existe dans toute l'Europe, et je dirais volontiers contre ce que commanderait la plus simple notion des connaissances qu'exige la pratique de la chirurgie et de la médecine, l'officier de santé français peut pratiquer librement la médecine, toute la matière médicale est à sa disposition; mais il ne peut pratiquer aucune opération sérieuse de chirurgie, sans l'assistance d'un docteur en médecine; il en est de même pour l'application du forceps.

Quant au doctorat en chirurgie, il est tombé en désuétude, quoiqu'il existe toujours officiellement.

Les études médicales peuvent se faire en France dans les Facultés et dans les Écoles secondaires; mais les élèves de ces dernières écoles ne peuvent aspirer qu'au titre d'officier de santé; le titre de docteur n'étant obtenu que dans les Facultés après quatre ans d'études.

Tous les ans, un jury médical, composé de professeurs de l'École secondaire et d'un professeur d'une Faculté qui le préside, s'assemble au chef-lieu de la circonscription. Ce jury fait passer des examens et accorde ou refuse aux candidats le titre aux grades d'officiers de santé ou de sages-femmes de seconde classe.

La réglementation de la profession de sage-femme est assez simple.

Il existe deux classes de sages-femmes : celles qui ont été reçues dans une des trois Facultés de Paris, Montpellier et Strasbourg;

celles qui ont étés reçues par les jurys médicaux. Les unes sont de première, les autres de seconde classe.

Les trois Facultés ont des cours théorique et clinique d'accouchement, auxquels peuvent assister les élèves sages-femmes qui se sont fait inscrire après avoir justifié des conditions d'âge, d'état civil et de moralité. A la fin de leur temps d'étude ou quand elles se croient suffisamment préparées, les élèves passent leurs examens, après avoir présenté au secrétariat de la Faculté les certificats de la sage-femme en chef, du professeur et du directeur de l'hospice, constatant qu'elles ont suivi très régulièrement les cours qui leur ont été destinés.

Le prix de ces examens a été fixé ainsi qu'il suit :

1° Deux examens à 40 francs	80 fr.
2° Un certificat d'aptitude	40
3° Visa de ce certificat.	10
	130 fr.

Lorsqu'elles ont satisfait aux épreuves, elles obtiennent le titre de sages-femmes de première classe.

Les conditions d'admission, les matières des examens sont les mêmes pour les deux classes ; les aspirantes à la seconde classe payent seulement :

Le certificat d'aptitude	20 fr.
Le visa de ce certificat	5
	25 fr.

Les élèves reçues à la Maternité de Paris échangent leur diplôme contre un certificat d'aptitude de sages-femmes de première classe.

Comme les docteurs en médecine, les sages-femmes de première classe peuvent exercer dans toute l'étendue du territoire français ; comme les officiers de santé, les sages-femmes de seconde classe ne peuvent pratiquer que dans la circonscription où elles ont passé leur examen.

A quelque classe qu'elles appartiennent, les sages-femmes ne peuvent employer les instruments dans les cas d'accouchements laborieux, sans appeler un docteur (art. 33 de la loi du 19 ventôse an XI). Il résulte de cette disposition de la loi cette anomalie qu'une sage-femme ne peut appliquer le forceps, mais qu'elle peut pratiquer la version, opération bien autrement délicate que l'application du forceps. Du reste, la loi ne paraît exister que pour être éludée et un trop grand nombre de sages-femmes ne craignent pas, malgré la loi, malgé leur ignorance en pareille matière, de se livrer à peu près ouvertement à la pratique de la médecine pour ce qui regarde les maladies des femmes.

Avant de se livrer à l'exercice de son art, la sage-femme doit justifier de son diplôme devant les magistrats et le sous-préfet de l'arrondissement où elle élit domicile.

Les élèves envoyées par leur ville natale ou leur département à la Maternité de Paris et qui ont obtenu un diplôme, l'échangent à la Faculté de médecine de Paris contre un certificat d'aptitude de sage-femme de première classe. Elles sont, de plus, soumises au règlement suivant :

1. A leur arrivée au chef-lieu de la préfecture, les élèves, ayant reçu à la Maternité de Paris le certificat d'aptitude, seront tenues de justifier des pièces qui leur auront été délivrées à l'hospice ; elles seront enregistrées, revêtues d'un *visa* et du timbre du département.

2. Le jury médical n'étant point constamment assemblé, les préfets prendront les mesures et donneront les ordres nécessaires pour que chaque élève, avec son simple certificat de capacité, puisse exercer *provisoirement* la profession d'accoucheuse, jusqu'à ce que le jury médical lui ait, dans sa plus prochaine réunion, échangé ce certificat contre un diplôme.

3. Les sages-femmes qui auront été instruites à la Maternité aux frais de leurs départements, et qui auront souscrit l'engagement de se fixer dans les communes qui leur auront été désignées par les préfets, seront tenues de s'établir dans ces mêmes communes.

Dans le cas où elles n'auraient contracté aucune obligation à cet égard, les préfets les inviteront à aller habiter, de préférence, les communes où le besoin de bonnes accoucheuses se fera le plus sentir.

Celles dont les frais d'instruction auront été supportés par une commune devront y fixer leur résidence.

Celles nommées par les commissions administratives devront de droit être attachées à l'hospice d'où elles auront été tirées, s'il s'y fait des accouchements et que leur présence y soit nécessaire.

4. Aucune élève ne peut exercer ses fonctions, dans quelque lieu que sa résidence soit fixée, que l'avis n'en ait été donné par le préfet au maire de la commune, et que ses certificats n'aient été visés à la mairie.

5. Les élèves de la Maternité, et particulièrement celles qui y auront obtenu des récompenses, seront choisies, de préférence à toutes autres, pour donner dans les communes leurs soins aux pauvres.

Les préfets et les administrations locales leur donneront, en conséquence, tous les encouragements qui seront en leur pouvoir.

Paris, le 8 novembre 1810.

Il n'existe en France aucune taxe réglant les honoraires des sages-
femmes.

RUSSIE

Il existe en Russie trois classes de praticiens : les docteurs en
médecine, les médecins et les felchters.

Le doctorat en médecine, d'une valeur plus élevée que la nôtre,
n'est pas nécessaire pour la pratique. Les médecins correspondent
plus exactement à nos docteurs français ; ils ont le droit de pratiquer la médecine, la chirurgie et les accouchements dans toute
l'étendue de l'empire.

Les felchters sont inférieurs comme éducation et comme instruction à nos officiers de santé ; ils répondent assez exactement
à nos anciens barbiers-chirurgiens, et aux élèves infirmiers,
qu'on a cherché à former au Val-de-Grâce. Dans les hôpitaux
civils et militaires de la Russie, ils sont chargés des saignées, des
pansements, et de la petite chirurgie. Pris ordinairement parmi
les enfants de soldats ou d'ouvriers, ils reçoivent une éducation
spéciale. Ils entrent ordinairement au service vers l'âge de dix
ans, après avoir montré qu'ils savent lire et écrire. Pendant quatre
ans, ils suivent dans des écoles spéciales annexées à de grands
hôpitaux : le russe, le latin, la calligraphie, le dessin, la pharmacie, la petite chirurgie, l'anatomie et la réduction des fractures et des luxations ; après un temps variable de service, ils
peuvent dans certaines conditions entrer dans la pratique civile.

La profession obstétricale proprement dite ne peut être pratiquée
que par les médecins.

J'ai montré plus haut les conditions de réception, d'éducation
des élèves sages-femmes et les règlements qui président à leur nomination comme sages-femmes. Ce titre a, à peu près, la même
valeur qu'en France ; il est donné par les écoles spéciales et il est
échangé contre un diplôme donné par les universités. La longue
durée des études (deux à trois ans), exigée dans quelques maternités,

s'explique par cette circonstance que la sage-femme, éloignée souvent de tout secours médical par de longues distances, doit pouvoir pratiquer toutes les opérations de l'obstétrique; parfois même, mais exceptionnellement, elle doit pratiquer la médecine, car les femmes Kirghisses, tribu nomade qui habite les steppes orientales de la Russie, ne permettraient jamais à un médecin de leur donner ses soins.

Quoique ce sujet s'écarte beaucoup de l'objet spécial de ce travail, je résiste d'autant moins au désir de donner quelques détails sur l'organisation médicale de la Russie qu'ils offriront, je l'espère, quelque intérêt aux lecteurs français.

Il y a en Russie cinq districts universitaires : Pétersbourg, Moscou, Kiew, Dorpat et Kasan. A la tête de chaque université se trouve un curateur, servant d'intermédiaire entre les corps savants et l'empereur ou le ministre de l'instruction publique. Au-dessous de lui se trouve le recteur, *élu* par la réunion des professeurs des cinq facultés, nommé pour trois ans et rééligible.

Chaque faculté possède son doyen, *élu par les professeurs* de cette faculté, également nommé pour trois ans et rééligible. Ces nominations doivent être ratifiées par l'empereur ; il n'existe pas d'exemple de non-ratification.

Pétersbourg et Dorpat ont une faculté de langues orientales, Kasan, une faculté de théologie.

Facultés de médecine. — L'académie médico-chirurgicale tenant lieu, à Pétersbourg, de faculté de médecine, je prendrai pour exemple la faculté de Moscou.

Il y a à Moscou treize chaires, dont neuf sont occupées par des professeurs ordinaires et quatre par des professeurs extraordinaires. Il n'existe aucune chaire de sciences dites accessoires; elles appartiennent à la faculté des sciences. L'ordinariat est un titre attaché à la personne et non à la chaire; un professeur, après avoir été quelques années professeur extraordinaire, devient professeur ordinaire sans changer de chaire.

Les professeurs reçoivent le traitement suivant :

1° Professeur ordinaire.	12,000 francs
2° Id. extraordinaire	8,000 »
3° Agrégé ou docent	4,800 »
4° Privat docent	0,0

Tous les professeurs doivent être docteurs en médecine.

Les chaires et les titres sont donnés par un système mixte d'élection et de concours. Lorsqu'une chaire est déclarée vacante, les professeurs agrégés ou les *privat docent* font acte de candidature et l'on procède d'abord à l'élection de ceux qui, parmi eux, peuvent participer au concours. Telle est la règle à Pétersbourg; mais dans les autres universités tout le monde peut concourir. L'école se recrute elle-même et la nomination est soumise à la ratification de l'empereur, qui ne l'a jamais refusée.

Les épreuves pour le professorat consistent en deux leçons : l'une faite après une heure de préparation sans livres ni notes, l'autre après un temps variable sur une question choisie par le candidat.

Après vingt-cinq ans de pratique médicale et de grade de médecin ou de docteur, les professeurs ont une retraite de 10,000 francs.

La réunion des professeurs peut réélire pour cinq ans un professeur arrivé à l'époque de la retraite. Cette époque ne dépend pas de l'âge.

A l'Académie de Pétersbourg, les appointements peuvent être doublés quand un professeur a publié un ouvrage important et digne de cette récompense.

Les *professeurs agrégés* sont choisis parmi les docteurs envoyés à l'étranger ou parmi les *privat docent*.

Pour être *privat docent*, il faut faire deux leçons publiques devant la faculté. Les élèves ne rétribuent pas leurs cours.

Avant de pouvoir commencer ses études médicales, le jeune étudiant doit produire un diplôme analogue à notre diplôme de bachelier ès lettres; mais l'examen pour l'obtenir comprend de plus l'allemand et le français.

Dès son arrivée à l'université, ou à l'Académie médico-chirurgicale de Pétersbourg, quatre conditions différentes sont offertes à l'étudiant :

1° Payer à l'État une redevance analogue à nos inscriptions;

2° Ne payer aucune redevance;

3° Recevoir un *stipendium* ou bourse ;

4° Être entretenu aux frais de l'État pendant la durée de ses études.

1° *Payement à l'État.* En payant 200 francs par an, soit 1000 francs pour les cinq années d'études, l'élève reçu médecin est libre de tout engagement; il peut se livrer à l'exercice de sa profession dans toute l'étendue de l'empire et se fixer là où il le désire. Il est libre de tout service militaire.

2° *Gratuité des études.* Reçu médecin, l'élève qui n'a payé aucune redevance doit à l'État deux années de service comme médecin militaire, s'il est de l'Académie médico-chirurgicale de Pétersbourg; comme médecin civil ou militaire, s'il appartient à une autre université; ces deux années expirées, il est et reste libre.

3° *Un stipendium* est accordé, après deux années d'études, aux élèves ayant de bons certificats; on leur rembourse, de plus, les frais des deux premières années. Ce *stipendium* est fourni par les différents ministères suivant le nombre des bourses disponibles dans chacun d'eux; l'élève est obligé de servir dans le ministère duquel il recevait le *stipendium*, cinq ans s'il recevait 26 francs par mois, dix ans s'il recevait 52 francs.

4° *Études faites aux frais de l'État.* A l'Académie médico-chirurgicale de Saint-Pétersbourg, des élèves reçoivent 100 francs par mois pendant toute la durée de leurs études. Reçus médecins, ils doivent à l'État dix ans de service, soit dans l'armée, soit dans les hôpitaux militaires.

En sortant de l'école, le médecin militaire reçoit 1,800 francs par an, plus le logement, l'éclairage, le chauffage, une ordonnance habillée et nourrie, et, en temps de guerre, les fourrages pour deux chevaux.

Après cinq années d'études qui embrassent toutes les parties de la médecine et dont l'organisation, sous le rapport de l'éducation pratique, a excité mon admiration, l'élève (qui, après sa seconde année, a dû satisfaire aux examens d'anatomie, de physiologie, de chimie, de physique, etc.) subit ses examens de médecine. Les examens consistent en cinq épreuves orales et pratiques sur la médecine, la chirurgie, les affections syphilitiques, cutanées, mentales, les maladies des femmes et des enfants, la médecine légale, la thérapeutique et les opérations.

L'élève refusé à un de ces examens peut continuer à subir les autres épreuves; mais il doit, après trois mois au moins et six mois au plus, repasser l'examen auquel il a été refusé. Toutefois, si après avoir échoué dans une épreuve, il est encore déclaré insuffisant dans une des quatre autres, il doit recommencer, après un intervalle de six mois, à subir tous les examens de médecine proprement dite, même ceux auxquels il avait d'abord satisfait.

Il n'y a pas de thèse pour le grade de médecin.

DOCTORAT. — Le grade de docteur n'est pas obligatoire pour l'exercice de la profession, il est tout à fait facultatif. Après un temps qui, en général, n'est pas moindre d'une année, et qui ordinairement est de trois, le médecin repasse tous ses examens pour lesquels on exige, cette fois, une connaissance plus complète de la science et de la littérature médicale actuelle du pays et de l'étranger. Le titre de docteur permet seul d'arriver au professorat et au grade de médecin en chef dans les hôpitaux ou dans les régiments. Le médecin ordinaire d'hôpital ne peut pas être docteur.

Tous les ans, parmi les élèves qui ont subi leurs examens de médecin, l'Académie médico-chirurgicale choisit les dix candidats qui ont le mieux satisfait aux épreuves. Ceux-ci peuvent, avec le grade et les appointements de chirurgien militaire, séjourner encore trois ans à l'école, où ils remplissent des fonctions analogues à celles de nos chefs de clinique, prosecteurs, chefs de laboratoire, etc., mais dès ce moment ils doivent choisir une spécialité : médecine, chirurgie, chimie, physique, botanique, etc.

Trois d'entre eux, choisis parmi les plus distingués, sont ensuite envoyés pendant deux ans, à l'étranger; ils voyagent où ils croient pouvoir apprendre le plus, France, Allemagne, Italie, Angleterre, reçoivent de l'État 8,000 francs par an; mais ils doivent, pendant ce temps, envoyer quelques travaux sur les sujets qui leur ont paru les plus intéressants;

Le *doctorat en chirurgie* tombe en désuétude comme en France. Les docteurs en médecine peuvent seuls se présenter aux examens qui comprennent : la chirurgie théorique, l'anatomie chirurgicale, la médecine opératoire sur le cadavre et deux opérations sur le vivant.

Pour obtenir le grade de *médecin de district*, il faut passer un examen sur l'hygiène, les lois et la police médicales, faire une autopsie et un rapport médico-légal.

Pour être *opérateur du gouvernement*, il faut subir un examen d'anatomie chirurgicale, de chirurgie théorique et un examen clinique consistant à prendre, pendant quinze jours, l'observation écrite de deux malades ; faire sur le cadavre plusieurs opérations et en faire deux sur le vivant.

Pour être *accoucheur du gouvernement*, il faut subir un examen théorique et pratique sur les maladies des femmes et des enfants, sur la médecine légale obstétricale, faire un accouchement dont on rédige l'observation, et avoir fait deux opérations obstétricales (forceps, version).

Pour être *inspecteur médical*, il faut passer de nouveaux examens pratiques de toxicologie, de médecine légale, et avoir servi dix ans comme médecin de district.

Telle est, en résumé, l'organisation de la médecine. Je ne puis entrer dans plus de détails ; mais il est facile de voir que, pour ce qui concerne l'enseignement, si la Russie nous a fait des emprunts, la France serait aujourd'hui fort heureuse de pouvoir lui emprunter, ainsi amélioré, ce qu'elle lui a jadis donné.

CONCLUSIONS

La différence considérable qui existe dans la mortalité des
femmes accouchées à domicile ou dans les maternités, amènerait
à désirer la suppression complète de ces établissements. Malheureusement, un tel désir est irréalisable ; et quelque complète que
puisse être l'organisation d'un service d'assistance à domicile, il
sera toujours indispensable d'ouvrir aux femmes en couches un
asile et un abri. Puisque les maternités sont nécessaires, nous
devons chercher quels principes doivent présider à leur construction et à leur organisation.

Je n'ai pas à rappeler combien sont nombreuses et difficiles les
questions que pose l'hygiène hospitalière, quand il s'agit de créer
un hôpital général : situation, orientation, isolement et dimension
des bâtiments, disposition des corridors et des salles, espacement
des lits, chauffage, aération, etc., etc., sont autant de problèmes
qui sont loin d'être complètement résolus. Combien sont plus
grandes encore les difficultés, quand il s'agit d'un établissement
destiné aux femmes en couches ; il doit renfermer toutes les conditions hygiéniques nécessaires aux hôpitaux généraux ; il doit de
plus mettre les accouchées à l'abri de ce fléau des maternités : la
fièvre puerpérale.

La mortalité spéciale par suite d'épidémies de fièvre puerpérale
est la seule cause des *grandes* différences qu'on remarque dans la
mortalité générale des diverses maternités d'Europe. Rendre exceptionnelles, et, si l'on peut, supprimer ces épidémies meurtrières,
tel est le problème à résoudre. Cette solution ne peut être obtenue
qu'en étudiant les conditions de développement de ces épidémies,
et en recherchant les causes qui ont pu les rendre ordinaires, fré-

quentes, rares ou tout à fait exceptionnelles dans quelques établissements.

La marche des épidémies, leur apparition et leur développement formidable dans une maternité, tandis que la maternité voisine est complètement épargnée ; leur existence dans toutes les saisons, sous tous les climats, par toutes les températures ; la transmission de la maladie aux accouchées voisines de l'accouchée malade ; les faits incontestables de transmission indirecte de la pyohémie puerpérale par l'accoucheur prouvent que *la fièvre puerpérale est contagieuse, et que les épidémies ne sont que le résultat d'une extension trop facile de la contagion.* Empêcher la contagion de la maladie, lorsqu'elle se développe spontanément chez une femme en couches, tel est le problème, et il est tellement important que devant lui presque tous les autres s'amoindrissent ou s'effacent.

Qu'il s'agisse d'un hôpital chirurgical, nous verrons la mortalité proportionnelle s'accroître dans une progression presque définie, suivant la situation topographique et la population de l'établissement ; nous trouverons, au contraire, de petites maternités souvent décimées par les épidémies, et de grands établissements où ces épidémies sont tout à fait exceptionnelles.

Les hôpitaux, toutes choses égales d'ailleurs, sont plus salubres quand ils sont placés à l'extérieur des villes ; cependant, les maternités de Londres sont situées au milieu d'agglomérations ouvrières, et donnent des résultats relativement favorables ; tandis que la Maternité de Paris, admirablement située, est, depuis quatre années surtout, le théâtre d'une épouvantable mortalité, sans exemple ailleurs.

L'encombrement suffit pour rendre insalubre l'hôpital le mieux installé ; l'infirmerie du workhouse de Marylebone à Londres est dans les mêmes conditions, sous ce rapport, que nos établissements d'accouchement, et cependant la mortalité des accouchées n'y atteint pas 1 p. 100 pour trois ans, tandis qu'elle arrive dans les nôtres à 10, 15, et trop souvent à 20 p. 100.

C'est que l'influence de toutes ces conditions favorables ou défavorables à l'apparition spontanée d'une fièvre puerpérale primitive et non communiquée, s'atténue, devant l'influence bien autrement grave de la transmission de la fièvre puerpérale par contagion ; et nous trouverons des résultats relativement heureux

dans tous les établissements où les moyens de préservation contre
la contagion seront rigoureusement employés.

Les maternités de Londres, que Tenon, à la fin du siècle dernier,
citait pour leur faible mortalité, n'ont que de petites salles, et par
conséquent peu d'accouchées réunies; la literie est renouvelée à
chaque accouchement, complètement remise à neuf ou même
détruite après chaque décès; les miasmes infectieux ne peuvent se
fixer dans les cloisons, dans les murailles, car tout l'établissement
est repeint chaque année; non seulement les malades de fièvre
puerpérale sont isolées avec soin, mais, comme médecins ou sages-
femmes ne mettent pas en doute la contagiosité de la maladie, ils
cherchent à ne pas devenir les intermédiaires de la contagion. La
section d'accouchement du workhouse de Marylebone est à une
des extrémités de l'infirmerie, mais en communication indirecte
par le corridor avec toutes les salles; les lits sont serrés les uns
contre les autres; la population de l'établissement est considérable, mais la plus grande propreté y règne; les murs sont badigeonnés à la chaux une fois tous les ans, et plus souvent, s'il le
faut. Aucun miasme spécial n'a pu y élire domicile, et, depuis
trois ans, ainsi que j'ai pu m'en assurer en compulsant les
registres, aucun cas de fièvre puerpérale ne s'y est développé.

L'alternance des salles, l'observation des précautions les plus
minutieuses, la conviction pour tous de la réalité de la contagion
est la cause des résultats relativement heureux que donnent les
maternités de Leipzig, de Munich, de Wurzbourg.

Le séjour des femmes malades dans les mêmes salles que les
accouchées saines, la communication presque directe des salles
les unes avec les autres, expliquent la mortalité et les épidémies
de la maternité de Prague.

Vienne, qui avait présenté de si terribles épidémies dans ses
deux maternités, a vu leur mortalité diminuer notablement depuis
l'emploi des précautions contre la contagion. Le nettoyage complet
des salles, une large aération ont diminué les chances de développement et de contagion de la fièvre; mais les salles renfermant à
la fois un grand nombre d'accouchées, il suffit qu'une seule
devienne malade pour en infecter immédiatement plusieurs de
ses nombreuses voisines. Les épidémies pourront y être moins
graves et plus rares; mais elles s'y montreront encore.

A Paris, malgré de fâcheuses conditions hygiéniques, la mortalité de la Clinique a diminué notablement, depuis qu'elle a pour la diriger un professeur convaincu de la contagiosité de la maladie; mais l'impossibilité de séparer d'une manière absolue les malades, la communication trop facile des salles les unes avec les autres, le grand nombre des lits renfermés dans chaque salle peut faire porter pour la Clinique de Paris, le même pronostic que pour celle de Vienne.

Notre Maternité a vu l'année dernière sa mortalité dépasser 30 p. 100 et l'épidémie y rester presque en permanence pendant plusieurs années. C'est qu'on ne pouvait trouver nulle part une réunion aussi complète de tout ce qui peut favoriser la contagion. Que les choses changent depuis la dure expérience de l'année dernière, nous l'espérons; l'administration déploie pour cela le plus grand zèle, mais la doctrine de la contagion ne paraît pas avoir été jusqu'ici en faveur à la Maternité.

Le développement, non de la péritonite traumatique, mais de la fièvre puerpérale, est rare chez une accouchée en dehors de la contagion, une maternité dans les murs et le mobilier de laquelle ne s'est pas fixé le germe contagieux peut laisser passer plusieurs années sans voir se développer dans ses salles un seul cas de cette terrible maladie. Mais, si, après le premier cas spontanément et accidentellement éclos, on ne prend aucune précaution, si on n'évacue pas la salle contaminée, si on ne renouvelle pas tout son mobilier, si on ne badigeonne pas murs et plafonds, si on ne lave pas à grande eau le parquet, on peut être à peu près sûr de voir la fièvre puerpérale s'y établir presque en permanence et frapper toutes les femmes qui, se trouvant aussi dans un état particulier, encore mal défini, favorable à l'éclosion de la maladie, se trouveront placées dans la sphère d'action du miasme ainsi mis en réserve. Aussi, telle Maternité, telle salle, qui, pendant de longues années, n'a pas vu un seul cas de fièvre puerpérale, verra, au contraire, fréquemment, cette maladie y devenir endémique, lorsqu'aucune précaution n'aura été employée après son apparition dans l'établissement.

La salubrité d'une maternité dépend donc surtout des précautions que prendront toutes les personnes qui y sont attachées, de la manière dont le service s'y trouvera réglé et organisé; mais il faut que la disposition matérielle des bâtiments rende possible l'emploi de ces précautions, qu'elle permette l'isolement des malades, qu'elle s'oppose enfin à l'apparition et au développ ement de la fièvre puerpérale. La solution de ce problème a été récemment agitée en Allemagne.

Avant de décider la construction d'une nouvelle maternité à Prague, les députés de la Bohême ont cru qu'ils ne pouvaient mieux faire que de s'en rapporter à l'avis des médecins les plus compétents en pareille matière. Quatre questions ont été posées à MM. Oppolzer, Rokitansky et Skoda, de Vienne; Virchow, de Berlin; Lange, de Heidelberg; Schwartz, de Gœttingue; Loeschner, de Prague, et Hecker, de Munich. Leurs réponses sont rapportées dans le *Monatschrift für Geburtskunde* (août 1864, p. 155).

Première question. — L'origine et l'extension, par voie de contagion, de la fièvre puerpérale, se montrant, sous forme d'épidémie, sont-elles dans l'état actuel de la science certaines, vraisemblables ou possibles.

R. Il n'y a pas de doute sur l'origine et l'extension par contagion de la fièvre puerpérale (*Oppolzer, Skoda, Rokitansky*).

Dans le développement et la propagation de la fièvre puerpérale, le rôle essentiel est représenté par une prédisposition individuelle comme pour les inflammations diffuses ou malignes. La fièvre puerpérale peut se produire par la prédisposition seule, sans qu'il y ait contagion. Une infection locale, spécifique : la *contagion*, ne se manifeste que lorsqu'il y a une certaine intensité dans l'épidémie et dans les principes contagieux. *Chez un individu non prédisposé, la contagion peut rester sans effet* (*Virchow*).

La fièvre puerpérale est une maladie du sang résultant d'une infection par des matières animales décomposées; le plus souvent cette infection vient du dehors, plus rarement elle naît dans l'individu lui-même (*Self-infection*). La contagiosité de la fièvre puerpérale doit être niée, si on veut entendre par ce mot son inoculation par des produits spécifiques ; mais sa propagation par un principe animal ou cadavérique est bien probable (*Lange*).

La fièvre puerpérale, comme la gangrène nosocomiale, est produite par des miasmes (effluves malignes) (*Hecker* et *Schwarz*).

Sauf M. Loeschner, qui n'ose pas se prononcer, on voit que les plus illustres médecins de l'Allemagne admettent d'une manière formelle la contagiosité de la fièvre puerpérale ; je l'ai, du reste, prouvé plus haut par les faits, et nous devons déjà en tirer une première conclusion : LES FEMMES ATTEINTES DE FIÈVRE PUERPÉRALE DOIVENT ÊTRE ISOLÉES DES AUTRES.

Deuxième question. — Est-il convenable d'avoir de grands établissements d'accouchement bien disposés ; ou vaut-il mieux les séparer en plusieurs petites maternités ? Quelle devrait être en ce cas l'importance de ces dernières ?

R. Si la construction et la disposition sont convenables et si l'espace est suffisant, les grands établissements ne sont pas *absolument moins avantageux* que les petits (*Rokitansky, Oppolzer, Skoda*).

Virchow se déclare d'une manière formelle contre les grands établissements ; il faut construire, répond-il, plusieurs maternités dans les différents quartiers de la ville, permettant 800 et au plus 1,500 accouchements annuels, renfermant des salles de 20 à 30 lits pour femmes enceintes et des salles d'accouchées n'ayant au plus que 10 lits.

Les grands établissements sont mauvais. Plus l'établissement est petit, meilleures sont, en général, les conditions hygiéniques (*Lange*).

On ne saurait admettre la construction de grands établissements ; plus la maternité est petite, plus l'espace qu'elle occupe est grand, meilleures sont les conditions hygiéniques (*Hecker* et *Schwartz*).

Les grands établissements sont mauvais (*Loeschner*).

Ici encore il y a une remarquable unanimité. Je crois avec Virchow qu'on pourrait à grands frais construire un grand établissement permettant avec quelque sécurité 1,500 accouchements annuels : mais je me prononce énergiquement pour les petits établissements. Les chances d'infection y sont moins grandes, et si une épidémie qu'on ne peut toujours empêcher et dont il faut prévoir la possibilité, s'y développait par contagion, l'évacuation et la fermeture momentanée d'un petit établissement a moins d'inconvénients, puisqu'il n'arrête pas subitement les secours donnés à un grand nombre de femmes enceintes, aussi nous posons cette seconde conclusion :

UNE MATERNITÉ DOIT ÊTRE DISPOSÉE DE MANIÈRE A PERMETTRE DE 800 A 1.000 ACCOUCHEMENTS AU PLUS PAR AN.

Troisième question. — Pendant les épidémies faut-il admettre le système d'évacuation et de désinfection, et faut-il, en conséquence, construire une maison de rechange (*Wechselhaus*)?

Il faut avoir une maison de rechange n'ayant que le tiers de l'importance de la maternité pour y placer, en cas de besoin, les femmes enceintes et accouchées bien portantes (*Oppolzer, Skoda, Rokitansky*).

Lorsqu'il y a une *épidémie*, il faut une évacuation complète et absolue de l'établissement. S'il n'y a que quelques malades, quelques cas isolés de fièvre puerpérale, il faut une évacuation partielle de la maison et une désinfection complète des chambres occupées par les malades. La maternité doit être composée d'un centre et de deux ailes, dont chacune sera mise tour à tour en activité. La buanderie et la maison de rechange seront assez éloignées de la maison principale (*Virchow*).

La simple séparation des malades n'est pas d'un grand effet; il faut une maison de rechange et une complète désinfection (*Lange*).

Même un petit établissement a besoin d'une maison de rechange (*Hecker* et *Schwarz*).

Les rapports entre les différentes maisons doivent être suspendus; en cas de nécessité, il faut une quarantaine absolue (*Loeschner*).

Comme les hautes autorités médicales dont je viens de rapporter l'opinion, je suis partisan de la séparation des malades, de l'évacuation absolue de la maison d'accouchement en cas d'épidémie, et de la désinfection complète par le badigeonnage des murs, les fumigations, l'ouverture des fenêtres, le repos pendant un ou deux mois; mais je ne partage pas leur avis quant à la nécessité des maisons de rechange, à moins qu'on n'entende par « maison de rechange » une infirmerie pour les accouchées malades. Si on entendait ce mot comme : maternité alternante, on se heurterait, en effet, à des difficultés financières, ce qui est déjà grave; mais ce qui l'est plus encore, c'est que cette mesure serait probablement inefficace.

Pour que l'évacuation dans la maison de rechange puisse être utile, il faut qu'elle soit complète, c'est-à-dire qu'elle comprenne tout le personnel du service médical et des services généraux : cuisine, lingerie, bureaux, etc. En effet, si les accouchées seules occupent la maison de rechange, les gens de service, les em-

ployés, les sages-femmes, les médecins, retournant plusieurs fois
par jour dans la maison infectée, apporteront la maladie dans la
maison de rechange, et la séparation sera bientôt illusoire. Pour
qu'elle soit réelle, il faudrait avoir en quelque sorte deux exemplaires de la maternité, la dédoubler avec ses services généraux,
et par conséquent se résoudre à des dépenses considérables en vue
d'une utilité fort éventuelle et même exceptionnelle; car, dans une
Maternité bien organisée, les épidémies peuvent et doivent être
fort rares. Eût-on même deux maisons semblables, elles ne
devraient pas être à proximité l'une de l'autre dans la même
enceinte, sous peine de voir la séparation rester quelquefois inefficace, l'atmosphère pouvant, à aussi courte distance, jouer le
rôle d'agent de transport des miasmes contagieux.

Ce qui nous paraît indispensable, et nous croyons que telle est
la signification du mot maison de rechange, c'est une infirmerie
tout à fait séparée, comme cela existe partout en Allemagne, en
Russie, à Copenhague, en Suisse, pour la petite vérole : infirmerie
où l'on transporterait les accouchées aussitôt qu'elles présenteraient un cas individuel et isolé de fièvre puerpérale.

Mais comment suppléer au manque de secours amené par la
fermeture de la maternité, devenue exceptionnellement le théâtre
d'une épidémie?

J'ai eu l'honneur de proposer, il y a quelques mois, au directeur général de l'Assistance publique, dans des circonstances
semblables, et le bonheur de lui voir accueillir et mettre en pratique ce que je crois être le meilleur moyen à employer : l'accouchement au domicile des sages-femmes de la ville. Moyennant un
sacrifice pécuniaire assez considérable, mais de peu de durée, il
est facile à une administration de s'entendre avec un certain
nombre de sages-femmes, recevant chez elles des pensionnaires
privées venant y faire leurs couches, et de suppléer ainsi au manque des lits d'hôpital. Une femme enceinte se présente à la Maternité pour y accoucher et l'établissement ne peut la recevoir; mais
on lui remet un billet à l'adresse de telle ou telle sage-femme
privée, et elle y va accoucher comme pensionnaire aux frais de
l'administration, qui sait de combien de ces lits temporaires elle
dispose, combien ont été distribués, combien et quels sont encore
ceux disponibles. Nous poserons donc encore les conclusions
suivantes :

Toute maternité doit renfermer une infirmerie SPÉCIALEMENT *affectée aux femmes atteintes de fièvre puerpérale, et placée dans un bâtiment tout à fait isolé.*

La maternité doit renfermer le double des lits régulièrement occupés, de façon à ce que chaque salle après avoir été occupée pendant le temps nécessaire au rétablissement des accouchées qui y ont reçu asile, puisse être ventilée, et rester inoccupée pendant un temps égal. L'alternance sera établie entre la partie gauche et la partie droite de la maison ou entre deux étages différents.

Lorsqu'un cas de fièvre puerpérale se sera développé dans une salle, après le transport de la malade à l'infirmerie et le départ des autres femmes accouchées de la même salle et gardées dans une sorte de quarantaine jusqu'à leur rétablissement, la salle sera entièrement badigeonnée.

Lorsqu'une épidémie se sera développée à la maternité, aucune nouvelle accouchée n'y sera admise; l'établissement pourra être évacué; mais, dans aucun cas, les accouchées ne seront envoyées dans d'autres établissements d'accouchements. Après son évacuation, l'établissement subira une désinfection absolue, un badigeonnage complet et ne sera remis en activité qu'après un repos d'un mois au moins.

Quatrième question. — La maison d'accouchements et la maison de rechange peuvent-elles être en rapport direct, sous la même direction ou administration, ou doivent-elles être complétement séparées?

R. La maison de rechange peut être placée au voisinage de l'établissement, et rester sous la même administration. Médecins, sages-femmes, linge, etc., doivent être séparés et particuliers pour chacun des établissements (*Skoda, Rokitansky, Oppolzer*).

La direction médicale et l'administration des deux établissements doivent être séparées et indépendantes (*Virchow*).

La maison de rechange doit être aussi éloignée que possible de la maternité, avec la précaution que le personnel médical ou autres des deux maisons soient absolument séparés. L'administration séparée est désirable. Une maison d'accouchement doit être isolée et entourée de jardins. La réunion avec des hôpitaux ou des services de gynécologie est IMPARDONNABLE (*Lange*).

Les différents établissements ne doivent pas seulement être

séparés par l'espace; ils doivent avoir une direction médicale et administrative séparées; mobilier, linge, etc., doivent être particuliers à chacun d'eux (*Hecker* et *Schwarz*).

Les auteurs que je viens de citer, médecins d'une autorité incontestable sur la matière, sont, comme on le voit, explicites sur tous ces points. Je partage absolument leur avis, sauf cependant une petite modification. Le point essentiel est d'éviter tout rapport direct entre la maternité et l'infirmerie; mais je ne vois pas quel serait l'inconvénient de laisser sous l'administration financière d'un même directeur l'hôpital et son annexe; pour tout le reste, je suis partisan d'une séparation complète.

L'infirmerie spéciale sera dirigée par un médecin, ne se livrant pas en ville à la pratique des accouchements, ne résidant pas dans l'établissement; il sera suppléé par un assistant logé dans la maison, mais ne pouvant sous aucun prétexte entrer dans la maternité principale. Il en sera de même des serviteurs; quant au matériel, le linge de l'infirmerie sera lavé dans la buanderie même de l'infirmerie.

Le tunnel, ne livrant passage, pour ce qui concerne la cuisine, qu'au wagon de transport, et marchant par un mécanisme, sera le seul moyen de communication directe des deux établissements. Le projet de maternité par lequel je termine ce travail est basé sur les préceptes que je viens d'examiner succinctement, il est le développement et la démonstration graphique des idées défendues et développées dans ce travail.

Si dans ce qui concerne l'organisation matérielle de ses hôpitaux, Paris a quelque chose à envier à l'étranger; si un certain nombre d'établissements russes, anglais ou allemands me paraissent pouvoir servir de modèles aux nôtres; dans l'ensemble de son système d'assistance publique, Paris soutient avec avantage la comparaison avec tous les États de l'Europe.

Malheureusement, aucune comparaison n'est possible pour ce qui concerne nos maternités, et surtout la maison de la rue de Port-Royal; les réformes matérielles nécessaires sont si grandes, qu'elles ne seront suffisantes qu'à la condition d'être radicales. L'épouvantable mortalité qui règne à la maison d'accouchement l'a condamnée depuis longtemps; et quand on voit l'administration *municipale* ne pas hésiter à sacrifier plus de 20 millions pour construire, malgré l'avis formel du corps entier des chirurgiens des hôpitaux, un détestable Hôtel-Dieu, on me pardonnera de demander la transformation de la Clinique et la reconstruction de la Maternité, sur le terrain qu'elle occupe aujourd'hui.

Il faudrait en outre créer, sur différents points de Paris, quelques petites maternités dans les quartiers populeux ; disposer dans les maisons de secours quelques lits pour y recevoir une accouchée dans les cas d'extrême urgence, éviter les grands services d'accouchement dans les hôpitaux ; et, dans aucun cas, ne pas transférer dans les hôpitaux des malades ayant pris, dans un service spécial, fermé par suite de l'apparition de la maladie, le germe de la fièvre puerpérale qu'elles apportent avec elles.

Enfin, et c'est là le point essentiel, il est urgent que l'administration se décharge d'une lourde responsabilité, qui aujourd'hui lui appartient tout entière ; il est urgent que le corps médical des hôpitaux cesse de voir tomber autour de lui des hécatombes de victimes dont il sauverait la plus grande part, si on lui laissai la liberté d'action qui doit lui appartenir et qu'il réclame au nom des intérêts les plus sacrés de l'humanité ; au nom des pauvres, des malades ; au nom de ceux que l'état déplorable de nos hôpitaux a rendus orphelins.

<hr>

PROJET DE MATERNITÉ

Les maternités peuvent, sans inconvénient sérieux, être placées à la circonférence des villes. On ne saurait invoquer l'éloignement de la famille, puisque l'entrée des maternités est en général interdite aux parents, ou aux amis de l'accouchée ; on ne saurait non plus invoquer l'urgence des secours, comme pour les accidents imprévus, surtout si on permet l'entrée de l'établissement aux femmes qui se trouvent dans le neuvième mois de leur grossesse. Sans doute on voit assez fréquemment des femmes, surprises par les douleurs de l'enfantement, accoucher dans le trajet de leur

domicile à l'hôpital, mais cela, pour Paris surtout, tient à ce que
les femmes, ayant une grande répugnance à entrer à la Clinique
ou à la Maternité, préfèrent accoucher dans les hôpitaux généraux. Or, comme elles ne peuvent, d'après le règlement, y être
reçues que dans les cas d'urgence et après le commencement du
travail, la plupart d'entre elles, attendent, pour quitter leurs
demeures, qu'elles ressentent les premières douleurs.

Cependant les cas d'urgence se présentent assez fréquemment,

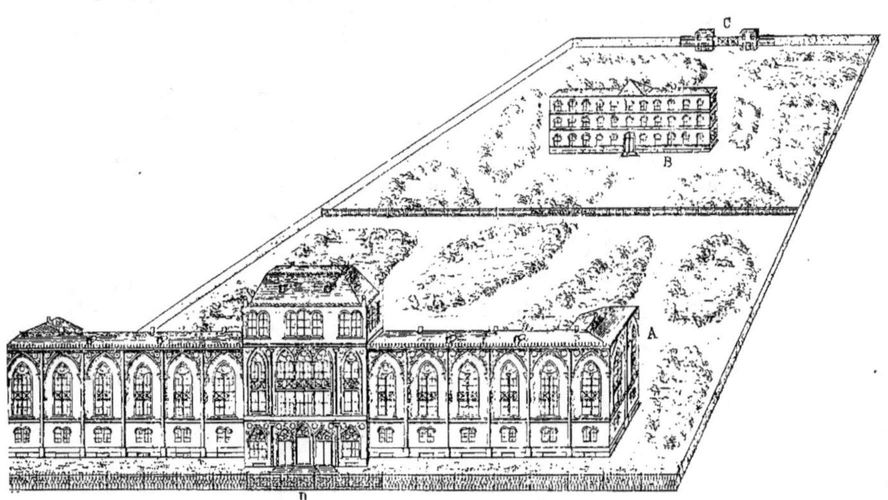

Fig. 13. — PROJET DE MATERNITÉ. Vue d'ensemble à vol d'oiseau.

A. Maternité.   C. Entrée spéciale pour l'infirmerie.
B. Infirmerie pour fièvres puerpérales.   D. Entrée principale de la maternité.

même en dehors de ces circonstances particulières ; il faut donc
que les hôpitaux généraux, ou mieux les hôpitaux et maisons de
secours disséminés dans les divers quartiers des grandes villes,
comme Londres, Paris, Berlin, Vienne, Saint-Pétersbourg, etc.,
renferment quelques lits destinés à recevoir les femmes en
couches qui ne pourraient se rendre à la Maternité.

Médecin et nullement architecte, je n'ai pas la prétention de
donner le projet suivant comme exécutable, tel que je le décris ;
mais c'est pour moi le moyen de présenter d'une manière plus
sensible mes idées sur la disposition d'une maternité (voy. fig. 13).

La nécessité de séparer la maternité de l'infirmerie, exige un
emplacement de 10,000 à 12,000 mètres carrés ; dans ce projet,

les constructions n'occupent approximativement que 2,500 mètres carrés, dont 1,740 environ pour le bâtiment principal, et 750 à 800 pour l'infirmerie.

DISPOSITION DES BATIMENTS. — La Maternité ne doit pas se trouver immédiatement de façade sur la voie publique; il est bon qu'elle en soit séparée par un petit jardin, pour éviter le bruit et la commotion que cause le mouvement des voitures.

L'infirmerie doit être tout à fait séparée de la Maternité ; si les deux bâtiments se trouvent dans un même enclos, il est bon qu'une grille, toujours fermée, ou un mur empêchent toute communication directe.

Le concierge de la maternité peut, sans inconvénient, être logé dans le bâtiment même; mais l'infirmerie devant être plus isolée encore de la voie publiqué, il est bon qu'un petit pavillon soit donné au concierge et à sa famille au rez-de-chaussée, un second pourrait être réservé au mécanicien ou chauffeur de l'infirmerie.

Si on voulait établir une nombreuse école d'élèves sages-femmes, il serait préférable de construire un bâtiment séparé pour l'administration et pour l'école spéciale; on pourrait ainsi diminuer d'un étage la maternité, en mettant les malades au rez-de-chaussée; mais je pense que quinze élèves sages-femmes internes, logées dans chaque établissement, constituent un maximum, qu'au double point de vue de leur instruction rapide et du bien-être des malades, il ne faut pas dépasser.

Orientation. — La façade principale, celle sur laquelle s'ouvrent les fenêtres des chambres, sera autant que possible orientée au sud, le corridor regardant le nord.

Forme générale. — Pour un petit établissement devant renfermer des chambres isolées d'une capacité moyenne, la forme suivante m'a paru réunir les conditions hygiéniques les meilleures, jointes à l'économie de la construction.

Au centre, un pavillon central débordant la façade principale d'à peu près 2 mètres, et faisant en arrière une saillie plus considérable de 8 mètres. Sur les côtés, également en arrière, deux petites ailes faisant un retour de 6 mètres sont destinées à recevoir l'office, le lavabo et les water-closets. Exposé du côté du nord, éclairé par quatorze fenêtres, le corridor commun pourra être aussi bien ventilé que possible.

Quant au style architectural, si mon crayon, guidé par mes souvenirs d'Allemagne, a mélangé le style roman avec le gothique et d'autres encore, je n'y attache, on le comprend, aucune importance ; ce projet, je le répète, est celui d'un médecin et non d'un architecte.

Bâtiment principal. — Il se compose d'un sous-sol, d'un rez-de-chaussée et de deux étages (fig. 14). Le bâtiment est entouré d'un fossé, comme la plupart des constructions anglaises ; ce fossé doit être bitumé et creusé de manière à permettre l'écoulement facile des eaux pluviales. Cette disposition permet l'éclairage facile du sous-sol, lui retire toute humidité et supprime les caves en utilisant un étage, en diminuant les frais de construction, tout en faisant reposer le bâtiment sur une base solide. Pour cela il faut placer de distance en distance, entre quelques-unes des fenêtres du sous-sol, établir de petits murs de soutènement ne dépassant pas le niveau du sol, allant du mur du bâtiment à la paroi extérieure du fossé et donnant ainsi aux murs du sous-sol toute la solidité des fondations, dont la profondeur se trouve ainsi diminuée.

Sous-sol. — La lumière doit arriver directement dans les pièces du sous-sol, c'est-à-dire que ses fenêtres dépasseront de 50 centimètres, au moins, le niveau du sol extérieur du fossé, et seront percées perpendiculairement à la surface du mur, et non obliquement comme les soupiraux de cave.

Le sous-sol, voûté, est destiné à loger les services généraux ; cette disposition, employée actuellement dans presque tous les établissements étrangers, est de tout point excellente, et nous espérons montrer dans notre rapport général qu'elle n'a pas d'inconvénients sérieux. Dans beaucoup d'hôpitaux, les infirmiers ont même leur dortoir dans ce sous-sol ; mais nous croyons qu'il vaut mieux ne pas suivre cet exemple.

L'*entrée* de l'étage souterrain doit être indépendante de celle de l'hôpital ; l'escalier, véritable escalier de service, est placé sur la façade latérale droite de l'édifice et descend dans le fossé de circonvallation.

Un corridor voûté règne sur toute la longueur du sous-sol ; à gauche, se trouvent successivement des chambres destinées à renfermer les provisions et servant de boucherie, de panneterie, etc.

Le *réfectoire* des gens de service a 14 mètres de long sur 8 de large; il s'ouvre sur le corridor et sur la cuisine avec laquelle il communique par une seconde porte, pour faciliter le service.

La *cuisine* est munie de marmites de diverses dimensions, depuis les plus grandes, d'une contenance de 1 ou 2 hectolitres, pour la préparation du bouillon, jusqu'aux plus petites pour la confection des sauces; toutes seraient en fer ou en cuivre, à double paroi, chauffées par un courant de vapeur fournie par le générateur de la machine, suivant le système employé dans les nouveaux hôpitaux allemands. Au-dessus des grandes chaudières, se trouve sur chacune d'elles un tube aboutissant à une cheminée commune, comme cela existe à la maternité de Hanovre, et conduisant directement au dehors la vapeur qui s'échappe de l'eau en ébullition pendant la cuisson des mets.

Une grille pour les rôtis, avec tourne-broche mu par le courant d'air produit par le foyer (comme à l'hôpital Lariboisière), sera le seul appareil de chauffage direct nécessaire à la cuisine.

Le *lavage de la vaisselle* s'opère dans une salle communiquant avec la cuisine et avec le corridor.

La *lingerie et ses dépendances* viennent ensuite. Les armoires au linge sont fermées par des portes, dont les panneaux sont constitués par des toiles métalliques, afin d'empêcher la pénétration des poussières, et de permettre la ventilation et le séchage complet du linge mis en réserve.

La *chambre de travail* est celle où se répare le linge de la maison.

La *buanderie* et la *salle des repasseuses* terminent l'étage. La buanderie est comme la cuisine chauffée par la vapeur apportée du générateur par des tuyaux s'ouvrant directement dans les bassins. Les chaudières à couler le linge sont également chauffées à la vapeur. L'essoreuse, mue par la machine à vapeur ou une presse hydraulique, un séchoir à tiroir, compléteront le matériel de la buanderie; on pourrait cependant joindre avec avantage un des nombreux appareils servant à cylindrer le linge; habitude reçue partout en Allemagne, et qui ne parait pas mériter le reproche que lui font les ménagères françaises d'user le linge, en brisant les fibres textiles.

EXPLICATION DE LA PLANCHE

Fig. 14. — PROJET DE MATERNITÉ

Sous-sol.

1. Entrée extérieure.
2. Corridor.
3. Cuisine.
4. Lavoir pour la vaisselle.
5. Réfectoire des infirmières.
6. Salles aux provisions.
7. Buanderie.
8. Salle des repasseuses.
9. — de travail pour le linge.
10. Lingerie.
11. Chambre de désinfection.
12. Soute au charbon.
13. Machine.
14. Lift.
15. Trémie.
16. Entrée extérieure.
17. Corridor.
18. Chambre du tunnel.
19. Water-closet.
20. Escalier de service.

Rez-de-chaussée.

1. Entrée.
2. Corridor.
3. Concierge.
4. Bureau des entrées.
5. Vestiaire et salle de bains.
6. Salle de garde.
7. Logement de l'employé de bureau.
8, 8'. Logement de la 1re surveillante.
9. Dortoir des élèves.
10. Réfectoire des élèves.
11. Pharmacie et tisanerie.
12. Water-closet.
13. Escalier de service.
14, 14', 14". Appartement de la sage-femme en chef.
15, 15'. Logement de l'assistant.
16. Trémie.
17. Lift.
18. Escalier principal.
19. Appartement du médecin directeur.

Premier étage.

1. Escalier principal.
2. Corridor central.
3. Portes vitrées.
4, 4'. Corridors latéraux.
5. Salles pour accouchées.
6. Chambre de la surveillante.
7. Réfectoire pour les femmes enceintes.
8. Office et salle de bains.
9. Water-closet.
10. Lavabo.
11. Surveillants.
12. Dortoir des femmes enceintes.
13. Lift.
14. Trémie.

Deuxième étage.

De 1 à 6 comme au premier étage.
7. Salle des cours.
8, 9, 10, Office, lavabo, water-closet.
11. Corridor.
12. Salle des accouchements.
13. Office.
14. Salle de bains.
15. Water-closet.
16. Réserve du linge.
17-18. Lift et trémie.

Troisième étage.

1, 2. Escalier et corridor.
3. Dortoir des infirmières et domestiques.
4. Surveillante.
5. Chambre de réserve.

Sans doute, on fera tout d'abord à cette situation de la buanderie dans l'hôpital même le reproche de donner à l'intérieur de

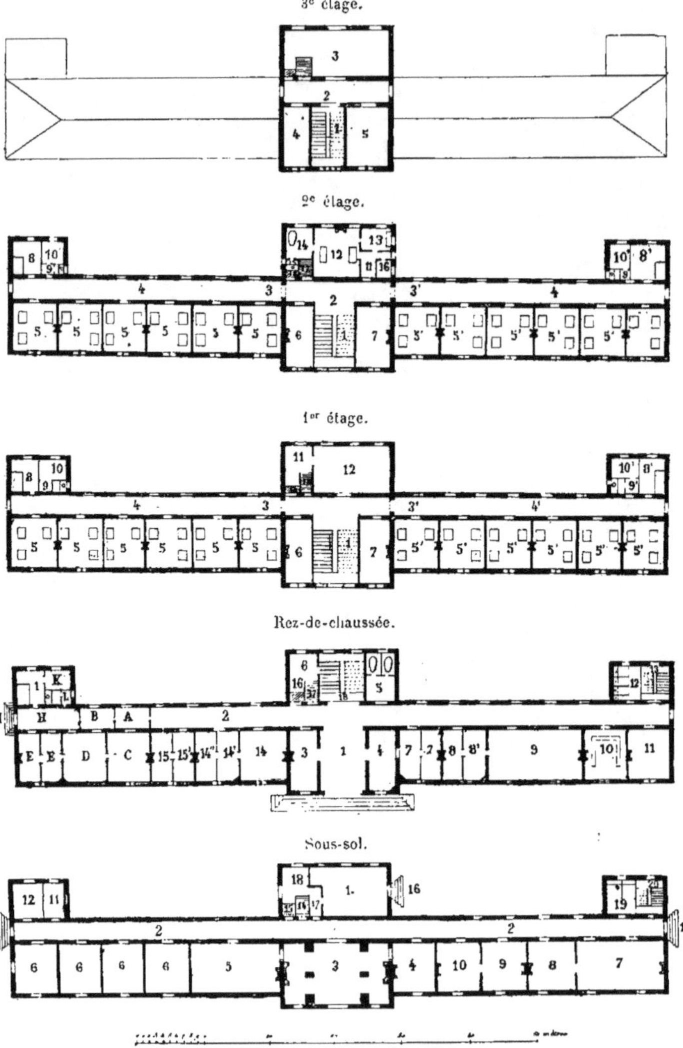

Fig. 14. — PROJET DE MATERNITÉ. Plan du bâtiment principal.

la maison de l'humidité et des odeurs désagréables ; cependant, si on fait à la voûte de la buanderie des ouvertures aboutissant à une cheminée d'appel ; si on garnit cette ouverture d'un pavillon en tôle, surmontant les chaudières et aboutissant à la cheminée, aucune odeur n'est à craindre ; car, même sans que ces précautions y soient prises, nous n'avons pas constaté, dans les nombreux hôpitaux étrangers où cette situation de la buanderie existe, ces inconvénients prévus *a priori*, mais qu'une bonne construction prévient ou fait disparaître.

Des deux petites ailes terminales, l'une renferme la soute au charbon ; à côté de laquelle est placée la chambre de désinfection, véritable étuve, de grande dimension, pouvant être fortement chauffée, et servant à la purification des vêtements des malades et à la désinfection des objets susceptibles d'être contaminés ; Munich et Copenhague m'ont présenté des chambres disposées à ce même usage ; l'autre aile renferme l'escalier de service intérieur et les latrines (water-closets).

Une machine à vapeur est nécessaire dans tout établissement hospitalier de quelque importance ; elle sert à faire monter l'eau froide et l'eau chaude à tous les étages, à donner la vapeur à la cuisine, à la buanderie, aux petites cuisines ou offices desservant les salles, et à faire mouvoir quelques appareils : essoreuses, cylindre pour le linge, etc. La machine est placée à l'arrière du bâtiment, dans l'aile centrale, au-dessous de l'escalier. On ne saurait faire de sérieux reproches à cette situation, une machine motrice, assez faible du reste, ne devant donner, si elle est bien construite et entretenue, ni fuites de vapeur, ni bruit appréciable à distance.

Dans cette même partie de l'édifice se trouvent l'extrémité inférieure de la cage, où glisse le lift ; celle de la trémie, par laquelle est précipité le linge sali ; et enfin la chambre du tunnel, parties sur lesquelles je reviendrai plus loin.

Rez-de-chaussée. — Le rez-de-chaussée est destiné à l'habitation du personnel. Par un escalier de trois ou quatre marches, on arrive dans un large vestibule, à droite duquel se trouve l'entrée du *bureau* (4), auquel fait suite (7,7')) le logement de l'*employé*. A gauche est la loge du *concierge* (3) ; la petite pièce (6), placée à gauche de l'escalier, sert de chambre de garde pour une aide-sage-femme.

Le vestibule conduit au corridor commun, qui se présente à droite et à gauche. A gauche se trouve le logement de la *sage-femme en chef*, composé d'un salon (14), d'une salle à manger (14') et d'une chambre à coucher (14").

Vient ensuite le logement du médecin assistant, composé d'un cabinet de travail (15) et d'une chambre à coucher (15').

L'*appartement du directeur* occupe toute l'extrémité de l'aile gauche. Il y a avantage à ce que la direction de la Maternité soit, comme cela est à peu près partout à l'étranger, confiée au médecin en chef, et dès lors il devient évidemment avantageux qu'il soit logé dans la maison même, puisque son intervention, dont le besoin ne peut jamais être prévu, peut devenir nécessaire au milieu de la nuit.

Cet appartement est muni de deux entrées : une sur le corridor pour les besoins du service et la réception du personnel de l'établissement ; une sur la façade latérale, pour les visites que sa famille ou lui-même peuvent recevoir du dehors. Chacune de ces entrées a son antichambre ou vestibule (A et II). L'appartement comprend : le cabinet du directeur (C), un salon (D), une salle à manger (B), deux chambres à coucher (E, E), une cuisine (1), la chambre de la domestique (K), le water-closet (L).

A droite du corridor se trouvent les appartements réservés surtout aux sages-femmes. Le logement de la sage-femme en second, composé d'un salon (8), d'une chambre à coucher (8') ; cette dernière communique avec un grand dortoir affecté aux élèves. Leur réfectoire commun (10) vient ensuite ; et enfin une salle servant de pharmacie et de laboratoire.

La partie centrale, au delà du corridor, renferme au centre l'escalier principal ; la salle de garde (6), occupée par une ou deux élèves sages-femmes ; une chambre servant de vestiaire et de salle de bain (5), renfermant deux baignoires, est destinée à faire prendre un bain de propreté à chaque femme enceinte reçue dans l'établissement ; l'ouverture inférieure du lift (16) et la trémie (17).

L'aile latérale droite comprend les water-closets particuliers et communs (12), et l'escalier de service descendant au sous-sol (13).

PREMIER ET DEUXIÈME ÉTAGES. — Ces deux étages sont destinés aux femmes en couches. Ils sont disposés de manière à permettre l'alternance de deux ailes droite et gauche, en assurant une séparation complète. Leur distribution intérieure ne diffère que quant à la destination de la partie centrale de l'édifice.

La partie du corridor qui se trouve au haut de l'escalier et qui répond à l'aile centrale de l'édifice, est séparée de ses parties droite et gauche par des portes vitrées, qui, par leur fermeture, permettent une séparation complète des deux moitiés du bâtiment.

Chaque aile (fig. 15) comprend six chambres ; douze, par conséquent, pour chaque étage. La dimension des chambres est de 8 mètres de large, sur 7 mètres de long, et 5 mètres de hauteur, donnant une capacité de 280 mètres cubes ou 93 mètres par malade ; et même dans le cas où chaque salle en renfermerait quatre, la capacité serait encore de 70 mètres cubes par lit.

Chaque salle s'ouvre isolément sur le corridor commun, et le mode de ventilation employé ne permet pas à l'air d'une salle de repasser dans la salle voisine par l'intermédiaire du corridor.

Le nombre des lits pour chaque salle serait de trois : deux, occupés par une femme accouchée ; le troisième, par une femme enceinte, servant de garde-malade aux deux autres jusqu'au jour où elle-même fera ses couches. Voici quels sont les motifs qui m'ont guidé dans la disposition des salles et la manière de régler leur occupation.

La possibilité du développement spontané de la fièvre puerpérale, la contagiosité de cette affection, indiquent de suite qu'il faut, autant que possible, renoncer au système de salles renfermant un grand nombre de lits. Sans doute, l'espacement suffisant des malades, en faisant disparaître l'encombrement, fait disparaître une des causes probables du développement de cette redoutable complication ; mais il n'en résulte pas moins que, si la fièvre puerpérale (soit par suite d'un accouchement laborieux, soit par une prédisposition individuelle spéciale), vient à se développer, neuf malades, si la chambre par exemple renferme dix lits, seront exposées à la contagion : c'est là un premier inconvénient, et des plus graves ; mais si, après sortie par la guérison ou la mort des dix malades occupant la salle, on veut (ce qui est indispensable) procéder à son nettoyage complet par la peinture des murs, le lavage des boiseries, etc., on condamne à un repos prolongé, et l'on annihile, pour un mois et plus, dix lits qui auraient pu, avec une autre disposition, être utilement employés. Aussi a-t-on cherché à arriver à l'isolement absolu par l'emploi du système cellulaire.

Or, il faut bien le reconnaître, le système cellulaire a de graves inconvénients dans la pratique, au point de vue de la surveillance et du service ; et, si on doit y recourir, quand il y a urgence absolue, on doit aussi l'éviter lorsqu'on peut s'en dispenser sans danger.

Parmi les projets qui se sont produits dans ces derniers temps, je citerai surtout celui de mon collègue et ami le Dr Tarnier,

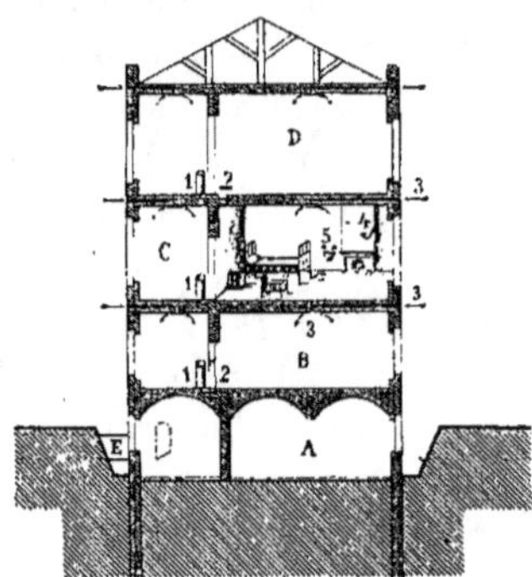

Fig. 15. — Coupe d'une aile de la Maternité.

A. Sous-sol.
B. Rez-de-chaussée.
C. Corridor du 1ᵉʳ étage.
D. Chambre au 2ᵉ étage.
E. Tracé du tunnel.

1. Poêle à circulation d'eau chaude.
2. Passage des tuyaux de chauffage à l'eau chaude.
3. Ouverture pour l'arri-

vée de l'air extérieur.
4. Bec de gaz.
5. Cuvette et robinets donnant eau chaude et eau froide.

auquel nous devons de très importantes recherches sur la fièvre puerpérale. Voulant obtenir l'isolement absolu, il propose de construire un bâtiment ayant un corridor central, intermédiaire à deux rangées de chambres. Celles-ci ne seraient en communication avec le corridor central que par un vitrage, hermétiquement clos, ne pouvant pas s'ouvrir et destiné à permettre la surveillance. En dehors du bâtiment et sur les deux façades latérales régnerait pour chaque étage une galerie extérieure comme dans les chalets suisses ; c'est sur cette galerie que viendraient s'ouvrir les portes de chacune des chambres. Excellent dans son principe théorique, ce projet nous paraît moins bon dans son application pratique.

Ce balcon extérieur exposé aux vents, à la pluie, à la neige, rendrait le service très pénible pour ceux qui devraient y circuler une partie de la journée et quelquefois la nuit, pour porter aux femmes accouchées les services dont elles peuvent avoir besoin, leurs aliments et leurs médicaments.

La porte de chaque chambre s'ouvrant directement à l'extérieur, amènerait un refroidissement considérable de la température, chaque fois qu'on l'ouvrirait lorsque la température extérieure serait, comme cela est souvent l'hiver, de 6 à 12° au-dessous de zéro. Pendant les tourmentes de pluie ou de neige, à chaque fois que l'on ouvrirait la porte, la pluie et la neige entreraient sur le seuil et même au milieu de la chambre ; enfin les fenêtres s'ouvrant au niveau de la façade, mais surplombées par le balcon de l'étage supérieur ou par le toit du balcon qui dessert l'étage, donneraient une clarté insuffisante dans la chambre de la malade. Je repousse donc dans leur *application* les idées de notre collègue, quoique excellentes en théorie comme indiquant le sens dans lequel doit être résolu le problème ; mais je reconnais que son projet serait très utilement applicable à la construction d'une maternité d'*été*, si, comme cela se fait avec raison en Russie et dans l'Allemagne du Nord, nous adoptions le principe des hôpitaux d'été et d'hiver ; cependant, nous devons reconnaître que ce qui est indispensable dans des climats où la température varie suivant la saison de 25° au-dessous de zéro à 35° au-dessus, est moins utile en France, où la température ne présente pas ces grandes divergences.

Le système cellulaire complet est employé dans la maternité de Copenhague ; cet établissement renferme 42 chambres ayant chacune 12 pieds de long sur 10 de large et destinées à une seule femme accouchée. La moitié de ces chambres alterne avec l'autre moitié, 21 reçoivent des femmes en couches pendant que les 21 autres restent vides pour être aérées et nettoyées. S'il se présente un plus grand nombre de pensionnaires, elles sont accouchées en ville chez les sages-femmes et aux frais de l'administration. Le système cellulaire absolu me paraît difficilement praticable et de plus un peu illusoire, la communication se faisant toujours plus ou moins par le médecin ou les gens de service ; je le réserve seulement pour l'infirmerie, mais je crois le réaliser pour la maternité dans les limites du possible et même du désirable. En effet, le corridor, éclairé par douze fenêtres de façade et une fenêtre à chaque extrémité, ventilé, comme nous le verrons, d'une manière permanente, par des ouvertures pratiquées dans le plafond, a les avantages de la galerie extérieure de M. Tarnier, sans en avoir les inconvénients. Les salles n'existent que d'un seul côté et rien n'empêche, par l'ouverture des fenêtres opérée chaque matin pendant une demi-heure, de renouveler l'air d'une manière absolue, et même, en cas d'épidémie au début, de transformer, par l'ouverture permanente de toutes ces fenêtres, le corridor en une sorte de galerie extérieure.

En plaçant deux accouchées par chambre, on diminue les inconvénients du système cellulaire, et quant à la difficulté du service, on y obvie facilement sans augmentation de personnel, en donnant le troisième lit à une femme enceinte, qui devient la garde-malade des deux accouchées. Si une femme accouchée est prise de fièvre puerpérale, elle est transportée dans l'infirmerie; la seconde accouchée sa voisine, est mise en quarantaine; la femme enceinte elle-même fait ses couches dans une salle où elle reste isolée, et, après sa sortie de la maison, la salle est fumigée, rebadigeonnée; l'on renouvelle les literies et on laisse la chambre inoccupée pendant quinze jours au moins, en laissant pendant cet intervalle les fenêtres ouvertes nuit et jour.

MOBILIER. — Le mobilier de chaque salle se compose de trois lits, de deux berceaux, de trois chaises, d'une table et de trois tables de nuit. On pourrait avec avantage ajouter un quatrième lit et même un troisième berceau, afin de pouvoir changer de lit alternativement l'une et l'autre des deux accouchées et dans le cas de nécessité de placer dans la salle une troisième accouchée.

Lit. Il doit être en fer galvanisé et peint; garni d'un matelas de paille de maïs, d'un traversin de paille et d'un oreiller de fucus. Le lit doit pouvoir être lavé et désinfecté lorsqu'il a servi à une malade affectée de fièvre puerpérale; après la sortie de chaque accouchée, la paille du matelas imbibée de lochies sera brûlée; il en sera de même de celle du traversin. Le fucus de l'oreiller sera lavé et séché et les toiles du matelas et des oreillers soigneusement lavées.

En cas de maladie, on désinfectera dans l'appareil spécial les couvertures de laine de chaque lit et les matelas des berceaux.

Berceaux. Les berceaux peuvent sans inconvénients être garnis d'un matelas de laine ou de crin, qu'on désinfectera à l'étuve lorsque la fièvre puerpérale se sera développée dans la salle. Leur forme sera la même que celle du lit, sauf l'élévation des côtés, au-dessus du niveau des couvertures.

Table de nuit. La table de nuit, aussi simple que possible et en sapin verni, sera munie d'un porte-linge, mobile autour d'une charnière.

Chaises. Elles seront avec avantage en fer garni de jonc ou même entièrement métalliques.

Rideaux. Rigoureusement proscrits, ils seront remplacés pour chaque salle par un paravent, formé de trois cadres de bois, dans l'intervalle desquels se trouve tendue une toile, comme cela existe dans presque toute l'Allemagne, toile pouvant facilement être lavée en cas de besoin.

Les rideaux des fenêtres consisteront en un store de toile s'enroulant autour d'un cylindre de bois placé à la partie supérieure de la fenêtre.

Une *cuvette* au-dessus de laquelle se trouveront deux robinets, l'un pour l'eau chaude, l'autre pour l'eau froide, sera fixée dans la paroi latérale de la chambre.

Enfin, chaque salle renfermera une cheminée ouverte et un bec de gaz, garni d'un globe dépoli teinté ou non en bleu.

Office. — L'office, destiné à faire chauffer quelques tisanes, du linge, etc., est placé dans les petites ailes latérales. Il en existe un pour chaque côté, car chaque partie du bâtiment est destinée à servir alternativement. L'office renferme une étuve et quelques petits récipients de cuivre à double fond, comme ceux de la cuisine, un bain-marie, qui, de même que l'étuve et les récipients, est chauffé par la vapeur provenant du générateur de la machine. Il s'y trouve aussi deux robinets à eau chaude et à eau froide, et une baignoire montée sur roues de manière à pouvoir être transportée, en cas de besoin, dans les salles de malades.

Partie centrale de l'édifice. — 1er étage. — Le centre du bâtiment intermédiaire aux deux ailes logeant les malades, a une destination différente suivant l'étage.

Surveillante. Une chambre particulière est destinée à une sage-femme surveillante, chargée de la direction générale de l'étage correspondant ; cette chambre, éclairée par une fenêtre s'ouvrant sur la façade principale est placée à gauche de l'escalier au premier comme au second étage.

Femmes enceintes. Chaque salle renfermant deux accouchées, et seulement une femme enceinte, il fallait réserver des lits pour les femmes enceintes ; douze seulement étant logées dans les salles, il fallait leur donner douze autres lits ; mais le chiffre des non-accouchées n'égale pas d'ordinaire celui des accouchées, beaucoup de femmes n'arrivant que dans la journée même de leur accouchement. Dix lits de réserve suffiraient très certainement. Ils sont placés dans un dortoir occupant toute la partie de l'aile centrale donnant sur la façade postérieure, sauf une petite chambre placée à gauche, communiquant avec le dortoir et destinée à la surveillance des femmes enceintes.

A droite de l'escalier est une dernière salle, dans laquelle peuvent se réunir pendant la journée les femmes enceintes, qui y prennent aussi leurs repas.

2° ÉTAGE. — La partie centrale du deuxième étage est destinée aux accouchements. Il n'y a aucun inconvénient à placer la chambre de travail au haut de la maison, puisque le lift permet de transporter les accouchées sans aucune gêne ni fatigue à l'étage inférieur. De plus, il faut que les cris des accouchées ne viennent pas troubler le repos des malades, pour cela j'ai isolé la salle en arrière du bâtiment. En mettant à la chambre de travail une double porte matelassée, il est impossible qu'aucun cri soit entendu ; cependant, on pourrait encore sans inconvénients (grâce au lift) transporter au troisième étage la chambre de travail, en lui substituant le dortoir des infirmières placé dans le plan au troisième étage.

La *chambre de travail* renferme deux lits, construits sur le modèle allemand, c'est-à-dire pouvant se séparer perpendiculairement à la longueur en deux moitiés, dans le cas où une opération obstétricale devient nécessaire.

Une *salle de bains,* un *petit office,* des *water-closets* particuliers sont annexés à cette salle, addition indispensable à toute chambre d'accouchement.

3° ÉTAGE. — Le troisième étage, existant seulement au centre du bâtiment, renferme le dortoir des infirmières et des logements d'employés. On peut lui substituer la salle des accouchements.

Les greniers peuvent être utilisés pour sécher le linge et conserver certaines parties du matériel.

CHAUFFAGE ET VENTILATION. — Les questions de ventilation et de chauffage ont acquis une triste importance dans l'organisation des établissements hospitaliers, depuis qu'au chauffage naturel, par des cheminées, de salles suffisamment vastes, on a cherché à substituer des appareils fort ingénieux; mais qui témoignent chez leurs inventeurs et leurs prôneurs d'une ignorance absolue des choses de l'hygiène nosocomiale, des maladies et des malades.

Quand dans une salle de théâtre, d'assemblée politique, scientifique ou religieuse, il se réunit accidentellement pendant une ou plusieurs heures un nombre considérable de personnes, on ne peut songer à donner à cette salle une capacité telle que chacun des spectateurs ou auditeurs y trouve la quantité d'air pur nécessaire à un séjour de plusieurs heures et moins encore à un séjour permanent. Souvent aussi l'air enfermé dans la salle ne suffirait pas, même temporairement, à la respiration normale d'un grand nombre de personnes, que des nécessités d'acoustique obligent à rassembler dans un espace restreint, dans lequel existent encore, par les bougies ou les becs de gaz, de nombreux foyers de combustion.

Il est alors de toute nécessité de fournir artificiellement la quantité d'air nécessaire, pendant quelques heures, à une quantité de personnes hors de toute proportion avec l'espace dans lequel elles se trouvent renfermées ; de nombreux et très ingénieux systèmes que j'admire tout le premier viennent remplir cette indication.

Mais quand il s'agit de salles de malades, c'est-à-dire de chambres dans lesquelles il existera jour et nuit le même nombre de personnes, le cubage de la salle doit être suffisant pour leur fournir, sans intervention d'aucun artifice, l'air pur nécessaire. Qu'à cette condition *sine qua non* d'une bonne hygiène, on ajoute, parce qu'il s'agit de malades, des facilités à l'arrivée d'une plus grande quantité d'air pur que pour un individu sain ; je suis tout le premier à l'admettre et à le réclamer ; mais il faut, pour que les règles de l'hygiène nosocomiale soient respectées, que la salle

soit salubre, même sans cet excès de précautions. Il faudra plus
de terrain sans doute pour élever l'hôpital; mais qui force à
choisir pour les constructions le centre des villes où le prix des
terrains égale, s'il ne le surpasse, le prix des constructions. De
même pour le chauffage. Rien ne remplace une cheminée ouverte
qui est à la fois le mode de chauffage *par rayonnement* le plus
salubre et le moyen de ventilation le plus efficace. Nos nerfs
olfactifs, nos poumons, sont les meilleurs réactifs de la pureté de
l'air, comme notre palais le meilleur réactif de la saveur des mets
et l'estomac celui de leur digestibilité, quel appareil de chimie ou
de physique oserait-on leur comparer ? Or, il suffit de se tenir
quelques secondes près d'un appareil de chauffage à air chaud
pour savoir mieux que tous les ingénieurs et les chimistes à quoi
s'en tenir sur la pureté de l'air qui s'en échappe. Un atelier où
travaillent des ouvriers valides peut être chauffé uniquement par
circulation de vapeur ou d'eau chaude ; il faut que le convalescent
puisse trouver auprès du foyer des rayons caloriques directs qui
échauffent son corps engourdi, en même temps que de l'air pur
arrive à ses poumons. Dans les systèmes si malheureusement
introduits dans nos hôpitaux sans l'assentiment ou même contre
l'avis des médecins et chirurgiens des hôpitaux, l'air qui baigne
la surface du corps du malade est à la même température que
celui qu'il respire. Il ne fallait pas cependant être médecin, pour
savoir la douce influence d'un bon feu de sarments, lorsqu'on
trouve enfin un abri après une course sous la pluie ou la neige ;
ingénieurs et administrateurs ont, dans leurs salons, dans leurs
cabinets, de bons foyers où pétille une joyeuse flamme, pourquoi
les refuser aux malades qui en ont bien autrement besoin. Cela
coûte cher, dit-on, je n'admets pas ces objections poussées trop
loin, surtout quand il s'agit d'hôpitaux, dont le faste est trop
souvent comme un défi jeté aux véritables lois de la bienfaisance.
Cependant, par motif d'économie et aussi de plus grande régularité dans la distribution de la chaleur, il faut, dans les grands
établissements, pour chauffer les escaliers et les corridors, et
empêcher le refroidissement absolu des salles, lorsque le feu vient
accidentellement à s'y éteindre, un système général de chauffage,
élevant la température de l'air ambiant par rayonnement et non
par mélange d'air, chauffé plus ou moins loin de l'endroit où il
est versé par l'appareil.

Nous aurions donc un système général de chauffage par circulation d'eau chaude, dans des tubes hermétiquement clos, comme dans l'appareil de Haag, d'Augsbourg, ne laissant toutefois passer dans les salles que des tubes circulant dans l'angle du mur et du parquet, mais ayant dans les corridors le serpentin en forme de poêle, qui complète cet appareil.

Un système de chauffage direct, c'est-à-dire une petite cheminée ouverte, alimentée au charbon de terre, existe dans chaque salle de malade.

Je l'ai dit déjà dans bien des circonstances, nos collègues de France ont, en général, une grande répulsion pour la libre arrivée de l'air extérieur dans les salles et une crainte exagérée du froid que cela peut occasionner ; il faut éviter les courants d'air violents, voilà à quoi se réduit la question. L'ouverture des fenêtres, impraticable dans les grands froids, n'est même possible sans inconvénients pendant le printemps et l'automne qu'à la condition d'avoir des fenêtres disposées d'une certaine façon, ne s'ouvrant pas directement à la hauteur de la tête du malade ; si l'on ouvre largement les fenêtres en Angleterre, il ne faut pas oublier qu'elles ne sont pas construites comme celles de nos appartements.

En exceptant la Russie, la Suède, le Danemark et le nord de l'Allemagne, nous croyons pouvoir poser cette règle, que toute salle de malade doit être munie d'une ouverture *permanente*, communiquant librement avec l'extérieur. Reste la question de dimension et de situation.

L'air frais doit arriver dans une salle de malade par la partie supérieure et non par la partie inférieure de la chambre. Il est bien entendu que je raisonne ici dans l'hypothèse de l'existence d'une cheminée à foyer ouvert, puisque je regarde cette disposition comme indispensable. Si l'air arrive par la partie inférieure, il s'établit un courant direct entre la cheminée et l'ouverture par laquelle il arrive ; l'air frais apporté est enlevé immédiatement, l'air chaud monte et séjourne dans les parties supérieures.

Supposons, au contraire, une ouverture placée vers le haut de la chambre, et communiquant directement avec l'extérieur. L'air, échauffé par le calorique rayonnant fourni par le foyer, se divise en plusieurs couches. Celles qui sont les plus rapprochées de la cheminée servent à la combustion du foyer, et sont versées

directement à l'extérieur par le tuyau de fumée ; les autres, plus
éloignées, et même une partie de l'air, voisin du foyer et fortement chauffé, monte vers le plafond. L'air froid, arrivant de
l'extérieur, se mélange à cet air chaud ; l'un tend à monter,
l'autre tend à descendre ; et, comme le courant d'air s'établit de
cet orifice à l'ouverture de la cheminée, le courant principal est
un courant descendant qui amène au contact du malade, non de
l'air tout à fait froid, mais de l'air déjà échauffé par son mélange
avec les courants ascendants. Or, pour que cet effet se produise,
il faut que l'ouverture ne soit pas trop large, et qu'un courant
direct ne se produise pas entre l'orifice d'entrée et l'orifice de
sortie, c'est-à-dire la cheminée. Pour remplir le but cherché,
une ouverture de 6 centimètres de diamètre nous paraît suffisante ; elle serait disposée suivant le mode aujourd'hui employé
en Angleterre. Cette ouverture, placée sur la façade extérieure,
fermée d'une plaque de fer à jour et ouvragée, pour empêcher les
oiseaux de venir y faire leur nid, est l'orifice d'un canal marchant
entre le plafond de l'étage qu'on doit ventiler et le plancher de
l'étage supérieur (voir la Coupe du bâtiment). Ce canal vient
s'ouvrir à la partie centrale du plafond de la salle ; et, pour
forcer l'air à s'étendre en nappe avant de descendre vers le foyer,
une plaque circulaire pleine, soit de bois, soit de tôle, de 50 centimètres environ de diamètre, sera placée à 2 centimètres au-dessous
du niveau du plafond, où elle sera retenue par trois ou quatre
tiges de fer, convenablement espacées.

L'ouverture, restant libre d'une manière permanente, l'hiver et
l'été, le jour et la nuit, le courant d'air se fera toujours de l'extérieur vers la chambre, exceptionnellement du corridor vers la
chambre, jamais de la chambre (lorsque le feu y sera allumé) vers
le corridor, et l'air ne pourra passer d'une salle de malade dans
une autre.

Des ouvertures semblables, en nombre suffisant, existeront
dans le plafond du corridor commun ; *au niveau du parquet,
existeront des ouvertures placées de distance en distance, orifices
de canaux d'appel, qui, allant aboutir à une certaine hauteur
dans la cheminée des chambres situées à l'étage inférieur, enlè-
veront les couches inférieures de l'air du corridor, et détermine-
ront le courant d'air suffisant à sa ventilation, le corridor
devant être chauffé par des poêles à eau chaude,* et non par des

cheminées qui pourraient appeler dans le corridor commun l'air des chambres occupées par les malades.

Service des eaux. Dans chaque salle, dans chaque office, se trouveront des robinets pour l'eau froide et pour l'eau chaude. L'eau chaude sera fournie par la machine, mais par un système de tuyaux indépendant de celui qui sert par la circulation de l'eau servant au chauffage. Le réservoir d'eau froide et celui d'eau chaude sont placés dans la partie supérieure de la maison. L'eau de l'un des réservoirs est chauffée par la condensation de la vapeur provenant de la machine. Le réservoir doit de plus être muni d'un gros tuyau, d'une section de 20 centimètres, descendant verticalement jusqu'au sous-sol, ayant à chaque étage un tuyau embranché, long de 50 à 60 centimètres, et fermé par un robinet qu'on peut ouvrir de suite en cas d'incendie et auquel s'ajuste un tuyau de cuir.

Plate-forme mobile. Le lift sera placé dans une cage suffisamment grande pour qu'on puisse y placer un lit. Il ne sera pas mis en mouvement par la machine à vapeur, car il est appelé à servir la nuit ou lorsque la machine ne fonctionne pas. On peut employer comme moteur un appareil hydraulique, comme à Charing Cross Hostel, à Londres, où une machine Lenoir, qu'un appareil électrique, en communication avec le lift même, peut mettre en mouvement de tous les étages. J'examinerai plus complètement ce qui concerne les appareils moteurs, ceux de chauffage, de ventilation, dans mon rapport général sur les hôpitaux.

Trémie. La trémie est destinée à permettre de jeter de tous les étages à la buanderie, placée dans le sous-sol, le linge sali par l'usage, sans qu'il puisse séjourner dans l'étage occupé par les accouchées.

Sonnerie électrique. Chaque accouchée a, à portée de son lit, une sonnette électrique aboutissant à la chambre de la surveillante. Les deux fils, avant d'entrer dans la plaque d'appel, doivent s'enrouler autour de deux vis, munies chacune d'un bouton de pression, et sur lesquelles se fixe un cordon, terminé par un bouton d'appel, qu'on peut laisser sur le lit et même entre les mains de la malade. On peut aussi employer une disposition existant à l'hôpital de Rotterdam, au moyen de laquelle le numéro de la chambre apparaît sur le tableau (comme dans nos hôtels), mais

*la sonnerie ne s'arrête que lorsque la plaque qui cache le numéro
a été relevée par la personne que la sonnerie doit avertir.*

MATERNITÉ CLINIQUE ATTACHÉE A UNE FACULTÉ DE MÉDECINE

Il n'y a guère de changement à opérer au plan que je viens
de détailler ; il suffit de transformer le rez-de-chaussée de l'aile
droite, en donnant à un deuxième assistant le logement de la
deuxième sage-femme, et à convertir le dortoir des élèves sages-
femmes en salles de cours cliniques, et le réfectoire en musée et
cabinet du professeur.

INFIRMERIE

L'infirmerie est exclusivement destinée aux femmes atteintes de
fièvre puerpérale ; les accouchées atteintes de maladies contagieuses, de fièvres éruptives seront isolées dans les chambres du
bâtiment principal ou placées dans une des salles de l'aile en
repos.

L'infirmerie doit être indépendante de la maternité, dont elle
sera séparée par une grille et mieux encore par un mur percé seulement d'une porte grille.

Elle se compose de trois étages. Un rez-de-chaussée occupé par
les services généraux et le logement du personnel, deux étages destinés aux malades et destinés à *alterner l'un avec l'autre* (fig. 16).

Chaque étage renfermant neuf chambres pour malades isolées et
la maternité ne contenant à la fois que 24 femmes accouchées,
même en admettant l'alternance absolue de chaque étage de l'infirmerie, on voit qu'elle suffit a une morbidité de 37 p. 100 ;
mais, comme les femmes atteintes de fièvre puerpérale séjournent
plus longtemps que les accouchées non malades, on arrive, en
admettant un séjour moyen de vingt jours par malade, à pouvoir
donner asile à une moyenne de 18 p. 100 de malades, chiffre
plus que suffisant avec ce qu'exigera une maternité bien cons-

truite et où l'on observera toutes les précautions que l'expérience indique.

Le bâtiment a 46 mètres de développement en façade, chaque étage est percé de 11 fenêtres. Le système de corridor commun était ici une nécessité.

Rez-de-chaussée. — Élevé sur un plancher placé à 50 centimètres au-dessus du sol pour éviter l'humidité, il comprend :

Le vestibule (1) d'entrée menant au corridor. A gauche de l'entrée se trouve :

(6) Le logement de la *première surveillante* chargée de la direction des infirmières ;

(5) Le logement du médecin assistant composé d'un cabinet de travail et d'une chambre à coucher ;

(4) Le logement de l'économe ou de l'employé chargé de la direction administrative de l'infirmerie.

A droite, (3) l'escalier conduisant au premier étage ;

Le logement de la surveillante (7) ;

(8) *La lingerie.* L'infirmerie devant avoir son linge particulier,

(9) *Le réfectoire des infirmières,* (10) les latrines, (11) une salle pour les habits des malades.

Le premier étage comprend neuf chambres à un seul lit pour malades, et au centre la salle du jour (4) pour les convalescentes.

L'aile centrale en saillie sur la façade postérieure renferme l'office (5) avec une baignoire mobile.

Une chambre pour l'infirmière de jour, surveillante de l'étage (6). — Une seconde chambre pour l'infirmière de nuit (7), le lift (8), la trémie (9) et les water-closets (10).

Le second étage est semblable au premier.

Une petite rotonde est ajustée au rez-de-chaussée à l'aile centrale.

Le mur du corridor est plein, afin de séparer complètement l'infirmerie des salles que renferme cette aile et la rotonde surajoutée ; cependant un corridor (12) existant entre le mur de gauche et la chambre du lift (15) permet la communication.

Cette portion ainsi en grande partie séparée comprend :

(16) *La buanderie.* On y arrive de l'extérieur par une porte s'ouvrant sur le corridor (13). — La trémie (14) vient s'ouvrir directement dans la buanderie ;

(17) La machine à vapeur fournissant l'eau chaude pour le chauf
fage et pour les besoins des malades. On pourrait ajouter une
petite machine motrice ;

(18) La salle d'autopsies éclairée par une large fenêtre, ayant

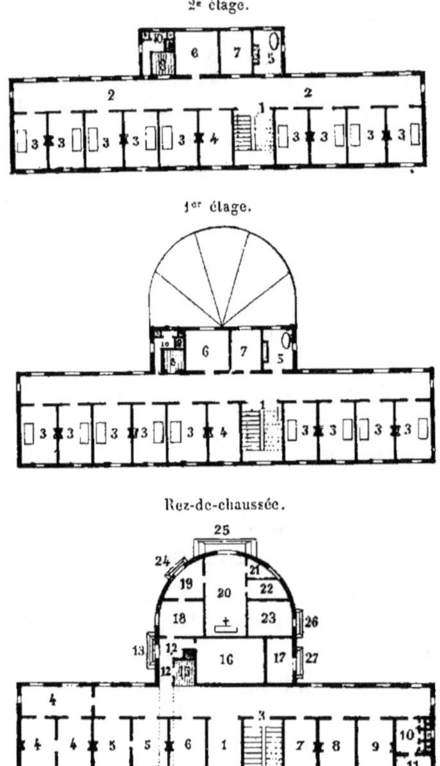

Fig. 16. — Projet de maternité. Plan de l'infirmerie spéciale.

entrée sur le corridor de communication avec l'infirmerie et dans

(19) Le dépôt des morts, lequel a une seconde porte s'ouvrant
à l'extérieur pour laisser entrer les parents qui viennent reconnaître le cadavre et une troisième porte de communication avec

(20) La chapelle funéraire,

(22) La sacristie,

(21) Le dépôt des bières et cercueils,

(23) La chambre du garçon d'amphithéâtre.

Le petit pavillon placé près de la grille d'entrée peut servir à loger le portier et le mécanicien.

Communication de l'infirmerie et de la maternité. — Il me reste à étudier le mécanisme du service en cas de transfert à l'infirmerie d'une femme atteinte de fièvre puerpérale.

On place sur le brancard la malade et le matelas sur lequel elle est couchée, et par le lift on descend le brancard jusqu'au rez-de-chaussée, d'où on le transporte à l'infirmerie.

Après le départ de la malade, la paille de la paillasse est brûlée, les linges, les toiles, le lit préalablement démonté, sont envoyés à la chambre de désinfection et soumis à la purification la plus complète. Après quoi on envoie à la buanderie tout ce qui est susceptible d'être lavé, on repeint le lit et, s'il y a lieu, on revernit les meubles.

Pour éviter les frais qu'entrainerait le service de deux cuisines distinctes, on peut desservir l'infirmerie par la cuisine du bâtiment principal. Pour cela un petit tunnel, comme il en existe entre l'hôpital et la maternité de Kiel, loge un petit chemin de fer souterrain sur les rails duquel roule un petit wagon. Le wagon est mis en mouvement par un appareil très simple que je n'ai pas à décrire ici et au signal parti de la maternité ou de l'infirmerie les vases de cuisine placés sur le truc vont par un mouvement de va-et-vient de l'un à l'autre des bâtiments sans que personne doive ou puisse les accompagner.

L'infirmerie n'ayant pas de sous-sol, la chambre du tunnel y formera une cave souterraine, dans laquelle on descendra par un escalier placé dans le corridor (12) à côté et au-dessous de la trémie (11) qui ne dépasse pas le rez-de-chaussée.

On ne trouvera dans ce projet aucune place pour la chapelle. Les accouchées retenues au lit et sortant aussitôt après leur rétablissement n'ont pas à acquitter de devoirs religieux pendant leur séjour à la maternité, et quant aux élèves sages-femmes, rien n'empêche de les laisser se rendre ou même de les conduire à l'église la plus voisine. Comme mes collègues de l'étranger, je garde toute ma sollicitude pour la vie des accouchées, et sans négliger d'observer, à l'égard des élèves sages-femmes, les règles de la science, de la morale et des devoirs qu'imposent les diverses religions, je ne crois pas qu'à l'exemple de ce qui existe à Paris, une école d'accouchement doive être un cloître.

IV

DES HOPITAUX

SOUS TENTE[1]

Éviter les dangers de l'encombrement, neutraliser les funestes effets de la réunion dans une même salle d'un grand nombre de malades, et, pour cela, les placer dans un milieu aussi largement aéré que possible, tout en les protégeant contre l'impression d'un air trop vif, telles ont été, jusque dans ces derniers temps, les préoccupations de tous ceux qui se sont occupés de cette branche importante de la thérapeutique nosocomiale, qui a nom l'*hygiène hospitalière*.

Conserver autour du blessé une température constante et assez élevée paraissait à tous une indispensable précaution. Aussi beaucoup se sont étonnés, lorsqu'ils ont vu professer non seulement qu'on pouvait sans inconvénients placer en permanence, pendant l'été, les malades et les blessés sous des tentes ou des baraques, mais même qu'on était en droit d'espérer, par ce mode d'hospitalisation, le développement plus rare des graves complications de l'érysipèle et de l'infection purulente, et une guérison plus rapide et plus sûre. Ce progrès, car c'en est un, réel et considérable, n'est pas le résultat de la mise en pratique d'idées préconçues ou suggérées par la théorie. Plusieurs fois on

(1) Gazette hebdomadaire de médecine et de chirurgie, 1869.

fut réduit à traiter sous des tentes des soldats malades ou blessés qui ne pouvaient trouver place dans des hôpitaux.

D'après Fischer (*Kriegs-Chirurgie*, Erlangen, 1868), Bell et Hennen *auraient*, dans la guerre d'Espagne, en 1812, traité sous la tente les blessés anglais ; Brugmans, en 1815, se *serait* servi avec utilité de ce moyen, pour diminuer les ravages de la pourriture d'hôpital et de l'infection purulente.

En 1830, après le débarquement, à Staouéli, et avant la prise d'Alger, c'est sous la tente que furent soignés les blessés français.

Si ces tentatives ne suffirent pas, dès cette époque, à attirer l'attention, c'est vraisemblablement que le moyen employé présentait à côté d'avantages réels des inconvénients sérieux, compensant et neutralisant les effets du traitement en plein air. La tente militaire, formée par une toile simple, n'abrite ni de la chaleur ni du froid. Lorsqu'elle est exposée au soleil, il y règne une chaleur intolérable, et le froid glacial de la nuit s'y fait notablement sentir. Si M. Michel Lévy obtint de si bons résultats de l'hospitalisation sous la tente, cela tient, j'en ai la conviction, à ce qu'il eut l'heureuse idée d'employer des tentes doubles, c'est-à-dire deux tentes superposées. C'est à lui que revient légitimement l'honneur des premières tentatives vraiment sérieuses, non seulement parce qu'il eut, à cet égard, l'initiative pendant la guerre de Crimée, en 1854, mais surtout parce qu'il sut voir que l'hospitalisation sous la tente, qu'on croyait à peine possible, et à laquelle lui-même n'avait eu recours que par nécessité, était préférable au placement dans des hôpitaux, permanents ou temporaires, de malades atteints d'affections se propageant par infection, comme le choléra, le typhus, la pourriture d'hôpital. De la constatation de faits imprévus de guérison, M. Michel Lévy sut tirer de sages déductions, des enseignements et des préceptes, qu'il exposa, en 1861, à la tribune de l'Académie de médecine, dans la discussion que souleva, au sein de la savante compagnie, le rapport de M. Gosselin sur mon mémoire sur la résection de la hanche, et la présentation de ma note sur l'hygiène hospitalière en France et en Angleterre.

Comme les chirurgiens militaires qui l'avaient précédé dans cette voie, M. Michel Lévy, ainsi que je viens de le dire, ne fut pas conduit par des idées théoriques à recourir à l'emploi des tentes :

ici encore la nécessité, « cette mère de l'industrie », imposa sa loi et provoqua le progrès.

Le choléra, importé de Marseille, éclate à Varna, les hôpitaux sont encombrés; mais l'on n'ose pas encore traiter les malades sous la tente, on leur réserve l'hôpital, et l'on ne place sous toile que des convalescents. Éclairé, enhardi par les résultats, M. Michel Lévy étend la mesure aux malades eux-mêmes, et, dans les derniers jours de juillet 1854, il obtient la création d'un hôpital pour 400 cholériques sur le plateau de Franca. L'expérience réussit au delà de toute espérance, et, dès le 14 août, M. Michel Lévy écrivait au président du conseil de santé : « Mais le fait le plus saillant, le *plus fertile* aussi en applications salutaires, c'est le parallèle du traitement des cholériques dans les hôpitaux ordinaires et de leur traitement sous des tentes. J'aurai plus tard, je l'espère, l'occasion de fixer à ce sujet votre attention. C'est merveille que l'amélioration rapide des cas de choléra sous les tentes, que la marche heureuse des convalescences sous la tente. Le bénéfice de l'air libre et pur, en circulation perpétuelle autour et dans l'intérieur des tentes, ne ressort nulle part avec plus de puissance... »

De là à placer les soldats blessés sous la tente, il n'y avait qu'un pas; M. Michel Lévy tente de le franchir. « J'ai conseillé, écrit-il le 31 août 1854 au ministre de la guerre, l'établissement d'hôpitaux en baraques sur les côtes du Bosphore. M. l'intendant adopte ce parti. A quand l'exécution? »

Malheureusement, en France, l'exécution appartient à l'intendance et non à un médecin, et lorsque les sollicitations, les réclamations, les plaintes de notre éminent confrère eurent amené l'érection d'un hôpital sous baraques de 110 lits, l'armée anglaise avait déjà fait construire, à Gallipoli, d'excellentes et vastes baraques.

L'expérience tentée par M. Michel Lévy, stérilisée par l'incompétence de l'intendance, ne fut pas perdue pour nos alliés. Les blessés anglais trouvèrent en Crimée le confort et même le luxe sous les baraques construites sur les indications de Miss Nightingale, tandis que les nôtres, évacués sur la Turquie dans les plus déplorables conditions, périssaient en grand nombre.

La guerre d'Italie nous donnait la plus magnifique occasion d'inaugurer sur une vaste échelle le nouveau mode d'hospitalisation. Malheureusement on préféra encombrer d'abord les hôpitaux, les casernes, et les désencombrer ensuite par le moyen meurtrier des évacuations. Le hasard me fournit toutefois l'occasion de constater les excellents effets du traitement en plein air. Le service auquel je fus attaché au lycée de Gênes, transformé en hôpital, se composait de salles ordinaires et d'une vaste galerie couverte entourant une cour cloîtrée, et je pus remarquer que les blessés placés sous cette galerie (faute de pouvoir les loger ailleurs), se trouvaient beaucoup mieux que ceux des salles; c'était même pour ces derniers une faveur recherchée que d'occuper les places laissées vacantes par la guérison des premiers.

La guerre de la Sécession établit définitivement, pour ce qui concerne la guerre, la supériorité de la tente et de la baraque sur l'hôpital permanent; plus tard, ce que la chirurgie militaire avait fait par nécessité, la chirurgie civile le fit à titre d'amélioration. Dès 1864, le service de chirurgie de l'hôpital de Bethanian, à Berlin, était transféré, durant l'été, sous une tente élevée dans le jardin de l'établissement; la Charité de Berlin construisait, à l'instar des hôpitaux russes, un lazaret d'été; en 1866, Stromeyer traitait sous une tente baraque les blessés de Langensalza, et aujourd'hui l'hôpital sous tentes et sous baraques est adopté pendant l'été à Berlin, à Vienne, à Leipsig, à Dresde, à Francfort, etc.

J'avais pu, en 1864, grâce à la mission dont m'avait chargé l'administration des hôpitaux de Paris, constater les bons effets obtenus par le Dr Wilms à l'hôpital de Bethanian; les publications faites, depuis, en Allemagne et en Amérique, leur apportaient une confirmation nouvelle; il y avait de plus pour moi, dans la possibilité de traiter les blessés sous la tente, le germe d'une révolution dans le système des ambulances militaires. Au printemps de 1868, je sollicitai de l'administration l'érection d'une tente-hôpital dans une vaste prairie renfermée dans l'enceinte de l'hôpital Cochin. Comme je l'ai dit ailleurs (*Gaz. hebdom.*, 21 août 1868, p. 533), M. Husson ne crut pas pouvoir, sur mes seules instances, tenter une expérience qui heurtait de front, non des préjugés, mais des idées acceptées par tout le corps médical. Quelques mois après, la publication du mémoire de M. Chantreuil, en faisant connaître à tous les résultats heureux obtenus en Allemagne, dégageait la responsabilité de l'administration, et permettait à son directeur général de suivre le penchant qui le porte à rechercher ce qui peut contribuer au salut et au bien-être des malades de nos hôpitaux. Soumise par lui au conseil de surveillance, l'idée fut acceptée; et je tiens, au début de cette étude, à témoigner à M. Husson toute ma gratitude, non seulement pour m'avoir confié le soin d'expérimenter la tente-hôpital, mais aussi pour la latitude qu'il a bien voulu me laisser dans la conduite de l'expérience.

Quel but cherche-t-on à atteindre par le traitement à l'air libre? Quels sont les avantages qu'on espère réaliser? Telle est la première question qu'il faut examiner.

Depuis dix ans, c'est-à-dire depuis que l'hygiène hospitalière, science presque toute nouvelle, préoccupe à si juste titre les médecins et les administrateurs, l'observation a montré que la réunion dans un même lieu d'un grand nombre de malades suffit pour amener le développement de l'érysipèle, de l'infection purulente, de la pourriture d'hôpital, et pour donner à beaucoup de maladies une gravité exceptionnelle. Malgaigne, MM. Bristowe et Holmes, moi-même, et plus récemment M. Simpson, avons montré que la mortalité est relativement plus élevée dans les grands que dans les petits hôpitaux; les recherches de nombreux observateurs ont mis hors de doute les dangers de l'encombrement. Placer un petit nombre de malades dans des salles suffisamment grandes, largement ventilées, est un principe accepté par tous, et la plupart des médecins ont aujourd'hui rejeté la ventilation artificielle, obtenue par des moyens mécaniques, au profit de la ventilation naturelle. La différence de mortalité dans les grands et dans les petits hôpitaux, à l'hôpital ou dans la clientèle civile, à la ville ou à la campagne, une fois constatée, on était naturellement amené à en rechercher les causes.

Ces causes sont multiples, très diverses, mais elles peuvent, en dehors de toute question de thérapeutique, se ramener à deux principales.

Les malades, les blessés, les opérés réunis dans une même salle réagissent en quelque sorte les uns sur les autres, et cette mise en commun, cet apport individuel de miasmes morbides suffit pour créer un milieu délétère et pour faire éclore des complications, qui ne se fussent pas montrées, si le malade eût été soigné seul dans sa propre demeure ou s'il fût resté isolé.

L'encombrement est dangereux, nul n'en doute; mais il ne faut même pas aller jusqu'à l'encombrement pour créer ces fâcheuses conditions; la réunion de malades dans une même salle peut suffire pour faire développer spontanément, chez quelques-uns, la pourriture d'hôpital, l'infection purulente, l'érysipèle, la fièvre puerpérale.

Le danger pourtant ne serait que peu grave, s'il se bornait à l'apparition spontanée de complications qui, bien que le plus souvent mortelles, resteraient à l'état de cas isolés et n'entraîneraient la mort que de quelques malades. Ce qui rend le danger terrible, ce qui cause de si cruels ravages parmi les opérés de nos grands hôpitaux, c'est que *les complications se transmettent d'un malade à l'autre*, c'est qu'elles sont *contagieuses par voie d'infection*.

Si j'ai la certitude de la contagiosité de la fièvre puerpérale, du choléra, de la fièvre typhoïde, j'ai la conviction, partagée aujourd'hui par beaucoup de chirurgiens, de la contagiosité de l'érysipèle, de l'infection purulente, et si nous perdons à Paris tant d'opérés, ce n'est pas seulement parce que le mode de pansement suivi par la plupart de nos collègues provoque l'érysipèle et laisse survenir tant d'infections purulentes, c'est surtout parce qu'une de ces complications une fois déclarée chez un blessé peut se transmettre, sans presque qu'on s'y oppose en rien, à tous les autres opérés de la salle, et crée cette situation désastreuse sur laquelle on s'aveugle en se payant d'un mot : l'épidémie. Je ne crois pas à cette intervention mystique de « l'ange exterminateur ». *Toute maladie susceptible de se transporter d'un lieu à un autre, sous forme épidémique, est contagieuse*, disais-je il y a quelques années[1]; comme la fièvre puerpérale, l'érysipèle, l'infection purulente sont épidémiques, mais ces épidémies ne sont dues qu'à une contagion qu'on a laissée s'exercer librement, et s'il n'en est pas une seule que l'homme n'ait le pouvoir de restreindre, il en est très peu qu'il ne puisse supprimer.

(1) Voy. plus haut, les Maternités, p. 166.

L'idéal de la thérapeutique serait donc logiquement d'isoler chaque malade. Dans la pratique, ce rêve est une utopie irréalisable, mais on se rapproche du but, en plaçant les malades dans un milieu tel, que les effets fâcheux d'une réunion imposée par la nécessité soient neutralisés, et que le développement spontané des complications de toute nature soit aussi peu favorisé que possible ; on peut espérer l'atteindre en isolant avec soin, c'est-à-dire d'une manière absolue, le malade chez lequel s'est développée une complication ou une maladie susceptible de se transmettre aux malades voisins.

Le traitement sous des baraques ou sous des tentes, en plaçant le blessé dans un air sans cesse renouvelé, prévient la formation d'une atmosphère viciée par les miasmes morbides et peut prévenir le développement spontané des complications nosocomiales. La possibillité d'isoler les malades sous une tente ou sous une baraque peut prévenir la *propagation* des cas *spontanés* de fièvre puerpérale, de fièvres éruptives, de fièvre typhoïde, de choléra, de typhus, d'érysipèle, d'infection purulente, de pourriture d'hôpital, etc. Tel paraît avoir été le point de départ du nouveau mode d'hospitalisation.

Deux systèmes sont en présence : les *baraques* et les *tentes*, La baraque, ayant pour caractère principal la stabilité, ne peut guère être employée que comme hôpital permanent ; la tente. mobile, facile à déplacer et à transporter, est susceptible de servir à l'installation d'hôpitaux temporaires ; elle donne les moyens de répondre plus efficacement à des besoins urgents, quel que soit le lieu où ils se produisent ; elle permet de révolutionner le système des secours à donner aux blessés militaires, qu'on pourra dorénavant soigner et guérir sur le lieu même de la lutte.

Un autre caractère établit entre les deux systèmes une différence considérable : la tente se prête peu à l'application des moyens de chauffage, et ne saurait guère servir pendant les quatre ou cinq mois d'hiver ; la baraque peut être construite de manière à pouvoir être facilement chauffée, et pourrait être utilisée hiver et été ; aussi a-t-on eu l'idée de l'employer à titre d'hôpital permanent, ce qui nous met en présence de trois questions qu'il nous faut examiner rapidement. Les hôpitaux sous baraques peuvent-ils se substituer aux hôpitaux ordinaires? A titre d'hôpital d'été, est-il préférable d'employer les baraques ou les tentes? Quelle est l'utilité des tentes et des baraques dans la chirurgie d'armée?

Pendant la guerre de Crimée, l'armée anglaise hiverna sous les baraques faciles à chauffer, et pendant la guerre d'Amérique, les Drs Hammond et Barnes, chirurgiens en chef de l'armée fédérale, firent élever de vastes hôpitaux permanents composés de pavillons construits en planches. Jusque-là on cédait à la nécessité, et ces hôpitaux n'étaient pas destinés à survivre aux causes qui avaient nécessité leur construction, c'est-à-dire à la guerre; aujourd'hui on semble vouloir entrer dans une autre voie, en établissant, au milieu des villes et comme annexes ou succédanés d'établissements hospitaliers ordinaires, des hôpitaux baraqués.

Le lazaret-baraque élevé dans l'enceinte même de la Charité royale de Berlin, est un véritable hôpital en planches, mais réduit jusqu'à présent et par les nécessités mêmes de l'emplacement disponible, à des proportions modestes. Il est destiné à servir hiver et été, il est même pourvu d'un système de chauffage assez compliqué, par circulation d'air chaud. Il y a dans cette tentative le germe d'une métamorphose du mode actuel d'hospitalisation; car si les malades se trouvent mieux du séjour dans un hôpital baraqué, on arriverait, étendant l'application du principe, à la suppression des monuments hospitaliers actuels.

Quelque partisan que je sois de la dissémination des malades dans des petits établissements, et quelque ennemi que je puisse être des constructions luxueuses qui font des hôpitaux des forteresses ou des palais, dans lesquels le lit d'un malade coûte à la caisse de bienfaisance publique un loyer plus cher que celui d'un appartement complet, il me semble que l'hôpital baraqué fixe, permanent, ne saurait être érigé en principe. La protection contre le froid des hivers rigoureux ne peut y être obtenue qu'à grand'-peine; les dangers d'incendie sont considérables, et des pavillons limités à un rez-de-chaussée nécessitent un emplacement tellement vaste qu'on aurait peine à le trouver dans l'intérieur des villes, à moins de dépenser en terrains tout l'argent qu'on économiserait en construction, et j'ai tout lieu de croire d'ailleurs que le prix du lazaret-baraque de Berlin a dû, eu égard au petit nombre

de malades qu'il renferme, arriver à un prix de revient assez
élevé.

Il y a toutefois, dans cette tentative, un exemple qui peut être
le point de départ de nouveaux progrès dans l'hygiène hospitalière,
car, sans suivre absolument l'exemple donné pendant la guerre
d'Amérique, sans construire des hôpitaux en planches, lesquels
présenteront toujours, quoi qu'on fasse, trop de risques d'incendie,
on peut cependant l'utiliser en substituant les constructions légères
aux constructions monumentales.

La construction dans l'enceinte de la Charité royale de Berlin,
d'un lazaret-baraque, pouvant servir en toute saison, soulève, on
le voit, une question importante que je n'ai voulu qu'indiquer. Le
but que recherchait l'administration des hôpitaux de Berlin était
tout autre, l'idée qui la dirigeait était beaucoup plus pratique et
plus immédiatement réalisable : procurer à quelques-uns des malades pour lesquels il y a un besoin réel, les bienfaits d'une sérieuse
aération et d'un isolement relatif. Tous les malades reçus dans nos
hôpitaux ne sont pas exposés au développement des complications
qu'engendre le séjour en commun dans un hôpital ; c'est surtout
aux blessés, aux opérés, c'est-à-dire à un nombre assez restreint
qu'il convient de procurer les bienfaits multiples qui résultent du
traitement sous la baraque ou sous la tente, et la question se
réduit pour eux à celle-ci : doivent-ils, été et hiver, être placés
dans un bâtiment spécial construit en planches, et cela vaut-il
mieux pour eux d'être logés, pendant l'hiver, dans des bâtiments
ordinaires, et, pendant l'été, dans une baraque ou sous la tente.
Telle n'est pas mon opinion, du moins pour ce qui regarde nos
climats à hiver rigoureux.

Je n'aime pas, qu'on me permette cette expression, les choses
à deux fins, et les précautions qu'on devra prendre, dans la construction, pour obtenir l'hiver une élévation artificielle de la température, s'accommoderont peu de celles qui seront indispensables
pour obtenir, l'été, une fraîcheur agréable et salutaire. Ce qu'il
faut, c'est que le bâtiment fixe qui constitue l'hôpital soit construit, soit aménagé de telle sorte que toutes les nécessités de
l'hygiène y soient satisfaites. S'il faut isoler un ou plusieurs malades,
il faut qu'il existe pour eux des chambres d'isolement, mais d'isolement réel, et cette condition peut être réalisée dans les nouveaux
hôpitaux, ou obtenue assez facilement dans les hôpitaux anciens

où elle n'existe suffisamment presque nulle part, pas plus à l'étranger qu'en France.

Laissant de côté la question des hôpitaux militaires temporaires que j'examinerai plus loin, je crois que les baraques ou les tentes ne doivent être employées qu'à titre d'*hôpitaux d'été*. Dans les pays à températures extrêmes, comme en Russie, là où il faut pendant l'hiver garantir les malades contre un froid qui atteint parfois 30, 35 ou même 40° au-dessous de zéro, et les protéger pendant l'été contre une chaleur accablante, on était naturellement appelé à élever des constructions destinées à recevoir les malades pendant la saison chaude; aussi les grands établissements de Saint-Pétersbourg et de Moscou possèdent-ils depuis longtemps des hôpitaux d'été. Ce sont des constructions fixes, assez souvent en bois, et dans lesquelles tout est disposé pour une énergique et large ventilation.

Les conditions dans lesquelles nous sommes placés ne nous imposent pas les mêmes nécessités, et c'est dans un but un peu différent, par des considérations de thérapeutique prophylactique, que nous sommes amenés à appliquer à un certain nombre de malades le bienfait du traitement à l'air libre.

Que devons-nous préférer pour nos hôpitaux d'été : la tente ou la baraque? L'expérience résoudra cette question, et c'est pour arriver à un jugement basé sur l'observation des faits que M. Husson, dans son désir d'activer le progrès, a eu l'heureuse idée de faire élever à Saint-Louis deux baraques d'isolement et un petit hôpital baraqué. Pour ma part, lorsque je lui demandai de me donner l'autorisation et les moyens d'expérimenter les tentes à l'hôpital Cochin, j'étais surtout guidé dans mon choix par l'idée de l'application du système à la chirurgie d'armée. La nécessité de pouvoir transporter, déplacer, monter et démonter facilement et rapidement l'hôpital de champ de bataille ne me permettait pas de songer aux baraques; mais pour ce qui concernait la pratique des hôpitaux civils, je croyais *a priori* la baraque préférable à la tente. Aujourd'hui j'hésite et, même en me méfiant des illusions que crée l'amour-propre d'auteur, j'ai de la tendance à croire la tente de l'hôpital Cochin préférable aux baraques.

Une des grandes difficultés que présentent les deux systèmes est la nécessité de garantir le malade contre une élévation notable de la température intérieure. Ceux qui ont habité sous la tente militaire peuvent seuls savoir ce qu'on y souffre pendant les grandes chaleurs de l'été; mais le mode de construction de la tente de Cochin, sa double paroi formée par deux toiles, l'espace considérable qui les sépare au niveau du toit, la circulation active de l'air entre les deux parois, circulation d'autant plus active que le soleil chauffe davantage la toile extérieure, y entretiennent une fraîcheur telle que le maximum de la température n'a pas dépassé 28° et que la température ordinaire à midi n'y a été, pendant les chaleurs de juillet et août, que de 24 à 26°, alors que le thermomètre marquait 49° au soleil.

La baraque fait toujours plus ou moins l'effet d'une serre. Le bois n'étant pas translucide comme la toile, il faut établir des fenêtres, et quelque position qu'on donne aux vitrages, ils causent toujours une élévation de température. Les parois latérales de la tente peuvent être relevées de manière à former une galerie couverte, de sorte que, sauf le toit qui le recouvre, le malade est absolument en plein air. Pour la baraque, il n'en est plus de même, et si la paroi extérieure peut, à la rigueur et malgré son poids, être relevée sous forme d'auvent, la paroi inférieure subsiste toujours, quoi qu'on fasse, à moitié de sa hauteur. Aussi, pendant la journée, la tente de l'hôpital Cochin m'a-t-elle présenté une température moins élevée de plusieurs degrés que celle qui régnait dans les baraques de l'hôpital Saint-Louis.

Pendant le froid de la nuit, la baraque ne reprend-elle pas ses avantages? Je n'ai pas encore de données sur ce point, ne connaissant pas la température observée alors sous les baraques de Saint-Louis; mais ce que je puis dire, c'est que la double toile de la tente, la couche d'air qu'elle intercepte empêchent assez le refroidissement pour qu'aucun malade ne se soit plaint jusqu'à présent. Du reste, la température ne paraît pas y être descendue plus bas que 13° au-dessus de zéro, même pendant des nuits froides et pluvieuses. Un avenir prochain nous montrera si le séjour peut être aussi longtemps prolongé pendant l'automne sous la tente que sous la baraque; mais pendant l'été, le séjour paraît y être plus agréable et plus gai, la possibilité de relever la toile qui forme les parois laissant librement aux malades la vue du jardin au milieu duquel ils sont placés.

La tente a, de plus, comme avantage de pouvoir être enlevée

pendant l'hiver, de pouvoir, en cas d'épidémie, être assainie par un lessivage complet; peut-être aura-t-elle comme inconvénient sérieux une durée moins grande, et par conséquent un prix de revient plus considérable.

Quelques principes généraux sont applicables à la construction des tentes et des baraques. Il est à peine utile de dire que le sol sur lequel on se propose de les élever doit être choisi avec soin, et qu'il faut avant tout éviter de les placer dans un endroit humide. Lorsque les tentes ou les baraques ne constitueront que des annexes d'un hôpital ordinaire, le lieu de l'emplacement sera le plus souvent déterminé par la nécessité; mais, dans la chirurgie militaire, le terrain pourra presque toujours être choisi d'après les lois de l'hygiène. On devra donc établir le campement sur un sol sec, granitique, sablonneux, sur un terrain à l'abri des grands vents, et, s'il est possible, un peu élevé, non seulement parce que l'air y est plus pur, mais aussi parce qu'il est indispensable d'obtenir la pente nécessaire à l'écoulement des eaux. Il faut aussi que l'on trouve à proximité une rivière ou une source suffisamment abondante.

Quelle que soit la nature du sol, il est toujours utile d'enlever, à l'endroit où doivent être placées les baraques et les tentes, la terre végétale, qui s'imprègne facilement d'humidité et manque de résistance ; on la remplace par du gravier, du sable, des débris de coke, des cendres grossières de houille. A l'hôpital Cochin, le terrain, surélevé par des gravois de démolition, a été recouvert d'une couche de mâchefer, puis d'un lit de béton salpêtré ; on pourrait, pour un établissement permanent, employer le bitume.

Faut-il placer les lits directement sur le sol ou vaut-il mieux établir un plancher? Pour les baraques, on a toujours eu recours jusqu'à présent au plancher posé à une certaine hauteur au-dessus du sol. Pour les tentes, les avis sont très partagés, et les partisans du parquetage invoquent à l'appui de leur opinion le danger de l'humidité, l'imprégnation du sol par la pénétration de souillures et de détritus de toute espèce. Pour moi, je repousse l'emploi des planchers, tels du moins qu'on peut les établir dans un campement improvisé. Dans ces cas, les feuilles du parquet laissent presque toujours entre elles des fentes assez larges au travers desquelles l'eau, les poussières, tombent sur le sol, et l'on a ainsi sous les pieds une source de miasmes qui, pour être cachée, n'en existe pas moins. De plus, un tel plancher surpporté par des solives couchées sur le sol est presque toujours sujet à une trépidation très marquée, et les vibrations que provoque la marche retentissent douloureusement et dangereusement sur le malade, surtout lorsqu'on a affaire à des militaires blessés, atteints de fractures compliquées. D'après M. Schatz (*Thèse inaug. Paris*, 1869). les Anglais et les Américains couvrent le sol d'un tapis de caoutchouc. M. Husson a utilisé, dans notre laboratoire de l'hôpital Cochin, une substance formée de liège et de gutta-percha qui serait parfaite sous ce rapport, n'était toutefois son prix assez élevé. Le moyen le plus pratique, le plus économique et qui du reste est très satisfaisant, consiste à recouvrir le sol d'une couche suffisamment épaisse de petits graviers ; si au bout de quelque temps on la croit souillée, rien n'est plus simple que de l'enlever et de la remplacer par une autre.

S'il s'agit d'un campement permanent annexé à un hôpital ordinaire, le sol sous-jacent au parquet peut être bitumé ; mais quoique ce moyen paraisse irréprochable, je lui préfère encore celui que nous avons mis en usage à l'hôpital Cochin, c'est-à-dire le gravier mince placé en couche épaisse de 4 à 5 centimètres sur un sol bitumé ou préparé au salpêtre. Un léger arrosage donne s'il faut de la fraîcheur ; nulle poussière ne s'élève, puisqu'il n'y a pas mélange de sable, et un coup de râteau suffit à la toilette de la salle. On évite avec grand soin, je dois le dire, de jeter sur le sol ni linge sale ni eau de lavage ; mais rien n'est plus facile, quand on le croit nécessaire, de renouveler la couche de graviers, et elle peut même resservir encore plus tard, après avoir été lavée dans un courant d'eau. Dans les campements tout à fait improvisés, sur le champ de bataille, par exemple, là où le terrain n'aurait pu recevoir aucune préparation, il serait nécessaire de varier tous les deux mois ou plus ou moins souvent, suivant les indications, l'emplacement des tentes.

Pour que le sol sur lequel repose la tente ou la baraque ne soit pas exposé à s'humidifier, il est bon de l'exhausser, soit par un remblai, soit en l'entourant d'une tranchée plus ou moins profonde. Cette dernière préparation est indispensable dans toutes les circonstances, car il faut avant tout assurer aux eaux pluviales un libre et facile écoulement.

Nulle difficulté n'existe quant à l'installation des annexes, quand il s'agit de tentes dépendant d'un hôpital permanent. Dans les campements improvisés, il faut éloigner le plus possible les fosses d'aisances, malgré l'inconvénient de forcer les infirmiers à y transporter les déjections d'un plus grand nombre des malades; car c'est le meilleur moyen d'éviter la propagation du choléra, de la dysenterie, et s'il existe à peu distance au-dessous du camp un cours d'eau rapide, c'est là que les matières devront être jetées; Dans le cas contraire, on creusera des fosses assez profondes, que l'on comblera avant qu'elles soient complètement remplies et après en avoir creusé de nouvelles.

Le linge, les appareils en réserve, pourront être placés dans une petite tente spéciale; la cuisine, l'office, seront également placés à part, pour beaucoup de raisons, dont la principale est le danger de l'incendie.

Éviter le froid et la chaleur extrêmes est la principale préoccupation, qu'il s'agisse de tentes ou de baraques. Quelle que soit leur forme, quelque disposition qu'on adopte dans leur construction, les tentes constituées par une toile simple ne peuvent mettre à l'abri des températures extrêmes. Pendant la nuit, elles garantissent à peine du froid, et pendant le jour, surtout si elles reçoivent les rayons d'un soleil d'été, il y règne une chaleur telle qu'y séjourner est un véritable supplice. Les tentes à double toile échappent en partie à ces inconvénients, et l'on peut même arriver à les en affranchir complètement. Il faut pour obtenir ce résultat: 1° empêcher la radiation solaire d'échauffer l'air de la tente; 2° déterminer à l'intérieur une aération active; 3° s'opposer à l'abaissement nocturne de la température intérieure.

Pour que la première indication puisse être remplie d'une manière suffisante, il faut employer une double paroi, de bois ou de toile, et ménager entre elles un intervalle de 10 à 20 centimètres; il faut de plus que la paroi extérieure présente, près du faîte, des ouvertures assez nombreuses et d'une largeur convenable. Les raisons qui exigent ces dispositions sont faciles à comprendre; examinons-les pour ce qui concerne les tentes.

Lorsqu'on emploie la tente ordinaire, c'est-à-dire constituée par une toile simple, le soleil, après avoir échauffé la toile, échauffe peu à peu l'air renfermé dans la tente. Si l'on superpose deux toiles suffisamment espacées, l'élévation de la température porte d'abord sur la couche d'air qu'elles interceptent; mais au fur et à mesure qu'elle s'échauffe, cette lame d'air s'élève à l'extérieur par les ouvertures percées au niveau du faîte.

Il s'établit ainsi, dans cette sorte de cheminée aplatie, une circulation constante, d'autant plus active que la température s'élève davantage, surtout si l'on a soin de relever un peu le bas de la toile extérieure dans la partie qui touche le sol, de manière à faciliter l'accès de l'air. De cette façon, la radiation solaire ne peut que dans de très faibles limites échauffer la toile inférieure et encore moins par conséquent l'air de la tente.

La protection que donnent les deux toiles suffisamment espacées ne saurait cependant empêcher d'une manière complète l'échauffement de l'intérieur ; il faut que cet air puisse également se renouveler, et ce renouvellement, utile au point de vue du bien-être des malades, est indispensable sous le rapport de l'hygiène. On arrive facilement à remplir cette indication pour les baraques en employant un faux toit, ce que les Allemands appellent le *Reiter Dach;* pour les tentes, en perçant des ouvertures dans la toile interne, vers le sommet du toit, de façon que l'air, sollicité déjà à s'échapper au niveau du faîte par la différence de densité due à son échauffement, soit entraîné par le mouvement plus actif de la couche d'air interposée entre les deux toiles. Il y a là quelque chose d'analogue à ce qui se passe dans un tuyau secondaire aboutissant à une cheminée d'appel.

La troisième indication est le corollaire du problème que pose la première indication. On le résoud de même par l'emploi des toiles suffisamment espacées. Lorsque la température extérieure s'abaisse pendant la nuit, l'air intérieur de la tente tend à se mettre en équilibre de température, et le refroidissement sera d'autant plus rapide que la différence entre la chaleur de l'air intérieur et le froid de l'air extérieur sera plus grande. Si l'on a soin de tenir le bas des toiles au contact du sol, on emprisonne ou du moins on immobilise entre elles une couche d'air qui se refroidit peu à peu, prend une température moyenne entre celle de l'atmosphère et celle de l'intérieur, empêche le refroidissement de l'air de la tente, et joue le rôle de la couche interceptée entre les doubles fenêtres employées pendant l'hiver dans tous les pays du Nord.

Ces indications sont loin d'avoir été remplies dans la construction des tentes et des baraques employées jusqu'à ce jour. Nous croyons être arrivé à des résultats très satisfaisants par les dispositions données aux tentes de l'hôpital Cochin ; mais avant d'en donner la description, nous devons jeter un coup d'œil rapide sur les moyens employés à l'étranger pour réaliser le nouveau mode d'hospitalisation à l'air libre. Ces moyens divers ont amené la création de quatre types différents : 1° la *baraque*, construction tout en bois ; 2° la *tente-baraque*, dans laquelle entrent le bois et la toile ; 3° la *tente-hôpital*, vaste tente pouvant contenir un plus ou moins grand nombre de malades, ayant pour caractère une certaine permanence qui entraîne une charpente plus ou moins compliquée ; 4° la *tente d'ambulance*, petite, destinée à un petit nombre de malades, pouvant être démontée rapidement, ayant, en un mot, comme caractère la mobilité et la facilité de transport.

1° *Baraques.*

La baraque construite en Crimée par l'armée anglaise est la première en date et en même temps celle qui réalise le mieux les conditions de bien-être et de salubrité. Cette baraque, connue sous le nom de *Crimean Hut*, est décrite et dessinée dans les traités d'hygiène militaire de Hammond et de Parkes. Je regrette de ne pouvoir en reproduire le plan, mais elle a assez d'analogie avec la baraque américaine pour qu'on puisse facilement se rendre compte de sa disposition en examinant la figure qui représente celle-ci (fig. 17)[1].

Le sol de la baraque est formé par un plancher élevé au-dessus du terrain sous-jacent, dont il est séparé par un intervalle notable, permettant la libre circulation de l'air et contribuant ainsi à empêcher l'humidité. Les murs ainsi que le toit sont formés par une double paroi de planches, ce qui n'existe pas dans la baraque américaine et ce qui garantit puissamment l'intérieur du froid et de la chaleur. Pour permettre une libre circulation d'air dans l'espace intercepté entre les parois, la cloison extérieure est percée, à la partie inférieure du mur, d'ouvertures, qui restent

---

(1) M. Schatz a bien voulu mettre à ma disposition deux figures tirées de sa thèse inaugurale, et M. Chantreuil trois figures, tirées de son travail inséré dans les *Archives de médecine* (1868) ; je les prie de vouloir bien agréer mes remerciments.

ouvertes lorsqu'il fait chaud, mais qui peuvent se fermer par une simple planchette, lorsqu'il faut au contraire immobiliser cette couche d'air pour protéger les malades contre le froid de la nuit. Le sommet du toit manque et il est suppléé par un faux toit qui laisse un intervalle assez grand pour permettre l'aération de la baraque, mais assez limité pour empêcher le refroidissement nocturne.

La baraque américaine (fig. 17) n'est qu'une modification ou plutôt une simplification de la baraque anglaise, dont elle ne

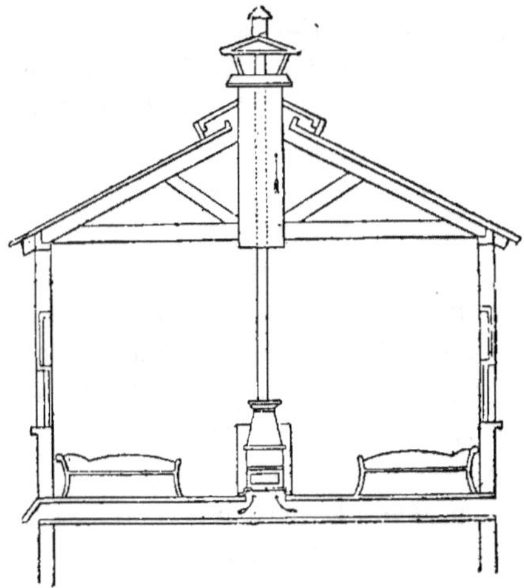

Fig. 17. — Baraque américaine.

diffère guère que parce que la paroi est simple au lieu d'être double. C'est sur ce plan qu'ont été établis la plupart des pavillons-baraques dont se composaient la plus grande partie des grands hôpitaux américains pendant la guerre de la Sécession. Chacun de ces pavillons renfermait un nombre considérable de malades : ainsi ceux qui constituaient l'hôpital Lincoln à Washington avaient 52 mètres de longueur sur 7 mètres de largeur, et contenaient 62 lits. Bien qu'il n'y eût pas encombrement, la réunion dans une même salle d'un si grand nombre de blessés eût sans nul doute produit des résultats fàcheux, si l'imperfection même des constructions, en permettant une constante aération, n'avait contre-balancé ces mauvaises conditions. Les murs étaient en effet formés par une mince cloison de planches non rabotées, blanchies à la chaux et plâtrées en dedans seulement jusqu'à 2 mètres et demi au-dessus du plancher.

Ces pavillons, comme la baraque anglaise en Crimée, devant servir l'hiver aussi bien que l'été, il fallait se préoccuper des moyens de chauffage. Le haut du toit ouvert pendant la saison chaude pour faciliter la ventilation, comme on le voit dans la figure 18, ne pouvait rester ouvert pendant la saison froide sous

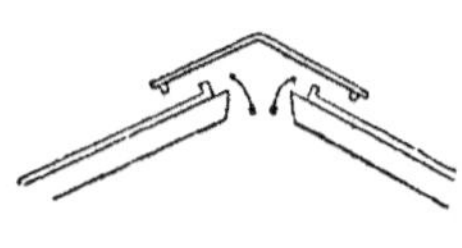

Fig. 18.

peine de rendre vaine toute tentative de calorification ; on était donc obligé de le fermer au moyen d'une planche qui est représentée figure 17. Il fallait en même temps assurer par un autre moyen la ventilation de la salle ; on y arriva facilement en faisant passer le tuyau de fumée des poêles au centre d'une cheminée d'appel qui prenait l'air vicié et le rejetait à l'extérieur (fig. 17).

Les autorités médicales de l'armée prussienne ont adopté, en le modifiant un peu, le modèle américain. Chaque pavillon, complètement isolé, construit en bois, à un seul étage, renferme 36 lits ; au centre de la salle se trouve un fourneau servant pour la cuisine, le chauffage et la ventilation. Les latrines sont placées au dehors, du côté opposé de l'entrée, laquelle est au milieu du pavillon. Pour empêcher les émanations de se répandre dans la salle, une cheminée d'appel part de la fosse, passe sous le sol de la tente et va se rendre au centre du tuyau de fumée partant du fourneau dont je viens de parler. Dix fenêtres sur chaque façade éclairent le pavillon.

Ne pouvant trouver à proximité de leur champ de bataille des établissements hospitaliers déjà existants, les Américains avaient dû créer d'urgence et avec les ressources dont ils pouvaient disposer, des hôpitaux qui n'étaient pas destinés à survivre à la guerre, et si ces hôpitaux présentaient le confort que les Anglo-Saxons savent créer partout, c'est que dans leur énergique initiative ils savent mettre en usage tous les progrès de l'industrie moderne.

L'hôpital-baraque de la Charité royale de Berlin se présente avec un tout autre caractère. Comme il n'était qu'à l'état d'ébauche, lorsque j'eus l'occasion de visiter Berlin en 1864, j'em-

prunte sa description abrégée à l'excellent travail de M. Chantreuil. Il se compose d'une salle de 24 mètres de long sur 8 de
large. A chaque pignon se trouvent ménagés deux espaces de
3 mètres et demi, contenant 20 lits ; l'un de ces espaces,
servant d'antichambre, est garni de bancs et de sièges et sert
au repos des malades qui peuvent venir respirer l'air extérieur ;
l'autre contient 6 lits et peut être utilisé comme tente pendant
l'été.

Les parois ne sont pas seulement doubles, elles se composent

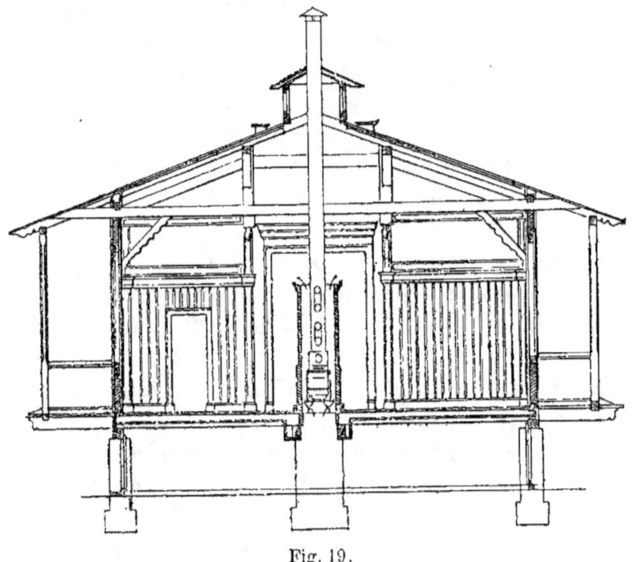

Fig. 19.

de trois cloisons, l'une moyenne, construite avec des bois de charpente entre-croisés, les deux autres, formées par des planches verticalement disposées à une certaine distance de la couche médiane ;
il en résulte deux espaces libres : l'un extérieur, qu'on remplit de
briques cassées ; l'autre intérieur, dans lequel circule constamment une couche d'air chaud.

Le toit, formé aussi de trois couches comme les parois latérales,
est recouvert d'ardoises ; interrompu en haut dans toute sa longueur, il est surmonté d'un faux toit qui se rattache à la toiture
par deux cloisons verticales, auxquelles sont adaptées des jalou-
sies en verre, qu'on peut ouvrir et fermer à volonté (fig. 19).

De chaque côté du lazaret règne une galerie couverte, garnie de rideaux de forte toile, qui peuvent être relevés vers le toit.

La baraque est chauffée par deux appareils dont l'élément principal est un poêle. Ce poêle est entouré d'une chemise de faïence, et le tuyau de fumée y décrit plusieurs courbes. L'air chauffé s'échappe de cette enveloppe par sa partie supérieure et par des bouches de chaleur placées latéralement. Cet air, après avoir circulé dans la salle, serait, dit-on, aspiré par des ouvertures placées dans le plancher, circulerait dans l'espace vide laissé dans la paroi de la baraque et se trouverait rejeté à l'extérieur par une cheminée d'appel, non figurée dans le dessin, mais comprise dans l'espace qu'entoure la chemise de faïence qui enveloppe le poêle.

Ainsi qu'on peut le voir même par cette description succincte, nous sommes ici fort loin du traitement à l'air libre ; la baraque de Berlin est un véritable hôpital en planches. Le mode de chauffage employé est fort mauvais en principe, comme tout chauffage par les poêles : ce n'est que par un artifice, peut-être d'un effet illusoire, qu'on obtient la ventilation, et j'attends d'avoir visité et vu personnellement fonctionner le lazaret-baraque, pour me prononcer sur une tentative qui ne me paraît répondre à aucun but nettement et scientifiquement déterminé.

Baraques de l'hôpital Saint-Louis. — L'administration des hôpitaux a fait élever cette année, dans le jardin de l'hôpital Saint-Louis, des baraques d'isolement et un petit hôpital-baraque. Leur description détaillée a déjà été donnée dans ce journal (*Gaz. hebd.*, n° 38, p. 595) par la publication de la note lue à l'Académie de médecine, en juillet dernier, par M. Husson. L'ensemble des constructions comprend une salle pouvant contenir 10 lits, reliée par une galerie couverte à une petite baraque servant d'office et de cabinet pour la religieuse, et de deux petites baraques d'isolement logeant chacune 2 lits, l'un pour le malade qu'il s'agit de veiller et d'isoler, l'autre pour un convalescent.

La baraque-hôpital a été construite sur le principe suivant, par l'architecte de l'hôpital Saint-Louis. Le parquet est séparé du sol sous-jacent par un espace libre dans lequel l'air peut circuler. Les parois latérales sont formées d'une cloison simple en planches, s'élevant à une hauteur de 3 mètres environ ; au-dessus, cette cloison est remplacée par des châssis vitrés basculant sur leur centre, de manière à permettre une très large aération au-dessus du niveau des lits et de la tête des malades. Le toit est constitué par une double paroi : l'inférieure, formée par des planches, la supérieure, par une toile à voile imperméable à l'eau. Entre les deux existe un espace libre dans lequel l'air circule. Au centre, les deux pentes du toit ne se rejoignent pas, et le faîte est formé par un faux toit. Les deux baraques d'isolement sont construites sur le même principe.

Une commission composée de médecins et de chirurgiens des hôpitaux a été chargée par M. Husson de suivre et d'étudier les résultats obtenus par l'usage des baraques de Saint-Louis et des tentes de l'hôpital Cochin ; leur appréciation aura nécessairement une grande autorité, et il m'appartient moins qu'à tout autre de la pressentir. Je ne crois pas cependant que cela soit une raison de ne pas signaler les quelques *desiderata*, qui, dans mon opinion, existent dans la manière dont l'architecte de l'hôpital Saint-Louis a exécuté l'œuvre que lui a confiée M. Husson.

J'ai montré plus haut comment et pourquoi les doubles cloisons sont nécessaires pour garantir du froid de la nuit et de la chaleur du jour. La cloison de planches qui forme la partie inférieure des murs latéraux est simple, de là déjà une moindre protection contre la radiation solaire. Il y a toutefois une compensation, c'est que le vent passant par les joints des planches établit un courant d'air qui donne une certaine fraîcheur ; mais, ce qui n'a pas grand inconvénient, pendant le jour, doit être plus gênant pendant la nuit et suffirait, pendant l'hiver, à empêcher le chauffage et surtout à causer, sous l'influence de l'appel du poêle, des lames de courants d'air que je crois peu hygiéniques. Une seconde paroi intérieure en planches supprimera ce *desideratum*.

La toile employée dans la formation du toit ne me paraît pas justifiée dans une construction permanente entièrement en bois ; car elle a l'inconvénient d'une usure plus rapide, et elle est sans avantage pour l'aération et pour la protection contre la chaleur, du moment où la cloison sur laquelle elle repose est en planches. Enfin l'air ne circule pas assez librement entre les deux lames du toit ; car si la toile et le bois sont séparés l'un de l'autre à l'arête inférieure du toit, ils sont réunis à l'arête supérieure, et l'air, qui, par en bas, entre librement, ne peut sortir en haut que par une trop petite ouverture faite de distance en distance dans la cloison planchéiée.

En résumé, ces quelques *desiderata* sont faciles à faire disparaître, et les baraques de Saint-Louis pouvant être chauffées et closes pourraient être utilisées hiver et été, avantage qui ne me paraît réel que pour les tentes d'isolement, mais que dans tous les cas on ne trouve pas dans l'emploi des tentes.

2° *Tentes-baraques.*

Les tentes-baraques se rapprochent plus des baraques que des tentes, elles diffèrent des premières par cette particularité qu'une

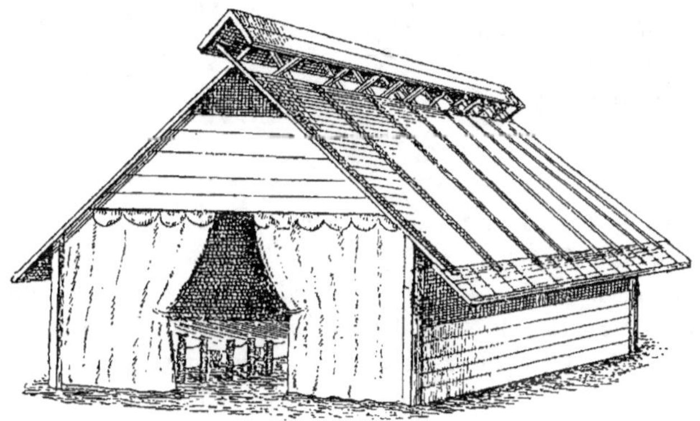

Fig. 20.

partie des cloisons, au lieu d'être en bois, est remplacée par des rideaux de toile ; aussi ne peuvent-elles guère être utilisées que pendant la belle saison.

La guerre d'Allemagne en 1866 a vu la première application de ce système, à Kirchheilingen, à Langensalza, à Trautenau, et c'est à Stromeyer surtout que nous devons la création de ces tentes-baraques. Il en existe de plusieurs formes, nous ne reproduisons que les deux modèles suivants, tirés du livre de Fischer, et dont **M.** Chantreuil a bien voulu mettre les clichés à ma disposition.

La tente-baraque (fig. 20) a le caractère de simplicité que comportent les ressources dont on peut disposer en campagne. La paroi latérale est constituée par une cloison de planches dont la partie inférieure est fixe, et dont la partie supérieure, mobile,

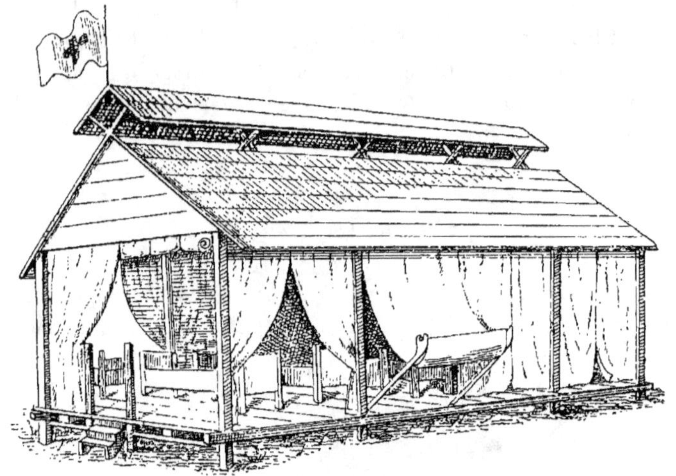

Fig. 21.

peut se relever en forme d'auvent pour faciliter l'aération. Les pignons, fermés en haut par quelques planches, sont complétés par des rideaux pouvant s'écarter latéralement. Le toit est muni du *Reiter Dach*, les lits sont placés directement sur le sol.

Le second modèle (fig. 21) est un peu plus compliqué, par cela seul que les lits reposent sur un plancher soulevé au-dessus du sol, et que les parois latérales sont fermées complètement avec des rideaux de toile à voile, ce que l'on se procure, en général, sur place beaucoup plus difficilement que des planches, que l'on trouve partout. Cette tente-baraque est toutefois de beaucoup préférable à la première, car l'ouverture des rideaux permet de placer les malades absolument en plein air ; mais, dans toutes deux, la chaleur du soleil et le froid de la nuit devaient s'y faire notablement sentir.

La tente-baraque élevée par les Autrichiens dans le jardin de l'école centrale d'équitation pendant la guerre de Bohême était construite sur le type de la figure 20, sauf que la partie supérieure des cloisons était fermée par des rideaux de toile ; mais elle ne possédait pas de faux toit, ce qui devait contribuer à élever la température pendant la chaleur du jour.

Je ne ferai que citer les baraques en forme de hangars installées depuis plusieurs années à l'hôpital de Leipzig, et élevées à Trautenau par Volkman, pendant la guerre de 1866.

3° *Tente-hôpital.*

Je range un peu arbitrairement peut-être, sous la dénomination de tentes-hôpitaux, celles qui, destinées à renfermer un nombre assez considérable de malades, quinze, vingt et plus, constituent en quelque sorte un petit hôpital, ou tout au moins une salle analogue à celles de nos hôpitaux; en un mot, les constructions auxquelles l'emploi à peu près exclusif de la toile donne un caractère de mobilité, en même temps que, par leur grande dimension, elles prennent à l'inverse un certain caractère de permanence. La tente-hôpital a été jusqu'aujourd'hui presque exclusivement utilisée comme annexe d'hôpitaux ordinaires; nous la voyons employée à la Charité et à Bethanian de Berlin, à Francfort et enfin, à Paris, à l'hôpital Cochin.

Dès 1862, le gouvernement prussien a, par un règlement spécial, déterminé les conditions dans lesquelles devaient être construites les tentes-hôpitaux destinées à l'armée. D'après la description qu'en donne Fischer dans son livre sur la chirurgie d'armée (page 309), cette tente mesure 19^m,20 de long sur 6^m,44 de large. Cet espace est partagé en trois parties : une moyenne de 16 mètres de long destinée à recevoir vingt à vingt-deux malades, deux autres à chaque extrémité mesurant 1^m,60; l'une servant de salle pour les infirmiers, l'autre de réserve pour les ustensiles et les appareils. Dans le milieu et dans le sens de la longueur, sont dressés quatre piliers de 5 mètres de haut, supportant une longue traverse de bois constituant le faîte de la tente. A chaque pignon, quatre piquets servent à soutenir la toile, au niveau des ouvertures formant portes et à donner un point d'appui à l'arête inférieure du toit. Je crois inutile de poursuivre cette description et d'entrer dans le détail de la construction, tant sont nombreux et graves les inconvénients, qui rendent à peu près impossible l'emploi de la tente prussienne. L'absence d'ouvertures au niveau du toit, l'usage d'une seule toile, doivent amener une élévation insup-

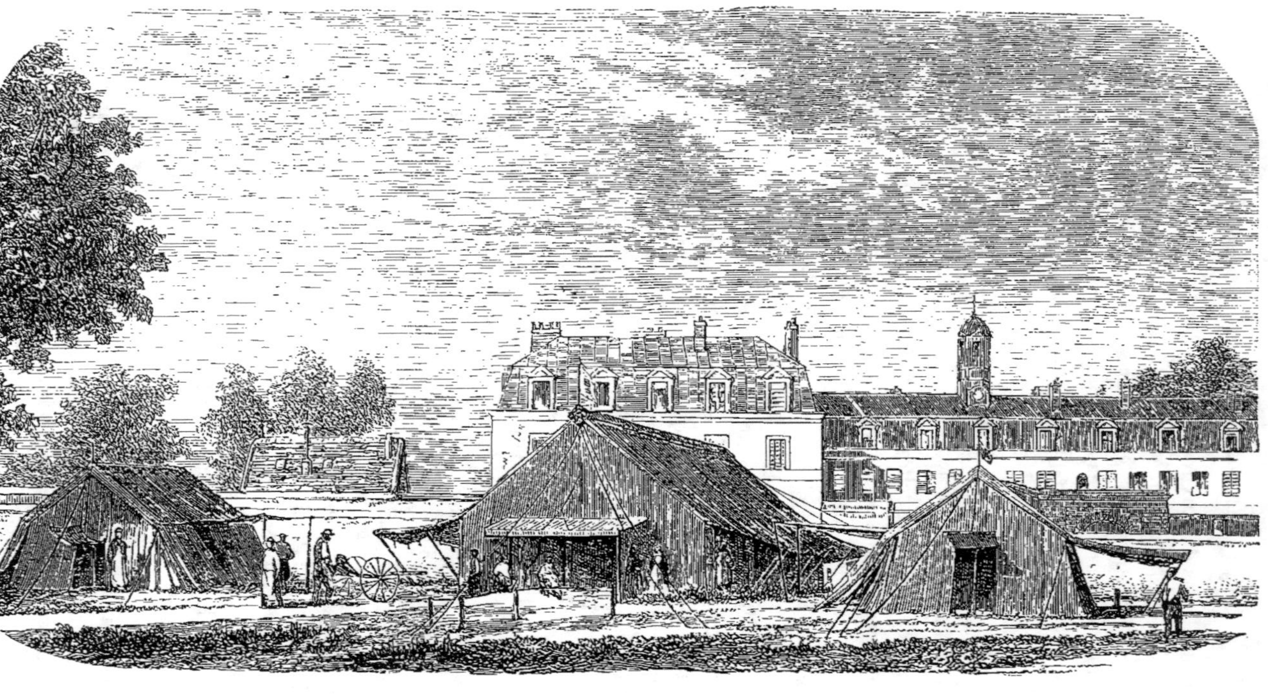

Fig. 22.

portable de la température, et la simplicité réelle de la construction ne saurait compenser ce défaut capital.

La tente élevée comme annexe du lazaret d'été à la Charité de Berlin est, d'après la description qu'en donne M. Chantreuil, formée d'une toile double ; mais elle a plutôt le caractère d'une large galerie couverte ajoutée à une salle ordinaire.

Reliée à l'hôpital d'été par deux ponts de 7 mètres de long, elle est assez élevée au-dessus du sol du jardin pour qu'on ne puisse y avoir accès de ce côté que par des escaliers de bois. L'une des deux toiles forme la paroi de la tente, l'autre existe au dehors d'une galerie qui règne autour de l'édifice et qui est garnie d'une rampe assez élevée pour que les malades puissent sans danger venir jouir de la vue du jardin et respirer l'air pur. Cette toile extérieure forme des stores qui s'enroulent autour de cylindres de bois et qu'on abaisse quand le temps est beau, tandis qu'on les relève, afin de garantir la galerie extérieure, soit pendant la nuit, soit pendant la pluie. A l'inverse des stores ordinaires, ceux-ci, reposant sur le plancher de la galerie, ferment en se relevant et non en descendant. La tente a 35 mètres de long sur 7 mètres de large ; une double cloison la partage en deux salles pouvant contenir vingt et un lits. Un espace de $2^m,48$, ménagé entre les deux salles, loge les *water-closets*. Le toit de la tente est formé par une toile gommée, le parquet est constitué par des planches disposées de façon à pouvoir être enlevées facilement. Cette tente n'est utilisée que pendant l'été, elle est démontée et enlevée pendant l'hiver.

Tente de l'hospice Cochin. — Lorsque le directeur général de l'assistance publique, autorisant l'érection à l'hôpital Cochin d'une tente-hôpital, voulut bien me confier le soin de diriger l'expérience, je cherchai à imaginer un modèle exempt des inconvénients que j'ai signalés plus haut et remplissant en même temps certaines conditions qu'on avait, avec plus ou moins de succès, cherché à réaliser dans les tentatives antérieures. La tente-hôpital devait être, autant que possible, facile à installer et à démonter, non seulement parce que, n'étant pas destinée à servir pendant l'hiver, elle devait ne pas être inutilement exposée aux causes multiples de détérioration ; elle devait surtout être aisément transportable ; car, à l'exemple de ce qui s'était fait en Prusse, il me semblait utile de chercher à créer un type d'hôpital mobile.

Il fallait, pour empêcher la température de s'élever dans l'intérieur de la tente, la former de deux toiles superposées et suffisamment espacées ; il fallait les disposer de façon à pouvoir être relevées, afin que, pendant la chaleur du jour, les malades puissent
se trouver à peu près complètement en plein air, comme ils l'auraient été sous une véranda ou une galerie couverte. Il fallait de
plus que, pendant la nuit ou dans les moments où la pluie force-
rait à abaisser la toile extérieure, le renouvellement de l'air extérieur fût assuré au moyen d'ouvertures placées près du faîte. Il
fallait enfin que la charpente, aussi légère et aussi peu compliquée que possible, pût être facilement démontée et reconstruite.
Nos plans reçurent l'approbation de M. Husson, et la tente dont
nous allons donner la description, construite avec le concours de
M. Ganot, architecte de l'hôpital, est en usage depuis près de
quatre mois, et elle nous paraît remplir le but que nous cherchions à atteindre.

L'ensemble des constructions se compose de la tente-hôpital,
à laquelle se trouvent annexées deux petites tentes que je décrirai
plus loin : l'une destinée à servir de salle d'opération et de salle
de garde ; l'autre, divisée en deux compartiments, sert de cabinet
pour la religieuse et de lieu de séjour pour les infirmiers.

Les lieux d'aisances et l'office avec son fourneau sont placés
dans deux petites constructions élevées en arrière et à distance
de la grande tente. Le tout, comme on peut le voir dans la planche
ci-jointe empruntée au journal *l'Illustration* (fig. 22), est situé
dans une vaste prairie renfermée dans l'enceinte de l'hôpital.

Le sol, légèrement exhaussé par l'apport de gravois de démolition et d'escarbilles, a reçu ensuite un lit de salpêtre battu. Ce
terrain uni et solide a été recouvert d'une couche de graviers de
8 à 10 centimètres d'épaisseur. Nous nous sommes parfaitement
trouvé de cette disposition ; le gravier n'a nullement donné de la
poussière comme on aurait pu le craindre, et lorsque par hasard
des linges mouillés de pus, le contenu d'une cuvette ayant servi
à un pansement, sont tombés sur le sol, il a suffi d'enlever une
pelletée de graviers pour empêcher toute souillure et toute cause
de mauvaise odeur. J'ajoute toutefois que, sauf la dépense plus
considérable, le salpêtre peut avec avantage, lorsqu'il s'agit d'une
tente annexée à un hôpital, être remplacé par le bitume.

Les bords de la plate-forme sur laquelle est placée la tente sont

longés par deux ruisseaux bitumés qui reçoivent les eaux pluviales
et les conduisent à l'égout de la rue voisine.

La charpente est constituée par six fermes, interceptant entre
elles cinq travées de 4 mètres, ce qui donne à la tente une longueur de 20 mètres; sa largeur est de 7 mètres. Elle renferme dix-
huit lits, mais pourrait facilement en contenir vingt-quatre. Chaque
ferme est disposée de la façon suivante : un poteau carré de bois
de sapin de 10 centimètres d'épaisseur et de $2^m,25$ de hauteur (au-
dessus du sol, dans lequel il s'enfonce de 30 centimètres), donne
attache à un arbalétrier formé par une forte planche de $4^m,80$ de
longueur, s'entre-croisant en X au niveau du faîte avec celle du
côté opposé. Ces deux branches supérieures de l'X, très courtes,
servent à donner point d'appui pour le faux toit ou lanterne.
Chaque ferme est réunie à sa voisine par une planche de 4 mètres
de long sur 15 centimètres de largeur et 34 millimètres d'épaisseur posée de champ et formant le faîte. Une seconde traverse,
beaucoup plus mince, forme l'arête inférieure du toit et marque
l'endroit où la toile se réfléchit pour former la paroi latérale.
Entre chaque arbalétrier, quatre lames de bois viennent compléter
le toit et soutenir la toile.

Comme d'ordinaire, chaque arbalétrier est muni d'une moise
destinée à empêcher son écartement; celle-ci se trouve rattachée
au faîte par un poinçon qui, par son extrémité supérieure taillée
à angle, marque l'arête du faux toit.

Les toiles sont disposées de la façon suivante (fig. 23) : la toile
extérieure, colorée en vert clair par son immersion dans le sulfate
de cuivre, est en coton et tout à fait imperméable à l'eau, tout en
restant perméable à l'air; elle doit cette propriété à l'application
des procédés qui appartiennent à la maison Husson, dont les produits sont connus sous le nom de *bâches hystasaspes*. Le faux
toit est formé par une bande de toile retombant verticalement
sur les côtés jusqu'au niveau du toit, mais relevée de distance en
distance pour permettre la libre sortie de l'air.

La toile qui forme le toit est divisée en deux parties : l'une
pour le côté droit, l'autre pour le côté gauche. Elles ne se rejoignent pas au niveau du faîte, mais sont séparées par un intervalle de 15 centimètres. A ce niveau, elles sont complétées par
des sangles munies de boucles, sangles qui passent au-dessus de
la pièce de faîte, de sorte que les toiles, tout en étant solidement

maintenues, permettent, grâce à cet écartement, une large aération. De là elles descendent jusqu'à l'arête inférieure du toit, où
elles s'attachent, au moyen de sangles cousues sur leur face inférieure, à la barre horizontale qui existe à cet endroit. Le bas de
la toile, qui arrive jusqu'à terre, est garni de distance en dis-

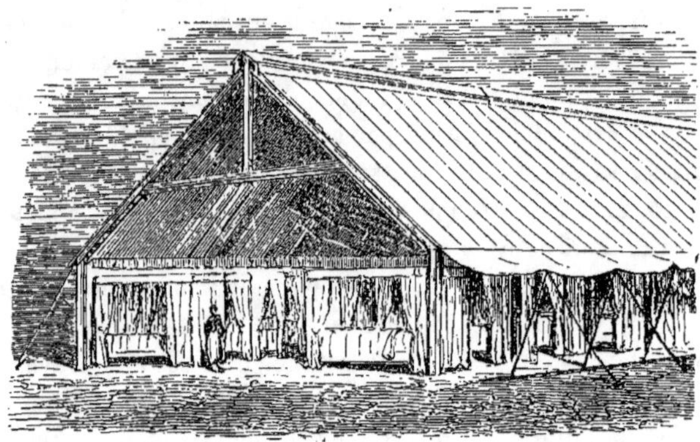

Fig. 23.

tance d'anses de cordes, dont on peut faire varier la longueur et
qui vont s'attacher, non à des piquets ordinaires, mais à des
crochets vissés dans une pièce de bois scellée dans le sol.

La toile intérieure est blanche et n'a pas subi de préparation
particulière. Elle est formée de deux parties distinctes : l'une
constituant le plafond, l'autre les parois latérales.

A partir du centre du plafond, la toile s'étend d'abord horizontalement en suivant la face inférieure des moises, puis elle descend obliquement, en dehors le long des arbalétriers jusqu'à la
base du toit, où elle se termine. Sa fixité est très simplement obtenue au moyen de cordes ou de fils de fer allant d'une extrémité à
l'autre de la tente, et passant dans une série d'anneaux cousus à
la face supérieure et externe de la toile. Au centre, les moitiés
droite et gauche ne se rejoignent pas et laissent une fente de
10 centimètres de large, pour la sortie de l'air intérieur.

Les parois latérales sont disposées en forme de rideaux glissant
sur des tringles de fer. Lorsque le temps est beau, la toile extérieure, dans la partie qui forme les parois latérales, se relève
horizontalement au moyen de bâtons fichés dans le sol et main-

tenus par des cordes de tension ; elle constitue alors une galerie couverte sous laquelle les malades peuvent s'asseoir et se promener et qui protège du soleil l'intérieur de la tente.

Pendant la chaleur du jour, les rideaux intérieurs sont largement ouverts, et les malades sont alors tout à fait en plein air, non plus sous une tente, mais sous une sorte de vaste parasol.

Grâce à l'écartement considérable qui existe entre le toit et le plafond intérieur, les rayons solaires ne parviennent pas à élever la température intérieure ; et pendant la nuit, la couche d'air interposée dans l'écartement des deux toiles empêche le froid de se faire sentir.

L'absence de fenêtres, ou d'ouvertures en tenant lieu, pourrait laisser craindre qu'il ne règne dans la tente une demi-obscurité défavorable ou nuisible à l'exercice de la chirurgie ; il n'en est est rien. La translucidité des toiles est assez grande pour que le jour soit suffisant, même quand les deux toiles sont abaissées et que les ouvertures servant de portes sont hermétiquement fermées.

Jusqu'à ce moment (12 octobre), les malades se sont tous trouvés heureux du séjour sous la tente. Je l'ai inaugurée en y passant la première nuit avec quelques-uns de mes élèves ; et bien que la toile extérieure ait été à dessein maintenue relevée sur un des côtés, aucun de nous n'a eu à se plaindre du froid. Aujourd'hui que la température est plus basse, chaque malade a sur le pied de son lit une seconde couverture qu'il attire à lui, lorsque, vers 3 ou 4 heures du matin, il éprouve le besoin d'un peu plus de protection. Pendant les grandes chaleurs de cet été, le thermomètre s'est exceptionnellement élevé à 29° ; la température étant, du reste, de 50° au soleil ; le maximum ordinaire était 26° centigrades, mais le renouvellement incessant de l'air rendait le séjour de la tente très agréable et la chaleur fort supportable.

Je ne dois pas devancer le jugement de la commission, mais je puis dire que les résultats cliniques sont des plus satisfaisants.

Un amputé de la jambe a guéri sans accidents ; deux fractures compliquées de plaie pénétrante dans le foyer de la fracture ont été suivies de guérison ; deux autres, dont l'une de la jambe avec issue du tibia et pénétration probable dans l'articulation, sont aujourd'hui en bonne voie ; aucun cas d'érysipèle, d'infection puru-

lente, de pourriture d'hôpital ne s'est montré ; les plaies ont eu
constamment le meilleur aspect (il est vrai que je proscris absolument le cérat, à peu près complètement la charpie, et que je ne
fais usage que de compresses imbibées de solutions médicamenteuses) ; des malades qui, dans les salles, avaient perdu l'appétit,
l'ont retrouvé sous la tente ; tout, en un mot, me donne l'espoir
que l'expérience, faite grâce à l'administration, aura un excellent
résultat pour le présent et l'avenir des malades, en contribuant à
propager le système des hôpitaux sous tentes.

Au point de vue de l'aménagement, j'ai également lieu d'être
satisfait ; toutefois, l'expérience acquise cette année me fait croire
que les petites tentes qu'il me reste à décrire doivent être pré-
férées de beaucoup, lorsqu'il s'agit d'hôpitaux mobiles. La grande
tente ou tente-hôpital étant plutôt destinée à servir d'annexe à
des hôpitaux fixes, puisqu'il n'y a guère alors à s'occuper du
transport à grande distance, on pourrait donner à la charpente
plus de force et de résistance, mais en même temps plus de poids.
Peut-être aussi, pour éviter la dépense qu'entraînerait l'usure
assez rapide de la toile extérieure formant toit, y aurait-il avantage à la remplacer par un toit permanent en planches. On aurait
alors une tente-baraque ; mais je crois qu'en donnant à celle-ci,
sauf cette modification, toutes les autres dispositions de la tente-
hôpital que je viens de décrire, on créerait également un type
excellent d'hôpital d'été annexé à un hôpital ordinaire. C'est ce
que l'avenir seul pourra prouver.

4° *Tentes d'ambulance et tentes d'isolement.*

Pouvoir isoler les malades atteints de pyémie, de pourriture d'hôpital, d'érysipèle, est le désir de tout chirurgien pénétré de cette
vérité : que la contagion est la cause de la fréquence si malheureuse de ces complications, parmi les blessés et les opérés de nos
grands hôpitaux. Il serait donc à souhaiter que l'on pût avoir à sa
disposition des baraques ou des tentes d'isolement. C'est ce qui
existe à la Charité royale de Berlin. D'après le dessin qu'en donne
Fischer, ces tentes, de forme carrée, sont soutenues par quatre
montants en bois formant les angles et supportant un toit formé
par une toile tendue sur quatre bancs de bois qui se rejoignent au
sommet de la tente. Deux des parois sont constituées par deux

rideaux de toile s'écartant pour former portière ; les deux autres côtés sont formés par une toile qui, en s'enroulant sur un cylindre, permet de supprimer, lorsque le temps est beau, une ou plusieurs des parois latérales. Cette disposition doit avoir pour effet de diminuer un peu les inconvénients qui, au point de vue de la chaleur, résultent de l'emploi d'une seule épaisseur de toile. Chaque tente renferme deux lits.

Le besoin d'isoler certains malades existant en toute saison, il semble que la baraque devrait être préférée à la tente. Je ne suis pas de cet avis. Une baraque sera toujours beaucoup plus difficile à chauffer qu'une chambre ordinaire, et puisqu'il ne s'agit ici que d'hôpitaux permanents, ce qu'il faut, c'est que l'hôpital soit construit de telle façon que le chirurgien puisse avoir à sa disposition quelques chambres d'isolement *réel*. Si nous nous bornons à comparer la baraque et la tente, je donne la préférence à la tente, car, puisqu'il s'agit de maladies pouvant se propager par infection, la tente peut être assainie par un moyen d'une simplicité élémentaire : le blanchissage de la toile ; tandis que les fentes existant entre chaque planche, et les porosités du bois, dont est formée la baraque, forment un réceptacle toujours prêt à l'absorption et à la conservation des miasmes infectants.

J'ai rapproché la tente d'isolement de la tente d'ambulance, parce que cette dernière peut être parfaitement utilisée, dans le cas où l'on voudrait isoler un ou plusieurs malades ; c'est ce qui ressortira de leur description.

En étudiant la mortalité après les amputations dans les armées française, anglaise et américaine, et en cherchant les causes de l'infériorité si déplorable et malheureusement si incontestable des résultats observés dans notre armée, j'ai montré que l'une des plus importantes était l'abus, et l'on pourrait même dire l'emploi des évacuations. Lorsqu'une bataille a jeté sur le sol des milliers de malheureux blessés, il faut leur chercher un abri sous lequel on puisse leur donner des soins ; on les transporte dans les villes les plus voisines, parfois à de grandes distances ; on en emplit les hôpitaux déjà existants, les édifices publics transformés en hôpital ; puis lorsque l'encombrement menace d'exercer, et trop souvent lorsqu'il exerce déjà ses terribles ravages, on évacue plus loin encore les blessés les plus *transportables*.

Pour effectuer ce transport d'une ville à une autre, on n'a pas toujours à sa disposition un chemin de fer, un fleuve ou la mer ; d'ailleurs, cette ressource manque et manquera toujours pour transférer le blessé du lieu où il est tombé jusqu'à l'hôpital de la ville voisine, jusqu'au wagon ou jusqu'au navire qui doit le recevoir. Que fait-on dans ces circonstances? on met en réquisition toutes les voitures, de quelque nature qu'elles soient, et l'on peut imaginer quelle est la situation d'un malheureux atteint d'une fracture de cuisse par coup de feu, auquel on fait faire cinq ou dix lieues, couché sur de la paille jetée au fond d'un chariot non suspendu. Mais, diront quelques personnes, n'a-t-on pas pour cet usage les voitures d'ambulance, exemptes de ces inconvénients, puisqu'elles sont spécialement disposées pour recevoir des blessés?

Nous avons vus rassemblés au Champ de Mars, lors de l'Exposition de 1867, les spécimens du matériel d'ambulance de presque toutes les nations. Ce matériel fut soumis à de nombreux essais par la commission des ambulances internationales, et non seulement parce que j'ai pris part à ses travaux, mais surtout parce que j'ai vu à l'œuvre en Italie et au Schleswig, le matériel des armées française, autrichienne et prussienne, j'ai acquis la conviction que, sauf peut-être la voiture américaine, nous ne possédons aucun moyen de transport irréprochable. Il y a plus : quelque complet, quelque nombreux qu'on suppose le matériel de transport, il ne pourra jamais être, après une bataille, à la hauteur des besoins, car une armée ne s'embarrassera jamais des centaines de voitures d'ambulance qui seraient indispensables pour transporter quelques milliers de blessés.

Au lieu de chercher à améliorer les moyens de transport, il faut chercher à les rendre inutiles ; il faut qu'une révolution s'accomplisse dans le mode de secours à donner aux victimes de la guerre ; il faut que le blessé cesse d'aller chercher, parfois fort loin, un hôpital souvent encombré ; il faut que l'hôpital vienne vers le blessé.

Grâce au décret de Montebello, devenu l'article le plus important de la convention de Genève, acceptée aujourd'hui par tous les États européens, les ambulances sont neutralisées, et il n'est plus besoin de soustraire les blessés aux vicissitudes de la fortune, en les mettant à l'abri dans des villes susceptibles d'être défendues, et, sous ce rapport, rien n'empêche que les hôpitaux soient créés à l'endroit ou près de l'endroit où s'est donnée la bataille. Or, il ne s'agit pas, bien entendu, d'hôpitaux construits en pierre, de fastueux monuments ; des tentes, voilà tout ce qu'il faut, et comme je l'écrivais dans ce journal, il y a plusieurs mois (*Gaz. hebd.*, 1868, p. 532) : on transporte plus facilement une pièce de toile et des pieux que des blessés ; il ne faut pas, pour cela, s'ingénier à trouver des voitures bien suspendues, munies de banquettes élastiques ou de lits à l'abri de secousses, et, puisque de toute façon l'ambulance doit avoir ses charrois, je soutiens qu'il est plus facile de transporter des tentes pour soixante blessés que de transporter trente hommes plus ou moins grièvement blessés. Dans le premier cas, un chariot suffit (je le prouverai plus loin) ; dans le second, il suffirait à peine de dix voitures d'ambulance.

Mais vous n'y songez pas, répondra le préjugé : donner de simples tentes pour abri à de malheureux malades ; les exposer aux courants d'air, au froid de la nuit, à la pluie, aux intempéries de l'atmosphère, cela n'est pas sérieux. Aujourd'hui, mieux encore que l'année dernière, je puis répondre : les faits sont plus forts que les théories et les raisonnements ; or les faits ont prononcé ; ceux que j'ai observés à l'hôpital Cochin sont une réponse péremptoire, et, quant au bien-être des blessés, il y a quelques jours, 22 octobre, par une température minima de 4° au-dessus de zéro, mes malades, interrogés les uns après les autres, ont tous préféré rester sous la tente que de retourner dans les salles de l'hôpital. Si aujourd'hui je crois devoir les y replacer, c'est que la neige qui tombe en abondance me fait craindre la possibilité d'accidents qu'il est de mon devoir de prévenir.

Malheureusement, les tentes employées dans l'armée, même celle connue sous le nom de « tente du conseil », excellentes pour l'usage auquel elles sont destinées, ne pourraient être utilisées comme tentes d'ambulance. Il fallait, pour rendre pratique l'hospitalisation sous toile, créer un modèle de tente remplissant les conditions de transport et d'établissement faciles, protégeant le malade du froid et de la chaleur, ayant un poids aussi faible que possible, pouvant servir isolément ou pouvant, par le rapprochement de plusieurs tentes, former des salles d'hôpital. L'heureuse détermination prise par M. Husson d'établir à Cochin un hôpital

sous toile me fournit l'occasion ; la tente d'ambulance américaine
dessinée et décrite dans la thèse de M. Schatz, me donna un modèle que je n'eus plus qu'à perfectionner.

Tente d'ambulance américaine (fig. 24). — Cette tente, d'une
construction fort simple, se compose d'une charpente de bois et
d'une toile qui la recouvre. La charpente est formée de deux mâts

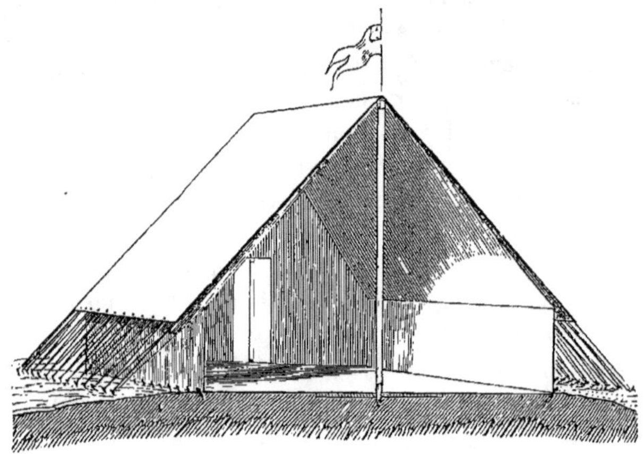

Fig. 24.

verticaux reliés par une poutre horizontale. La toile intérieure
constitue le toit et les parois latérales ; la toile supérieure « *fly* » ne
recouvre que le toit. La toile supérieure ne touche l'inférieure
qu'au niveau du faîte du toit, plus bas, elle s'en éloigne au moyen
de cordes tendues et attachées à des piquets. La toile intérieure
porte au niveau de la ligne qui formera l'arête inférieure du toit un
grand nombre de cordes, qui, en s'attachant aux piquets, servent
à tendre la portion de toile formant toit. L'autre partie descend
verticalement en formant paroi latérale ; des anses de cordes placées à son bord inférieur servent à la fixer à une seconde rangée
de piquets. Chaque côté mesure environ 5 mètres, ce qui donne
une superficie de près de 25 mètres pour six malades.

La tente américaine, quoique constituant un progrès véritable,
présente néanmoins de sérieux inconvénients. Faute de moyen de
soutènement donnant un point d'appui pour former le toit, la toile
extérieure et les cordes qui la complètent forment une ligne droite,

depuis le faîte jusqu'au sol. Cette inclinaison du toit commande
celle de la toile intérieure, ce qui diminue d'autant la capacité de
la tente, et l'on ne peut qu'en se baissant arriver à s'approcher
des parois latérales. Les deux toiles se rejoignant au niveau du
faîte, il n'existe entre elles qu'un intervalle insuffisant partout et
nul, là où il est le plus nécessaire. De plus, ni l'une ni l'autre de
ces deux toiles n'est percée d'ouvertures au niveau du toit, de telle
sorte que la circulation de l'air, soit entre les deux toiles, soit à
l'extérieur de la tente, est aussi peu marquée que possible. Enfin,
la toile extérieure ne recouvre ni les pignons, ni les parois latérales, et rien n'empêche, précisément au niveau du lit des malades,
le refroidissement nocturne.

Tente d'ambulance (modèle de l'auteur). — Une disposition
particulière m'a permis de créer un modèle exempt des inconvé-

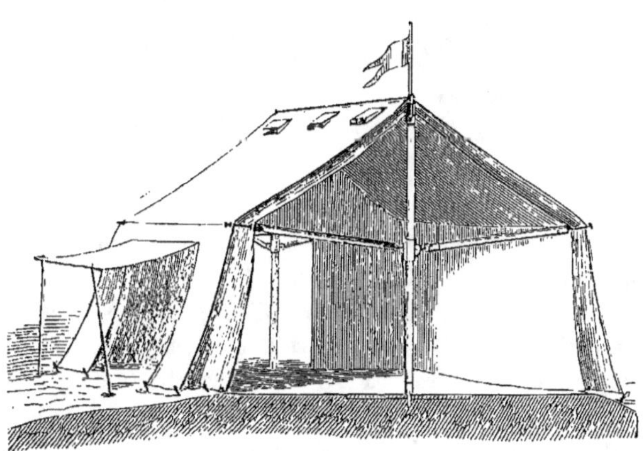

Fig. 25.

nients que présente la tente américaine. Cette disposition consiste
dans l'emploi d'un compas donnant point d'appui pour former le
toit, et servant en même temps à établir et à maintenir invariable
l'écartement des deux toiles. Le squelette de la tente se compose
de deux tiges verticales, réunies au niveau du faîte par une barre
horizontale glissée dans un fourreau formé par la toile inférieure.
Les deux toiles descendent parallèlement, comme on le voit dans
la figure, jusqu'au bout du toit; puis elles gagnent le sol où elles
se fixent par le moyen de quelques piquets (fig. 25).

Les parois verticales correspondant aux pignons sont également formées d'une toile double, et sont percées chacune d'une double porte, qui s'ouvre en roulant la toile sur elle-même, et en la fixant au moyen de deux sangles. La toile extérieure porte de chaque côté au niveau du faîte trois fenêtres en soufflet ; la toile intérieure est percée au niveau d'un grand nombre d'ouvertures. La circulation de l'air entre les deux toiles et à l'intérieur de la tente est très complète, garantit de toute élévation de température et assure une aération constante et énergique, surtout lorsqu'on maintient les portes ouvertes.

Le compas est formé par deux tiges de bois, articulées au centre sur un cylindre métallique, qui glisse librement le long des sup-

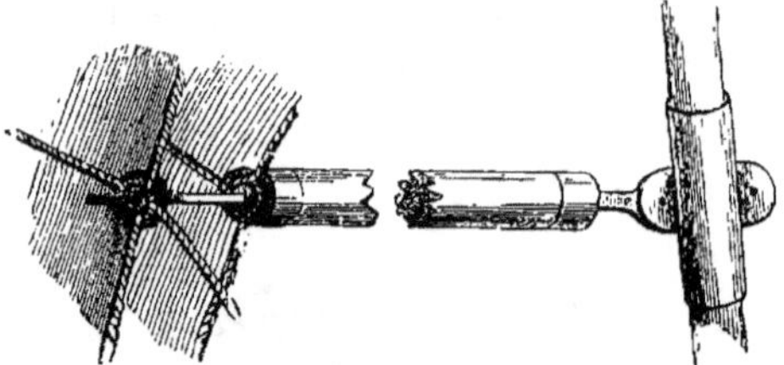

Fig. 26.

ports verticaux. A leur extrémité libre, les branches du compas se terminent par une broche de fer munie d'un pas de vis et de deux écrous. Cette broche passe au travers d'ouvertures percées dans les bords de la toile au niveau de l'arête inférieure du toit. La toile intérieure appuie sur le rebord formé par l'extrémité de la tige de bois ; la toile extérieure repose sur un écrou vissé sur la broche métallique à la distance de 20 à 25 centimètres ; le second écrou qui n'existe pas sur le dessin, et qui du reste n'est pas indispensable, empêche la toile de pouvoir abandonner le compas.

Le bord des deux toiles, depuis le faîte jusqu'au sol, est garni d'une corde ralinguée, comme on le fait pour les voiles. Ces cordes, allant s'attacher aux piquets d'angles, assurent la fixité de la tente, car elles se trouvent plus ou moins tendues, suivant qu'en relevant le centre du compas, on écarte en les relevant ses extrémités libres. Une autre corde horizontale va d'une extrémité à l'autre de la tente, c'est elle qui fixe et dessine le bas du toit. Celle qui est ralinguée sur la toile extérieure se continue, comme on le voit sur la figure 26, par un bout laissé libre pour aller se fixer à des piquets enfoncés dans le sol, il sert à tendre horizontalement le toit et à empêcher la tension de la toile de fausser le compas. Disons en passant et sans entrer dans des détails de fabrication, que l'expérience nous a montré que des sangles cousues sur la toile remplaceraient avantageusement ces cordes ralinguées, sur la tension desquelles agit beaucoup l'état hygrométrique de l'air.

Outre les deux portes percées sur chaque pignon, une large porte formant auvent est taillée dans la partie qui répond aux parois latérales. Une modification très simple et qui n'augmenterait ni les frais de fabrication, ni la difficulté d'installation, permettrait de donner à la tente la disposition que représente la figure suivante, disposition telle qu'on puisse, pendant la chaleur du jour, mettre le malade en plein air, tout en le garantissant des rayons solaires.

Il suffirait de diviser la toile intérieure en deux parties, comme cela existe dans la grande tente de l'hôpital, l'une répondant au toit, l'autre aux parois latérales ; celle-ci glissant comme le feraient des rideaux sur une corde horizontale allant d'une extrémité à l'autre de la tente, et s'attachant aux deux compas, pourrait être ramenée vers les angles.

L'inspection des dessins permet facilement de comprendre les avantages que la tente d'ambulance, dont nous avons fait usage pendant cet été, présente sur la tente américaine.

L'espace laissé libre (et par conséquent la quantité d'air allouée à chaque malade) est notablement augmenté par suite de la verticalité des parois, et, loin d'être obligé de se baisser pour approcher des lits, on peut circuler partout, même la tête couverte, sans heurter nulle part le toit (fig. 27).

La circulation de l'air, soit entre les toiles, soit à l'intérieur de la tente, est aussi complète qu'on peut le désirer, et il est facile de l'augmenter ou de la diminuer, suivant l'état de l'atmosphère.

L'état hygrométrique de l'air modifie incessamment la tension des toiles ; il suffit, pour remédier à ces modifications, de hausser ou de baisser les compas ; rien de pareil n'est possible avec la tente américaine.

La toile étant double sur tous les points, les malades sont beaucoup plus efficacement protégés, aussi bien contre la chaleur du jour que contre le froid de la nuit.

La tente d'ambulance, telle que nous l'avons conçue et telle qu'elle a été exécutée sur l'autorisation de l'administration, mesure 5 mètres de chaque côté, c'est-à-dire une superficie de 25 mètres carrés. Elle peut recevoir, sans qu'il y ait encombrement, six lits, car il reste 1 mètre d'intervalle entre chaque lit, et le cubage afférent à chaque malade ne doit pas être évalué pour un hôpital sous toile comme pour un hôpital ordinaire. Chaque tente fabri-

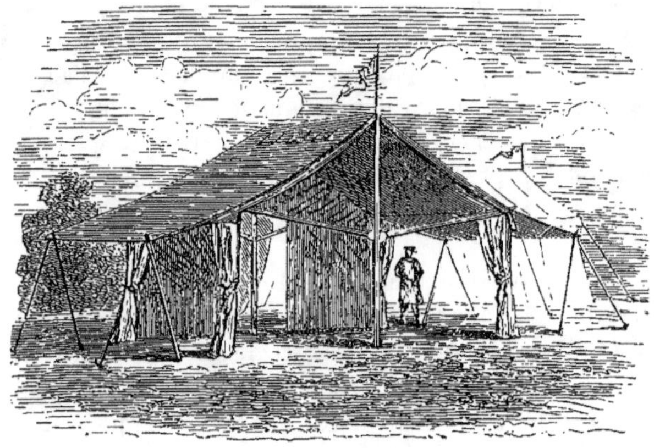

Fig. 27.

quée par la maison Husson avec les toiles hystasaspes, pour lesquelles elle est brevetée, coûte environ 800 francs. Le prix de revient est donc de 133 francs par lit.

La tente d'ambulance peut être parfaitement utilisée dans la pratique hospitalière comme tente d'isolement, soit en la laissant avec ses dimensions, soit en la réduisant à de moindres proportions.

En rapprochant les unes des autres un nombre plus ou moins considérable de ces tentes, on peut constituer des salles de dix, quinze, vingt malades et plus ; salles communiquant par l'intermédiaire des portes percées dans les parois formant pignon, mais qu'on peut diviser en autant de sections isolées par la fermeture des portes de communication. Pour maintenir rapprochées plusieurs tentes, il suffit d'engager dans une lame de fer percée de deux trous, les extrémités libres des compas des deux tentes contiguës.

En cas d'accident atteignant un grand nombre de personnes, d'épidémies, et même, il faut tout prévoir, de guerre civile, il suffirait d'avoir en réserve un certain nombre de ces tentes, pour pouvoir en deux heures au plus, créer sur n'importe quel point de Paris, un hôpital temporaire ; car *dix minutes au plus sont nécessaires à des hommes exercés à la manœuvre, pour les dresser ou les démonter.*

Utile dans la pratique hospitalière ordinaire, notre modèle de tente d'ambulance nous paraît d'une utilité considérable dans la chirurgie d'armée, puisqu'on a entre les mains les moyens de former sur place des hôpitaux de champ de bataille. Le poids de chaque tente est de 100 kilogrammes ; un seul fourgon peut donc en transporter dix, c'est-à-dire un hôpital pour soixante malades, lesquels exigeraient, pour être mal transportés, au moins six voitures d'ambulance.

Mais, ce n'est pas tout que d'avoir un abri à donner au blessé, il faut encore l'amener du lieu où il est tombé jusqu'à l'endroit où l'on a dressé les tentes, il faut que là il trouve un lit pour le recevoir.

En prenant part aux travaux de la Société internationale de secours aux blessés militaires, j'eus, il y a deux ans, l'occasion de m'occuper pratiquement de cette question, et la seule solution satisfaisante était, suivant moi, de trouver le moyen de supprimer tout transbordement et de relever le blessé, là où il était tombé, *sur un brancard qui deviendrait son lit d'hôpital.* Le brancard que j'ai imaginé à cette époque me paraît susceptible de remplir cette indication. Très simple dans sa composition, et par conséquent peu coûteux, très solide, et fort léger, il sert, comme les civières de l'armée, à aller chercher le blessé à l'endroit même où a eu lieu le combat. Placé sur un train qui se compose de deux roues, d'un essieu et de deux ressorts terminés en fourche pour embrasser les tiges du brancard, il peut être roulé par un seul homme le long des chemins d'exploitation qui servent au passage des charrues ou des voitures utilisées dans l'agriculture jusqu'à l'endroit où s'élève l'hôpital, et un seul train de roues peut servir successivement à un grand nombre de brancards ; arrivée à destination, la civière est descendue, et grâce aux pieds et à la têtière dont elle est munie, elle devient un lit.

Ce brancard nous sert depuis dix-huit mois à l'hôpital Cochin, soit pour aller en ville chercher des blessés, soit pour promener nos malades dans les jardins, et nous avons pu nous assurer

par la pratique de sa solidité et de son utilité, et je crois fermement que nous avons dès maintenant la possibilité de réaliser
dans l'hospitalisation des blessés militaires une révolution que
je crois indispensable au salut de nos soldats, dont la vie s'est
trouvée si souvent compromise et perdue par l'usage et surtout
par l'abus des évacuations.

Conclusions.

Le traitement des blessés à l'air libre est préférable au séjour
dans les salles ordinaires de nos hôpitaux. On devra donc y
avoir recours toutes les fois que le climat ou la saison le permettront.

Comme annexes d'hôpitaux permanents, on peut employer la
tente ou la baraque. Toutefois, la tente nous paraît avoir sur la
baraque l'avantage d'une protection plus grande contre la chaleur
solaire, d'une aération plus parfaite, d'une purification plus
facile, par le lavage des toiles, en cas d'imprégnation par les
miasmes ; d'un séjour plus gai par suite de la possibilité de supprimer à volonté les parois latérales en les convertissant en galeries couvertes.

L'inconvénient de l'usure probablement assez rapide de la toile
servant à former le toit extérieur de la tente nous paraît largement
compensé par les avantages que nous venons de signaler.

Qu'il s'agisse de baraques ou de tentes, il est indispensable
qu'elles soient constituées par des doubles parois, percées de larges
ouvertures au sommet du toit ; c'est à cette condition seulement
qu'on s'oppose efficacement à l'élévation de la température intérieure.

La tente-hôpital construite à l'hôpital Cochin, nous a paru réaliser *toutes* les conditions désirables.

La tente d'ambulance peut être utilisée comme tente d'isolement. Elle peut surtout être employée dans la chirurgie militaire pour former des hôpitaux transportables, et donne le
moyen de supprimer les évacuations des blessés à de grandes
distances.

Les faits observés par nous sont encore trop peu nombreux pour permettre des conclusions rigoureuses ; mais nous avons obtenu sous la tente des résultats thérapeutiques assez remarquables pour que nous y trouvions la confirmation de nos idées à l'égard de la supériorité de ce mode d'hospitalisation [1].

(1) A l'occasion de ce travail sur les *Hôpitaux sous tente*, L. Le Fort reçut de la reine de Prusse, Augusta, la lettre suivante, que sa date seule suffirait à rendre intéressante :

« Monsieur Le Fort,

« Tout ce que la charité et la science peuvent inventer pour adoucir les souffrances humaines éveille, comme de raison, ma sollicitude et ma sympathie. C'est vous dire que j'ai reçu avec un vif intérêt le mémoire que vous avez publié sur les hôpitaux sous tente ; la tente modèle que vous avez créée me paraît, autant que j'en puis juger, réunir de précieuses qualités, qui la rendront fort utile. Je vous félicite, Monsieur, d'avoir dirigé l'emploi de vos facultés vers un but aussi louable qu'important, et je ne puis que vous encourager à persévérer dans cette bonne voie.

« Berlin, le 6 avril 1870.

                                        « AUGUSTA. »

V

PANSEMENT SIMPLE

PAR BALNÉATION CONTINUE[1]

La mortalité après les opérations, plus élevée dans la pratique nosocomiale que dans la pratique civile, plus forte dans les grands hôpitaux des villes que dans les petits hôpitaux de la campagne, plus considérable dans ceux de Paris que dans ceux de Londres, tient surtout à l'apparition plus ou moins fréquente de deux redoutables complications : l'infection purulente et l'érysipèle.

A de certains moments, dans certains de nos établissements, ces maladies prennent un développement tel, se montrent avec un tel degré de fréquence, qu'on caractérise du nom d'*épidémie* un état sanitaire assez grave pour qu'on ne puisse plus, pour ainsi dire, faire une incision, sans voir survenir un érysipèle, pour qu'on n'ose plus faire une opération de quelque importance, sans avoir à redouter presque à coup sûr l'infection purulente.

Une pareille situation ne constitue pas seulement un péril constant pour nos malades, elle intéresse d'une manière directe les progrès de la science elle-même. Justement préoccupée par l'incertitude des résultats, la chirurgie parisienne est réduite à s'imposer une extrême prudence, alors que la chirurgie étrangère, parfois sans doute téméraire, peut cependant se laisser aller plus souvent

[1] Travail lu à l'Académie de médecine le 31 mai 1870, et publié in *Gazette hebdomadaire de méd. et de chir.* 1870.

à une hardiesse qu'autorise la rareté plus grande de ces complications graves, si fréquentes dans la plupart de nos hôpitaux.

Lorsqu'on voit ces maladies se disséminer, s'étendre avec tous les caractères qu'on attribue aux épidémies, et lorsqu'on remarque en même temps que ces épidémies, comme celles de fièvre puerpérale, se concentrent tantôt dans un hôpital, tantôt dans un autre, se limitent à un seul service, sans s'étendre sur le service voisin, il est difficile de ne pas admettre qu'il existe pour l'érysipèle et l'infection purulente, aussi bien que pour la fièvre puerpérale, une cause capable d'amener de tels effets, et que cette cause soit autre que *le caractère contagieux, ou plutôt infectieux par contagion*, de ces graves complications des traumatismes accidentels, chirurgicaux ou puerpéraux.

Pour que de pareilles épidémies se produisent, il faut qu'un cas spontané en soit le départ; elles seront donc rares, si ces cas isolés sont peu fréquents; elles seront plus rares encore si, lorsque ces cas accidentels se développent, nous avons su diminuer chez les autres malades la réceptivité morbide à l'action du germe infectieux.

Diminuer la fréquence des cas spontanés d'érysipèle et d'infection purulente, prévenir la dissémination générale de ces maladies, si l'on n'a pu empêcher leur développement isolé sur un malade, tel est le problème dont il importe de chercher et d'obtenir la réalisation. En dehors des conditions constitutionnelles dépendant de la race ou des habitudes antérieures de nos opérés, conditions qu'il ne nous est pas donné de modifier, trois causes surtout contribuent à rendre plus ou moins fréquents l'érysipèle et la fièvre purulente : ce sont la nature du milieu où est soigné l'opéré, le régime diététique qui lui est prescrit, le mode de pansement employé.

Les améliorations considérables apportées depuis dix ans dans l'hygiène de nos hôpitaux, l'emploi plus général d'un régime alimentaire plus largement réparateur, et dans lequel entrent peu à peu, dans une large proportion, l'usage des stimulants et des toniques, ont amélioré nos résultats chirurgicaux. C'est ce que nous permettent de constater les travaux statistiques si intéressants publiés par l'administration des hôpitaux.

L'hygiène, le régime, influent puissamment sur le développement plus ou moins fréquent de la fièvre purulente spontanée; les pansements mis en usage peuvent prévenir la dissémination de cette maladie ; ils peuvent empêcher non seulement la propagation, mais même l'apparition de l'érysipèle.

Si nous pouvons dire : pas d'épidémie sans contagion, nous pouvons dire aussi : pas d'infection purulente, pas d'érysipèle chirurgical, peut-être même pas d'érysipèle, sans plaie, soit de la peau, soit des muqueuses. Aussi, bien que l'idée de la contagiosité de ces maladies soit loin d'être acceptée par tous les chirurgiens, tous ou presque tous, conduits, éclairés, par l'observation, ont vu que l'air atmosphérique jouait un rôle important dans la propagation de ces affections, soit qu'ils attribuassent à l'air en lui-même des propriétés nuisibles, soit qu'ils le considérassent comme dangereux en permettant ou en amenant la décomposition du pus et la formation de matières septiques. D'autres, également dans la vérité, bien que dirigés par des idées toutes différentes, ont cherché surtout à empêcher l'absorption des germes infectieux en provoquant l'oblitération des vaisseaux absorbants existants à la surface des plaies, tantôt en modifiant les méthodes de diérèse, tantôt en couvrant la blessure accidentelle ou chirurgicale de solutions astringentes ou même caustiques.

Substituer à l'instrument tranchant, qui laisse béantes les ouvertures vasculaires, des moyens de destruction amenant l'oblitération immédiate des vaisseaux, tel est le problème qu'ont cherché à résoudre et qu'ont plus ou moins résolu la cautérisation sous ses diverses formes, la galvanocaustique, l'électrolyse et surtout l'écrasement linéaire, auquel nous ajouterions la ligature extemporanée, si elle n'était, sous un autre nom, la même méthode pratiquée avec des instruments moins parfaits.

Les modifications dans les procédés de diérèse chirurgicale ne nous arrêteront pas, car nous avons seulement en vue une modification apportée à la pratique des pansements, et nous ne prendrons dans l'inépuisable question du traitement des plaies que les points qui sont en rapport direct avec le mode de pansement, sur lequel nous désirons appeler l'attention.

Après avoir pendant longtemps, sous les noms de *digestifs*, *maturatifs*, *détersifs*, *agglutinatifs*, *fondants*, *résolutifs*, etc., multiplié les formules de pommades ou d'onguents, les chirurgiens n'ont plus guère eu recours qu'au cérat, et l'on cherchait, dans son emploi, moins à modifier la surface de la plaie qu'à empêcher l'adhérence des pièces du pansement. Aujourd'hui le cérat a heureusement beaucoup perdu de son ancienne faveur, la chirurgie étrangère l'a presque complètement rejeté, et, pour ma part, je le proscris d'une manière absolue, car on peut légitimement lui accorder, tel qu'il est employé dans nos hôpitaux et par nos élèves, une large part dans la production si fréquente des érysipèles traumatiques.

C'est dans un esprit plus scientifique, c'est dans le but, c'est avec l'espoir d'atteindre dans leur origine primordiale les causes de l'érysipèle, et surtout de l'infection purulente, que les chirurgiens contemporains et plusieurs de nos maîtres ont imaginé et préconisé certaines méthodes de pansement. Extrêmement variées dans les moyens mis en usage, ces méthodes se relient par le lien commun de la parité des indications qu'elles cherchaient à remplir, et elles peuvent se classer en plusieurs groupes distincts, dont nous ne citerons que les plus importants, et que nous caractériserons par leurs principaux représentants.

Empêcher le contact de l'air est le problème que M. Laugier a cherché à réaliser par son pansement occlusif à la baudruche ; mais cette occlusion, complète dans les cas de plaies peu étendues ou peu profondes, comme les brûlures, n'est que très imparfaite, si même elle existe, quand il s'agit de plaies d'amputation fournissant une suppuration abondante.

L'application de la baudruche empêche l'écoulement du pus, et force à pratiquer plus ou moins souvent la perforation de la couche isolante ; M. Chassaignac, par le pansement par occlusion, a empêché en grande partie l'action de l'air, tout en permettant l'écoulement du pus ; mais le pansement dit par occlusion, excellent quand il s'agit de plaies déjà anciennes et dont les granulations sont en plein développement, a pour base le diachylon. Or, je crois cette substance d'un usage parfois dangereux quand on l'applique sur des plaies tout à fait récentes, et son emploi m'a paru assez souvent être le point de départ et la cause d'érysipèles.

Si M. Chassaignac dans son pansement par occlusion, cherche à permettre l'écoulement de la suppuration, du moins il ne considère pas comme un danger le contact avec la plaie de pus non altéré. Empêcher la stagnation du pus, l'enlever complètement au fur et à mesure de sa formation, tout en mettant la plaie à l'abri du contact de l'air, tel est le but que s'est proposé M. Jules Guérin par son appareil à aspiration continue. Cette méthode, capable de donner d'excellents résultats dans le traitement des plaies d'amputation, remplit même d'une manière complète une indication importante sur laquelle nous aurons à revenir à propos de la méthode de M. Lister de (Glasgow); mais on peut lui reprocher une complication instrumentale et une difficulté d'application qui ne sont pas sans importance.

MM. Mayor (de Lausanne), Langenbeck et Valette (de Lyon), se sont proposés d'isoler la plaie de l'air atmosphérique et de dissoudre le pus à mesure qu'il se produit en plongeant le moignon dans un bain permanent d'eau tiède. Cette méthode, à laquelle se rattache surtout le nom du professeur de Berlin, n'a fourni à Paris que d'assez mauvais résultats; il est vrai que les appareils employés, très différents de ceux dont on faisait usage en Allemagne, contribuaient beaucoup aux insuccès en amenant un arrêt de la circulation dans le moignon que comprimait à sa racine un manchon de caoutchouc. La balnéation continue bien appliquée a donné de bons résultats pour les amputations de la jambe et de l'avant-bras; mais elle est d'une adaptation très difficile aux amputations de cuisse; la nécessité d'entretenir dans le bain une température constante, le besoin d'appareils spéciaux, ont fait peu à peu restreindre l'application d'une méthode qui, pendant plusieurs années, a joui à l'étranger d'une assez grande faveur.

Au lieu d'enlever le pus qu'ils ne considéraient pas comme nuisible tant qu'il n'était pas altéré, au lieu d'empêcher le contact de l'air, agent de cette altération, d'autres chirurgiens ont cherché à prévenir la décomposition du pus et à le rendre imputrescible en couvrant la plaie de substances antiputrides ou en imbibant les pièces de pansements de solutions désinfectantes ou antiseptiques. A cette méthode appartient l'usage du permanganate de potasse, du coaltar, de l'acide phénique, de l'hypochlorite de chaux, de l'acide thymique, et de beaucoup d'autres substances dont cette courte note ne comporte pas la longue énumération. Empêcher la décomposition du pus peut suffire à empêcher l'infection putride; il nous paraît plus que douteux que l'on puisse ainsi empêcher l'infection purulente.

Les bains d'acide carbonique, d'oxygène, l'incubation, sont des moyens à peu près complètement abandonnés.

L'oblitération immédiate des vaisseaux, amenée par plusieurs méthodes de diérèse au moment même de l'opération, a été cherchée par l'emploi de pansements pratiqués avec certaines substances qui, ainsi que cela a lieu pour le perchlorure de fer, quand il est concentré, escharifient, superficiellement il est vrai, les parties saignantes, ou, comme l'alcool et le perchlorure dilué, coagulent l'albumine et amènent la formation d'un coagulum à l'embouchure des vaisseaux. Cette méthode, très vantée il y a quelques années, se rapproche des applications de fer rouge et de poix fondue en honneur il y a quelques siècles ; elle a, il est vrai, le mérite d'être moins douloureuse, quoiqu'elle le soit encore dans une très large mesure, mais elle parait passible du grave reproche de ne pas remplir le but qu'elle paraissait permettre d'atteindre.

Recherchant la simplicité dans les pansements, regardant avec raison comme très important d'entretenir la plaie dans un grand état de propreté, les chirurgiens anglais ne font guère usage depuis longtemps que de compresses de charpie (*lint*) trempées dans l'eau ou dans quelque solution médicamenteuse, et pour empêcher l'évaporation trop rapide du liquide, ils recouvrent, à l'imitation de Percy, Liston, Amussat, les pièces de pansement d'une petite pièce de tissu imperméable. Cette pratique, une des meilleures par sa simplicité et aussi par ses résultats, est cependant passible de quelques reproches. L'évaporation s'opère malgré le tissu imperméable, surtout vers les bords de l'appareil, et la dessiccation a l'inconvénient d'amener sur ces points l'adhérence des compresses avec la surface de la plaie et de déterminer assez souvent l'excoriation des bourgeons charnus, un très léger écoulement de sang au moment où l'on renouvelle le pansement, accident peu grave sans doute, mais qui cependant a une certaine importance, car en transformant en quelque sorte en une plaie récente, quoique sur une très petite surface, une plaie déjà ancienne et dont les bourgeons charnus étaient à leur état de développement complet, il devient trop souvent le point de départ d'un érysipèle.

Convaincu de la contagiosité de l'érysipèle et de l'infection purulente, croyant que la propagation de la maladie a lieu par infection et que la contamination a pour agent ou pour intermédiaire des germes qui, transportés par l'air de la salle d'un malade sur un autre, agissent comme des ferments sur la surface des plaies, M. Lister (de Glasgow), aujourd'hui professeur à Edinburgh, cherche à tuer, à détruire sur la plaie même les germes que l'air a pu y transporter. Pour arriver à ce résultat, il lave la plaie avec une solution faible d'acide phénique, la recouvre de pièces à pansement imbibées de cette même substance, et il pousse la précaution, cette fois un peu minutieuse, jusqu'à purifier par le même moyen son bistouri et les fils à ligature en les trempant dans un mélange d'huile et d'acide phénique. Le pansement antiseptique a joui un instant en Angleterre d'une grande faveur, il semble y être aujourd'hui un peu moins en honneur, du moins d'après ce que j'ai pu voir il y a quelques jours à Londres ; mais, s'il ne paraît pas, du reste, avoir donné, même entre les mains de son auteur, les brillants résultats qu'on en attendait tout d'abord ; s'il ne semble pas s'opposer au développement spontané de l'érysipèle, il paraît du moins avoir quelques avantages, quant à la propagation par infection de cette maladie et de l'infection purulente.

En résumé, si nous recherchons, si nous rapprochons les indications que les chirurgiens ont cherché à réaliser par leurs différentes méthodes de pansement, nous trouvons les indications suivantes :

Mettre la plaie à l'abri du contact de l'air ;

La modifier quand il y a lieu par l'application de substances médicamenteuses ;

Entretenir autour d'elle une certaine humidité ;

Empêcher la décomposition du pus qui imbibe le pansement ;

Maintenir la plaie dans un grand état de propreté ;

Prévenir l'adhérence des pièces de pansement ;

Détruire les germes qui pourraient être le point de départ d'une infection.

Une légère, très légère modification aux pansements généralement employés, m'a permis, je crois, de remplir ces indications. Comme je viens de le dire, je rejette d'une manière absolue l'usage des corps gras quels qu'ils soient, j'étends la même proscription au diachylon, mais seulement quand il s'agit d'une plaie récente, et dans aucun cas, du moins dans les hôpitaux, je n'emploie la charpie, car par sa faculté d'absorption elle peut être le réceptacle de germes infectieux. Je recouvre la plaie d'une ou plusieurs compresses trempées dans un mélange d'eau et d'un dixième environ d'alcool ordinaire ou d'alcool camphré; si la plaie a besoin d'être excitée, j'ajoute en diverse proportion, suivant les cas, une solution de sulfate de zinc au dixième, et j'enveloppe toute la partie correspondante du membre avec un morceau de taffetas ciré, maintenu lui-même en place par quelques tours de bande, et je veille avec soin à ce que l'enveloppement soit complet et hermétique. L'évaporation du liquide qui imprègne les compresses ne pouvant avoir lieu, les produits de l'évaporation insensible qui s'opère normalement à la surface de la peau étant retenus, le pansement se trouve transformé en une sorte de bain continu.

Sans les inconvénients d'une macération qui gonfle les tissus et semble diminuer leur vitalité, sans les ennuis amenés par la nécessité d'appareils difficiles à manier, et qui ne sauraient être d'un usage général, j'obtiens les avantages du bain de Mayor, de Langenbeck et de Valette (de Lyon), ou même de l'irrigation continue. L'action sédative de l'eau, tempérée, suivant les indications, par l'usage de solutions médicamenteuses, modère l'inflammation et la maintient dans les limites nécessaires au travail de cicatrisation. Le pus, à l'abri du contact permanent de l'air, ne subit aucune modification; il reste, il est vrai, en rapport avec la plaie, mais le pansement par occlusion nous a montré depuis longtemps l'innocuité du pus non altéré. Les compresses ne pouvant se dessécher n'adhèrent nulle part, se détachent facilement, et l'on n'a pas à craindre l'excoriation des bourgeons charnus. Quant à la propreté, il est facile de voir qu'on l'obtient d'une manière absolue. Enfin, si l'on admet les idées d'infection, de transport de germes, la plaie arrosée au moment du pansement d'eau alcoolisée, recouverte de compresses trempées dans la même solution, enveloppée hermétiquement d'une étoffe imperméable, est complètement protégée contre la contamination. Cette modification apportée à un mode de pansement si généralement employé, et qui ne consiste guère que dans l'emploi d'un morceau de taffetas ciré plus large qu'on ne le taille d'ordinaire, se présente avec de telles apparences d'insignifiance et, dans tous les cas, coûte si peu d'efforts d'imagination, que je n'aurais pas osé en entretenir l'Académie, si elle ne se recommandait par des résultats qui m'ont convaincu de son efficacité.

Dans les mois de janvier et de février 1868, alors que je n'employais pas encore ce mode de pansement, j'avais eu, dans ma salle des femmes à l'hôpital Cochin et dans le même lit, trois cas d'érysipèle. Deux autres cas s'y sont montrés dans le reste de l'année; deux en 1869 et deux dans cette année, dont l'un à la suite de la gangrène partielle d'un lambeau après une amputation du sein; l'autre très léger et étendu seulement à une partie de la joue et du front chez une malade qui n'avait pas de plaie visible, mais seulement une conjonctivite granuleuse.

Dans ma salle des hommes, dans un service très actif où se rencontrent un grand nombre de plaies souvent très graves, pas un seul cas d'érysipèle ne s'est montré ni en 1868, ni en 1869, et le seul cas qui, en 1870, vint interrompre, il y a deux mois, cette série exceptionnellement heureuse, loin de témoigner contre l'efficacité du pansement, témoignerait au contraire en sa faveur. Le malade portait une large plaie au front et une autre plus petite sur le cuir chevelu, toutes deux étaient guéries, mais il était survenu vers l'occiput un petit furoncle. En raison de son siège, craignant l'érysipèle, j'employais le pansement que j'appellerais, faute d'autre nom convenable, par balnéation ou par humectation continue, mais une légère indisposition m'éloigna pendant deux jours de mon service. Mon interne, jugeant le mal sans importance, crut devoir cesser le pansement, un érysipèle fut le résultat de sa sécurité.

Je ne pouvais avoir l'espoir et encore moins la prétention de supprimer les cas spontanés d'infection purulente; toutefois, ces cas sont toujours restés tout à fait isolés, et je n'ai pas eu à observer de ces séries malheureuses que j'avais eues moi-même dans ma pratique personnelle, dans d'autres hôpitaux. En trente mois, j'ai perdu par cette grave complication huit malades : trois après avoir tenté la conservation, que j'ai aujourd'hui abandonnée, dans des fractures spiroïdes de la jambe avec issue du tibia au travers de la plaie; deux après des fractures compliquées de l'humérus; un après un arrachement de bras, un après un écrasement du pied, un enfin à la suite d'un panaris; mais ce dernier, qui succomba cinq jours après son arrivée dans le service, avait déjà, lorsqu'il fut reçu à l'hôpital, les symptômes de l'infection purulente dont il avait puisé le germe à la Pitié, qu'il avait quittée deux ou trois jours auparavant.

En revanche j'ai pu traiter avec succès par la conservation et guérir sans accidents quatre malades atteints de fracture de jambe, un de fracture de cuisse, un de fracture de la clavicule, deux de fracture de l'humérus, un de fracture du péroné, toutes compliquées de plaies communiquant avec le foyer de la fracture, deux autres ayant des fractures du coude avec ouverture de l'articulation, un enfin chez lequel une fracture sus et intercondylienne du fémur, avec issue du fémur au dehors, s'accompagnait d'un épanchement de sang et de gaz dans l'articulation du genou.

Les grandes opérations, telles que les amputations, m'ont donné les résultats suivants :

	Cas.	Guéris.	Morts.
Désarticulation de l'épaule pour un érysipèle gangreneux chez un malade du service de médecine.	1	»	1
Amputation du bras.	1	1	»
Amputation de la cuisse.	3	3	»
Amputation de la jambe.	6	5	1[1]
Amputation sous-astragalienne	2	»	2[2]
Amputation des doigts	3	3	»
Résection partielle du tibia, de l'olécrâne, du péroné.	3	3	»
Résection de la mâchoire inférieure et d'une partie de la langue.	1	1	»
Résection du genou.	1	1	»
	21	17	4

L'action de ce mode de pansement sur la marche du phlegmon diffus m'a paru également remarquable. La partie affectée étant maintenue en quelque sorte dans un bain permanent, mais dans un bain qui ne cause pas la macération des tissus, on voit diminuer assez vite la tension et la rougeur. Il est vrai que j'ajoute, lorsque la maladie est au début, l'emploi de la méthode de Dobson et le badigeonnage à la teinture d'iode. Quoi qu'il en soit et quelle que soit la part qui revient aux antiphlogistiques ou à l'envelop-

[1] Mort de pneumonie.
[2] L'un guéri, mais phtisique après cinq mois.

pement, sur 36 cas de phlegmon diffus (8 phlegmons graves de la main, 6 de la main et de l'avant-bras, 1 du poignet, 11 de l'avant-bras, 7 du bras, 2 de la jambe, 1 du cuir chevelu), je n'ai eu aucun cas de mort; tous se sont rapidement amendés et guéris, sans même amener de ces lésions profondes et étendues, qui trop souvent laissent à leur suite des infirmités plus ou moins graves.

En résumé, si les pansements employés peuvent avoir une influence sur l'apparition de leurs complications, si fréquentes dans quelques-uns, sinon dans la plupart de nos hôpitaux; c'est surtout à l'égard de l'érysipèle que cette influence peut être légitimement invoquée.

Me rappelant l'époque où, suppléant à la Charité mes maîtres, MM. Denonvilliers et Velpeau, j'osais à peine ouvrir un abcès de peur de voir survenir un érysipèle, je devais être frappé de voir plus de deux années s'écouler sans qu'un seul cas d'érysipèle se présentât dans une salle où un grand nombre d'hommes avaient été traités pour des plaies et des lésions souvent très graves. Jadis, lorsque le pratiquais une opération importante, comme une amputation, ma préoccupation principale était la crainte de voir survenir une infection purulente; ce que je prévois aujourd'hui comme l'issue normale d'une intervention active, c'est la guérison.

Quelque légère qu'ait été la modification que j'ai fait subir aux pansements, j'ai cru pouvoir lui attribuer une part considérable sur le résultat obtenu. Sans doute il eût mieux valu laisser s'écouler un plus long temps, deux ou trois années encore, afin de me mettre à l'abri d'un jugement prématuré; mais j'ai cru que si ma confiance dans les faits observés était fondée, nos blessés bénéficieraient plus tôt d'une précaution utile; j'ai pensé que la mise en usage de ce moyen dans des hôpitaux où règnent depuis longues années l'érysipèle et l'infection purulente, permettrait mieux de juger son efficacité; j'ai espéré que si les faits ultérieurs ne justifient pas mes espérances, la bienveillance et l'indulgence de l'Académie me pardonneront de lui avoir dérobé, pour un si mince sujet, des instants qu'elle eût plus utilement employés.

VI

LE GERME FERMENT

ET LE GERME CONTAGE[1]

Si, au lieu d'être en 1882, nous étions les uns et les autres de quelques années plus jeunes, je commencerais tout simplement ces conférences en vous exposant les considérations cliniques auxquelles peut prêter l'étude de la malade que nous opérerons tout à l'heure. Aujourd'hui je suis presque obligé de donner à ces conférences une sorte d'introduction ou de préface, en vous exposant mes idées sur la chirurgie que je désire vous apprendre. Nous avons en effet aujourd'hui deux chirurgies : la chirurgie sans qualification, que quelques-uns seraient peut-être tentés d'appeler la chirurgie réactionnaire, à moins qu'ils n'emploient pour la qualifier un mot plus malsonnant encore, et la *chirurgie* qui, en se qualifiant d'*antiseptique*, a la prétention de se croire et de se dire la seule bonne, la seule qui réponde aux lois du progrès.

Comment cette situation s'est-elle produite? Qu'y a-t-il de vrai, de fondé dans les idées aujourd'hui généralement acceptées? Pourquoi n'ai-je pas participé à l'engouement général? C'est ce que je veux vous dire, c'est ce que je veux examiner avec vous au début de ces conférences. J'espère, en remontant quelque peu dans le passé, en vous montrant rapidement la succession des idées qui

[1] Leçons cliniques faites à l'Hôtel-Dieu, en mai 1882, et publiées in *Bulletin général de thérapeutique*, juin-juillet 1882.

ont dirigé la conduite des chirurgiens, vous faire mieux comprendre l'état actuel des choses.

Si je me reporte à trente années seulement en arrière, à l'époque où j'étais interne des hôpitaux, je puis dire que les résultats chirurgicaux qu'obtenaient nos maîtres les plus justement célèbres, étaient absolument déplorables. C'est à peine si l'on voyait de loin en loin guérir un amputé, car lorsqu'on pratiquait une amputation, l'éventualité prévue était la mort. La guérison n'était regardée que comme une heureuse, mais assez rare exception.

Alors, comme aujourd'hui, la mort étant le plus ordinairement amenée par l'infection purulente, l'on s'ingéniait à trouver la cause, le mécanisme de cette mortelle complication des plaies et les moyens de la prévenir. Ces moyens, on les a cherchés dans deux ordres différents d'action : dans la manière de pratiquer la section des tissus ; dans la manière de panser les plaies.

Ce serait sortir du cadre de ces leçons que de vous rappeler l'histoire des théories sur le mode de production, sur la nature de l'infection purulente. L'observation avait montré que les opérations faites sur les veines ou sur les tissus très vasculaires étaient plus que toutes les autres suivies de cette redoutable complication. Ce ne fut donc pas seulement pour empêcher les hémorragies, mais aussi pour s'opposer au développement de l'infection purulente en oblitérant les vaisseaux, qu'on imagina ces procédés de diérèse, c'est-à-dire de section, non sanglante par le cautère actuel, par la ligature simple et la ligature élastique, par l'écrasement linéaire, par les caustiques combinés avec la pression, par le thermo-cautère, etc.

On est même allé jusqu'à pratiquer l'amputation de la cuisse par les caustiques, par l'écrasement linéaire ; on a été jusqu'à briser le fémur avec des machines, au point où on voulait pratiquer l'opération, et l'on fit de cette pratique barbare une méthode : l'ostéoclasie.

Ces idées réagirent même sur les pansements, et l'on chercha à obtenir ou à compléter par eux cette occlusion des vaisseaux que produisaient certaines méthodes opératoires.

L'alcool employé comme excitant par A. Paré, Dionis, La Faye, J.-L. Petit, repris en 1848 par M. Lestocquoy (d'Arras), fut employé comme coagulant depuis les recherches de Batailhé en 1852.

S'avançant plus loin encore dans cette voie, on est presque revenu à la cautérisation de la plaie, qu'on employait dans un autre but jusqu'à A. Paré; mais, au lieu du cautère actuel, on a conseillé un liquide caustique, et, lors du congrès médical de 1869, M. Bourgade (de Clermont-Ferrand) séduisit tellement les chirurgiens par les résultats que lui avait donnés l'application sur les plaies d'amputation de bourdonnets de charpie trempés dans le perchlorure de fer, que le congrès lui décerna le prix d'honneur; M. Bourgade, sur vingt-deux amputés, avait eu vingt-deux guérisons. C'était admirable; mais quand, à Paris, on voulut employer ce moyen, on s'aperçut qu'il amenait fréquemment le sphacèle du lambeau, la nécrose de l'extrémité de l'os, et ce merveilleux pansement est aujourd'hui justement abandonné.

C'est surtout aux pansements qu'on a demandé de tout temps la guérison assurée, rapide des plaies d'amputation et l'histoire des pansements porte la trace des idées qui, à certaines périodes, ont préoccupé l'esprit des chirurgiens.

Les chirurgiens du xviiie siècle, comme leurs devanciers, ne s'occupaient guère que de l'aspect extérieur de la plaie. Tantôt il fallait exciter la production des bourgeons charnus, tantôt ces bourgeons exubérants devaient être réprimés, et, comme on attribuait de grandes vertus aux onguents et aux emplâtres, chaque chirurgien composait avec le plus grand soin la boite d'onguents qui le suivait chez ses clients. Le cérat, les pommades, les cataplasmes, si en faveur encore dans nos hôpitaux, il y a deux ou trois ans et même encore aujourd'hui, malgré le pansement de Lister, sont un résidu de cette époque.

Plus tard, la préoccupation fut de modérer ou de prévenir l'inflammation de la plaie. De là l'emploi de l'eau froide préconisée par Lamorier en 1732, par Lombard en 1785, et que Liston généralisa par l'emploi des compresses trempées dans l'eau froide, le *water-dressing* des Anglais. Mais les compresses, même trempées dans l'eau froide, s'échauffent au contact du corps; Josse (d'Amiens), en 1832, conseilla l'irrigation continue; Baudens, poussant le principe à ses dernières limites, recourut à l'emploi de la glace.

D'autres chirurgiens, au contraire, croyant constater que les résultats chirurgicaux étaient meilleurs pendant l'été que pendant l'hiver, conseillèrent l'intervention de la chaleur. De là, l'invention en 1840 du pansement par incubation de Jules Guyot. Un chirurgien des hôpitaux de Paris, Robert, l'employa avec une certaine faveur; mais ce moyen est depuis longtemps complètement abandonné.

Vers la même époque, la section sous-cutanée des muscles et des tendons rétractés dans le torticolis, le pied bot, etc., opérations dans lesquelles on voyait la plaie se guérir sans suppuration, fit regarder la présence de l'air comme la cause de la suppuration. C'était une erreur; et j'ai montré depuis longtemps pourquoi les plaies sous-cutanées se guérissent par le mécanisme de la réunion par première intention, c'est-à-dire sans suppuration.

Quoi qu'il en soit, c'est pour s'opposer à l'arrivée de l'air sur la surface de la plaie que Chassaignac et Laugier, en 1844, imaginèrent le pansement par occlusion, qu'ils pratiquaient, l'un en couvrant la plaie d'une cuirasse de diachylon, l'autre d'une couche de baudruche gommée. Chassaignac et Laugier craignaient les effets de l'air; mais, comme vous pouvez le voir, ils ne craignaient pas pour la plaie le contact permanent du pus.

MM. Jules Guérin et Maisonneuve, tout en voulant garantir la plaie du contact de l'air, voulurent aussi la garantir du contact du pus qu'ils supposaient nuisible, et ils inventèrent, vers 1866, l'un le pansement par *aspiration pneumatique*, l'autre le pansement par *aspiration continue*. Ces deux pansements, fort analogues, sinon semblables, consistaient à recouvrir directement la plaie d'un manchon de caoutchouc enveloppant hermétiquement l'extrémité du membre amputé et se terminant avec son fond par un tube aboutissant à un flacon dans lequel on avait fait le vide. Le pus, ainsi aspiré, devait se rendre dans le flacon au fur et à mesure de sa production.

Antérieurement, vers 1852, un chirurgien éminent, M. Langenbeck, eut l'idée, tout en s'opposant au contact de l'air, de maintenir la plaie dans une humidité constante et de la débarrasser du pus sécrété, au fur et à mesure de sa production; il plaçait les moignons d'amputation dans un bain permanent. La plaie, libre de tout pansement, baignait dans une boîte de forme appropriée, contenant de l'eau tiède fréquemment renouvelée. Ce n'était plus l'irrigation continue; c'était la balnéation continue et permanente.

C'est sous un nom analogue, celui de *pansement par balnéation continue*, que j'ai fait connaître dans un court travail, lu à l'Académie en 1870, le pansement que j'emploie depuis 1866 pour presque toutes les plaies. Je n'y rattache pas, comme la plupart des chirurgiens dont je viens de vous citer successivement les noms, des idées théoriques plus ou moins exclusives sur le mode de production de l'infection purulente et des autres complications des plaies. L'imbibition des compresses par un mélange d'eau et d'alcool camphré, l'enveloppement du pansement par un tissu imperméable qui s'oppose à l'évaporation, modèrent l'inflammation, la douleur et aident à la cicatrisation. C'est le *water-dressing* de Liston amélioré, c'est le bain de Langenbeck réalisé, sans les inconvénients que présente ce mode de pansement.

On a donc cherché à se mettre à l'abri des complications des plaies par l'emploi de procédés particuliers de diérèse, par l'emploi de certains pansements des plaies accidentelles ou chirurgicales; on l'a encore cherché par une méthode pouvant amener la réunion rapide des plaies et la suppression plus ou moins complète de la période de suppuration, c'est-à-dire par la réunion immédiate. Obtenir la cicatrisation des plaies sans suppuration, ou avec peu de suppuration, est un idéal qui devait certainement tenter les chirurgiens. Pratiquée surtout en Angleterre, la réunion immédiate ne jouissait en France que d'une faveur fort restreinte. Elle échouait fréquemment, et cet échec était souvent la cause d'une aggravation de l'état de la plaie. Mais ces échecs fréquents tenaient surtout à ce que la réunion était cherchée par des moyens qui permettaient peu de l'obtenir. Je vous l'expliquerai tout à l'heure, car nous aurons à revenir sur ce sujet à propos du pansement de Lister. Terminons de suite cette revue rapide des pansements.

Un des inconvénients des plaies en suppuration est fréquemment leur mauvaise odeur, due à la putridité du pus. C'est comme désinfectants que les chirurgiens employèrent le sulfate de fer, le nitrate de plomb, le permanganate de potasse, l'hypochlorite de soude, etc. Avec le coaltar mélangé au plâtre ou émulsionné par la saponine, et surtout avec l'acide phénique, commence une nouvelle période.

Les dérivés de la houille ne seront plus seulement employés comme désinfectants, mais comme *antiseptiques*, et bientôt les travaux si célèbres de M. Pasteur viendront donner à cette pratique la théorie scientifique qui lui manquait encore. Nous arrivons à la théorie des germes *ferments*, au pansement de Lister, et je ne puis vous faire comprendre l'état actuel des choses sans remonter quelque peu dans le passé.

Les matières végétales et animales privées de vie se décomposent spontanément et présentent divers phénomènes caractérisés du nom de *fermentation* alcoolique, acétique, putride, etc. Deux savants allemands, Schultze et Schwann, avancèrent vers 1842 (*Annales* de Poggendorf, t. LXI, p. 184) que ces décompositions spontanées sont dues à l'influence de certains germes organisés répandus dans l'atmosphère, agissant par une sorte d'action catalytique. Ure et Helmholtz en 1843 (*Muller's Archiv*, 1843, p. 453) montrèrent que si on place de la viande et de l'eau dans un vase clos que l'on chauffe, afin de chasser l'air par l'ébullition, la viande ne se putréfie pas, même si on y laisse rentrer de l'air; pourvu toutefois que cet air ait traversé de l'acide sulfurique concentré, ou un tube de porcelaine chauffé au rouge, afin de débarrasser l'air des germes qu'il contenait et qui sont détruits par l'acide ou la chaleur. D'autres savants allemands, Schrœder et Dusch, en 1854 (*Annales de chim. et de pharmac.*, 1854, XIII, p. 232), prouvèrent que l'emploi de l'acide sulfurique et de la chaleur est inutile, et qu'il suffit de faire filtrer l'air à travers un tube renfermant de l'ouate, l'ouate ayant la propriété de retenir les germes contenus dans l'air.

Dans les liquides qui fermentent, qui se putréfient, il se montre bientôt des milliers d'êtres microscopiques. D'où proviennent ces corpuscules vivants, ces monades, ces vibrions, qu'on a englobés sous le nom de *protoorganismes?* En 1858, M. Pouchet, dans une note communiquée à l'Institut, prétendit que ces protoorganismes naissent spontanément au sein des infusions de matières végétales, qu'ils ne proviennent pas de la transformation des germes atmosphériques, en un mot que leur génération est toute spontanée, car ils apparaissent, même quand on remplace l'air naturel par de l'air artificiel chimiquement fabriqué ou par l'oxygène. Ce fut l'origine d'une longue et mémorable discussion sur l'hétérogénie, discussion d'autant plus vive qu'il ne tarda pas à s'y mêler des préoccupations religieuses. Accepter la génération spontanée, même des protoorganismes, c'était mettre en discussion la création tout entière et l'existence même du créateur.

Le 6 février 1860, M. Pasteur entre à son tour dans le débat par

la présentation d'un travail à l'Académie des sciences. Niant la
génération spontanée, il soutint que l'air renfermait tous les
germes des protoorganismes qu'on voyait se former dans les infusions. Sa doctrine fut celle de la panspermie. Se servant de la
propriété de la ouate de retenir les germes, ou de la condensation
de la vapeur d'eau atmosphérique sur un ballon de verre refroidi,
M. Pasteur recueillait les poussières atmosphériques et ense-
mençait avec ces poussières quelques appareils renfermant des
liqueurs sucrées, albumineuses, de l'urine, du lait. Les liqueurs
étant mises en contact avec l'air calciné : tous les flacons dans
lesquels l'ensemencement avait été fait présentaient au bout de
trente-six heures des infusoires, tandis qu'il ne s'en montrait aucun
dans les flacons placés dans des conditions identiques, mais dans
lesquels aucun germe n'avait été introduit. Si, en quelque lieu qu'on
se place, les matières organiques fermentent et se putréfient, c'est
parce que les germes existent partout dans l'atmosphère.

La doctrine de M. Pasteur peut donc se formuler ainsi : les
matières organiques ou animales ne possèdent pas en elles-mêmes
et ne peuvent pas elles-mêmes créer le principe qui déterminera
en elles la fermentation et la putréfaction. *Ce principe leur est
extérieur.* Il leur est apporté par des germes, des ferments abondamment répandus dans l'air au milieu duquel nous vivons. L'air
seul est incapable de déterminer ces phénomèmes, et si, par la
filtration au travers de la ouate, on le purifie des germes qu'il
renferme, il devient impropre à déterminer la putréfaction.

Il vous est facile de voir, Messieurs, que le pansement ouaté de
M. Alph. Guérin est l'application directe à la chirurgie des théories
générales de M. Pasteur.

Pour empêcher l'arrivée des germes dans les infusions, nous
venons de voir que l'on employait, soit la calcination qui les détruisait, soit la filtration sur la ouate qui les arrêtait. En novembre 1863
paraissait un livre, réédité en 1865, et qui avait pour auteur
M. Jules Lemaire, docteur en médecine et ancien pharmacien
interne des hôpitaux de Paris. Celui-ci se proposait de s'opposer à
la fermentation et à la putréfaction en détruisant les germes, les
ferments, non plus par la chaleur, mais par l'action d'une substance à laquelle il donnait la qualification *d'antiseptique;* cette
substance, c'était l'acide phénique.

Le coaltar, extrait pour la première fois de la houille par lord Dondenald, avait été employé depuis 1840 dans la marine, pour préserver les bois de la pourriture. En 1858, M. Corne le mélangea au plâtre dans le but de s'en servir pour la désinfection des matières animales destinées à servir d'engrais.

En 1859, M. Demeau proposa d'employer la poudre de M. Corne à la désinfection des plaies, et saisit de ce sujet l'Académie des sciences. Le maréchal Vaillant, membre de l'Institut, invita par une circulaire les médecins militaires appartenant aux ambulances de l'armée d'Italie à faire usage de cette substance pour les pansements répandant une mauvaise odeur. Attaché à l'armée d'Italie, je fus témoin de ces essais; mais la poudre de plâtre et de coaltar, par son mélange avec le pus, donnait naissance à une sorte de magma et le succès de cette médication ne fut que passager.

En août 1859, M. Lemaire substitua à la poudre de plâtre et de coaltar, le coaltar saponifié par son mélange avec la saponine, dont l'action saponifiante avait été découverte en 1850 par M. Lebœuf, pharmacien à Bayonne. M. Velpeau fut chargé, par l'Académie des sciences, d'expérimenter cette substance surtout à titre de désinfectant. Son rapport fut favorable.

C'est alors que M. Lemaire eut l'idée d'essayer l'usage de l'acide phénique, qu'il croyait, avec M. Bouchardat, être le principe auquel le coaltar devait ses propriétés antiputrides.

L'acide phénique, découvert par M. Runge (*Annales de Poggendorf*, t. XXXI, p. 69), en 1834, qui lui a donné le nom d'acide carbolique, n'était encore en 1859 qu'un objet de curiosité scientifique, qu'on ne trouvait que dans les collections et les laboratoires, et M. Lemaire, n'en trouvant pas dans le commerce, dut en 1859 en faire préparer deux kilogrammes qui servirent à ses expériences.

Je ne saurais entrer dans le détail du sujet, mais il importe de vous dire à quelles conclusions est arrivé M. Lemaire. Une dose impondérable d'acide phénique suffit pour tuer les germes et prévenir les fermentations (p. 160). En effet, l'expérience de tous les jours nous montre que l'addition à une solution de gomme ou à de l'empois d'amidon de quelques gouttes d'une solution d'acide phénique suffit à empêcher toute moisissure. Retenez bien ce fait. que je vous rappellerai quand il s'agira des formidables doses du pansement de Lister.

Permettez-moi de vous citer quelques passages du livre de Lemaire :

« En démontrant, dit-il, dès 1860, que l'altération que l'air fait subir à tous les produits animaux liquides, morbides ou physiologiques, sécrétés ou exhalés, est due à des ferments vivants, je crois avoir réalisé un grand progrès pour la thérapeutique ; je montrais du même coup la cause du désordre que l'on attribuait à l'inflammation et le traitement qu'il était rationnel de substituer à ceux en usage : c'était les ferments qu'il fallait détruire. » (P. 398.)

« Pour mettre les solutions de continuité des tissus à l'abri de la fermentation, il suffit de les couvrir dès le début avec des compresses constamment imbibées d'eau phéniquée. *Deux millièmes* d'acide phénique suffisent dans ce liquide pour obtenir ce résultat. » (P. 406.)

« Comme l'acide phénique se volatilise très rapidement, il faut maintenir sur les surfaces ou sur les orifices suppurants de gros gâteaux de charpie ou simplement d'épaisses compresses imbibées d'eau phéniquée. *De cette manière, tous les germes que l'air y dépose sont tués et le travail naturel de réparation s'opère sans entraves.* » (P. 406.)

Plus loin, à propos d'une arthrite traumatique suppurée, guérie par le pansement phéniqué, M. Lemaire ajoute ces réflexions : « Tous les chirurgiens savent que les arthrites chroniques suppurées, en communication avec l'air, sont fréquemment mortelles, et que le seul remède à employer pour sauver le malade est l'amputation. Ici, comme dans toutes les affections suppurantes, l'intervention de l'acide phénique a changé immédiatement la face des choses. L'état des tissus et la qualité du pus ont été de suite modifiés, la souffrance a cessé et un travail réparateur en a été la conséquence. Tout cela est le résultat de l'action de l'acide phénique sur les germes de l'air. » (P. 161.)

On peut dire que Lemaire est le véritable fondateur de la théorie et de la doctrine antiseptiques, et que, sauf la mise en scène du spray, du protective, du catgut, de la gaze phéniquée, du mackintosh, toute la doctrine de Lister n'est que la reproduction des idées de Lemaire.

Pourquoi l'immense succès de l'imitateur et l'insuccès si complet de l'inventeur? Plusieurs causes peuvent l'expliquer. Lemaire n'était pas médecin d'hôpital; il ne pouvait déjà, par cela même, montrer aux yeux de tous les résultats obtenus. D'autre part, Lemaire, quoique docteur en médecine, était au moins autant pharmacien, et puis, il faut bien le dire, il avait voulu faire de l'acide phénique une panacée universelle, guérissant toutes les maladies, quelque chose comme une médecine Raspail. Enfin, et ce fut là la principale cause de son échec, bien qu'on puisse faire porter ce reproche sur d'autres que sur Lemaire, le charlatanisme s'empara de la médication phéniquée et des discussions extra-scientifiques avec MM. Bobœuf et Déclat, qui terminent le livre de Lemaire, jetèrent sur l'auteur lui-même une défaveur qui s'étendit facilement à ses idées et à sa pratique.

Nous voici enfin arrivés au pansement de Lister, à la chirurgie antiseptique. La première publication de Lister date du 16 et du 23 mars 1867; à cette époque il publia dans *the Lancet* un travail basé sur six observations de fractures compliquées, traitées par l'emploi de l'acide phénique ou carbolique, et pour la première fois il expose ses idées sur l'influence des germes atmosphériques. Ces idées et la manière dont il les applique au moyen d'un pansement particulier sont surtout exposées et résumées dans les articles *Amputation* et *Antiseptic treatment*, insérés en 1871 dans le cinquième volume du *System of Surgery* de Holmes. Le second article a été traduit et publié par M. Terrier dans les *Archives de médecine*, 1871, vol. II, p. 603.

Les idées de Lister ne sont que l'application à la chirurgie des doctrines de Pasteur; les phénomènes si différents qui se passent dans les fractures compliquées et dans les fractures simples, dans les plaies exposées et dans les plaies sous-cutanées, dans les abcès non ouverts et dans ceux dont le foyer est mis en contact avec l'air, tous les phénomènes que la *méthode sous-cutanée* a voulu expliquer par la présence de l'oxygène de l'air, sont attribués à la présence et à l'action des germes atmosphériques. Les germes sont les agents de la putréfaction et la putréfaction amène la suppuration. Supprimez les germes et vous obtiendrez la réunion des plaies par première intention, c'est-à-dire sans suppuration. C'est là la première partie seulement de la doctrine de Lister. Poussant jusqu'au bout la doctrine de Pasteur sur la panspermie, Lister admet également que les germes de l'air sont

les agents de la production de toutes les complications des plaies
Supprimez les germes, vous supprimez l'infection purulente,
les péritonites purulentes, toutes les infections septiques, et vous
pourrez sans danger pratiquer les plus formidables opérations.
Pour neutraliser l'action des germes, Lister les tue par l'acide
phénique.

Je ne vous parlerai pas des détails de sa méthode. Tout y est
phéniqué : le malade, le pansement, les instruments, le chirurgien,
les aides, les assistants et l'atmosphère elle-même. Toutes les
pièces de pansement doivent être fabriquées d'une manière spéciale avec des matériaux spéciaux.

Il y a dans toute doctrine médicale s'appliquant à la thérapeutique l'idée et les détails d'exécution. Pour beaucoup de chirurgiens même des plus intelligents, les détails du pansement
prennent l'importance des cérémonies dans la liturgie. Modifier
la concentration des solutions, substituer une simple compresse
trempée dans de l'eau phéniquée à la gaze antiseptique, remplacer le mackintosch par du taffetas ciré, serait tout compromettre.
C'est une religion qui a ses formules, son évangile, ses mystères ;
l'acide phénique lancé par le *spray* est comme l'eau sainte qui
chasse les démons de l'air. Mais, comme toutes les religions, si
elle a ses prophètes, elle a aussi ses simples fidèles ; à côté des
orthodoxes on commence même à rencontrer d'assez nombreux
schismatiques. Il y a aussi quelques hérétiques ; c'est parmi ceux-
ci que je me trouve.

Si quelque chose est capable de montrer combien l'amour du
merveilleux est dans l'essence même de la nature humaine, c'est
ce spectacle étrange, auquel nous assistons, d'hommes instruits,
intelligents, portés au scepticisme par la nature même de leurs
études, d'hommes qui repousseraient comme une injure le soupçon d'être capables de croire aux mystères de l'homœopathie,
mais qui se font un honneur et comme un devoir d'accepter, avec
une foi jusqu'à présent inébranlable, les mystères de la théorie du
germe ferment et de la pratique listérienne.

Si personne en France ne réclama pour Lemaire la priorité de
l'application à la chirurgie des idées de Pasteur et de l'emploi de
l'acide phénique pour tuer les germes, il n'en fut pas de même en
Angleterre. Sampson Gamgee, dans un livre intitulé : *The Present
State of Surgery in Paris* (1867), rappelait avoir vu Maisonneuve

employer à l'Hôtel-Dieu, et dans le même but, l'acide phénique au centième. Il rappela également le mémoire présenté par Maisonneuve à l'Académie des sciences, le 10 décembre 1866, mémoire intitulé : *Des intoxications chirurgicales*. En Allemagne , Neudorfer, dans un mémoire très savant, rappelle les droits légitimes de Lemaire. Si cette méthode, toute française par l'idée première qui appartient à Pasteur, française par l'emploi de l'acide phénique qui appartient à Lemaire, est devenue et est restée avec Lister une méthode anglaise, c'est que Lister, outre sa valeur personnelle, sa haute situation dans les hôpitaux et dans l'enseignement, son caractère si loyal et si digne de la sympathie de tous, eut deux mérites : il sut compliquer son pansement de tant de détails minutieux, de tant de précautions auxquelles on attachait une importance aussi merveilleuse que mystérieuse, qu'il devait frapper les imaginations; il sut enfin trouver un mot pour qualifier sa pratique, qui devint le *traitement antiseptique;* et l'avenir, Messieurs, en vous donnant l'expérience des choses humaines, vous montrera quelle est l'influence en ce monde des mots et des formules.

Qu'y a-t-il de vrai dans la chirurgie antiseptique? Voilà surtout ce qu'il nous importe d'examiner.

« Pas de germes atmosphériques, pas de fermentation, pas de putréfaction, » avait dit Pasteur. « Pas de suppuration, si on tue les germes, » avait dit Lemaire. « J'ai pu, disait-il (p. 20), arrêter et reproduire à volonté avec le coaltar saponiné la formation du pus, comme j'ai pu arrêter et reproduire la fermentation et la germination. » — « Pas de germes, pas de suppuration, » répète Lister. « Le sérum exhalé par la plaie, se putréfiant par l'influence de l'air, irrite les tissus et donne naissance à la suppuration. » (Holmes, p. 609.) « Si l'on réalisait l'atmosphère théorique aseptique, sans germe aucun, la plaie ne suppurerait pas, » dit M. Lucas-Championnière (le champion en quelque sorte attitré de Lister) dans sa *Chirurgie antiseptique* (p. 27).

Il n'est pas besoin de combattre cette exagération; il est de toute évidence que les germes atmosphériques ne sont pas les agents directement promoteurs de la suppuration, car, à ce compte, nous n'aurions jamais d'abcès. Il est vrai que les fanatiques de la doctrine pourraient prétendre que les germes introduits dans les poumons circulent avec le sang; mais alors il faudrait renoncer à l'efficacité du pansement; car, à quoi bon combattre l'arrivée directe des germes sur la plaie, si ces germes circulent déjà avec le sang ?

Ce que Lister attribue aux germes de l'air, les promoteurs de la méthode sous-cutanée l'avaient attribué, il y a plus de quarante ans, à l'air pris dans son ensemble. Il y a plus de quarante ans que la possibilité de sectionner le tendon d'Achille dans le pied bot, de couper le sterno-mastoïdien dans le torticolis chronique, sans produire de suppuration, pourvu que l'air ne pénétrât pas dans la plaie, avait fait croire aux chirurgiens, à tort selon moi, que l'air par sa présence est la cause de la suppuration, et que, si les plaies sous-cutanées ne suppurent pas, c'est parce qu'on les a soustraites au contact de l'air. Bien des années avant Lister, M. Jules Guérin rappelait ces idées et les défendait avec énergie devant l'Académie de médecine, car il prétendait pouvoir guérir, et même avoir pu guérir *sans suppuration*, grâce à l'occlusion pneumatique, des amputés de la cuisse. Lors de cette discussion, à laquelle je pris, dans la *Gazette hebdomadaire*[1], une part peut-être un peu vive, je montrai que ce n'est pas par ses qualités chimiques que l'air amène la suppuration dans les sections tendineuses sous-cutanées mal exécutées. Pour moi, la théorie des plaies sous-cutanées n'est pas autre chose que celle de la réunion immédiate des plaies extérieures. Sectionnez le tendon d'Achille, sans qu'un atome d'air pénètre dans la plaie; les deux bouts du tendon coupé s'écartent, mais l'espace qu'ils laissent par leur écartement est immédiatement rempli par les parties molles intermédiaires, puisque le vide n'y saurait exister. Partout des parties vivantes sont en contact, et rien ne s'oppose à l'organisation immédiate, sans suppuration, de la faible quantité de lymphe plastique sécrétée. Mais que l'air pénètre au moment de l'incision, ou qu'une notable quantité de sang s'épanche; l'air, le sang comblent l'intervalle; les parties vivantes, au lieu d'être en contact, sont séparées par une substance inorganisable; la réunion par première intention ne peut avoir lieu, la plaie suppure.

Il n'y a donc rien de bien nouveau dans les doctrines de Lister au sujet de l'influence de l'air sur la production de la suppura-

---

(1) Voy. *Gazette hebd. de méd. et de chir.*, 1866, n°s 29, 30, 34, 35, 36.

tion. La seule chose nouvelle, c'est que, d'après Pasteur, Lister attribue, ainsi que l'avait fait Lemaire, à l'action des germes atmosphériques des effets que la plupart des chirurgiens attribuaient depuis cinquante ans à l'air atmosphérique pris dans son ensemble.

Il n'est pas vrai, l'observation le démontre, que le pansement de Lister, le mieux fait, mette à l'abri de la suppuration. Sur ce point, la doctrine reçoit un démenti formel; mais, ce qui est vrai, ce qui est incontestable, c'est que la pratique de Lister facilite à un haut degré la réunion par première intention. C'est même ce qui avait appelé sur cette méthode, avant qu'elle fût connue en France, la faveur des premiers adeptes de la doctrine. Y a-t-il dans ce fait la justification de la théorie des germes? Vous allez en juger, et vous allez voir la différence qu'il y a entre la pratique de Lister et celle de Lemaire.

Je n'attaque ni ne défends les idées de Pasteur quant à l'agent de la fermentation et de la putréfaction des matières organiques privées de vie. Je reste sur mon terrain, celui de la clinique et de la thérapeutique. Que les germes atmosphériques soient ou ne soient pas les agents de la fermentation et de la putréfaction, il est d'observation qu'une quantité des plus minimes d'acide phénique, mêlée à une solution de gomme, de tannin, à de l'empois d'amidon, etc., empêche absolument la production des moisissures. Lemaire, croyant à l'influence des germes comme agents producteurs de la suppuration, cherche à les tuer par l'acide phénique; et, comme il sait qu'une dose minime d'acide phénique suffit pour cela, il n'emploie que des solutions ne renfermant que *deux millièmes* de cet acide. Que fait Lister, au contraire? Il emploie des solutions en renfermant *cinquante millièmes*, et même, dans les fractures compliquées, il emploie un mélange de 10 parties d'acide phénique sur 50 parties d'alcool, c'est-à-dire une solution à *deux cent millièmes* ou au *cinquième;* celle-ci absolument caustique, les autres assez fortes pour agir même sur la peau du chirurgien qui les manie. Employer de pareilles doses pour tuer un misérable germe qu'un rien détruit, c'est employer un canon de 100 tonnes pour tuer une puce. Il y a là une contradiction absolue, flagrante, entre la doctrine et les moyens d'application. Mais il y a autre chose, et c'est pour cela que Lister a obtenu des résultats que n'obtenait pas Lemaire.

L'acide phénique, aux doses employées par Lister, n'agit plus comme antiseptique, mais comme coagulant. Vous connaissez l'effet qu'il produit sur les plaies, la modification profonde qu'il apporte à la couleur et à l'aspect du sang mêlé à l'eau des bassins qui ont servi au lavage, la teinte que prend la plaie, teinte qui de la couleur vermeille passe à celle de la chair fumée et qui la fait ressembler à la coupe d'un jambon. Ces modifications d'aspect traduisent une modification matérielle à laquelle le meurtre des germes est absolument étranger. Cette modification, qui consiste dans la coagulation de l'albumine, dans la corrugation des vaisseaux, se traduit par une cessation de l'hémorragie capillaire, par un changement dans la quantité, la qualité de la lymphe plastique. La vitalité de la plaie se trouve modifiée, et c'est à cela que vous devez attribuer, et non à l'action *germicide* de l'acide phénique, les heureux effets obtenus. Ce qui le prouve, c'est que l'emploi d'une foule de substances fortement astringentes ou caustiques, qui dans une solution n'empêcheraient pas, comme le fait l'acide phénique à dose infinitésimale, l'apparition des moisissures, produisent sur les plaies récentes les mêmes effets que l'acide phénique employé à dose caustique.

En clinique, comme en toute science, rien ne prévaut contre l'observation; j'ai voulu étudier, observer les effets du pansement de Lister. Pendant cinq mois, en 1878, j'y ai soumis tous mes malades, et j'ai tenu à me faire initier à la pratique de ce pansement par le chirurgien le plus autorisé parmi nous sur ce point, mon collègue et ami, M. Lucas-Championnière. J'avais toujours cherché la réunion par première intention, et grâce à certaines précautions, parmi lesquelles je place en première ligne la compression exacte, méthodique, du fond de la plaie, j'en retirai presque toujours d'excellents avantages. Le pansement de Lister, qui me parut, sur beaucoup de points, fort inférieur à mon pansement ordinaire, me parut faciliter encore l'obtention de la réunion immédiate. Je voulus me rendre compte du motif que je ne pouvais trouver dans le roman des germes. Laissant de côté toute la mise en scène du pansement de Lister et revenant à mon pansement par balnéation continue, je lavai les plaies aussitôt après l'opération avec diverses solutions : alcool, sulfate de zinc, sulfate d'alumine acide, sulfate d'alumine neutre, chlorure de zinc, sulfate de fer, etc., etc., mais toujours de manière à obtenir cette action particulière sur le sang et sur la plaie, ce que j'appelai un peu vulgairement le *jambonnage* de la plaie. Les effets furent exactement les mêmes qu'avec l'acide phénique.

Pour moi, Messieurs, la doctrine des germes n'a rien à faire dans les effets obtenus ; car ces effets, on ne les obtient qu'avec des solutions presque caustiques et hors de toute proportion avec ce qui serait nécessaire pour tuer les germes. De même, l'on a fort exagéré l'influence du pansement de Lister sur l'innocuité des plaies des séreuses, abdominales ou articulaires. On n'a pas attendu le Lister pour faire, avec des succès remarquables, l'opération de l'ovariotomie. Pour ma part, je ne l'ai jamais employé dans l'ovariotomie, et ma proportion de succès pour des opérations, même faites à l'hôpital, est des plus heureuses. Je ne nie pas, quoiqu'on l'exagère, l'influence du Lister sur l'innocuité relative des plaies articulaires; mais la question des germes y est étrangère, car là encore l'emploi de solutions fortes suffit à modifier profondément la vitalité de la séreuse.

En résumé, sur ce premier point, celui de la réunion immédiate, de la production du pus, Lister nous a rendu un service que je ne veux pas nier. Mais il n'y a de vrai dans la doctrine que la mise en pratique de lavages avec une solution fortement astringente et même caustique. Les autres détails du pansement sont une puérilité et l'application de la doctrine des germes est une erreur, démontrée même par la concentration des solutions; car les effets heureux ne seraient pas obtenus, si on se contentait d'une solution au millième, bien qu'une telle solution soit plus que suffisante pour empêcher toute fermentation, toute putréfaction, puisqu'elle suffit pour tuer tous les germes.

La seconde partie de la méthode de Lister a trait à la prévention des complications des plaies. Elle peut influencer les résultats des opérations en agissant sur un malade pris isolément, pour empêcher chez ce malade l'apparition de complications mortelles: elle peut, par la multiplication de ces effets individuels, agir sur la mortalité générale d'un service d'hôpital.

Parmi ces complications, il en est deux que nous devons examiner séparément. L'une est l'infection putride, complication toute individuelle et à laquelle on n'a jamais songé à attacher le caractère de l'épidémicité; l'autre est l'infection purulente puerpérale et chirurgicale, que tant de chirurgiens et d'accoucheurs regardent encore aujourd'hui comme le résultat, l'effet d'influences épidémiques voyageant avec l'air. Toutes ces complications et d'autres encore, ont été englobées sous le nom générique de *septicémies;* toutes sont attribuées aujourd'hui aux ferments atmosphériques. La clinique, contre laquelle, quoi qu'en dise M. Pasteur, ne prévaudront jamais le laboratoire, ses flacons et ses cornues, nous impose la nécessité de distinguer l'infection putride de l'infection purulente.

Bien avant MM. Pasteur et Lister, l'observation avait montré en chirurgie l'influence nocive de l'air sur la suppuration retenue au fond de plaies anfractueuses, dans les abcès par congestion, dans la pleurésie purulente, etc. Il y a longtemps que l'observation nous a appris qu'il faut faciliter l'évacuation du pus par les débridements et le drainage, qu'il faut laver ces foyers avec les désinfectants; que le danger des abcès par congestion commence avec leur ouverture. En 1842, M. Jules Guérin imaginait un appareil spécial destiné à permettre d'ouvrir et d'évacuer ces abcès par la méthode de l'aspiration, sans y laisser pénétrer l'air. Il y a quarante ans, Reybard imaginait la canule à soupape de baudruche s'opposant à l'entrée de l'air dans la plèvre pendant la thoracentèse. L'observation nous a appris que l'air introduit dans ces abcès, dans ces plaies anfractueuses, où le pus séjourne, amène une véritable fermentation, une véritable putréfaction du pus. Ces produits altérés créent un poison septique dont l'absorption se traduit par des accès fébriles se montrant tous les soirs, par la perte rapide des forces et de l'appétit, par l'amaigrissement, par la diarrhée, en un mot par ce que nous appelons la *fièvre hectique.* Ces accidents, nous les trouvons rarement après les amputations, quelquefois dans les fractures compliquées, souvent dans les arthrites suppurées, trop souvent dans les abcès par congestion spontanément ouverts ou ponctionnés par le chirurgien. Cette septicémie chronique n'est, sous un nom nouveau, que cette forme d'empoisonnement par le pus altéré, que Gaspard (de Saint-Étienne) nous a fait connaître, en 1822, sous le nom d'*infection putride.*

Pour elle, et pour elle seule, on pourrait, dans une certaine mesure, accepter l'application à la pathologie de la théorie des germes ferments de M. Pasteur; mais, comme vous l'avez vu, la clinique n'a pas attendu la venue de M. Pasteur et de M. Lister pour chercher à éviter l'introduction de l'air ou pour combattre les effets fâcheux de cette introduction, par les lavages dits *désinfectants*, avec le chlore, l'iode, le permanganate de potasse, l'alcool camphré et même l'acide phénique.

La doctrine de Lister n'aurait pas eu son immense retentissement, si elle se fût bornée à faciliter la réunion primitive des plaies, à prévenir l'infection putride. Mais elle promettait aux chirurgiens de les mettre à l'abri d'une maladie bien autrement terrible : l'infection purulente, maladie fatalement ou presque fatalement mortelle, qui tue l'opéré isolé, comme elle tue en grand nombre, avec les caractères attribués à l'épidémie, les blessés et les opérés réunis dans les hôpitaux et dans les ambulances. C'est encore par l'application à la chirurgie des doctrines de Pasteur que Lister prétendait réaliser cette précieuse conquête. La doctrine de Pasteur s'arrêtait à la constatation des phénomènes de la putréfaction, à la constatation de son mécanisme et de ses causes. Lister, appliquant ses doctrines à l'homme vivant, va beaucoup plus loin. Il professe que cette altération des liquides de la plaie, altération déterminée par les germes de l'air, est la cause des complications, dont les plaies peuvent être le siège et le point de départ. A cette doctrine : « Pas de germes, pas de putréfaction, pas de suppuration, » il ajoute : « Pas de germes, pas d'infection purulente. » Qu'on empêche les germes d'arriver sur la plaie, et l'on verra cette plaie se guérir par première intention. Si cette réunion immédiate n'a pas lieu, on ne verra du moins aucune altération du pus, on ne trouvera dans ce pus ni microbes ni vibrions ; l'opération, sans retentissement sur l'organisme, n'amènera ni fièvre, ni accélération du pouls, ni élévation de température. Qu'on chasse, qu'on tue les germes, et l'on pourra impunément ouvrir le ventre ou les articulations, pratiquer l'extirpation de l'utérus, de la rate, du rein, de la vessie, de l'estomac, et bientôt peut-être du poumon.

Les *germes ferments* que renferme l'air atmosphérique sont, pour M. Lister et ses très nombreux adeptes, la cause des accidents qui trop souvent suivent les opérations. Cette cause est extérieure au malade, et cette doctrine proclame par conséquent la théorie de l'EXTÉRIORITÉ du principe qui cause l'infection purulente, la septicémie.

A cette théorie de l'*extériorité* s'en oppose une autre tout opposée, qui admet la création spontanée, au sein de l'économie, sous l'influence d'un traumatisme accidentel ou chirurgical, d'un poison septique, capable d'empoisonner le malade même qui l'a produit. C'est la théorie de l'*intériorité*. On serait également dans l'erreur si on l'acceptait d'une manière exclusive, si on la généralisait outre mesure ; mais elle est incontestablement fondée dans un grand nombre de cas.

N'est-ce pas un phénomène d'intériorité que cette production du virus cadavérique qui naît de la mort, qui révèle son existence par le terrible effet des piqûres anatomiques, et qui, loin de naître de la putréfaction causée par les germes atmosphériques, s'atténue et disparaît avec la putréfaction ?

N'est-ce pas un phénomène d'*intériorité* que la génération spontanée du virus septique, qui cause cette septicémie aiguë dont nous avons eu un exemple au commencement de l'année sur un de mes anciens infirmiers de Metz, de cette affection qui éclate avec tant de violence dans certains cas de traumatisme, et qui est si différente de l'infection purulente ? Le membre se tuméfie dès les premières heures, les veines se dessinent sous la peau, sous forme de traînées brunâtres, la peau prend une teinte bronzée, les tissus s'infiltrent de gaz, les muscles, le tissu cellulaire se gangrènent ; en même temps, les traits s'altèrent, la langue se sèche, le délire paraît, la mort termine rapidement la scène, et, quelques heures après, le cadavre, livide ou violacé par places, couvert de traînées brunâtres correspondant aux veines, présente déjà à un haut degré les phénomènes de la putréfaction.

Ce n'est pas à la présence des germes atmosphériques qu'il faut attribuer cette forme, heureusement assez rare, de septicémie, car l'expérience nous a appris, à nous chirurgiens, qu'on la voit le plus souvent chez les individus-adultes, robustes, fortement musclés ; qu'elle frappe de préférence les alcooliques, qu'on la rencontre surtout, lorsqu'à un violent traumatisme local a correspondu une secousse morale, vive et un peu prolongée. Ses conditions d'apparition nous sont assez connues pour qu'on puisse souvent la prévoir. Le broiement complet de la jambe m'imposait le devoir strict d'amputer le malade ; mais les conditions physiques et morales du blessé m'ont fait vous annoncer, avant l'amputation, l'apparition probable d'une septicémie aiguë.

L'événement, malheureusement, ne m'a que trop donné raison.

C'est encore à une septicémie aiguë que j'ai eu affaire chez le blessé que je vais amputer tout à l'heure. A la suite d'une fracture de l'avant-bras compliquée d'une petite plaie, les phénomènes de la septicémie aiguë se sont montrés dès le lendemain. Le troisième jour, l'avant-bras était gangrené, le bras était extrêmement tuméfié, œdémateux, rouge en dehors, brunâtre en dedans, le long du trajet des veines ; la tuméfaction remontait au delà de l'épaule, la désarticulation de l'épaule n'était même pas possible, la gangrène n'était pas limitée, et je ne pouvais savoir où elle s'arrêterait. Afin d'obtenir sa limitation et de dégorger le membre, j'ai fait avec le thermocautère, au niveau du coude, au-dessus des parties déjà gangrenées, trois incisions longitudinales,. mettant à nu des muscles infiltrés de gaz et d'un liquide brunâtre. Les traits du visage étaient altérés, la langue était sèche, noirâtre, et, la situation me paraissant désespérée, j'ai tenté un moyen énergique. J'ai cherché à neutraliser dans l'économie le poison septique par un agent antiseptique introduit par la méthode souscutanée. J'ai fait, sous la peau du bras, l'injection de trois seringues d'alcool camphré à saturation, puis additionné de quelques gouttes d'eau, mais en quantité insuffisante pour précipiter le camphre. Le résultat a été merveilleux. Le lendemain, le bras avait diminué de volume, il avait repris une certaine souplesse, la température avait baissé de 39°,5 à 37,4, le facies était calme et reposé, l'intelligence complète, la langue était blanche et humide ; de plus, un peu d'appétit avait reparu. Le lendemain, j'injectai de nouveau le contenu de trois seringues ; le surlendemain, l'amélioration continuant, je me contentai de l'injection d'une seule ; aujourd'hui toute apparence de septicémie a disparu, et nous pourrons tout à l'heure pratiquer à ce malade l'amputation du bras avec l'espoir de le guérir[1].

Rapporter à la seule influence des *germes ferments* contenus dans l'air l'apparition de l'infection purulente et des complications opératoires, c'est méconnaître combien l'état général, combien même l'état moral des blessés a d'influence sur le développement de ces complications. Ne savons-nous pas que la mortalité est bien plus grande après les amputations traumatiques

____

(1) Le malade est aujourd'hui guéri.

qu'après les amputations pathologiques ? N'est-il pas démontré surabondamment que les amputations dites *secondaires*, faites pendant la fièvre traumatique, sont bien plus meurtrières que les amputations faites aussitôt après la blessure, avant l'apparition de la fièvre ; plus meurtrières que les amputations retardées faites après que tout accident fébrile a cessé ? Est-ce que par hasard les germes de l'air auraient des préférences pour certains moignons d'amputation, suivant l'ancienneté de la blessure qui a nécessité l'opération ?

Dans les mêmes milieux, n'a-t-on pas signalé la différence de la mortalité chez les vainqueurs et chez les vaincus reçus dans les mêmes hôpitaux ? Faut-il donc admettre que les germes ont pris parti pour l'un des belligérants, qu'ils violent la convention de Genève et la neutralité des ambulances ?

Ne savons-nous pas que la nature même des tissus intéressés dans une opération a une influence considérable sur l'apparition plus ou moins fréquente des complications ? Ne savons-nous pas que les opérations sur les os, sur les parties vasculaires, sur l'anus et le rectum, surtout quand il existe des hémorroïdes, sont bien autrement redoutables que l'extirpation d'un volumineux lipome ? Les germes auraient-ils des préférences pour certaines parties du corps ?

Puisque ce sont les germes normaux de l'air normal qui causent les complications des plaies, ces germes ferments existant partout, nous devons logiquement en conclure que partout ces germes devront également produire ces accidents, comme ils produisent partout et au même degré la fermentation et la putréfaction des matières organiques. Cependant, Messieurs, l'expérience, l'observation donnent un démenti complet à cette application à la chirurgie des doctrines de M. Pasteur. Il est d'observation constante, il est hors de toute discussion, que la mortalité, après les amputations, après les opérations quelles qu'elles soient, est aussi minime dans les campagnes, qu'elle est ou était effroyable dans les hôpitaux. Dans nos hôpitaux de Paris, la moyenne de la mortalité après l'amputation de la cuisse a été longtemps de 75 morts sur 100 opérés ; à la campagne il ne meurt pas 10 amputés sur 100. En ville, à la campagne, c'est à peine s'il meurt 1 accouchée sur 500 ; nous avons vu mourir à la Maternité de Paris 1 accouchée sur 4.

Il est d'observation que la mortalité après les opérations est plus grande à l'hôpital que dans la pratique civile ; qu'elle est plus grande dans les hôpitaux des grandes villes que dans les hôpitaux des petites villes de province, dans les grands que dans les petits hôpitaux. Pourquoi cette différence, puisque les germes normaux de l'air, les *germes ferments* existent partout, à l'hôpital comme dans les maisons particulières, à la ville comme à la campagne ? Cet argument, auquel personne n'a encore pu répondre, ces faits indéniables suffiraient déjà seuls à prouver à quel point est fausse cette théorie du germe ferment, appliquée à la chirurgie.

Mais les preuves ne manquent pas et j'en ai d'autres plus graves encore à vous fournir. Quelle que soit la diversité des pansements en usage depuis l'origine de la chirurgie, tous ont consisté en des applications sur la plaie de pièces de linge, de charpie, de substances variées recouvertes ou imbibées de liquides, d'onguents, de pommades. Par conséquent, on pourrait dire que tous les pansements à un degré quelconque protégeaient la plaie contre l'arrivée ou contre l'action nuisible des germes et que c'est à cette circonstance qu'on peut attribuer leurs bons effets. Mais si la théorie de Lister est vraie, si les germes ferments de l'air sont les agents qui amènent fatalement la putréfaction du sérum, par conséquent la suppuration, et qui, de plus, amènent avec la putréfaction ou la fermentation de la suppuration, l'éclosion de vibrions, de monades, de bactéries sur la surface de la plaie, l'apparition de l'infection purulente, il doit être également vrai et évident qu'une plaie abandonnée au contact de l'air, sans protection aucune contre l'action meurtrière des germes, devra être fatalement suivie de l'apparition des complications les plus formidables. Eh bien ! Messieurs, ici encore la pratique, l'expérience, l'observation donnent un démenti éclatant aux rêveries de la théorie listérienne, qu'il ne faut pas confondre, ne l'oubliez pas, avec celle de M. Pasteur, bien qu'elle en dérive directement.

Au commencement de ce siècle, Kern, chirurgien de Vienne, avait traité les plaies par une méthode que les Allemands appellent le pansement ouvert : *Offene Behandlung*, et que l'on pourrait plus justement appeler le pansement sans pansements. Plus tard Burow reprit ces expériences, que son fils rappelait, en avril 1876, au cinquième congrès des chirurgiens allemands. C'était à peu près, sauf la ventilation en moins, le traitement essayé par Bouisson en 1858. En 1867, le professeur Billroth quitta pour celle de Vienne la chaire de clinique chirurgicale qu'il occupait brillamment à Zurich, où il fut remplacé par le professeur Rose. Celui-ci revint à la pratique de Kern, c'est-à-dire qu'il ne fit plus aucun pansement. En 1872, le docteur Krönlein, son interne, publia les résultats obtenus par son maître et les rapprocha de ceux obtenus par Billroth, de 1860 à 1867, avec les pansements en usage ordinaire à cette époque. Quels furent ces résultats ?

CLINIQUE DE ZÜRICH

	Billroth (1860-1867).			Rose (1867-1871).		
	Opérés.	Morts.	Mortalité p. 100.	Opérés.	Morts.	Mortalité p. 100.
Amputation de cuisse.	28	23	82	25	7	28
— de jambe.	34	19	55,8	10	1	10
— de bras.	15	8	53,3	13	2	15
— d'avant-bras . . .	23	4	17,3	10	0	0
	100	54	54	58	10	17,1

Ainsi, là où Billroth perdit 54 pour 100 de ses opérés, Rose, laissant la plaie *librement accessible à tous les germes de la Suisse*, n'en perdit que 17 pour 100. La différence est surtout marquée pour la cuisse et la jambe : car, pour la cuisse, à 82 pour 100 de mortalité s'opposent 28 pour 100; pour la jambe, une mortalité de 55 pour 100 est remplacée par une mortalité de 10 pour 100.

En 1879, lorsque, après avoir pratiqué pendant cinq mois dans toute sa rigueur le pansement de Lister, — car je n'aime à parler des choses d'observation et d'expérience qu'après les avoir observées et pratiquées moi-même, — j'étais revenu à mon pansement ordinaire, je voulus montrer à mes élèves tout ce qu'avait de faux la théorie listérienne des germes ferments. On m'apporta dans mon service de Beaujon un malheureux mécanicien du chemin de l'Ouest qui venait d'avoir la cuisse doite et la jambe gauche broyées sous les roues d'une locomotive. Je lui pratiquai une double amputation, d'un côté de la cuisse, de l'autre de la jambe, et ne craignant nullement de donner ce malheureux en pâture aux germes ferments de l'hôpital Beaujon, je ne fis aucun pansement et laissai les deux moignons librement exposés à l'air. Certes, le cas était aussi peu favorable que possible et donnait beau jeu à ces terribles germes. Et, cependant, qu'arriva-t-il ? C'est que, sans aucun accident, je pourrais dire sans aucun incident, le blessé guérit admirablement de sa double amputation.

Cette année, à l'Hôtel-Dieu, j'ai voulu vous montrer aussi l'impuissance des germes ferments. Vous n'avez pas perdu le souvenir de la femme amputée de la cuisse en janvier dernier, pour un ostéo-sarcome du tibia. La plaie était librement exposée à l'air, et quelques-uns d'entre vous disaient gaiement que nous offrions aux germes une table d'hôte toujours servie; est-il possible de voir une amputée guérie mieux et avec moins d'accidents, puisque nous n'eûmes jamais aucune préoccupation sur une issue favorable?

J'ai donc le droit de dire que la théorie de la nocuité de l'air ou, d'après M. Pasteur, de la nocuité des germes ferments, est absolument inacceptable, sauf pour ce qui concerne l'infection putride. Ce n'est pas tout. D'après la théorie de M. Lister, l'application de son pansement doit empêcher la formation, à la surface de la plaie, de monades, de vibrions, de bactéries, de tous les produits de l'ensemencement des germes. C'est encore une illusion qu'il faut perdre.

Les recherches faites en Allemagne, et consignées dans les *Archives de Langenbeck*, montrent que, sous des pansements de Lister faits avec toute la rigueur exigée par le maître, on trouve des *desmobactéries*, des *petalococcos*, des *gliococcos*, des *streptococcos* et autres, dont vous n'exigerez pas de moi l'énumération. J'ajoute que, malgré la présence de tous ces... coccos, le malade qui les nourrissait ne s'en portait pas plus mal.

Enfin, de même que, dans la maladie charbonneuse, on trouve des bactéries dans le sang des animaux atteints de charbon, on pensait, et M. Pasteur le premier, que le sang des malades atteints d'infection purulente devait fourmiller de vibrions. A l'époque de nos discussions à l'Académie sur ce sujet, M. Richet, ayant dans ses salles un malade atteint de septicémie aiguë, pria M. Pasteur de venir voir le malade. M. Pasteur prit sur ce malade, et quelques jours après sur le cadavre de ce même malade, du pus et du sang pour l'examiner et en faire des cultures. A quelque temps de là, M. Richet rappela M. Pasteur auprès d'un autre malade succombant à l'infection purulente; le pus, le sang furent examinés, et l'on en fit des cultures qui devaient produire par milliards les vibrions de l'infection purulente. Le pus, examiné par M. Pasteur lui-même, ne renfermait rien, et les cultures restèrent improductives.

J'ai donc le droit de dire que la théorie des germes ferments appliquée à la chirurgie, que la théorie sur laquelle s'appuie la pratique de Lister, est un véritable roman, une théorie fausse, dont la fausseté est démontrée par l'observation et par les faits.

Comment se fait-il que ces théories soient si universellement adoptées? Pourquoi le pansement de Lister jouit-il d'une si universelle faveur? Messieurs, l'erreur est le propre de la nature humaine; mais, quand vous voyez la grande majorité des chirurgiens, c'est-à-dire des hommes instruits, intelligents, habitués à l'observation, accepter ainsi avec cette ardeur, non pas seulement une doctrine, mais une pratique appuyée sur cette doctrine, soyez assurés qu'il y a beaucoup de vérité, sinon dans la doctrine, du moins dans la pratique. Or, il est incontestable que la pratique de Lister a révolutionné la chirurgie; il est incontestable que les résultats obtenus sont infiniment supérieurs à tous ceux qu'on obtenait par les autres pansements; il est incontestable que ce pansement, avec toutes ses précautions, dont quelques-unes sont puériles, a diminué dans des proportions considérables la mortalité de nos hôpitaux, de nos maternités. Ce fait, il faut l'expliquer, et c'est cette explication que j'ai maintenant à vous donner.

On a dit avec raison, Messieurs, que le moi est toujours haïssable. C'est une maxime à laquelle j'aime à être fidèle; aujourd'hui cependant, je suis obligé de vous parler de moi ou plutôt de mes travaux, car je dois vous montrer comment je suis arrivé peu à peu, par l'observation des faits, aux idées que je défends, et je crois, pouvoir dire aussi, parce que ces travaux ont eu sur la question que nous étudions en ce moment, c'est-à-dire sur la mortalité générale des opérés et des accouchées, une part d'influence que j'ai le droit de revendiquer.

Je vous ai dit que, jusque dans ces dernières années, la mortalité dans les hôpitaux était excessive; que la mort était, dans plus de la moitié des cas, la conséquence des grandes opérations, et que cette conséquence on la trouvait toute naturelle. Il y a plus, à de certains moments, presque tous les opérés succombaient, et personne ou presque personne ne s'en étonnait. On se contentait, on se contente encore d'expliquer ces désastres en invoquant l'influence néfaste d'une épidémie. Or, que pouvait faire, que peut faire le chirurgien contre ce mystérieux génie épidémique qui frappe de mort les amputés ? On se lamentait, on déplorait ce malheur, mais on l'acceptait, on l'accepte trop encore, avec la résignation de l'impuissance. Depuis dix-sept ans, je lutte pour montrer, pour prouver que cette résignation est une erreur et que ces épidémies n'existent que par notre faute. Comment suis-je arrivé à ces convictions ? C'est ce que je dois vous dire.

Lorsque, en 1858, je fus nommé par le concours aide d'anatomie à la Faculté, la lecture des journaux de médecine étrangers m'avait montré que la chirurgie anglaise différait notablement de la nôtre, car on y pratiquait fréquemment des opérations qui n'étaient pas admises dans notre chirurgie française. Je voulus savoir à quoi m'en tenir sur ces faits que nous ne connaissions que très imparfaitement, puisque, depuis le voyage de Roux, en 1814, aucun chirurgien français n'était allé étudié sur place la chirurgie anglaise. Je crus donc faire une œuve utile, pour moi, en allant à Londres augmenter mes connaissances scientifiques personnelles ; je crus faire une œuvre utile à tous, en allant y étudier la question, si peu connue en France, des résections articulaires.

Après cinq mois de séjour dans les hôpitaux de Londres, je rédigeai et présentai à la Société de chirurgie, en 1859, mon mémoire sur la résection du genou, mémoire basé sur 217 observations.

La résection du genou étant destinée à se substituer, dans certains cas, à l'amputation de la cuisse, je devais rechercher quelle était la mortalité des deux opérations. Mais, pour que cette comparaison fût juste, il fallait la faire porter sur des individus de même race, soignés dans les mêmes milieux, soumis au même mode de pansement, au même régime alimentaire. M'appuyant sur les résultats fournis en Angleterre, par la résection du genou, je fus naturellement amené à rechercher quelle était, dans les hôpitaux d'Angleterre, la mortalité moyenne après l'amputation de la cuisse. Les statistiques anglaises étaient alors peu nombreuses ; celles des hôpitaux d'Exeter, de Liverpool, de Glascow et de l'hôpital Saint-Georges à Londres, me donnèrent, pour 251 amputations de cuisse, 113 morts, c'est-à-dire une mortalité de 45 p. 100. Cette mortalité qu'aujourd'hui je trouverais excessive, en la comparant à celle de ma pratique personnelle, je la trouvai à cette époque extrêmement favorable, car je n'avais pour terme de comparaison que celle que Malgaigne avait publiée pour les hôpitaux de Paris, de 1836 à 1841. Or, à Paris, sur 201 amputés, il y avait eu 126 morts, c'est-à-dire une mortalité de 62 p. 100, une mortalité non plus de près de la moitié, mais des deux tiers des amputés.

Je fus ainsi le premier qui ait été amené à étudier comparativement la mortalilé, après une même opération, entre deux chirurgies de nationalité différente. Cette première tentative de statistique chirurgicale comparée, internationale, eut un grand retentissement, car elle montra qu'au point de vue des résultats pour la vie, la chirurgie parisienne était dans une fâcheuse infériorité à l'égard de la chirurgie anglaise.

Parmi les causes qui pouvaient partiellement l'expliquer, j'en invoquai une qui me paraissait puissante, c'était la différence complète, absolue, dans l'alimentation. Jusque-là, j'avais vu tous mes maîtres condamner leurs opérés à une diète plus ou moins sévère, plus ou moins prolongée; à Londres, au contraire, j'avais vu alimenter fortement les opérés, leur donner du vin, de l'alcool. Malgaigne, il est vrai, en examinant la mortalité des blessés russes recueillis à Paris en 1814, avait appelé l'attention sur l'innocuité d'un régime alimentaire qu'il qualifiait d'*incendiaire*, parce qu'on donnait par jour à ces blessés un décilitre d'eau-de-vie et un demi-litre de vin; mais il n'avait pas voulu, disait-il, « en tirer des conséquences », et, en fait, Malgaigne, dont j'ai été l'élève, ne s'écartait guère sur ce point des habitudes générales de ses collègues de Paris. Ce que je dis de l'alimentation adoptée en Angleterre pour les opérés causa en France une surprise générale; mais peu à peu l'observation fit justice des préjugés, et, si je n'en fus pas l'auteur, je suis au moins l'importateur en France d'une révolution complète dans le régime de nos opérés. Cette révolution, dont vous n'avez pas été témoins, fut des plus salutaires. Elle est une des causes de l'amélioration de nos résultats opératoires, et je ne pouvais la passer sous silence dans l'étude que nous faisons en ce moment.

Il ne pouvait me suffire, Messieurs, d'avoir constaté et signalé l'infériorité des résultats obtenus par la chirurgie française, il me fallait en rechercher les causes, et j'avais constaté une telle différence dans les conditions générales de l'hospitalisation, qu'il me semblait que là encore devait se trouver un des facteurs de cette infériorité. Je retournai donc en Angleterre; je visitai, en 1860, ses principaux hôpitaux, ceux de l'Écosse, de l'Irlande, de la Belgique, de la Hollande, de la Suisse; déjà la campagne de 1859 m'avait donné l'occasion d'étudier de près ceux de l'Italie du Nord, et, en 1861, je publiai un travail intitulé : *De l'hygiène hospitalière en France et en Angleterre.* Une circonstance heureuse devait donner à mon travail une portée que je n'osais espérer.

A la fin de 1860, j'avais présenté à l'Académie de médecine un mémoire sur la résection de la hanche; je trouvai, dans notre excellent maître M. Gosselin, un rapporteur bienveillant et, ce qui est plus précieux encore, un rapporteur faisant un rapport. Dans ce rapport, M. Gosselin, faisant allusion à mes observations sur l'hygiène hospitalière, le directeur général de l'Assistance publique, M. Davaine, membre de l'Académie, crut devoir, pour défendre son administration, attaquer vivement mon travail à la tribune. Il ouvrit ainsi une discussion célèbre qui dura cinq mois et qui consacra comme une branche spéciale de l'hygiène ce que j'avais appelé : *l'hygiène hospitalière.*

Eh bien ! Messieurs, ces voyages, ces études, ces travaux ne m'avaient fait entrevoir qu'une partie de la vérité. La vérité ou, du moins, ce que je crois être la vérité, la doctrine de la contagion, l'action du germe contage, opposée à l'idée fausse, mais encore acceptée, de ce fameux génie épidémique, je la dois à une erreur et, je le confesse humblement, à une grossière erreur.

En 1861, j'attachais à l'hygiène hospitalière, telle qu'on l'entend généralement aujourd'hui, une importance dont l'expérience m'a montré l'exagération. Je donnais, en terminant mon mémoire, comme la preuve la plus évidente de ce que peut faire l'hygiène, ce fait, que la mortalité des accouchées à Guy's Hospital, à Londres, n'était que de 1 sur 331; tandis qu'à la Maternité de Paris la mortalité moyenne, depuis dix ans, était de 1 sur 13. A peine mon travail était-il publié, que je recevais de mon ami le docteur Steele, superintendant de Guy's Hopital, une lettre m'apprenant que mon argument si victorieux n'était qu'une colossale erreur. Les chiffres donnés, les résultats heureux obtenus étaient exacts, mais la conclusion que j'en tirais était fausse, car il n'y avait pas à Guy's Hospital de salles d'accouchement. Tous les accouchements se faisaient au domicile des accouchées par le personnel médical de l'hôpital, et il en était de même des milliers d'accouchements effectués par une autre institution charitable de Londres : The Royal Maternity Charity. Je me hâtai de signaler à l'Académie, ne voulant pas qu'elle pût être signalée par d'autres, l'erreur que j'avais commise, et qui pouvait s'expliquer, ou peut-être même s'excuser en partie, par ce fait que, n'étant pas accoucheur, mais chirurgien, je ne m'étais pas enquis, pour le visiter, de ce service extérieur d'accouchement dont la statitisque figurait avec celle des autres services intérieurs de l'hôpital.

Il n'en restait pas moins un fait extraordinaire à expliquer. Pourquoi les femmes accouchées à la Maternité de Paris mouraient-elles dans la proportion de 1 sur 13, tandis qu'à Londres cette mortalité pour des femmes pauvres, accouchées chez elles par les soins du personnel de Guy's Hospital, n'était que de 1 sur 331? Déjà M. Tarnier, dans sa thèse inaugurale, avait montré que la mortalité des femmes accouchées dans l'ancien douzième arrondissement (Panthéon) était beaucoup plus faible (1 sur 322) que celle des accouchées de la Maternité (1 sur 19) : mais, s'il admettait la contagion, il ne l'admettait qu'à titre exceptionnel. « La contagion, dit-il (p. 97), n'est sans doute que l'une des causes qui peuvent propager la fièvre puerpérale; il est possible même qu'elle ne se révèle que pendant les épidémie intenses, pour disparaître dans les cas sporadiques. « Il dit ailleurs (p. 73) : « Il faut bien admettre dans tous ces cas, comme dans toutes les épidémies, l'action d'un principe général, inconnu dans son essence, appréciable par ses effets, qu'on a désigné sous le nom de *génie épidémique*. » M. Tarnier, quoique contagionniste, défendait donc comme vraie, ce qui pour moi est une profonde erreur, l'influence, l'existence du génie épidémique. Avec cette idée, tout progrès sérieux est impossible, car cette croyance a pour résultat d'amener le chirurgien, comme l'accoucheur, à une résignation fatale, quand il faut au contraire lutter énergiquement contre le mal que la contagion propage.

Je pris à cœur la solution du problème qui se dressait devant moi, et c'est dans le but d'étudier ces graves questions s'appliquant aussi bien aux amputés qu'aux accouchées, que j'acceptai de l'administration des hôpitaux, en 1864, la mission de visiter les hôpitaux de toute l'Europe occidentale : de la

Hollande, du Danemark, de l'Allemagne, de l'Autriche et de la Russie.

De retour en France, je commençai la rédaction de mes rapports en faisant un travail d'ensemble sur la question des maternités et de la mortalité des accouchées. J'y défendais, sur la contagion et les épidémies, des idées alors si en opposition avec les opinions acceptées, que l'administration me pria de modifier mon rapport. Je refusai naturellement de le faire; et ce rapport, publié à mes frais, devint le livre qui parut en 1865 sous ce titre : *Des Maternités*. Je lui donnais pour épigraphe cette phrase tirée de l'ouvrage même et que je vous cite, parce qu'elle spécifie exactement le but que j'ai toujours poursuivi dans mes travaux sur l'hygiène hospitalière :

«L'hygiène hospitalière ne se réduit pas à des questions de bâtiments à orienter ou à espacer, de fenêtres à ouvrir, de mètres superficiels de terrain ou de cubes d'air à distribuer à chaque malade : *c'est la science qui, par l'étude approfondie des causes qui font naître et s'étendre les maladies nosocomiales, apprend à les prévenir ou à les arrêter dans leur développement.* »

Ces causes sont, pour la plupart des chirurgiens actuels, l'influence des germes ferments de l'air normal et, dans quelques circonstances exceptionnelles, l'influence d'un mystérieux génie épidémique. Pour moi, ces causes se réduisent presque à une seule : l'influence du germe contage. C'est, après ce trop long préambule, ce que je vais vous démontrer. Ne vous étonnez pas de me voir prendre pour exemple la fièvre puerpérale. La preuve est beaucoup plus facile à faire sur les accouchées que sur les blessés. Les accouchées sont plus nombreuses heureusement que les blessés, et j'ai pu réunir dans mes statistiques près de deux millions d'accouchements. De plus, l'accouchement est un acte physiologique, qui ne devient pathologique que dans de très rares exceptions; tandis que la question de la mortalité par infection purulente chirurgicale se complique toujours de la question de la mortalité due à la blessure elle-même. D'ailleurs, pour moi, il y a presque identité entre l'infection purulente chirurgicale et l'infection purulente obstétricale.

Quelle que soit leur origine, les maladies peuvent affecter dans leur dissémination des caractères différents. On les dit *spo-*

radiques, quand elles n'attaquent qu'un petit nombre d'individus isolément, sans influence épidémique ; *endémiques* (ἐν δῆμος, dans le peuple), quand elles sont propres à certaines localités, quand elles y rencontrent la cause première de leur développement. On les dit *épidémiques* (ἐπὶ δῆμος, sur le peuple), quand elles règnent momentanément sur un nombre exceptionnel de personnes ; que cette maladie soit née primitivement, comme les maladies endémiques, au lieu même où elle règne épidémiquement ; ou qu'elle soit importée d'un lieu où elle est endémique, comme la fièvre jaune ou le choléra.

A ce mot *épidémie*, tel qu'on l'emploie, s'attache, à côté de l'idée de nombre, une idée de provenance et de causalité. « Quand un grand nombre d'hommes, dit Hippocrate, sont saisis en même temps d'une même maladie, la cause en doit être attribuée à ce qui est le plus commun, à ce qui sert le plus à tous ; or, cela, c'est l'air que nous respirons. » Cette théorie hippocratique, encore en faveur aujourd'hui, tend à considérer chaque malade, atteint pendant une épidémie, comme frappé par un miasme primitif, venu de plus ou moins loin et exerçant son action dans le même temps et sur toute une population.

Cela est vrai pour quelques maladies, pour la fièvre intermittente, par exemple, car chaque individu devenu malade l'est devenu par l'absorption du miasme primitif ; il a absorbé directement, primitivement, le poison paludéen. Si, sous des influences de température, sous des influences saisonnières, sous l'influence de la mise à sec de canaux ou d'étangs, de travaux de terrassements, etc., il y a dégagement, production du miasme paludéen, on peut voir la fièvre intermittente éclater au milieu d'une population, s'étendre plus ou moins loin dans la direction des vents prédominants, car, je le répète, c'est directement, par absorption du miasme primitif, que les individus peuvent devenir malades. Mais la fièvre intermittente n'étant pas contagieuse, on ne verra la maladie régner que dans les lieux où le miasme primitif a pris naissance et a pu directement agir ; n'étant pas contagieuse, ne pouvant se transmettre, elle ne pourra voyager ; elle naîtra et elle mourra sur place.

Il en est tout autrement si une maladie, endémique en certains lieux, comme la fièvre jaune sur quelques points de la côte de l'Atlantique, comme le choléra sur les rives du Gange, a pour effet, pour essence même la création d'un germe contage. Sur ces bords empoisonnés du Gange et de l'Atlantique, chaque habitant est exposé à l'absorption directe du miasme *endémique* au lieu même de sa production; mais, la maladie étant contagieuse, chaque malade devient à son tour un producteur de miasmes, une source d'épidémie. Il transmet de place en place, par des infections successives, le principe de la maladie; cette transmission suit les voies ouvertes à l'activité humaine et marche suivant la rapidité des communications. Le choléra met plusieurs années à nous arriver de la Perse à Paris en 1832, car ses moyens de transport les plus rapides ne sont encore que les caravanes, les diligences; en 1854, la navigation à vapeur le transporte en quelques jours en Crimée; plus tard il emprunte, en Europe, la voie plus rapide encore des chemins de fer. Comme je l'écrivais en 1865, « ce n'est pas le miasme dégagé du Gange qui va *directement*, transporté par les vents, donner la maladie à Constantinople, à Marseille, à Paris; c'est le cholérique venu de ces différentes villes et qui lui-même n'est devenu malade qu'après une longue suite de transmissions par contagion ».

Sous certaines influences propres à l'individu, à la nature de sa plaie, aux conditions matérielles ou morales dans lesquelles il se trouve, l'infection purulente chirurgicale atteint un blessé; elle crée chez lui un principe morbide transmissible, il devient un foyer de contagion, et, si on laisse la contagion s'exercer et s'exercer librement, on constituera ainsi un foyer d'épidémie, susceptible de se déplacer avec le chirurgien, le malade, les instruments ou les objets de pansement. Aussi ai-je cru pouvoir en 1865 poser cette loi qui ne souffre pas d'exception : *Toute maladie susceptible de se transporter d'un lieu à un autre, sous forme épidémique, est contagieuse.*

A cette époque, on croyait fermement, et beaucoup croient encore aujourd'hui, que les épidémies de fièvre puerpérale, d'infection purulente, d'érysipèle, etc., sont dues à une influence atmosphérique de nature inconnue qui frappe séparément et individuellement un grand nombre de malades. C'est, comme le suppose, le mot *épi-demos*, un mauvais air, des miasmes (aujourd'hui quelques-uns vous diraient des microbes) qui passent sur le peuple, s'étendent sur une ville, un pays tout entier et voyagent d'un lieu à un autre. J'ai fait justice, depuis 1865, de cette théorie mystique, qui introduit dans la science « l'ange exterminateur », et l'on n'aurait pas à Paris perdu tant de blessés en 1870, si les chirurgiens avaient abandonné cette vieille superstition qui dure depuis Hippocrate. Ceci veut être appuyé de preuves. Je vous rappellerai d'abord celles que j'ai données depuis dix-sept ans pour ce qui regarde les épidémies de fièvre puerpérale.

Si l'épidémie est due à des agents atmosphériques, quelle que soit leur nature, il est difficile d'admettre que l'agent de l'épidémie, l'ange exterminateur, limitera son influence à un hôpital, en oubliant les autres hôpitaux de la ville. Ces épidémies n'étant pas rares dans les maternités, j'ai commencé par chercher s'il y avait eu coïncidence dans les épidémies pour les maternités d'une même ville, et j'ai fait cette recherche pour Paris, Saint-Pétersbourg et Vienne.

Or, à Paris, tandis qu'en février 1860 il ne meurt aucune accou·chée à la Clinique, il en meurt 13 sur 100 à la Maternité. En juillet 1862 au contraire, tandis qu'il ne meurt à la Maternité que 35 accouchées sur 1,000, il en meurt à la Clinique 200 sur 1,000 : 1 sur 5. En décembre 1865, la Clinique n'a qu'une mortalité de 3,6 sur 100, cette mortalité s'élève à la Maternité de 58,8 pour 100, c'est-à-dire qu'il y meurt plus de la moitié des accouchées. Ne vous paraît-il pas déjà bien difficile à croire que l'ange exterminateur ait frappé avec fureur le service de la Clinique, tandis qu'il ménageait avec amour celui de la Maternité; puis, que modifiant ses préférences, il soit allé se fixer ensuite dans l'établissement qu'il avait épargné tout d'abord ?

Même chose à Saint-Pétersbourg entre les deux maternités voisines des enfants trouvés et de l'école des sages-femmes ; avec cette différence, toutefois, que la mortalité n'y fut jamais aussi élevée qu'à la maternité de Paris. Là aussi, on vit parfois dans l'un ou l'autre établissement des épidémies ; mais ce que l'on ne vit pas, ce fut la coïncidence de ces mortalités exceptionnelles.

A Vienne, c'est bien autre chose encore. Les deux services d'accouchement sont dans le même hôpital, dans la même cour, dans le même bâtiment. Eh bien ! là encore pas de coïncidence dans les épidémies. Tandis que l'une des cliniques a une mortalité de 5 p. 100, l'autre a une mortalité de 29 p. 100. Deux ans après, tandis que l'une a une mortalité relativement faible de 3,5 p. 100, l'autre a une mortalité effroyable de 31 p. 100 ; près du tiers des accouchées. Et l'on oserait soutenir encore que l'influence épidémique, le nuage qui recèle le miasme meurtrier s'est fixé sur un seul service, sans entrer par la porte ou par les fenêtres de l'autre service placé dans le même bâtiment, dans la même cour. Non, Messieurs, il n'est plus permis de croire à pareilles choses. Ces différences, si extraordinaires en apparence, ne s'expliquent que trop facilement et très logiquement par cette circonstance, que ces services, si rapprochés, étaient desservis par un personnel absolument différent, sans rapports l'un avec l'autre : élèves sages-femmes d'un côté, étudiants en médecine de l'autre. Cette mortalité si exceptionnelle, si étrangement limitée, s'explique par ce fait que le personnel du service frappé : les médecins, les sages-femmes, les élèves, étaient par eux-mêmes, par les objets de pansement dont ils se servaient, les agents de la contagion, les agents directs et trop fidèles de l'ange exterminateur, du soi-disant génie épidémique.

Si je crois avoir été le premier à montrer la non-existence de ce génie malfaisant qu'on appelle le génie épidémique ; si je crois avoir été le premier qui ait cherché à prouver la contagiosité de l'infection purulente chirurgicale et la création, par contagion, des épidémies nosocomiales, je suis loin d'être le premier qui ait défendu l'idée de la contagiosité de la fièvre puerpérale, car il y a plus de cinquante ans que cette idée a été émise et défendue par un certain nombre de médecins et d'accoucheurs ; en 1858, par M. Depaul, lors de la discussion devant l'Académie ; par M. Tarnier, la même année, dans sa thèse inaugurale. Mon rôle a été de la mettre hors de toute discussion par de nombreux exemples ; de montrer, sans objection possible, l'immense différence dans la mortalité entre les maternités et les accouchements à domicile ; de prouver que cette mortalité des maternités tient à la contagion et non à de soi-disant épidémies, de montrer comme pouvant être évitée une mortalité qu'on regardait comme un fait naturel. Peu à peu les idées se sont modifiées et les résultats se sont modifiés avec elles ; des accoucheurs, listériens convaincus comme M. Lucas-Championnière, mais contagionnistes en fait, ont montré, par leur pratique heureuse, à quel point on peut, en empêchant la contagion, modifier la mortalité d'une maternité.

Voulez-vous maintenant savoir comment se crée une épidémie ?

Je vais vous le montrer. Le 2 décembre 1842, M. le Dr Grisar, de Hasselt (Belgique), accouchait au forceps, d'un enfant mort, une femme en travail depuis vingt-quatre heures. Le lendemain la femme est prise de fièvre puerpérale et succombe.

Du 2 décembre 1842 au 19 mars suivant, sur 64 femmes accouchées par lui, 16 (une sur quatre) furent atteintes de fièvre puerpérale et 11 moururent. Or, pendant ce temps aucun autre médecin de Hasselt n'observant dans sa clientèle de fièvre puerpérale, M. Grisar ne tarda pas à penser qu'il était lui-même l'agent de la contagion. Il prit toutes les précautions que la prudence lui suggéra : changement d'habits, ablutions réitérées des mains, etc. ; et pendant vingt ans, jusqu'à la fin de 1862, il ne rencontra pas dans sa pratique un seul cas de fièvre puerpérale. Mais, le 5 décembre 1862, une jeune femme de Hasselt, à laquelle M. Grisar avait appliqué le forceps, mourut de fièvre puerpérale. Du 5 décembre 1862 au 26 janvier 1863, c'est-à-dire en sept semaines sur 9 femmes accouchées par M. Grisar, 8 furent atteintes de fièvre puerpérale. Comme en 1842, la fièvre puerpérale s'était montrée uniquement dans la clientèle de M. Grisar. Cet honorable praticien crut, avec raison, de son devoir de faire connaître un fait si probant, en le communiquant à l'Académie de médecine de Belgique.

Que peut-on objecter à des exemples si remarquables ? On nous dit quelquefois : « Il y a en ville une épidémie de fièvre puerpérale. » Oui, sans doute ; mais, à Paris comme à Hasselt, c'est dans la clientèle d'un même accoucheur que s'est créée et qu'existe la soi-disant épidémie.

Il y a quelques années, lorsqu'on commença, vers 1863, à faire en France l'opération de l'ovariotomie, les chirurgiens, convaincus que l'air de Paris, souillé par le génie épidémique, ne permettait pas d'assurer le succès, obtinrent de l'administration des hôpitaux la location à Meudon d'une petite maison, où cette opération serait pratiquée. A de certains jours, les habitants de l'avenue de Meudon voyaient arriver une voiture amenant une femme malade, escortée d'une infirmière. Le lendemain, une ou plusieurs voitures amenaient des messieurs, généralement habillés de noir, généralement décorés ; ils entraient dans la maison, y restaient plus ou moins longtemps, et le lendemain, ou le surlendemain, on voyait un cercueil sortir de la maison mystérieuse. On s'informait, et l'on apprenait que c'était le cadavre de la femme venue quelques jours auparavant. Dix fois ce spectacle se reproduisit, et le soulèvement de l'opinion publique fut tel, qu'on dut abandonner la maison, que le peuple avait baptisée de ce nom qu'elle porta longtemps : *la maison du crime*. Pourquoi ces insuccès constants ? Le génie épidémique avait-il donc fait aussi à Meudon élection de domicile ? Non, Messieurs ! Mais s'ils opéraient dans l'air de Meudon, les chirurgiens apportaient à Meudon leurs doigts, leurs instruments souillés par le contact des plaies atteintes d'infection purulente, qu'ils avaient soignées et touchées dans leurs services hospitaliers. Le linge, la charpie, les éponges, tout venait des hôpitaux de Paris, apportant avec eux les germes contage, le principe, l'agent de la contamination.

Vous devez vous demander, Messieurs, par quelle voie pénètre dans l'économie le principe contagieux. Se transmet-il à distance par l'air atmosphérique, s'introduisant par les voies respiratoires ? Faut-il qu'il soit directement en rapport avec les plaies ? Faut-il, en un mot, donner à ce mot *contagion* son acception la plus stricte, exiger le contact ? Je n'ai pas à rechercher comment se fait la dissémination de toutes les maladies contagieuses et de chacune d'elles en particulier ; je reste sur le terrain qui nous est spécial, sur le terrain de la chirurgie, et, quant à ce qui concerne l'infection purulente, chirurgicale et obstétricale, je soutiens qu'elle ne se propage que d'une seule manière : *par contagion directe, par transport sur la plaie même du germe contage.* J'étais moins affirmatif, il y a dix-sept ans ; je croyais encore pouvoir admettre comme possible la contamination par l'air inspiré, par ce qu'on appelle l'*infection ;* mais depuis dix-sept ans que je n'ai pas été, pour ainsi dire, un seul jour sans songer à cette question qui n'a cessé de me passionner, j'ai vu, j'ai observé, connu et médité bien des faits qui ont fait la lumière dans mon esprit, et je suis, depuis longtemps déjà, absolument et uniquement contagionniste.

Il y a dix-sept ans, dans mon livre des maternités, je signalai un fait qui m'avait vivement frappé et qui m'avait amené à écrire que, « vraisemblablement, la contamination s'exerçait surtout et presque uniquement au moment de l'accouchement ». En 1862, il entra dans le service de M. Spæth, à Vienne, 1,127 femmes en couches. 1,037 de ces femmes accouchèrent dans les salles :

209 d'entre elles, c'est-à-dire 20,1 p. 100 ou plus d'une sur cinq, furent prises de fièvre puerpérale. Les 90 autres femmes, complétant le chiffre de 1,127, n'étaient entrées à la maternité qu'après leur accouchement, que cet accouchement ait eu lieu chez elles, ou dans le transport à l'hôpital (car elles sont comprises sous la dénomination de : *Gassen geburten*). Elles furent placées dans les salles communes, au milieu des autres accouchées, qui devinrent malades dans la proportion d'une sur cinq. Eh bien! sur ces 90 femmes, une seule devint malade. Pourquoi cette différence si extraordinaire ? C'est que les premières, au moment de l'accouchement, avaient été contaminées par quelques-unes des personnes chargées de la pratique obstétricale dans le service, peut-être même par les élèves pratiquant le toucher explorateur; tandis que les autres n'étant reçues dans le service qu'après leur accouchement, quoique plongées dans la même atmosphère de salles infectées de fièvre puerpérale, avaient échappé au toucher vaginal et à la contamination directe. Une de ces 90 femmes a seule été malade ; peut-être, mais il m'a été impossible de le savoir, celle-là avait-elle dû subir pour une cause quelconque une exploration, à laquelle les autres avaient pu heureusement échapper.

C'est encore par le contact qu'on peut expliquer les faits rapportés par M. Tarnier, dans sa thèse, d'élèves sages-femmes, non enceintes, et même l'une d'elles encore vierge, contractant la fièvre puerpérale pendant une épidémie à la Maternité. M. Tarnier, contagionniste comme moi, admettait alors et admet peut-être encore l'infection : mais ne savons-nous pas que, par le fait même des règles, l'utérus est à de certains moments dans un état voisin de la puerpéralité ? ne savons-nous pas qu'à cette période les excitations génésiques sont plus vives, et, sans insister sur ce point délicat, ne savons-nous pas aussi que, par le fait seul des règles et des soins de propreté qu'elles exigent, les doigts de la jeune sage-femme, contaminés par le contact de femmes atteintes de la fièvre puerpérale, ont dû être assez facilement amenés au contact de ses organes génitaux ?

Il y a plus ; les listériens eux-mêmes ne nous donnent-ils pas la preuve qu'ils ne croient plus qu'à la contamination par la plaie, abstraction faite de leurs idées sur la nature du germe contaminant ? C'est de la plaie et de la plaie seule qu'ils s'occupent ; aucun ne s'est plus occupé de l'infection par les voies respiratoires. Si le pansement de Lister a diminué la mortalité, ce n'est certes qu'en agissant sur la plaie, puisqu'il n'agit que sur elle et que le spray lui-même, dont on ne se sert qu'au moment de l'opération, n'a d'autre prétention que de tuer les germes que contient l'air qui arrive sur la plaie.

La doctrine du germe contage vous donne l'explication de ces différences dans la mortalité des opérés, différences que ne saurait expliquer la doctrine du germe ferment. Sous des influences très diverses tenant au malade, au milieu dans lequel il est soigné, à l'opération qui lui est faite : constitution plus ou moins mauvaise, opérations faites sur les os, les parties vasculaires ou pratiquées pendant la fièvre traumatique, dépression des forces, impressions morales fâcheuses, alimentation défectueuse, etc., une infection purulente primitive se développe chez un blessé. Elle crée chez ce malade un principe toxique, virulent, inconnu dans son essence, trop connu par ses effets ; ce principe contamine les doigts du chirurgien, les instruments qui touchent à la plaie, les linges du pansement, les éponges qui ont servi au lavage, etc., et, comme ce principe est éminemment contagieux, il empoisonnera les blessés sur la plaie desquels il sera porté.

Pourquoi cette mortalité excessive de nos hôpitaux, ces cas si nombreux d'infection purulente ? C'est que dans les salles de nos grands hôpitaux, où il y a toujours un plus ou moins grand nombre de blessés, la contamination trouve constamment le terrain sur lequel elle peut s'exercer. Elle se propage de l'un à l'autre par le chirurgien, les instruments, les éponges ; elle se perpétue dans le service et y amène une mortalité extrêmement élevée. Dans les petits hôpitaux, là où la chirurgie est moins active, outre que les occasions d'éclosion primitive de l'infection purulente sont plus rares, le terrain propre à la dissémination, je dirai presque à la culture du germe contage, fait à peu près défaut. Ce terrain fait complètement défaut dans les très petits hôpitaux de province, dans la clientèle civile des petites villes, car l'occasion d'y pratiquer des amputations y est rare, et, si par malheur un cas d'infection purulente primitive a contaminé le chirurgien et son arsenal chirurgical, comme ce chirurgien n'a pas d'autre amputé, d'autre opéré, comme il se passera plusieurs semaines, plusieurs mois, plusieurs années même avant qu'il pratique une nouvelle amputation, il aura eu plus que le temps voulu pour se purifier,

pour laisser se stériliser ce germe contage, si fertile dans les conditions opposées.

Pourquoi cette même différence se retrouve-t-elle dans la pratique civile des grandes villes et dans celle de la campagne et
des petites villes de province? C'est que, dans la première, le
chirurgien, choisi de préférence parmi les chirurgiens des hôpitaux, porte auprès de ses malades de la ville le poison qu'il a
puisé à l'hôpital. A la ville comme à la campagne, à l'hôpital
comme dans la clientèle civile, l'air est le même, avec ses mêmes
germes ferments pouvant déterminer la putréfaction des matières
organiques et, comme le croit Lister, l'infection purulente; cependant les résultats y sont bien différents. Ce qui explique ces différences dans les résultats, ce qui est différent, c'est l'existence dans
un cas, l'absence dans l'autre du germe contage.

Cette influence de la contagiosité, nous la retrouvons quand il
s'agit des pansements. Tous, à l'origine, entre les mains de
leurs inventeurs et de leurs imitateurs (c'est-à-dire à une époque
où on les faisait avec soin) ont donné des résultats supérieurs
aux résultats obtenus par les pansements dont ils se servaient
antérieurement. Et cependant quelle différence! quelle contradiction apparente entre eux! Chassaignac, Laugier, par le pansement par occlusion, Alp. Guérin, par le pansement ouaté, laissent
la plaie en contact avec le pus dont ils ne redoutent pas la présence et obtiennent de bons résultats, que nous obtenons encore
aujourd'hui par les mêmes pansements. J. Guérin, Maisonneuve
semblent redouter le pus, qu'ils s'efforcent d'entraîner par l'aspiration; les résultats sont également heureux.

Alp. Guérin, Lister, redoutent l'action des germes atmosphériques et en garantissent la plaie, l'un en élevant contre leurs
attaques, un épais rempart de ouate, l'autre en les pulvérisant par
une mitraille phéniquée ou en les noyant sous une inondation
d'acide phénique; tous deux obtiennent des résultats remarquables. Rose, de Zurich, qui ne craint pas les germes, laisse la plaie
sans défense contre eux; il ne la recouvre d'aucun pansement,
tous les germes peuvent y aborder librement, et cependant les
résultats sont plus remarquables encore!

Comment expliquer ces contradictions, en apparence inexplicables? L'explication est bien simple. Qu'ont de commun tous ces

pansements de Chassaignac, de Laugier, de Jules Guérin, de Maisonneuve, d'Alp. Guérin ou ce pansement, sans pansement, de Rose? Une seule chose : l'absence, ou du moins la rareté des pansements. Ne voyez-vous pas de suite que, presque à chaque pansement, le blessé court le danger d'être contaminé par les éponges, les instruments, les doigts du chirurgien non contagionniste? Ne voyez-vous pas que ce danger diminuera avec la rareté des pansements? Ne voyez-vous pas que tout danger de ce chef disparaîtra, si, comme Rose, on ne touche jamais à la plaie, qu'on offre en pâture aux germes, ou si, comme Alp. Guérin, dans le but de la garantir des germes, on enferme la plaie pendant un mois ou six semaines, c'est-à-dire presque jusqu'à guérison, sous une couche de ouate?

Si cependant la mortalité générale des amputés de Chassaignac, de Laugier, de Maisonneuve, d'Alp. Guérin est supérieure à ce qu'elle aurait dû être, si elle se fût bornée à ce qu'elle est, quand elle se limite aux cas d'infection purulente *primitive*, à ce qu'elle est, quand la contagion n'entre pas en œuvre, c'est que malheureusement ce n'est pas seulement au moment du pansement, c'est aussi au moment de l'opération que l'opéré peut être contaminé. Le pansement ouaté avait donné à Alp. Guérin d'excellents résultats; cette série de succès fut, à un certain moment, interrompue pendant quelques mois par une série de quelques revers, série que j'ai dû signaler[1], puisque j'y étais provoqué par la discussion, en vertu du principe qui a toujours réglé ma conduite : *Amicus Plato, sed magis amica veritas.* Pourquoi ces revers? C'est que ces malades, que l'absence de pansement ou, ce qui revient au même, que le pansement ouaté eût protégés contre la contagion, avaient été contaminés à l'amphithéâtre au moment de l'opération, probablement par les éponges. Ce qui me porte à le croire, c'est que cette série malheureuse, contrastant si formellement avec une longue série heureuse, eut pour seul théâtre l'Hôtel-Dieu, qu'elle comprit sans interruption six cas successifs, qu'elle porta aussi bien sur les hommes que sur les femmes; c'est-à-dire sur deux parties distinctes d'un même service reliées

---

(1) Voy. la discussion sur la désarticulation de la hanche et le pansement des plaies. Académie de médecine, 1878. (C. R., t. VII, p. 139 et 264.) Nous n'avons pas reproduit ici ce discours, la plupart des développements qu'il contient figurant dans cette leçon ou dans les pages suivantes.   (L.)

seulement par un point commun : l'amphithéâtre d'opérations.

Le professeur Marey, de l'Institut, avec lequel je m'entretenais il y a quelques années de cette grave question, me cita ce fait qui lui est personnel. Pendant le blocus de Paris, Nélaton était à la tête de l'ambulance du Grand-Hôtel et, malgré les soins dont ils étaient entourés, tous ou presque tous ses amputés moururent. Marey, contagionniste convaincu, était chargé d'un service, et, malgré toutes ses précautions, l'infection purulente faisait les mêmes ravages dans son service que dans les autres. Pensant que ses malades avaient pu être infectés au moment où Nélaton les avait opérés, il se rendit à la salle d'opération, prit les éponges, les lava à l'eau distillée et examina cette eau au microscope. Elle fourmillait de bactéries. Je ne prétends pas, loin de là, que la bactérie soit l'agent de la contagion; mais quand une éponge fourmille de bactéries, elle peut bien renfermer ce germe contage que nous ne voyons que par ses effets.

Que font Lister et ses fidèles? Au moment de l'opération, redoutant les attaques terribles des germes atmosphériques qui les assaillent de toutes parts, ils purifient par des lavages avec une solution phéniquée presque caustique la région sur laquelle on doit opérer, les mains du chirurgien et de ses aides, les instruments, les éponges; ils cherchent même par le spray à purifier l'air. Les pièces de pansement, imprégnées d'avance d'acide phénique, sont mises à l'abri de toute cause de contamination, et, à chaque pansement nouveau, les mêmes précautions sont prises, Comment dès lors s'étonner des résultats obtenus? Certes, ils ne propagent pas le germe contage, ils ne contaminent pas le malade, car pour se débarrasser des germes ferments les listériens prennent pour eux, pour le malade, pour les instruments, pour les objets de pansement les mêmes précautions que prendrait le contagionniste le plus convaincu. En voulant tuer le germe ferment, fort innocent, si même il existe, ils tuent, ils détruisent le germe contage.

Voilà pourquoi la mise en pratique du pansement de Lister, en s'opposant à la propagation de l'infection purulente, accidentellement et primitivement développée chez un malade, a si notablement diminué la mortalité générale des services de chirurgie. Comment s'étonner dès lors que les chirurgiens habitués à voir mourir leurs amputés, leurs opérés, et voyant au contraire, sous l'influence du pansement de Lister, guérir la plupart d'entre eux, soient devenus des fanatiques de ce pansement et l'aient adopté dans tous ses détails les plus minutieux?

Le pansement de Lister, en supprimant la contagion et par conséquent les épidémies d'infection purulente, a donc puissamment modifié les statistiques d'amputation, les résultats généraux des services hospitaliers. Si, comme la théorie en a la prétention, il avait la puissance de supprimer l'infection purulente *primitive*, par son action sur les germes atmosphériques, la modification eût été plus grande encore. Il semblerait, à entendre tout ce qui se dit depuis dix ans, qu'avec le lister on est sûr de guérir ses amputés. Il n'en est rien. Le lister ne supprime pas l'infection purulente primitive, et l'on meurt encore malgré ce pansement. Volkmann (de Halle), un des enthousiastes de la théorie, un des fidèles du pansement, sur 56 amputations de cuisse, eut 12 morts. Lister lui-même, dans la seule statistique que je connaisse de lui, eut 9 morts sur 33 amputés.

Reconnaissons toutefois que le pansement de Lister peut diminuer le nombre des cas primitifs d'infection purulente; mais le meurtre des germes est étranger à ce résultat. J'ai dit, il y a douze ans déjà, et j'ai montré par ma pratique que, pour empêcher l'infection purulente primitive, il faut avant tout chercher la réunion immédiate des parties molles à l'os. Une partie des bons effets de la méthode de Lister provient, comme je vous l'ai dit, de ce que, par des lavages avec une solution fortement astringente, presque caustique, par le *jambonnage* de la plaie, on la place dans des conditions éminemment favorables à la réunion immédiate.

Quant à moi, si je ne suis pas devenu listérien, si les résultats obtenus par la pratique de Lister ne m'ont pas fait accepter la théorie sur laquelle est basée cette pratique, c'est que les résultats que donne depuis quelques années le pansement de Lister, je les ai obtenus depuis le jour où je suis entré comme chef de service dans les hôpitaux de Paris, dans ces hôpitaux où la mortalité, jusqu'à ces cinq ou six dernières années, est restée si élevée. Je les ai obtenus, parce que depuis vingt et un ans je suis contagionniste et que, depuis dix-sept ans que je suis chef de service, j'ai conformé ma pratique à ce principe.

Alors que mes collègues perdaient encore comme autrefois leurs

amputés, je sauvais depuis longtemps presque tous les miens;
alors qu'ils se plaignaient encore d'épidémies d'infection purulente, je les avais depuis longtemps supprimées et ils auraient
pu quelques années plus tôt obtenir les résultats qu'ils n'ont
obtenus plus tard que par l'application du pansement de Lister,
s'ils eussent suivi mon exemple. Malheureusement, ce que nous
connaissons le moins à Paris, malgré l'apparente concentration
du service hospitalier, c'est ce qui se passe dans nos hôpitaux.
Nous visitons les services des chirurgiens étrangers, nous ne visitons pas même le service de notre collègue du même hôpital, encore
moins, naturellement, les services de nos collègues des autres
hôpitaux.

Lors de la discussion sur la question des pansements, j'ai donné
à l'Académie la statistique intégrale de mes amputations de cuisse
depuis l'époque où j'étais entré dans les hôpitaux comme chef
d'un service de chirurgie générale, je l'ai donnée avec les noms
des amputés, la date et le résultat des amputations. A cette époque,
le pansement ouaté avait donné, pour cette amputation, à M. Alp.
Guérin 50 p. 100 et à M. Ollier, à Lyon, 60 p. 100 de mortalité, et
ils s'estimaient heureux. Le pansement de Lister avait donné à
Lister 26 p. 100, à Volkmann (de Halle) d'abord 66, puis 21 p. 100;
au total 30 p. 100 de mortalité. L'absence de pansement avait
donné à Rose le chiffre moins élevé encore de 28 p. 100. Ma pratique hospitalière, depuis 1868 jusqu'au 31 décembre 1877, c'est-
à-dire pendant dix ans, ne m'avait donné que 16 p. 100 de
mortalité.

Si je complète ce relevé en le poursuivant jusqu'à l'heure
actuelle, il me donne en totalité 26 amputés, 20 guéris, dont
2 morts plus tard de phtisie, et 6 morts; c'est-à-dire une mortalité de 23 p. 100; ni les germes ferments ni les germes contages
ne sont pour rien dans leur mort. La première mourut d'épuisement après deux mois; le second était depuis longtemps guéri et
se promenait déjà lorsque, deux mois après l'amputation, je fis la
résection d'une rondelle de fémur couvert par une cicatrice trop
mince. Il mourut subitement le soir même en s'asseyant sur son
lit pour prendre son repas. Le troisième, amputé immédiatement
pour broiement de la jambe, succomba deux heures après l'amputation. Le quatrième mourut d'épuisement après quatre mois, la
plaie étant presque guérie. Le cinquième est cette femme amputée

de la cuisse, cette année même, pour un écrasement des deux jambes et qui, presque guérie de son amputation, mourut le deuxième mois des suites de la gangrène de l'autre jambe. Le dernier enfin est ce jeune homme atteint d'un anévrisme diffus de la poplitée, que j'amputai pour une gangrène remontant jusqu'à la fesse et qui succomba après un mois à des eschares au sacrum et à une pleurésie. Aucun de ces amputés ne succomba à l'infection purulente. Quoique présentant une mortalité de 23 p. 100, ma statistique personnelle était donc encore la meilleure, et j'ai lieu de me réjouir de ce que mes résultats cliniques ont peu justifié les malédictions dont je chargeais il y a vingt et un ans les hôpitaux de Paris.

Ces résultats heureux je les ai obtenus par les moyens les plus simples, par ces moyens que vous me voyez mettre en œuvre journellement et que j'ai indiqués sommairement il y a huit ans dans mon *Manuel de médecine opératoire*. Pour me mettre le plus possible à l'abri de l'infection purulente primitive, sachant que dans une amputation elle a presque toujours pour point de départ la surface de l'os amputé, je cherche par une compression méthodique à obtenir la réunion primitive de la plaie de l'os avec celle des parties molles, et cette réunion je l'obtiens le plus souvent. Pour empêcher la contagion, je proscris les éponges que je remplace par mon petit seau à lavage, appareil des plus simples, dont j'avais, en 1870, muni les ambulances de la Société de secours. S'il faut cependant éponger la plaie, je le fais avec une compresse, trempée au préalable dans de l'eau alcoolisée camphrée, ou bien avec ces petites éponges que vous connaissez, faites avec un peu de coton hydrophile que j'enferme dans un petit nouet de tarlatane. Je m'impose et j'exige de tous la propreté la plus grande, le lavage fréquent des mains, parfois dans l'alcool camphré pur. Je proscris les pinces à pansement garnies de mors cannelés, réservoirs pour le germe contage; les explorations des plaies avec la sonde de femme. Je n'applique rien sur la plaie, ni compresse, ni charpie, ni coton, sans l'avoir purifié en le trempant dans l'eau alcoolisée camphrée : je prends, en un mot, les précautions les plus grandes contre la contagion.

Il y a vingt-deux ans, je donnais une importance considérable à l'hygiène hospitalière; aujourd'hui, je vous dirai : Ne négligeons pas d'observer pour nos hôpitaux les règles de l'hygiène, car un hôpital salubre, une bonne aération, une bonne alimentation viendront en aide à nos efforts et nous aideront à éviter les cas primitifs de l'infection purulente. Mais la cause de l'élévation de la mortalité hospitalière est ailleurs que dans l'hygiène telle que nous l'entendons : opposons-nous à la contagion et, en supprimant les soi-disant épidémies, nous abaisserons la mortalité générale de nos opérés. Un chirurgien non contagionniste aura de tristes résultats dans des salles répondant à toutes les exigences de l'hygiène; un chirurgien strictement contagionniste en aura de relativement excellents dans des salles réputées insalubres.

Je combats la théorie de Lister parce que je la crois fausse, je critique les minuties de son pansement, parce qu'elles sont inutiles, nuisibles même par la complication et les frais qu'elles entraînent. Je ne crois utiles que les solutions fortes sur les plaies récentes, que les solutions faibles, très faibles comme purification des instruments, des objets de pansement; je crois surtout utiles les soins extrêmes de propreté. Employez l'acide phénique, si vous le préférez à tout autre agent, capable comme lui de détruire le germe contage. Mieux vaut mille fois le pansement de Lister le plus compliqué, que le cérat, les cataplasmes, les pansements anciens et surtout l'ancienne malpropreté.

Il y a heureusement autre chose dans le pansement de Lister. En imaginant le lavage de la plaie par des solutions fortement astringentes, M. Lister, quelle que soit la théorie qui l'ait inspiré, a rendu à la chirurgie le grand service de faciliter la réunion primitive des plaies, de modifier l'état des surfaces séreuses ou autres encore, en vulgarisant la nécessité d'une propreté stricte, en imposant à tous, chirurgiens et élèves, le lavage et la purification des doigts, des instruments, des objets de pansement. Peu importe que la théorie soit fausse, puisque le résultat pratique est le même; peu importe qu'il ne cherche à détruire que le germe ferment, s'il détruit en même temps le germe contage.

Germe ferment, germe contage, ces deux mots se sont souvent reproduits dans ces leçons et vous devez vous demander quel est ce germe contage, quelle est sa nature? A cette question la réponse n'est que trop facile ou plutôt que trop brève. Je l'ignore et ce n'est que par ses effets que ce germe nous est connu. Que cet aveu d'ignorance ne vous étonne pas trop. Nierez-vous l'existence du virus syphilitique, du virus variolique, du virus vaccinal, du virus rabique, etc., parce que vous ne pouvez l'apercevoir, le distinguer au milieu du pus du chancre, et des pustules varioliques ou vaccinales? Nierez-vous le germe contage de l'infection purulente, parce que vous ne pouvez l'apercevoir dans le pus qui baigne une plaie d'amputation? D'ailleurs, ces germes ferments de l'air normal, qui les a distingués au milieu des poussières atmosphériques parmi lesquelles ils flottent?

Depuis ces dernières années, la doctrine des germes a subi de singulières évolutions, sous l'influence des objections que lui opposait l'observation des faits cliniques. Tout d'abord il ne s'agissait, comme pour la putréfaction et la fermentation, que des germes normaux de l'air. C'est là la base de la doctrine de Lister. Mais, comme je vous l'ai montré, comme je l'ai dit il y a quatre ans, à l'Académie, avec cette théorie il est impossible de rendre compte de la différence de la mortalité des opérés, des accouchées à l'hôpital, à la ville, à la campagne. Alors, poussant à l'extrême la doctrine de la panspermie, on a soutenu que l'air renferme tous les germes normaux et morbides, et que, si l'on avait plus de maladies à l'hôpital, c'est que, dans l'atmosphère de l'hôpital, il y avait, plus qu'ailleurs, des germes morbides. De telle sorte qu'en ce moment, à l'Hôtel-Dieu, ce rendez-vous des maladies de toute nature, nous avalons à chaque inspiration les germes de presque toutes les maladies comprises dans le cadre nosologique. Ce serait être malade de peur, si, au lieu d'inspirer la crainte, cette théorie n'inspirait pas plutôt une douce gaieté, comme celle que nous éprouvions, lorsque jadis, à Sainte-Marguerite, nous avalions au dessert la pharmacie homéopathique de M. Tessier. Mais, si cette théorie des germes *spéciaux* était vraie, que serait-elle, sinon la théorie du germe contage substituée à la théorie du germe ferment?

Puis, sous l'influence de la découverte de la bactérie du charbon, est venue la théorie des microbes. Tout est dû aux microbes. Cette fois, nous revenons en arrière, car nous retournons à Raspail, qui avait émis une idée d'une simplicité merveilleuse et d'une application... productive. Toutes les maladies sont dues à des animalcules microscopiques, à des microbes; puisque le camphre tue les microbes, le camphre guérit toutes les maladies,

Il n'y a donc qu'un seul médicament : le camphre, qu'une seule médecine : la médecine Raspail.

Aujourd'hui on cultive le microbe et quelques-uns croient avoir trouvé pour quelques maladies le microbe spécial qui les produit. Je ne partage pas cette croyance et je le regrette, car je serai plus heureux que je n'ose l'espérer, le jour où je pourrai dire : Voilà le germe contage que nous avons tant cherché, voilà le microbe de l'infection purulente. Ce n'est pas tout encore. Depuis l'application à la chirurgie, par M. Lister, de la théorie des germes, M. Pasteur s'est hasardé sur le terrain de la clinique humaine et vétérinaire. Qu'a-t-il fait en cultivant le virus du choléra des poules et celui du charbon, sinon s'éloigner de la théorie de l'action des ferments généraux de l'air, pour se rapprocher de la théorie du germe contage? Il cherche par la culture à atténuer, à modifier ce germe contage, de manière à donner, par inoculation, à l'individu contaminé, une maladie atténuée qui le garantisse de la maladie mortelle, que lui aurait donnée, peut-être plus tard, le germe contage doué de toute son énergie.

Faisons des vœux pour que les espérances que semblent faire concevoir des expériences encore trop récentes pour entraîner une conviction raisonnée, se réalisent; car, cette fois, M. Pasteur nous aura rendu un réel, un immense service.

En résumé, Messieurs, soyez bien convaincus que, malgré l'engouement actuel pour les doctrines et le pansement antiseptiques, il n'y a pas deux chirurgies, l'ancienne et la nouvelle. La science ne connaît pas ces brusques révolutions ; ce n'est que lentement, par une action continue, incessante, que le progrès se réalise. Chacun, suivant une comparaison banale, apporte sa pierre à l'édifice; petite ou grosse, elle contribue à la construction. Que M. Lister, que M. Pasteur y aient chacun apporté une bonne assise, une colonne même tout entière, je le veux bien, sans trop y croire, mais il ne leur a pas appartenu, plus qu'à tout autre, de construire à eux seuls un édifice nouveau. Les grandes évolutions de la science exigent plus d'un siècle d'efforts continus accomplis par plusieurs générations successives. Quelle sera en médecine la grande œuvre du XIXe siècle? elle me paraît facile à définir. L'espèce humaine est souvent frappée par des maladies qui, par leur intensité, leur fréquence, leur large dissémination, leur propagation de place en place, prennent le caractère qu'on assigne aux épidémies. Nous avons observé, étudié, décrit le choléra, la fièvre jaune, le typhus, la peste, la diphtérie, l'infection purulente, la fièvre puerpérale, etc.; mais ces maladies que nous connaissons si bien dans leurs lésions, dans leurs symptômes, dans leurs désastreux effets, nous sommes impuissants à les guérir. Heureusement, et ce sera là, je le répète, la grande œuvre de notre siècle, nous avons appris comment naissent ces maladies et surtout comment elles se propagent. Si nous ne savons pas comment guérir ceux que le mal a déjà atteints, nous savons du moins, par l'isolement des malades, par les mesures prophylactiques individuelles, collectives et même internationales, par l'hygiène privée et publique, protéger de l'atteinte du fléau les peuples et les individus. Nous ne savons pas comment guérir un malheureux blessé atteint d'infection purulente, nous savons du moins aujourd'hui qu'avec des précautions, après tout faciles à prendre, nous pourrons le garantir de la cause la plus fréquente de la maladie dans la pratique hospitalière : la contagion. Pour moi, ce que j'ambitionne, ce que j'espère, c'est d'avoir pu vous convaincre, vous, mes collaborateurs dans ce service, vous qui suivez mes visites et mes leçons, que le salut de nos malades et plus tard le salut des vôtres, est dans l'observation stricte des principes que je viens de vous exposer.

VII

LES

PANSEMENTS ET LA MORTALITÉ

ÉPIDÉMIE ET CONTAGION — FERMENTS ET MICROBES [1]

Messieurs,

Il est d'usage, dans notre Faculté, qu'en prenant possession de sa chaire, le professeur consacre sa première leçon à l'examen d'une des grandes questions qui, dans la sphère de son enseignement, tiennent une place importante dans les préoccupations scientifiques. C'est un usage auquel j'obéis avec plaisir, car j'y trouve l'occasion de vous exposer mes idées personnelles sur un des plus graves problèmes de pratique chirurgicale, problème à la solution duquel je tiens à honneur d'avoir contribué. J'ai le dessein de vous montrer par quelle suite d'idées, de travaux, de découvertes, a été amenée l'heureuse et incontestable révolution qui s'est faite, depuis ces dernières années, dans les résultats cliniques après les opérations, et m'attacherai surtout à dégager de l'amas confus d'idées erronées et de pratiques bizarres, qui constituent ce qu'on a appelé la méthode antiseptique ou listérienne, la véritable raison des progrès considérables réalisés

(1) Leçon d'ouverture du cours de clinique chirurgicale (hôpital Necker, novembre 1884).

depuis dix ans dans la pratique chirurgicale. Vous verrez une fois de plus que les découvertes, quelles qu'elles soient, ne sont jamais le fait isolé d'un heureux hasard ou le produit du génie d'un seul homme. La marche de l'esprit humain, lente ou rapide suivant les époques, est continue, et l'on peut dire que toute découverte, faite tout à coup et en apparence par un seul, a toujours été précédée et en quelque sorte amenée par des découvertes partielles faites avant lui par un nombre plus ou moins considérable de précurseurs. L'histoire est donc le meilleur guide dans l'étude des évolutions qu'a suivies la pratique chirurgicale pour arriver au point où elle est aujourd'hui.

La mortalité excessive des opérés, notée par tous les chirurgiens du XVIIIe et du XIXe siècle, ne paraît avoir préoccupé ni les chirurgiens de l'antiquité ni ceux du moyen âge, et n'avoir préoccupé que fort peu ceux du XVIIe siècle. On ne trouve dans leurs écrits rien qui puisse nous faire croire que la mortalité après les grandes opérations fût analogue à celle que nous observions, il y a dix ans encore, dans nos hôpitaux.

Peut-être cette sécurité relative, qui paraît réelle, tenait-elle à la pratique suivie pour les amputations. Les chirurgiens, jusqu'au XVIe siècle, avaient une peur effroyable de l'hémorragie. Pour l'éviter, Hippocrate, Celse, Galien, ne faisaient les amputations que dans les cas de gangrène; ils pratiquaient la section à la limite des parties molles et des parties saines, et telle était encore à la fin du XVIe siècle la pratique de Fabrice d'Aquapendente. Cependant Paul d'Égine, au IVe siècle, avait fait l'incision dans les parties molles; mais, comme l'avaient fait ses devanciers et comme le firent ses successeurs jusqu'à Ambr. Paré, il cherchait à se mettre à l'abri de l'hémorragie en cautérisant toute la surface du moignon. Non content de cela, un chirurgien arabe, Abdul-Kasen, recommanda au IXe siècle de faire l'incision avec un couteau rougi au feu, et, puisque Wiseman, vers 1650, combat et condamne cette pratique, on est en droit d'en conclure qu'elle était encore en usage au milieu du XVIIe siècle. Ce que je vous dirai tout à l'heure vous montrera quels pouvaient être, au point de vue de la diminution de la mortalité, les heureux effets de cette méthode antiseptique ou anticontagionniste, inconsciente et barbare.

Peut-être aussi cette mortalité réduite tenait-elle à l'isolement relatif des malades et à la pratique forcément restreinte des chirurgiens. L'antiquité, vous ne l'ignorez pas, n'a pas connu les hôpitaux. Si la charité chrétienne les a créés et multipliés, ils ne furent longtemps que de petits établissements, et ce n'est que depuis deux siècles, que de grands hôpitaux ont rassemblé dans des salles communes un grand nombre d'opérés. A partir de ce moment les grandes mortalités commencent, et les chirurgiens, en nous les signalant, nous signalent aussi les maladies qui en sont la cause.

D'abord c'est la pourriture d'hôpital, dont presque tous les chirurgiens du XVIIIe siècle et du commencement du XIXe nous signalent les épidémies meurtrières; puis c'est la fièvre d'hôpital, c'est-à-dire l'infection purulente, qui règne dans les hôpitaux, les ambulances et tue les blessés et les amputés. A l'Hôtel-Dieu, dans le service de Dupuytren, la rangée des lits de la salle Sainte-Marthe, du côté de la Seine, portait le nom sinistre de *rang noir*, parce que tous ou presque tous les opérés y succombaient. Richerand nous apprend que dans l'hiver de 1814, à l'hôpital Saint-Louis, dont il était le chirurgien en chef, la fièvre des hôpitaux et la pourriture d'hôpital faisaient mourir par mois 500 des malheureux blessés entassés au nombre de 1,900 dans cet établissement. En Crimée, dans notre armée, sur 100 amputés de cuisse, il en mourut 91, et sur 100 amputés de jambe, 71. En Italie, notre mortalité pour l'amputation de cuisse fut encore de 71 p. 100. Dans nos hôpitaux de Paris, là où l'opéré pouvait trouver des conditions meilleures pour sa guérison, la mortalité était également excessive. Elle fut, de 1836 à 1841, d'après les relevés de Malgaigne, de 62 p. 100 après l'amputation de la cuisse; elle fut de 52 p. 100, de 1850 à 1861, d'après les relevés de M. Trélat. Elle était loin d'avoir diminué de nos jours, car, d'après un relevé que je viens de faire en vue de cette leçon, cette mortalité, pour les deux années 1868 et 1869, fut, si j'en excepte mes résultats personnels, de 61,9, près de 62 p. 100, pour l'amputation de la cuisse; de 69,2, près de 70 p. 100, pour celle de la jambe; c'est-à-dire que sur 10 amputés de jambe, il en mourut environ 7 et qu'il n'en guérit que 3.

A quelle maladie était due cette effrayante mortalité? Vous le savez aujourd'hui; mais il n'y a pas bien longtemps qu'on con-

connaît l'infection purulente. Boerhave avait professé au commencement du xviiie siècle que le pus absorbé par les veines ouvertes et mêlé au sang qu'il viciait produisait des abcès viscéraux. Van Swieten, son élève, avait étudié la résorption putride et connaissait les abcès métastatiques après les grandes opérations. Morgagni, J.-L. Petit, Quesnay, avaient fait les mêmes observations. John Hunter, à la fin du siècle dernier, avait décrit les intoxications consécutives aux phlébites suppurées ; Ribes en 1816 et en 1825, Velpeau en 1823, Cruveilhier en 1826, Maréchal en 1828, pénétrèrent plus avant dans la solution du problème ; enfin, en 1849, le livre de Sédillot sur l'infection purulente fit connaître, telle que nous la connaissons aujourd'hui, cette terrible complication des plaies et mit hors de doute le lien qui existe entre la plaie, l'empoisonnement du sang et les abcès métastatiques constatés à l'autopsie.

A partir de ce moment, l'une des principales préoccupations des chirurgiens sera d'empêcher cet empoisonnement par le pus ; les uns, attribuant les accidents à un excès d'inflammation, chercheront à la prévenir ou à la modérer par des antiphlogistiques. D'autres, les rapportant à l'influence d'un pus altéré, chercheront à prévenir sa décomposition en le soustrayant le plus possible au contact permanent de l'air ; d'autres encore chercheront à l'enlever de la plaie au fur et à mesure de sa production ; d'autres enfin chercheront à rendre la plaie impropre à l'absorption, en oblitérant les vaisseaux au moment même de l'opération, grâce à des procédés particuliers de diérèse ; de là, des précautions très diverses portant les unes sur le mode de pansement, les autres sur les procédés opératoires eux-mêmes.

Dans le but de modérer l'inflammation, Lamorier en 1732, Lombard en 1785, Liston dans la première moitié de ce siècle, préconisent le pansement à l'eau froide ; mais, comme les compresses imbibées d'eau froide s'échauffent au contact du corps, Josse (d'Amiens), en 1832, conseille et pratique l'irrigation continue, et Langenbeck, vers 1852, emploie pour tout pansement le séjour permanent du membre amputé dans un bain d'eau tiède.

D'autres chirurgiens, au contraire, frappés des résultats obtenus par Larrey dans la campagne d'Égypte et se rappelant sans doute ce mot d'A. Paré, que « beaucoup de blessés meurent en hiver, même de petites plaies, qui ne mourraient pas de plus grandes en été », conseillent la chaleur ; et Jules Guyot, en 1840, imagine le pansement par incubation, que Robert employa quelque temps, mais qu'il ne tarda pas à abandonner. Les magnifiques résultats de la méthode sous-cutanée firent regarder la présence de l'air comme la cause de la suppuration et des accidents des plaies. Laugier et Chassaignac, en 1840, cherchèrent, au moyen du pansement par occlusion, à s'opposer à l'altération du pus en empêchant l'arrivée de l'air sur la plaie, que Laugier couvrait d'une couche de baudruche, et Chassaignac, d'une cuirasse de diachylum. Plus tard, en 1866, Maisonneuve et J. Guérin, voyant qu'on ne pouvait empêcher la formation du pus, voulurent du moins l'entraîner hors de la plaie et l'amener au fur et à mesure de sa production dans un vase où l'on avait fait le vide. Tel fut le pansement par aspiration continue, qui, du reste, n'aspirait rien.

Dans un autre ordre d'idées, pour prévenir l'hémorragie et aussi l'infection purulente en oblitérant les vaisseaux au moment même de l'opération, on inventa la galvanocaustique, qui sectionne les tissus avec un couteau ou un fil de platine chauffés au rouge, comme les Arabes le faisaient au ix° siècle avec un couteau rougi au feu ; l'écrasement linéaire, qui coupe les parties molles en les broyant ; les flèches caustiques, qui les séparent par cautérisation.

Enfin Maisonneuve, de peur d'employer le couteau ou la scie, imagina l'ostéoclasie, qui brisait l'os en le courbant sur un point fixe, et il achevait la section par l'écraseur.

On chercha bientôt par les pansements à compléter cette occlusion des petits vaisseaux cherchée par les procédés opératoires, l'alcool pur employé par A. Paré, Dionis, La Faye, J.-L. Petit, repris par Lestocquoy (d'Arras) en 1848, par Batailhé en 1852, fut largement employé par Nélaton à titre de coagulant.

On alla même dans cette voie aussi loin que possible, car on recula de plusieurs siècles en arrière et jusqu'à la cautérisation de la plaie, qu'on aurait pu croire abandonnée pour toujours depuis A. Paré. En 1867, au congrès médical international de Paris, M. Bourgade (de Clermont-Ferrand) fit connaître les résultats que lui avait donnés l'application sur les plaies d'amputation de bourdonnets de charpie trempés dans le perchlorure de fer. Ses résultats étaient bien faits pour séduire les chirurgiens des hôpitaux de Paris, car sur 22 amputés : 13 de la jambe, 4 du bras,

5 de l'avant-bras, M. Bourgade n'en avait perdu qu'un seul, Demarquay essaya ce pansement ; sur trois amputations de cuisse il eut trois guérisons, mais il y eut sphacèle d'une partie de lambeau et nécrose de l'os. M. Gosselin ne fut pas plus heureux, et cette méthode barbare, quoique couronnée par le congrès, fut bientôt abandonnée.

Enfin l'on chercha dans l'usage des désinfectants à prévenir la putridité du pus ; le sulfate de fer, le nitrate de plomb, le permanganate de potasse, les acides thymique et eugénique furent tour à tour employés. En 1859, on essaya le coaltar mêlé au plâtre ; quelques années plus tard, avec l'acide phénique vanté par Lemaire, commencera avec d'autres idées une nouvelle période, que nous retrouverons tout à l'heure.

Avant d'y arriver, nous en rencontrons une autre toute différente des précédentes, qu'on pourrait appeler la période de l'*hygiène hospitalière*.

En 1814, Roux était allé à Londres, afin de voir de près la chirurgie anglaise que nous ne connaissions plus, pas même par des publications, depuis la longue série des guerres de la Révolution et de l'Empire, et il nous avait rapporté d'Angleterre la pratique de la réunion primitive des plaies d'amputation. En 1858, désirant étudier la pratique chirurgicale anglaise et surtout les résections articulaires, qu'on ne pratiquait en France ni pour la hanche ni pour le genou, mais dont les journaux scientifiques anglais nous apportaient de nombreuses observations, j'allai passer six mois dans les hôpitaux de Londres, et je recueillis en Angleterre les matériaux de deux mémoires sur ces opérations repoussées jusquelà par les chirurgiens français.

La résection du genou fut l'objet d'un premier mémoire que je remis à la Société de chirurgie en 1859. Pour apprécier la valeur de l'opération au point de vue de la conservation de la vie, je devais comparer sa mortalité à celle de l'amputation de la cuisse, et il était de la logique la plus élémentaire de prendre pour point de comparaison les amputations pratiquées en Angleterre, et non celles qui avaient eu pour théâtre les hôpitaux de Paris. Je rassemblai donc tout ce que je pus trouver de statistiques intégrales d'amputations de la cuisse dans les hôpitaux anglais. Ce travail fait, je fus péniblement étonné de voir que la mortalité après les amputations était beaucoup moins élevée en Angleterre qu'à Paris, puisqu'elle était pour l'amputation de la cuisse de 45 p. 100, tandis qu'elle était pour Paris, d'après la statistique de Malgaigne, de 62 p. 100. La production de ces chiffres suscita une vive émotion qui se comprend facilement ; mais il y avait plus, je montrais que la pratique anglaise était absolument différente de la nôtre. Alors que tous nos chirurgiens condamnaient leurs amputés à une diète sévère, nos confrères d'Angleterre non seulement les alimentaient le plus possible, mais leur donnaient de fortes quantités de vin et de liqueurs fortes. J'avais cherché à montrer les heureux effets de cette alimentation des opérés. Quelques mois plus tard, la thèse de M. Topinard les mit plus complètement encore en lumière, et à partir de ce moment une véritable révolution se fit dans le régime jusque-là si défectueux de nos opérés.

Il ne pouvait me suffire d'avoir constaté cette différence dans la mortalité des opérés, il fallait en rechercher les causes, et déjà il m'avait semblé qu'on devait les trouver dans les conditions hygiéniques si différentes des hôpitaux anglais et français. Je retournai en Angleterre en 1860 ; je parcourus, j'étudiai les principaux hôpitaux de la Grande-Bretagne, de l'Écosse et de l'Irlande, et, à mon retour, je publiai, à l'appui de quelques idées sur ce point, consignées dans mon mémoire sur les résections de la hanche, un mémoire spécial institué : *Note sur l'hygiène hospitalière en France et en Angleterre*. Ce fut l'occasion d'une discussion importante qui occupa pendant six mois l'Académie de médecine, raviva des idées émises en 1788 par Tenon dans son beau Mémoire sur les hôpitaux de Paris, idées à peu près complètement oubliées en 1861, et vous savez l'importance qu'a acquise aujourd'hui l'hygiène spéciale des hôpitaux.

Nos discussions avaient eu un grand retentissement en Angleterre ; le Parlement chargea deux éminents médecins anglais, MM. Bristowe et Holmes, de visiter tous les hôpitaux de l'Angleterre et de rédiger un rapport, sur les conditions hygiéniques qu'ils présentaient et sur la mortalité propre à chacun d'eux. MM. Bristowe et Holmes, dans leur rapport, dressèrent la statistique des amputations dans tous ces hôpitaux et ils ajoutèrent à la solution de la question un nouvel élément. Ils montrèrent que la mortalité, relativement élevée dans les grands hôpitaux de Londres, était moins considérable dans les hôpitaux moins importants des grandes villes de province, très peu élevée dans les petits hôpitaux des petites villes, où elle descendait à 24 p. 100 après l'amputation de la cuisse, à 16,9 p. 100 après l'amputation de la jambe. Nous aurons plus tard à revenir sur cette particularité intéressante, quand j'aborderai l'examen des doctrines de Lister.

A partir de 1859 et surtout de 1860, presque tous les chirurgiens, et moi autant que qui que ce soit, accordèrent à cet ensemble de conditions, qu'on appelle *hygiène hospitalière*, une part considérable dans la mortalité des amputés. Tous crurent, à des degrés divers, à l'influence de la population absolue de l'hôpital, de la densité relative de cette population hospitalière, du nombre, de la hauteur, de la dimension, de l'orientation des bâtiments, de l'espacement plus ou moins grand des lits, du nombre de mètres cubes d'air et de mètres superficiels de terrain attribués dans les salles à chaque malade, du mode de chauffage et de ventilation, de l'existence ou de l'absence des rideaux, du mode de nettoyage qu'on distinguait en propreté sèche et propreté humide ; et Malgaigne crut, sans preuves suffisantes du reste, pouvoir soutenir que la mortalité hospitalière variait avec l'étage et qu'elle atteignait son minimum au rez-de-chaussée.

Eh bien, Messieurs, je dois le dire avec sincérité, en créant le mot *hygiène hospitalière*, en provoquant l'étude d'une branche presque nouvelle de l'hygiène, en me faisant le champion de ces idées, en attribuant aux conditions hygiéniques une part des plus importantes dans la mortalité des opérés, j'étais *relativement* dans l'erreur. Certes, on a plus de chances de guérir un malade dans un hôpital bien aéré, bien chauffé, bien éclairé, bien ventilé, proprement tenu et nullement encombré, que dans un hôpital présentant les conditions inverses ; certes, dans un hôpital construit, aménagé et dirigé d'après les lois de l'hygiène, les infections purulentes *primitives* seront plus rares ; mais, je vous le montrerai, *ce n'est pas l'hôpital, c'est le chirurgien qui fait surtout la mortalité*, parce que les soi-disant épidémies d'infection purulente sont le fait du chirurgien.

On peut dire que, pour tous les chirurgiens, la période de l'hygiène hospitalière dura jusqu'au commencement de la période listérienne. Pour moi, mais malheureusement pour moi seul, commença en 1865 une période qui dure encore, celle de *la contagiosité*. Si je partageais à des degrés divers avec les accoucheurs la doctrine de la contagion de l'infection purulente puerpérale, je croyais seul à la contagion de l'infection purulente chirurgicale; mais seul aussi je soutenais contre les accoucheurs et les chirurgiens réunis cette doctrine que je soutiens encore, celle de la non-existence des épidémies par le fait d'influences atmosphériques inconnues dans leur nature; la doctrine qui attribue à la contagion, et à la contagion *seule*, l'existence des épidémies d'infection purulente dans les hôpitaux, dans les maternités, cette doctrine que j'ai le droit de revendiquer, a une importance capitale, et vous ne sauriez vous étonner si j'entre sur ce point dans des détails souvent un peu personnels.

Tous les procédés de pansement si divers, si opposés même, dont je vous ai entretenus, l'emploi de l'écraseur linéaire, de la galvanocaustique, les améliorations de l'hygiène hospitalière, n'avaient amené qu'une très faible diminution de la mortalité. Mais cette mortalité souvent excessive ne préoccupait pas outre mesure les chirurgiens; on la regardait comme une de ces fatalités auxquelles il faut se soumettre et comme le résultat de ces épidémies dont les chirurgiens et les accoucheurs ne pouvaient à aucun degré être rendus responsables. Comment lutter contre ces influences mystérieuses, insaisissables, se traduisant tantôt par la fièvre puerpérale et l'infection purulente, tantôt par le choléra, la rougeole, la fièvre typhoïde, la scarlatine, la diphtérie, etc.

Quelque enracinée que fût la croyance que ces mortalités exceptionnelles étaient dues à un mystérieux agent épidémique, il était impossible que, pour la fièvre puerpérale en particulier, l'idée ne vînt pas à quelques-uns que la maladie était contagieuse. L'accouchement est, en effet, un acte physiologique, et il devait paraître étrange que tant d'accouchées mourussent dans les hôpitaux, alors qu'il en mourait si peu en ville. Bientôt, quelques faits montrèrent que, dans la pratique civile, une mortalité exceptionnelle, excessive, avait parfois régné dans la clientèle d'un accoucheur, alors que la mortalité était nulle dans la clientèle de ses confrères. Ces idées de contagion avaient même fait tant de progrès en Angleterre que déjà, en juillet 1846, la rédaction de la *Medico-Chirurgical Review* déclarait justiciable des tribunaux l'accoucheur qui, après avoir eu un cas de fièvre puerpérale dans sa clientèle, continuait à faire des accouchements.

En 1847, Semmelweis, chargé de la clinique obstétricale pour les étudiants, au grand hôpital de Vienne, voyant son service décimé par la fièvre puerpérale, qui épargnait le service voisin réservé aux sages-femmes, crut que la fièvre puerpérale pourrait bien être due à cette circonstance que les étudiants, se livrant à la dissection, ce que ne faisaient pas les sages-femmes, inoculaient aux accouchées le virus septique anatomique. L'idée théorique de Semmelweis était fausse, mais elle le conduisit à une pratique excellente. Aucun élève ne put entrer dans les salles sans s'être lavé les mains dans une solution de chlorure de chaux, placée près de la porte. Cette seule précaution fit tomber la mortalité à 3 p. 100 et même à 1 p. 100, ce qui ne s'était pas vu depuis 1822. Si Semmelweis eût fait un pas de plus, si, au lieu d'accuser le virus anatomique, il eût compris que c'était le germe-contage de la fièvre puerpérale qu'inoculaient les élèves, germe qu'ils avaient puisé soit dans les autopsies, soit dans le toucher de femmes déjà malades, il eût avancé de quinze ans la solution du problème et le salut des accouchées.

En 1851, Arneth (de Vienne) fit sur ce sujet une communication à l'Académie de médecine de Paris, où elle passa à peu près inaperçue. Heureusement, il n'en fut pas de même à Londres. Cependant, en 1858, à propos d'une discussion sur le traitement de la fièvre puerpérale, que personne n'a jamais su guérir, l'Académie souleva la question de contagion. L'idée de contagion fut fortement combattue par Paul Dubois ; mais Depaul montra comment il avait pu être deux fois, en 1839 et en 1849, l'agent de la contagion, en pratiquant en ville deux accouchements suivis de fièvre puerpérale, après avoir fait l'autopsie de femmes mortes de cette maladie.

En cette même année 1858, mon collègue et ami M. Tarnier, dans sa thèse inaugurale, produisit un document du plus haut intérêt. Il eut l'heureuse idée d'établir la statistique de la mortalité des accouchées de la pratique civile dans le douzième arrondissement d'alors (Panthéon) et de la comparer à celle de la Maternité. En ville, sur 3,222 accouchées, il en était mort 14 et il aurait même pu dire 10, car 4 de ces femmes qui avaient été accouchées à la Maternité, avaient voulu aller mourir à leur domicile. Sur 2,237 femmes accouchées à la Maternité, il en était mort 132, et pour cette même raison on pourrait dire 136, puisque

4 des femmes mortes en ville avaient reçu à la Maternité le poison dont elles étaient allées mourir chez elles. C'était donc pour la Maternité une mort sur 17 accouchées, tandis qu'en ville il n'y en avait seulement qu'une sur 322.

En présence de cette énorme différence, il vous semblerait aujourd'hui que M. Tarnier eût dû de suite conclure que la contagion était la cause *unique* de cette effroyable mortalité; qu'il eût dû déclarer absolument inadmissible qu'une épidémie puisse ainsi se limiter à un établissement, sans atteindre plus ou moins les rues voisines. Cependant il n'en fut rien, et, si M. Tarnier accepta avec Depaul et Danyau l'idée un peu nouvelle pour la France de la propagation possible par la contagion (opinion déjà fort ancienne en Angleterre, où, depuis Armstrong, Ramsbotham, Lee, Gooch, Robertson, Blundell, elle était généralement admise), cette idée, chez lui comme chez ses devanciers et ses contemporains, fut stérilisée par ce fait seul qu'il donnait encore, comme tous les autres, au *quid divinum* ou *diabolicum* de l'épidémie la part la plus large dans la propagation de la maladie. Il proclamait la contagion, mais il acceptait aussi l'épidémie comme cause indépendante et presque comme la cause de la contagion.

C'est donc avec un assez vif étonnement, qu'en lisant la leçon d'ouverture de mon cher camarade d'internat et de mon excellent collègue à la Faculté, j'y trouve ces phrases : « On accusait l'épidémie, et c'était tout ; en d'autres termes, on se payait de mots et l'on ne faisait rien. Je m'insurgeai contre ce découragement, » etc.; et plus loin : « Les maladies puerpérales *sont dues presque exclusivement* à la contagion... C'est à la démonstration de cette vérité jusque-là méconnue en France que j'ai consacré la plus grande partie de ma thèse inaugurale. » Oui, les maladies puerpérales sont dues *presque exclusivement* à la contagion, mais ce n'est pas M. Tarnier qui l'a dit en 1858, c'est moi qui devais le dire sept ans plus tard et avec bien plus d'énergie encore. Que disait M. Tarnier en 1858? Il disait : « Je crois donc à la contagion ; *mais je ne veux pas lui assigner le rôle principal* dans l'étiologie de la fièvre puerpérale (page 97). La contagion n'est sans doute que l'*une* des causes qui peuvent propager la fièvre puerpérale; *il est possible même qu'elle ne se révèle que pendant les épidémies* INTENSES, POUR DISPARAITRE DANS LES CAS SPORADIQUES. » Il avait dit (page 73), en parlant d'épidémies antérieures rapportées par divers auteurs : « Il faut bien admettre dans tous ces cas, comme dans toutes les épidémies, l'*action d'un principe général*, inconnu dans son essence, appréciable par ses effets, *qu'on a désigné sous le nom de génie épidémique.* » M. Tarnier, quoique contagionniste, défendait donc comme vrai CE QUI POUR MOI EST UNE PROFONDE ERREUR, l'influence, l'existence du génie épidémique, et cette erreur l'empêcha d'arriver à une prophylaxie rationnelle, ayant pour but de s'opposer à la contagion. « C'est, dit-il, en accouchant chez elles, dans leur chambre, malgré la misère qui les entoure souvent, que les femmes enceintes trouvent le plus de sécurité. On doit donc s'efforcer d'établir des hôpitaux dans lesquels les nouvelles accouchées trouveront des conditions analogues à celles dans lesquelles elles sont placées quand elles accouchent à domicile... On ne devrait jamais rassembler plus de deux accouchées dans la même salle ; mieux vaudrait encore n'en placer qu'une dans chaque chambre. » M. Tarnier, voyant que la mortalité était infiniment moindre chez les femmes accouchées et soignées dans l'isolement de leur domicile, a voulu donner à chacune d'elles une chambre particulière. Tel est, en effet, le système qui a présidé à la construction du bâtiment de la Maternité, dit pavillon Tarnier ; je vous montrerai tout à l'heure que ce système ne fait rien, absolument rien contre la contagion, puisque l'accouchement est le principal agent de la contagion. Aussi ai-je été fort surpris de voir notre collègue, toujours dans sa leçon d'ouverture, dire (page 8) : « Je demandai, dès 1857, qu'on fit la guerre à cette contagion, que les femmes saines fussent non seulement séparées des femmes malades, mais soignées par un personnel différent. » Il y a là encore un léger défaut de mémoire, car il y manque une phrase courte mais topique. Voici ce que disait M. Tarnier en 1858 (page 103) : « Quand une femme deviendrait malade, elle serait immédiatement transportée dans un pavillon bâti à part, dans lequel serait établie une infirmerie avec un matériel et un personnel particulier. *Le médecin terminerait sa* VISITE PAR CETTE *infirmerie.* » C'est ici le cas de dire : *in caudâ venenum*, car cette dernière phrase détruit toute la valeur des précédentes, puisque c'est surtout l'accoucheur qui est l'agent de la contamination, et de trop nombreux exemples prouvent qu'il ne se purifie pas en vingt-quatre heures. J'ai voulu, Messieurs, rétablir les textes et la vérité historique ; j'ai ma part, une large part dans les réformes effectuées : *cuique suum*, j'ai le droit et le devoir de défendre mon bien.

Comme M. Tarnier, mais trois ans après lui, je pus constater, je pourrai presque dire malgré moi, que la mortalité de la ville est bien différente de celle de l'hôpital; mais, pas plus qu'à M. Tarnier, la connaissance du fait matériel ne me fit à elle seule découvrir la vérité.

Je n'y arrivai qu'après avoir étudié les grandes maternités d'Europe et avoir poursuivi pendant quatre ans la solution d'un problème qui m'avait vivement passionné, car il se dressait devant moi non pas seulement pour la fièvre puerpérale, mais pour l'infection purulente et pour toutes les épidémies.

Mon Mémoire sur l'hygiène Hospitalière en France et en Angleterre se terminait par une erreur colossale. En donnant la statistique de Guy's Hospital à Londres, j'avais pu constater que la mortalité après les accouchements avait été remarquablement faible, puisque le service de cet hôpital, dans une période de sept ans et sur 11,928 accouchements, n'avait perdu qu'une accouchée sur 331. J'avais été plusieurs fois par semaine et pendant plusieurs mois à Guy's Hospital; mais étant chirurgien et nullement accoucheur, je n'avais pas cherché à visiter le service d'accouchement. Lorsque je publiai mon Mémoire, j'étais si convaincu, à cette époque, de l'importance extrême de l'hygiène, que je n'hésitai pas à m'appuyer sur cette mortalité exceptionnelle pour démontrer victorieusement l'heureuse influence des bonnes conditions hygiéniques de Guy's Hospital. Hélas! deux jours ne s'étaient pas écoulés que mon ami le Dr Steele, superintendant de Guy's, m'écrivait que je m'étais affreusement trompé dans mes déductions; que les chiffres étaient exacts, mais que le service d'accouchement n'était pas un service intérieur, que les femmes accouchaient à leur domicile par les soins des accoucheurs, des assistants, des élèves de l'hôpital, mais qu'aucune d'elles n'accouchait dans l'établissement. J'étais, comme vous pouvez le pensez, extrêmement confus de mon erreur. Toutefois, c'était un nouvel exemple qui s'ajoutait à celui donné par M. Tarnier en 1858, avec cette particularité, qui le rendait plus remarquable encore, que toutes ces femmes accouchées à leur domicile étaient indigentes ou du moins peu aisées; il y avait donc là un problème dont M. Tarnier, pas plus que d'autres, n'avait trouvé la solution; car, du moment où l'on admet l'idée d'épidémie distincte de la contagion, on ne peut expliquer la permanence de la faible mortalité des accouchées de la clientèle civile. Ce problème, je résolus de le résoudre ; c'était le meilleur moyen de racheter mon erreur de 1861, et c'est surtout ce qui me fit accepter en 1864 la mission que M. Husson me fit offrir, par l'intermédiaire de Tardieu, de visiter et d'étudier les principaux hôpitaux de l'Europe. L'objet principal de mes préoccupations fut de rechercher les causes de l'apparition et du développement des épidémies de fièvre puerpérale et d'infection purulente. Je crois les avoir trouvées et démontrées ; mais, comme la démonstration était bien plus facile pour la fièvre puerpérale que pour l'infection purulente, la question des maternités fut l'objet de mon premier Rapport. La manière dont il fut accueilli par l'administration ne m'engagea pas à rédiger le second ayant trait à la chirurgie.

Une statistique de 888,312 accouchements dans les hôpitaux, de 934,781 à domicile, près de deux millions, mit définitivement hors de doute une différence extrême dans la mortalité : une mort sur 29 pour les premiers, une sur 212 pour les seconds. Je montrai, par de nombreux exemples, la contagiosité de la fièvre puerpérale ; j'avançai qu'il en était de même de l'infection purulente, et surtout, je déclarai fausse toute la doctrine des épidémies ambulantes ; qu'il s'agisse de typhus, de fièvre typhoïde, etc., et, en Europe, de choléra, de fièvre jaune ; que rien n'était plus faux que la croyance à un génie épidémique, à une sorte d'ange exterminateur, faisant élection de domicile dans une maternité, dans une ville, dans un hôpital, et je ne craignis pas de poser cette loi : *Toute maladie susceptible de se transporter d'un lieu à un autre sous forme d'épidémie est contagieuse.* Cela était trop hardi pour l'époque, d'autant plus qu'en 1865 nous étions en pleine épidémie de choléra, que la plupart se refusaient encore à croire contagieux, et que je m'attaquais au choléra comme à la fièvre puerpérale. Aussi M. Husson se refusa-t-il à imprimer mon Rapport, qui heurtait les idées reçues et qui devint un livre que je publiai à mes frais.

Je dois vous montrer comment j'étais arrivé à ces opinions. Les recherches si intéressantes de M. Tarnier en 1858, ma bévue de 1861 sur la statistique de Guy's Hospital, montraient déjà une énorme différence entre la mortalité de la ville et celle des hôpitaux. Ma statistique basée sur 1,853,093 accouchements, près de deux millions, la confirmait amplement ; mais elle prouvait aussi ce fait capital, que si on avait pu rencontrer des épidémies dans la clientèle d'un accoucheur, jamais on n'avait rencontré chez les accouchées *de toute une ville*, rien qui, de près ou de loin, ressemblât à une épidémie.

Si les miasmes morbigènes répandus dans l'air sont la cause des mortalités exceptionnelles qui, à de certains moments, frappent les blessés, les amputés, les accouchées, ces exagérations temporaires de la mortalité, qu'on caractérise du nom d'épidémies, devront, lorsqu'elles se rencontrent dans un hôpital, une maternité, se rencontrer en même temps dans tous les hôpitaux, dans toutes les maternités d'une même ville, et surtout dans tous les services d'un même hôpital. Je possédais en 1865 les statistiques détaillées des maternités de Paris, de Vienne, de Saint-Pétersbourg, et je m'en servis pour rechercher s'il y avait eu coïncidence dans les épidémies qui, à diverses époques, avaient frappé les établissements multiples que possède chacune de ces capitales, et je les comparai également à la mortalité des accouchées dans la clientèle civile. Voici quel fut le résultat de cette étude, je ne vous cite que les faits les plus saillants :

Pour ce qui regarde les hôpitaux, non seulement on ne trouve pas de coïncidence dans les épidémies entre deux maternités de la même ville, mais assez souvent la mortalité est fort élevée dans l'une, tandis que dans l'autre, elle est au-dessous de la moyenne ordinaire,

Ainsi, tandis qu'à Paris, en février 1860, il n'y a aucun décès à la Clinique de la Faculté, il meurt une femme sur 7 à la Maternité. En 1864, en février et en août, il meurt une femme sur 76, puis sur 51 à la Clinique ; il en meurt 1 sur 3, puis 1 sur 4 à la Maternité, et en décembre, alors qu'il meurt une accouchée sur 27 à la Clinique, moyenne trop ordinaire, la mortalité arrive, à la Maternité, au chiffre effroyable de 1 sur 2, et même plus, car sur 34 accouchées il en mourut 20.

Même chose à Saint-Pétersbourg, où les deux maternités, celle de l'école des sages-femmes et celle des enfants trouvés, sont dans le même quartier de la ville. En juillet 1848, en janvier et en juillet 1852, il ne meurt aucune accouchée dans le premier de ces établissements, tandis que, dans le second, il en meurt 1 sur

11, puis 1 sur 4. Comment admettre qu'une influence épidémique, venue du dehors, propagée par l'atmosphère, frappe si terriblement un établissement et épargne complètement l'autre?

Il y a mieux encore. Dans l'*Allgemeine Kranhenhaus*, le grand hôpital de Vienne, il existe deux cliniques d'accouchement, l'une pour les étudiants, l'autre pour les sages-femmes. En juillet 1838, il ne meurt dans la clinique des étudiants qu'une accouchée sur 110; il en meurt dans celle des sages-femmes 1 sur 4. D'autres fois, la proportion se renverse et, tandis qu'en mai 1846 et en avril 1847, il ne meurt chez les sages-femmes qu'une accouchée sur 250 et sur 142, chiffre aussi heureux que rare pour une maternité, une épouvantable épidémie tue dans la clinique des étudiants 1 femme sur 7, puis 1 femme sur 5. Or, Messieurs, ces deux cliniques, étant dans le même hôpital, dans la même cour, étant contiguës, il faudrait admettre que le génie épidémique, que l'ange exterminateur, a plané pendant de longs mois sur un service, sans empester de son souffle le service voisin; cela ne saurait être, et lorsqu'en 1865 je rapprochai tous ces faits, il me fut impossible d'admettre ce vieux préjugé des épidémies voyageant dans l'air.

Mais alors, comment expliquer ces différences? L'explication est facile. Ces services si voisins étaient desservis par un personnel absolument différent, distinct et séparé; étudiants d'un côté, sages-femmes de l'autre, ne pouvant entrer que dans leur service respectif. Or, lorsque les élèves étaient contaminés pour avoir touché, soigné, autopsié une ou plusieurs femmes atteintes de fièvre puerpérale, ils devenaient des agents de contagion : c'étaient eux qui créaient l'épidémie en propageant le germe contage.

Voulez-vous savoir par quel mécanisme se crée une épidémie? je vais vous le montrer en vous en donnant un exemple remarquable. Le 2 décembre 1842, un médecin belge, le Dr Grisar (de Hasselt), accoucha, après une application de forceps et d'un enfant mort, une femme qui fut prise de fièvre puerpérale et succomba le jour même. Du 2 décembre 1842 au 19 mars 1843, sur 64 femmes accouchées par M. Grisard, 16 furent prises de fièvre puerpérale. Or, comme aucun des médecins de Hasselt n'observait dans sa clientèle de fièvre puerpérale, M. Grisar crut qu'il était lui-même l'agent de la contagion; il prit les plus grandes précautions, telles que lavages réitérés et énergiques des mains, changement d'habits: les désastres s'arrêtèrent, et du 19 mars 1843 jusqu'à la fin de 1862, c'est-à-dire pendant vingt ans, il ne rencontra plus un seul cas de fièvre puerpérale. Mais le 5 décembre 1862, une jeune femme accouchée par lui après une application de forceps, mourut de fièvre puerpérale. Du 5 décembre 1862 au 26 janvier 1863, c'est-à-dire pendant sept semaines, sur 8 femmes accouchées par M. Grisar, 8 étaient atteintes de fièvre puerpérale. En 1862 comme en 1842 la fièvre puerpérale ne s'était montrée que dans la clientèle de M. Grisar.

Et bien ! Messieurs, cet exemple auquel je pourrais en ajouter d'autres, la non-coïncidence des épidémies dans deux services voisins, les preuves si nombreuses de contamination par l'accoucheur, peuvent-ils laisser planer le moindre doute sur la vérité de cette doctrine ? Non, il n'y a pas d'influences épidémiques, il n'y a pas d'épidémies au sens où on entend ce mot ! Il y a des mortalités exceptionnelles, effroyables quelquefois ; appelez-les épidémies, si vous voulez, mais à la condition que vous n'entendrez ce mot que comme synonyme de la multiplication des contaminations. Les épidémies de fièvre puerpérale, d'infection purulente, de variole, de typhus, d'érysipèle, de choléra en Europe n'existent pas ; ou, si vous aimez mieux, elles ne représentent que l'agrégation des cas de contagion successivement multipliés.

Que faut-il donc entendre par ces mots épidémie, contagion, quelles sont les idées que ces mots représentent ? Je vais vous dire ce que je pense à cet égard, et je ne puis mieux faire, puisque nous suivons à peu près l'ordre chronologique, que de vous le dire sous forme de citations que je prends dans mon livre de 1865, vous y retrouverez des vérités qui, absolument contestées à cette époque, sont devenues aujourd'hui monnaie courante, et que quelques-uns du reste se sont appropriées.

« Quelle que soit leur origine, toutes les maladies peuvent affecter dans leur mode de dissémination deux caractères différents: *sporadiques*, elles n'attaquent séparément qu'un petit nombre d'individus ; *épidémiques*, elles attaquent dans le même temps et dans le même lieu un grand nombre de personnes, sans que cette large dissémination soit *nécessairement* liée à la propriété de se transmettre par contagion. »

« Mais, à ce mot *épidémie*, tel qu'on l'emploie, s'attache trop souvent à côté de l'idée de nombre, une idée de provenance et de causalité que je veux combattre de toutes mes forces. « Quand un

« grand nombre d'hommes, dit Hippocrate, sont saisis en même
« temps d'une même maladie, la cause doit en être attribuée à ce
« qui est le plus commun, à ce qui sert le plus à tous : or, cela est
« l'air que nous respirons... et qui laisse échapper quelques exha-
« laisons morbifiques contenues en lui. » (*De la nature de l'homme*,
chap. IX, édition Littré.) Ce mot épidémie traduit (ἐπὶ δημὸς) l'idée
d'une influence morbide venue de plus ou moins loin et planant
sur toute la population ; à ce mot s'oppose celui d'*endémie*
(ἐνδημὸς) qui traduit l'idée contraire d'une influence morbide née
dans la population elle-même ; de telle sorte que ce mot épidémie est opposé à deux mots traduisant deux idées différentes,
celui du nombre : *sporadique*, celui de provenance : *endémique*.
Quoi qu'il en soit, le mot d'épidémie est le plus souvent employé
pour désigner à la fois une morbidité ou une mortalité exceptionnelles et en même temps une influence morbide portant son
action sur toute la population.

« La théorie hippocratique, encore en faveur aujourd'hui (1865,
et c'est encore vrai pour beaucoup de médecins en 1885), tend à
considérer chaque malade atteint pendant une épidémie, comme
frappé par un miasme primitif venu de plus ou moins loin et
exerçant son action dans un même temps et sur toute une population. Idée juste, quand il s'agit de maladies régnant et dans le
rayon de l'action directe de cette cause, comme la fièvre intermittente paludéenne au voisinage des marais, comme la fièvre
jaune sur la rive américaine de l'Atlantique... Idée fausse quand
elle s'applique à des maladies qui règnent épidémiquement loin
du lieu où existe leur cause première productrice, comme la fièvre
jaune ou le choléra en Europe. S'il s'agit de maladies exotiques,
aucun individu ne sera atteint, s'il est isolé des malades déjà frappés et à l'abri de toute contagion directe ou indirecte, et s'il s'agit
d'une maladie endémique spéciale, propre à certains états physiologiques, comme la fièvre puerpérale (si les accouchées sont
isolées des malades déjà frappées et à l'abri de toute contagion
directe ou indirecte), *le nombre des malades, limité aux cas primitifs*, ne subira que *peu de variations, et il n'y aurait jamais
d'épidémies*, c'est-à-dire un nombre exceptionnel de malades dans
un même temps, dans un même lieu.

« L'air est, pour beaucoup de médecins, non seulement le véhicule des miasmes morbifiques, il en est encore le créateur. Pour

eux, sous certaines influences d'humidité et de sécheresse, de chaleur ou de froid, d'accumulation de matières végétales ou animales en décomposition, d'excès ou de défaut d'électricité et d'ozone, un miasme se crée; ici miasme cholérique, là miasme de fièvre typhoïde ou d'infection purulente. Il s'arrête en un lieu d'infection, exerce ses ravages, et, comme Antée, prenant de nouvelles forces chaque fois qu'il touche la terre, après avoir créé un foyer d'infection, il s'élance plus loin faire de nouvelles victimes. Ce Protée insaisissable venant ou ne sait d'où, ce *quid ignotum*, mais aussi ce *quid divinum*, voyageant par les airs, ne peut être arrêté nulle part, et trop souvent, du reste, l'on n'oppose à ses progrès qu'une sorte de fanatisme oriental.

« Le choléra né sur le bord du Gange, apporté par les musulmans indiens à la Mecque, transporté par les pèlerins au Caire, à Alexandrie, menace de traverser la mer et de débarquer à Marseille avec les fidèles croyants de l'Algérie. Comment s'en garantir? Faut-il mettre en quarantaine les hommes et les choses provenant des pays infectés? A quoi bon! la maladie n'est pas contagieuse, elle est dans l'air, vient avec l'air, et, comme une influence catalytique, fait éclore, crée le choléra dans les endroits où cette sorte de ferment porte son action. Que faire, donc? Brûler de la paille ou de la poudre à canon; vaporiser du chlore ou des acides; cacher la vérité; pour éviter la peur du mal, faire naître le mal de la peur; nier les décès et... enterrer les morts. » (Ceci, je le rappelle, fut écrit en 1865. On a fait heureusement tout autrement en 1884, aussi a-t-on arrêté la contagion.)

« Un cas de fièvre puerpérale se développe primitivement dans une maternité, que faire? Isoler rigoureusement et de suite l'accouchée devenue malade, purifier ou brûler tout ce qui lui a servi, laver le parquet et repeindre les murs de sa chambre, empêcher toute communication *même indirecte* entre la malade et les autres accouchées? A quoi bon! la maladie n'est pas contagieuse, c'est une épidémie qui voyage et qui est venue un instant se reposer dans la Maternité. Résignons-nous, et lorsqu'une mortalité excessive aura montré le miasme voyageur, que l'épidémie ne veut pas quitter son asile, cédons-lui la place et... fermons l'établissement.

« Voilà où conduisent ces idées d'épidémies sans contagion directe ou indirecte, alors que la contagiosité est presque toujours la première condition de l'épidémicité, alors qu'on pourrait poser cette loi : TOUTE MALADIE SUSCEPTIBLE DE SE TRANSPORTER D'UN LIEU A UN AUTRE SOUS FORME ÉPIDÉMIQUE, EST CONTAGIEUSE.

« Quelques exemples feront mieux comprendre ces propositions. Des marécages existent dans un pays; sous l'influence d'une température plus ou moins élevée, d'une modification quelconque dans l'état de l'atmosphère ou du marais lui-même, les effluves paludéens se dégagent; la fièvre intermittente attaque à la fois un grand nombre de personnes (et toutes par l'action directe et individuelle du miasme primitif), il y a une épidémie de fièvre intermittente. Mais la fièvre intermittente n'est pas contagieuse (le miasme paludéen ne crée pas un germe contage), elle ne s'étendra qu'aussi loin que les miasmes insalubres pourront être portés par les vents, et la maladie ne dépassera pas la sphère d'action *directe* des causes capables de l'engendrer. »

Supposons, au contraire, le cas d'une maladie endémique, spéciale à certaines conditions du sol, mais contagieuse (le miasme ayant créé un germe contage), la fièvre jaune ou le choléra, que voyons-nous ?

« Sous des influences purement locales, naît sur les bords du Gange, et comme une sorte de fièvre pernicieuse, à un seul accès, le choléra asiatique. Dans la *limite de sa sphère d'action directe*, le miasme cholérique, sorti du fleuve, exerce ses ravages, et une *épidémie* de choléra se développe dans les lieux où il est *endémique*. Malheureusement la maladie est contagieuse. Un individu déjà malade s'éloigne et franchit les limites où s'arrête la sphère d'action du miasme à sa naissance ; foyer morbide ambulant, il transporte la maladie à distance, la transmet à des individus sains ; ceux-là la transmettent à d'autres, et la transmission ainsi multipliée et étendue donne naissance à une *épidémie* cholérique loin du lieu où la maladie a pris naissance : ce n'est pas le miasme dégagé du Gange qui va, *directement* transporté par les vents, donner la maladie à Constantinople, à Marseille, à Paris; c'est le cholérique venu dans ces différentes villes et qui lui-même n'est devenu malade qu'après une longue série de transmissions par contagion. »

« Sous l'influence de causes qui nous échappent la fièvre puerpérale se développe chez une accouchée ; celle-ci devient un foyer de contagion, et si cette contagion peut s'exercer et s'exercer librement, l'épidémie sera constituée.

« Toutes les maladies susceptibles de se transporter sous la

forme épidémique d'un lieu à un autre : typhus, fièvre jaune,
choléra, fièvre typhoïde, fièvres éruptives ; toutes celles qui,
exigeant une disposition particulière de l'individu, cessent parfois d'être sporadiques pour devenir épidémiques : *infection
purulente, fièvre puerpérale, érysipèle traumatique, pourriture
d'hôpital, ne sont épidémiques que parce qu'elles sont contagieuses ;* c'est par l'isolement des premiers malades affectés qu'on
arrivera à empêcher ou à limiter leurs ravages. Des études suivies, des recherches précises, des observations rigoureuses fourniront, j'en suis convaincu, les preuves qui manquent encore à la
démonstration scientifique de ces idées. »

Voilà ce que je disais, ce que j'imprimais en 1865. J'avais fait
la démonstration pour la fièvre puerpérale, je me proposais de le
faire dans mon second rapport pour l'infection purulente. Ici la
question était plus difficile, puisqu'elle se compliquait de la mortalité amenée par le traumatisme ou par l'amputation, tandis que
l'accouchement n'est le plus souvent qu'un acte physiologique.
Toutefois, je retrouvais dans ces deux maladies des éléments identiques : mortalité exceptionnellement faible après les amputations
faites dans la clientèle civile, surtout dans les petites villes et dans
la campagne ; mortalité exceptionnellement forte ou, si vous voulez, épidémies plus ou moins fréquentes dans les hôpitaux ; épidémies souvent limitées à un seul hôpital, quelquefois même à
un seul des services de chirurgie d'un même hôpital. Je procla-
mai donc le premier en 1865 la contagiosité de l'infection purulente, je le déclarai de nouveau en mai 1870 à l'Académie dans
un travail sur le pansement, que faute d'un meilleur mot j'appelai :
par balnéation continue ; j'y revins encore avec force dans mon
édition de la *Médecine opératoire* de Malgaigne [1]. Contagionniste
convaincu, je devais comme chirurgien conformer ma conduite à
mes principes ; aussi, lorsqu'en 1868 je fus mis à la tête d'un service de chirurgie générale à l'hôpital Cochin, je pris les plus
grandes précautions pour empêcher qu'un cas accidentel d'infection purulente devînt, par contagion, l'origine de ce qu'on appelait
une épidémie. J'employai les pansements à l'eau additionnée
d'alcool ordinaire ou d'alcool camphré comme étant les plus

---

(1) Voyez aussi, aux Addenda, la lettre publiée par la *Gazette hebdomadaire*
du 4 août 1871.   L.

propres et les plus sûrs ; j'exigeai de mes élèves la propreté extrême des instruments, le lavage soigné des mains avant tout pansement, avant toute opération. Je bannis absolument les éponges que je remplaçai par les compresses mouillées d'eau alcoolisée et par de petits seaux pour le lavage des plaies, dont je munis en 1870 toutes les ambulances de la Société de secours. Il est vrai que les chirurgiens se gardèrent bien de s'en servir pour cet usage. En un mot, je fis ce que vous me voyez faire aujourd'hui. Cette conduite eut pour résultat la disparition à peu près complète de l'infection purulente et de l'érysipèle.

Pour vous faire apprécier à toute sa valeur l'influence sur la mortalité hospitalière de ces précautions basées sur la doctrine de la contagiosité, il me fallait rechercher quelle avait été la mortalité après les grandes opérations dans les autres services des hôpitaux dirigés par mes collègues, qui tous, à cette époque, croyaient aux épidémies dont je niais l'existence, et dont aucun ne croyait à la contagion que je soutenais de toutes mes forces. Je viens de faire le relevé du registre spécial que possède chaque hôpital, je me suis borné aux années 1868 et 1869, parce que ce n'est qu'à partir de 1868 que je fus mis à la tête d'un service de chirurgie générale ; je m'arrêtai à 1870 parce que cette année, comme l'année 1871 fut absolument exceptionnelle et que d'ailleurs, en juillet 1870, je quittai l'hôpital pour me consacrer uniquement à la création des ambulances de la Société de secours aux blessés militaires, pour aller dès le 4 août à Metz d'abord et plus tard sur la Loire.

A partir de 1872, l'introduction du pansement ouaté de M. Alp. Guérin et plus tard du pansement de Lister devaient modifier les résultats, et, avec des idées théoriques erronées, mettre en vigueur une pratique en réalité anti-contagionniste. Je ne vous donne ici que les résultats numériques, mais je publierai comme pièces justificatives ces relevés des registres hospitaliers avec les noms, l'âge des opérés, la date et le résultat de l'opération ainsi que les noms des opérateurs. Le contrôle sera facile, si ces registres renferment des erreurs. Il est probable qu'ils en renferment, car si ces registres, sauf quelques exceptions, classent les opérations suivant les services, ils attribuent presque toutes les opérations aux titulaires de ces services. Or, presque tous s'absentent au moins pendant les vacances, et les registres ne font pas mention du nom de leurs remplaçants. Or, s'il m'était facile pour ce qui me concerne et pour le relevé que j'ai fait de toute ma carrière hospitalière, de distinguer les opérations qui me sont personnelles de celles qui ont été faites par les chirurgiens qui me remplaçaient, je n'ai pu faire la même distinction pour mes collègues. Les noms propres que je cite s'appliquent donc au service dont mes collègues étaient titulaires et non à leur pratique rigoureusement personnelle.

Je ne prends comme point de comparaison que les amputations de la cuisse et de la jambe, parce qu'elles sont de beaucoup les plus nombreuses et parce que, si l'on prend en bloc toutes les amputations, il y a une telle différence entre la gravité d'une amputation de cuisse ou de jambe et d'une amputation du bras et de l'avant-bras, qu'une statistique réunissant et confondant toutes ces opérations, qui ne sont faites ni en nombre égal, ni en nombre proportionnel, ne saurait offrir une base sérieuse d'appréciation et encore moins de comparaison.

Sur 71 amputations de cuisse faites en 1858 et 1869, il y eut 44 morts et seulement 27 guérisons ; c'est une mortalité de 61,9 p. 100, près de 62. Sur 78 amputations de jambe, il n'y eut que 24 guérisons et 54 morts ; c'est une mortalité de 69 p. 100. Pour l'ensemble de nos hôpitaux et pour les deux amputations : 65,7 p. 100 ; donc, près des deux tiers des opérés moururent. Cette mortalité varie avec les chirurgiens et par conséquent avec les hôpitaux. La moins élevée fut celle de l'Hôtel-Dieu où il mourut cependant plus de la moitié des opérés ; la plus élevée fut celle de Necker où il en mourut 4 sur 5. Si nous recherchons quelle fut cette mortalité suivant les services, nous voyons que la moins élevée fut celle du service de Maisonneuve, où il ne mourut qu'un tiers des amputés, alors que dans le même hôpital, Laugier en perdait la moitié et Voillemier les trois quarts. Or, il faut se rappeler que Maisonneuve employait à cette époque deux modes de pansement qui, à son insu, mettaient notablement ses opérés à l'abri de la contagion, le pansement par aspiration continue, qui, en supprimant les pansements, supprimait une cause fréquente de contamination ; et le pansement avec les solutions d'acide phénique au centième, qui détruisait le germe contage. Dans quelques services, la mortalité monta jusqu'à 70, 80, 83 et 85 p. 100.

Amputations de cuisse et de jambe, 1868 et 1869.

HOPITAL	CHIRURGIENS	CUISSE			JAMBE			TOTAL			MORTALITÉ	
		OPÉRÉS	GUÉRIS	MORTS	OPÉRÉS	GUÉRIS	MORTS	OPÉRÉS	GUÉRIS	MORTS	P. 100 INDIVIDUS	P. 100 PAR HOPITAL
Hôtel-Dieu . .	Laugier. . .	2	1	1	2	1	1	4	2	2	50	
	Maisonneuve	4	2	2	2	2	»	6	4	2	33,3	52,6
	Voillemier .	4	3	1	5	»	5	9	3	6	66,6	
Charité . . .	Denonvillers	1	»	1	2	1	1	3	1	2	66,6	
	Gosselin . .	8	2	6	1	1	»	9	3	6	66,6	66,6
Beaujon. . .	Richard. . .	2	»	2	5	1	4	7	1	6	85,7	
	Dolbeau . .	5	2	3	6	2	4	11	4	7	63,6	72,2
Saint-Louis . .	Guérin . . .	7	3	4	10	5	5	17	8	9	52,9	
	Trélat	1	»	1	1	»	1	2	»	2	100	64
	Panas . . .	1	»	1	5	1	4	6	1	5	83,6	
La Pitié. . . .	Broca. . . .	8	3	5	3	1	2	11	4	7	63,6	
	Trélat . . .	1	1	»	»	»	»	1	1	»	»	61,5
	Duplay . . .	»	»	»	1	»	1	1	»	1	»	
Lariboisière. .	Cusco. . . .	5	1	4	7	3	4	12	4	8	66,6	
	Verneuil . .	10	3	7	10	3	7	20	6	14	70	68,7
Saint-Antoine.	Panas . . .	»	»	»	1	»	1	1	»	1	»	
	Tillaux. . .	3	2	1	8	3	5	11	5	6	54,5	60
	Labbé . . .	1	1	»	2	»	2	3	1	2	66,6	
Necker	Désormeaux	6	3	3	4	»	4	10	3	7	70	
	Guyon . . .	2	»	2	3	»	3	5	»	5	100	80
	Total. .	71	27	44	78	24	54	149	51	98		
	Mortalité .	61,9			69,2			65,7				
Cochin . . .	Le Fort. . .	2	2	»	5	5	»	7	7	»	0	0

Quels furent pendant cette période mes résultats personnels?
Ils forment un puissant contraste avec tous les autres. Sur 7 amputés : 2 de la cuisse, 5 de la jambe, je n'en perdis aucun, un amputé du bras, 1 amputé de l'avant-bras, une résection du genou guérirent également, et je ne perdis qu'un amputé de l'épaule, opéré dès son arrivée dans mes salles et qui m'arrivait du service de Chauffard avec un épouvantable phlegmon gangreneux du bras et des accidents généraux graves.

Pourquoi les idées que je professais depuis 1865, pourquoi ces résultats heureux obtenus par leur mise en pratique ne frappèrent-ils pas mes collègues? Pourquoi ces collègues ont-ils continué à perdre leurs amputés, surtout dans cette terrible année 1870-71 où les guérisons furent si rares, tandis qu'en adoptant mes idées, en suivant mon exemple, ils eussent obtenu cinq ou six ans plus tôt ces résultats relativement heureux qu'ils obtinrent plus tard avec le pansement de Lister? Cela tient à plusieurs causes dont quelques-unes sont fort banales. Mon livre des Maternités, qui contenait tout d'abord ces idées, semblait par son titre ne s'adresser qu'aux accoucheurs ; si j'y combattais l'erreur encore acceptée de tous de l'épidémicité indépendante de la contagion, j'avais dû prendre surtout pour objet de démonstration l'infection purulente puerpérale. Dans ma pratique hospitalière, dès 1868, je mis en usage les plus grandes précautions contre la contagion de l'infection purulente chirurgicale et de l'érysipèle, j'entretenais journellement mes élèves de mes idées; mais elles restaient à peu près inconnues de mes collègues.

En effet, bien qu'élevés dans l'intimité de l'internat, des concours de l'adjuvat, du prosectorat, du bureau central, les chirurgiens des hôpitaux de Paris se visitent peu ou même ne se visitent pas du tout dans leurs services. Pour un peu, si elles avaient lieu, on ne verrait qu'une sorte d'espionnage dans ces visites inspirées par le désir naturel de s'instruire en voyant ce que font des collègues. Si même nous voyons dans nos services des concurrents au bureau central, c'est surtout parce qu'ils y viennent chercher des malades qui font le sujet de leurs conférences ; ils s'informent avec un vif intérêt de notre diagnostic, mais la thérapeutique paraît les laisser fort indifférents. J'ai dû, bien malgré moi, suivre les habitudes reçues, et me priver de visiter des collègues, des amis; aussi, je pourrais dire que je sais ce qui se fait dans les hôpitaux de l'Angleterre, de l'Allemagne, de la Russie, mieux que ce qui se fait à Paris. J'ai vu opérer la plupart des grands chirurgiens de l'Europe, Fergusson, Syme, Paget, Lawrence, Langenbeck, Esmarch, Billroth, etc.; j'ai vu, quand j'étais élève, aide d'anatomie, prosecteur, candidat au bureau central, opérer mes maîtres d'alors, je n'ai jamais vu opérer aucun de mes collègues, mes contemporains. Quant à mes camarades d'études, de concours, je ne les ai jamais vus dans leurs services, ils ne m'ont jamais vu dans le mien.

D'ailleurs, je dois le reconnaître, il manquait quelque chose au succès de mes idées. J'avais proclamé la contagiosité de l'infection purulente; je niais les épidémies en dehors de la contagion, mais, pour prouver ce fait, je n'avais fait que recourir à l'observation, que rapprocher les faits, comparer les résultats de quelques centaines de milliers d'accouchements, il me manquait de pouvoir montrer le microbe qui fait, paraît-il, la contagion, et je n'avais sacrifié aucune hécatombe de chiens ou de lapins. Et puis, les précautions que j'employais n'avaient rien qui pût frapper l'imagination; proscrire les éponges, se laver minutieusement les mains, panser simplement les malades en évitant toute cause de contamination, qu'était-ce que cela? Toutefois il y avait un pas de plus à faire, et ce pas je ne l'ai fait que plus tard, en 1869. Je me bornais par des précautions minutieuses à éliminer le germe contage; il fallait par un agent quelconque détruire ce germe inconnu dans son essence et opposer une barrière de plus à la contamination des blessés sains (si je puis ainsi dire) par le contage venant d'un blessé infecté.

Lorsque je le fis en 1869, comme le témoigne mon mémoire présenté à l'Académie, le 12 mai 1870, Lemaire l'avait déjà fait en 1863 et Lister venait de le faire en 1867, en se basant comme Lemaire sur une théorie absolument erronée et en employant de plus des pratiques bizarres, compliquées, pour la plupart inutiles, mais admirablement faites pour frapper les imaginations. Lister, qui n'a nulle part montré qu'il croyait l'infection purulente contagieuse, dont la théorie est même en opposition avec la doctrine de la contagion, fit, sans le vouloir, sans le savoir, ce dernier pas, accomplit ce dernier progrès. En voulant tuer le germe ferment qui n'existe pas, il tua le germe contage qui malheureusement existe, et il eut l'honneur et le bonheur d'amener dans les résultats opératoires une véritable révolution.

Je suis arrivé maintenant à la période actuelle, à celle de l'antisepsie, et j'aurai à vous montrer comment une théorie fausse a conduit à une pratique excellente dans ses effets et à vous donner la véritable raison des résultats obtenus.

Vous savez tous, Messieurs, que les matières végétales et animales, privées de vie, se décomposent spontanément et présentent divers phénomènes caractérisés du nom de fermentation alcoolique, acétique, putride, etc. On s'accordait à croire que l'air,

par l'oxygène qu'il renferme, était l'agent de ces phénomènes.
Deux savants allemands, Schutze et Schwann, avancèrent, vers
1842, que ces décompositions spontanées ne sont pas dues à l'influence de l'air pris dans son ensemble, mais à l'action des germes
organisés répandus dans l'atmosphère et agissant par une sorte
d'action catalytique. Ure et Helmoltz, en 1843 (*Muller's Archiv*,
1843, p. 453) montrèrent, que, si on place de la viande et de l'eau
dans un vase clos, que l'on chauffe afin de chasser l'air par
l'ébullition, la viande ne se putréfie pas, même si on laisse rentrer
l'air, pourvu toutefois que cet air ait traversé de l'acide sulfurique concentré ou un tube de porcelaine chauffé au rouge. Par
ce moyen on se croyait certain de débarrasser l'air des germes
qu'il contenait, puisqu'ils étaient détruits par l'acide ou la
chaleur.

Il est vrai qu'on pouvait objecter que l'acide sulfurique et surtout la chaleur avaient pu modifier la composition chimique de
l'air; mais d'autres savants allemands, Schröder et Dusch, en
1856 (*Annalen der Chimie und Pharm.*, 1844, t. XIII, p. 232),
bien longtemps par conséquent avant M. Pasteur, montrèrent
que la ouate a la propriété de retenir les germes; que l'emploi
de l'acide sulfurique et du tube chauffé au rouge est inutile, et
que de la viande bouillie, mise en contact avec de l'air filtré au
travers de la ouate, reste plusieurs semaines sans montrer trace
de modification.

Du reste, Messieurs, on savait depuis longtemps que, pour que
la putréfaction ait lieu, il fallait trois éléments réunis : l'air, la
chaleur, l'humidité; qu'il suffisait de soustraire complètement les
matières organiques à l'une quelconque de ces trois influences
pour empêcher leur altération, et c'est sur la connaissance de ce
fait que sont basés les trois grands procédés de conservation des
viandes. Les sauvages des déserts de l'Amérique et encore aujourd'hui les voyageurs de l'Amérique du Sud font sécher la
viande coupée en tranches minces pour la conserver et la transporter avec eux; les légumes desséchés et comprimés constituent
depuis fort longtemps pour notre armée et notre marine des conserves précieuses. Dans ce cas, l'eau seule fait défaut.

Dans tous les pays du Nord, principalement en Russie, on vend
pendant l'hiver et l'on envoie à de grandes distances du gibier, de
la viande naturellement gelée; le transport des viandes d'Amé-

rique en Europe dans des navires dont la cale est artificiellement refroidie constitue aujourd'hui un important commerce. L'absence de l'élément chaleur a suffi à empêcher la putréfaction. Enfin vous voyez à la porte de tous les épiciers des boîtes de conserves de viandes, de légumes, même de mets tout préparés et l'on a assuré leur conservation indéfinie en chauffant, à 100° au moins, ces boîtes hermétiquement soudées. Le chauffage a eu pour effet de détruire l'oxygène de l'air de la boîte en le combinant avec la viande ou les légumes et d'y faire le vide, ce dont on s'assure facilement puisque le couvercle de la boîte refroidie devient fortement concave par suite du vide qui s'est formé à l'intérieur. Il y a la chaleur, l'humidité, l'oxygène seul manque, ou seulement les germes tués par la chaleur, mais comme vous le voyez, ici encore, la démonstration pratique a de beaucoup précédé les explications théoriques du laboratoire.

Dans les liquides chargés de matières organiques, la fermentation et la putréfaction font apparaître des milliers d'êtres microscopiques fort divers dont il était difficile d'expliquer la présence. Comment ces êtres microscopiques, ces protoorganismes, pouvaient-ils se former? Fallait il donc admettre que des matières organiques pouvaient se transformer par la fermentation ou la putréfaction en êtres animés? En 1858, M. Pouchet, dans une note communiquée à l'Institut, prétendit que ces protoorganismes naissent spontanément au sein des infusions de matières végétales, qu'ils ne proviennent pas de la transformation des germes semblables à eux, qu'ils se forment de toutes pièces des éléments divers contenus dans l'infusion, en un mot que leur génération en tant qu'êtres particuliers est spontanée. Ce fut l'origine d'une longue et mémorable discussion sur l'hétérogénie.

Le 6 février 1860, M. Pasteur entre à son tour dans le débat. Niant la génération spontanée, il soutint que l'air renfermait tous les germes des proto-organismes qu'on voyait se former dans les infusions. Sa doctrine fut celle de la panspermie, et elle peut se résumer ainsi : les matières organiques ou animales ne possèdent pas en elles-mêmes et ne peuvent par elles-mêmes créer le principe qui déterminera en elles la fermentation ou la putréfaction. Ce principe leur est extérieur, il leur est apporté par des germes abondamment répandus dans l'air, et, si par la filtration au travers de la ouate (à l'imitation de Schröder et de Dusch), on purifie l'air des germes qu'il renferme, cet air devient impropre à déterminer la putréfaction.

Pour empêcher les germes contenus dans l'air normal, de l'air tel qu'il existe partout à la surface du sol (car partout les matières organiques non desséchées et à une température supérieure à 0 degré se putréfient ou fermentent au contact de l'air), de déterminer la fermentation et la putréfaction, on se contente donc jusqu'ici de dépouiller l'air de ses germes, soit par le contact avec l'acide sulfurique, soit par la filtration sur la ouate, ou encore par l'ébullition ; nous allons arriver à une autre période : on va maintenant tuer ces germes, on va les rendre inféconds, impuissants, en les mettant en contact avec des substances chimiques *germinicides ;* nous arrivons à l'ère des antiseptiques.

Nous pourrions faire remonter au siècle dernier le début de cette période. En effet, Camper, dans un mémoire inséré en 1788, dans le tome XII (page 249) des prix de l'Académie royale de chirurgie, étudiant les agents qui peuvent s'opposer à l'action du miasme, du poison de la fièvre intermittente, écrit ceci : « J'ai répété sur l'écorce du saule les expériences de M. Pringle, pour m'assurer de sa vertu antiseptique. J'ai reconnu qu'elle était grande, quoique inférieure de beaucoup à celle de l'écorce de quinquina. Cependant, j'ai préservé de corruption pendant cinq semaines dans une décoction de cette substance, un morceau de viande fraîche exposée à une chaleur de 62, 64 à 68° du thermomètre de Fahrenheit (17 à 20° C.). »

Vous savez, Messieurs, que l'on peut retirer de l'écorce du saule, l'acide salicylique, un des plus puissants antiseptiques. Toutefois ce n'est qu'à titre de document curieux que je vous cite ce passage. L'emploi sérieux des antiseptiques pour empêcher la fermentation et la putréfaction est de date toute récente.

En 1863, M. Jules Lemaire, docteur en médecine, publiait un livre, réédité en 1865, dans lequel il démontrait qu'on pouvait s'opposer à la fermentation et à la putréfaction, non plus en détruisant les germes par la chaleur, mais par l'action d'une substance, à laquelle il donnait le nom d'*antiseptique.* Cette substance était l'acide phénique, découvert en 1834 par Runge (*Annales de Poggendorf,* t. XXXI, p. 69) qui lui avait donné le nom d'*acide carbolique.* Lemaire démontrait qu'une dose extrêmement minime d'acide phénique suffit à arrêter toute fermentation. Il applique aussitôt ces données à la médecine, et il montre que pour « mettre les solutions de continuité des tissus à l'abri de la fermentation, il suffit de les couvrir dès le début, avec des compresses constamment imbibées d'eau phéniquée; *deux millièmes* d'acide phénique suffisent dans ce liquide pour obtenir ce résultat (p. 406). »

On peut dire que Lemaire est le véritable fondateur de la théorie et de la doctrine antiseptiques, et que, sauf la mise en scène du spray, du protective, du catgut, de la gaze phéniquée, du mackintosh, choses fort inutiles, et en tout cas fort accessoires, toute la doctrine de Lister n'est que la reproduction des idées de Lemaire. On pourrait même, sans injustice, attribuer à Lemaire le spray et le pansement à la gaze phéniquée. Pour tuer les germes de l'atmosphère ambiante, il conseille de pulvériser les solutions d'acide phénique, et pour cela « l'on peut, dit-il, se servir de l'ingénieux appareil de M. Salcs-Girons ». Plus loin, à propos de pansement, il ajoute : « Comme l'acide phénique se volatilise très rapidement, il faut maintenir sur les surfaces ou sur les orifices suppurants de gros gâteaux de charpie ou simplement d'épaisses compresses imbibées d'eau phéniquée. *De cette manière, tous les germes que l'air y dépose sont tués, et le travail de réparation s'opère sans entraves* (p. 406). »

Pourquoi l'immense succès de Lister et l'insuccès complet de Lemaire? C'est que Lemaire avait été trop loin et qu'il avait voulu faire de l'acide phénique une panacée universelle; quelque chose comme une médecine Raspail; c'est que Lemaire, n'étant pas chirurgien d'hôpital, ne pouvait montrer les résultats que sa méthode eût certainement donnés, tandis que Lister, chirurgien de grande valeur, séduisit de suite tous ceux qui suivirent son service par les remarquables réunions primitives qu'il obtenait par son pansement. C'est que le charlatanisme de deux ou trois médecins peu dignes de ce nom s'empara bientôt de la médication phéniquée, et leurs réclames jetèrent sur Lemaire, son premier auteur, une défaveur qui s'étendit facilement à la méthode elle-même.

Rien de pareil ne pouvait exister pour Lister qui, par son caractère élevé, sa science profonde, honore la profession, pour Lister, qui peut, au point de vue des idées, rencontrer des adversaires, parmi lesquels je figure, mais au point de vue de la personnalité ne peut rencontrer que des amis, parmi lesquels j'espère qu'il veut bien continuer à me compter.

La première publication de Lister date du 16 et du 27 mars 1867; à cette époque, il fit paraître dans *The Lancet* un *travail* basé sur six observations de fractures compliquées traitées par l'emploi de l'acide phéniqué, et pour la première fois il exposa ses idées sur l'influence des germes atmosphériques. Elles sont développées magistralement dans les articles *Amputation* et *Antiseptic Treatment* insérés dans le cinquième volume du *System of Surgery* de Holmes.

« Pas de germes atmosphériques, pas de fermentation, pas de putréfaction, » avait dit Pasteur. « Pas de suppuration, si on tue les germes, » avait dit Lemaire (p. 20). « Pas de germes, pas de suppuration, » répète Lister.

« Si les lèvres de la plaie sont en juxtaposition, la lymphe les accole l'une à l'autre, et comme elles sont environnées de toutes parts de tissus sains, cette lymphe se transforme en quelques jours en un tissu vasculaire qui constitue un trait d'union permanent entre elles; mais si ces lèvres de la plaie sont séparées par du sérum retenu dans sa profondeur, naturellement la réunion immédiate est empêchée; et *le sérum se putréfiant sous l'influence de l'atmosphère, irrite les tissus et donne naissance à la suppuration* (p. 609). »

Toutefois, comme Lister, quel que soit son attachement à sa doctrine du germe, est un chirurgien expérimenté, un observateur sagace, il ajoute aussitôt que la persistance d'une irritation locale, que des sutures trop serrées amènent de l'inflammation (d'après lui, par action réflexe) et convertissent en plaie suppurante une plaie qu'on espérait réunir par première intention. Quelques pages plus loin, à l'article intitulé : traitement antiseptique, il formule et explique sa doctrine.

« Dans une plaie exposée, pansée à la manière ordinaire, c'est-à-dire par le pansement à l'eau ou les fomentations, l'observation nous montre que le sang se putréfie, comme s'il était exposé à l'air à la même température, dans un vase de verre ou autre substance inerte. Ce fait explique toutes les fâcheuses conséquences qui en dérivent. Les produits de la putréfaction sont des substances irritantes et toxiques; et, *quoique parfaitement inoffensifs quand ils sont appliqués sur un ulcère couvert de granu-*

lations, qui lui constituent une couche protectrice privée de sensibilité, toute disposée à suppurer et à non absorber, ils (ces produits) agissent différemment sur une plaie *récente*, laquelle ressent violemment le contact du poison et par imbibition le fait pénétrer dans la circulation. Le résultat inévitable est l'inflammation locale et les troubles fébriles. Pendant ce temps, les portions de tissu qui ont été tuées par la violence de la blessure, au lieu de conserver leur caractère inoffensif primordial et de servir d'aliment aux tissus voisins vivants, deviennent de plus en plus irritants par les progrès de leur putréfaction, et elles irritent non seulement les parties voisines affaiblies et retardent leur guérison, mais elles produisent sur elles un effet caustique et étendent la mortification bien au delà de ses limites primitives. *La persistance de cette stimulation anormale donne, à la longue, naissance à de la suppuration, qui affaiblit le malade en proportion de sa quantité et, dans quelques cas, le fait mourir de fièvre hectique et quelquefois de pyémie.* » (*System of Surgery*, t. V, p. 617.)

Voilà la doctrine et la vraie doctrine, telle que l'a formulée Lister, et non cette espèce de légende qu'ont créée des élèves et des chirurgiens qui ne paraissent connaître les publications de Lister que par ouï-dire ; qui s'imaginent que Lister a visé par l'acide phénique le germe contage spécial à l'infection purulente, à la fièvre puerpérale, germe voyageant dans l'air. Lister n'a eu en vue que les germes organiques suspendus dans l'atmosphère, qui, pour Pasteur, sont les agents de la fermentation et de la putréfaction. En contact avec une plaie, ils putréfient les liquides qui la baignent, sang, sérum ou lymphe plastique ; ces produits putréfiés deviennent toxiques, deviennent des poisons. *Sur une plaie récente* ces poisons sont absorbés ; vont-ils donner lieu à l'infection purulente ? Pas du tout. Lister n'a rien dit de pareil, ils vont donner naissance à de la fièvre. C'est l'explication de la fièvre traumatique par action des germes, et rien de plus. Mais ils agissent aussi localement, ils irritent non seulement la plaie, mais les parties voisines, produisent sur elles un effet caustique (ce qui serait difficile à démontrer) et déterminent la suppuration : *Which weakens the patient in proportion of its amounts, and in severe cases* OFTEN *carries him of by hectic and* OCCASIONNALLY *by pyemia.* C'est donc seulement, pour M. Lister, la suppuration qui cause l'infection putride souvent et l'infection purulente quelquefois ;

mais pourquoi, comment, par quel mécanisme? C'est ce que Lister n'a pas dit, et il ne pouvait pas le dire; parce que sa théorie est absolument incapable de rendre le moindre compte des épidémies d'infection purulente; pas plus qu'elle ne rend compte des infections purulentes primitives, isolées, en dehors de tout ce que l'on a appelé épidémies.

Vous remarquerez, Messieurs, la distinction que veut établir Lister entre les plaies récentes et les plaies anciennes. Il semblerait que, puisque les germes ferments sont si pernicieux, on devrait partout les poursuivre et les combattre; eh bien! non, ces germes ferments sont *perfectly harmless when applied to a sore covered with granulations;* pourquoi? c'est que ces plaies déjà anciennes, couvertes de granulations, sont toutes disposées à suppurer et non à absorber : *readily excited to suppuration instead of absorption.* Mais puisque la suppuration abondante épuise le malade et dans les cas graves amène *souvent* la fièvre hectique et *quelquefois* l'infection purulente, pourquoi la suppuration des plaies couvertes de granulations est-elle si bénigne? C'est ce que ne dit pas M. Lister, car, suivant lui, l'absorption dans les plaies récentes n'amène que la fièvre et non l'infection purulente, laquelle est le résultat de la suppuration.

Je crois qu'on peut se rendre compte de ces contradictions et de ces obscurités. L'impression qui pour moi a toujours résulté de la lecture, souvent répétée, des travaux de M. Lister, c'est qu'il n'a eu en vue que la réunion par première intention, la guérison sans suppuration. C'est par ses beaux résultats dans la réunion primitive qu'il a tout d'abord séduit les chirurgiens qui ont été visiter son service et ceux qui dès le début ont adopté son pansement, et avec le pansement les idées sur lesquelles il était basé. Or, M. Lister est trop bon observateur pour n'avoir pas remarqué que son pansement est tout simplement détestable quand on l'applique sur des plaies déjà en suppuration. Si cependant vous voyez dans nos hôpitaux des chirurgiens appliquer *per fas et nefas* le pansement de Lister même sur des plaies qui suppurent abondamment, c'est que rien n'est puissant comme le fanatisme de la mode et la force de la routine.

Je n'ai pas pour habitude de me prononcer avant d'avoir vu et étudié; lors donc que le pansement antiseptique fut mis en honneur, je voulus me rendre compte de ses effets et l'étudier sérieusement. Je priai **M.** Lucas-Championnière de venir faire mon éducation sur ce point, et il s'y prêta avec beaucoup de bonne grâce. Puis, je décidai qu'à partir du 1er avril 1877, tous mes malades, sans distinction, seraient traités par le traitement anti-septique rigoureux. Je m'en trouvai bien pour les plaies récentes, le résultat fut déplorable pour les plaies déjà en suppuration, à tel point que pour quelques malades, le devoir strict qui incombe à tout chirurgien m'obligea d'abandonner le Lister et de revenir à mon pansement ordinaire. En effet quand une plaie, suppurant abondamment, est pansée antiseptiquement, le pus dissout l'acide phénique qui imbibe la gaze phéniquée et son contact irrite tellement la peau, même la peau saine, qu'elle rougit et s'ulcère.

Je continuai l'expérience jusqu'à la fin de juillet; à ce moment ma conviction était faite, et quand, après les vacances, je repris en octobre le service, tout en renonçant définitivement au pan-sement listérien, je cherchai par des expériences diverses à me rendre compte de son mode d'action et des heureux effets qu'il produisait sur la cicatrisation des plaies récentes.

On a rapproché les succès du pansement de Lister à ceux de la méthode sous-cutanée, et l'on a dit que si la méthode sous-cutanée supprimait le contact de l'air *entier*, la méthode de Lister supprimait les ferments qui seuls par leur présence donnent à l'air ses qualités nocives.

Il n'y a pas plus de vérité pour l'une que pour l'autre des expli-cations. Ce n'est pas par son action chimique, fermentescible que l'air, dans la ténotomie mal faite, détermine la suppuration, c'est simplement parce que s'interposant entre les parties divisées, il empêche leur contact et par suite leur réunion par première inten-tion. Or voici ce que j'écrivais en 1866 (*Gaz. hebdomad.*, p. 449), un an avant que **M.** Lister songeât à sa méthode :

« Lorsqu'un bistouri étroit, enfoncé sous la peau, divise un tendon, les deux bouts du tendon divisé se rétractent dans leur gaine; ils laissent donc entre eux un intervalle. Si la section a été faite sans les précautions usitées, si on l'opère, comme nous l'avons fait il y a quelques années déjà, sur les animaux, au moyen d'un petit ténotome très étroit, mené dans l'intérieur de la canule d'un trocart, enfoncé tout d'abord jusqu'au tendon, au moment où le ténotome opère la section, au moment où les extrémités tendineuses se rétractent, l'air pénètre par la canule jusqu'au fond de la plaie et remplit l'espace laissé vide par ces extrémités, et une cavité remplie d'air est interposée à ces extrémités.

Si, au contraire, on opère avec les précautions usitées en médecine opératoire, au moment où le tendon coupé se rétracte, au moment où le vide se fait, comme l'accès de l'air ne peut avoir lieu, les parois de la gaine tendineuse attirées par le vide qui tend à s'effectuer, pressées par le refoulement des parties qui l'environnent, comblent cet espace ; aucune cavité n'existe, partout des tissus vivants sont en contact et la plaie se trouve alors dans les conditions exigées pour l'organisation par première intention du blastème plastique sécrété par les vaisseaux des tissus intéressés par l'incision ou excités par le travail qu'elle amène autour d'elle.

« Ce n'est donc pas parce que la plaie ne renferme pas d'air, c'est parce que les tissus qui la constituent sont en rapport exact, sont accolés les uns avec les autres, que la réunion sans suppuration a lieu. C'est là la condition indispensable à toute réunion immédiate, que la plaie soit sous-cutanée ou à la surface du corps, cette réunion immédiate n'aura lieu que si les deux surfaces cruentées sont en rapport exact ; et il importera très peu que les bords affrontés d'une plaie baignent ou non dans l'air atmosphérique. »

Que fait M. Lister? Il nous montre mieux, beaucoup mieux qu'on ne l'avait fait, que la plaie sécrète un excès de lymphe plastique, il nous montre à lui donner issue par des drains bien appliqués ; il montre à tenir en contact parfait, par la compression, les lèvres de la plaie, et nous enseigne de cette façon comment on peut réaliser les conditions indispensables à la réunion par première intention. Restons pour le moment dans l'examen des théories doctrinales.

Si la théorie de M. Lister dérivée de celle de M. Pasteur était vraie, une plaie traitée par le traitement antiseptique ne devrait pas avoir une seule goutte de suppuration. Eh bien! Messieurs, visitez les services des plus fervents adeptes du traitement antiseptique, et vous verrez que l'immense majorité de leurs opérés suppurent. Je sais bien qu'on peut toujours dire que le pansement n'a pas été fait avec toute la rigueur voulue ; mais alors qu'est-ce qu'un pansement qui, malgré un outillage si compliqué, et j'ajouterai si coûteux, échoue dans l'immense majorité des cas et donne un démenti formel à la théorie ?

Ne perdez pas de vue, Messieurs, que la doctrine de Lister vise les germes normaux de l'air, ceux qu'on rencontre partout, puisque partout, à la ville comme à la campagne, les matières putrescibles se putréfient, quand elles trouvent réunis l'air, la chaleur et l'humidité. Si la doctrine est vraie, les chances de suppuration et par conséquent les chances de mort devront être les mêmes partout, et la mortalité partout sensiblement égale; variant cependant un peu suivant la science et l'expérience du chirurgien, de telle sorte qu'on pourra s'attendre à la voir un peu moins élevée dans les grandes villes et surtout dans les grands hôpitaux, là où on peut espérer rencontrer des chirurgiens doués de plus de savoir et d'expérience. Or c'est tout le contraire qui arrive, et non seulement la mortalité est très différente dans les villes et dans les campagnes, mais elle atteint son maximum précisément dans les hôpitaux des grandes villes et spécialement dans ceux de Paris. Si cette théorie est vraie, comment expliquer ces mortalités si intenses parfois, ces épidémies qu'on rencontre dans les services de chirurgie comme dans les maternités et qui frappent les accouchées comme les amputés? Tout cela ne peut s'expliquer avec la doctrine des germes ferments.

Il n'est du reste pas besoin d'insister beaucoup sur ce point; un fait d'expérience clinique a suffi pour réduire au néant le plus absolu toute la théorie des germes ferments, toute la théorie de Pasteur en tant qu'appliquée à la chirurgie comme l'a fait M. Lister. Puisque, dans les croyances des antiseptiques, il suffit de se mettre à l'abri de ces germes pour mettre le malade à l'abri de l'infection purulente, il est évident que l'on va faire courir au malade un danger immense, qu'on va se trouver en présence d'une mortalité effroyable, si au lieu de se mettre, dans une mesure aussi petite que vous voudrez, à l'abri de ces terribles agents par un pansement quelconque, on laisse la plaie sans aucune protection, sans aucun pansement, exposée aux affreux ravages des ferments. Eh bien! cette abominable expérience a été faite, à une époque, il est vrai, où nous étions inconscients de la présence dans l'air de ces redoutables ennemis.

Au commencement de ce siècle, Kern, chirurgien de Vienne,

avait traité les plaies par une méthode que les Allemands appellent
Offene Behandlung, le pansement ouvert, et que l'on pourrait
mieux encore appeler le pansement sans pansement, puisque
Kern n'en faisait aucun. En 1867, le professeur Billroth ayant été
remplacé à Zurich par le professeur Rose, celui-ci revint à la pratique de Kern, c'est-à-dire qu'il ne fit aucun pansement. En 1872
le Dr Krönlein publia les résultats obtenus par son maître et les
rapprocha de ceux obtenus dans le même service, de 1860 à
1867, par M. Billroth, lequel employait les pansements en usage
à cette époque. Voici quels furent les résultats pour les grandes
amputations.

| | CLINIQUE DE ZURICH | | | | | |
| | BILLROTH (1860-1867). | | | ROSE (1867-1871). | | |
	Opérés.	Morts.	Mortalité p. 100.	Opérés.	Morts.	Mortalité p. 100.
Amputation de cuisse . . .	28	23	82	25	7	28
— de jambe. . .	34	19	55, 8	10	1	10
— du bras. . . .	15	8	53, 3	13	2	15
— de l'avant-bras.	23	4	17, 3	10	»	»
	100	54	54	58	10	17,2

Ainsi, Messieurs, même en laissant les plaies de ses opérés
accessibles à tous les germes de la Suisse, Rose ne perdit que
17 p. 100 de ses opérés, quand Billroth qui s'en abritait au moins
un peu, en couvrant la plaie d'un pansement, en avait perdu
54 p. 100. Si les doctrines de Lister étaient vraies, Rose aurait dû
perdre tous ses opérés. Or, non seulement ses résultats furent
excellents comparés à ceux d'un chirurgien faisant usage du pansement ordinairement employé à cette époque ; mais je vous montrerai plus tard qu'ils furent meilleurs encore que ceux obtenus
par M. Lister lui-même, de 1870 à 1874, et aussi par d'autres chirurgiens faisant usage de son pansement.

Je n'avais pas de meilleur moyen de montrer à mes élèves
combien est fausse la théorie des germes que d'imiter sur quelques-uns de mes opérés la pratique de Rose. Je choisis pour
exemple d'abord à Beaujon un malade auquel j'amputai à la fois
une cuisse et une jambe pour un accident de chemin de fer et
certes l'on ne dira pas que je choisissais un cas favorable. Je ne fis
aucun pansement ; rien, pas même un morceau de tarlatane, ne

recouvrait les plaies d'amputation, qui en quelques jours se couvrirent de ce duvet qu'abandonne toujours le linge des hôpitaux. Tous les germes de Paris, ou tout au moins ceux de Beaujon avaient toute liberté d'agir, et cependant il n'y eut pas l'ombre d'accident et la guérison ne fut pas un instant douteuse. Je refis la même chose à l'Hôtel-Dieu, quand je pris possession du service, sur une femme amputée de la cuisse pour un sarcome du tibia. Ici encore le succès fut complet. Si les germes étaient aussi terribles que le veut la théorie de Lister, mes deux malades eussent succombé, et cependant il n'en fut rien. De pareils faits. surtout quand ils se répètent comme à Zurich pendant plusieurs années et sur 58 amputés, ne laissent plus aucune incertitude ; ils renversent absolument, pour tout homme qui se donne la peine de réfléchir, toute la doctrine des germes ferments appliquée à la chirurgie.

Vous vous demanderez sans doute pourquoi alors je me donne la peine de faire des pansements. La réponse est facile.

D'après ce que j'ai observé chez mes deux opérés, il m'a paru que la guérison aurait été plus prompte avec les pansements que j'emploie d'ordinaire. D'ailleurs, une plaie laissée sans pansement oblige à beaucoup plus de précautions pour empêcher que les couvertures ne viennent la frôler, ou qu'un mouvement du malade ne tiraille les lambeaux. C'est à titre de démonstration irréfutable que j'ai laissé les plaies de mes deux malades exposées à tous les germes de Paris ; mais la méthode me paraissant avoir pour le malade et pour le chirurgien des inconvénients que ne compense aucun avantage, je ne dois pas l'employer davantage.

Ce que je viens de vous dire du pansement de Lister peut vous faire soupçonner ce que je pense du pansement imaginé en 1870 par M. Alph. Guérin. Sa théorie est absolument basée sur celle de M. Pasteur. M. Guérin s'est dit sans doute que, puisque la ouate arrêtait les germes, il n'y avait qu'à interposer une barrière de ouate entre la plaie et l'atmosphère pour assurer à coup sûr la guérison de cette plaie, puisque l'air n'arriverait à sa surface qu'après s'être dépouillé de ses germes. Malheureusement M. Alph. Guérin avait oublié que, dans les expériences de Schröder et de Dusch et plus tard dans celles de M. Pasteur, l'air traversait la ouate qui bouchait la tubulure du flacon, parce qu'on avait

fait, soit par l'ébullition préalable, soit par l'aspiration, le vide
dans le flacon ; mais que la plaie n'est pas douée d'une force
d'aspiration telle, qu'elle puisse arriver à faire traverser à l'air
une couche énorme de ouate fortement comprimée. De plus,
l'adhérence de la ouate à la peau n'est pas telle que l'air ne puisse
s'insinuer jusqu'à la plaie entre la peau et la ouate ; enfin
M. Alph. Guérin n'avait oublié qu'une précaution, c'était de commencer par supprimer de la ouate, avant de l'employer, l'air et
les germes qui y sont emprisonnés ; de telle sorte qu'au défaut
de vouloir appliquer aux complications des plaies une théorie
qui ne peut s'y appliquer, sa méthode avait de plus le défaut capital
de ne pas réaliser du tout les données de la théorie. On ne saurait
donc pas s'étonner si, dans la visite que firent à l'Hôtel-Dieu et
dans le service même de M. Guérin, MM. Larrey et Gosselin, en
qualité de commissaires de l'Institut, le pansement qui fut enlevé
devant eux était plein de vibrions et répandait une odeur infecte.

Cependant, comme on avait encore le souvenir récent des désastres chirurgicaux des hôpitaux et des ambulances pendant le siège
de Paris, ce pansement, qui avait de grandes prétentions, peu jus-
tifiées, à la sécurité des amputés, jouit quelque temps d'une certaine faveur. Je l'ai pratiqué parce que l'étudier était mon devoir ;
si je ne l'ai pas adopté, c'est parce que j'ai mieux ; mais je ne lui
conteste pas certains avantages. Il diminue la douleur, immobilise les lambeaux, met le moignon à l'abri des chocs, des changements de température. Quelque erronée que soit la théorie sur
laquelle ce pansement est basé, M. Guérin a rendu à la chirurgie
et surtout à la chirurgie d'armée un grand service, en montrant
jusqu'à quel point extrême on peut, sans inconvénient, pousser la
pratique du non-renouvellement du pansement et en fournissant le
moyen de pouvoir avec le minimum d'inconvénients, évacuer des
amputés à de grandes distances.

Il est cependant une complication des plaies à laquelle peut
s'appliquer la doctrine de M. Pasteur, c'est cette *septicémie chronique* qui, sous un nom nouveau, n'est autre chose que cette forme
d'empoisonnement que Gaspard (de Saint-Etienne) nous a fait connaître, en 1822, sous le nom d'*infection putride*. Cette forme, caractérisée par l'altération du pus, par des accès fébriles se montrant
tous les soirs, par la perte rapide des forces et de l'appétit, par
l'amaigrissement, par la diarrhée, en un mot, par la *fièvre hectique*,

nous la trouvons rarement après les amputations, quelquefois dans les fractures compliquées, dans les coxalgies suppurées, trop souvent dans les abcès par congestion spontanément ouverts ou ponctionnés par le chirurgien.

Mais si la théorie des germes a pu nous apprendre à quel élément de l'air est due probablement cette altération du pus, l'observation clinique n'a pas attendu l'expérimentation du laboratoire pour reconnaître, apprécier et éviter l'influence nocive de l'air ; pour savoir qu'il faut faciliter l'évacuation du pus par les débridements et les drainages ; pour savoir qu'il faut laver ces foyers avec des liquides désinfectants ; pour savoir que le danger des abcès par congestion commence surtout avec leur ouverture ; et M. Jules Guérin, en particulier, n'a pas attendu qu'on lui dise quel pouvait être le rôle des germes dans l'atmosphère pour inventer, en 1841, un appareil spécial destiné à permettre d'ouvrir ces abcès, par la méthode de l'aspiration, sans y laisser pénétrer l'air ; ni Reybard, pour inventer, il y a trente-sept ans, la canule à soupape de baudruche, s'opposant à l'entrée de l'air dans la plèvre pendant la thoracentèse.

Aujourd'hui nous nous mettons à l'abri de la décomposition du pus des abcès froids ou des abcès par congestion, spontanément ou chirurgicalement ouverts, par des lavages avec des substances antifermentescibles telles que la teinture d'iode très diluée, l'acide phénique, l'alcool camphré, etc.

Peut-être, Messieurs, quelques-uns d'entre vous se faisaient-ils une idée toute différente de la doctrine listérienne ; peut-être quelques-uns croyaient-ils que le pansement antiseptique avait pour but de détruire les germes infectieux de l'infection purulente, de la fièvre puerpérale, répandus dans la salle, attachés aux instruments, aux doigts du chirurgien : ils seraient à cet égard dans une erreur complète, cette théorie ne serait autre alors que celle de la contagion, la théorie non plus du germe ferment, mais celle du germe contage ; et pour ce qui concerne l'infection purulente, cette théorie est la mienne et non celle de Lister ; elle a précédé de deux ans les premiers travaux de M. Lister qui, du reste, ne parle nulle part de la contagion, du germe contage et ne vise jamais, d'après la doctrine de M. Pasteur, que les germes ferments de l'air atmosphérique, les germes de la fermentation, de la putréfaction.

Laissons de côté la théorie et arrivons aux faits. Ici le tableau change du tout au tout.

D'abord, le pansement antiseptique ou de Lister procure des réunions par première intention beaucoup plus fréquentes et plus complètes que nous ne les obtenions jadis. En second lieu, sa mise en pratique a eu pour résultat de diminuer d'une manière notable et absolument incontestable la mortalité de nos hôpitaux. Repoussant absolument la doctrine sur laquelle il est basé, j'aurai à vous expliquer d'abord pourquoi et comment ce pansement facilite la cicatrisation des plaies récentes et leur réunion primitive; je vous montrerai ensuite pourquoi ce pansement que je critique si vivement, a pu faire diminuer la mortalité, et je vous montrerai enfin pourquoi je trouve cependant tout à fait irrationnel et inutile le pansement qui a donné de si bons résultats relatifs.

Abordons d'abord le premier point. Les germes de l'air putréfient le sérum, et cette putréfaction provoque la suppuration. L'acide phénique en tuant les germes empêche la putréfaction et par suite la suppuration : telle est la doctrine. Dans l'application, nous nous trouvons de suite en présence d'une question de dosage, qui a, comme vous le verrez, une importance capitale. Que les germes de l'atmosphère soient, comme le veut M. Pasteur et comme je ne fais aucune difficulté à l'admettre, les agents de la fermentation et de la putréfaction des matières organiques, il n'en est pas moins d'une observation journalière que la plus minime quantité d'acide phénique mêlée à une solution de gomme, de tanin, ou à de l'empois d'amidon, etc., empêche absolument la production des moisissures. Vous savez du reste que l'acide salicylique est journellement employé pour la conservation des vins, de beaucoup de substances alimentaires, et il est évident qu'on ne l'y introduit qu'à doses très faibles. Lemaire, qui, bien avant M. Lister, croyait aussi que les germes amenaient la putréfaction des liquides de la plaie et la suppuration, cherchait à les tuer lui aussi par l'acide phénique; mais comme il savait qu'une dose très minime d'acide phénique suffit pour cela, il n'employait qu'une solution au *deux-millième*. Que fait M. Lister, au contraire? Il emploie des solutions au cinquante millième, et, dans les fractures compliquées, il emploie un mélange de dix parties d'acide phénique sur cinquante parties d'alcool, c'est-à-dire une solution au deux-cent-millième ou au cinquième. Cette solution est absolument caustique, et les autres sont assez fortes pour agir sur la peau du chirurgien qui les manie. Il y a là une contradiction flagrante, absolue, entre la doctrine et les moyens d'application.

Or, c'est précisément à cette concentration des doses, absolument inutile s'il ne s'agissait que de tuer les germes atmosphériques, qu'est due l'action si favorable de cette partie du pansement quand il s'agit d'obtenir la réunion par première intention. A cette dose presque caustique l'acide phénique n'agit plus seulement comme antiseptique, il agit aussi, il agit surtout comme coagulant. Vous connaissez l'effet qu'il produit sur la plaie, qui perd sa couleur vermeille pour prendre celle de la viande fumée; vous connaissez l'effet produit sur le sang mêlé, dans la cuvette, à l'eau qui a servi au lavage; ce sang se coagule en grumeaux si fins que l'eau prend l'apparence d'une boue brunâtre plus ou moins épaisse. Ces modifications d'aspect traduisent une modification matérielle à laquelle le meurtre des germes est absolument étranger. Du côté de la plaie, cette modification, qui consiste dans la coagulation de l'albumine, dans la corrugation des vaisseaux, se traduit par la cessation de l'hémorragie capillaire, par un changement dans la quantité et dans la qualité de la lymphe plastique. C'est à cela et non à l'action *germinicide* de l'acide phénique que vous devez attribuer les heureux effets obtenus par l'emploi de ces solutions fortes. Ce qui le prouve, c'est que beaucoup de substances astringentes ou caustiques, surtout mélangées à l'alcool, et qui, *à faible dose, n'empêcheraient pas, dans une solution putréfiable, l'apparition des moisissures, comme le fait l'acide phénique*, produisent, à dose concentrée, quand on les applique sur une plaie, les mêmes effets physiques et physiologiques que les fortes solutions d'acide phénique. C'est à la force de la solution, à ses propriétés astringentes, presque caustiques, à son action sur les vaisseaux vivants et non à son action sur les germes, que cette partie du pansement doit son influence heureuse, quand on cherche à obtenir la réunion par première intention, ou quand il s'agit d'une fracture compliquée récente. Substituez le chlorure de zinc, le sulfate de zinc, etc., à l'acide phénique, et vous obtiendrez les mêmes résultats. Cependant, je me hâte de dire, l'acide phénique, par la facilité avec laquelle on peut employer des solutions à tous les degrés de concentration, par l'absence de résidu après son emploi, me paraît supérieur aux autres agents. Ce qui le prouve, c'est que si vous employez des solutions d'acide phénique à *un* ou *deux millièmes,* solutions qui, à cette dose faible sont *germinicides*, puisqu'elles empêchent la fermentation, vous n'obtiendrez pas pour la réunion par première intention les effets heureux que vous donnent, dans quelques circonstances, les solutions fortes.

Un autre détail du pansement a également une grande importance. Il y a soixante ans que Syme insista beaucoup sur la nécessité de ne pas fermer toute la plaie par des sutures et de laisser une libre issue à la lymphe plastique épanchée. L'usage du drain n'est pas et ne saurait être revendiqué par M. Lister; mais plus énergiquement que tout autre M. Lister a insisté sur cette circonstance, que la quantité de lymphe plastique sécrétée par une plaie dans les premières vingt-quatre heures est presque toujours supérieure à la quantité susceptible de s'organiser. Une partie plus ou moins considérable doit donc pouvoir être expulsée ; si on ne permet pas cette expulsion, la peau maintenue par les points de suture peut bien se réunir, mais la lymphe plastique en excès, retenue dans la profondeur de la plaie, joue le rôle de corps étranger, amène de l'irritation, empêche la réunion profonde et provoque la suppuration. Le résultat de cette pratique défectueuse est l'apparition de la fièvre, d'accidents généraux et la formation d'un abcès. M. Lister a montré, mieux qu'on ne l'avait fait, la nécessité du drain dans les parties profondes de la plaie. C'est à l'ensemble de ces précautions : lavage de la plaie avec une solution fortement astringente, placement d'un drain, compression bien faite, qu'il faut attribuer la réussite plus fréquente de la réunion par première intention : le spray, le protective, la gaze phéniquée, le mackintosh, qui ne s'adressent qu'aux germes atmosphériques, aussi innocents qu'impuissants, sont sans aucune utilité.

J'ai fait cependant, à propos de l'emploi de la solution phéniquée forte, quelques remarques qui demandent un supplément d'observation, mais que je veux, dès aujourd'hui, vous soumettre. Il m'a paru que l'emploi de ces solutions phéniques fortes était plus nuisible qu'utile, quand les lambeaux qu'on cherchait à réunir n'étaient constitués que par la peau ; tandis qu'au contraire, les solutions étaient éminemment utiles, quand les lambeaux étaient d'une certaine épaisseur. Ainsi, par exemple, s'il s'agit de réunir la paroi abdominale divisée dans une ovariotomie, les lambeaux d'une amputation, les deux lèvres d'une plaie d'opération sur le sein, quand on a traversé une partie de la glande pour extraire une tumeur située dans sa profondeur, l'attouchement de la plaie avec la solution phéniquée forte facilite la réunion. C'est ainsi que vous avez pu voir, la semaine dernière, une ovariotomie guérie en cinq jours, sans une goutte de suppuration. Mais si, pour extraire une tumeur sous-cutanée ou une tumeur du sein superficiellement placée, le lambeau dont il faut obtenir la réunion n'est formé que par la peau disséquée sur une certaine étendue, la solution forte me paraît nuire à la réunion. Peut-être pourrait-on donner une explication de ces différences. La solution phéniquée forte produit sur la peau une sorte d'anesthésie, dont la main de l'opérateur qui en a fait usage garde le souvenir pendant plusieurs heures, l'innervation d'un large et mince lambeau de peau doit donc être affaiblie par le lavage, qui par la corrugation des vaisseaux, diminue également la circulation. Ce double effet pourrait bien avoir pour résultat de nuire à la réunion primitive, précisément au moment où elle devrait s'effectuer. De nouvelles observations infirmeront ou confirmeront ces remarques.

Il me reste maintenant à vous montrer comment et pourquoi ce pansement basé sur une théorie fausse a cependant amené une notable diminution dans notre mortalité hospitalière.

La pratique de pansement de Lister a fait diminuer la mortalité hospitalière, cela est absolument incontestable. Il ne faudrait pas croire cependant, comme beaucoup de chirurgiens paraissent le penser, qu'on peut, avec l'emploi des antiseptiques, faire impunément toutes les opérations, qu'une amputation est aujourd'hui chose de peu d'importance pour la vie et que notre mortalité hospitalière est à peu près nulle. On se fait aisément des illusions, l'on oublie facilement les revers pour ne se souvenir que des succès, et cela avec la meilleure foi du monde, car, lorsqu'un chirurgien habitué depuis longtemps à perdre presque tous les amputés, arrive au contraire, par un pansement nouveau à obtenir des succès relativement fréquents ; par une réaction toute naturelle il arrive à regarder ses succès à peu près comme constants[1]. Aussi ai-je voulu connaître la vérité vraie, et pour cela j'ai pris la peine de relever dans nos hôpitaux les amputations de cuisse et de jambe pratiquées en 1882, 1883, c'est-à-dire dans les deux années dernières, pour les comparer aux mêmes amputations faites, dans les mêmes hôpitaux, en 1868 et 1869, avant l'ère des antiseptiques.

En établissant ce bilan de notre mortalité hospitalière, j'ai dû laisser de côté l'hôpital Saint-Louis ; l'administration et les chirurgiens de cet hôpital ont malheureusement oublié, que nous, chirurgiens d'hôpitaux, chargés d'un service public, nous devons compte au public de nos résultats. Le registre des opérations, est si mal tenu dans cet hôpital, depuis trois ans surtout, que le relevé pour 1882 et 1883 se borne à cinq ou six opérations, et que pour 1883, du 1er janvier au 1er novembre, on n'a noté aucune opération quelle qu'elle fût.

J'excepte naturellement de ce tableau ma statistique personnelle, puisque je veux comparer les résultats de ma pratique avec ceux de la pratique de mes collègues. J'excepte aussi celle de M. Després, puisqu'il n'est pas listérien, pas du tout contagionniste et qu'il préconise un pansement qu'il a dénommé lui-même « le pansement sale ». Du reste, ses résultats ne paraissent pas encourageants et ils auraient aggravé injustement les résultats généraux de nos autres collègues, car sur six amputés de cuisse en 1882 et 1883, M. Després a eu quatre morts.

Presque tous, sinon tous, mes autres collègues sont plus ou moins listériens. Si donc nous faisons le relevé de leurs résultats, nous devrons voir éclater dans tout son jour cette merveilleuse sécurité que nous donnent le spray, la gaze phéniquée, le mackintosh, l'acide phénique sous toutes ses formes. Exception faite des amputations de M. Després, de celles de l'hôpital Saint-Louis, des

(1) En novembre 1877, je demandai à M. Alph. Guérin la communication de sa statistique personnelle depuis qu'il faisait usage de son pansement. Notre collègue me répondit qu'il ne la possédait pas, mais il ajoutait dans sa lettre : « Je peux, toutefois, vous affirmer que, depuis l'application de mon pansement, l'infection purulente n'a jamais été vue dans mon service. » Attaqué violemment à la tribune de l'Académie par M. Alph. Guérin, pour avoir critiqué quelque peu son pansement, je fus amené à consulter les registres de l'Hôtel-Dieu, et je constatai que, pour les deux années 1872 et 1873, sur *six* amputés de cuisse, M. Guérin avait eu *six* morts, dont deux étaient notés comme morts d'infection purulente et un troisième d'érysipèle gangreneux. On voit combien il faut, même avec la plus complète bonne foi, se méfier des souvenirs toujours un peu vagues. (*Acad. de méd.*, 25 juin 1878.)

miennes et aussi de celles des hôpitaux Tenon et Laënnec qui n'existaient pas en 1868 et 1869, il y eut dans nos hôpitaux 60 amputations de cuisse, que je dois réduire à 57, car le résultat pour un malade n'est pas consigné sur les registres et les deux autres sont sortis de l'hôpital, non guéris après un long séjour. Vous pourriez croire que grâce au merveilleux pansement de Lister ces 57 amputés ont guéri ; vous seriez dans une complète erreur, car il n'en guérit que 33 et il en mourut 24. La mortalité est donc de 42 p. 100, beaucoup plus que le tiers et presque la la moitié des opérés. 66 malades furent amputés de la jambe, il en guérit 42, il en mourut 25 : ici encore plus que le tiers, puisque la mortalité fut de 37, 3 p. 100. Nous sommes bien loin de cette innocuité presque absolue que l'on semble accorder aux opérations pourvu qu'elles soient faites antiseptiquement. Le pansement antiseptique a complètement échoué sur 49 opérés, puisqu'il a été impuissant à garantir leur vie. Mais ce n'est pas tout : lorsqu'on fait ce relevé, en rapprochant la date de l'opération de celle de la sortie du malade guéri, on s'aperçoit que souvent, très souvent même, de longs mois se sont écoulés avant que la guérison ait été obtenue. Il y a donc eu suppuration, et suppuration de fort longue durée ; le pansement n'a pas empêché les germes de putréfier le sérum et d'amener la suppuration. Je sais bien que par suite des lenteurs administratives, nos amputés guéris restent longtemps dans les salles avant d'être mis en possession des appareils prothétiques que nous avons prescrits ; mais, même en tenant compte de cette circonstance, il est évident que, si, dans quelques cas, la réunion par première intention, que facilite, je le répète, le lavage de la plaie avec les solutions phéniquées fortes, a procuré une guérison rapide, dans beaucoup de cas au contraire cette guérison a été aussi lente qu'avec tous les autres modes de pansement.

Amputations de cuisse et de jambe, 1882-1883.

HOPITAL	CHIRURGIENS	CUISSE			JAMBE			TOTAL			MORTALITÉ	
		OPÉRÉS	GUÉRIS	MORTS	OPÉRÉS	GUÉRIS	MORTS	OPÉRÉS	GUÉRIS	MORTS	P. 100 INDIVIDUELLE	P. 100 PAR HÔPITAL
Hôtel-Dieu. . {	Richet . .	3	3	»	1	1	»	4	4	»	»	} 33,3
	Divers . .	3	1	2	2	1	1	5	2	3	60	
Charité. . . .	Gosselin .	6	6	»	»	»	»	6	6	»	»	»
	Verneuil.	1	»	1	6	5	1	7	5	2	28,5	
Pitié. . . . . {	Polaillon.	3	1	2	»	»	»	3	1	2	66,6	} 45,4
	Duret . .	1	»	1	»	»	»	1	»	1	»	
	B. Anger .	8	5	3	15	5	10	23	10	13	56,5	
Lariboisière . {	Duplay. .	9	5	4	9	5	4	18	10	8	44,4	} 55,5
	Felizet. .	»	»	»	4	2	2	4	2	2	50	
	Tillaux.	5	4	1	4	2	2	9	6	3	33,3	
Beaujon . . . {	Labbé . .	3	1	2	6	5	1	9	6	3	33,3	} 36
	Divers . .	3	1	2	4	3	1	7	4	3	42,8	
Necker. . . . {	Trélat . .	4	1	3	4	3	1	8	4	4	50	} 36,3
	Divers . .	2	2	»	1	1	»	3	3	»	»	
Saint-Antoine {	Perier . .	3	2	1	5	4	1	8	6	2	25	} 18,1
	Divers . .	2	2	»	1	1	»	3	3	»	»	
—	Th. Anger	3	»	3	4	3	1	7	3	4	57,1	57.1
	TOTAL. .	59	34	25	66	41	25	125	75	50		40
	Mortalité.	42,3 p. 100			37,8 p. 100			40 p. 100				
1868-1883. . .	Le Fort.	26	19	7	35	26	9	61	45	16	26,2	»
	Mortalité.	26,9			25,7			26,2				

Du reste, ce n'est pas seulement à Paris que la réalité n'est pas
conforme à la légende, Gutterbock (*Die Methode der Wund-
behandlung*, 1876) nous a donné les résultats obtenus en 1874 par
le professeur Bardeleben (de Berlin) avec les pansements antiseptiques. Sur 8 amputés de cuisse, il y eut 5 morts, soit une mortalité de 66, 5 p. 100, les deux tiers. Volkmann (de Halle), l'un
des plus fervents adeptes du listérisme, nous a donné dans les
Sammlung klinischer Vorträge, n° 96, ses résultats du 1er décembre 1872 au 1er février 1874. Sur 15 amputés de cuisse, il en
perdit 10, ici encore les deux tiers. Plus tard, lors du sixième

congrès des chirurgiens allemands, il nous fit connaître ses résultats ultérieurs ; cette fois ils furent bien meilleurs, puisque sur 56 amputations de cuisse, il n'eut que 12 morts, ce qui n'est qu'une mortalité de 20 p. 100, mortalité moitié moindre que celle des hôpitaux de Paris. Mais enfin, 1 mort sur 5 ce n'est pas encore l'innocuité ; d'autant plus que si nous réunissions les premiers résultats aux seconds, la mortalité monte à 30 p. 100 : 71 amputés, 22 morts.

Je ne connais que deux statistiques de la pratique de Lister l'une allant de 1870 à 1873 inclusivement, et l'autre allant de 1872 à 1874 et par conséquent ayant une partie commune avec la première. Celle-ci, donnée par Reyher dans le troisième congrès des chirurgiens allemands, donne pour l'amputation de la cuisse 33 opérés et 9 morts, ou 27 p. 100 de mortalité, et pour celle de la jambe 6 opérés, 2 morts ou 33 p. 100. La seconde, pour 15 amputés de cuisse donne 4 morts ou 26,6 p. 100 de mortalité. Deux amputés de jambe guérirent.

Ainsi donc, Messieurs, la mortalité du maître lui-même fut, pour l'amputation de cuisse, de 27 p. 100, pour celle de la jambe de 33 p. 100. Quelle a été la mienne, non plus pour une courte série d'années, mais pour toute une carrière chirurgicale hospitalière, de 1868 à l'heure actuelle ? Sur 26 amputés de cuisse j'en ai perdu 7 ; sur 35 amputés de jambe (et je pourrais dire sur 37) j'en ai perdu 9. Mes résultats pour l'amputation de la cuisse sont égaux à ceux de Lister, puisque j'ai perdu 26,9 opérés sur 100 et M. Lister 27 ; mes résultats pour l'amputation de la jambe lui sont supérieurs, puisque je n'ai perdu que 25,7 p. 100 des amputés, tandis que M. Lister de 1870 à 1874, dans toute la ferveur de sa méthode, en a perdu 33 p. 100.

Si maintenant je compare les résultats obtenus par moi dans les hôpitaux de Paris, avec ceux de mes collègues, tous plus ou moins listériens, pratiquant dans le même milieu hospitalier, la différence en ma faveur est bien autrement grande, puisque pour 1882 et 1883, à la mortalité moyenne de 42 p. 100, pour l'amputation de cuisse, je puis opposer une mortalité de 26,9 p. 100 seulement, moyenne de toute ma carrière, et à une mortalité de 37,3 p. 100 pour l'amputation de la jambe, une mortalité moyenne de 25 p. 100. Vous comprenez déjà, Messieurs, pourquoi, en dehors de toute question de raisonnement et de logique qui me fait rejeter la théorie et la pratique de Lister, l'expérience seule des faits suffirait à m'empêcher de changer de pratique.

Quoi qu'il en soit, si, laissant de côté mes résultats personnels, nous comparons la mortalité moyenne des hôpitaux de Paris, avant et depuis l'ère des antiseptiques, nous trouverons une différence importante, puisqu'à la mortalité de 61,9 p. 100 après l'amputation de la cuisse pour 1868-1869, nous opposons pour 1882-1883 une mortalité de 42 p. 100, et à la mortalité de 69,2 p. 100 après l'amputation de la jambe, nous pouvons opposer une mortalité de 37,3 p. 100. C'est une diminution de 20 p. 100, c'est-à-dire d'un cinquième dans la mortalité après l'amputation de la cuisse et de 32 p. 100, près d'un tiers, après l'amputation de la jambe.

Cette amélioration importante tient à l'introduction dans nos hôpitaux de la méthode de Lister; mais elle ne justifie ni la doctrine de Pasteur appliquée par M. Lister à la chirurgie, ni même le pansement antiseptique avec ses complications et ses mystères. Quelles sont ses véritables causes? pourquoi la mortalité a-t-elle diminué dans nos hôpitaux? C'est ce qu'il me reste à vous démontrer. Voyons d'abord si cette diminution de la mortalité justifie la doctrine.

Dans les théories de M. Pasteur appliquées par M. Lister à la chirurgie, l'infection purulente serait le résultat de la suppuration, et celle-ci résulterait de l'action putrescible des germes atmosphériques sur le sérum et sur le sang. La cause de l'infection est donc primitivement tout extérieure, puisqu'elle dépend des germes; aussi le traitement ne recherche-t-il que le meurtre des germes. C'est, on peut le dire, la doctrine de l'extériorité et elle s'applique aussi bien à l'opéré traité à la campagne dans le plus complet isolement, qu'au blessé soigné dans nos hôpitaux.

Or il n'est pas exact que l'infection purulente, que la septicémie soit toujours de cause extérieure; le plus souvent, toujours même dans les cas primitifs, dans ceux où aucune contagion ne saurait être invoquée, la maladie provient de la création spontanée, au sein de l'économie et sous l'influence d'un traumatisme accidentel ou chirurgical, d'un poison septique, capable d'empoisonner le malade même qui l'a produit. Faut-il, pour vous en donner un exemple facile à saisir, attribuer à l'action des germes cette sorte de septicémie *post mortem*, cette production du virus anatomique, dont vous connaissez les terribles effets, de ce poison qui naît spontanément de la mort et que précisément la putréfaction modifie, atténue et fait disparaître?

Est-ce un phénomène d'extériorité, dû à l'influence des germes, que la génération spontanée du virus septique de la septicémie aiguë que nous voyons parfois éclater avec tant de violence dans certains cas de traumatisme? Le membre ou le moignon (si l'amputation a été faite) se tuméfie dès les premières heures; les veines se dessinent à la surface du membre, sous forme de traînées rougeâtres, la peau prend une teinte bronzée, les tissus œdématisés s'infiltrent de gaz, les muscles, le tissu cellulaire se gangrènent; en même temps les traits s'altèrent, la langue se sèche, le délire paraît, la mort termine rapidement la scène, et, quelques heures après, le cadavre présente déjà, à un haut degré, les phénomènes de la putréfaction. Or, ne savons-nous pas que cette forme de septicémie se rencontre surtout chez les alcooliques, chez les hommes robustes, fortement musclés, pris dans les éboulements, ou chez ceux dont un membre a été broyé sous les roues d'un train de chemin de fer, c'est-à-dire lorsque à un violent traumatisme local a correspondu une secousse morale affreusement vive et, de plus, prolongée. Il est vrai que M. Trélat, dans un discours à l'Académie, laissant la théorie listérienne des germes ferments de l'air normal, pour adopter celle des germes contages, prenant la forme de microbes, a cherché à expliquer cette fréquence plus grande par ce fait que les roues des locomotives, et des wagons imprégnées de germes, contamineraient les blessés au moment même de l'accident. On peut à bon droit s'étonner que les germes ou les microbes fassent ainsi élection de domicile sur le matériel des chemins de fer, et qu'ils méprisent les roues des simples fiacres, ou des vulgaires chariots circulant dans nos rues, lesquelles devraient être bien plus riches en microbes que les rails de chemin de fer posés en pleine campagne.

Ce que l'expérience nous montre, c'est que l'infection purulente, suite trop fréquente des opérations, se développe surtout quand la plaie porte sur des tissus riches en vaisseaux, surtout en veines, et mieux encore quand ces veines ont de la tendance à rester béantes, lorsque la plaie opératoire ou accidentelle a porté sur les os, sur des tissus érectiles, sur des hémorroïdes, etc.

Ne savons-nous pas d'ailleurs combien l'état général du blessé, combien son état moral même ont de l'influence sur l'apparition de l'infection purulente? N'a-t-on pas signalé la différence de mortalité chez les vainqueurs et les vaincus, reçus dans les mêmes hôpitaux? Faut-il donc admettre que les germes violent la neutralité des ambulances, et la convention de Genève? Ne savons-nous pas que la mortalité après les amputations est très différente quand elles sont faites pour un traumatisme ou pour une affection pathologique? Pour les amputations traumatiques, ne savons-nous pas aussi que la mortalité est très différente, suivant que l'amputation est faite immédiatement après la blessure, ou secondairement pendant la période fébrile? Où trouver dans la théorie des germes l'explication de ces différences?

Tout blessé, tout amputé a en lui-même, et par le fait même de sa blessure ou de son amputation, une cause de mort, quel que soit le milieu où il se trouve placé, qu'il soit isolé dans sa demeure, ou couché dans un lit d'hôpital, et la statistique de Lister lui-même vous prouve que le pansement antiseptique tout en garantissant l'opéré contre les germes, ne le garantit pas de la mort. C'est primitivement, individuellement, par l'effet de causes générales, diathésiques et même morales, qu'un amputé peut contracter l'infection purulente; mais l'expérience nous montre que la suppuration est le premier terme, le premier facteur de l'infection purulente. Par conséquent en facilitant la réunion par première intention, en substituant le plus souvent des suppurations partielles de la plaie à des suppurations totales, le pansement de Lister a l'avantage de diminuer le nombre des cas d'infection purulente *primitive*, et par conséquent de diminuer la mortalité hospitalière.

Toutefois, je me hâte d'ajouter que la diminution de la mortalité ne dépend que très peu de cette cause. Les cas d'infection purulente *primitive* sont rares; nous le constatons par la faible mortalité de la chirurgie rurale, là où il ne peut guère exister que des cas d'infection primitive. De même les cas d'infection purulente puerpérale *primitive* sont très rares, comme nous le constatons par la très faible mortalité des accouchées dans la pratique civile.

Si donc la mortalité hospitalière se limitait aux cas d'infection purulente ou de fièvres puerpérales spontanées, ou plus justement primitives, elle serait très faible et ressemblerait à celle de la pratique civile.

Ce qui fait, ce qui faisait la mortalité si élevée de nos hôpitaux, de nos maternités, c'était l'apparition à de certains moments de véritables épidémies qui, en faisant périr en grand nombre les opérés et les accouchées, aggravaient dans de formidables proportions la mortalité hospitalière.

Ces épidémies jadis si fréquentes sont devenues beaucoup plus rares depuis l'emploi des pansements et des précautions antiseptiques. Pourquoi cela? C'est que ces épidémies n'existent que par la contagion d'une infection purulente, d'une fièvre puerpérale primitives à des amputés ou à des accouchées, qui, sans cette contagion, ne seraient pas malades; c'est parce que ces épidémies, comme je l'ai écrit il y a dix-neuf ans, n'existent point par elles-mêmes, parce qu'elles sont créées du fait du chirurgien et de l'accoucheur. Si le pansement de Lister les supprime, c'est parce que ce pansement, en voulant tuer le germe ferment qui n'existe pas en chirurgie, tue le germe contage qui n'existe que trop.

Comment, *par quelles voies, par quels agents se fait le transport de ce germe contage d'un moment à l'autre?* Comment le pansement de Lister le détruit-il? C'est ce qu'il me faut vous démontrer. Je ne me trouve plus seulement ici en présence de la théorie de Lister, j'ai à examiner aussi la valeur des précautions que prennent ceux qui, mêlant toutes les théories, croient au transport par l'air non seulement du germe ferment, mais aussi du germe contage, y opposent invariablement les pratiques listériennes et des pratiques plus illogiques encore.

Je n'ai pas à vous démontrer la contagiosité de l'infection purulente, cette démonstration est faite surabondamment, surtout pour l'infection purulente puerpérale, mais j'ai à vous montrer que la contagion se fait par la plaie et ne se fait que par la plaie; qu'elle n'a pas l'air atmosphérique pour agent de transmission et qu'il faut, pour qu'elle s'exerce, que le germe contage soit porté matériellement au contact de la plaie. Le premier fait qui attira vivement mon attention sur ce point est le suivant, que je citai en 1865 dans mon livre des Maternités. Il s'agit, il est vrai, d'in-

fection purulente puerpérale. En 1862, au grand hôpital de
Vienne, dans le service de Späth furent reçues 1,127 femmes en
couches, 1,037 de ces femmes accouchèrent dans le service, et
209 d'entre elles, c'est-à-dire 1 sur 5, furent malades, 90 autres
n'entrèrent qu'après leur accouchement, soit qu'elles fussent
accouchées dans le transport, soit pendant les formalités de la
réception ou même chez elles. Elles furent placées dans les salles
communes, au milieu des autres accouchées, qui devinrent malades dans une si formidable proportion ; malgré cela, sur ces
90 femmes, une seule fut atteinte de fièvre puerpérale, Aussi, je
disais après avoir cité cet exemple : « L'on est amené à se
demander si la contamination ne s'exerce pas surtout et presque
uniquement au moment de l'accouchement. » Il est vrai que
j'ajoutais : « Les faits ne sont pas assez nombreux pour commander la conviction. » C'est qu'en 1865 je partageais encore la plupart des erreurs communes, sauf sur la question de l'existence,
de la cause, du mécanisme, des épidémies ; je croyais encore alors
à l'infection à distance, à l'infection par l'air des salles, les poussières des rideaux, les habits du chirurgien et de l'accoucheur.
Depuis vingt ans que je réfléchis à toutes ces choses qui n'ont pas
cessé un seul jour de me préoccuper, j'ai observé, j'ai étudié, et
je suis aujourd'hui, bien plus encore que je ne l'étais en 1873
dans mon *Manuel de médecine opératoire*, absolument affirmatif.
C'est par la plaie seule et par le transport du germe contage
sur la plaie que se fait la contagion de l'infection purulente ;
c'est par la plaie obstétricale ou physiologique de l'utérus au
moment de l'accouchement ou simplement des menstrues et par
le transport du germe contage, que se fait la contagion de la
fièvre puerpérale.

Si sur les 1,037 femmes accouchées dans le service de Späth,
209 ou un cinquième d'entre elles devinrent malades ; c'est que
les premières, au moment de leur accouchement avaient été
contaminées par l'une ou l'autre des personnes chargés de la pratique obstétricale, peut-être même par les élèves ou les internes
pratiquant le toucher explorateur, soit au moment de la réception,
soit dans les salles ; tandis que les 90 autres déjà accouchées
avaient pu échapper à ces causes de contamination.

En 1878, Depaul, qui semblait depuis qu'il était professeur de
clinique répudier les idées contagionnistes qu'il professait, même

à la tribune de l'Académie, quand il n'était encore que chirurgien des hôpitaux, non chargé d'un service obstétrical, m'opposait avec une certaine vivacité les faits rapportés par lui-même et par M. Tarnier dans sa thèse, d'élèves sages-femmes non enceintes, et même l'une d'elles encore vierge, contractant la fièvre puerpérale, pendant une épidémie à la maternité. Il est vrai que, si M. Tarnier regardait ces cas comme des exemples incontestables de contagion par infection, M. Depaul était d'un avis un peu différent car il disait : « Je mets au défi M. Le Fort d'expliquer par la contagion, telle qu'il l'entend, les cas de fièvre puerpérale développée chez les femmes enceintes, ou même chez des élèves sages-femmes de la maternité, dont une encore vierge succomba aux atteintes de la maladie. » Le défi est facile à relever et l'explication par contagion *directe* est facile à donner. Les femmes enceintes, surtout dans les maternités, qui sont en même temps des écoles d'accouchement, n'échappent pas au toucher explorateur pratiqué par des élèves qui, surtout pendant les épidémies, ont dû aussi pratiquer le toucher sur des femmes malades. Quant aux sages-femmes, ne savons-nous pas que l'écoulement menstruel met l'utérus dans un état voisin de la puerpéralité? Sans parler des soins de propreté, ne savons-nous pas que pendant la menstruation les excitations génésiques sont plus vives, et, sans insister sur ce point délicat, ne peut-on admettre que les doigts de la jeune sage-femme contaminée par le toucher des femmes atteintes de fièvre puerpérale, ont dû être ou ont pu être amenés au contact de ses organes sexuels.

Quant à ce qui concerne l'infection purulente chirurgicale, les listériens eux-mêmes ne nous ont-ils pas montré qu'ils ne croient plus qu'à la contamination par la plaie, et les succès incontestables de leur pansement n'ont-ils pas prouvé que l'infection par les voies respiratoires n'existe pas, puisque le malade reste libre de respirer tous les ferments et tous les germes?

Ce n'est que par la plaie que s'inocule le germe de l'infection purulente, ce germe ne voltige pas dans l'air avec les poussières, ou s'il y voltige, s'il s'y trouve mêlé; *il est absolument impuissant*, il n'y a pas besoin pour cela d'expériences de laboratoire, de culture de microbes ou autres petites bêtes, l'observation des faits nous suffit, et si le germe contage voltigeait avec les poussières des salles, les malades de Rose (de Zurich), mes deux amputés de Beaujon et de l'Hôtel-Dieu seraient morts infectés.

Ce n'est que par la plaie que s'inocule le germe de l'infection purulente. Ce germe, ce n'est pas le germe ferment, comme le veut la théorie vraie de M. Pasteur, transportée à tort dans la chirurgie par M. Lister ; ce germe, c'est le germe contage spontanément, primitivement créé chez un blessé, un amputé, une accouchée sous des influences multiples : constitution mauvaise ou délabrée ; état diathésique, primitif ou acquis, comme l'est par exemple l'alcoolisme ; alimentation insuffisante ; encombrement ou mauvaise hygiène des salles ; traumatisme violent ; plaie portant sur les os, les articulations, les tissus vasculaires ; état moral dépressif ; pansement défectueux, etc., etc. Ces cas primitifs peuvent rester isolés et s'éteindre sur place ; mais le germe créé primitivement sinon spontanément est un germe contagieux, et sa transmission peut se faire et se fera par tous les objets qui, après avoir touché la plaie du malade, créateur du germe, seront mis en contact avec la plaie saine d'un autre malade : doigts du chirurgien, éponges, sondes cannelées, stylets, sonde de femme employée comme stylet, canules d'irrigateur, etc., etc.

Si le malade, si le chirurgien surtout, ne sont pas en rapport avec d'autres blessés susceptibles de contamination, le germe contage mourra sur place ; si au contraire d'autres blessés en plus ou moins grand nombre sont susceptibles de contamination, il se créera une épidémie, et cette épidémie causée par le chirurgien, comme elle l'est par l'accoucheur, pourra se limiter à un seul service. Ou bien, comme cela existe à Paris, elle pourra devenir en quelque sorte permanente avec des exacerbations, si, dans nos hôpitaux comme dans nos maternités, les sujets à contaminer se succèdent en continuité permanente.

Cette doctrine de germe contage que je défends depuis 1865, que j'oppose depuis 1873 à la doctrine non pas pastorienne, mais listérienne du germe ferment, peut seule rendre compte des faits constatés par l'observation. La doctrine du germe ferment est au contraire absolument impuissante.

Pourquoi cette différence indéniable et si grande de la mortalité après les amputations dans les grands et dans les petits hôpitaux ? Dans les uns comme dans les autres, à la ville comme à la campagne, il y a des cas primitifs d'infection purulente, comme il y a des cas primitifs, mais très rares, de fièvre puerpérale.

Dans les grands hôpitaux, outre que la production primitive de l'infection est plus facile en raison de l'encombrement et de la défectuosité de bien d'autres conditions d'hygiène; si un cas primitif crée le germe contage, comme il y a toujours un plus ou moins grand nombre de blessés réunis dans les salles, la contamination trouve constamment le terrain sur lequel elle peut s'exercer.

Dans les petits hôpitaux des villes, là où la chirurgie est moins active, outre que les cas primitifs seront plus rares, le terrain de dissémination fait à peu près défaut; il manque absolument dans les très petits hôpitaux de province, dans la clientèle civile des petites villes, car l'occasion de pratiquer une amputation y est très rare, et si, par malheur, un cas d'infection primitive a contaminé le chirurgien et son arsenal, comme ce chirurgien n'a pas d'autre amputé, d'autre opéré, comme il se passera peut-être des mois ou même des années avant qu'il ait à pratiquer une autre amputation, il aura eu plus que le temps voulu pour se purifier, pour laisser se stériliser ce germe contage, si fertile dans les conditions opposées.

Pourquoi cette même différence se retrouve-t-elle dans la pratique civile des grandes villes et de la campagne? C'est que dans les premières le chirurgien, choisi de préférence parmi les chirurgiens de l'hôpital, porte chez ses clients de la ville le poison qu'il a puisé à l'hôpital. Aussi quand un malade ou une femme enceinte se fait transporter à la campagne pour s'y faire opérer ou accoucher par le même chirurgien, par le même accoucheur, qui l'eût opérée ou accouchée à Paris, tous deux font une chose complètement illogique, car s'ils échappent en partie aux causes d'infection primitive, qui sont très rares, ils continuent à s'exposer, au même degré, à l'infection communiquée, qui est de beaucoup la plus fréquente. Je puis vous citer à cet égard un remarquable exemple.

En 1863, lorsque l'on commença à pratiquer à Paris l'ovariotomie, avec assez peu de succès, on crut à l'influence du mauvais air parisien, car on croyait encore au malin génie épidémique. On obtint de l'administration la location, dans l'avenue de Meudon, d'une petite maison transformée en hôpital spécial pour l'ovariotomie. A de certains jours on voyait s'arrêter devant la maison une voiture de laquelle on descendait une malade. Le lendemain d'autres voitures y amenaient des messieurs qu'on pouvait reconnaître pour des médecins ; après une ou deux heures, ils en sortaient ; après un ou deux jours, on en voyait sortir un cercueil.

Seize fois le même spectacle se reproduisit, car les seize opérées y moururent toutes ; la maison reçut des habitants de Saint-Cloud le nom énergique de « maison du crime », et l'attitude de la population devint si hostile qu'il parut prudent de renoncer à se servir de l'hôpital improvisé. Pourquoi ces insuccès constants ? c'est que nous étions encore aux beaux temps de l'infection purulente en permanence dans les salles, que personne alors ne croyait à la contagiosité de la maladie, que si l'on opérait dans l'air relativement pur de l'avenue de Saint-Cloud, le chirurgien, ses aides, les infirmiers, les éponges, les compresses, les objets de pansement, venaient des hôpitaux de Paris.

Il est cependant encore aujourd'hui des chirurgiens qui se disent ou se croient listériens et qui agissent avec la même absence de logique que si tout ce qui s'est fait depuis dix ans était non avenu. Lorsqu'ils ont à pratiquer une opération grave comme l'ovariotomie ou l'hystérectomie, ils fuient l'amphithéâtre et la salle et réclament de l'administration un local spécial pour y opérer et traiter leur malade. Or, raisonnons un peu : s'ils sont listériens, c'est-à-dire s'ils croient à l'action fermentescible, à la vertu suppurative des ferments de l'air, ils trouveront ces ferments partout, à moins peut-être qu'ils ne s'élèvent en ballon à quelques mille pieds de hauteur ; il est donc inutile d'aller dans un bâtiment plutôt que dans tel autre, et d'ailleurs tout l'arsenal listérien n'est-il pas à leur disposition pour foudroyer les germes.

Si ce sont les germes contages qu'ils veulent éviter, alors ils ne sont plus listériens ; mais *ces germes contages, ils les transporteront avec leurs objets de pansement, leurs instruments, leurs doigts, partout où ils iront, et ils devront se purifier par les antiseptiques tout aussi bien dans la salle commune que dans le bâtiment spécial*. Parfois l'illogisme atteint des hauteurs fantastiques, c'est lorsque le chirurgien d'hôpital réclame ou consacre pour y faire et soigner ses ovariotomies, un local séparé, mais toujours le même. Or, à partir du moment où une de ses opérées est morte dans cette salle spéciale d'une péritonite suite de l'opération, je ne serais pas fâché que quelqu'un voulût bien m'expliquer pourquoi cette salle a continué à être plus saine, moins dangereuse que la salle commune.

L'extraordinaire ne s'arrête pas là : on voit des chirurgiens qui, ayant à pratiquer dans la clientèle civile une de ces opérations, réclament la peinture nouvelle des murailles, l'achat d'un poêle neuf pour le chauffage, l'acquisition de brocs, de cuvettes, de seaux n'ayant jamais servi. Je ne puis croire que ce soit pour étonner le client, mais je ne sais pas non plus comment cela peut se justifier ; car enfin, si le chirurgien listérien vise le germe ferment, il existera sur un broc, sur un poêle neuf aussi bien que sur un broc et un poêle ayant servi ; s'il vise le germe contage, il ne sera pas plus fixé au fond d'une cuvette neuve, qu'au fond d'une cuvette utilisée dans une maison où jamais une opération n'a été faite. Et d'ailleurs, ces listériens à outrance n'ont-ils pas pour se garantir toutes les minuties de la méthode ?

Une des premières opérations que j'ai faites dans cet hôpital, en prenant il y a quelques semaines possession de mon nouveau service, a été une ovariotomie. Je n'ai pas fait l'opération à l'amphithéâtre, car, par une de ces dispositions abominables et véritablement honteuses qu'on ne voit guère qu'à Paris, mes opérées, pour aller à l'amphithéâtre ou pour en être rapportées, doivent traverser une large cour, et s'exposer au vent et à la pluie ; mais je l'ai faite dans la salle commune. Je n'ai pas employé le pansement de Lister, je n'ai utilisé ni le spray, ni le catgut, ni les ligatures spéciales, ni le protective, ni la gaze phéniquée, ni le mackintosh. J'ai rentré le pédicule, j'ai fait le pansement avec une bandelette de taffetas d'Angleterre, un morceau de linge trempé dans l'eau-de vie camphrée et bien exprimé, une certaine épaisseur de ouate et un bandage de corps. Il est vrai que j'ai fait ce que je fais depuis 1866 : je me suis lavé les mains dans l'alcool camphré et j'ai fait prendre la même précaution à mes aides. Eh bien, vous en avez été témoins, on peut obtenir un aussi bon résultat, mais on ne peut en obtenir un meilleur : le pouls n'a pas dépassé 85 et la température 37°,5 ; il n'y a pas eu une goutte de suppuration, nul suintement ; au cinquième jour la réunion était complète, au huitième la guérison définitive. Oh ! si j'avais fait le lister, quel succès pour la méthode !

Ce n'est pas davantage dans la théorie du germe ferment que

nous trouverons l'explication des résultats assez semblables qu'ont donnés des pansements très différents. En général quand un chirurgien imagine un pansement nouveau, il le pratique lui-même, ou veille à ce qu'il soit pratiqué avec soin; aussi n'est-il pas étonnant qu'ils aient donné au début des résultats supérieurs aux pansements généralement employés. Et cependant, quelle différence entre eux! Laugier, Chassaignac, M. Alphonse Guérin, ne redoutent pas le pus qu'ils laissent en contact avec la plaie, tandis que M. J. Guérin et Maisonneuve l'enlèvent au fur et à mesure de sa production. MM. Alph. Guérin et Lister redoutent l'action des germes et garantissent la plaie de leurs attaques, l'un par un formidable rempart de ouate, l'autre par une mitraille phéniquée et une inondation d'acide phénique concentré; tandis que Rose laisse la plaie sans défense aucune contre ses ennemis que l'on croit si redoutables, et tous obtiennent de bons résultats.

Comment expliquer ces contradictions, à coup sûr inexplicables avec la théorie des germes ferments? L'explication est pourtant bien simple; mais la théorie du germe contage peut seule la donner. Dans tous ces pansements, il y a une chose commune, l'absence ou la rareté des pansements. Laugier, Chassaignac, M. Alph. Guérin, une fois le pansement occlusif appliqué, M. J. Guérin, Maisonneuve, une fois l'appareil aspirateur mis en place, ne font plus de pansements, ne touchent pas à la plaie et Rose n'y touche pas davantage; ils ne peuvent donc pas, pendant le pansement, contaminer le malade, qui échappe ainsi à la contagion.

Mais lors du premier pansement, au moment même de l'opération, Laugier, Chassaignac, Maisonneuve pouvaient avoir déjà contaminé leurs malades. La statistique de M. Alph. Guérin paraît fournir un exemple de cette contamination. Sa pratique avait été relativement assez heureuse, mais en 1872 et 1873, à l'Hôtel-Dieu, sur six amputés de cuisse, il eut six morts. Il est difficile d'admettre, indépendante de toute contagion, la série malheureuse de six cas mortels consécutifs, ou tout au moins de trois cas consécutifs d'infection purulente primitive. Par le pansement ouaté, les malades échappent à la contamination par le chirurgien ou ses aides; on est donc amené à croire que la contagion s'exerçait à l'amphithéâtre même, probablement par les éponges employées dans le service. Ce mode de contamination, l'un des plus fréquents, peut aussi être invoqué pour expliquer les résultats presque uniformément mortels obtenus par Nélaton au Grand-Hôtel pendant le siège de Paris. Je dois ces détails à une communication verbale de M. Marey (de l'Institut). En 1870, notre ancien collègue d'internat avait repris le tablier du chirurgien dans le service de Nélaton. Partisan de l'idée de contagion, il prit les plus grandes précautions dans les pansements, et malgré tout il ne put arrêter l'invasion de l'infection purulente. Il crut alors que la contamination pourrait bien avoir lieu à l'amphithéâtre d'opération. Pour s'en assurer il prit les éponges servant aux opérations, les lava à l'eau distillée et porta le liquide sur la platine du microscope, il fourmillait de bactéries. Je ne dis pas que la bactérie constitue le principe du contage, mais des éponges ainsi souillées, malgré les lavages, pouvaient bien renfermer le germe contage de l'infection purulente.

Or que fait le pansement de Lister? Il diminue déjà, par la fréquence des réunions par première intention, les chances d'infection purulente primitive. De plus, par la purification des éponges, des instruments, des doigts des aides et du chirurgien, par le lavage de la plaie opératoire, il détruit le germe contage; de telle sorte que si, par malheur, un cas d'infection purulente, existe dans la salle ou dans le service, le nouvel opéré est mis autant que possible à l'abri de la contamination. C'est de cette façon anticontagionniste qu'il a rendu le grand, l'immense service de diminuer la mortalité hospitalière. Sans doute une propreté extrême, de minutieuses précautions pourraient à la rigueur donner les mêmes résultats, mais il est évident que l'adjonction d'un agent antiseptique multiplie les garanties dans une très large mesure.

Le pansement de Lister a donc produit des résultats heureux, quoiqu'ils soient très loin d'être ce que l'on croit généralement. Adopterons-nous donc toutes les pratiques, les unes puériles, les autres bizarres, qui le constituent? Tout ce que je vous ai dit vous fait prévoir ma réponse.

Le spray est une de ces puérilités, absolument illogiques. Les germes ferments de l'air sont bien innocents des crimes qu'on leur attribue, et d'ailleurs, si les misérables avaient osé envahir la plaie, ils seraient massacrés par la solution forte dont la plaie sera noyée à la fin de l'opération. Si l'on poursuit par le spray le germe contage, comme celui-ci ne vole pas dans l'air, le spray sera également inutile, et ceux-là aussi auront plus tard affaire à la solution forte. L'emploi du spray est donc inutile, mais la manière dont je l'ai vu parfois employer est tout simplement ridicule : ici, c'est un chirurgien qui place le spray sur une petite table à côté de la table à opération, de telle façon que la mitraille phéniquée n'arrive pas sur le champ de bataille opératoire, mais se perd sur le dos du paletot du chirurgien et de ses aides ; là c'est une petite chaudière à vapeur qui pulvérise son acide phénique dans un coin éloigné de l'amphithéâtre. D'autres fois, je l'ai vu dans la salle Saint-Pierre quand j'en ai pris possession et aussi ailleurs, c'est un pauvre petit appareil qui, jour et nuit, répand solitairement sa vapeur à quelques mètres (pour faire bonne mesure) autour de lui et qui a la prétention de purifier une salle de 30 ou 40 mètres de longueur ; aussi, quand je vois cela, il m'est difficile de ne pas songer à la petite lampe qui brûle jour et nuit devant les saintes images, et de ne pas faire un rapprochement entre toutes les superstitions, quelles qu'elles soient.

Le catgut, employé il y a quelque quarante ans, ressuscité, après immersion dans l'huile phéniquée, par M. Lister, a passé quelque temps pour une merveilleuse substance pour pratiquer les ligatures. On n'a pas tardé à s'apercevoir qu'il serrait assez mal les vaisseaux, que, rarement utile, il était souvent nuisible. Il est aujourd'hui, je crois, définitivement abandonné. N'en parlons plus.

La gaze phéniquée a pour but d'opposer aux germes une barrière invincible. Or ces pauvres germes n'ont nulle envie d'aller atteindre la plaie, même quand la gaze ne serait pas phéniquée, car rien ne les y appelle et ils ne pourraient traverser la gaze que s'ils étaient aspirés par un vide quelconque ; or la plaie n'est pas une machine pneumatique. D'ailleurs, les faits de Rose et j'ajouterais, s'ils n'étaient pas réduits à deux, mes faits personnels, prouvent qu'une plaie peut impunément rester exposée à tous les germes, non seulement à ceux de la Suisse, mais encore à ceux de Paris. De plus la gaze phéniquée est souvent nuisible, car si, malgré les promesses de la théorie, la plaie, comme cela est ordinaire après les amputations, suppure, le pus dissout l'acide phénique incorporé à la gaze, et le contact de ce pus fortement phéniqué irrite la peau, détermine même des excoriations et parfois des érysipèles. Nous laisserons donc de côté la gaze phéniquée.

Abandonnant la gaze phéniquée, nous abandonnerons aussi le protective, puisqu'il est destiné à protéger la plaie contre l'action irritante de la gaze. Lui aussi est phéniqué ; je ne sais pas pourquoi, par exemple ; car si ce vernis *imperméable* tient bien, il est au moins inutile qu'on y incorpore de l'acide phénique. Quant au mackintosh qui enveloppe le tout, on ne peut invoquer pour sa justification qu'il s'oppose à l'évaporation, puisque le pansement est un pansement sec, il ne sert que comme une défense avancée contre l'attaque incessante des germes, afin de protéger la seconde enceinte formée par la gaze phéniquée. Il est vrai que s'il est imperméable, c'est-à-dire inexpugnable et infranchissable, la seconde ligne de défense est tout à fait inutile.

Ne reste-t-il donc rien d'utile dans les divers agents du pansement de Lister ? Si, Messieurs ! il reste le lavage préalable des mains, des instruments dans une solution phéniquée comme moyen d'éviter la contagion ; il reste le lavage de la plaie avec la solution forte. Tout cela, si nous y ajoutons la compression régulière de la plaie, et surtout l'emploi raisonné du drain sur lequel M. Lister plus et mieux que tout autre a insisté, constitue un ensemble de précautions, dont l'ensemble a presque la valeur d'une méthode, dont la mise en pratique a notablement amélioré les résultats chirurgicaux et dont l'honneur revient légitimement à M. Lister.

Que reste-t-il des doctrines ? Oh ! cette fois, rien. Le pansement subsiste, déjà très modifié, très simplifié ; mais la doctrine du germe ferment appliquée à la chirurgie est morte, quoique quelques-uns la conservent à l'état de relique.

Après avoir soutenu que tout le mal provenait des germes ferments de l'air normal, des germes de la putréfaction, on a poussé plus loin la doctrine de la panspermie, et l'on a soutenu que l'air renferme, avec ce qu'on pourrait appeler les germes normaux, tous les germes morbides, de telle sorte que dans un hôpital, aussi proche que celui-ci de l'hôpital des Enfants, nous avalons à chaque inspiration les germes de presque toutes les maladies. Or qu'est-ce que les germes morbides, sinon les germes contages propres à chaque maladie et qui ont chacun leur mode spécial de contamination ?

Puis, pour nous éloigner encore plus de la théorie listérienne
ou de la théorie pastorienne (première manière) appliquée à la
chirurgie, est venue peu à peu, sous l'influence de la découverte
faite par Davaine de la bactéridie du charbon, la doctrine des
microbes. Or, qu'est-ce que le microbe, sinon la personnification
pour chaque maladie contagieuse de son germe contage particulier? Il semble aujourd'hui qu'un immense progrès est réalisé et
que le microbe ouvre à la médecine et à la chirurgie une ère toute
nouvelle.

Je serais pour ma part très heureux que la découverte des microbes spéciaux, en caractérisant les divers contages, vint donner
la démonstration matérielle, palpable de ce que j'ai dit le premier
en 1865, qu'il n'existait pas d'épidémies en dehors de la contagion; nous en donner le mécanisme et nous permettre de sur-
prendre leur mode d'expansion. Toutefois, ici encore, je ne partage pas l'enthousiasme quelque peu général. La découverte des
microbes spéciaux satisfait le besoin naturel de connaître les
causes et de les rapprocher des effets ; mais je ne vois pas encore
en quoi, au point de vue pratique, elle nous mène à des résultats
appréciables. Nous n'avons pas eu besoin de connaître la nature
microbienne ou non du germe contage de l'infection purulente et
de la fièvre puerpérale, pour nous mettre à l'abri de la contagion
et supprimer les épidémies. Qu'on connaisse ou non le microbe
du choléra, qu'il soit en virgule ou en point d'interrogation, cela
ne nous a pas empêché de savoir par l'observation que le choléra
est contagieux, et que son principal mode de propagation est la
contamination des eaux potables. Ce peut être une consolation
pour un phtisique de savoir que son mal est caractérisé par un
bacille; mais un bon moyen de se guérir ferait bien mieux son
affaire. Qu'on découvre demain le microbe de la syphilis, ce sera
un fait intéressant, mais nous savons depuis des siècles que le
virus syphilitique donne la vérole, et la découverte du microbe
spécial restera fort stérile tant qu'on n'aura pas en même temps
découvert le moyen de stériliser le virus syphilitique et de donner
à ceux qui s'exposent à un coït suspect le moyen sûr et certain
d'éviter la contagion.

Il est vrai que, depuis la découverte de M. Toussaint, M. Pasteur espère, par les cultures des virus, les atténuer et les modifier
au point de les transformer en vaccin. Puisse cette espérance se

réaliser d'une manière incontestable, car ce serait un immense service rendu à l'humanité !

Quoi qu'il en soit, Messieurs, on peut dire dès à présent que le xixᵉ siècle aura réalisé en médecine un immense progrès dont profitera l'humanité. Depuis l'origine du monde, aussi loin que l'histoire s'enfonce dans le passé, nous savons que l'espèce humaine a souvent été frappée par des maladies qui sous le nom d'épidémies ont été parfois de si terribles fléaux, que les siècles passés les ont regardées comme ayant leur origine dans la colère divine. Moins amis du merveilleux, nous les avons étudiées, observées, décrites ; mais si nous connaissons dans leurs symptômes, dans leurs lésions, dans leurs désastreux effets, le choléra, la fièvre jaune, le typhus, la peste, la diphtérite, l'infection purulente, la fièvre puerpérale, etc., nous sommes encore impuissants à les guérir. Heureusement, et ce sera l'œuvre du xixᵉ siècle, nous avons du moins appris que ces maladies sont contagieuses, nous avons appris comment elles naissent et comment elles se propagent. Nous savons comment, par des mesures prophylactiques individuelles, collectives et même internationales, nous opposer à la propagation de ces maladies et protéger contre leurs atteintes les peuples et les individus. Nous ne savons pas comment guérir un malheureux amputé atteint d'infection purulente, une accouchée en proie à la fièvre puerpérale, mais nous savons qu'avec des précautions faciles à prendre nous pouvons les garantir de la cause la plus fréquente de la maladie dans la pratique hospitalière : la contagion. Il y a un demi-siècle, la pourriture d'hôpital décimait les blessés de nos hôpitaux, de nos ambulances ; à partir du jour où l'on a heureusement fini par reconnaître que ces soi-disant épidémies tenaient à la contagion, la pourriture d'hôpital a disparu de nos salles, et elle est probablement inconnue de vous tous. Nous ne supprimerons ni l'infection purulente ni la fièvre puerpérale, car il y aura toujours de ces cas isolés, spontanés, primitifs ; mais vous ne les verrez que de loin en loin et comme des faits absolument exceptionnels, si vous vous attachez à prévenir le plus possible l'apparition de ces cas primitifs et surtout, si vous savez, ce qui est facile, supprimer la cause qui les multiplie et les perpétue dans les services hospitaliers : la contagion.

Il me reste maintenant, Messieurs, à résumer sous forme de proposition les idées que je viens de vous exposer et les principes qui doivent vous guider dans le traitement des plaies accidentelles ou chirurgicales.

La mortalité considérable des opérés et des accouchées a été jusque dans ces dernières années considérée comme une conséquence regrettable, mais naturelle, des plaies, des amputations ou des accouchements.

Les aggravations temporaires et plus ou moins fréquentes de cette mortalité étaient attribuées à l'apparition d'épidémies, dont le principe, inconnu dans sa nature, avait pour véhicule l'air atmosphérique.

Dès 1830, des faits observés en Angleterre donnèrent à penser que la fièvre puerpérale pouvait être contagieuse et que l'accoucheur ou la sage-femme transportaient et transmettaient le germe de la contagion.

En 1847, Semmelweis (de Vienne) crut que la fièvre puerpérale qui régnait dans son service était due à l'inoculation du virus septique anatomique par les étudiants se livrant à la dissection. La simple précaution du lavage des mains dans une solution de chlorure de chaux suffit à faire disparaître une mortalité exceptionnelle.

En 1858, M. Tarnier montra que la mortalité des femmes accouchées à la Maternité était hors de toute proportion avec ce qu'elle est en ville, et il montra, par conséquent, que cette mortalité n'était pas le résultat direct de l'accouchement, mais qu'elle était aggravée par des causes inhérentes à l'hospitalisation. Toutefois, si M. Tarnier mit en lumière et prouva mieux qu'on ne l'avait fait encore en France la réalité et l'importance de la contagion, il ne sut pas se dégager des préjugés existants et stérilisa sa démonstration en continuant à admettre l'existence de l'épidémie, du génie épidémique, « principe général inconnu dans son essence ». Il alla même jusqu'à attribuer à ce principe le pouvoir d'activer et même de faire naître la contagiosité de la fièvre puerpérale.

En 1859 et en 1861, je montrai par la comparaison de la mortalité hospitalière, après les amputations, en Angleterre et à Paris, que cette mortalité était beaucoup plus élevée à Paris, et qu'on pouvait par conséquent la diminuer. Mais je n'attribuai cette différence qu'à l'infériorité de notre hygiène hospitalière et au régime alimentaire adopté pour nos opérés.

En 1865, après avoir poursuivi dans tous les grands hôpitaux de presque toute l'Europe l'étude des causes qui aggravent la mortalité hospitalière, je consacrai mon livre des maternités à montrer :

1° *Que la contagion est la cause de la différence de la mortalité dans la pratique civile et dans les maternités;*

2° *Que toute maladie susceptible de se transporter d'un lieu à un autre est contagieuse;*

3° *Que l'épidémie, au sens où on l'avait entendue pendant tant de siècles, n'existe pas et que les épidémies ne se créent que par la multiplicité des contagions;*

4° *Que la fièvre puerpérale, l'infection purulente, l'érysipèle, ne sont épidémiques que parce que ces maladies sont contagieuses;*

5° *Que les précautions contre la contagion suffiraient à faire disparaître de nos hôpitaux et des maternités ces mortalités exceptionnelles.*

En 1868, conformément aux idées que j'avais émises en 1865, je cherchai, dès que je fus titulaire d'un service de chirurgie, à m'opposer à la contagion par les soins les plus minutieux de propreté, par l'abandon absolu des éponges, que je remplaçai par des seaux à irrigation, spécialement destinés au lavage des plaies, par la proscription de la charpie, capable de servir de réceptacle aux germes infectieux.

Le 31 mai 1870, dans un travail lu à l'Académie de médecine, je défends de nouveau cette idée qui m'appartient en propre, à savoir qu'il n'y a pas d'épidémie sans contagion, que le pansement doit avoir pour but « de détruire les germes qui pourraient être le point de départ d'une infection », que la mortalité élevée de nos hôpitaux est due à une contagion à laquelle on peut s'opposer par de minutieuses précautions.

La théorie que je défends, celle qui guidera ma pratique, c'est la théorie du germe contage.

En 1860, M. Pasteur, en opposition avec la doctrine de la génération spontanée, fait connaître sa doctrine du rôle des ferments de l'air atmosphérique.

En 1863, M. Jules Lemaire montre qu'on peut empêcher la fermentation et la putréfaction des matières organiques par l'action de substances capables de détruire les germes, substances auxquelles il donne le nom d'antiseptiques, et il emploie à l'intérieur et dans les pansements les solutions faibles d'acide phénique. Le charlatanisme, s'emparant des idées et de la pratique de Lemaire, empêche leur succès.

En 1867, M. Lister, adoptant, comme M. Lemaire, les doctrines de M. Pasteur, qu'il applique à la chirurgie, et regardant la réunion primitive des plaies comme le meilleur moyen de diminuer la mortalité après les opérations, et regardant aussi la suppuration comme le résultat de la putréfaction de la lymphe plastique, du sérum et du sang par l'action des germes atmosphériques, imagine un pansement dont le but est de détruire ces germes par l'action de solutions énergiques d'acide phénique.

En 1870, avant que les idées de M. Lister n'aient été vulgarisées en France, M. Alp. Guérin, croyant que l'altération du pus est la cause principale de l'infection purulente et s'appuyant également sur les doctrines de M. Pasteur, cherche, par le pansement ouaté, à prévenir l'arrivée des germes sur la plaie, l'altération consécutive du pus et par suite l'infection purulente.

Il y a donc deux doctrines en présence : celle de M. Lister, dérivée de la doctrine de Pasteur, qui ne s'applique qu'aux plaies récentes, ne s'occupe nullement de la contagion, mais cherche à prévenir la suppuration en détruisant par l'acide phénique les germes ferments contenus dans l'air.

La mienne, qui attribue la multiplicité des infections purulentes à la contagion, qui regarde comme l'agent de cette contagion un germe contage inconnu dans son essence (mais qui peut être un microbe spécial), se développant primitivement, sinon spontanément chez un opéré sous des influences multiples, et qui prescrit d'empêcher à tout prix le transport sur la plaie du principe contagieux.

Les idées que je professe peuvent se résumer ainsi : la doctrine de M. Pasteur, si justifiée dans ses applications à la fermentation et à la putréfaction des matières organiques, s'applique à la chirurgie lorsqu'il s'agit d'expliquer l'altération par l'air des liquides normaux ou pathologiques : urine, lochies, pus, etc., avec lesquels ils sont mis en contact.

Cette altération, par les ferments, des liquides normaux ou anormaux réunis en foyer (abcès, épanchements séreux, sanguins, etc.), peut donner naissance à l'intoxication septique décrite depuis longtemps sous les noms d'infection putride, de fièvre hectique.

Les lavages, les injections avec des solutions de substances dites antiseptiques peuvent, en empêchant l'action des ferments, prévenir le développement de l'infection putride.

Les ferments sont incapables de créer les entités morbides : infection purulente, érysipèle, fièvre typhoïde, choléra, rougeole, scarlatine, etc., caractérisées par un germe contage spécial.

Ces germes contages sont transmissibles, mais le mode de transmissibilité varie avec chacun d'eux.

La mortalité hospitalière des blessés et des femmes en couches par infection purulente, chirurgicale ou puerpérale se compose de deux éléments : 1° les cas primitifs, relativement rares, bien qu'on puisse les croire plus fréquents que dans la pratique civile; 2° les cas relativement très nombreux dus à la contagion.

Les soi-disant épidémies hospitalières ne sont constituées que par l'agrégation de nombreux cas de contagion.

En dehors de l'action du germe ferment comme cause de l'infection putride, la doctrine antiseptique de Lister, quand on l'applique à l'infection purulente et à l'érysipèle, est absolument contredite par les faits.

Cependant l'adoption du pansement antiseptique de Lister a eu pour résultat évident d'abaisser notablement la mortalité hospitalière, de rendre moins dangereuses beaucoup d'opérations, d'agrandir la sphère d'activité du chirurgien, d'être pour les malades un immense bienfait. C'est qu'en voulant combattre le germe ferment, le pansement de Lister a combattu le germe contage.

Ces résultats peuvent être attribués aux pratiques suivantes, tout à fait indépendantes des idées théoriques qui les ont inspirées, puisqu'elles sont prescrites également par la théorie du germe contage : une stricte propreté entrée dans les habitudes chirurgicales ; le lavage des mains, des instruments, des objets de pansement dans une solution fortement antiseptique qui détruit le germe contage aussi bien que le germe ferment.

Pansements. — Les plaies étant essentiellement variables suivant leur étendue, la nature et l'état des tissus intéressés, la période à laquelle on les observe, le degré plus ou moins grand

d'inflammation qui les accompagne ou les complique, la constitution et l'état général du blessé, etc., il ne saurait y avoir un
mode à peu près unique de pansement applicable à tous les cas.

Dans les plaies chirurgicales, dans les plaies accidentelles sans
complication et produites par des instruments tranchants, il est
de règle de rechercher la réunion par première intention. Elle
abrège la durée du traitement et soustrait le malade aux dangers
des plaies qui suppurent.

Pour que la réunion primitive soit obtenue, il faut que les parties à réunir soient dans un contact absolu et qu'aucun mouvement ne vienne changer leurs rapports. Il faut donc que le
pansement assure par la compression le rapport exact des parties
qu'on veut réunir et leur immobilité complète.

Toute plaie récente, surtout les plaies chirurgicales étendues,
sécrètent dans les premières vingt-quatre heures une quantité de
lymphe plastique supérieure à ce qui peut s'organiser. Par conséquent il ne faut pas fermer complètement la plaie, mais placer
dans son intérieur un drain qui permette l'évacuation de la lymphe
plastique en excès. Cette donnée importante a surtout été mise
en lumière par M. Lister.

Le lavage de la plaie par une solution fortement astringente,
telle que la solution forte d'acide phénique, pratique introduite
dans la chirurgie par M. Lister, paraît faciliter la réunion par
première intention des plaies chirurgicales.

A moins que l'élévation du pouls et de la température ne
fassent craindre des phénomènes locaux auxquels le chirurgien
devrait porter remède, le pansement ne doit pas être enlevé avant
l'obtention probable de la réunion, c'est-à-dire avant cinq à six jours.

. Les pansements trop humides ne sont pas favorables à la réunion par première intention ; une bandelette de taffetas gommé
ou de taffetas d'Angleterre placée sur la plaie et recouverte d'une
couche de ouate, suffisante pour assurer la compression, sont
souvent préférables.

Lorsqu'on a lieu de redouter ou lorsqu'il y a à combattre un
excès d'inflammation, le pansement humide constitué par des
compresses imbibées d'un mélange d'eau et d'eau-de-vie camphrée, ou d'une solution faible de bichlorure de mercure recouvert
d'un tissu imperméable pour éviter l'évaporation et la dessiccation,
est celui qui convient dans le plus grand nombre des cas.

LÉON LE FORT.   37 — I

Lorsqu'une plaie exposée suppure depuis quelque temps, le pansement par occlusion pratiqué avec des bandelettes de diachylum est souvent utile.

Si le travail de cicatrisation se ralentit, si la plaie demande à être quelque peu excitée, l'attouchement avec une solution faible d'iode ou mieux le pansement avec du linge recouvert d'un peu de styrax remplit assez bien cette indication.

Amputations. — Dans les amputations, la réunion primitivé de l'os avec les parties molles voisines doit avant tout être cherchée, sans se préoccuper de la réunion des parties superficielles ; la réunion *complète* de toute la plaie étant fort difficile à obtenir, tandis que la réunion profonde sur l'os s'obtient facilement.

La conservation du périoste dans le lambeau n'est nullement utile.

Une compression modérée et une immobilisation complète du moignon sont nécessaires pour obtenir cette réunion.

Il faut que l'écoulement de la lymphe plastique en excès soit assuré par des drains, à moins qu'on ne cherche la réunion profonde sur l'os, en sacrifiant la réunion primitive des parties superficielles.

Le pansement par les compresses humectées d'eau alcoolisée soutenues par une plaque de gutta-percha qui assure la compression présente des avantages incontestables, mais les compresses ne doivent qu'être humides, aussi faut-il les exprimer pour en retirer le liquide en excès.

Afin de ne pas compromettre un commencement de réunion, le pansement ne doit pas être enlevé (sauf apparition ou soupçon d'accidents) avant le sixième jour.

Les pansements doivent être renouvelés le plus rarement possible.

Deux complications des plaies doivent surtout être prévenues, l'érysipèle et l'infection purulente.

Erysipèle. — Tout ce qui peut, en irritant les plaies, augmenter la production du virus septique qu'elles renferment, ou, par l'érosion des bourgeons charnus, la section ou la déchirure des capillaires, en permettre l'absorption, devient une cause d'érysipèle.

Il faut éviter de faire des incisions ou des opérations dans des parties où la peau est déjà enflammée, soit spontanément, soit par des applications irritantes, telles que celles de teinture d'iode, etc.

Si le lavage des plaies chirurgicales avec la solution phéniquée forte paraît avoir l'avantage de faciliter la réunion primitive, il paraît aussi avoir l'inconvénient de provoquer l'érysipèle.

Peuvent être et sont fréquemment une cause d'érysipèle, les frottements exercés sur la plaie par un pansement mal assujetti, surtout si c'est un pansement sec; l'exposition d'une plaie non recouverte à un vif courant d'air; l'exploration avec un stylet d'une plaie en suppuration et généralement tout ce qui peut faire saigner les bourgeons charnus : l'application sur une plaie *récente* de bandelettes de diachylum (cette application n'est pas nuisible sur une plaie suppurant depuis quelque temps); l'application de cataplasmes de farine de graine de lin, surtout si elle n'est pas fraîchement préparée ; les pansements avec les solutions phéniquées ou les linges secs imprégnés d'acide phénique.

L'érysipèle étant contagieux, les plus minutieuses précautions doivent être prises pour empêcher sa propagation.

L'air peut être le véhicule du germe contage de l'érysipèle.

Le pansement au moyen de compresses de linge ou de tarlatane, imbibées d'un mélange d'eau et d'eau-de-vie camphrée, complètement recouvertes d'un morceau de taffetas gommé, tel que je l'emploie depuis vingt ans, tel que je l'ai décrit dans ma communication à l'Académie en 1870, ou d'une solution faible de bichlorure de mercure, est celui qui s'oppose le mieux à l'apparition de l'érysipèle primitif et à la contagion de l'érysipèle.

Infection purulente. — Elle s'annonce par des frissons et par la diminution dans la quantité du pus excrété par la plaie.

Si un blessé portant plusieurs plaies contracte l'infection purulente, on pourra quelquefois voir, au début, le pus diminuer de quantité et changer de nature sur la plaie qui en est le point de départ, sans que rien ne soit changé à l'état des autres plaies. Il faut tenter de rétablir de suite la suppuration par l'application d'irritants tels que le styrax, la teinture de cantharides, etc.

L'infection purulente primitive se montre surtout dans les cas où la plaie porte sur des tissus riches en veines, surtout quand ces veines ont subi des altérations (varices, hémorroïdes, etc.) ou lorsqu'elle porte sur les os; les méthodes de diérèse ayant pour résultat l'occlusion des vaisseaux (thermo et galvanocautère, anse galvanique, écrasement linéaire, caustiques, etc.) diminuent les chances d'infection purulente.

L'infection purulente primitive est assez rare; sa fréquence est diminuée par l'observation des règles générales de l'hygiène, l'alimentation des opérés, des pansements appropriés.

L'infection purulente est essentiellement contagieuse et les soi-disant épidémies sont dues à la contagion. C'est surtout la contagion qui aggrave la mortalité hospitalière.

La contagion ne s'exerce que par la plaie et par le transport immédiat sur la plaie du germe contage provenant d'un autre malade; elle ne s'exerce pas par l'air atmosphérique, même quand il y a, dans un même service, dans la même salle, des cas d'infection purulente. Elle s'effectue par l'intermédiaire des doigts du chirurgien et des aides, des instruments, des éponges, des irrigateurs, des objets de pansement.

Le lavage soigné des mains, des instruments, etc., dans l'alcool camphré pur, les solutions d'acide phénique, salicylique, borique, de chlorure et de sulfate de zinc, de bichlorure de mercure, de sulfate de soude, d'alun, de chloral, etc., mettent à l'abri du transfert du germe contage. Aucune compresse, aucun objet de pansement ne doit être appliqué sur une plaie sans avoir été complètement imbibé dans un mélange d'eau et d'eau-de-vie camphrée ou dans toute autre solution antiseptique.

La diminution de la mortalité par le pansement de Lister tient à l'éloignement et à la destruction du germe contage par les soins de propreté et l'emploi de solutions antiseptiques.

RELEVÉ

DES

AMPUTATIONS DE CUISSE ET DE JAMBE

FAITES DANS LES HOPITAUX DE PARIS

PENDANT LES ANNÉES 1868 ET 1869

Relevé des amputations de cuisse et de jambe faites dans les hôpitaux de Paris pendant les années 1868 et 1869

NOM DU CHIRURGIEN	NOM DU MALADE	AGE	SEXE	CAUSE DE L'AMPUTATION	NATURE DE L'AMPUTATION	DATE DE L'OPÉRATION	RÉSULTAT GUÉRI	RÉSULTAT MORT	DATE DE LA SORTIE OU DE LA MORT
HOTEL-DIEU. — 1868									
Laugier	Hoffmann	22	H	Pathologique.	Cuisse	31 mars	G		4 juin.
Maisonneuve	Martel	64	F	—	—	11 février		+	1er mars.
—	Delbosc	27	H	—	—	3 novembre	G		30 mai.
—	Latenoir	19	F	—	Jambe	31 mars	G		30 —
Voillemier	Lecour	25	F	—	Cuisse	23 janvier	G		23 —
—	Prost	37	F	—	—	2 mars	G		27 octobre.
—	Gamboni	16	H	—	Jambe	30 mai		+	19 juin.
—	Billert	20	H	—	—	15 juin		+	16 juillet.
1869									
Laugier	Gay	28	H	Cancer	Cuisse	28 janvier		+	18 février,
—	Prodhomme	57	H	Pathologique.	Jambe	23 —		+	31 janvier.
—	Evan	29	H	—	—	8 mai	G		21 juillet.
Maisonneuve	Gucoux	29	H	—	Cuisse	7 —		+	28 mai.
—	Morcq	25	H	—	—	27 août	G		18 décembre.
—	Villaume	50	H	—	Jambe	13 juillet	G		29 octobre.
Voillemier	Alavoine	15	H	—	Cuisse	31 mars	G		2 —
—	Eck	21	H	—	—	22 novembre		+	2 décembre.
—	Ecalle	39	F	—	Jambe	25 février		+	29 avril.
—	Bardy	51	H	—	—	15 juillet		+	16 juillet.
—	Desterne	23	F	—	—	19 octobre		+	2 décembre.
LA CHARITÉ. — 1868									
Denonvillers et Duplay.	Belleville	53	H	Pathologique.	Cuisse	16 octobre		+	16 novembre.
—	Durand	35	H	—	Jambe	24 septembre	G		2 —
—	Peuchot	33	H	Traumatisme.	—	3 novembre		+	9 —
Gosselin	Brunet	69	H	Pathologique.	Cuisse	15 janvier		+	19 janvier.

Richard	Couder	50	II	Traumatisme.	Jambe.	6 mars.		+	11 mars.
—	Horteur	45	H	—	—	6 —		+	13 avril.
—	Bazin	30	II	—	—	27 mai		+	6 juillet
—	Liguon	48	II	Pathologique.	—	25 juin	G		5 décembre.
Dolbeau	Lecaland	28	II	—	Cuisse.	10 mars.		+	19 mars.
—	Stulmuler	47	II	—	—	2 avril	G		27 juillet.
—	Gault	34	II	—	Jambe.	18 septembre		+	29 septembre.
—	Leroy	42	II	—	—	24 —	G		14 mai.
—	Félicien	35	II	Traumatisme.	—	2 avril	G		26 —

1869

Richard	Nayl	23	H	Pathologique.	Cuisse.	12 août		+	7 septembre.
—	Boulat	32	Ii	—	—	25 octobre		+	9 novembre.
—	Barbier	35	II	Traumatisme.	Jambe.	17 juin		+	25 juin.
Dolbeau	Lamblet	38	II	Pathologique.	Cuisse.	27 mai	G		15 octobre.
—	Fournier	21	II	Traumatisme.	—	9 juin		+	27 juin.
—	Vinkelmann	18	II	Pathologique.	—	9 décembre.		+	12 janvier.
—	Vech	38	II	Traumatisme.	Jambe.	4 juin		+	16 juin.
—	Magot	56	II	—	—	15 septembre		+	30 septembre.
—	Courvaux	54	II	—	—	23 décembre.		+	1er janvier.

SAINT-LOUIS. — 1868

Alphonse Guérin	Bondy	22	II	Pathologique.	Cuisse.	18 avril		+	3 mai.
—	Vassard	43	H	—	—	21 —	G		20 juin.
—	Boucher	19	II	Traumatisme.	—	20 juin	G		8 août.
—	Marie	62	II	—	—	2 décembre.		+	7 décembre.
—	Farcy	27	II	—	Jambe.	18 janvier.	G		20 avril.
—	Nicaise	28	II	Pathologique.	—	7 juillet	G		24 octobre.
—	Prioux	22	F	—	—	30 avril.	G		24 juillet.
—	Jouis	30	JI	Traumatisme.	—	20 septembre	G		5 décembre.
—	Mauricius	55	H	—	—	5 novembre.		+	12 novembre.
—	Delion	50	II	—	—	28 octobre.		+	25 janvier 1869.
Trélat	Jecquert	19	Jl	—	Cuisse.	13 —		+	30 octobre.
—	Fromont	48	H	—	Deux jambes.	14 mars.		+	16 mars.

1869

Alphonse Guérin	Lecomte	17	II	Pathologique.	Cuisse.	5 janvier.	G		24 avril.
—	Sollier	32	II	—	—	12 mai		+	24 mai.
—	Bazard	34	II	Traumatisme.	—	17 décembre.		+	18 décembre.
—	Tesnier	26	H	Pathologique.	Jambe.	2 mars.		+	16 mars.

NOM DU CHIRURGIEN	NOM DU MALADE	AGE	SEXE	CAUSE DE L'AMPUTATION	NATURE DE L'AMPUTATION	DATE DE L'OPÉRATION	GUÉRI	MORT	DATE DE LA SORTIE ou DE LA MORT
Alphonse Guérin	Bermont	60	H	Traumatisme.	Jambe.	28 juillet		+	29 juillet.
—	Swartzer	46	F	—	—	14 août		+	17 août.
—	Roche	19	H	Pathologique.	—	15 décembre	G		20 mars 1870.
Panas	Lecoq	51	H	Traumatisme.	Cuisse	23 août		+	26 août.
—	Dath	47	H	—	Jambe.	27 janvier		+	11 février.
—	David	30	H	—	—	8 mars		+	23 mars.
—	Pelletier	61	F	—	—	10 avril	G		5 septembre.
—	Rion	54	H	Pathologique.	—	19 juillet		+	24 juillet.
—	Klenkley	37	H	—	—	?		+	20 octobre.
LA PITIÉ. — 1868									
Broca	Peltier	19	H	?	Cuisse.	21 février	G		2 juin.
—	Gemmin	52	H	?	—	11 septembre		+	12 septembre.
—	Dubois	45	H	?	—	8 octobre		+	31 octobre.
—	Bourdel	16	H	?	—	2 décembre	G		20 février 1869.
—	Vacry	21	H	?	—	18 —	G		—
—	Georges	20	H	?	Jambe.	5 mars		+	23 mars.
—	Eck	37	H	?	—	3 mai	G		20 juillet.
1869									
Broca	Mermot	20	H	Pathologique.	Cuisse.	1er juin		+	11 juillet.
—	Lelicore	29	F	Traumatisme.	—	2 —		+	7 —
—	Leloup	25	H	Pathologique.	—	9 juillet		+	18 —
—	Durand	34	H	Traumatisme.	Jambe.	3 —		+	12 —
Trélat	Andrieu	11	H	Pathologique.	Cuisse.	1er juin	G		10 août.
Duplay	Reybillet	39	H	?	Jambe.	6 décembre		+	11 décembre.
LARIBOISIÈRE. — 1868									
Cusco	Minot	59	H	Traumatisme.	Cuisse.	8 octobre		+	1er novembre.
—	Loisy	30	H	Pathologique.	—	17 —		+	27 —
—	Ménager	15	H	Traumatisme.	—	28 novembre	G		7 janvier 1869.
—	Thomme	44	H	—	Jambe.	3 mars		+	5 mars.
—	Crupening	26		Pathologique.	—	26 août	G		1er octobre.
—	Dussel	27		Traumatisme.	2 jambes	25 septembre		+	18 —
—	Jacquin	24	H	—	Jambe.	20 —	G		22 —

Cusco.	Jouen.	46	H	Traumatisme.	Cuisse.	12 novembre.		+	16 novembre.
—	Jorel	22	H	—	—	9		+	17 —
—	Gastellier	52	H	—	Jambe.	21 juillet		+	13 août.
—	Lecoq.	38	H	—	—	29 septembre		+	2 octobre.
—	Henne.	48	H	Pathologique.	—	20 octobre.	G	+	19 décembre.
Verneuil	Seron.	53	H	Traumatisme.	Cuisse.	2 mai		+	7 mai.
—	Servier	23	H	—	—	22 septembre		+	3 octobre.
—	Creuzot.	46	H	Pathologique.	—	27 octobre.	G		30 décembre.
—	Heinen	28	H	Traumatisme.	—	18 février.		+	26 février.
—	Aron	29	H	—	Jambe.	24 janvier.	G		8 avril.
—	Cahen.	65	H	—	—	4 juin		+	13 juin.
—	Pomeau.	17	H	—	—	30 —		+	10 juillet.
—	Lagoutte	49	F	Pathologique.	—	8 octobre.		+	24 octobre.
—	Masson	51	H	Traumatisme.	—	27 novembre.		+	13 décembre.
—	Hérouard	35	H	Pathologique.	—	6 octobre.	G		13 janvier 1870.

SAINT-ANTOINE. — 1868

Panas	Faillet.	40	F	Traumatisme.	Jambe.	27 mai		+	31 mai.
Tillaux	Gary	16	H	—	Cuisse.	22 juillet	G		30 octobre.
—	Breuillard.	50	H	—	—	12 octobre.	G		16 novembre.
—	Charles	18	H	—	Jambe.	15 mai	G		29 août.
—	Bizieux	62	F	—	—	16 —		+	24 mai.
—	Brave.	23	H	—	—	21 septembre		+	21 septembre.

1869

Labbé	Jacoby	28	H	Traumatisme.	Cuisse.	14 mai	G		13 août.
—	Dudet.	28	H	—	Jambe.	14 —		+	16 mai.
—	Zimmermann	69	H	?	—	28 décembre.		+	4 janvier 1870.
Tillaux	Richard.	31	H	Traumatisme.	Cuisse.	30 octobre.		+	2 novembre.
—	Clément.	47	H	—	Jambe.	6 février.	G		19 juin.
—	Miot.	57	H	—	—	8 mars.		+	18 mars.
—	Barbier	41	H	—	—	2 avril.		+	17 avril.
—	Pallu	24	F	Pathologique.	—	8 septembre		+	12 octobre.
—	Brisbois.	33	H	Traumatisme.	—	8 décembre.	G		20 janvier 1870.

NECKER. — 1868

Désormeaux	Salmon	38	H	Traumatisme.	Cuisse.	8 mars.	G		13 juillet.
—	Maréchal	27	H	—	Cuisse et épaule	17 —		+	18 mars.
—	Rivault	31	H	Pathologique.	Cuisse.	31 —	G		22 juin.

NOM DU CHIRURGIEN	NOM DU MALADE	AGE	SEXE	CAUSE DE L'AMPUTATION	NATURE DE L'AMPUTATION	DATE DE L'OPÉRATION	RÉSULTAT GUÉRI	RÉSULTAT MORT	DATE DE LA SORTIE OU DE LA MORT
Désormeaux	Boucheron	36	F	?	Cuisse	10 novembre		+	10 décembre.
Guyon	Normand	28	H	Traumatisme.	—	13 —		+	19 —
—	Richard	38	H	—	Jambe	15 mars		+	23 octobre.
—	Caron	44	H	—	—	31 décembre		+	26 mars.

1869

NOM DU CHIRURGIEN	NOM DU MALADE	AGE	SEXE	CAUSE DE L'AMPUTATION	NATURE DE L'AMPUTATION	DATE DE L'OPÉRATION	RÉSULTAT GUÉRI	RÉSULTAT MORT	DATE DE LA SORTIE OU DE LA MORT
Désormeaux	Cadron	28	H	Pathologique.	Cuisse	9 novembre		+	17 novembre.
—	Lombard	24	H	—	—	30	G		25 avril.
—	Bernard	22	H	Traumatisme.	Jambe	4 février		+	20 mai.
—	Chenu	36	H	Pathologique.	—	20 mai		+	31 —
—	Dal	33	H	Traumatisme.	—	23 juin		+	7 juillet.
—	Boucher	21	H	Pathologique.	—	3 août		+	14 septembre.
Guyon	Manceau	18	H	—	Cuisse	27 janvier		+	20 février.
—	Cuveiller	41	H	Traumatisme.	Jambe	7 mai		+	11 mai.

COCHIN. — 1868

NOM DU CHIRURGIEN	NOM DU MALADE	AGE	SEXE	CAUSE DE L'AMPUTATION	NATURE DE L'AMPUTATION	DATE DE L'OPÉRATION	RÉSULTAT GUÉRI	RÉSULTAT MORT	DATE DE LA SORTIE OU DE LA MORT
Le Fort	Malvoisin	18	H	Pathologique.	Cuisse	29 mai	G		15 mars 1869.
—	Chaudeseigne	43	H	Traumatisme.	Jambe	14 avril	G		20 juillet.
—	Mousset	35	H	—	—	29 décembre	G		31 mars 1869.

1869

NOM DU CHIRURGIEN	NOM DU MALADE	AGE	SEXE	CAUSE DE L'AMPUTATION	NATURE DE L'AMPUTATION	DATE DE L'OPÉRATION	RÉSULTAT GUÉRI	RÉSULTAT MORT	DATE DE LA SORTIE OU DE LA MORT
Le Fort	Gille	32	H	Pathologique.	Cuisse	18 octobre	G		4 janvier 1870.
—	Barbe	26	H	Traumatisme.	Jambe	22 mars	G		17 mai.
—	Lustenberger	39	H	—	—	3 novembre	G		29 juin 1870.
—	Corroyer	51	H	—	—	17 décembre	G		21 mars 1870.

Relevé des amputations de cuisse et de jambe faites dans les hôpitaux de Paris
pendant les années 1882 et 1883.

HOTEL-DIEU. — 1882

	[illegible]	[illegible]	[illegible]	Traumatisme.	Cuisse.	10 mars.	G		22 juin.
Humbert	Friche.	28	F	Pathologique.	Jambe.	18 août.	G		31 mars 1884.
Bazy	Lelain.	39	H	Traumatisme.	Cuisse.	7 avril.		+	9 avril.
—	Fromaguin	33	H	Pathologique.	—	6 juillet	G		31 août.
Kirmisson.	Mion	49	F	—	—	29 mars.		+	15 avril.
Le Fort.	Cordier.	32	H	—	—	2 mai	G		10 août.
—	Vadec.	17	H	—	Jambe.	21 février	G		13 juin.
—	Étinger	42	H	Traumatisme.	—	29 juillet	G		9 novembre.

LA CHARITÉ. — 1882

Gosselin	Bourdon.	43	H	Traumatisme.	Cuisse.	20 décembre.	G		16 mai.
Després.	Mercier.	66	H	—	—	2 janvier.		+	8 janvier.
—	Floquet.	55	H	Pathologique.	—	19 avril.	G		12 — 1883.
—	Ruffiot.	47	H	—	—	11 octobre.	G		18 —
—	Jacquemont.	28	H	—	—	2 mai		+	17 mai.

1883

Gosselin	Lerebourg.	32	H	Traumatisme.	Cuisse.	15 mars.	G		6 juin.
—	Richard.	38	H	Pathologique.	—	15 mai.	G		4 juillet.
—	Boudin.	43	H	Traumatisme.	—	15 juin.	G		4 —
—	Lerebours	32	H	Pathologique.	—	30 —	G		11 —
—	Vignier.	28	H	Traumatisme.	—	15 avril.	G	.	8 août.
Després.	Chevremon	26	F	Pathologique.	—	5 octobre.		+	20 octobre.
—	Besset.	33	H	Traumatisme.	—	14 décembre.		+	7 janvier.
—	Thiébaut	45	H	Pathologique.	Jambe.	25 avril.	G		12 septembre.

LA PITIÉ. — 1882

Verneuil	Viratelle.	15	H	Pathologique.	Jambe?	2 juin	G		19 août.
—	Meunier.	59	H	—	— ?	16 —	G		18 —
—	Ponivet.	31	H	—	—	10 juillet	G		5 décembre.
—	Deriaz.	22	H	Traumatisme.	—	31 octobre.	G		13 février 1883.
—	Pagrand.	30	H	Pathologique.	—	27 —		+	12 mars 1883.
Duret.	Leauzun.	32	H	?	Cuisse.	8 janvier.		+	9 janvier.
Polaillon	Bernadet	51	H	?	—	13 février		+	15 février.
—	Ruault	56	F	?	—	19 décembre.	G		7 — 1883.

1883

Verneuil	Corbe.	50	F	Pathologique.	Cuisse.	21 janvier.		+	9 février.
—	Sauvage.	60	F	—	Jambe.	30 juillet	G		2 novembre.
Polaillon	Pérot.	22	H	?	Cuisse.	20 —		+	23 juillet.

NOM DU CHIRURGIEN	NOM DU MALADE	AGE	SEXE	CAUSE DE L'AMPUTATION	NATURE DE L'AMPUTATION	DATE DE L'OPÉRATION	RÉSULTAT		DATE DE LA SORTIE OU DE LA MORT
							GUÉRI	MORT	
				LARIBOISIÈRE. — 1882					
Benjamin Anger.	Bertrand	41	F	Pathologique.	Cuisse.	16 janvier.		+	9 février.
—	Badaille.	21	F	—	—	18 —	G		18 décembre.
—	Beroy.	28	H	?	—	14	G		6 avril.
—	Lambert.	38	H	Pathologique.	—	11 octobre.		+	23 novembre.
—	Vallette.	14	H	Traumatisme.	Jambe.	29 janvier.	G		24 avril.
—	Field	32	H	—	—	11 mai	G		6 septembre.
—	Venolle	19	H	—	—	27 juin	G		15 novembre.
—	Flayeul	45	H	—	—	30 —		+	9 juillet.
—	Teurienne.	65	H	—	—	5 juillet		+	6 —
—	Demange	23	H	—	—	15 octobre.	G		10 janvier 1883.
—	Dumas	32	H	—	—	12 novembre.		+	28 novembre.
—	Bellanger	28	H	—	—	28 décembre.		+	6 janvier 1883.
Duplay	Fleury.	21	H	—	Deux cuisses.	3 février.		+	4 février
—	Dubois	48	H	—	Cuisse.	13 avril.	G		19 juillet.
—	Lerigoleur.	27	H	—	—	4 novembre.		+	5 novembre.
—	Tourcy	19	H	—	—	17 —	G		27 décembre.
—	Guillot.	40	H	—	Jambe.	3 février.	G		6 avril.
—	Kauffmann.	55	H	—	—	26 avril.	G		11 juillet.
—	Prisle.	60	H	—	—	13 septembre		+	13 novembre.
Felizet	Desjardins.	68	H	—	—	24 juillet		+	24 juillet.
—	Vohl.	29	H	—	—	11 août		+	13 août.
—	Cailleteau	49	H	—	—	28 septembre	G		20 juin 1883.
—	Rives	17	H	—	—	25 —	G		31 janvier 1883.
				1883					
Benjamin Anger.	Regnier.	30	H	Traumatisme.	Cuisse.	21 janvier.	G		9 mai.
—	Malabre.	19	H	Pathologique.	—	16 avril.	G		18 juillet.
—	Jacquemin.	40	H	Traumatisme.	—	14 —	G		4 octobre.
—	Tourteux	23	H	—	—	22 août		+	19 septembre.
—	Dugrez	22	H	—	Jambe.	13 janvier.	G		23 mai.
—	Vansloen	57	H	—	—	27 mars.		+	31 mars.

Chirurgien	Malade	Âge	Sexe	Nature	Siège	Date	Rés.	Signe	Date
—	...moulin	2?	H	Traumatisme	— et bras	8 —	G		24 septembre.
—	Devaux	27	H	—	—	16 mai	G		2 juillet.
—	Gaudemain	70	H	Pathologique	—	30 août	G		26 janvier 1884.

BEAUJON. — 1882

Chirurgien	Malade	Âge	Sexe	Nature	Siège	Date	Rés.	Signe	Date
Tillaux	Hermen	31	H	Pathologique	Cuisse	9 avril	G		16 juin.
—	Debemare	42	F	—	Jambe	4 mai		+	16 —
Felizet	Osmont	20	H	Traumatisme	—	3 juin	G		23 août.
—	Giroux	37	H	—	Cuisse	17 octobre		+	7 novembre.
Humbert	Develey	23	H	—	—	31 août	G		12 janvier 1883.
Labbé	Loisel	27	H	Pathologique	—	29 mars	G		5 juin.
—	Passoir	28	F	—	—	28 novembre		+	28 novembre.
—	Perte	45	H	—	Jambe	11 juillet	G		27 octobre.
Bouilly	Pommier	70	F	Traumatisme	Cuisse	11 décembre	?	?	?
—	Aubert	21	H	—	—	25 —		+	30 décembre.
—	Voisin	39	H	Pathologique	Jambe	1er avril		+	1er avril.

1883

Chirurgien	Malade	Âge	Sexe	Nature	Siège	Date	Rés.	Signe	Date
Tillaux	Debrenny	30	H	Pathologique	Cuisse	14 mars	G		12 mai.
—	Schmidt	20	H	Traumatisme	—	16 —	G		22 juin.
—	Brigot	18	H	Pathologique	—	28 avril		+	18 mai.
—	Mouillaux	27	H	—	—	14 mai		?	Non guéri, 14 sept.
—	Desfossés	36	H	—	—	14 novembre	G		28 décembre.
—	Coulomb	30	H	—	Jambe	3 janvier		+	16 février.
—	Havas	58	H	?	—	3 février	G		9 mars.
—	Hardy	33	H	Traumatisme	—	27 août	G		14 novembre.
Bouilly	Pipler	53	H	—	—	9 janvier	G		6 février.
—	Bonhomme	26	H	—	—	22 septembre	G		4 avril 1884.
Labbé	Joissin	24	F	Pathologique	Cuisse	27 février		+	Non guéri, 16 juin.
—	Mara	42	H	—	—	4 décembre		+	14 février.
—	Boyer	40	H	—	Jambe	10 avril	G		8 juin.
—	Ladet	42	H	Traumatisme	—	10 mai	G		27 juillet.
—	Boureau	36	H	—	—	8 décembre	G		19 février.
—	Ravier	54	H	—	—	23 —		+	26 décembre.
—	Schumpp	67	H	Pathologique	—	25 —	G		8 février.

NECKER. — 1882

Chirurgien	Malade	Âge	Sexe	Nature	Siège	Date	Rés.	Signe	Date
Trélat	Martinet	50	H	Pathologique	Cuisse	7 février	G		18 avril.
—	Favart	37	H	Traumatisme	—	21 mars		+	22 mars.

NOM DU CHIRURGIEN	NOM DU MALADE	AGE	SEXE	CAUSE DE L'AMPUTATION	NATURE DE L'AMPUTATION	DATE DE L'OPÉRATION	RÉSULTAT GUÉRI	RÉSULTAT MORT	DATE DE LA SORTIE ou DE LA MORT
Trélat	Vibert	47	H	Traumatisme.	Jambe.	18 février		+	4 mai.
—	Pornon	26	H	Pathologique.	—	21 mai	G		3 août.
—	Quantin	32	H	—	—	23 novembre	G		21 avril 1883.
Bouilly	Gesseler	36	H	—	Cuisse.	7 septembre	G		30 octobre.
Segond	Favier	27	H	Traumatisme.	—	30 octobre	G		4 juin.
1883									
Trélat	Gabin	26	H	Pathologique.	Cuisse.	15 mars		+	16 mai.
—	Leguillou	26	H	Traumatisme.	—	15 décembre		+	4 août 1884.
—	Dreux	34	H	Pathologique.	Jambe.	9 janvier	G		27 mars.
Monod	Dallein	45	H	Traumatisme.	—	6 octobre	G		12 novembre.
SAINT-ANTOINE. — 1882									
Périer	Marion	20	F	Pathologique.	Cuisse.	22 décembre	G	+	12 février.
—	Gonin	26	H	Traumatisme.	Jambe.	5 novembre			30 novembre.
—	Grèze	26	F	?	—	26 décembre	G		5 mars.
Bouilly	Martin	15	H	Traumatisme.	Cuisse.	13 juin	G		7 octobre.
Duret	Mouline	45	H	—	Jambe.	10 octobre	G		6 janvier 1883.
1883									
Périer	Bizet	52	H	Traumatisme.	Cuisse.	3 juillet		+	10 juillet.
—	Colas	42	H	Pathologique.	—	3	G		25 août.
—	Lairotas	42	H	—	Jambe.	3 mars	G		16 avril.
—	Herbeval	28	H	—	—	17	G		12 mai.
—	Verbeck	61	H	—	—	20 décembre	G		1er mars 1884.
Delens	Boireau	41	H	Traumatisme.	Cuisse.	10	G		16 février.
COCHIN. — 1882									
Th. Anger	Moreau	42	H	Traumatisme.	Cuisse.	7 septembre	G	+	9 septembre.
—	Zohnder	46	H	Pathologique.	Jambe.	17 avril	G		21 juillet.
1883									
Th. Anger	Mignon	38	H	Traumatisme.	Cuisse.				

Cuisse.

				L'OPÉRATION		L'OPÉRATION	GUÉ	MORT	DE LA MORT
Cochin	Malvoisin	18	H	Pathologique	1868	29 juin	G		15 mars 1869.
—	Gille	32	H	—	1869	18 octobre	G		4 janvier 1870.
—	Deberne	6	H	Traumatisme	1870	18 avril	G		25 juillet.
—	Chambres	31	H	—	1871	4 —	G		17 juin.
—	Bouffaut	26	H	—	—	9 mai	G		26 août.
—	Carlouis	47	H	—	—	27 —		+	19 juillet.
—	Lambotin	41	F	—	—	9 juin		+	20 août.
—	Vauvillers	23	H	—	1874	22 —	G		12 décembre.
—	Degonda	23	H	—	—	27 octobre	G		9 mars 1875.
Beaujon	Miramont	55	H	—	1877	28 mars	G		3 août.
—	Hu	49	H	Pathologique	—	18 mai	G		27 —
—	Hamel	27	H	Traumatisme	1878	22 février	G		23 avril.
—	Larcher	36	H	—	—	27 —		+	27 février.
—	Reverdy	34	H	—	1879	8 mai		+	2 août.
—	Benech	21	H	Pathologique	—	10 novembre		+	4 mars 1880.
—	Couttet	23	F	—	1880	6 avril	G		3 août.
—	Legoux	66	F	—	—	11 novembre	G		11 juillet 1881.
—	Pourrat	30	H	Traumatisme	1881	17 juin		+	8 septembre.
—	Pamart	27	H	—	—	6 novembre	G		12 mars 1882.
Hôtel-Dieu	Polly	17	H	—	1882	26 février		+	28 mars.
—	Jacquemet	29	H	Pathologique	—	22 —	G		23 avril.
—	Vidal	26	H	—	—	14 janvier	G		10 juillet.
—	Meunier	18	F	—	—	18 —	G		17 octobre.
—	Cordier	32	H	—	1883	2 mai	G		10 août.

Cuisse d'un côté, jambe de l'autre.

				L'OPÉRATION		L'OPÉRATION	GUÉ	MORT	DE LA MORT
Beaujon	Piétri	26	H	Traumatisme	1878	22 avril	G		14 février 1879.
—	Barbezieux	36	H	—	1879	14 février	G		13 juillet.

Jambe.

				L'OPÉRATION		L'OPÉRATION	GUÉ	MORT	DE LA MORT
Cochin	Chaudeseigne	43	H	Traumatisme	1868	14 avril	G		20 juillet.
—	Mousset	35	H	—	—	29 décembre	G		31 mars.

HOPITAL	NOM DU MALADE	AGE	SEXE	CAUSE DE L'OPÉRATION	ANNÉE	DATE DE L'OPÉRATION	RÉSULTAT GUÉRI	RÉSULTAT MORT	DATE DE LA SORTIE OU DE LA MORT
Cochin	Barbe	26	H	Traumatisme.	1869	22 mars	G		17 mai.
—	Lustenberger.	39	H	—	—	3 novembre	G		29 juin.
—	Corroyer.	51	H	—	—	17 décembre	G		21 mars.
—	Levêque.	36	H	—	1870	15 mars		+	25 avril.
—	Perinet.	40	H	Pathologique.	—	28 juin.	G		11 mars.
—	Aubry.	21	H	—	—	11 juillet.	G		19 —
—	Massis.	62	H	—	1871	27 juin.		+	30 juin.
Beaujon.	Fortier.	51	H	—	1874	10 —	G		28 novembre.
—	Naudot.	58	F	—	—	25 novembre.	G		15 juin.
—	Helin.	76	H	Traumatisme.	1875	11 —		+	16 novembre.
—	Lemoine.	66	H	Pathologique.	1876	12 juillet.		+	6 mai 1877.
—	Leprince.	28	H	Traumatisme.	—	16 mars	G		14 —
—	Tabourot.	61	H	—	1877	2 mai.	G		27 juillet.
—	Léridon.	34	H	—	—	20 décembre.	G		26 janvier 1878.
—	Vendôme.	37	F	—	1878	22 février.		+	7 mars.
—	Cauvin.	26	H	—	—	11 avril	G		21 juin.
—	Hérard.	59	H	—	—	12 décembre.		+	18 décembre.
—	Benech.	24	H	Pathologique.	—	19 —	G		Amputé en 1879.
—	Leix.	27	H	Traumatisme.	1879	10 mars	G		19 juin.
—	Huguet.	30	H	—	—	12 novembre.	G		9 février 1880.
—	Dujardin.	23	H	—	—	14 —	G		9 janvier 1880.
—	Bonhomme.	15	H	Pathologique.	—	13 —	G		17 décembre.
—	Martin.	50	H	Traumatisme.	—	22 décembre.	G		5 avril 1880.
—	Guial.	30	F	—	1881	27 janvier	G		27 juillet.
—	Juimnoz.	16	F	Pathologique.	—	10 mars	G		25 juin.
—	Hoffmann.	47	H	Traumatisme.	—	22 —	G		8 juillet.
—	Demissy.	38	H	—	—	24 —	G		19 août.
—	Latigny.	29	H	—	—	20 mai.		+	7 juin.
—	Dessol.	29	H	—	—	30 juin.	G		19 septembre.
Hôtel-Dieu	Levet.	57	H	—	1882	27 janvier		+	4 février.
—	Vadec.	17	H	Pathologique.	1883	21 février.	G		8 juin.
—	Etinger.	42	H	Traumatisme.	—	29 juillet.	G		9 novembre.

VIII

INTRODUCTION

A LA NEUVIÈME ÉDITION

DU

MANUEL DE MÉDECINE OPÉRATOIRE[1]

De J.-F. MALGAIGNE

Depuis la publication de la huitième édition de ce livre (1874-1877) un changement considérable s'est opéré dans les résultats opératoires, surtout en ce qui concerne la mortalité dans la pratique hospitalière, et ce changement, si nous l'envisageons sous le rapport des idées, mériterait presque le nom de révolution.

Il me paraît difficile de commencer cet ouvrage, sans jeter un coup d'œil rapide sur cette remarquable évolution de la science et de la pratique. J'y suis d'ailleurs poussé par des motifs personnels que je n'ai nul dessein de dissimuler : je revendique l'honneur d'avoir mis, le premier, en lumière la véritable cause de la mortalité hospitalière, jusque-là si élevée, parfois si excessive; d'avoir montré, le premier, que les épidémies, quelles qu'elles soient, n'existent que par la contagion; d'avoir, le premier, prouvé, par ma pratique, comment on peut s'en garantir en prenant de minutieuses précautions pour empêcher le transport du contage par le chirurgien, les instruments, les objets de pansement; en faisant ce qu'on appellerait aujourd'hui de la

---

(1) Tome I. — L'introduction du tome II sera publiée dans le troisième volume. L.

chirurgie *aseptique*. Je n'ai jamais accepté les idées théoriques qui ont ultérieurement, et à la suite de Lister, entraîné tous les esprits, et je n'ai pas accepté davantage, après les avoir essayées et étudiées, les pratiques minutieuses, singulières, qui constituaient, dans sa pureté primitive, ce qu'on a appelé le « pansement de Lister ». Je pourrais donc être regardé comme un de ces esprits arriérés, réfractaires aux progrès les mieux établis. Cette situation singulière ne saurait me convenir. Que la révolution qui s'est faite se soit accomplie sous l'influence des idées de Lister et non des miennes, cela est absolument incontestable. Mais au-dessus du succès auprès des hommes, il y a, en science comme ailleurs, la vérité, et la vérité n'est pas du côté des théories listériennes. J'arrive à l'âge où l'on s'avance vers l'avenir infini ; j'ai le droit et le devoir de rappeler quelle a été ma part dans les progrès effectués ; de prouver que, dès 1865, j'ai proclamé la vraie théorie qui devait conduire à l'énorme abaissement de la mortalité des opérés et des accouchées ; qu'en appliquant ces théories dès 1867, j'avais fait dans ma pratique hospitalière cette révolution, qui, pour mes collègues, aurait pu, aurait dû se faire cinq ans plus tôt, s'ils m'avaient lu, écouté, imité. Mais ce qui est plus important, je veux montrer quelles vérités se dégagent du chaos actuel des théories ; je veux montrer que, sans avoir besoin des complications, dont on encombre inutilement la pratique chirurgicale, on peut réaliser facilement les conditions qu'on a caractérisées du nom de méthodes aseptiques, antiseptiques, etc., et qu'on peut ainsi ramener à son minimum possible la mortalité opératoire.

Trois théories cherchent à rendre compte du mode d'apparition des maladies infectieuses : infection purulente, érysipèle, fièvre puerpérale, fièvre typhoïde, etc., soit à l'état épidémique, soit dans des cas isolés. Elles sont, par ordre de dates :

1° La théorie qui attribue à la contagion *seule* le développement des épidémies ; qui regarde comme agent de la contagion un *germe contage* pouvant naître *primitivement* dans certaines conditions pathologiques (infection purulente, érysipèle, fièvre puerpérale) ou dans des conditions climatériques (choléra, fièvre jaune) ; germe transmissible directement à tout malade présentant les conditions de réceptivité morbide. Cette théorie est la mienne, elle date de 1865 et a été développée dans mon livre *des Maternités*, dans mon Mémoire de 1870 sur les pansements, dans le chapitre *Amputation* de la dernière édition de ce manuel ;

2° La théorie de l'altération des liquides normaux ou pathologiques par les *germes ferments* de l'air, altération se traduisant par la suppuration, théorie absolument muette sur la contagion, les épidémies, même sur la mortalité nosocomiale ; c'est la théorie de Lister, cherchant à appliquer à la chirurgie les belles recherches de Pasteur sur la fermentation des matières organiques (1867-1871). A celle-ci se rattache la théorie plus générale de Lemaire, qui a précédé les deux autres (1863) et qui se traduit par l'emploi de l'acide phénique comme moyen de détruire les *germes ferments*;

3° La théorie de microbes spéciaux, microbes datant sans doute de l'origine du monde, puisqu'on se refuse à admettre leur génération primitive sur un malade contemporain ; microbes qui, pour les uns, infestent l'air, même le plus pur ; ou qui, pour les autres, existent tous à l'état permanent, mais latent, dans notre organisme, dès notre naissance, et qui, se multipliant, agissent chez tous ceux qui se trouvent en état de réceptivité morbide. C'est une théorie anonyme, car elle ne peut être revendiquée par personne en particulier, et elle s'est formée peu à peu sous l'influence des découvertes de Davaine, de Koch, de Pasteur, etc.

J'examinerai la valeur de ces théories, puisqu'elles ont une grande influence sur la pratique. Je chercherai à dégager de l'amas confus d'idées erronées et de pratiques bizarres la véritable raison des progrès considérables réalisés, depuis quinze ans, dans la pratique chirurgicale. La marche de l'esprit humain, lente ou rapide suivant les époques, est continue ; une découverte importante, faite tout à coup et en apparence par un seul, a toujours été précédée et en quelque sorte amenée par des découvertes partielles faites, avant lui, par un nombre plus ou moins considérable de précurseurs ; l'histoire est donc le meilleur guide dans l'étude des évolutions qu'a suivies la pratique chirurgicale pour arriver au point où elle est aujourd'hui.

Jusqu'au XVIIIᵉ siècle, on ne trouve dans les écrits des chirurgiens rien qui puisse nous faire croire que la mortalité après les grandes opérations fût analogue à celle que nous observions, il y a quinze ans encore, dans nos hôpitaux. Cette sécurité relative tenait peut-être à la pratique suivie dans les amputations. Les uns, comme Fabrice d'Aquapendente, imitant Hippocrate, Celse, Galien, n'amputaient que dans les cas de gangrène et à la limite du sphacèle ; les autres, imitant Paul d'Egine, amputaient dans les parties vivantes ; mais, pour se mettre à l'abri de l'hémorragie, ils cautérisaient la surface du moignon et se mettaient ainsi, sans le savoir, sans le vouloir, à l'abri de la contagion.

Peut-être aussi, cette mortalité réduite tenait-elle à l'isolement relatif des malades. L'antiquité n'a pas connu les hôpitaux. Si la charité chrétienne les a créés et multipliés, ils recevaient plus d'infirmes, de vieillards et de malades que d'opérés ; mais lorsque, au xviiie siècle, de grands hôpitaux commencent à rassembler dans des salles communes un grand nombre de blessés et d'opérés, alors les grandes mortalités chirurgicales apparaissent et les chirurgiens, en nous les signalant, nous signalent aussi les maladies qui en sont la cause.

D'abord c'est la pourriture d'hôpital, puis la fièvre d'hôpital, qui n'est autre que l'infection purulente. Dans le service de Dupuytren, un des rangs de la longue salle Sainte-Marthe, à l'Hôtel-Dieu, reçoit et conserve le nom sinistre de *rang noir*, parce que tous les opérés y succombent. Richerand à l'hôpital Saint-Louis, en 1814, sur une population de 1,900 malades, en perd 500 par mois de pourriture et de fièvre d'hôpital. En Crimée, sur 100 amputés de cuisse, nous en perdons 91 ; en Italie 71. Dans nos hôpitaux de Paris, de 1836 à 1841, il en meurt 62 sur 100, d'après la statistique de Malgaigne ; en 1868 et 1869, la mortalité était encore la même pour mes collègues des hôpitaux : 61,9 sur 100 pour l'amputation de la cuisse, 69 sur 100 pour celle de la jambe.

Bientôt, heureusement, on ne tarde pas à s'apercevoir que la pourriture d'hôpital est éminemment contagieuse ; pour elle l'idée de contagion se substitue à l'idée fataliste de l'épidémie. On prend des précautions contre la contagion et cela seul suffit pour que la maladie disparaisse, à tel point, que l'immense majorité des médecins, âgés de moins de soixante ans, n'ont jamais vu un seul cas de véritable pourriture d'hôpital, telle qu'on l'observait encore dans la première partie de ce siècle.

Malheureusement, il ne devait pas en être ainsi pour l'infection purulente obstétricale et chirurgicale. On méconnut sa contagiosité, on crut que les cas si nombreux observés dans les services de chirurgie étaient tous des cas primitifs, et, lorsque ces cas se multiplièrent au point que presque tous les opérés succombaient, on invoquait alors l'existence d'une épidémie, agissant primitivement, directement et individuellement sur chaque malade. Avec cette idée, nul progrès n'était possible. Boerhaave, van Swieten, Morgagni, J.-L. Petit, Quesnay, John Hunter avaient observé les abcès métastatiques après les grandes opérations et décrit les intoxications consécutives aux phlébites suppurées ; Ribes, Velpeau, Cruveilhier, Maréchal, pénétrèrent plus avant dans la solution du problème ; mais ce n'est qu'en 1849 que le livre de Sédillot sur l'infection purulente mit hors de doute le lien qui existe entre la plaie, l'empoisonnement du sang et les abcès métastatiques.

Ici commence la première période des tentatives faites pour prévenir l'éclosion de la maladie. Comme je l'ai dit, on ne croyait pas à la contagion ; on croyait au développement primitif de l'infection chez chaque malade. En temps d'épidémie, on croyait ce développement facilité par cet agent mystérieux, cet être de raison qu'on appelait le miasme, le génie épidémique, et ceux qui, comme A. Guérin, croyaient à l'influence miasmatique, étaient bien loin de croire à la contagion, comme il l'a montré plus tard par sa théorie expliquant l'action du pansement ouaté. A partir du moment où l'on plaça dans le pus, dans ses altérations et même dans sa résorption en nature, la cause première de l'infection, l'une des principales préoccupations des chirurgiens sera d'empêcher cet empoisonnement de l'économie par le pus de la plaie.

Un excès d'inflammation est, pour les uns, la cause des accidents. Pour la modérer, Lamorier en 1732, Lombard en 1785, Liston dans la première partie de ce siècle, avaient préconisé les pansements à l'eau froide. Josse (d'Amiens), en 1832, conseille et pratique l'irrigation continue, Baudens fait usage de la glace et Langenbeck, vers 1852, emploie pour tout pansement le séjour permanent du membre amputé dans un bain d'eau tiède. D'autres, au contraire, conseillent la chaleur, et Jules Guyot, en 1840, imagine le pansement par incubation, qui ne tarda pas à être abandonné.

Les magnifiques résultats de la méthode sous-cutanée firent regarder la présence de l'air comme la cause des accidents. Laugier et Chassaignac, en 1840, cherchèrent, au moyen du pansement par occlusion, à empêcher l'accès de l'air sur la plaie, le premier en employant une couche de baudruche gommée; le second, une cuirasse de diachylum. S'il y avait eu du pus sous le pansement, il devait, suivant eux, grâce au pansement, éviter le contact de l'air, échapper à toute altération, cause des accidents.

En 1866, Maisonneuve et J. Guérin veulent empêcher le contact du pus avec la plaie et cherchent à l'entraîner, au fur et à mesure de sa production, dans un vase où l'on avait fait le vide. Tel fut le pansement par aspiration continue qui, du reste, n'aspirait rien.

D'autres chirurgiens crurent qu'en oblitérant les vaisseaux au moment même de l'opération, on devait empêcher l'absorption et l'intoxication; de là l'écrasement linéaire, le galvanocaustique, les flèches caustiques, etc.

La scie étant regardée comme aussi dangereuse que le couteau, Maisonneuve brise l'os, en le courbant sur un point fixe, et invente l'*ostéoclasie*.

Bientôt, on chercha à obtenir ou à compléter par les pansements cette occlusion des petits vaisseaux. L'alcool pur, employé par A. Paré, Dionis, La Faye, J.-L. Petit, repris par Lestocquoy (d'Arras) en 1818, par Batailhé en 1852, fut largement employé par Nélaton à titre de coagulant.

On alla plus loin encore; on recula de plusieurs siècles et l'on alla jusqu'à la cautérisation de la plaie, pratique qu'on croyait pour toujours abandonnée depuis A. Paré. Bourgade (de Clermont-Ferrand) couvrit de charpie trempée dans le perchlorure de fer le moignon de ses amputés, mais bien que son mémoire eût été couronné par le congrès de 1867, cette cautérisation barbare fut bientôt abandonnée, après les essais malheureux de Gosselin et de Demarquay.

Croyant que l'altération du pus pouvait être la cause des accidents, on employa les désinfectants pour prévenir sa fétidité. Le sulfate de fer, le nitrate de plomb, le permanganate de potasse, les acides thymique et eugénique furent successivement mis en usage. En 1859, on essaya le coaltar mêlé au plâtre; quelques années plus tard, Lemaire employa l'acide phénique; mais alors commence avec d'autres idées une période que nous retrouverons tout à l'heure.

Quel avait été le résultat de ces efforts faits dans des sens si divers? nul ou à peu près nul. L'infection purulente continuait à sévir dans nos services hospitaliers et la fièvre puerpérale dépeuplait nos maternités. Il ne pouvait en être autrement. On pouvait bien par des procédés opératoires, par les pansements, diminuer le nombre des cas primitifs, éviter même quelques contagions ; mais onne croyait pas à la contagion, on croyait à l'épidémie, et, tant que cette erreur subsistera, aucun progrès ne pourra être réalisé. Il ne se réalisera pas, parce qu'on n'atteint pas le progrès, quand on n'a d'autre ressource que de gémir sur une fatalité d'ordre supérieur, de nature mystérieuse, à laquelle on se soumet en victime résignée et impuissante.

Nous arrivons maintenant à une seconde période qu'on pourrait appeler celle de l'*hygiène hospitalière ;* avec elle commence mon intervention personnelle, avec elle commencent aussi pour moi des études auxquelles je me consacre depuis trente ans.

En 1858, désirant étudier la pratique chirurgicale anglaise et surtout les résections articulaires qu'on ne pratiquait en France, ni pour la hanche, ni pour le genou, j'allai passer six mois dans les hôpitaux de Londres. En rédigeant mon mémoire sur la résection du genou, j'étais amené par la logique la plus élémentaire à en comparer la mortalité à celle de l'amputation de la cuisse, *pratiquée en Angleterre.* Ce travail fait, je fus péniblement étonné de voir que notre mortalité après cette amputation était beaucoup plus élevée qu'elle ne l'était en Angleterre, puisqu'elle n'y dépassait pas 45 p. 100, tandis qu'elle arrivait à Paris à 62 p. 100 ; c'était le premier exemple de statistique comparative.

La production de ces chiffres suscita une vive émotion dans les deux pays. Il ne pouvait me suffire d'avoir constaté un fait si grave, je voulus en rechercher les causes. J'avais déjà montré que la pratique anglaise était absolument différente de la nôtre. Alors que nous condamnions tous nos amputés à une diète sévère, nos confrères d'Angleterre les alimentaient le plus possible et leur donnaient de grandes quantités de vin et de liqueurs fortes. A partir de la publication de mon mémoire, une véritable révolution se fit dans le régime, jusque-là si défectueux, de nos opérés.

Cela seul ne pouvait cependant expliquer la différence si grande dans la mortalité. Déjà, il m'avait semblé qu'on devait en trouver les causes dans les conditions hygiéniques si différentes des hôpitaux anglais et français. Je parcourus de nouveau et j'étudiai à ce point de vue les principaux hôpitaux de l'Angleterre, de l'Écosse et de l'Irlande, et je publiai en 1861 mon mémoire intitulé : *Note sur l'hygiène hospitalière en France et en Angleterre.* Ce travail et le rapport de Gosselin sur mon mémoire sur la *Résection de la hanche* furent l'occasion d'une discussion mémorable à l'Académie de médecine. Cette discussion eut un grand retentissement et le parlement chargea MM. Bristowe et Holmes de la mission d'étudier les conditions hygiéniques et la mortalité de tous les hôpitaux d'Angleterre. Leur rapport mit en évidence ce fait, sur lequel j'aurai à revenir, que le taux de la mortalité diminue avec l'importance de la ville dans laquelle l'hôpital se trouve situé.

Pendant plusieurs années, l'hygiène hospitalière fut la préoccupation des chirurgiens; mais, il faut bien l'avouer, en provoquant l'étude d'une branche presque nouvelle de l'hygiène, en attribuant aux conditions hygiéniques une part fort importante dans la mortalité des opérés, j'étais *relativement* dans l'erreur. Certes on a plus de chance de guérir un malade dans un hôpital bien aéré, bien ventilé, bien éclairé, bien chauffé, proprement tenu et nullement encombré; mais c'était ailleurs que dans ces conditions qu'il fallait chercher la prophylaxie de l'infection purulente. Aussi lorsqu'en 1865, ayant résolu le problème, je publiai mon livre des *Maternités*, je lui donnai pour épigraphe cette phrase tirée du livre même : « L'hygiène hospitalière ne se réduit pas à des questions de bâtiments à orienter ou à espacer, de fenêtres à ouvrir, de mètres superficiels de terrain ou de mètres cubes d'air à distribuer à chaque malade; *c'est la science, qui, par l'étude approfondie des causes qui font naître et s'étendre les maladies nosocomiales, apprend à les prévenir ou à les arrêter dans leur développement.* »

On peut dire que, pour tous les chirurgiens, la période de l'hygiène hospitalière dura jusqu'au commencement de la période listérienne (1872). Pour moi, mais malheureusement pour moi seul, commença, en 1865, une période qui dure encore : celle de la contagiosité. Si je partageais, à des degrés divers, avec un grand nombre d'accoucheurs, la doctrine de la contagion de l'infection purulente puerpérale, *seul*, je croyais à la contagion de l'infection purulente chirurgicale ; *seul* aussi je soutenais contre les accoucheurs, les médecins et les chirurgiens réunis, cette doctrine que je soutiens encore : celle de la non-existence des épidémies par le fait d'influences atmosphériques inconnues dans leur nature, et j'ai le droit de revendiquer la doctrine qui attribue à la contagion *seule* les épidémies d'infection purulente dans les hôpitaux et les maternités. C'est par l'étude de la fièvre puerpérale que je devais arriver à la découverte de la vérité.

Quelque enracinée que fût la croyance à un mystérieux agent épidémique amenant des mortalités exceptionnelles, il était impossible que, pour la fièvre puerpérale, l'idée ne vînt pas que la maladie était contagieuse, puisqu'on voyait, parfois, une mortalité excessive régner dans la clientèle d'un accoucheur, alors qu'elle était nulle dans la clientèle de ses confrères. Ces idées de contagion avaient même fait tant de progrès en Angleterre, qu'en juillet 1846 la *Medico-chirurgical Review* déclarait justiciable des tribunaux l'accoucheur qui, après avoir eu un cas de fièvre puerpérale dans sa clientèle, continuait à faire des accouchements.

En 1847, Semmelweis, à l'hôpital général de Vienne, voyant son service décimé par la fièvre puerpérale, qui épargnait le service voisin réservé aux sages-femmes, crut que la fièvre puerpérale était due à cette circonstance, que les étudiants, se livrant à la dissection, ce que ne faisaient pas les sages-femmes, inoculaient aux accouchées le virus septique anatomique. L'idée théorique de Semmelweis était fausse, mais, comme cela devait arriver plus tard à Lemaire et à Lister, elle le conduisit à une pratique excellente : aucun élève ne put entrer dans les salles, sans s'être lavé les mains dans une solution de chlorure de chaux. Cette seule précaution fit tomber la mortalité à 3 et même à 1 p. 100, ce qui ne s'était pas vu depuis 1822. Si Semmelweis eût fait un pas de plus, si, au lieu d'accuser le virus anatomique, il eût compris que c'était le germe contage de la fièvre puerpérale qu'inoculaient les élèves, germe qu'ils avaient puisé dans les autopsies de femmes mortes de fièvre puerpérale, il eût peut-être avancé de dix-huit ans la solution du problème et le salut des accouchées. Je dis peut-être : car, bien que le fait matériel de la préservation existât, Semmelweis n'eut pas d'imitateurs.

En 1858, mon collègue et ami Tarnier, comparant la mortalité de la Maternité à celle de la clientèle civile de l'arrondissement de Paris où était situé cet établissement, constata qu'il était mort à la Maternité une accouchée sur 17, tandis qu'en ville il n'y avait eu qu'une mort sur 322. Il semblerait qu'en présence de ces chiffres, Tarnier eût dû conclure que la contagion était la cause *unique* de cette effroyable mortalité; il n'en fut rien. S'il crut à la contagion, comme beaucoup d'accoucheurs, il continua, comme tous, à donner au *quid diabolicum* de l'épidémie la part la plus large dans la propagation de la maladie. « Je crois, disait-il, à la contagion; *mais je ne veux pas lui assigner le rôle principal* dans l'étiologie de la fièvre puerpérale (p. 97). » La contagion n'est sans doute que l'*une* des causes qui peuvent propager la fièvre puerpérale; « *il est possible même qu'elle ne se révèle que pendant les épidémies intenses, pour disparaître dans les cas sporadiques.* »

En parlant d'épidémies antérieures rapportées par d'autres auteurs, il dit (p. 73) : « Il faut bien admettre, dans tous ces cas, comme dans toutes les épidémies, l'action *d'un principe général*, inconnu dans son essence, appréciable par ses effets, *qu'on a désigné sous le nom de génie épidémique.* » Pour Tarnier, comme pour tous, la croyance à l'épidémie était l'obstacle invincible qui s'opposait au progrès et à la découverte de la vérité. Si j'insiste sur les idées professées alors par mon ami et collègue Tarnier, c'est parce que certains de ses élèves lui attribuent ce qui m'appartient : la démonstration que la contagion *seule* est la cause de l'élévation exceptionnelle de la mortalité dans les maternités et quelquefois en ville; la démonstration qu'il n'y a pas d'épidémies, mais seulement une multiplicité de contagions. *Cuique suum.*

J'ai raconté, ailleurs, l'erreur que j'avais commise, en 1861, à propos de l'interprétation de la statistique de Guy's Hospital. Alors que la mortalité des accouchées est en moyenne, dans les hôpitaux de 1 sur 30; dans une période de sept ans, sur 11,928 accouchements faits au domicile des accouchées, par le service spécial de Guy's Hospital, il n'était mort qu'une accouchée sur 331. Le fait fut déclaré impossible par plusieurs des orateurs à l'Académie de médecine, mais, comme il était indéniable, le même problème qui s'était dressé, trois ans avant, devant Tarnier, se dressait devant moi. Je m'imposai la mission de le résoudre.

Je visitai toutes les grandes maternités d'Europe, je rassemblai une statistique de 888,312 accouchements dans les hôpitaux, de 934,731 à domicile, près de deux millions, je réunis tous les exemples de contagion publiés dans la science, j'étudiai l'histoire de toutes les épidémies connues et, après avoir poursuivi pendant quatre ans la solution du problème, je la découvris enfin en 1865.

Je montrai la contagiosité, non plus seulement de la fièvre puerpérale, mais de l'infection purulente chirurgicale. Je déclarai fausse toute la doctrine des épidémies, admise depuis Hippocrate. Je niai l'épidémie au sens propre du mot; je montrai que la contagion largement exercée constituait *toutes* les épidémies ambulantes : fièvre puerpérale, infection purulente, érysipèle, fièvre typhoïde, typhus, etc., et en Europe : choléra et fièvre jaune. Je montrai que la mortalité hospitalière se compose de deux éléments : les cas primitifs, rares à l'hôpital comme en ville; les cas communiqués par contagion, qui élevaient si effroyablement la mortalité, élévation qu'on se contentait d'attribuer à l'existence d'une épidémie. Je ne craignis pas de poser cette loi, trop hardie pour l'époque (1865) : *Toute maladie susceptible de se transporter d'un lieu à un autre sous forme d'épidémie est contagieuse.*

Deux ordres de preuves me servirent à montrer que l'épidémie n'est que la multiplicité des contagions. La première, c'était les exemples, déjà assez nombreux, de soi-disant épidémies existant dans une ville, alors qu'elles n'existaient que dans la clientèle d'un accoucheur ou d'une sage-femme, pendant que les autres médecins de la même ville ne perdaient aucune accouchée. Évidemment l'épidémie n'était que de la contagion. La seconde, c'était le même fait observé dans de plus vastes proportions dans des services hospitaliers voisins les uns des autres.

Si les miasmes morbigènes répandus dans l'air sont la cause des mortalités exceptionnelles qu'on caractérise du nom d'épidémies, on devrait les rencontrer en même temps dans toutes les maternités, dans tous les hôpitaux d'une même ville et surtout dans tous les services d'un même hôpital. Utilisant la statistique des maternités de Saint-Pétersbourg, publiée par Hugenberger, celles de Vienne et de Paris, je montrai qu'il n'y avait aucune coïncidence dans les mortalités exceptionnelles. Ainsi, à Paris, tandis qu'en février et août 1864, il meurt 1 femme sur 76 à la

Clinique; il en meurt 1 sur 3 à la Maternité. En décembre, alors que la mortalité à la Clinique ne dépasse pas la moyenne, elle arrive à la Maternité, au chiffre effroyable de 1 sur 2.

A Vienne, les deux cliniques des sages-femmes et des étudiants sont distinctes, mais elles sont placées dans le même hôpital, dans la même cour, et tandis qu'en juillet 1838 il ne meurt dans la clinique des étudiants que 1 accouchée sur 110, il en meurt 1 sur 4 dans celle des sages-femmes. Ce qui prouve que la disposition architecturale n'y est pour rien, c'est que de temps en temps la proportion se renverse. En mai 1846, les sages-femmes ne perdent que 1 accouchée sur 250, les étudiants ont une mortalité épouvantable de 1 accouchée sur 7.

Comment expliquer ces différences ? L'explication me paraît facile. Ces services si voisins étaient desservis par un personnel absolument différent, distinct et séparé. Or, lorsque les élèves étaient contaminés pour avoir touché, soigné, autopsié une ou plusieurs femmes atteintes de fièvre puerpérale, ils devenaient des agents de contagion ; ils créaient l'épidémie en propageant eux-mêmes le germe contage. J'ai montré en 1865 par quelques exemples pris dans la pratique civile, en particulier par celui de Grisar (de Hasselt), comment se crée une épidémie. (J'en ai publié un autre, très remarquable, à l'Académie en 1886, observé par moi en 1885 en Sologne, dans la clientèle d'une sage-femme.)

Tout cela me conduisit à la conception d'une théorie que j'exposai dans mon livre *des Maternités*, et j'y consacrai un chapitre spécial intitulé *Épidémies et contagion*. On y retrouve des vérités qui, absolument contestées à cette époque, sont devenues aujourd'hui monnaie courante et que quelques-uns, du reste, cherchent à s'attribuer. Je veux montrer quelle est ma part légitime dans le progrès effectué, en reproduisant, par quelques citations, une partie des idées émises par moi *il y a vingt-trois ans*, bien des années avant l'avènement de ce qu'on a appelé la méthode antiseptique, à une époque où presque tous les accoucheurs niaient la contagiosité de la fièvre puerpérale ; où tous les chirurgiens niaient la contagiosité de l'infection purulente ; où presque tous les médecins niaient la transmissibilité du choléra, de la fièvre typhoïde ; où tous, sans exception, croyaient à l'épidémie hippocratique, au miasme voyageur, à la réalisation de la légende biblique de l'*Ange exterminateur*.

« Quelle que soit leur origine, toutes les maladies peuvent affecter dans leur mode de dissémination deux caractères différents : *sporadiques*, elles n'attaquent séparément qu'un petit nombre d'individus ; *épidémiques*, elles attaquent dans le même temps et dans le même lieu un grand nombre de personnes.

« Le mot *épidémie* sert donc à désigner la dissémination sur un grand nombre d'individus d'une maladie quelconque, qu'elle soit *endémique* dans le pays où règne l'épidémie, comme la variole, les fièvres éruptives, l'érysipèle, la fièvre puerpérale, ou qu'elle n'y règne qu'*épidémiquement* et provienne de pays éloignés, comme cela existe pour la fièvre jaune et le choléra en Europe.

« Mais, à ce mot épidémie, tel qu'on l'emploie, s'attache trop souvent, à côté de l'idée de nombre, une idée de provenance et de causalité que je veux combattre de toutes mes forces. « Quand « un grand nombre d'hommes, dit Hippocrate, sont saisis en « même temps d'une même maladie, la cause en doit être attri- « buée à ce qui est le plus commun, à ce qui sert le plus à tous ; « or cela, c'est l'air que nous respirons. » (*De la nature de l'homme*, ch. ix.) Ce mot épidémie (ἐπί-δῆμος) traduit l'idée d'une influence morbide venue de plus ou moins loin et planant sur toute la population ; à ce mot s'oppose celui d'*endémie* (ἐν-δῆμος), qui traduit l'idée contraire d'une influence morbide née dans la population elle-même ; de telle sorte que ce mot *épidémie* est opposé à deux idées différentes : celui de nombre, *sporadique* ; celui de provenance, *endémique*.

« Cette théorie hippocratique, encore en faveur aujourd'hui (1865), tend à considérer chaque malade, atteint pendant une épidémie, comme frappé par un miasme primitif venu de plus ou moins loin et exerçant son action dans un même temps et sur toute une population. Idée juste quand il s'agit de maladies régnant au lieu même où existe la cause première de leur pro-duction et *dans le rayon de l'action directe de cette cause*, comme la fièvre intermittente paludéenne au voisinage des marais, comme la fièvre jaune sur la rive américaine de l'Atlantique. Idée fausse quand elle s'applique à des maladies qui règnent épi-démiquement loin du lieu où existe leur cause première produc-trice. Isolé des malades déjà frappés, à l'abri de toute contagion directe ou indirecte, aucun individu ne sera atteint et, s'il s'agit d'une maladie endémique spéciale à certains états physiologiques comme la fièvre puerpérale, le nombre des malades, *limité aux cas primitifs, ne subira que peu de variations* et il n'y aurait jamais d'épidémie.

« L'air est, pour beaucoup de médecins, non seulement le véhicule des miasmes morbifiques, il en est encore le créateur ; ici miasme cholérique, là miasme de fièvre typhoïde ou d'infection purulente. Il s'arrête en un lieu, exerce ses ravages et, comme Antée, prenant de nouvelles forces chaque fois qu'il touche la terre, après qu'il a créé un foyer d'infection, il s'élance plus loin faire de nouvelles victimes. Ce Protée insaisissable, ce *quid ignotum* mais aussi ce *quid divinum* voyageant par les airs ne peut être arrêté nulle part, et trop souvent, du reste, l'on n'oppose à ses progrès qu'une sorte de fatalisme oriental. Le choléra né sur les bords du Gange, apporté par les Musulmans indiens à La Mecque, transporté par les pèlerins au Caire, à Alexandrie, menace de débarquer à Marseille avec les fidèles croyants de l'Algérie : comment s'en garantir ? Faut-il mettre en quarantaine rigoureuse les hommes et les choses venant des pays infestés ? A quoi bon ! la maladie n'est pas contagieuse, elle est dans l'air, vient avec l'air, et comme par une influence catalytique fait éclore, naître le choléra dans les endroits où cette sorte de ferment porte son action. Que faire donc ? brûler de la paille ou de la poudre à canon ; vaporiser du chlore ou des acides ; cacher la vérité, nier les décès, et... enterrer les morts. »

(On agit tout autrement en 1884, et en s'opposant à la contagion on arrêta l'épidémie.)

« Un cas de fièvre puerpérale se développe primitivement dans une maternité et chez une accouchée prédisposée ; que faire ? Isoler rigoureusement et de suite l'accouchée devenue malade, purifier ou brûler ce qui lui a servi, laver le parquet et repeindre les murs de la chambre, empêcher toute communication même indirecte entre la malade et les autres accouchées ? A quoi bon ? la maladie n'est pas contagieuse ; c'est une épidémie qui voyage et qui est venue un instant se reposer dans la maternité. Résignons-nous, et lorsqu'une mortalité excessive aura montré que le miasme voyageur, que l'épidémie ne veut pas quitter son asile, cédons-lui la place et... fermons l'établissement.

« Voilà où conduisent ces idées d'épidémies sans contagion directe ou indirecte, alors que la contagiosité est la première condition de l'épidémicité, alors qu'on pourrait poser cette loi : *Toute maladie susceptible de se transporter d'un lieu à un autre, sous forme épidémique, est contagieuse.*

« Quelques exemples feront mieux comprendre ces propositions. Des marécages existent dans un pays ; sous l'influence d'une température plus ou moins élevée, d'une modification quelconque dans l'état de l'atmosphère ou du marais lui-même, les effluves paludéens se dégagent ; la fièvre intermittente attaque à la fois un grand nombre de personnes, il y a une épidémie de fièvre intermittente (maladie endémique). Mais la fièvre intermittente n'est pas contagieuse ; elle ne s'étendra qu'aussi loin que les miasmes insalubres pourront être portés par les vents, et la maladie ne dépassera pas la sphère d'action *directe* des causes capables de l'engendrer.

« Supposons, au contraire, le cas d'une maladie *endémique*, spéciale à certaines conditions du sol, mais *contagieuse*, la fièvre jaune ou le choléra : que voyons-nous ?

« Sous des influences purement locales, naît sur les bords du Gange et comme une sorte de fièvre pernicieuse à un seul accès le choléra asiatique. *Dans la limite de sa sphère d'action directe,* le miasme cholérique, sorti du fleuve, exerce ses ravages, et une épidémie de choléra se développe dans les lieux où il est endémique. Malheureusement la maladie est contagieuse. Un individu déjà malade s'éloigne et franchit les limites où s'arrête la sphère d'action *directe* du miasme à sa naissance ; foyer morbide ambulant, il transporte la maladie à distance, la transmet à des individus sains, ceux-ci la transmettent à d'autres et la transmission, ainsi multipliée et étendue, crée une *épidémie* cholérique loin du lieu où la maladie a pris naissance. Ce n'est pas le miasme dégagé du Gange, qui va *directement,* transporté par les vents, donner la maladie à Constantinople, à Marseille, à Paris ; c'est le cholérique venu dans ces diverses villes et qui lui-même n'est devenu malade qu'après une longue série de transmission par contagion. Aussi nous verrons la maladie suivre non pas la marche des vents, mais les routes ouvertes à l'activité humaine, et le choléra, qui pour venir à travers l'Asie et le nord de l'empire, mettra comme en 1832 trois ou quatre ans à nous arriver, nous arrivera en 1865, en quelques semaines ou en quelques mois, par la mer Rouge, l'Egypte et les communications maritimes.

« Sous l'influence de causes qui nous échappent, la fièvre puerpérale éclate chez une accouchée ; celle-ci devient un foyer de
contagion, et si cette contagion peut s'exercer et s'exerce librement, l'épidémie sera constituée. Mais, dira-t-on, pourquoi cette
contagion ne s'exercerait-elle pas toujours ?... Qu'on me permette
ici une comparaison un peu banale.

« Une maladie contagieuse est comme une graine : pour qu'elle
germe, il faut qu'elle trouve un terrain convenable, convenablement préparé, et sa germination sera facilitée, gênée ou empêchée
par des conditions biologiques et atmosphériques.

« Un cholérique débarqué à Marseille importe la graine en
Europe. Cet homme se trouve en contact avec divers individus,
les uns bien portants, bien nourris, les autres maladifs et
débilités par les privations ; *leur réceptivité morbide* est donc
différente ; le choléra respecte les premiers et atteint les seconds [1].

« Une armée en campagne a subi toutes sortes de privations et
de fatigues ; ses blessés entassés dans les hôpitaux malsains voient
naître parmi eux ce fléau qui naît de la concentration de toutes
les misères : le typhus des camps. Deux de ces malades sont
évacués dans d'autres localités ; l'un est placé dans un village, au
milieu d'une famille de paysans robustes, bien nourris, bien portants, sainement logés, et il ne communique à personne sa maladie, quoiqu'elle soit contagieuse. Le second est évacué sur un
hôpital où le typhus n'existe pas, mais où, par la réunion des
mêmes causes, il est en quelque sorte en imminence ; le typhique
y trouve des malheureux, dont la réceptivité morbide est extrêmement développée ; là il agit comme l'étincelle qui allume un vaste
incendie, il contagionne autour de lui et il devient le point de
départ d'une épidémie qui, sans lui, sans l'état fâcheux des autres
malades, n'eût peut-être pas existé.

« Toutes les maladies susceptibles de se transporter sous la
forme épidémique d'un lieu à un autre : *typhus, fièvre jaune, choléra, fièvre typhoïde, fièvres éruptives*, toutes celles qui, exigeant
une disposition particulière de l'individu, cessent parfois d'être

____

(1) L'année suivante, 1866, je consacrai un article dans la *Gazette hebdomadaire* à prouver que le mode principal de contagion du choléra est la contamination des *eaux potables par les déjections des cholériques*. (Voy. cet
article aux *Addenda*.)

sporadiques pour devenir épidémiques : *infection purulente,
fièvre puerpérale, érysipèle traumatique, pourriture d'hôpital,*
ne sont épidémiques que parce qu'elles sont contagieuses ; c'est
par l'isolement des premiers malades affectés qu'on arrivera à
empêcher ou à limiter leurs ravages. »

Voilà ce que j'écrivais en 1865 ; aussi, lorsqu'en 1867 je fus mis
à l'hôpital Cochin en possession d'un service de chirurgie générale, je conformai ma conduite à ces principes. Je voulus empêcher toute extension, par contagion, des cas primitifs d'infection
purulente et d'érysipèle, faire ce qu'on appelle aujourd'hui de la
chirurgie *aseptique.* Je pris toutes les précautions pour empêcher
la contamination par les instruments, surtout par les stylets et
les sondes cannelées. Je les nettoyai avec soin. Je proscrivis absolument les éponges et les remplaçai par l'usage d'un seau à irrigation et d'une compresse renouvelée à chaque malade. Je sup-
primai la charpie et la remplaçai par des compresses. Jamais un
objet de pansement ne fut employé sans avoir été purifié par
l'immersion dans un mélange d'eau et d'alcool camphré ; je proscrivis le cérat, et les pansements consistèrent en compresses trempées dans cette eau alcolisée, recouvertes d'une pièce de taffetas
gommé enveloppant toute la région et empêchant l'évaporation.

Les résultats que j'obtins furent remarquables et ils contrastent
avec ceux que donnait alors la pratique de mes collègues. J'ai
rassemblé et publié en 1885 la statistique nominative par malade
et par chirurgien des amputations de cuisse et de jambe pratiquées
dans nos hôpitaux pendant deux périodes de deux années : l'une
(1868 et 1869) avant l'introduction de la méthode listérienne ;
l'autre (1882 et 1883) en pleine période antiseptique. Voyons la
première. (*Voir le tableau page suivante.*)

Ainsi, tandis que la mortalité moyenne fut pour mes collègues
de 65,7 p. 100 et monta dans quelques services jusqu'à 70,80 et
85 p. 100, sur sept amputés, deux de la cuisse, cinq de la jambe,
je n'en perdis aucun. Un amputé du bras, un amputé de l'avant-
bras, une résection du genou guérirent également, et je ne perdis
qu'un amputé de l'épaule, opéré dès son arrivée dans ma salle,
mais dont la vie était déjà plus que compromise, quand il entra
dans mon service, par un épouvantable phlegmon gangreneux du
bras, et par des accidents généraux graves.

AMPUTATIONS DE CUISSE ET DE JAMBE 1868 ET 1869

HOPITAL	CHIRURGIENS	CUISSE		JAMBE		TOTAL			MORTALITÉ p. 100.	
		Guéris.	Morts.	Guéris.	Morts.	Opérés.	Guéris.	Morts.	Par chirurgien.	Par hôpital.
Hôtel-Dieu	Laugier	1	1	1	1	4	2	2	50	
	Maisonneuve	2	2	2	»	6	4	2	33.3	52.6
	Voillemier	3	1	»	5	9	3	6	66.6	
Charité	Denonvillers	»	1	1	1	3	1	2	66.6	66.6
	Gosselin	2	6	1	»	9	3	6	66.6	
Beaujon	Richard	»	2	1	4	7	1	6	85.7	72.2
	Dolbeau	2	3	2	4	11	4	7	63.6	
Saint-Louis	Guérin	3	4	5	5	17	8	9	52.9	
	Trelat	»	1	»	1	2	»	2	100	64
	Panas	»	1	1	4	6	1	5	83.6	
La Pitié	Broca	3	5	1	2	11	4	7	63.6	
	Trelat	1	»	»	»	1	1	»	»	61.5
	Duplay	»	»	»	1	1	»	1	»	
Lariboisière	Cusco	1	4	3	4	12	4	8	66.6	68.7
	Verneuil	3	7	3	7	20	6	14	70	
Saint-Antoine	Panas	»	»	»	1	1	»	1	»	
	Tillaux	2	1	3	5	11	5	6	54.5	60
	Labbé	1	»	»	2	3	1	2	66.6	
Necker	Désormeaux	3	3	»	4	10	3	7	70	
	Guyon	»	2	»	3	5	»	5	100	80
Total		27	44	24	54	149	51	98		
Mortalité		61.9		69.2		65.7				
Cochin	L. Le Fort	2	»	5	»	7	7	»	0	0
Mortalité		0		0		0				

J'avais pu guérir sans accidents neuf fractures compliquées de plaies : quatre de la jambe, une de la cuisse, une de la clavicule, une du péroné, deux de l'humérus. Dans mon service des hommes, service très actif, je n'avais pas un seul cas d'érysipèle ni en 1868, ni en 1869, et je n'en eus qu'un seul de janvier à mai 1870. Je fis connaître ces résultats dans un travail lu à l'Académie le 31 mai 1870. Malheureusement mes collègues restèrent sourds à mes exhortations. Le temps n'était pas venu encore. Qu'on relise la discussion de 1866 à la Société de chirurgie, sur l'hygiène des maternités, et l'on verra presque tous mes collègues croire encore à l'influence des conditions atmosphériques, au génie épidémique !

Et puis, il faut bien le dire, il y a parmi nous aussi peu de confraternité professionnelle et scientifique que possible. Bien qu'élevés dans l'intimité de l'internat, des concours de toute nature, les chirurgiens des hôpitaux de Paris ne se visitent pas du tout dans leurs services. Pour un peu, si ces visites avaient lieu, on n'y verrait qu'une sorte d'espionnage. J'ai vu opérer la plupart des grands chirurgiens de l'Europe : Fergusson, Syme, Paget, Lawrence, Langenbeck, Esmarch, Billroth, etc., je n'ai jamais vu dans leurs services mes camarades d'études et de concours ; ils ne m'ont jamais vu dans le mien. Reconnaître les succès d'un collègue encore jeune à cette époque, c'était faire la critique de ses propres insuccès : de plus, mes découvertes étaient basées sur l'observation des faits cliniques et non sur des hécatombes de chiens ou de lapins ; les précautions que j'employais n'avaient rien qui pût frapper l'imagination ; enfin mon travail fut lu à l'Académie le 31 mai, et six semaines après commençait la funeste guerre de 1870.

Du reste, je dois le reconnaître, il restait un pas à faire, et ce pas je ne l'ai fait qu'en 1869. Il fallait non plus seulement se mettre à l'abri de la contagion et du transport du germe contage par de minutieuses précautions, il fallait par une substance chimique quelconque détruire le germe de la contagion, et par conséquent augmenter encore la sécurité. Ce pas, je le répète, je ne l'ai fait qu'en 1869, et dans mon travail de 1870, je posai comme une des indications que doit remplir le pansement celle-ci : « Détruire sur la surface de la plaie les germes qui pourraient être le point de départ d'une infection. »

Or, ce que je ne fis qu'en 1869, Lemaire l'avait fait en 1863 et Lister venait de le faire en 1867, il est vrai, avec des vues toutes différentes et en employant tous deux l'acide phénique. Ceci nous amène à la troisième période, celle de l'emploi des antiseptiques.

On pourrait faire remonter au siècle dernier la découverte de l'action des substances antiseptiques. En effet, Camper, dans un mémoire inséré en 1788 dans le tome XII (p. 249) des prix de l'Académie royale de chirurgie, écrit ceci : « J'ai répété sur l'écorce du saule les expériences de M. Pringle pour m'assurer de sa vertu antiseptique. J'ai reconnu qu'elle était grande, quoique inférieure de beaucoup à celle de l'écorce de quinquina. Cependant, j'ai préservé de corruption pendant cinq semaines, dans une décoction de cette substance, un morceau de viande fraîche exposée à une chaleur de 62°, 64° à 68° du thermomètre de Fahrenheit (17 à 20° C.). »

On s'accordait à croire que l'air, par l'oxygène qu'il renferme, était l'agent de la putréfaction et de la fermentation. Schultze et Schwann avancèrent en 1842 que ces décompositions spontanées sont dues à l'action catalytique de germes contenus dans l'air. Ure et Helmoltz en 1843 montrèrent que la putréfaction n'a pas lieu, si l'air mis en contact avec ces substances a traversé de l'acide sulfurique concentré ou un tube chauffé au rouge. Schröder et Dusch en 1854 (*Annalen der Chemie und Pharm.*, t. XIII, p. 232) montrèrent que l'air perd également ses propriétés fermentescibles et putrescibles, si on l'a filtré sur de la ouate.

Dans les liquides chargés de matières organiques, la fermentation et la putréfaction font apparaître des milliers d'êtres microscopiques. En 1858, Pouchet prétendit que ces protoorganismes naissent spontanément de la combinaison des éléments contenus dans l'infusion, en un mot que leur génération en tant qu'êtres particuliers est spontanée.

Le 6 février 1860, Pasteur entre à son tour dans le débat. Niant la génération spontanée, il soutint que l'air renferme tous les germes de tous les protoorganismes qu'on voyait se former dans les infusions. Sa doctrine est celle de la panspermie et plus tard, dans ses belles recherches sur la fermentation, il montra qu'on peut tuer ces germes par la chaleur et que, sans eux, il n'y a ni putréfaction, ni fermentation.

En 1863, Jules Lemaire, docteur en médecine, publiait un livre dans lequel il démontrait qu'on pouvait s'opposer à la fermentation et à la putréfaction en détruisant les germes par l'action d'une substance qu'il qualifiait *d'antiseptique*. Cette substance était l'acide phénique, découvert en 1834 par Runge, qui lui avait donné le nom d'acide *carbolique*, et avec lequel Lemaire fit ses premières expériences en 1859.

Lemaire démontrait qu'une dose extrêmement minime d'acide phénique suffit à arrêter toute fermentation (p. 160).

« En démontrant, dit-il dès 1860, que l'altération que l'air fait

subir à tous les produits animaux liquides, morbides et physiologiques, sécrétés ou exhalés, est due à des ferments vivants,
je crois avoir réalisé un grand progrès pour la thérapeutique;
je montrais du même coup la cause du désordre que l'on attribuait à l'inflammation et le traitement qu'il était rationnel de substituer à ceux en usage ; c'était les ferments qu'il fallait détruire
(p. 398).

« Pour mettre les solutions de continuité des tissus à l'abri de
la fermentation, il suffit de les couvrir dès le début avec des
compresses constamment imbibées d'eau phéniquée. *Deux millièmes* d'acide phénique suffisent dans ce liquide pour obtenir ce
résultat (p. 406).

« Comme l'acide phénique se volatilise très rapidement, il faut
maintenir sur les surfaces ou sur les orifices suppurant d'épaisses
compresses imbibées d'eau phéniquée. *De cette manière, tous les
germes que l'air y dépose sont tués et le travail naturel de répa*
ration s'opère sans entraves (p. 406). »

Pour tuer les germes de l'atmosphère ambiante, il conseille de
pulvériser dans l'air et sur la plaie les solutions d'acide phénique,
et pour cela « on peut, dit-il, se servir de l'ingénieux appareil de
M. Sales-Giron ».

On peut donc dire que Lemaire est, bien plus que Lister, le
véritable inventeur de la méthode antiseptique, et cependant son
insuccès fut complet.

Un seul chirurgien de Paris, Maisonneuve, employa l'acide phénique, et il l'employa en solution au centième ; le fait est attesté
par la mention qu'en fait Sampson Gamgée, de Birmingham, dans
un livre intitulé : *The present state of Surgery in Paris* (1867).
La mise en pratique de ce pansement eut pour effet de diminuer
sa mortalité; car, pendant qu'elle fut en 1868 et 1869 de 54 p. 100
au moins pour tous ses collègues (en m'exceptant toutefois), elle
ne fut pour Maisonneuve que de 33 p. 100.

Plusieurs causes peuvent expliquer l'insuccès de Lemaire. Il
n'était pas médecin d'hôpital; il était docteur en médecine, il était
aussi pharmacien et, il faut bien le dire, il avait voulu faire de
l'acide phénique une panacée universelle. Enfin le charlatanisme de quelques médecins exploita la médication phéniquée et
jeta sur cette méthode une défaveur qui s'étendit jusqu'aux idées
de Lemaire.

Au commencement de 1871, Alp. Guérin, toujours sous l'influence des idées de Pasteur, voulut garantir les plaies des ferments de l'air par l'enveloppement sous une forte couche de ouate. Il eut de nombreux succès sur lesquels je m'expliquerai plus loin et de nombreux imitateurs ; mais après trois ou quatre années, l'enthousiasme que suscita la méthode de Lister fit tomber celui qu'avait suscité le pansement ouaté.

Nous voici enfin arrivés aux théories, aux pansements de Lister, *à la chirurgie antiseptique*. La première publication de Lister date du 16 et du 23 mars 1867 ; mais ses idées sont surtout exposées dans les articles AMPUTATION et ANTISEPTIC TREATMENT, insérés en 1871 dans le cinquième volume du *System of Surgery* de Holmes. Je les exposerai plus loin en les discutant. Qu'il me suffise de dire, et je le prouverai, que Lister ne cherchait qu'à obtenir la réunion par première intention. Pour l'obtenir, il lui fallait, suivant ses théories, détruire les germes ferments de l'air ; il chercha à les détruire par l'acide phénique. Or, en voulant détruire ces germes, dont l'action est nulle dans la propagation de l'infection purulente, il détruisit *sans le vouloir, sans le savoir, sans le chercher*, le germe contage de cette terrible complication des plaies.

Sans le vouloir, sans le chercher, sans le savoir, il supprima les épidémies puisqu'il supprimait la contagion ; il fit ce que je faisais de propos délibéré, en le cherchant, en le voulant, en pleine connaissance de cause, depuis 1865 et 1867. La chirurgie, les malades et aussi une théorie fausse bénéficièrent du service involontairement rendu.

Je montrerai comment les précautions employées par Lister favorisent la réunion par première intention. Des chirurgiens qui employaient sa méthode obtenaient des réunions jusque-là inespérées ; bientôt ils s'aperçurent qu'ils obtenaient plus encore. Non seulement les épidémies d'infection purulente disparurent, non seulement il y eut une diminution marquée dans la mortalité hospitalière ; mais encore on put avec succès pratiquer des opérations, qui antérieurement paraissaient beaucoup plus périlleuses. Le succès de la pratique paraissait à bon droit justifier le bien fondé des théories. On prit une peur effroyable des ferments de l'air, on exigea pour certaines opérations le lavage complet des murs, on

voulut des ustensiles neufs, du linge neuf, et ne pouvant dans les
hôpitaux demander une salle d'opération nouvelle pour chaque
malade, il fallut une salle spéciale pour certaines opérations
qu'on qualifiait de grandes.

Si quelque chose est capable de montrer combien l'amour du
merveilleux est dans l'essence même de la nature humaine, c'est
ce spectacle étrange, auquel nous assistons depuis plusieurs années, d'hommes instruits, intelligents, portés au scepticisme par
la nature même de leurs études, d'hommes qui repousseraient
comme une injure le soupçon de croire aux mystères de l'homéo-
pathie ; mais qui se font un honneur et comme un devoir d'accepter avec l'aveuglement de la foi les mystères de la théorie du
germe ferment et de la pratique listérienne.

Cette pratique, qui d'abord était suivie religieusement comme
un dogme, qui s'accomplissait avec la rigueur que le rituel imprime aux cérémonies du culte, dont on ne pouvait s'écarter sans
hérésie, subit peu à peu quelques relâchements. Des fidèles aban-
donnèrent le catgut, d'autres le spray ; bientôt l'acide phénique
lui-même fut abandonné pour le sublimé, pour le chloral, pour
le biiodure de mercure ; il trouve actuellement un rival redoutable
et momentané dans l'iodoforme que nous employâmes à Paris,
pour l'abandonner bientôt, en 1866, mais qui reparut, cette fois
venant de Vienne, avec l'attribution de qualités merveilleuses
que l'expérience n'avait révélées à personne vingt ans auparavant.

Ce n'est pas tout encore. Les découvertes de Davaine et de Pasteur sur la bactéridie du charbon ; celles de Pasteur sur les microbes du rouget du porc et du choléra des poules, de Koch sur
les bacilles du choléra et de la tuberculose, firent ajouter aux
germes ferments de l'air les microbes morbigènes spéciaux, véritables germes contages. Toutes les maladies sont microbiennes, ce
n'est plus le froid qui cause la pneumonie franche, c'est un microbe qui tantôt vole dans l'air, tantôt prend naissance dans la
gorge après une opération dans cette région, de sorte que pour
l'éviter, on pratique la trachéotomie. Si un malade prend un érysipèle, ce n'est pas parce que la plaie a été irritée, c'est parce
qu'elle a donné asile à un microbe ; si le nombre des érysipèles
diminue dans un quartier de Paris, c'est parce qu'on a si bien,
dans l'hôpital qu'il renferme, poursuivi les microbes, qu'on en a

purgé l'arrondissement. Partout les microbes nous menacent, ils existent dans l'air le plus pur, dans l'eau la plus limpide; si nous y échappons, c'est parce qu'heureusement il faut, pour qu'ils agissent, être dans un état de *réceptivité morbide* que personne ne définit et surtout que personne ne caractérise. Si un malade succombe à une opération redoutable, ce n'est pas parce que l'organisme a subi une lésion traumatique profonde, c'est parce que, malgré toutes les précautions, on n'a pas fait une *antisepsie* absolue, on n'a pas tué tous les ferments, tous les microbes.

Ferments et microbes se mêlent, se heurtent dans des théories confuses dont on ne paraît pas avoir une perception bien nette; la pratique va à l'aventure, exigeant pour la sécurité des malades et des opérés des conditions irréalisables, mais heureusement pour la plupart inutiles. C'est dans ce chaos que je vais chercher à faire quelque lumière, en cherchant en même temps à faire à chacun la part légitime qui lui revient dans le progrès.

La doctrine de Lister se trouve tout entière dans ces deux passages que je traduis littéralement. « Si les lèvres de la plaie sont en juxtaposition, la lymphe les accole l'une à l'autre, et comme elles sont environnées de toutes parts de tissus sains, cette lymphe se transforme en quelques jours en un tissu vasculaire qui constitue un trait d'union permanent entre elles ; mais si les *lèvres de la plaie sont séparées par du sérum retenu dans sa profondeur, naturellement la réunion immédiate est empêchée;* et le *sérum, se putréfiant* sous l'influence de l'atmosphère, irrite les tissus et donne naissance à la suppuration (p. 609). »

Quelques pages plus loin, il ajoute : « Dans une plaie exposée, pansée à la manière ordinaire, c'est-à-dire par les pansements à l'eau ou les fomentations, l'expérience nous montre que le sang se putréfie, comme s'il était exposé à l'air, à la même température, dans un vase de verre ou autre substance inerte. Ce fait explique toutes les fâcheuses conséquences qui en dérivent. Les produits de la putréfaction sont des substances irritantes et toxiques ; et, *quoique parfaitement inoffensifs quand ils sont appliqués sur un ulcère couvert de granulations, qui lui constituent une couche protectrice* privée de sensibilité, toute disposée à suppurer et non à absorber, ils (ces produits) agissent différemment sur une plaie *récente*, laquelle ressent violemment le contact du poison et par imbibition le fait pénétrer dans la circulation. Le résultat inévitable est l'inflammation locale et les troubles fébriles. Pendant ce temps, *les portions de tissu qui ont été tuées par la violence de la blessure,* au lieu de conserver leur caractère inoffensif primordial et de servir d'aliment aux tissus voisins vivants, deviennent de plus en plus irritants par les progrès de leur putréfaction et elles irritent non seulement les parties voisines affaiblies et retardent leur guérison, mais elles produisent sur elles un effet caustique et étendent la mortification au delà de ses limites primitives. *La persistance de cette stimulation anormale donne, à la longue, naissance à la suppuration qui affaiblit le malade en proportion de sa quantité, et, dans quelques cas, le fait mourir, souvent de fièvre hectique et quelquefois de pyémie* (p. 617). »

Voilà la doctrine et la vraie doctrine, telle que l'a formulée Lister, et non cette espèce de légende qu'ont créée, après coup, des élèves et des chirurgiens qui ne me paraissent connaître les publications de Lister que par ouï-dire, et qui attribuent à Lister l'idée de tuer par l'acide phénique le germe de l'infection purulente voyageant dans l'air. Je mets au défi qu'on trouve dans les publications de Lister, antérieures à 1873, une phrase, une seule, qui laisse même soupçonner que Lister ait eu en vue la préservation directe de l'infection purulente, la suppression de la mortalité excessive des hôpitaux. Il a eu en vue :

1° *La réunion par première intention.* S'il y a du sérum retenu dans la profondeur de la plaie et si ce sérum a le contact de l'air, il se putréfie, irrite les tissus et donne naissance à la suppuration ;

2° *La production de la fièvre purulente.* Dans une plaie exposée *récente,* les germes de l'air putréfient le sang et les produits de cette putréfaction sont des substances irritantes et toxiques. Dans une plaie *récente* ils pénètrent par imbibition dans la circulation et font naître des troubles fébriles ;

3° *Dans une plaie récente cette irritation due aux germes amène la suppuration* qui affaiblit le malade et le fait mourir *souvent* de fièvre hectique, *quelquefois* de pyémie ;

4° *Si la plaie est ancienne, couverte de granulations, les matières putréfiées sous l'influence des germes sont parfaitement inoffensives* (perfectly harmless).

Pourquoi les plaies anciennes échappent-elles aux dangers qui menacent les plaies récentes? Lister ne le dit pas; mais je constate cette distinction. Je la constate, parce qu'elle prouve que, dans la pensée de Lister, son pansement ne s'applique qu'aux plaies récentes. Je la constate, parce qu'elle prouve que Lister n'avait pas en vue, par son pansement, de prévenir directement l'infection purulente, qui se montre d'ordinaire après le huitième jour, quand la plaie est déjà couverte de granulations.

Pourquoi, par quel mécanisme la suppuration amène-t-elle la fièvre hectique et l'infection purulente? Lister ne le dit pas, car ce n'est pas le dire que de parler de ces tissus tués par la violence de la blessure, qui, au lieu de conserver leur caractère primordial, de servir d'aliments aux tissus voisins vivants, ont un effet caustique, etc., etc. Ce sont des mots, des suppositions, et rien de plus. Pourquoi cette suppuration donne-t-elle tantôt la fièvre hectique, tantôt la pyémie? Il eût été bon de le dire, car la pathogénie de ces affections est aussi différente que leurs symptômes. Pourquoi : l'une *souvent*, l'autre *quelquefois?* c'est ce que ne dit pas Lister, et il ne pouvait pas le dire avec sa théorie de la putréfaction du sérum, terrible pour les plaies récentes, inoffensive pour les plaies anciennes et les ulcères. Lister n'a jamais eu en vue que de prévenir la suppuration, d'abord dans les fractures compliquées (1867), plus tard (1871) dans les plaies récentes, et d'obtenir la réunion par première intention.

Ce qu'il cherchait, il l'a obtenu mieux que personne avant lui, mais ce n'est pas sa théorie qui explique les heureux résultats de sa pratique. Il a obtenu ce qu'il ne cherchait pas, ce que j'avais depuis longtemps cherché et aussi obtenu : la prévention de l'infection purulente, la suppression des épidémies ravageant d'une manière permanente nos services hospitaliers. C'est ce que la suite va démontrer.

J'arrive donc à l'examen des doctrines.

La réunion primitive des plaies exposées ne dépend pas de la présence de l'air ou des ferments qu'il renferme. — On a rapproché le succès du pansement de Lister de ceux de la méthode sous-cutanée, et l'on a rapporté aux ferments seuls l'action nocive qu'on attribuait à l'air entier. Il n'y a pas plus de vérité pour l'une que pour l'autre explication. Voici ce que j'écrivais en 1866 (*Gaz. hebdomadaire*, p. 449), un an avant que Lister songeât à sa méthode :

« Lorsqu'un bistouri étroit, enfoncé sous la peau, divise un tendon, les deux bouts du tendon divisé se rétractent dans leur gaine, ils laissent donc entre eux un intervalle. Si la section a été faite sans les précautions usitées... au moment où les extrémités tendineuses se rétractent, l'air pénètre jusqu'au fond de la plaie, remplit l'espace laissé vide par ces extrémités et une cavité remplie d'air est interposée à ses extrémités.

« Si, au contraire, on opère avec les précautions usitées en médecine opératoire, au moment où le tendon se rétracte, au moment où le vide se fait, comme l'accès de l'air ne peut avoir lieu, les parois de la gaine tendineuse, attirées par le vide qui tend à s'effectuer, pressées par le refoulement des parties qui l'environnent, comblent cet espace; aucune cavité n'existe. Partout des tissus vivants sont en contact, et la plaie se trouve alors dans les conditions exigées pour l'organisation par première intention du blastème plastique sécrété par les vaisseaux des tissus intéressés par l'incision ou excités par le travail qu'elle amène autour d'elle.

« Ce n'est donc pas parce que la plaie ne renferme pas d'air, c'est parce que les tissus qui la constituent sont en rapport exact, sont accolés les uns aux autres, que la réunion sans suppuration a lieu. C'est la condition indispensable à toute réunion immédiate : que la plaie soit sous-cutanée ou à la surface du corps, cette réunion immédiate n'aura lieu que si les deux surfaces cruentées sont en rapport exact; et il importera très peu que les bords affrontés d'une plaie baignent ou non dans l'air atmosphérique. »

Je dirai aujourd'hui : ce n'est pas parce « qu'il se putréfie sous l'influence de l'atmosphère » que le sérum en excès, emprisonné dans une plaie trop complètement suturée « irrite les tissus et donne naissance à la suppuration », c'est parce qu'il joue le rôle de corps étranger, interposé aux deux parties de la plaie qui, cessant d'être en contact, ne peuvent se réunir. Qu'on emploie le pansement listérien le plus rigoureux, mais qu'on ferme hermétiquement toute la plaie, il n'y aura pas accès des ferments et cependant, comme il y aura rétention de lymphe plastique en excès, il y aura suppuration.

Ce qui prouve d'une manière irréfutable que l'absence des ferments de l'air et l'usage des antiseptiques n'empêchent même pas la suppuration, c'est que dans les amputations faites et pansées avec toutes les précautions de la méthode, si la plus grande partie de la plaie se réunit primitivement, il en est presque toujours une partie qui suppure, et qu'il est très rare d'avoir une réunion sans une seule goutte de suppuration. Si la théorie était vraie, il ne devrait pas y avoir une seule goutte de suppuration, puisqu'on a détruit tous les germes aériens de la fermentation.

Ce qui prouve d'une manière irréfutable que les ferments de l'air n'empêchent pas la réunion primitive, c'est qu'on peut l'obtenir tout en laissant la plaie absolument exposée à l'air, sans aucun pansement, sans aucun lavage antiseptique préalable, pourvu qu'on l'ait réunie avec soin et qu'on ait usé des précautions que nous allons indiquer.

Ce qui prouve que la théorie est fausse, c'est qu'en ajoutant aux précautions, dont j'usais antérieurement, quelques-unes de celles enseignées par Lister, j'obtins, *sans faire usage des pansements antiseptiques*, les mêmes réunions rapides que celles obtenues par mes collègues, fidèles aux pansements listériens.

Ce qui prouve d'une manière non moins irréfutable que la suppuration n'est pas due aux ferments de l'air, c'est qu'elle survient dans les phlegmons des membres ou d'autres régions où la pénétration de ces ferments est impossible. Il est vrai que les fanatiques de la théorie diront que notre organisme est imprégné de ces ferments. On peut leur répondre alors que si ces ferments imprègnent notre organisme, s'ils peuvent arriver à la plaie en traversant tous les tissus du corps, on ne voit pas trop à quoi peut être utile la barrière que le pansement leur oppose *extérieurement*, au niveau de la plaie.

Beaucoup de chirurgiens semblent penser que, sans l'usage des antiseptiques, on ne pourrait songer à abandonner dans l'abdomen le pédicule d'un kyste ovarique, que ce pédicule voué au sphacèle deviendrait corps étranger, amènerait une péritonite, etc. Je ne nie pas que le lavage avec une solution forte d'acide phénique, en rendant la substance imputrescible, n'ajoute à la sécurité; mais cette précaution n'est pas indispensable.

En 1868, avant la promulgation du dogme de l'antisepsie, Spiegelberg et Waldeyer, dans les *Archives de Virchow*, avaient étudié ce que deviennent dans ces cas les fils de soie et de chanvre, ainsi que le pédicule, et ils avaient constaté que les tissus étranglés ne deviennent pas gangreneux, que la ligature peu à peu se désagrège. Ajoutons que Spencer Wells n'avait pas attendu la production de ces doctrines pour employer le traitement intra-péritonéal du pédicule ovarique.

LISTER A FAIT FAIRE DE GRANDS PROGRÈS A LA PRATIQUE DE LA RÉU-NION IMMÉDIATE. — Il y a soixante ans que Syme insista beaucoup sur la nécessité de ne pas fermer toute la plaie par des sutures, et de laisser une libre issue à la lymphe plastique épanchée. L'usage du drain n'est pas et ne saurait être revendiqué par Lister; mais, plus énergiquement que tout autre, Lister a insisté sur cette circonstance que la quantité de lymphe plastique sécrétée par une plaie dans les premières vingt-quatre heures est presque toujours supérieure à la quantité susceptible de s'organiser. Si on ne permet pas l'expulsion de la lymphe plastique en excès, elle joue le rôle de corps étranger, amène de l'irritation, empêche la réunion profonde, puisqu'elle empêche le contact des deux lèvres de la plaie, et provoque de la suppuration.

En même temps que Lister montre l'utilité du drain, il insiste sur la nécessité de la compression. De plus, le lavage avec une solution phéniquée forte excite, mieux que ne le faisait l'alcool pur, la corrugation des vaisseaux, amène l'arrêt du suintement sanguin et facilite le travail de réunion. La simple apposition d'un morceau de taffetas gommé, de *protective*, protège la plaie contre tout frottement; et le pansement sec est plus favorable que le pansement humide à la réunion primitive.

Que faisait-on avant Lister? Au début de ma carrière, on fermait toute la plaie et dans un ou plusieurs points on rassemblait les fils des ligatures artérielles, ou l'on mettait une mèche de linge, mais on ne retirait la mèche qu'après quelques jours et loin de faciliter, dans les premières vingt-quatre heures, l'issue de la lymphe plastique en excès, cette mèche faisait bouchon, la retenait dans la plaie et l'on provoquait ainsi la suppuration. Plus tard le drain se substitua à la mèche, mais toujours dans le même but : permettre au pus de trouver une issue *lorsqu'il se sera* formé. Lister a montré que le drain doit être employé, non pour donner, quelques jours plus tard, issue au pus, mais pour donner dans les premières vingt-quatre heures issue à l'excès de lymphe plastique. En même temps il insistait sur la compression du fond de la plaie pour éviter la stagnation de la lymphe. Voilà la vraie pratique, le progrès capital; l'action des ferments n'est

que du roman, car, ainsi que je l'ai dit plus haut : qu'on lave la
plaie avec la solution forte, qu'on emploie le spray, qu'on fasse le
pansement antiseptique le plus rigoureux, mais qu'on ferme *toute*
la plaie, qu'on n'y place pas de drain ; bien que tous les ferments
aient été détruits, si la plaie est un peu profonde, la lymphe plastique, interposée en excès, en écartera les deux lèvres et il y aura
fatalement suppuration.

LES DOCTRINES DE PASTEUR SUR L'ACTION DES FERMENTS DE L'AIR
SONT APPLICABLES A LA PATHOGÉNIE DE L'INFECTION PUTRIDE. — L'*infection putride*, que Gaspard (de Saint-Etienne) nous a fait connaître en 1822, est une sorte de septicémie chronique à marche
lente, caractérisée par l'altération du pus, les accès fébriles se
montrant tous les soirs, la perte rapide des forces et de l'appétit,
l'amaigrissement, la diarrhée, en un mot la *fièvre hectique*.

Ici encore, l'observation clinique n'avait pas attendu l'expérimentation du laboratoire pour reconnaître, apprécier et éviter
l'action nocive de l'air ; pour savoir qu'il faut faciliter l'évacuation
du pus par les débridements et les drainages ; pour savoir qu'il
faut laver ces foyers avec des liquides désinfectants ; pour savoir
que le danger des abcès par congestion commence surtout avec
leur ouverture. C'est pour se mettre à l'abri de l'influence nocive
de l'air, que J. Guérin avait inventé en 1841 un appareil spécial
destiné à permettre d'ouvrir et d'évacuer le pus de ces abcès,
sans y laisser pénétrer l'air. C'est pour la même raison que
Reybard inventa, il y a quarante ans, sa canule, à soupape de
baudruche, employée dans la thoracentèse. Pasteur nous a montré à quel élément de l'air est due la putréfaction du pus ;
Lemaire, en 1862, a montré que par l'acide phénique on détruit
ces éléments et l'on se met à l'abri des accidents. Lister a laissé
de côté cette question importante. Quoi qu'il en soit, c'est sous
l'influence de ses idées sur le rôle des ferments dans la production
de la suppuration que l'on a appliqué la pratique de Lemaire.
Cette pratique rend les plus grands services, non pas seulement
dans les abcès anciens, mais même dans l'ouverture des abcès
chauds. Si on les lave et les vide avec soin ; si après de soigneux
lavages à l'eau alcoolisée on y fait avec prudence une injection
d'eau phéniquée en faible solution pour détruire les germes ferments qui pourraient altérer les liquides séjournant dans la pro-

fondeur de l'abcès; si on introduit pour vingt-quatre heures un drain dans l'ouverture; si on fait une compression exacte, on pourra obtenir, ce que j'obtiens souvent, la réunion en deux jours et par première intention d'abcès chauds volumineux, comme ceux qui résultent des adéno-phlegmons du cou ou de l'aisselle.

Les doctrines de Pasteur sur les ferments de l'air ne sont pas applicables a la pathogénie de l'infection purulente. — Quoiqu'on attribue généralement à Lister l'application des doctrines de Pasteur à la pathogénie de l'infection purulente, Lister n'a pas commis cette faute. Il attribue à l'action des ferments les altérations des liquides de la plaie; il attribue à l'irritation qui en résulte et à l'absorption des liquides altérés l'apparition de la fièvre traumatique et de la suppuration, mais il ne va pas au delà. Du moment où la suppuration existe, elle peut, dit-il, « affaiblir le malade et le faire mourir, *souvent* de fièvre hectique et *quelquefois* de pyémie ». Ici les germes ne sont plus directement en cause.

Si ce n'est pas à Lister, c'est à la légende listérienne qu'on peut attribuer ces doctrines, auxquelles vient se joindre aujourd'hui la doctrine microbienne : celle des germes spéciaux. Dans ces théories, l'infection purulente est toujours d'origine extérieure. Je montrerai plus loin qu'elle peut être primitive et d'origine intérieure; pour le moment je me borne à montrer qu'elle n'est pas d'origine extérieure, qu'elle ne résulte pas de l'action de germes contenus dans l'air.

Les germes ferments de l'air, les germes de la fermentation, de la putréfaction, dont Pasteur nous a montré l'existence dans l'air atmosphérique, existent partout : à la ville comme à la campagne, dans les grands comme dans les petits hôpitaux, à l'hôpital comme dans la demeure particulière de nos malades. Si ces germes étaient les producteurs de l'infection purulente, on aurait dû rencontrer partout, et au même degré de fréquence, cette terrible complication des plaies, à l'époque, encore peu éloignée, où la doctrine et les pansements antiseptiques n'existaient pas. Cependant, nul ne saurait nier ce fait indéniable, que l'infection purulente était absolument rare dans la clientèle des médecins de campagne, rare dans la pratique civile des villes, qu'elle était moins rare, lorsque cette clientèle urbaine était celle d'un chirurgien d'hôpital, un peu plus fréquente dans les petits hôpitaux des petites villes, fréquente dans les petits hôpitaux des grandes villes, qu'elle était permanente, avec des exacerbations qualifiées du nom d'épidémie, dans les grands hôpitaux des grandes villes. Il serait fort peu logique d'attribuer aux mêmes germes, tantôt une innocuité parfaite, tantôt une certaine nocuité, ailleurs une action toxique d'une épouvantable intensité.

Il est vrai que dans les théories actuelles, celles des microbes *spéciaux*, on peut objecter que l'air de la campagne en renferme peu, qu'il y en a très peu encore dans les villes, beaucoup dans les petits hôpitaux, qu'ils sont d'une abondance extrême et qu'ils foisonnent dans les grands hôpitaux. Or, je vais montrer que ces ferments, ces microbes, ces contages même, ne sont pas transmissibles par l'air.

LES GERMES FERMENTS DE L'AIR, LES GERMES CONTAGES, LES MICROBES SPÉCIAUX EN SUSPENSION DANS L'ATMOSPHÈRE SONT INCAPABLES DE PRODUIRE OU DE TRANSMETTRE L'INFECTION PURULENTE. — Puisque, dans les théories actuelles, il faut, pour éviter l'infection, empêcher à tout prix l'arrivée sur la plaie de ces ferments, de ces microbes, il est évident que, si on laisse la plaie librement exposée à l'action de ces terribles agents, l'infection purulente devra se produire. Eh bien! cette expérience, qui aurait dû avoir pour conséquence la mort de presque tous les malades, a été faite et les amputés ont aussi bien guéri que par l'emploi des méthodes antiseptiques.

Au commencement de ce siècle. Kern, chirurgien de Vienne, avait traité les plaies par une méthode que les Allemands appellent *offene Behandlung*, pansement ouvert, que l'on pourrait appeler mieux encore : le pansement sans pansement, puisque Kern n'en faisait aucun. En 1867, Rose, successeur de Billroth à la clinique de Zurich, revint à la pratique de Kern. En 1872, Krönlein publia les résultats obtenus par Rose et les rapprocha de ceux obtenus dans le même service par Billroth, de 1860 à 1867, lequel enployait les pansements en usage à cette époque. Voici quels furent les résultats pour les grandes amputations :

	(BILLROTH 1860-1867)			ROSE (1867-1871)		
	OPÉRÉS	MORTS	MORTALITÉ p. 100.	OPÉRÉS	MORTS	MORTALITÉ p. 100.
Cuisse.	28	23	82	25	7	28
Jambe.	34	19	55,8	10	1	10
	62	42	67,7	35	8	28,8

Ainsi, même en laissant les plaies de ses opérés accessibles à tous les germes de la Suisse, Rose ne perdit que 22,8 p. 100 de ses opérés, quand Billroth, qui s'en abritait au moins un peu, puisqu'il couvrait la plaie d'un pansement, en avait perdu 67,7 p. 100 : trois fois plus que Rose. Si les doctrines de Lister étaient vraies, Rose aurait dû perdre tous ses opérés ; or, non seulement ses résultats furent excellents, comparés à ceux d'un chirurgien faisant usage du pansement ordinairement employé à cette époque, mais ils furent meilleurs que ceux obtenus par Lister de 1870 à 1874 avec les fameux pansements antiseptiques. Nous connaissons peu les résultats personnels obtenus par Lister, mais au troisième congrès des chirurgiens allemands, Reyher a communiqué la statistique de Lister de 1870 à 1874. Elle avait donné les résultats suivants : Amputations de cuisse : vingt-quatre opérés, quinze guéris, neuf morts ; mortalité 37,5 p. 100. — Amputations de jambe : six opérés, quatre guéris, deux morts ; mortalité 33,3 p. 100. Au total 36,6 p. 100. Si même on ajoute aux amputations de cuisse neuf amputations dans les condyles, qui exposent beaucoup moins à l'infection purulente *primitive*, parce qu'on n'ouvre pas le canal médullaire, et qui se sont toutes terminées par la guérison, nous aurons encore une mortalité totale de 28 p. 100, tandis que la mortalité de Rose ne fut que de 22,8 p. 100.

Je n'avais pas de meilleur moyen de montrer à mes élèves combien est fausse la théorie des germes, que d'imiter sur quelquesuns de mes opérés la pratique de Rose. On ne saurait m'accuser d'avoir pris pour sujet de démonstration un cas favorable, puisque je choisis à Beaujon un malade auquel j'amputai à la fois une cuisse et une jambe pour un accident de chemin de fer. Je ne fis aucun pansement. Rien, pas même un morceau de tarlatane, ne cachait la plaie d'amputation qui, en quelques jours, se couvrit de ce duvet qu'abandonne toujours le linge des hôpitaux. Tous les germes de Paris, ferments, contages, microbes, avaient toute liberté d'agir, et cependant, il n'y eut pas l'ombre d'accidents et la guérison ne fut pas un instant douteuse. Je refis la même chose à l'Hôtel-Dieu sur une femme que j'amputai de la cuisse pour un sarcome : le succès fut tout aussi complet.

De pareils faits, surtout quand ils se répètent pendant plusieurs années, comme à Zurich, ne laissent place à aucune incertitude. Pour tout homme qui se donne la peine de réfléchir, ils renversent absolument toute la doctrine des germes ferments de l'air appliquée à la pathogénie de l'infection purulente. Ils font plus encore, ils prouvent que, lorsque l'infection de la plaie a lieu (qu'on adopte ma théorie des germes contages ou celle des microbes, qui n'est que la personnification de ces germes), cette infection ne se fait pas par l'air atmosphérique.

Après ce que je viens de dire de l'innocuité de l'air sur les plaies, on pourrait se demander pourquoi je fais des pansements. La réponse est facile : c'est qu'il faut beaucoup de précautions pour empêcher que les couvertures, la chemise, ne viennent frôler la plaie, qu'un mouvement du malade ne tiraille les lambeaux. Il m'a paru, de plus, que les plaies se guérissaient plus vite sous le pansement humide. C'est à titre de démonstration de la fausseté absolue des idées régnantes que j'ai laissé les plaies de mes deux malades exposées à tous les germes de Paris ; mais, comme la méthode ne présente aucun avantage qui compense ses inconvénients, je n'ai pas voulu la généraliser.

Ce n'est point l'air, mais l'apport direct du germe contage sur la plaie par les doigts, les instruments, etc., qui transmet la contagion de l'infection purulente chirurgicale ou obstétricale. — Je n'ai plus à démontrer la contagiosité de l'infection purulente ; cette démonstration, je l'ai faite surabondamment dès 1865 ; mais j'ai à montrer que la contagion ne se fait que par la plaie, qu'elle n'a pas l'air atmosphérique pour agent de transmission et qu'il faut pour qu'elle s'exerce que le germe contage (le microbe spécial actuel) soit porté *matériellement* au contact de la plaie. L'infection par l'air n'existe pas. Le premier fait qui attira vivement mon attention est le suivant que je citai en 1865, dans mon livre *des Maternités* (p. 74). En 1862, au grand hôpital de Vienne, dans le service de Späth, furent reçues 1,127 femmes en couches. 1,037 accouchèrent dans le service et 209 d'entre elles, c'est-à-dire 1 sur 5, furent malades, 90 autres n'entrèrent qu'après leur accouchement, soit qu'elles fussent accouchées dans le transport, soit pendant les formalités de la réception à l'hôpital. Sur ces 90 femmes, une seule fut malade; les 89 autres n'eurent aucun accident et cependant, elles avaient été placées dans les mêmes salles, au milieu des autres accouchées, qui furent malades dans la proportion formidable de 1 sur 5. Pourquoi cette différence? C'est que la plupart de ces 90 femmes, déjà accouchées, échappèrent au toucher contaminateur des élèves et des accoucheurs, tandis que toutes celles qui accouchèrent dans le service furent exposées à la contamination directe.

En 1878, à la tribune de l'Académie, M. Depaul, partisan de la doctrine de l'infection et de l'épidémie, disait : « Je mets au défi M. Le Fort d'expliquer par la contagion, telle qu'il l'entend, les cas de fièvre puerpérale développée chez des femmes enceintes, ou même chez des élèves sages-femmes de la Maternité, dont l'une encore vierge succomba aux atteintes de la maladie. » Le défi était facile à relever et l'explication par contagion *directe* facile à donner. Les femmes enceintes, surtout dans les maternités, qui sont en même temps des écoles d'accouchement, n'échappent pas au toucher explorateur pratiqué par des élèves, qui ont pu, surtout pendant les épidémies, pratiquer aussi le toucher sur des femmes malades. Quant aux élèves sages-femmes, même vierges, ne savons-nous pas que l'écoulement menstruel met l'utérus dans un état voisin de la puerpéralité? Sans parler des soins de propreté, ne savons-nous pas que pendant la menstruation, les excitations génésiques sont plus vives; et, sans insister sur ce point délicat, ne peut-on admettre que la jeune sage-femme, vierge de tout rapport masculin, a pu mettre en contact intime avec ses organes sexuels ses doigts, contaminés par le toucher de femmes atteintes de fièvre puerpérale?

Ce qui existe pour l'infection purulente puerpérale existe pour l'infection purulente chirurgicale. Un cas *primitif* d'infection se montre dans une salle, le germe primitif créé est un germe contagieux et la transmission se fera par tous les objets, qui, après avoir touché la plaie du malade, créateur du germe, seront mis en contact avec la plaie saine d'un autre malade : doigts du chirurgien, éponges, sondes cannelées, stylets, sondes de femme, canules d'irrigateurs, etc.

Si l'accoucheur, si le chirurgien ne sont pas en rapport avec d'autres malades susceptibles de contamination, le germe contage mourra sur place; si le contraire existe, si les malades sont en assez grand nombre, il se créera une épidémie qui, causée par le chirurgien, comme elle l'est par l'accoucheur, pourra se limiter à un seul service.

Cette doctrine du germe contage que je défends depuis 1865, que j'oppose depuis 1873 à la doctrine, non pas Pastorienne, mais Listérienne, du germe ferment, peut seule rendre compte des faits constatés par l'observation. Pourquoi cette différence si grande de la mortalité après les amputations dans les grands et les petits hôpitaux? C'est que dans les grands hôpitaux, si un cas primitif d'infection se montre, il y a toujours un plus ou moins grand nombre de blessés réunis dans les salles, et par conséquent la contamination trouve toujours le terrain sur lequel elle peut s'exercer.

Dans les petits hôpitaux des villes, là où la chirurgie est moins active, outre que les cas primitifs sont plus rares, en raison du plus petit nombre de malades, le terrain de dissémination fait à peu près défaut. Il manque absolument dans les très petits hôpitaux de province, dans la clientèle civile de la ville et de la campagne, car l'occasion de pratiquer une opération y est rare. Si, par malheur, un cas d'infection primitive a contaminé le chirurgien et son arsenal, comme ce chirurgien n'a pas d'autre amputé, d'autre opéré, comme il se passera souvent plusieurs mois avant qu'il pratique une autre grande opération, il aura eu plus que le temps voulu pour se purifier, pour laisser se stériliser ce germe contage, si fertile dans les conditions opposées.

Pourquoi cette même différence se retrouve-t-elle dans la pratique civile des grandes villes et de la campagne? C'est que dans les premières, le chirurgien, choisi de préférence parmi les chirurgiens des hôpitaux, porte chez ses clients de la ville le poison qu'il a puisé à l'hôpital. Même chose se passe pour l'accoucheur.

Pourquoi le succès incontestable du pansement ouaté? C'est qu'une fois l'amputation faite, on ne faisait plus de pansements pendant plusieurs semaines, et le malade échappait ainsi à l'inoculation du germe contage. La plaie, quand on enlevait le pansement, fourmillait de microbes variés, de germes ferments de l'air

éclos et multipliés à sa surface. Seul, heureusement, le germe contage de l'infection manquait, parce que l'air ne le transporte pas
et que le chirurgien s'était mis dans l'impossibilité de l'y transporter lui-même.

En 1863, lorsqu'on commença à pratiquer à Paris l'ovariotomie,
on croyait encore au malin génie épidémique, comme on croit
encore aujourd'hui aux microbes spéciaux voyageant dans l'air.
On amena l'administration à louer, dans l'avenue de Meudon, une
petite maison qu'on transforma en hôpital d'opération. Seize fois
il y entra des malades, seize fois il en sortit des cercueils. La
maison reçut, des habitants de Saint-Cloud, le nom énergique
de *Maison du crime*, et l'attitude de la population devint si hostile qu'il fallut renoncer à se servir de l'hôpital improvisé.
Pourquoi ces insuccès si constants? c'est que nous étions encore
aux beaux temps de l'infection purulente en permanence dans
les salles, que personne ne croyait à la contagiosité de la maladie,
que si l'on opérait dans l'air pur de l'avenue de Meudon, le
chirurgien, ses aides, les infirmiers, les éponges, les objets de
pansement venaient des hôpitaux de Paris. Chose remarquable,
une seule malade guérit; mais celle-là, appartenant à la clientèle civile, fut opérée par Boinet, qui n'appartenait pas aux hôpitaux et qui n'employa pour son opération et ses pansements que
des objets pris dans les pharmacies de la ville et non dans les
hôpitaux.

Il est absolument illogique de demander un local particulier
pour faire certaines opérations. — Malgré l'exemple de ce qui
s'était passé à Meudon, il est cependant des chirurgiens qui se
disent ou se croient listériens, qui ne manquent jamais de parler
d'antisepsie faites dans toute sa rigueur, et qui agissent avec un
singulier manque de logique. Lorsqu'ils ont à pratiquer certaines
opérations comme l'ovariotomie ou l'hystérectomie, ils fuient l'amphithéâtre et la salle, ils réclament de l'administration hospitalière
un local spécial pour y opérer et traiter leur malade. Or, raisonnons
un peu. S'ils sont listériens, c'est-à-dire s'ils croient à l'action fermentescible, à la vertu suppurative des ferments de l'air, ils trouveront ces ferments partout, à moins peut-être qu'ils ne s'élèvent
en ballon à quelques mille pieds de hauteur; il est donc inutile
d'aller dans un bâtiment plutôt que dans tel autre D'ailleurs, tout

l'arsenal listérien étant à leur disposition pour foudroyer les germes, il faudrait alors admettre qu'ils ne croient pas à l'efficacité de la célèbre méthode.

Si ce sont les germes contages, les microbes spéciaux qu'ils veulent éviter, alors ils ne seront plus listériens, ils auront adopté les doctrines que je professe depuis vingt-deux ans ; mais, ces germes contages, ils les transporteront avec leurs objets de pansement, leurs instruments, leurs doigts, partout où ils iront, et ils devront se purifier et les purifier par les antiseptiques tout aussi bien dans le bâtiment spécial que dans l'amphithéâtre ordinaire. Parfois, l'illogisme atteint des hauteurs fantastiques, c'est lorsque le chirurgien d'hôpital réclame ou consacre, pour y faire et soigner ses ovariotomies, un local séparé, mais toujours le même. Or, à partir du moment où une de ses opérées est morte dans cette salle spéciale d'une péritonite septique, suite de l'opération, je ne serais pas fâché que quelqu'un voulût bien m'expliquer pourquoi cette salle a continué à être plus saine, moins dangereuse, qu'une autre salle.

L'extraordinaire ne s'arrête pas là. On voit des chirurgiens qui, ayant à pratiquer dans la clientèle civile une de ces opérations, réclament la peinture nouvelle des murailles, l'achat d'un poêle neuf pour le chauffage, de brocs, de cuvettes, de seaux n'ayant jamais servi. Je ne puis croire que ce soit pour... étonner le client ; mais je ne sais pas non plus comment cela peut se justifier. Si le chirurgien listérien vise le germe ferment, ce germe existera sur un broc neuf, sur un poêle neuf aussi bien que sur un broc, un poêle ayant déjà servi. S'il vise le germe contage, le microbe, ce germe ne sera pas plus fixé au fond d'une cuvette neuve qu'au fond d'une cuvette utilisée déjà dans une maison où jamais une opération n'a été faite, où jamais il n'y a eu ni infection, ni érysipèle ; et d'ailleurs, ces listériens à outrance n'ont-ils pas pour se garantir toutes les minuties de la méthode ?

L'AGENT DE LA CONTAGION PARAÎT ÊTRE UN MICROBE. — Je me trouve maintenant en présence des théories microbiennes. Il est évident qu'il n'y a pas contagion sans agent de contamination et je suis tout prêt à admettre que les maladies transmissibles ont pour agent de transmission des germes animés, des microbes, reconnaissables au microscope, se propageant dans un milieu de culture. Je l'admets d'autant plus volontiers que la découverte des microbes spéciaux est la confirmation de l'existence du germe contage qui n'était pour moi qu'un être de raison, dont j'avais démontré l'action dès 1865, en m'appuyant sur l'observation et la clinique. Ces microbes, ces germes ont leur mode de transmission particulier ; tantôt la maladie se transmet par l'eau (fièvre typhoïde, choléra) ; tantôt elle paraît se transmettre par l'air (rougeole, scarlatine, fièvre jaune, érysipèle, etc.), tantôt elle exige des conditions pathologiques préalables et se transmet par apport direct sur une plaie (infection purulente, fièvre puerpérale). Mais quels que soient les progrès faits sous ce rapport, nous sommes encore loin de pouvoir caractériser ces germes spéciaux. On n'a pas encore trouvé ceux des affections virulentes comme la rage ou la syphilis ; c'est à tort qu'on regarde comme caractéristiques ceux de la septicémie, de l'infection purulente, de l'érysipèle ; on doute aujourd'hui de la spécificité du bacille du choléra et dans la pathologie humaine nous ne connaissons guère avec précision que la bactéridie charbonneuse et le bacille de la tuberculose ; ce qui n'empêche pas du reste de décrire des microbes caractéristiques pour toutes les maladies.

CRÉATION DU GERME CONTAGE. — En admettant l'éclosion *primitive* de ces graves complications des plaies, en admettant que le germe contage, dont je défends l'existence depuis 1865, peut être un des microbes spéciaux qu'on décrit aujourd'hui, je me heurte de suite à cette objection qu'on m'oppose avec une certaine indignation comme une fin de non-recevoir : mais, vous croyez donc à la génération spontanée ! Je n'accepte pas l'objection posée de cette façon. Je ne crois pas à la génération spontanée des microorganismes, en dehors de l'organisme vivant. Les recherches de Spallanzani, Schulze, Schwann, Helmholtz, Schröder, Von Dusch, Hoffmann, Pasteur, etc., ont mis absolument hors de doute ce fait d'observation, que si, par la chaleur ou par son passage au travers de la ouate, on débarrasse des germes qu'il renferme l'air qui est mis en contact avec une infusion stérilisée, il n'y a, dans cette infusion, ni fermentation, ni putréfaction, ni production de proto-organismes.

Mais si je ne crois pas à la généralisation primitive de protoorganismes, si je ne crois pas qu'on puisse faire quelque chose avec rien, je crois à la transformation primitive des éléments, non pas spontanée, — il n'y a rien sans causes, — mais sous l'influence d'un travail pathologique. On ne crée rien, on ne transforme rien dans les flacons des laboratoires, qu'y a-t-il d'étonnant à cela! le flacon est-il doué d'activité vitale? J'avale du sucre, de la graisse, de la chair cuite, ma salive modifie ces éléments, mon estomac les digère, mon suc pancréatique les transforme, l'intestin les absorbe, le foie, les chylifères, etc., les modifient encore et en font des éléments nerveux, de la fibre musculaire, des spermatozoaires, et, parce que vous ne pouvez en faire autant dans vos flacons, direz-vous pour cela que ces transformations n'existent pas? Comme le disait Malgaigne dans une célèbre apostrophe aux physiologistes expérimentateurs : « Je vous donnerai de la salive, du suc gastrique, du suc pancréatique, de la chair, de la graisse, tout ce que vous voudrez, je vous défie de faire... de la matière fécale. »

Ces éléments normaux du corps, ainsi que je le disais à l'Académie, ne peuvent-ils sous certaines influences, par de certains groupements, se transformer en éléments morbides? Ces éléments morbides ne peuvent-ils se transformer en éléments d'une nocuité plus grande encore? Ne voyons-nous pas une petite papule de la face, fréquemment arrachée, une gerçure de la lèvre incessamment irritée, donner naissance à un épithélioma? Ne voyons-nous pas trop souvent une légère excoriation de la langue par une dent irrégulièrement brisée, se guérir, se reproduire et peu à peu se transformer en un redoutable cancer. Puisque les éléments pathologiques ne sont autre chose que la transformation des éléments normaux, sous des influences vitales, pourquoi me refuserai-je à admettre que des éléments pathologiques préexistants puissent encore subir une altération plus profonde, qui les constitue en véritables poisons transmissibles.

En mars 1886, je reçus dans mon service un homme vigoureux et dans la force de l'âge, atteint d'une effroyable septicémie aiguë. Il n'avait celui-là aucune porte d'entrée pour les microbes extérieurs. Atteint d'une maladie du cœur, peu grave en apparence, il avait été pris subitement pendant son travail d'une vive douleur à la jambe droite : c'était une embolie, bientôt suivie de gangrène, et deux jours après, bien que l'artère fémorale fût per-

méable, l'infiltration gazeuse remontait jusqu'à l'aine. Pourquoi,
au lieu d'une simple gangrène, une septicémie foudroyante? c'est
que ce malade était diabétique à un haut degré et la combinaison
d'un état pathologique accidentel : l'embolie, avec un état pathologique antérieur : le diabète, avait créé chez lui non pas seulement une maladie mortelle pour lui, mais une maladie qui, faute
de précautions, aurait pu devenir mortelle pour beaucoup d'autres, car elle avait créé *primitivement* chez ce malade un poison
terrible, éminemment transmissible : le germe contage de la
septicémie.

Prenons un autre exemple. J'ai rapporté à l'Académie l'histoire
d'une épidémie dont j'avais été témoin en Sologne en 1885, épidémie n'existant que dans la clientèle d'une même sage-femme et
ayant fait sept victimes dans divers villages. La maladie initiale
se développa chez une accouchée, malade depuis dix-huit mois
d'une fistule ossifluente de la cuisse en arrière du grand trochan-
ter. Conformément à mes doctrines, je dis : « L'acte physiologique
de l'accouchement, acte s'accompagnant toutefois d'une plaie utérine, s'accomplissant chez une femme en état pathologique antérieur, a provoqué chez elle une fièvre puerpérale et créé un germe
contage qui, transmis par les doigts de la sage-femme, a tué six
autres malades. » Que répondent à cela les microbiens? La femme
avait dans sa fistule des microbes, la sage-femme a transporté ces
microbes dans les organes génitaux, et là ils ont amené la fièvre
puerpérale parce qu'ils ont trouvé un terrain favorable à leur
développement.

Voici, à mon tour, ce que je leur réponds :

L'expérience clinique nous apprend et nous permet d'affirmer
que si la femme n'avait pas été enceinte, la sage-femme aurait pu
soigner la fistule sans être pour cela exposée à contaminer les
accouchées de sa clientèle. Nous soignons chaque jour dans nos
salles des plaies et des fistules, est-ce que nous produisons
chaque jour chez nos malades des infections purulentes? en aucune
façon, parce que ces plaies ne renferment pas le germe contage
spécial. Ces germes étaient inoffensifs, quand ils étaient dans la
cuisse; s'ils sont devenus, en passant dans l'utérus de l'accouchée,
des agents extraordinairement actifs, agents de mort pour celle
qui les portait depuis si longtemps, agents mortels de contagion
pour les autres accouchées, ils ont donc changé de nature ? Par

conséquent, de l'aveu même de mes adversaires, *le germe contage de la fièvre puerpérale a été créé primitivement, par la transformation des éléments non contagieux de la suppuration ordinaire, en éléments éminemment contagieux de la septicémie puerpérale.*

Il y a plus, et les adversaires les plus énergiques de la génération spontanée donnent eux-mêmes la preuve de la possibilité de la transformation des contages. Toussaint et Pasteur ont montré qu'on peut par la culture atténuer les virus, et c'est une des plus belles découvertes de notre époque, Or, quand Pasteur a pris le virus rabique de la rage des rues, qu'il l'a cultivé, qu'il l'a transformé en un virus qui donne, non pas même une maladie atténuée, mais une immunité ultérieure contre l'action du virus rabique pur et non cultivé, qu'a-t-il fait, sinon d'avoir transformé le *quid ignotum*, qui est le germe contage de la rage ? Il l'a modifié en bien, c'est heureux, mais enfin il l'a modifié, ce n'est plus le même : pourquoi dès lors ne veut-on pas admettre que les éléments non contagieux de la suppuration puissent, par une évolution en sens inverse, tout aussi acceptable, être modifiés par les changements profonds qui se sont faits dans l'organisme sous l'influence du développement, de la modification, de l'aggravation d'une maladie, développement, modification, aggravation dus à des causes physiques, physiologiques, morales même, que la clinique nous apprend à découvrir et à apprécier ?

Ne voulant pas accepter la création primitive du germe contage ou microbe par transformation pathologique des éléments préexistants, on préfère accepter des explications extraordinaires. — Si le germe transmissible ne peut être de création contemporaine et journalière, il faut bien admettre qu'il existe de toute éternité et que le créateur l'a créé de toutes pièces le jour où il a créé l'univers. Je veux bien admettre le principe : *omne animal ex ovo* ; mais je n'en reste pas moins embarrassé : car est-ce l'œuf qui a donné la première poule, ou la poule qui a pondu le premier œuf ? Dans l'un ou l'autre cas, il faut bien que la série ait commencé par l'œuf ou par la poule et avant tout par un Dieu créateur ; mais ceci est affaire de foi et non plus de science.

Pour supprimer toute difficulté, on a admis deux hypothèses :

La première, c'est que l'air fourmille de tous les microbes, de tous les germes morbides possibles, contagieux ou non. J'y ai déjà répondu par les expériences du pansement sans pansement de Rose et de moi ;

La seconde, c'est l'hypothèse du microbisme latent. Notre corps serait infesté de tous les microbes de toutes les maladies, transmissibles ou non. Ils font bon ménage entre eux et avec nous qui les logeons ; mais ce sont de féroces ennemis, et si un instant nous restons sans défense, ils abusent lâchement d'un moment d'oubli ou de faiblesse. Je sors de soirée, il fait froid, je n'ai pas retrouvé mon paletot au vestiaire, et, pour rentrer chez moi, je prends l'omnibus, où je trouve une place libre à l'intérieur. J'arrive chez moi, je me couche, je dors et je me réveille le lendemain bien portant. Au contraire, j'ai commis l'imprudence de monter sur l'impériale, je grelotte, je me couche sans pouvoir parvenir à me réchauffer, je dors mal, j'ai du frisson et je me réveille le lendemain avec une pneumonie. Dans la première hypothèse il faut admettre que le pneumocoque ne fréquente pas l'intérieur des omnibus et que, faute de 30 centimes, il est réduit à se cantonner sur l'impériale. Il est impossible d'accepter cette explication que comporterait la première hypothèse microbienne, et il est impossible de nier l'influence du froid. Aussi que dit-on ? les pneumocoques, que logeait d'avance mon poumon, sont impuissants quand j'ai chaud, mais quand je me suis refroidi ils m'ont trouvé « en état de réceptivité morbide » et en ont profité.

Je ne nie pas l'influence incontestable de ce qu'on peut appeler la réceptivité morbide ; n'ai-je pas moi-même dans mon livre de 1865 invoqué la différence de « réceptivité morbide » pour expliquer comment un soldat atteint de typhus, transporté dans une famille de paysans, y meurt sans contaminer personne ; tandis que transporté dans un hôpital au milieu de gens déjà affaiblis par la maladie et tout à fait en réceptivité morbide, il devient l'origine d'une contagion si étendue qu'elle prend le caractère d'une épidémie ? Mais ce fait d'observation clinique ne prouve pas que tous ces malades avaient déjà en eux, comme le paysan, le microbe spécial du typhus.

Je vais plus loin et je fais toutes les concessions. Admettons le microbisme latent ; admettons que tous nous logeons tous les microbes ; admettons que le blessé ne prenne l'infection purulente que parce que son état « de réceptivité morbide » a fourni à

ses microbes un terrain de culture favorable. Il n'en subsiste pas
moins ceci : aux premiers jours de son accouchement, aux premiers jours de son amputation, l'accouchée et le blessé malgré
tous leurs microbes ne pouvaient donner l'infection purulente
qu'ils n'avaient pas ; tandis qu'à partir du moment où l'infection
purulente s'est développée, accouchée et blessé sont devenus pour
les autres malades un foyer de contagion. Qu'on explique comme
on voudra le jeu, l'action des microbes, l'action des ferments de
l'air, il n'en résulte pas moins ce fait précis, incontestable : une
infection purulente *primitive* s'est développée sous des influences
que, nous cliniciens, nous savons reconnaître et qui sont : tantôt
une diathèse antérieure, tantôt une autre maladie concomitante,
tantôt un état moral fâcheux, tantôt une intervention opératoire.
Elle est *primitive* parce qu'elle ne vient pas d'un autre malade ;
elle est *primitive* parce qu'elle est née sous des influences personnelles au malade. Que ces influences aient ou n'aient pas
fourni un terrain favorable à l'évolution de microbes préexistants
chez le malade, il n'en résulte pas moins ce fait précis, incontestable, c'est qu'il s'est créé chez ce malade une situation nouvelle,
terrible pour lui, terrible pour les autres, si on la méconnaît ;
c'est que cette infection purulente *primitive* a eu pour effet la
création d'un contage. A partir de ce moment, la plaie de ce
malade recèle un germe de contagion. Microbe ou non, ce germe,
qui n'existait pas la veille, transporté sur la plaie d'un opéré bien
portant, lui communiquera l'infection purulente et lui inoculera
la mort.

La septicémie aiguë primitive, l'infection purulente primitive
des blessés et des accouchées, l'érysipèle primitif naissent sous
des influences que la clinique nous permet d'apprécier. — La
septicémie aiguë primitive ne se montre que rarement et éclate
avec violence dans certains cas de traumatisme. Le membre ou le
moignon (si l'amputation a été faite) se tuméfie dans les premières
heures ; les veines se dessinent à la surface du membre sous
forme de traînées rougeâtres, la peau prend une teinte bronzée,
les tissus œdématiés s'infiltrent de gaz, les traits s'altèrent, la
langue se sèche, le délire paraît, la mort termine rapidement la
scène et, quelques heures après, le cadavre présente déjà à un
haut degré les phénomènes de la putréfaction. Or, ne savons-nous

pas que cette forme de septicémie se rencontre souvent chez les alcooliques, chez les diabétiques, chez les hommes robustes, fortement musclés, pris dans un éboulement, ou chez ceux dont un membre a été broyé sous les roues d'un train de chemin de fer, c'est-à-dire lorsque à un violent traumatisme local a correspondu une secousse morale affreusement vive et, de plus, prolongée. Il y a chez ces malades une altération profonde, immédiate du sang ; il y a un phénomène analogue à celui qui se passe chez un lièvre, un chevreuil forcés par les chiens et qui à peine morts se putréfient.

L'infection purulente chirurgicale ou puerpérale a des allures toutes différentes et des symptômes dont il faut tenir compte. Le pus cesse de baigner la plaie ou bien les lochies s'arrêtent et ce phénomène est tellement marqué, que quelques-uns des chirurgiens, qui ont été mes maîtres, croyaient encore à la résorption purulente, nom donné longtemps à la maladie. En même temps le malade a des frissons passagers, dont les accès se répètent et se rapprochent ; la figure s'altère, la peau prend une teinte sub-ictérique, quelquefois la sueur exhale une odeur *sui generis.* Après quelques jours le malade meurt et l'on trouve des abcès dans les articulations, dans le foie, le poumon, là où les globules purulents circulant dans les vaisseaux ont été arrêtés dans un fin réseau capillaire.

Bien des théories ont été faites ; voici la mienne, qui m'est personnelle. Dans une plaie qui suppure et dans le plasma du sang circulant dans les capillaires voisins de la plaie, se forment des leucocytes, qui, non encore parfaits et à l'état granuleux, transsudent au travers des parois vasculaires et complètent leur formation à la surface des bourgeons charnus. Que sous des influences dont quelques-unes nous échappent, mais dont quelques-unes nous sont connues, ce travail soit troublé, l'exsudation n'a plus lieu, les leucocytes en voie de formation restent dans les vaisseaux, passent dans les veines, y continuent leur évolution et deviennent des leucocytes parfaits. De là la disparition de la suppuration qui s'arrête, de là les frissons. Guidé par cette théorie basée sur l'observation, j'ai pensé qu'il fallait avant tout s'efforcer de ramener cette exsudation, cette diapédèse des globules purulents en voie de formation. Deux fois chez un même malade, voyant l'apparition des frissons coïncider avec l'arrêt complet de

la suppuration, j'ai badigeonné la plaie avec de l'alcoolat de cantharides, deux fois j'ai ramené la suppuration, deux fois j'ai fait
cesser avec les frissons tous les symptômes de l'infection purulente au début.

Dans d'autres circonstances, c'est par un mécanisme plus facile à
saisir que l'infection se produit, c'est lorsque la phlébite de veines
n'ayant aucune tendance à l'affaissement, à l'occlusion, comme
celles des tissus érectiles, des hémorroïdes, des os, de l'utérus
après l'accouchement, permet le passage facile dans la circulation
du pus formé dans ces veines. La clinique ne nous montre-t-elle
pas, que c'est lorsque ces conditions anatomiques se rencontrent, que l'infection purulente est fréquente? Pourquoi admet-
trait-on la prédilection des microbes pour certains tissus, pour
certains organes?

Ne savons-nous pas d'ailleurs combien l'état général du blessé,
combien son état moral même, ont de l'influence sur l'apparition
de l'infection purulente? n'a-t-on pas signalé la différence de mortalité chez les vainqueurs et chez les vaincus reçus dans les mêmes
ambulances, les mêmes hôpitaux? Si l'infection purulente primitive est due, comme le veulent les partisans des pansements
listériens, à des germes venus de l'extérieur, faut-il donc admettre
que ces germes, ayant une nationalité propre, violent la neutralité des ambulances et la convention de Genève? Ne savons-nous
pas que la mortalité après les amputations est très différente
quand elles sont faites pour un traumatisme et pour une affection
pathologique? Pour les amputations traumatiques, ne savons-nous
pas aussi que la mortalité est très différente, suivant que l'amputation est faite immédiatement après la blessure ou secondairement
pendant la période fébrile? Où trouver dans la théorie des germes
l'explication de ces différences?

Pour l'érysipèle, les conditions de production sont plus appréciables encore. Dès 1867, je l'ai presque supprimé de mon service
par l'emploi des pansements humides à l'eau alcoolisée camphrée;
quand je l'ai vu apparaître, en dehors de toute contagion, je me
suis attaché à en rechercher la cause et, presque toujours, je l'ai
trouvée et démontrée à mes élèves. Tantôt c'est un pansement mal
fait qui a permis des frottements sur la plaie, tantôt c'est l'application intempestive d'une bandelette de diachylum sur une plaie
récente; d'autres fois, c'est la substitution prématurée d'un pan-

sement sec à un pansement humide, c'est l'exposition de la plaie
à un courant d'air, c'est l'exploration d'une fistule avec le stylet,
c'est l'éraillure faite aux bourgeons charnus au moment du pansement, etc. Qu'il y ait dans quelques-uns de ces cas absorption
du liquide septique qui baigne la plaie, qu'il y ait auto-inocula-
tion, je ne le nie pas; mais ce que la plaie a absorbé par l'éraillure
des bourgeons charnus, ce que le malade s'est inoculé, ce n'est
pas le germe-contage, le microbe d'un érysipèle qui n'existait pas
encore, c'est un germe, un microbe jusque-là inoffensif, mais qui,
modifié par la maladie qu'il développe après son introduction
dans l'économie, se transforme en un germe transmissible en
germe contage de l'érysipèle.

La mortalité des blessés et des accouchées dans les hôpitaux
et les maternités se compose de deux éléments : les cas primitifs, les cas dus a la contagion. — Tout ce que j'ai écrit, depuis 1865,
tout ce que j'ai dit plus haut, tout ce qui s'observe depuis l'emploi
des antiseptiques me dispense d'entrer dans de longs détails. La
mortalité réduite aux cas primitifs, c'est la mortalité si faible
observée après les amputations dans la clientèle civile, surtout
celle des petites villes et de la campagne; c'est, pour l'accouchement, la mortalité de la ville qui, malgré l'existence de quelques
cas de contagion, n'est en moyenne que de 1 sur 212, comme je
l'ai montré en rassemblant une statistique de 934,781 accouchements pratiqués à domicile.

La mortalité par contagion, c'est cette effroyable mortalité qui,
sous le nom d'épidémie, était permanente dans nos hôpitaux et
qui dans nos maternités donnait quelquefois une mortalité de
1 accouchée sur 4. Qu'on supprime la contagion, et l'on supprimera les épidémies; qu'on supprime la contagion, et l'on réduira
la mortalité au chiffre relativement faible des cas primitifs.

Ce n'est pas en détruisant les germes de l'air, c'est en
détruisant sans le vouloir, sans le savoir, les germes contages
de l'infection purulente, que Lister, par son pansement, a diminué
la mortalité hospitalière. — J'ai dit comment, dès 1867, conformément à mes idées sur la contagion, j'avais profondément modifié la tenue de mon service, mes pansements, et modifié profondément mes résultats. Que faisait-on à cette époque dans tous les

services de chirurgie, que faisait-on encore en 1873, à l'avènement
de la méthode antiseptique?

Tous les chirurgiens, à Paris en particulier, employaient les
pansements les plus détestables. On recouvrait les plaies de linge
ou de charpie enduits d'un cérat qui séjournait dans la salle et
qui, placé dans un pot sans couvercle, se chargeait de poussières.
Ce cérat était le plus souvent ranci; car, si l'on remplissait le pot
quand il était à peu près vide, on ne prenait pas la peine de le
vider complètement et encore moins de le laver. Une couche,
souvent épaisse, de ce cérat altéré bordait toutes les plaies; là
où il manquait, les brins de charpie étaient adhérents et l'on se
préoccupait peu, si, pour les retirer, on faisait saigner les bourgeons charnus. La charpie traînait en monceaux sur les tables de
la salle ou dans des corbeilles dans lesquelles chefs de service,
élèves, infirmiers et malades puisaient à discrétion. Les compresses, qui servaient et resservaient jusqu'à usure complète,
étaient si négligemment lavées qu'elles conservaient des traces de
pus et même de graines de lin qui avaient servi à des cataplasmes.

On se servait pour les pansements de pinces dont les mors cannelés se comblaient peu à peu de détritus desséchés; on explorait
les plaies avec une sonde de femme, où s'accumulaient les débris
des explorations antérieures. Les mêmes éponges servaient à tous
les pansements, à toutes les opérations, à tous les malades, et l'on
n'eût jamais songé à les purifier autrement que par un simple
lavage à l'eau tiède.

Le chirurgien, les aides se lavaient les mains après les opérations, après certains pansements qui les avaient souillées; mais
qui eût songé à le faire avant de saisir le bistouri et le couteau?

Guidé par mes idées sur la contagion, je transforme cette pratique. Je proscris charpie, cérat, éponges, mors cannelés, tout ce
qui peut receler le contage; je n'emploie pas un linge, pas une
compresse, sans les avoir purifiés dans l'eau alcoolisée camphrée.
Je fais ce qu'on appellerait aujourd'hui de la chirurgie *aseptique*.
Juin 1870 arrive : je publie mes résultats qui se traduisent par
une mortalité nulle après de grandes opérations; j'insiste sur
cette démonstration de mes idées de 1865, personne ne m'écoute.
Les uns n'y voient que l'usage de pansements à l'eau, ce qui était
loin d'être nouveau; les autres l'emploi du camphre, ridiculisé

par l'abus qu'en faisait Raspail, le père de la théorie microbienne et de la méthode antiseptique.

Lister arrive à son tour : il a une théorie séduisante parce qu'elle est extraordinaire, un pansement qui a pour lui l'attrait du merveilleux par ses complications mêmes. On l'écoute ! Pour se garantir du germe de l'air, on se lave les mains à l'acide phénique avant l'opération, on phénique la région opérée, on phénique les instruments, on phénique l'air, on phénique le *protective*, la gaze, le mackintosh, les fils à ligature ; à une grande malpropreté, à une extrême négligence succèdent la propreté la plus exquise, les précautions les plus minutieuses. En réalité que fait-on ? Pour se garantir des germes de l'air, qui ne peuvent pas donner l'infection purulente, on se garantit du germe contage ; toute contamination cesse, toute contagion disparaît ; la mortalité excessive s'arrête, la révolution est opérée.

Est-ce que la pratique dans ce cas justifie la théorie listérienne ? En aucune façon : elle justifie surtout la théorie du contage, la mienne, car je vais le montrer, moi, qui n'ai pas fait du Lister, mais qui me suis dès le premier jour opposé à la contagion que j'avais su reconnaître, quand tous la méconnaissaient, j'ai obtenu des résultats aussi bons, sinon meilleurs, que le plus fidèle listérien.

La pratique de l'antisepsie a supprimé la mortalité par contagion, elle n'a rien fait sur la mortalité amenée par les cas primitifs. — C'est ce qui explique le chiffre encore élevé, trop élevé même, de la mortalité opératoire dans nos hôpitaux, si encombrés, si mal tenus, si mal dirigés par une administration incompétente et réfractaire au progrès.

Si, dans la mortalité des amputés, la mortalité opératoire se confond facilement avec celle de l'affection qui a nécessité l'amputation, il n'en est plus de même pour l'accouchement. Ici, mais mieux encore, les faits vont mettre en lumière toute l'erreur des doctrines encore en faveur ; ils vont nous montrer que les antiseptiques, aidés de toutes les précautions, peuvent supprimer la mortalité par contagion, mais qu'ils ne suppriment pas la mortalité par septicémie *primitive*. M. Pinard, accoucheur de Lariboisière, vient de publier la statistique de son service du 1ᵉʳ novembre 1882 au 1ᵉʳ janvier 1887. Pendant cette période il a été fait à la Maternité de l'hôpital 2,922 accouchements; 54 femmes moururent. C'est une mortalité de 1 sur 54,1. Ce chiffre pourrait paraître élevé; mais il faut savoir qu'on ne conserve dans le service que les femmes dont l'accouchement semble devoir être difficile, qu'on y reçoit des femmes chez lesquelles des tentatives d'accouchement ont été déjà faites en ville; tandis qu'on envoie chez les sages-femmes attachées au service externe les accouchements qui paraissent devoir être normaux. 5,214 accouchements ont ainsi été faits avec seulement 15 morts, ce qui porte la mortalité totale du service à 69 femmes sur 8,136 accouchées, ou 1 décès sur 117. Quoi qu'il en soit, dans le service dirigé directement par M. Pinard, il y eut, sur les 2,922 accouchées, 29 cas de septicémie mortelle. Acceptons avec notre collègue que 17 de ces femmes avaient été contaminées avant leur entrée, il n'en reste pas moins 12 qui ont contracté la septicémie à l'intérieur du service. On ne saurait accuser la contagion, car les précautions les plus minutieuses sont prises : pulvérisateur antiseptique en permanence dans la salle de désinfection, lavage obligatoire des mains de toute personne entrant dans le service, lavage journalier du parquet à la solution mercurielle, lavage trimestriel des murs au biiodure de mercure, lavage de la salle de travail deux fois par jour, bain donné aux femmes lors de leur entrée et irrigation vaginale antiseptique, nouvelle irrigation vaginale après la délivrance, toilette antiseptique trois fois par jour, compresses antiseptiques sur la vulve, renouvellement tous les jours des habits de toile et des tabliers du personnel, etc., etc., et cependant, 12 cas au moins de septicémie ont pris naissance dans le service. Pourquoi cela? c'est que si l'antisepsie peut faire quelque chose pour la transmission de quelque chose d'extérieur, elle ne peut rien contre le développement d'une affection d'origine intérieure. C'est que la plupart des femmes devenues malades avaient dû subir des manœuvres obstétricales. C'est que, chez la plupart d'entre elles, au traumatisme puerpéral s'était joint un traumatisme obstétrical; qu'un état pathologique avait compliqué l'état physiologique de la puerpéralité. Chez elles et sous ces influences s'est créée la fièvre puerpérale *primitive;* chez elles et sous ces influences s'est créé le germe contage de la septicémie puerpérale. Qu'on le conteste, soit ! On ne contestera pas du moins que toutes les précautions antiseptiques ont été impuissantes à empêcher douze fois au moins l'éclosion de septicémies puerpérales. On s'est opposé victorieusement à la contagion et la mortalité est descendue au chiffre de une accouchée sur 117, pour la totalité du service. On ne pouvait s'opposer à la septicémie primitive, elle a fait, malgré toutes les précautions, 25 victimes.

Quoi qu'il en soit, on peut dire que c'est surtout dans la pratique obstétricale que les faits ont montré les bienfaits amenés par la doctrine de la contagion, opposée aux vieux préjugés des épidémies voyageuses.

Si l'on acceptait sans contrôle les impressions et les dires des chirurgiens, mes collègues, on serait amené à croire que depuis la pratique de l'antisepsie tous les malades guérissent, que toutes les opérations réussissent et que la mortalité est nulle. Cela pourrait et devrait être, si la théorie était vraie, si, en supprimant l'action des ferments, on supprimait les cas primitifs d'infection ; malheureusement la vérité est tout autre. Pour la connaître, j'ai relevé pour les années 1882 et 1883, en plein triomphe de la pratique listérienne, toutes les amputations de cuisse et de jambe faites dans les hôpitaux de Paris. J'en ai publié le tableau en 1885 en donnant les nom, l'âge des malades, la cause de l'amputation, sa date, la date de la guérison ou de la mort, le nom de l'hôpital, le nom des chirurgiens. Quelques années se sont passées, aucune réclamation ne s'est produite, aucune erreur ne m'a été signalée. Quels résultats m'a donnés cette enquête ? c'est ce que résume le tableau suivant. (*Voir le tableau à la page* 642.)

J'excepte naturellement de ce tableau ma statistique personnelle ; j'excepte également celle de Desprès, qui n'est ni listérien, ni contagionniste, et dont les résultats ne sont pas encourageants puisque sur six amputations de cuisse, il y a eu quatre morts. J'ai excepté les hôpitaux Tenon et Laënnec qui n'existaient pas en 1868 et 1869, et j'ai été obligé de négliger l'hôpital Saint-Louis qui n'avait pas de relevé statistique pour 1882 et 1883.

Tous mes collègues sont plus ou moins listériens ; si donc nous faisons le relevé de leurs résultats, nous devrons voir éclater dans tout son jour cette merveilleusse réussite que nous donnent le spray, la gaze phéniquée, le protective, l'acide phénique sous toutes ses formes ! Il y eut 59 amputés de cuisse, il n'en guérit que 34 et il en mourut 25, ce qui est une mortalité de 42,3 p. 100, presque la moitié des opérés. Il y eut 66 amputés de jambe, il en mourut 25, un peu plus que le tiers. Au total, sur 125 amputés, il en mourut 50 ! Nous sommes bien loin de cette innocuité presque absolue que l'on semble accorder aux opérations, pourvu qu'elles soient faites antiseptiquement.

Mais ce n'est pas tout : lorsqu'on fait ce relevé en rapprochant la date de l'opération de celle de la sortie du malade guéri, on

AMPUTATIONS DE CUISSE ET DE JAMBE 1882 ET 1883

HÔPITAL	CHIRURGIENS	CUISSE		JAMBE		TOTAL			MORTALITÉ p. 100.	
		Guéris.	Morts.	Guéris.	Morts.	Opérés.	Guéris.	Morts.	Par chirurgiens.	Par hôpital.
HÔTEL-DIEU . .	Richet. . .	3	»	1	»	4	4	»	0	33.3
	Divers. . .	1	2	1	1	5	2	3	60	
CHARITÉ. . . .	Gosselin. .	6	»	»	»	6	6	»	0	0
	Verneuil. .	»	1	5	1	7	5	2	28.5	
PITIÉ	Polaillon. .	1	2	»	»	3	1	2	66.6	55.4
	Duret . . .	»	1	»	»	1	»	1	0	
	B. Anger. .	5	3	5	10	23	10	13	56.5	
LARIBOISIÈRE. .	Duplay. . .	5	4	5	4	18	10	8	44.4	55.5
	Félizet. . .	»	»	2	2	4	2	2	50	
	Tillaux. . .	4	1	2	2	9	6	3	33.3	
BEAUJON. . . .	Labbé. . .	1	2	5	1	9	6	3	33.3	36
	Divers. . .	1	2	3	1	7	4	3	42.8	
NECKER	Trelat. . .	1	3	3	1	8	4	4	50	36.3
	Divers. . .	2	»	1	»	3	3	»	0	
SAINT-ANTOINE .	Perier. . .	2	1	4	1	8	6	2	25	18.1
	Divers. . .	2	»	1	»	3	3	»	0	
COCHIN, SAINT-ANTOINE .	Th. Anger.	»	3	3	1	7	3	4	57.1	57.1
		34	25	41	25	125	75	50	....	40
MORTALITÉ		42.3 p. 100		37.8 p. 100		40 p. 100				
1867-1887 . . .	Le Fort . .	23	9	34	9	75	57	18	24	—
		28.1		25 9		24				

s'aperçoit que souvent, très souvent même, de longs mois se sont écoulés avant que la guérison ait été obtenue. La moyenne du séjour du malade, depuis le jour de l'opération jusqu'au jour de la sortie, a été de quatre-vingt-quatorze jours (93,9). Quelques rares malades ont été certainement guéris par première intention.

Nous en trouvons 2 (Gosselin ou plutôt Berger) guéris en douze et dix-neuf jours ; 1 (Richet) en dix-sept jours ; 1 (Bouilly) en vingt-sept jours. La guérison de tous les autres a exigé au minimum plus d'un mois. La moyenne des jours par hôpital donne les chiffres suivants : Hôtel-Dieu, 121 ; La Charité, 71 ; La Pitié, 77 ; Lariboisière, 124 ; Beaujon, 64 ; Necker, 100 ; Saint-Antoine, 66 ; Cochin, 102. Quand, au lieu d'impressions et d'assertions, on se reporte aux chiffres et aux preuves, quand on constate de pareilles moyennes ; quand on voit la moyenne générale être de quatre-vingt-quatorze jours, c'est-à-dire trois mois ; même en tenant compte de ce fait que, par la mauvaise organisation de l'assistance publique à Paris, le malade attend quelquefois plusieurs semaines son membre artificiel, on ne peut pas dire que le pansement listérien a guéri ces malades par première intention et avec une rapidité exceptionnelle.

Si l'on veut apprécier à sa valeur la statistique d'un chirurgien, il faut la comparer à celle de ses collègues opérant sur des individus de même race, de mêmes habitudes, dans les mêmes circonstances, dans les mêmes milieux. Quelle a été ma statistique personnelle, non pas seulement depuis que les idées listériennes ont ajouté l'antisepsie à l'asepsie, mais depuis le commencement de ma carrière, depuis qu'en 1867, j'ai été placé à la tête d'un service de chirurgie générale? Il est vrai que, dès ce début, suivant les doctrines que j'avais proclamées en 1865, j'ai pris des précautions extrêmes contre la contagion.

Depuis 1867 jusqu'à ce jour, j'ai pratiqué 75 amputations ; 32 de la cuisse, 43 de la jambe. Elles m'ont donné les résultats suivants :

	AMPUTÉS	GUÉRIS	MORTS	MORTALITÉ
Cuisse.	32	23	9	28,1
Jambe.	43	34	9	20,9
Total . .	75	57	18	24

Ainsi à une mortalité générale de 40 p. 100, mortalité qui est celle de la pratique de mes collègues, tous plus ou moins listériens, pendant les années 1882 et 1883, je puis opposer, sans excepter la période antérieure à l'antisepsie, une mortalité personnelle de 24 p. 100. Mes résultats personnels, à moi qui suis contagionniste mais non listérien, sont donc de 16 p. 100 supérieurs à ceux obtenus par l'ensemble de mes collègues.

L'expérience des faits, en dehors de toute question de raisonnement et de logique qui me fait rejeter la théorie et la doctrine de Lister, suffirait à m'empêcher de changer ma pratique.

Quoi qu'il en soit, si, laissant de côté mes résultats personnels, nous comparons la mortalité moyenne des hôpitaux, avant et depuis l'ère des antiseptiques, nous trouverons une différence importante, puisque, à la mortalité de 61,9 p. 100 après l'amputation de la cuisse en 1868 et 1869, nous opposons pour 1882 et 1883 une mortalité de 42 p. 100. A la mortalité de 69,2 p. 100 après l'amputation de la jambe, nous pouvons opposer une mortalité de 37,8 p. 100. C'est une diminution de 20 p. 100 après l'amputation de la cuisse ; de 33 p. 100 après l'amputation de la jambe. C'est sur le total une diminution de 25,7 p. 100. C'est le salut d'un quart des amputés, et ce salut ils le doivent à la révolution considérable que les théories de Lister, quoique fausses, ont provoquée dans la pratique des opérations et des pansements.

L'innocuité de certaines opérations jugées antérieurement dangereuses ne justifie pas la théorie des germes ferments et les pansements listériens. — Pour la plupart des chirurgiens on peut impunément, depuis l'invention des pansements antiseptiques, ponctionner et ouvrir les articulations, ouvrir l'abdomen à titre de diagnostic et le refermer, tenter les opérations les plus graves. Il y a dans tout cela une extrême exagération. Qu'on lise l'article Hydarthrose de ce manuel, on verra que Malgaigne, il y a plus trente ans et à l'exemple de beaucoup d'autres, ponctionnait les hydarthroses et qu'il croyait l'opération innocente. Bien avant Lister, on ouvrait l'articulation du genou pour en retirer les corps flottants articulaires et les guérisons n'étaient pas rares. Spencer Wells et Baker-Brown, bien avant Lister, avaient vulgagarisé l'ovariotomie, l'hystérectomie et avaient montré l'innocuité relative de l'ouverture de l'abdomen. Certes, il est impossible de nier que la pratique de l'antisepsie a donné une sécurité bien plus grande et modifié les résultats, mais il faut en rechercher les véritables causes. Ces causes sont de deux ordres. Au manque absolu de précautions contre la contamination, aux pratiques détestables que j'ai rappelées plus haut se sont substituées les précautions les plus minutieuses et il s'est ajouté, en plus, les injections antiseptiques qui assurent la destruction des germes contages qui auraient pu subsister encore.

LE PANSEMENT, DIT DE LISTER, EST-IL NÉCESSAIRE POUR ASSURER LA SÉCURITÉ? DOIT-IL ÊTRE CONSERVÉ? — Tout ce que j'ai dit antérieurement fait prévoir ma réponse.

Le *spray*, conseillé en 1862 par Lemaire, est une de ces puérilités absolument illogiques. Les germes ferments de l'air sont bien innocents des meurtres qu'on leur attribue et, s'ils osaient envahir la plaie, ils seraient massacrés par la solution forte dont elle sera noyée à la fin de l'opération. Si l'on poursuit le germe contage qui est sur les doigts du chirurgien, il ne résistera pas à la solution dans laquelle le chirurgien se lavera les mains et à la solution forte qu'il emploiera en terminant l'opération. L'emploi du spray est donc inutile, mais la manière dont je l'ai vu parfois employer est simplement ridicule. Ici c'est un chirurgien qui place le spray sur une petite table, à côté de la table à opération, de telle façon que la mitraille phéniquée se perd dans le dos du chirurgien et de ses aides ; là c'est une petite machine à vapeur qui pulvérise son acide phénique dans un coin de l'amphithéâtre ; ailleurs c'est un pauvre petit appareil qui, jour et nuit, répand solitairement sa vapeur à quelques mètres, pour purifier une salle de 40 mètres de long.

Le *catgut*, employé il y a quelque quarante ans, ressuscité, après immersion dans l'huile phéniquée, par Lister, est aujourd'hui de nouveau abandonné. N'en parlons plus.

La *gaze phéniquée* a pour but d'opposer aux germes de l'air une barrière invincible. Or ces pauvres germes n'ont nulle envie d'aller atteindre la plaie et ils ne pourraient traverser la gaze que s'ils étaient aspirés par un vide quelconque : or la plaie n'est pas une machine pneumatique. D'ailleurs les faits de Rose et les miens prouvent qu'une plaie peut rester sans inconvénients exposée à tous les germes de la Suisse et de Paris. Nous laisserons donc de côté la gaze phéniquée.

Le *protective* sera par conséquent abandonné, puisqu'il n'est destiné qu'à protéger la plaie contre l'action irritante de la gaze. Lui aussi est phéniqué. Je ne sais pas pourquoi, par exemple ; car si le vernis *imperméable* tient bien, il est inutile qu'on y incorpore de l'acide phénique ; étant imperméable à l'air, il sera imperméable aux germes.

Le *mackintosh*, qui enveloppe le tout, ne peut invoquer pour sa justification qu'il s'oppose à l'évaporation, puisque le pansement est un pansement sec. Il sert, dit-on, de défense avancée contre les germes et protège la seconde enceinte formée par la gaze phéniquée. Or, comme les germes sont on ne peut plus pacifiques, ce rempart est inutile.

Ne reste-t-il donc rien d'utile dans les pansements de Lister ? Certainement si. Il reste le lavage préalable des mains, des instruments dans une solution phéniquée comme moyen d'éviter la contagion. Il reste le lavage de la plaie avec la solution forte pour aider au travail de réunion, pour détruire sur la plaie, comme je l'ai dit dans mon travail de 1870, les germes de contagion qui pourraient s'y trouver. Tout cela, si nous y ajoutons la compression régulière de la plaie, et surtout l'emploi raisonné du drain, sur lequel Lister, plus et mieux que tout autre, a insisté, constitue un ensemble de précautions qui a presque la valeur d'une méthode. Qu'on emploie, au lieu d'acide phénique, le bichlorure de mercure, l'acide borique, le chlorure de zinc, peu importe ! l'important est de tuer le germe contage. Voilà ce qui doit rester et qui restera de la méthode.

Que reste-t-il ? que restera-t-il des doctrines ? Oh ! cette fois, rien. Le pansement subsiste, déjà très modifié, très simplifié ; mais la doctrine du germe ferment appliquée à la chirurgie est morte. Quoique quelques-uns la conservent à l'état de relique, elle est morte, car elle est remplacée par une autre doctrine qui, comme toute chose nouvelle, est à sa période d'exagération ; la doctrine microbienne, la doctrine des germes spéciaux, des germes transmissibles, la doctrine confirmative de la doctrine du germe contage.

En résumé, pendant plusieurs siècles, les chirurgiens aux prises avec la pourriture d'hôpital ont fini par reconnaître qu'elle était contagieuse. A partir de ce moment, des précautions ont été prises, la pourriture d'hôpital a disparu.

Pendant plus d'un siècle les chirurgiens aux prises avec l'infection purulente ont cherché par des modifications dans les procédés opératoires et dans les pansements à en garantir leurs malades. Ils n'y sont pas parvenus, parce que tous, méconnaissant la contagiosité de la maladie, attribuaient leurs mortalités exceptionnelles à la fréquence des épidémies amenées par un miasme voyageur, meurtrier, d'essence inconnue, contre lequel ils ne pouvaient se protéger.

Pendant plus d'un siècle les accoucheurs aux prises avec l'infection purulente puerpérale ont attribué les mortalités effroyables qui décimaient les maternités à des épidémies amenées par un miasme meurtrier, d'essence inconnue, contre lequel ils ne pouvaient se protéger qu'en fermant momentanément la maternité envahie. Quelques-uns, comme Tarnier, croyaient à la contagion, mais surtout ou seulement en temps d'épidémie, et tous croyaient au soi-disant génie épidémique.

Comme ces épidémies se voyaient surtout dans les maternités et dans les hôpitaux, j'ai cru, en 1859, à l'influence de l'hôpital et à la suite de mes publications sur l'hygiène hospitalière, à la suite de la grande discussion académique à laquelle ces publications ont donné lieu, c'est dans l'hygiène hospitalière qu'on a pendant quelques années cherché le remède.

Éclairé par de nouvelles recherches, j'ai découvert la cause, la seule cause de ces mortalités exceptionnelles. Mon livre de 1865 sur les maternités a été destiné à montrer que cette cause était la contagion, aussi bien pour l'infection purulente chirurgicale que pour la fièvre puerpérale ; à montrer qu'il n'y a pas d'épidémie, quelle qu'elle soit, sans contagion ; à détruire le préjugé des épidémies de cause en quelque sorte fatale, surnaturelle, admis sans conteste depuis Hippocrate. J'ai cru tout d'abord que l'air pouvait être le véhicule du contage ; dès 1865, le fait observé dans le service de Späth me faisait émettre des doutes ; dès 1874, j'affirmais et je démontrais que la contagion ne se fait pas par l'air, et seulement par le transport du germe par les doigts, les instruments, etc. Voilà ce qui m'appartient, et j'ai par ma pratique, dès 1867, démontré la vérité de la doctrine de la contagion et de l'asepsie. Je n'ai pas été écouté.

Lister en 1867, reprenant des idées émises par Lemaire et l'usage de l'acide phénique employé par Lemaire en 1862, a produit la théorie des germes ferments, a imaginé un pansement en rapport avec cette théorie. Les succès incontestables de ce pansement ont semblé justifier la théorie ; tous ou presque tous ont accepté l'un et l'autre et une révolution heureuse s'est faite dans les résultats opératoires. La part qui revient à Lister est donc immense, au moins par les résultats qu'il a provoqués.

Il fallait trouver et démontrer que la contagion seule était la cause de cette mortalité qualifiée du nom d'épidémie : je l'ai trouvé, je l'ai démontré.

Il fallait se garantir de la contagion, faire de la chirurgie aseptique : j'ai montré qu'on pouvait le faire, en s'entourant de précautions minutieuses.

Il fallait aller au delà, il fallait arriver jusqu'à l'antisepsie et détruire par des agents chimiques ce germe contage qui pouvait échapper à nos précautions. C'est ce que je n'ai pas fait. C'est ce qu'a fait Lemaire en 1861 ; c'est surtout ce qu'a fait Lister en 1867, tous deux en voulant détruire les germes ferments ; mais le service rendu n'en est pas moins considérable, et c'est sous l'influence de Lister que le dernier progrès s'est accompli.

Il fallait trouver l'agent de la contagion, le germe contage ; j'ai prouvé son existence en mettant en lumière son action et ses effets, mais je ne l'ai pas découvert. Cette découverte, elle se complète chaque jour, et la bactériologie nous montrera peut-être, avec leurs caractères spéciaux pour chaque maladie, les divers microbes, les diverses variétés de germe contage. Mais on peut prévoir qu'elle n'ajoutera que peu aux bienfaits que nous devons à la clinique. Sans les connaître, nous savons combattre les germes contage de l'infection purulente, de la fièvre puerpérale ; sans les connaître, nous savons comment nous garantir de ceux du choléra ; sans les connaître, nous savons combattre les effets morbides de ceux de la syphilis.

La doctrine du germe contage, que j'ai soutenue contre la doctrine listérienne du germe ferment, n'a pas été admise ; l'avenir démontrera qu'elle est la seule vraie. Seul, depuis dix-sept ans, je résiste aux engouements du pansement de Lister, aux entraînements d'une théorie fausse. Après avoir promulgué et défendu la doctrine aseptique, j'ai défendu ce qu'avait de vrai la doctrine antiseptique ; mais j'ai combattu ses exagérations. J'ai pu passer pour un homme réfractaire au progrès, alors qu'une bonne part de ce progrès était mon œuvre. J'ai foi en l'avenir.

Dans quelques années il ne restera rien de la théorie des ferments appliquée à la genèse de l'infection purulente ; il ne restera

rien du spray, de la gaze phéniquée et du célèbre pansement listérien ; il ne restera rien de l'idée hippocratique et biblique de
l'ange exterminateur semant les épidémies. Mais il restera cette
vérité qu'il n'y a pas d'épidémie sans contagion ; qu'il suffit de
s'opposer à la contagion pour supprimer l'épidémie et pour réduire
au minimum possible la mortalité des opérés et des accouchées.
De toutes les complications actuelles des pansements, il ne restera
que l'usage des solutions chimiques destructives, non des ferments
de l'air, mais du contage. J'espère que cet avenir fera rendre à
mes travaux, à ma personne ou à ma mémoire la justice qui leur
est due.

DEUXIÈME PARTIE

DÉMOGRAPHIE. — HYGIÈNE PUBLIQUE

I

DU MOUVEMENT DE LA POPULATION

EN FRANCE [1]

I. *Statistique de la France*, publiée par le ministre de l'agriculture et du commerce. — II. *Census of Great Britain*. — III. *Preussiche Statistik*.

« La puissance d'une nation dépend du nombre d'hommes qu'elle peut mettre sous les armes. » En prononçant ces paroles devant nos députés réunis il y a quelques mois dans la salle des États, l'empereur appelait l'attention de tous sur une question qui fait aujourd'hui, et à bon droit, le sujet des préoccupations de la France entière : l'organisation de l'armée. Ce n'est pas seulement au point de vue militaire que cette question a pris une importance considérable : la façon plus ou moins heureuse dont on la résoudra, doit décider de l'avenir même de notre pays. Si pendant la guerre la puissance d'une nation repose sur le nombre de soldats qu'elle peut mettre en ligne, sa puissance réelle et permanente réside dans le nombre de bras qu'elle emploie au travail. D'ailleurs, pour avoir des soldats, il faut d'abord avoir des hommes, et l'on a malheureusement trop longtemps oublié, l'on oublie trop encore cette vérité naïve.

Lorsque dans un moment de danger, lorsque dans des circonstances graves, où l'honneur, l'intérêt véritable et la sécurité du

(1) *Revue des Deux-Mondes*, 15 mai 1867.

pays sont menacés, il est nécessaire de faire appel à toutes les
forces vives de la nation, la seule préoccupation peut être de les
réunir et de les faire concourir le plus efficacement possible à la
défense commune. Alors que l'activité se concentre momentanément aux armées, qu'elle se retire un instant de l'atelier ou du
hameau, que l'agriculture et l'industrie manquent de bras, que
la production s'arrête, on s'y résigne; il faut sacrifier le présent
pour sauver l'avenir, et le législateur n'a plus à s'inquiéter que
d'une chose : égaler au moins par le poids des masses les forces
de l'ennemi.

Pour avoir toujours en pareil cas le nombre d'hommes capables
de protéger glorieusement l'honneur national, il ne faut pas que
l'armée permanente soit organisée de telle sorte qu'elle amène
peu à peu, au sein même de la paix, l'épuisement de la race;
il ne faut pas qu'elle arrête le développement des forces actives
de la nation, et la loi nouvelle qui se prépare irait contre le
but qu'elle doit atteindre, elle serait fatale, si, en décrétant pour
le présent l'augmentation du nombre des soldats, elle décrétait en
même temps pour l'avenir la diminution progressive du nombre
des citoyens.

La puissance d'une nation n'est pas seulement absolue, elle est
aussi relative. Si notre population, si les ressources que procure
le travail restent stationnaires ou s'accroissent faiblement, tandis
que la population et les ressources des nations voisines augmentent
rapidement, notre puissance absolue pourra rester la même ou
grandir; mais notre puissance relative diminuera. Or nous avons
malheureusement à montrer que notre puissance relative, basée
sur le chiffre de notre population, va en s'affaiblissant depuis l'ère
des grandes armées permanentes, et que le projet d'organisation
militaire, tel qu'il paraît avoir été conçu, aboutirait directement
sous ce rapport à la ruine de la France. Un grand fait indéniable,
indiscutable, domine toute la question : notre population s'accroît
en nombre avec une lenteur fatale; celle des grands États voisins
augmente avec une rapidité consolante pour l'humanité, inquiétante toutefois pour l'avenir de la puissance française. A l'exception de l'Autriche, du Wurtemberg, de la Romagne, des Marches,
de l'Ombrie et des anciens duchés de Parme, Modène, Plaisance,
presque tous les États européens doublent leur population beaucoup plus rapidement que la France : le Danemark et la Suède

en soixante-trois ans, la Norvège et l'Espagne en cinquante-sept, la Russie en soixante-six, la Grèce en quarante-quatre. Ce doublement s'effectue pour l'Angleterre en cinquante-deux ans, pour la Prusse en cinquante-quatre, pour nous en cent quatre-vingt-dix-huit années, et si cet accroissement relatif devait continuer partout dans les mêmes proportions, la France n'aurait dans cinquante ans que 47 millions d'habitants à opposer aux 67 millions que posséderait l'Allemagne prussienne, en ne lui attribuant aujourd'hui qu'une population égale à la nôtre.

Si les paroles de l'empereur expriment une vérité sociale, s'il est vrai, et pour nous cela est vrai, que la puissance d'une nation se mesure au chiffre de sa population active, virile et productrice, la patrie est en danger! Pour être éloigné, le péril n'en est pas moins réel; aux législateurs de 1867, le devoir d'aviser. Il ne s'agit plus ici de passions, de préventions, de préférences, de rancunes ou d'espérances politiques; il s'agit d'un intérêt national.

I

Dans les pays comme le nôtre, où l'émigration ne joue qu'un rôle insignifiant, c'est par sa propre fécondité que la nation se conserve et se multiplie; si elle augmente en nombre, cet accroissement n'est imputable qu'à la prédominance des naissances sur les décès. Que les décès augmentent ou que les naissances diminuent dans une forte proportion, l'accroissement s'arrête; le chiffre des habitants reste stationnaire ou même diminue. Nous aurons donc à examiner quelle part ont prise dans le mouvement de la population française la natalité et la mortalité, et comme le nombre des naissances dépend du nombre ou de la fertilité des mariages, nous aurons à rechercher si l'existence des armées permanentes a eu quelque influence à cet égard, quels résultats amènerait le développement continu de pareilles armées, quel a été dans les États voisins l'effet d'institutions tantôt analogues aux nôtres, tantôt complètement différentes.

Deux fois seulement depuis le commencement de ce siècle, le chiffre des décès a été supérieur en France à celui des naissances, ce fut en 1854 et en 1855, années heureusement exceptionnelles, car à la guerre de Crimée, qui nous coûta plus de 100,000 hommes,

vint alors s'ajouter cet autre fléau non moins terrible que la
guerre, le choléra. La France, en 1821, avait 30,461,875 habitants;
quarante ans après, elle en avait 36,717,254 (non compris Nice
et la Savoie). Absolument parlant, et à ne considérer ce fait qu'en
lui-même, voilà un progrès incontestable; mais qu'on ne se hâte
pas de s'en réjouir. Si l'on compare nos derniers recensements à
ceux qui ont été faits sous la Restauration, on verra que ce progrès
ne s'est pas réalisé dans sa plénitude, que, contrairement à la loi
qui préside à cet ordre de phénomènes, il est allé se ralentissant
à vue d'œil, que la marche ascendante de la population a dû être
entravée par quelque obstacle inaperçu, puisqu'un plus grand
nombre d'hommes, au lieu de produire, comme cela est naturel,
un plus grand nombre de rejetons, en a produit, contre toute
attente, une quantité relativement très inférieure. Durant les dix
années qui ont précédé la révolution de juillet, sur une population
moyenne de 31,633,345 individus de tout âge et de tout sexe, la
moyenne des naissances a été de 974,180, soit 1 enfant sur 32 habitants; en d'autres termes, il naissait 307 enfants pour 10,000 habitants. Si cette loi de progression proportionnelle n'eût subi
quelque secrète atteinte, il aurait dû naître en France, en 1861,
1,147,760 enfants : or dans cette année, singulièrement favorisée
cependant, il n'y eut, sur une population de 37,386,313 individus,
que 1,005,078 naissances; le déficit a donc été de 142,682.

Dans un sujet si grave, il est impossible de se fier aux statistiques du premier empire. Nos investigations ne peuvent donc
remonter jusqu'à cette époque; mais à partir de la période décennale que nous avons indiquée, les documents, mieux élaborés,
prennent en même temps un caractère de véracité non suspect :
or, depuis la fin de cette période, c'est-à-dire depuis 1830, le
déchet relatif de la natalité est manifeste; il est allé croissant
jusqu'à ces dernières années. Maintenant ce redoutable phénomène, qui semblait annoncer l'épuisement de notre race, ne
s'aggrave point, il est vrai; mais il tend à se perpétuer avec le
degré d'intensité qu'il avait atteint il y a six ans. Au lieu de
s'accroître annuellement d'un individu par trente-deux, comme à
la fin de la Restauration, l'État ne s'accroît plus que d'une unité
par trente-sept, ce qui fait qu'on se demande avec effroi si près
d'un sixième de la population totale n'a pas été frappé d'une incurable stérilité.

Le déficit relatif des naissances avait été, de 1841 à 1845, de 92,850 par an; il s'éleva, pour les années 1851-1855, à 162,676, et dans la période de 1861 à 1864, il montait, encore en pleine paix, à 153,480, année moyenne. Si l'on additionne les chiffres annuels, on voit qu'en trente-quatre ans le déchet total est de 3,953,475, c'est-à-dire de près de 4 millions d'enfants, dont les deux tiers environ seraient aujourd'hui des hommes. Jusqu'ici cependant, nous n'avons comparé la France qu'à elle-même, et l'on ne saurait se consoler des résultats constatés par ce rapprochement, alors même que de tels symptômes de déclin se seraient produits dans le reste de l'Europe; que serait-ce donc si nous prenions pour point de comparaison les nations étrangères et si nous nous demandions ce qu'un même nombre d'hommes, pris dans un autre milieu, aurait produit de rejetons pendant la même période! Ce n'est plus alors par cent mille, c'est par trois ou quatre cent mille naissances en moins pour une seule année que se solderait notre déficit.

RAPPORT DU NOMBRE DES NAISSANCES (DÉDUCTION FAITE DES MORT-NÉS) A LA POPULATION

PAYS	ANNÉES	NOMBRE DES NAISSANCES P. 10,000 HABITANTS
Saxe.	1861	410
Autriche	1857	409
Prusse	1861	374
Espagne	1860	365
Écosse	1861	349
Grande-Bretagne	1861	347
Bavière	1861	344
Hanovre	1861	334
Hollande	1858	322
Belgique	1861	304
France	1861	268

La France est donc la nation la moins favorisée sous le rapport de la natalité; la Belgique, qui possède à peu près notre organisation civile et militaire, la précède de peu, mais la précède, bien que la population agglomérée sur son étroit territoire soit la plus dense de l'Europe, ce qui à la rigueur peut être considéré comme un obstacle à l'accroissement. L'Angleterre, la Prusse, l'Autriche et la Saxe occupent le premier rang. Si, comme ces peuples, nous eussions compté en 1830 une naissance sur 26 ou 27 habitants, notre déficit pour 1861 eût été de 379,600 par rapport à l'Angleterre et de 432,857 par rapport à la Prusse, c'est-à-dire qu'au lieu d'un million d'enfants environ il eût dû nous en naître plus de 1,400,000.

Il faut le reconnaître et le proclamer bien haut, car le danger est grave, le chiffre des naissances diminue en France dans des proportions considérables. On ne peut plus contester le fait, mais on a cru pouvoir en contester la signification. Qu'importe, ont dit quelques économistes, si la France, tout en procréant moins d'enfants que les nations les plus favorisées en apparence, en perd un moins grand nombre et en élève davantage à l'état adulte? Ce raisonnement, s'il était fondé, serait assez concluant. Par malheur, ceux qui nous veulent endormir dans cette fatale quiétude n'ont à l'appui de leur thèse que deux faits incomplétement étudiés : la proportion plus grande du nombre des adultes par rapport au nombre des enfants et l'accroissement notable de la vie moyenne. A quoi dans la réalité se réduisent ces faits, et quelle en est la portée ? C'est ce qu'il faut d'abord examiner.

Les recensements que la plupart des gouvernements de l'Europe font opérer à des époques différentes, mais généralement fixes et régulières pour chaque puissance en particulier, ont permis de savoir dans quelle proportion d'enfants, d'adultes et de vieillards se partage l'ensemble de la population. En France, ce dénombrement a été fait trois fois, en 1851, 1856, 1861 ; mais, comme la plupart de ceux qui ont abordé l'étude de cette question, je me servirai des chiffres fournis par notre recensement de 1851, parce qu'il se rapproche le plus, par la date, des documents que nous possédons sur quelques autres pays.

RÉPARTITION DE LA POPULATION PAR 10,000 HABITANTS

	ENFANTS AU-DESSOUS DE 20 ANS.	ADULTES DE 20 A 60 ANS.	VIEILLARDS DE 60 ANS ET AU-DESSUS.
France.	3,612	5,373	1,015
Belgique	4,132	4,973	895
Hollande	4,266	4,964	770
Grande-Bretagne .	4,534	4,732	734
Prusse.	4,740	4,683	577

Comme on le voit, la France est, parmi les cinq pays qui figurent dans ce tableau, la nation qui possède pour 10,000 individus

et par rapport au nombre des adultes le plus petit nombre d'enfants, la Prusse au contraire compte plus d'enfants que d'adultes ;
d'un autre côté la France possède relativement un plus grand
nombre de vieillards. Quelles déductions faut-il tirer de ce rapprochement et des différences qu'il permet de constater ? Récemment,
dans une discussion à l'Académie de médecine, M. le professeur
Broca, après avoir produit un tableau analogue, croyait pouvoir
en tirer pour notre pays un titre de gloire et un motif de confiance
en l'avenir.

« N'est-il pas satisfaisant, a-t-il dit, de constater que la France
occupe le premier rang dans les trois colonnes ? C'est elle qui a le
plus grand nombre d'individus productifs, le plus grand nombre
de bras disponibles, soit pour le travail, soit pour la défense du
sol. Les enfants, qui sont la joie des familles et l'espoir du pays,
ne sont, à vrai dire, au point de vue de l'économie sociale, qu'une
charge pour la société, puisque actuellement ils consomment sans
produire. Ils contractent aujourd'hui un emprunt qu'ils rembourseront sans doute plus tard, si leur vie est assez longue, et s'ils
meurent avant d'avoir produit l'équivalent de ce qu'ils ont consommé, la société perd le capital qu'elle a placé sur leur tête.
Pourvu donc que le nombre des enfants ne descende pas au-dessous
d'une certaine limite, pourvu qu'il suffise à l'entretien et à l'accroissement de la population, comme cela a lieu en France, les
forces sociales sont en raison inverse de ce nombre. Sous ce
rapport, la France tient le premier rang. Notre sœur la Belgique
nous suit de près. L'Espagne, l'Irlande, la Grande-Bretagne et la
Prusse occupent les derniers numéros de la liste. »

Tout en repoussant au nom des vrais principes de l'économie
sociale cette manière de comprendre le rôle de l'enfance, je voudrais, pour l'avenir de notre pays, que la vérité fût du côté de
M. Broca ; mais, je regrette de le dire, la déduction qu'il a tirée
de l'examen de la répartition des individus par âges est complètement erronée. Si l'on suppose deux populations comptant à l'origine 10,000 individus, ayant chacune le même nombre d'adultes
des deux sexes, le même nombre de vieillards, et donnant le jour
chaque année au même nombre d'enfants, de telle sorte que la loi
des naissances soit à la fois uniforme et invariable pour chacune
d'elles, mais non pourtant la loi de la mortalité ; cela accepté, si
l'on procède après un quart de siècle, par exemple, à un nouveau

dénombrement de ces petites sociétés, et qu'on trouve alors dans l'une des deux une plus forte proportion d'enfants au-dessous de vingt ans, dans l'autre au contraire une plus forte proportion d'adultes au-dessus de vingt ans, on en conclura nécessairement que la population qui compte le plus d'adultes est celle qui a pu élever jusqu'à la virilité le plus grand nombre d'enfants. Cela est par trop naïf, aussi point de dispute là-dessus ; mais est-ce ainsi que la question se présente ? Il y a dans cet exemple imaginaire un élément inflexible qui ne se rencontre plus dans la réalité : c'est le nombre des naissances toujours égal, toujours le même dans chaque groupe de 10,000, et par malheur très inégal dans les sociétés vivantes que nous avons à étudier. Transportons donc cette inégalité dans l'hypothèse jusqu'à présent si favorable à l'argumentation de M. Broca, et l'on verra l'illusion s'évanouir. En effet, si la fécondité n'avait pas été la même en chaque groupe de 10,000, si l'une des deux populations avait vu les naissances se multiplier dans son sein proportionnellement au nombre de ses membres, tandis que l'autre population se serait avec peine accrue d'un petit nombre de rejetons, il est évident que les conclusions à tirer de ce spectacle seraient tout à fait différentes. On comprendrait sans effort, mais aussi sans admiration, que des deux sociétés, celle qui a été la moins apte à se reproduire doit compter relativement beaucoup plus d'adultes que d'enfants ; on comprendrait aussi que, toutes choses d'ailleurs égales quant à l'éducation, à l'hygiène, au bien-être, la société toujours refleurissante, qui allaite et nourrit le plus grand nombre d'enfants, doit, par cette raison même, compter un nombre d'adultes relativement moins grand.

Eh bien ! c'est là justement le douloureux contraste qu'on observe entre les populations des deux côtés du détroit. L'Angleterre, depuis la fin du siècle dernier, a vu augmenter, non pas seulement d'une manière absolue, mais aussi relativement au chiffre de ses habitants, le nombre annuel de ses naissances ; nous avons vu au contraire en France, depuis le commencement du siècle, une incessante et alarmante diminution.

Comment ce petit nombre d'enfants serait-il un bonheur ? Est-ce qu'ils ne sont pas destinés à devenir des hommes ? Si nous avons peu d'enfants aujourd'hui, comment pourrons-nous avoir beaucoup d'adultes dans vingt ans ? Est-ce que d'ici là, par un miracle, nos fils n'auront plus d'enfance et entreront dans la vie avec la taille et les aptitudes d'un conscrit ? L'Angleterre a compris d'une tout autre façon cette importante et vraiment dramatique question si intimement liée à l'avenir même des races, et dans l'introduction du compte rendu de son recensement de 1851, œuvre remarquable de M. George Graham, elle se réjouit d'un résultat qui eût sans doute désespéré M. Broca ; elle se réjouit de voir par le grand nombre d'enfants qu'elle a engendrés depuis cinquante ans, s'abaisser l'âge moyen de sa population.

L'Angleterre est, avec la Prusse et l'Autriche la nation où l'âge moyen est le moins élevé. Il est en Prusse de 25 ans, de 26 en Angleterre et en Autriche ; il s'élève en Belgique à 29 ans, et chez nous, par un assez triste privilège, il a atteint le chiffre de 31 ans, chiffre qui ne nous fera pas beaucoup d'envieux. Si l'on pouvait encore en douter, nous osons espérer que tout à l'heure on n'en doutera plus. Pour tout corps vivant, et une nation est elle-même un corps vivant, l'état stationnaire n'est jamais de longue durée. Quand il a cessé de croître, l'arbre ne tarde pas à décliner. Les nations ne sont pas, il est vrai, assujetties à cette loi aussi rigoureusement que les individus de chaque espèce, en ce sens du moins qu'elles peuvent, par un sage régime, réagir contre les causes de destruction ou d'épuisement qui les menacent. Tant qu'elles sont vigoureuses et saines, elles gardent leur fécondité native, qui se mesure à la rapidité de leur accroissement. Il faut que leur population augmente du double dans un espace de temps qui varie précisément en raison du plus ou moins d'énergie vitale qu'elles possèdent. Or, c'est un fait digne de remarque, le temps qu'exige ce doublement est en rapport assez exact avec l'âge moyen particulier à chaque peuple ; cet âge moyen s'élèvera en proportion directe du nombre d'années que doit réclamer l'accroissement au double de la population. Ainsi la statistique démontre que la France, où l'âge moyen a atteint le plus haut chiffre, est en même temps des grandes nations européennes[1] celle qui doit arriver le plus lentement à voir doubler le chiffre de ses habitants. Du reste, avant de tirer de l'inégale répartition du nombre des enfants et des adultes une conclusion favorable pour l'avenir de

(1) Il faut en excepter au moins l'Autriche, dont le doublement, par suite d'une mortalité excessive et malgré le chiffre élevé de la natalité, ne s'opère qu'en 250 ans environ.

la France, conclusion malheureusement fausse, nous venons de le démontrer, avant d'attribuer si témérairement cette inégalité inquiétante à cette circonstance toute conjecturale, que nous élèverions en France à l'état adulte un grand nombre d'enfants, qui ailleurs n'auraient pas vécu jusque-là, il eût peut-être été sage de rechercher jusqu'à quel point les faits peuvent s'accorder avec cette consolante hypothèse. Est-il vrai que le nombre des enfants qui survivent à vingt ans soit plus considérable en France que dans tout autre pays ? C'est ce que nous avons voulu savoir, et l'Angleterre nous fournit encore les éléments de cet examen.

Ouvrons les tableaux officiels où le dénombrement de la population britannique nous est exposé par catégories d'âge. Les adultes de vingt à trente ans nous représenteront assez exactement ce qui a survécu des enfants nés de vingt à trente ans auparavant, et comme nous possédons pour chacune de ces époques antérieures le chiffre des naissances, on pourra aisément calculer combien de nouveau-nés sont devenus des hommes et par conséquent constater le degré de vitalité de cette partie de la population.

En 1861, il existait en Angleterre, y compris le pays de Galles, 3,398,657 individus âgés ds vingt à trente ans, et en France, à la même époque, il en existait 5,887,641, déduction faite de Nice et de la Savoie ; tous ces individus dataient donc de la période de 1831 à 1840. Or, si l'on recherche quel a été durant cette période, dans les contrées que nous comparons, le chiffre des nouveau-nés et qu'on rapproche ce chiffre de celui des adultes en 1861, on s'aperçoit que, sur 1,000 nouveau-nés, 857 auraient, en Angleterre, dépassé l'âge de vingt ans, tandis que la France n'a pu en élever au-dessus de cet âge que 608 ; mais il faut observer que l'Angleterre n'a d'autres registres d'état-civil que les livres des paroisses où sont inscrits les baptêmes, de telle sorte que l'omission des enfants non baptisés augmenterait la proportion des survivants au delà de la vérité. Si l'on rectifie le chiffre d'après les données mêmes du bureau de statistique d'Angleterre, on voit que la survivance à soixante ans est, comme en France, de 608 individus sur 1,000.

A la vérité, certains économistes ont prétendu que l'augmenta-

tion du nombre des naissances doit à la longue devenir une cause
d'appauvrissement national, le territoire ne pouvant s'agrandir,
et, dans son étendue bornée, alimenter une population toujours
croissante. Ce n'est pas le moment d'approfondir ici une pareille
thèse. Fausse partout, elle l'est particulièrement dans notre pays.
Sans parler des approvisionnements qu'il est aujourd'hui si facile
d'aller chercher à l'étranger, et en nous renfermant dans nos
frontières, que de champs mal cultivés ou absolument sans culture ! que de richesses inexploitées ! Des seuls produits de son
sol, la France pourrait nourrir chez elle, et dans l'aisance, plus de
soixante millions d'hommes. La population, en égard à ses ressources naturelles, y est aujourd'hui en quelque sorte clair-
semée. Tandis que la Belgique ne compte moins de 160 habitants
par kilomètre carré, que la Saxe en nourrit dans le même espace
148, l'Angleterre 132, la Hollande 101, la France, un des pays à
tous égards les plus favorisés du ciel, n'a que 68 habitants par
kilomètre. En Amérique sans doute, en Espagne, en Russie, en
Suède, en Norvège, ailleurs encore, la population est beaucoup
plus disséminée ; mais la France est-elle un pays usé et démora-
lisé comme l'Espagne, un pays neuf comme l'Amérique ? A-t-elle
les lacs, les marais et les neiges de la Scandinavie et les vastes
steppes inhabitables de l'empire moscovite ? Sous son climat
tempéré, elle offre à l'activité de ses enfants un champ relativement deux fois plus vaste que celui où se déploie avec tant d'é-
nergie l'activité anglaise. Nous pouvons donc sans crainte, suivant le mot de la Bible, croître et multiplier, car chez nous, et il
en sera ainsi longtemps encore, l'ouvrier manque à la terre, non
la terre à l'ouvrier.

Cette limitation forcée du nombre des habitants aux ressources
présumées du sol impliquerait au fond la nécessité de restreindre
le nombre des naissances. Malthus, qui, pour son châtiment, a
imprimé son nom à cette abominable doctrine, Malthus, quoique
profond penseur, avait oublié une chose : c'est que la production
d'un pays dépend non seulement du nombre, mais surtout de
l'énergie et de l'intelligence des hommes. « Qu'après la moisson,
dit M. Graham avec un légitime orgueil, on remplace la population
anglaise par 22 millions d'individus de n'importe quelle nation de
l'Europe, croit-on que la production serait encore la même au bout
de dix ans ? La population de l'Angleterre, trop nombreuse pour le

sol natal au dire de Malthus, alors qu'elle ne comptait que 9 millions d'individus, repoussa ces doctrines, et un peuple de 28 millions couvre aujourd'hui le sol du Royaume-Uni; il a lancé vers l'occident une longue ligne de colonies, d'États indépendants, où l'on parle sa langue, où l'on conserve dans sa pureté la vie de la famille anglaise, et dont les habitants, n'ayant rien perdu de l'ardeur du travail, du courage et de l'intelligence de la race, fournissent à la mère patrie, en échange de produits manufacturés, de quoi nourrir leurs concitoyens et alimenter leur industrie. »

Voilà ce qu'il est bon de rappeler aux ingénieux économistes qui, d'après leurs calculs sur la vie moyenne, se persuadent que tout en France va pour le mieux.

II

Qu'est-ce que la vie moyenne? C'est l'âge moyen de la mort; ce serait l'âge où devraient mourir la plupart des hommes qui auraient reçu le jour dans la même année, si en effet la même durée d'existence était naturellement promise à la majorité des nouveau-nés. Lors donc qu'on dit : La vie moyenne s'est augmentée de deux années, il vient immédiatement à l'esprit de chacun que, si l'on avait auparavant chance de vivre jusqu'à 35 ans, on a désormais deux ans de plus en perspective. Telle n'est pourtant pas la valeur exacte de cette expression, et nous allons tâcher d'en mieux déterminer le sens.

Il y a deux modes d'évaluation de la vie moyenne, et, selon qu'on emploie l'une ou l'autre méthode, on arrive à des résultats qui ne sont pas, on va le voir, de la même nature. Pour les uns, le chiffre de la vie moyenne exprime le rapport qu'il y a entre le nombre des naissances et la population mère. Si, par exemple, il naît dans un pays, comme cela a lieu en France, 270 enfants par 10,000 habitants, on divisera 10,000 par 270, en l'on obtiendra pour quotient 38, moins une fraction, chiffre qui, dans ce système, représentera la durée de la vie moyenne; mais si pour ce même nombre d'habitants il naît, comme en Saxe, 400 enfants, on verra, par la même opération, la vie moyenne s'abaisser à 25 ans. S'ensuit-il que l'on aurait généralement en France chance de vivre jusqu'à 38 ans et en Saxe jusqu'à 25 ans seulement? En

aucune façon, et certes le pays le plus à plaindre n'est pas celui
où la vie moyenne ainsi calculée est la plus courte.

Le bureau de statistique du ministère procède autrement, il
évalue la vie moyenne d'après l'âge des décédés. Cette moyenne
s'obtient pour chaque âge en particulier à l'aide d'une opération
d'arithmétique des plus simples. Nous ne contestons pas le mérite
de cette méthode; mais il ne faut point s'abuser sur la valeur et
la portée des enseignements qu'on en peut tirer, et quand *le
Moniteur* nous parlera désormais de l'augmentation de la vie
moyenne en France, il sera utile de se rappeler qu'il ne s'agit que
de l'élévation de l'âge moyen des individus morts pendant
l'année. Sans doute, si la proportion des hommes du même âge
était à peu près invariable au sein d'une même population, les
inductions que peut fournir ce mode de calcul seraient assez
sûres ; mais il n'en est pas ainsi, et les résultats de l'opération
seront tout opposés d'une année à l'autre, si la mort, ayant
d'abord moissonné plus d'enfants que de vieillards, vient tout à
coup à moissonner plus de vieillards que d'enfants. Ce qui d'ailleurs enlève aux supputations de la statistique officielle, quelque
exactes qu'elles soient en elles-mêmes, la consolante autorité que
M. Broca leur attribue, c'est qu'on n'a pas songé, dans les calculs,
à tenir le moindre compte d'un fait pourtant très grave et très
anormal, la constante diminution du nombre des naissances. Ce
n'était cependant pas là un élément à négliger. La mortalité n'est
pas la même à tout âge; toute génération, dans l'année qui suit
la naissance, perd de 170 à 180 individus sur 1,000 ; au contraire
de 1 an à 20 ans, elle n'en perd que 16.

La différence saute aux yeux. Or, si comparativement à une
époque encore peu éloignée, nous avons un déchet annuel de
100,000 naissances, il s'ensuit que nous enregistrons annuellement 18,000 décès de moins. Pour comprendre l'influence que
cela peut exercer sur le calcul de la vie moyenne d'après la méthode officielle, il suffit de savoir qu'on note l'âge de chaque
homme, enfant ou vieillard, mort dans l'année, qu'on additionne
ensuite tous des différents âges, et qu'on divise enfin ce total par
le nombre des décédés. Le quotient ainsi obtenu indique la durée
de la vie moyenne. Tout le monde à présent peut aisément se
rendre compte du résultat de l'opération, si on eût ajouté au
nombre des morts 18,000 enfants ayant chacun vécu une année,

Sans entrer ici dans le détail de cet aride calcul, nous nous bornerons à dire qu'il aurait eu pour effet d'abaisser à 37 ans le chiffre de la vie moyenne, évalué par suite de cette omission à 38 ans. Cependant les conditions générales de la mortalité étant restées les mêmes dans toutes les classes et dans tous les âges, cet abaissement de la vie moyenne, au lieu d'être un sujet d'inquiétude, n'aurait été qu'un signe de prospérité, puisque sur 100,000 nouveau-nés la France en aurait conservé 82,000.

Un exemple va compléter cette démonstration. Dans un rapport sur la statistique de la France, le ministre de l'agriculture et du commerce, après avoir signalé les variations de la vie moyenne de 1806 à 1859, s'exprime ainsi : « C'est dans la période de 1850 à 1855 que la durée de la vie moyenne a atteint son maximum aux différents âges. En comparant ces résultats à ceux de la période la plus reculée, on voit que la vie moyenne des individus de tout âge s'est accrue de cinq ans et deux mois. » Il n'est personne qui, en lisant ces lignes, ne soit enclin à supposer que l'heureuse période tant célébrée par le ministre est sans doute celle où il y a eu en France le moins de deuils. Eh bien! point, c'est peut-être la plus homicide de ce siècle, puisqu'elle comprend ces fatales années (1854-1855) pendant lesquelles le choléra et la guerre ont accru à ce point la mortalité que, pour cette fois, le chiffre des décès a dépassé celui des naissances. Loin de s'accroître pendant ces deux années la population a diminué. Il était mort en moyenne, de 1851 à 1853, 801,827 individus par an, il en mourut, en 1854, 992,779, et en 1855, 937,942, c'est-à-dire, pour les deux années réunies, 326,067 de plus que la moyenne des années précédentes. Comment le chiffre de la vie moyenne a-t-il pu atteindre son maximum? C'est que 100,000 soldats sont morts dans la campagne de Crimée, soit 100,000 individus âgés de 20 à 27 ans, tandis que la conscription nous ayant enlevé coup sur coup deux contingents de 140,000 hommes, le déchet des naissances a atteint le chiffre moyen de 162,676, soit 813,380 naissances de déficit pour les cinq années. Souhaitons que le chiffre de la vie moyenne entendu de cette façon ne s'élève jamais plus dans notre pays.

Ce qu'il nous importe de voir s'élever, c'est le chiffre de la vie probable. La vie probable d'un individu d'un âge quelconque est égale au nombre d'années qui doivent s'écouler pour que le nombre des vivants du même âge que lui soit réduit de moitié.

Si, par exemple, il faut quarante ans pour qu'il ne reste plus que 5,000 enfants sur 10,000 venus au monde la même année, l'âge probable de ces enfants sera de quarante ans. Les probabilités de vie à compter du jour de la naissance ont-elles subi en France quelque variation heureuse? L'étude comparée des recensements de 1851, 1856, 1861, nous permet d'affirmer que la durée de la vie probable n'a presque pas varié depuis environ un demi-siècle; elle n'a diminué un peu en 1861 que pour les adultes de 20 à 40 ans, circonstance imputable sans doute aux guerres de Crimée et d'Italie, car les probabilités de vie diminuent nécessairement à mesure que la proportion des décès augmente.

La France, sous ce rapport occupe en Europe le troisième rang, parmi les nations les plus favorisées; sur 10,000 habitants, elle en perd annuellement 238, la Belgique n'en perd que 221; l'Angleterre, plus heureuse encore, n'en perd que 220[1]. Il n'en est pas de même de la Prusse et des pays allemands; là, bien que la population aille en augmentant sans cesse comme en Angleterre, le chiffre annuel des décès est relativement plus élevé qu'en France. Ce n'est donc pas aux vides que créerait parmi nous une mortalité annuelle excessive qu'il faut attribuer l'extrême lenteur de l'accroissement numérique du notre nation. Ce fait désastreux n'est imputable qu'à la diminution du nombre des naissances, et par conséquent c'est sur ce dernier point que doit se concentrer l'attention.

A quoi attribuer un pareil fléau? Si l'on parvient à en discerner les causes, il sera peut-être possible d'en triompher, ou du moins d'en atténuer assez promptement la gravité. Notre sang s'est-il appauvri? circule-t-il moins vite qu'autrefois dans les veines de la jeunesse? Notre constitution physique est-elle altérée, et notre race porte-t-elle écrits sur son front les signes visibles d'une prochaine caducité? Nous reviendrons bientôt sur cette hypothèse; mais en ce moment nous l'écartons sans discussion comme un danger possible dans l'avenir, si l'on n'y veille, mais, Dieu merci! encore inconnu du temps présent. Les causes du mal que nous étudions ne résidant pas en nous-mêmes, c'est-à-dire dans l'énervement de notre race, il faut donc les chercher dans les institu-

---

(1) Tous ces chiffres se rapportent à la période de 1860 à 1863.

tions et dans les mœurs. C'est là en effet qu'elles apparaissent, et quelques-unes avec un degré d'évidence qui rend toute contradiction impossible. Des causes purement morales, celle qu'on croit la plus meurtrière, c'est l'erreur de Malthus, et comme il s'agit ici d'un acte mystérieux, entièrement soumis au libre arbitre, ce n'est qu'indirectement que le législateur peut agir contre un tel abus; mais il le peut pourtant, et d'une manière efficace, en corrigeant avec prudence deux institutions qui concourent à dépeupler la France, c'est-à-dire en agissant sur les causes qui sont à divers degrés sous sa dépendance.

Les deux institutions qui retardent et menacent d'arrêter le mouvement ascendant de la population ne sont pas de même nature; l'une est essentiellement religieuse, l'autre est exclusivement politique : c'est la constitution de l'armée. Nous ne ferons qu'effleurer la question religieuse; quelque importante qu'elle soit, il y faut toucher avec ménagement, car le célibat ecclésiastique est volontaire, et tant que subsistera le concordat, tant que l'Église et l'État, au lieu de vivre dans une indépendance mutuelle, croiront devoir s'appuyer l'un sur l'autre, le gouvernement n'aura qu'une action très limitée contre la multiplication peut-être exorbitante des célibataires de profession, à la plupart desquels il assure lui-même des moyens d'existence. Les ministres du culte catholique émargeant au budget sont au nombre de 42,527. Ajoutez à ce chiffre 17,776 religieux et 90,343 religieuses, le tout disséminé en 14,030 couvents, ce qui représente en moyenne près de 200 couvents par département. Voilà donc irrévocablement engagées dans le célibat 150,648 personnes de tout sexe, population équivalente à celle d'une très grande ville, et cette population, qui s'est condamnée à une stérilité perpétuelle, au lieu de diminuer, augmente sans cesse, généralement aux dépens de la population rurale. Est-ce tout? Non, il faut ajouter à ce nombre effrayant d'eunuques volontaires, selon le mot d'un père de l'Église, les jeunes prêtres soldés par les fabriques, et, sans compter les diacres et les sous-diacres, déjà liés par le vœu de virginité, nous aurons une armée de 204,477 individus des deux sexes [1] prêchant d'exemple, et pour se recruter prêchant aussi de paroles la tranquillité, la douceur, la grandeur du célibat et la supériorité de ce

(1) C'est le recensement de 1861 qui nous fournit ce chiffre.

genre de vie sur la vie de famille. Ne serait-il pas temps de mettre quelque obstacle à ce fourmillement de moines et de communautés ? Les moines des deux sexes ne se multiplient qu'avec les biens de mainmorte, parce que c'est la mainmorte qui les fait vivre et prospérer. Or la loi donne au gouvernement tous les moyens nécessaires pour enrayer ce mouvement aussi fatal aux intérêts économiques du pays qu'au progrès numérique de la population. Qu'il refuse désormais d'autoriser les corporations nouvelles, dont l'utilité n'est pas toujours clairement démontrée, et qu'il veille plus sévèrement que jamais à l'exécution des lois sur les donations et fidéi-commis. Il y aurait sans doute bien d'autres choses à dire sur ce point ; mais la question est trop vaste pour être traitée incidemment. C'est assez que nous ayons montré que le célibat ecclésiastique peut, en se propageant, devenir en France ce qu'il a été jadis en Espagne, une cause active de dépopulation, qu'il exerce déjà dans une mesure quelconque ce genre d'influence, et que le gouvernement, qui en a peut-être un peu trop encouragé la propagation, a maintenant pour devoir de l'arrêter.

A l'égard de l'armée, le législateur est tout-puissant. Ici le célibat n'est pas volontaire ; c'est la loi civile qui, depuis près de quarante ans, crée annuellement, de sa pleine autorité, une moyenne de 80,000 célibataires pris parmi la fleur de la jeunesse, et pendant sept années, les plus belles de la vie, les retient à la caserne comme dans un couvent. Nous recherchons la cause de la diminution du nombre des naissances : elle est principalement là, non plus visible, mais beaucoup plus efficace encore que dans l'institution monastique. Si l'enthousiasme religieux soustrait pour jamais aux fonctions de la maternité beaucoup de jeunes filles qui fussent devenues l'exemple et l'honneur de la famille, si une vocation plus ou moins éclairée, plus ou moins désintéressée, appelle au célibat tant de mâles jeunes gens, le nombre annuel de ces déserteurs volontaires de la vie civile est après tout bien petit, si on le compare aux formidables contingents annuels de notre armée. La proportion serait d'environ 3 p. 100 ; mais si l'on considère que la perpétuité du célibat n'est une loi que dans l'Église, que le soldat peut se marier à vingt-huit ans, tandis que le mariage reste interdit au prêtre, même par la loi civile ou du moins par la jurisprudence de la cour de cassation, il en résultera une plus grande différence par rapport au nombre négatif des naissances. Les 3 p. 100 du monachisme prendraient à ce point de vue la valeur de 9 ou 10 p. 100; en d'autres termes, c'est comme si l'Église, au lieu de prendre annuellement trois individus sur cent que prend l'armée, et de frapper ces trois individus d'une stérilité perpétuelle, en prenait annuellement dix, mais ne les condamnait, comme fait l'armée, qu'à une stérilité temporaire. Cela n'aggraverait que d'un dixième environ les inconvénients du célibat militaire.

Le célibat militaire, qui a fait diminuer le nombre des naissances, n'a pas fait diminuer, comme on pourrait le croire, le nombre des mariages. De 1821 à 1830, sur 10,000 habitants, on célébrait 781 mariages. Ce chiffre a subi peu de variations, et après avoir atteint 810 pendant la période quinquennale fermée en 1845, il est aujourd'hui de 801. Il s'est donc en définitive un peu élevé depuis la révolution de juillet. Or, si le nombre des mariages a augmenté et si en même temps le nombre des naissances a diminué, qu'en conclure, sinon que les mariages ont été moins féconds? D'où vient donc cette infécondité? Elle s'explique assez naturellement par l'âge tardif où se sont formées les alliances. Plus jeune on entre en ménage, plus le ménage s'emplit de joyeux rejetons. Un homme qui se marie à vingt-huit ou trente ans aura toujours, on peut presque à coup sûr le prédire, une lignée moins nombreuse qu'un époux de vingt ans. Indépendamment des conditions physiologiques qui déjà pour lui ne sont plus exactement les mêmes, les conditions morales se sont modifiées aussi; il a plus d'expérience, moins d'illusions, se fie moins à ses forces et moins à la fortune, s'inquiète du présent, surtout de l'avenir, se demande comment il élèvera son premier-né, et s'il vivra assez longtemps pour mettre la mère et l'enfant à l'abri du besoin. La pauvreté et même l'aisance bornée ne sont pas toujours bonnes conseillères et parlent quelquefois comme Malthus, surtout dans l'âge mûr, et quand l'imagination commence à se refroidir avec les sens. La nature, qui veut que l'homme, en se perpétuant, ait au moins l'espérance d'élever sa famille, n'a pas seulement donné à la jeunesse une fécondité que l'âge épuise; elle lui a donné la confiance et les illusions que l'âge emporte. C'est pourquoi la loi militaire, en reculant de sept ans l'époque du mariage, a cent fois plus contribué que Malthus à la diminution du nombre des naissances. Les mariages tardifs qu'elle autorise sont d'avance à demi frappés de stérilité, car, remarquons-le bien, ce n'est pas au sortir du régiment que le soldat prend femme; c'est généralement beaucoup plus tard, quand il s'est refait un métier, un pécule, assez d'avances pour subvenir aux besoins d'un ménage. La loi qui, en droit, le condamne à sept ans de célibat, l'y condamne en fait pour dix ans.

Or le nombre des militaires, qui n'était en 1821 que de 701 pour 100,000 habitants, s'est élevé dix ans plus tard à 931, et à 996 en 1851; ce chiffre arrivait en 1861 à 1,213 en ne comptant que l'armée de terre. Au 1er juin 1861, déduction faite des corps étrangers et indigènes, l'armée française comprenait un effectif de 453,801 hommes répartis de la manière suivante : 369,037 à l'intérieur, 52,160 en Afrique, 19,119 à Rome, 7,383 en Syrie et 6,102 en Chine, et si nous ajoutons le personnel actif de la marine, comprenant 15,574 individus à terre et 39,705 marins embarqués, nous arriverons, pour le total de nos forces, au chiffre de 509,080 hommes.

Il résulte de ces faits que l'âge moyen du mariage est en France très élevé; de 1853 à 1860, il a varié pour l'homme de trente ans un mois à trente ans et six mois, pour la femme de vingt-six ans à vingt-six ans deux mois. Si cette cause d'infécondité relative des mariages est vraie, nous devrons constater, — chez les nations où le nombre des naissances est considérable, — un abaissement dans le chiffre de l'âge moyen des époux au moment du contrat. C'est en effet ce que nous trouvons en Angleterre, — le seul pays qui nous ait fourni les éléments statistiques indispensables à cette comparaison : l'âge moyen au moment du mariage y est pour l'homme de vingt-cinq ans et pour la femme de vingt-quatre.

Les recensements opérés dans les deux pays depuis 1851, classant les individus par sexe, par âge et par état civil, nous permettent d'apprécier quelle est, pour un âge donné, la proportion des célibataires et des hommes mariés ou veufs. Nous avons, en 1851, 168,038 célibataires de vingt-sept ans et 120,555 hommes mariés ou veufs du même âge, ou, pour rendre la proportion plus facile à saisir, 582 célibataires et 418 hommes mariés sur 10,000 individus mâles âgés de vingt-sept ans. En Angleterre, la proportion est inverse; sur le même nombre et au même âge, nous trouvons 441 célibataires et 559 hommes mariés ou veufs.

La majorité des hommes de vingt-sept ans est donc mariée en Angleterre, et en France à cet âge la grande majorité des hommes vit dans le célibat. Serait-ce qu'en France le mariage est l'exception, tandis qu'il serait la règle en Angleterre? En aucune façon, car si nous faisons porter nos recherches sur les individus âgés de trente-sept ans, nous en trouvons, sur 1,000, 809 mariés en France, 819 en Angleterre, 191 célibataires en France, 181 en Angleterre.

Un fait de la plus haute importance ressort de ce rapprochement; ce qui varie dans les deux pays par rapport au chiffre de la population, ce n'est pas le nombre des mariages, c'est surtout l'âge auquel on se marie. Quand nous comparons à la fécondité des mariages anglais l'inquiétante infécondité des nôtres, n'avons-nous pas le droit d'attribuer ce fait et ces périlleuses conséquences aux obstacles légaux que notre organisation militaire oppose à la précocité des unions? Cette cause sans doute n'est pas la seule; mais elle est la plus énergique, la plus incontestable et celle qu'il est le plus aisé et le plus urgent de faire disparaître.

III

Le système des armées permanentes a-t-il eu pour effet d'amener la dégénérescence de la race française? Il est impossible de se prononcer à cet égard avec la rigueur qu'exige la science. Sans nul doute, on peut supposer qu'une loi de recrutement qui enlève chaque année et condamne à un célibat de sept ans au moins 80,000 ou 100,000 jeunes gens bien constitués, l'élite de la population, surtout au point de vue de la reproduction de l'espèce, qui ne laisse en pleine jouissance de ses droits naturels et civils qu'une partie de la jeunesse, et notamment la plus mal conformée et la plus débile, qui ne rend à la société la moitié des forces généreuses qu'elle lui a enlevées qu'après que ces forces ont été, pour un tiers au moins du contingent, viciées par des maladies contagieuses, — on peut supposer, dis-je, qu'une telle loi doit avoir pour effet d'amener peu à peu la dégénérescence de la race; mais cette influence ne deviendrait sensible qu'après un assez long temps, et aujourd'hui l'on n'a pas d'éléments suffisants pour l'apprécier d'une manière rigoureuse. Aussi l'a-t-on contestée de la façon la plus absolue, on a été jusqu'à parler de régénération, invoquant à l'appui de cette thèse optimiste les résultats mêmes du recrutement annuel et une certaine diminution progressive de non-valeurs dans chaque appel. La taille notamment se serait élevée. Cela est-il bien sérieux ? Tout homme qui directement ou indirectement a pris part aux travaux des conseils de revision sait parfaitement que l'on se montre d'autant moins difficile dans le choix des conscrits que le besoin d'hommes est plus grand ; c'est ainsi que, sur 100 individus examinés, 69 en 1853 et en 1854 ont été trouvés « bons pour le service ». Si l'on en inférait que l'aptitude de ces classes était plus grande que celle des classes précédentes, on se tromperait gravement, car si l'on prit 69 hommes sur 100, et non 60 ou 65, c'est qu'il fallut à cette époque trouver dans les jeunes gens visités les éléments d'un contingent de 140,000 hommes. On fit partir comme valide ce qui en temps de paix eût été justement réputé non-valeur, et les hôpitaux de Constantinople en savent quelque chose. Ce qui est grave, ce qui mérite les plus sérieuses réflexions, c'est que lorsqu'il fallut, pour la guerre de Crimée, réunir ces énormes contingents, on ne put, même en épuisant certains cantons, trouver en France assez d'hommes vigoureux pour les compléter. Le déficit s'éleva de 2,000 à 2,400 hommes, et en 1859, lorsqu'on fit peser sur la classe de 1858 le lourd impôt du sang, le déficit s'éleva à 3,102 hommes !

En même temps que l'armée permanente, telle qu'elle est

DATES des RECENSEMENTS	POPULATION URBAINE (villes de plus de 2,000 habitants)		POPULATION RURALE	
	Population absolue.	Accroissement absolu.	Population absolue.	Diminution absolue.
1846.	8,646,743		26,753,743	
1851.	9,135,459	488,716	26,647,711	106,032
1856.	9,844,828	709,369	26,194,536	453,175
1861.	10,052,653	207,825	26,004,699	189,837
Accroissement de 1846 à 1861 . . .		1,405,910	Diminution de 1846 à 1861 . . .	749,044

constituée, a pour effet de ralentir le mouvement ascensionnel de la population, elle contribue à dépeupler les campagnes ; elle concourt en revanche à augmenter la population des villes. Ce déplacement incessant fait des progrès rapides, et le chiffre des personnes vivant de l'agriculture a diminué de 2,664,391 (déduction faite de la Savoie et de Nice) de 1851 à 1861.

Bien des causes contribuent à faire affluer vers les villes la population des campagnes ; mais, parmi ces causes, la conscription tient une place importante, directement en enlevant le jeune soldat au pays natal, indirectement en faisant surtout porter sur les campagnes le déficit des naissances résultant des retards mis au mariage. C'est en effet la population rurale qui paie la plus grande part du dur impôt levé par la loi militaire. Après quelques mois de nostalgie, le jeune soldat finit par perdre dans l'oisiveté de la caserne et les dissipations des villes de garnison ses habitudes sobres et laborieuses. A cet âge, il ne faut pas sept ans pour contracter sans y penser de nouveaux besoins, de nouveaux goûts, de nouveaux liens. L'image du toit natal s'enfonce peu à peu dans le lointain de la mémoire ; souvent il arrive que ce qu'on aimait là-bas, ce qui vous y aurait rappelé a disparu ; la mère est morte, le champ est vendu, la sœur est mariée et n'a pas besoin de vous. Sans s'attacher au drapeau, on s'est insensiblement détaché de la famille. Le temps de service achevé, au lieu d'aller en homme libre demander le pain de chaque jour au pénible travail dont on n'est plus coutumier, on quête une livrée et l'on va le plus souvent utiliser dans les antichambres ses habitudes d'oisiveté et d'obéissance passive.

N'apporter autant que possible aucun long obstacle au mariage, tel est le problème vital pour la France qui s'impose aux méditations de nos législateurs, et, sans entrer dans le détail de questions spéciales qui ne sont pas de ma compétence, car ce n'est que comme médecin que j'ai pris part à nos guerres, je voudrais que le service militaire fût obligatoire pour tous, très limité dans sa durée, et dans tous les cas n'imposât que trois ans, quatre ans au plus de célibat. Sans doute une telle armée faciliterait peu les lointaines aventures et les guerres de conquête, mais elle serait assez forte pour protéger l'indépendance nationale, et la liberté intérieure, le travail, la civilisation, n'y perdraient rien. N'est-il pas temps que les transformations opérées dans les idées se traduisent par des modifications dans nos institutions militaires ? Comme la politique qu'elles ont mission de défendre, les armées doivent se modifier.

II

DU MOUVEMENT DE LA POPULATION

EN FRANCE[1]

———

La discussion ouverte depuis plusieurs mois devant l'Académie de médecine sur le mouvement de la population française est aujourd'hui terminée. Nous devons féliciter la savante compagnie d'avoir appelé définitivement l'attention publique sur un sujet d'études et de recherches qui soulève les plus hautes questions d'hygiène sociale, sur un grave problème dont la solution est d'une importance capitale pour l'avenir de notre patrie, et nos félicitations s'adresseront surtout à son honorable président, car c'est à l'initiative de M. Tardieu que nous devons la remarquable communication de M. Broca sur les variations de la taille en France, point de départ de cet important débat.

A peine ouverte, la discussion a franchi les limites de l'enceinte académique; la presse médicale a pris une large part à cette lutte pour la vérité, et, si les convenances conventionnelles ou les habitudes ne permettent pas à un académicien de répondre aux objections et aux arguments venus du dehors, nous ne sommes pas tenu à la même réserve et nous devons tenir compte des études publiées par MM. Ély, Lagneau, Vallin (*Gazette hebdomadaire,* 1867, n°s 16, 19, 29) et par M. de Castelnau (*Réforme médicale,* juin et juillet 1867).

Notre rôle, cependant, ne saurait se borner à analyser, résumer

(1) *Gazette hebdomadaire de médecine et de chirurgie,* 26 juillet et 2 août 1867.

et apprécier les discours et les écrits ; nous croyons préférable d'exposer les faits tels qu'ils résultent de nos recherches personnelles, éclairées, confirmées ou complétées par la discussion qui vient de se terminer, et d'envisager, sous un point de vue exclusivement scientifique et avec les preuves à l'appui, la question du mouvement de la population en France, question que nous avons étudiée ailleurs dans ses rapports avec la future loi sur le recrutement de l'armée (*Revue des Deux Mondes*, 15 mai 1867).

Comme il arrive presque toujours, la discussion académique a porté sur des sujets différents et plus ou moins en rapport avec le sujet principal ; l'abaissement ou l'élévation de la taille moyenne en France, la dégénérescence ou l'amélioration de notre race et même l'influence de la consanguinité sur la stérilité ont fait l'objet de quelques discours.

La *dégénérescence* de la race française ne peut être ni démontrée, ni niée scientifiquement. *A priori*, en n'envisageant que les améliorations incontestables, introduites depuis un demi-siècle dans l'hygiène publique et privée, on pourrait soutenir, avec la conviction d'être dans la vérité, que la race française s'est améliorée. Mais si l'on a égard à l'influence de causes d'affaiblissement non moins énergiques : à la substitution du travail en commun dans les manufactures, au travail à la main de l'ouvrier isolé, à l'augmentation de la population industrielle et à la diminution de la population agricole, si surtout on tient compte de l'influence, occulte jusqu'à présent, de la conscription, on est au contraire amené à croire à la dégénérescence probable de notre race. Une organisation qui enlève annuellement 80,000 et même 140,000 jeunes gens choisis parmi les mieux constitués et les plus robustes, c'est-à-dire le *tiers* de la population mâle de cet âge, et leur défend pour sept ans le mariage ; qui, par suite d'une grave imperfection de notre loi sur le recrutement de l'armée, enlève dans certains cantons la *totalité* des jeunes gens valides [1], tandis qu'elle ne

---

(1) Dans certains cantons manufacturiers, on est obligé d'épuiser la classe pour compléter et quelquefois sans compléter le contingent. Il n'y a pas de « bons numéros ». Lorsqu'il fallut, en 1853 et 1854, réunir des contingents de 140,000 hommes, on ne put trouver le nombre d'hommes nécessaires, bien que dans beaucoup de cantons on fût allé jusqu'au dernier numéro de la liste ; le déficit, pour la France entière, fut de 2,000 à 2,400 hommes. En 1859, dans les mêmes conditions, le déficit, pour la classe de 1858, s'éleva à 3,102 hommes !

laisse, pour perpétuer librement la race, pendant cette période, que ceux qui présentent quelque défaut, quelque infirmité, quelque imperfection physique, doit amener fatalement une dégénérescence de la race. Les preuves nous manquent pour démontrer scientifiquement que cette dégénérescence est déjà une réalité; ce n'est qu'à la longue, après plusieurs générations, que ces causes peuvent se traduire par d'incontestables effets. Alors, il est vrai, le mal sera fait, et il sera bien difficile de le réparer; car, si nous pouvons, par la sélection, reconstituer un troupeau dégénéré, on ne peut appliquer la sélection à la reconstitution physique d'un peuple.

Nous ne nous occuperons pas non plus de l'élévation réelle ou supposée de la taille moyenne en France; aucun élément statistique vraiment sérieux ne permet de juger cette question. M. Broca, avec son ardeur et son énergie patiente pour l'étude, avec son désir ardent de rechercher et de connaître la vérité, s'est servi pour soutenir cette thèse des documents publiés annuellement par le bureau de recrutement de l'armée; les rectifications que lui-même a dû faire aux statistiques du ministère de la guerre, les déclarations de M. Larrey, l'article publié par M. Ély dans ce journal même, infirment l'autorité des documents officiels. Quiconque a pris part aux travaux des conseils de revision sait quelle importance il faut attribuer aux relevés dressés il y a quelques années. La solution de la question de la taille n'est pas heureusement d'une importance capitale au moment actuel; la valeur intellectuelle et physique de l'homme, son aptitude au travail et même au service militaire ne dépendent pas de quelques millimètres en plus ou en moins.

Nous nous bornerons donc à examiner une seule question : celle du développement numérique de la population française.

Certaines opinions émises et soutenues à l'Académie ne nous paraissent pas conformes à la vérité des faits, loin de nous féliciter, loin de croire que la France est, sous le rapport de la natalité, de la mortalité et de l'accroissement de la population, dans une situation prospère, *nous la croyons en péril*, et la question est assez grave pour que nous la traitions avec l'intérêt qu'elle mérite.

L'Académie, et nous pourrions dire seulement M. Broca (car cet esprit si vif, ce travailleur infatigable a soutenu presque seul tout

le poids de la lutte) est resté dans un optimisme dangereux.
Le danger est d'autant plus grand que la thèse soutenue par
MM. Broca et Bertillon est celle que soutient aussi le gouvernement français dans ses remarquables publications sur la statistique de la France. On ne s'étonnera pas de voir le nom de
M. Broca reparaître si souvent sous notre plume, lui-même nous
pardonnera de le prendre plus particulièrement à partie, car en
le faisant, nous ne faisons que rendre un légitime hommage à la
haute autorité qui s'attache à ses opinions, à ses travaux et à sa
valeur personnelle.

Du mouvement de la population[1].

L'étude du mouvement de la population n'intéresse pas seulement l'économie politique sociale, elle est aussi pour la médecine d'un intérêt immense. Croître et multiplier est la loi de l'humanité, et lorsque nous voyons l'accroissement numérique d'une
population se ralentir ou s'arrêter, nous devons en rechercher les
causes, car, en dehors de l'émigration nous ne pouvons l'expliquer que par une diminution de la natalité ou une augmentation
de la mortalité.

Sauver par la thérapeutique la vie de l'individu compromise
par la maladie, prolonger par l'hygiène privée, publique, politique et sociale la durée de la vie humaine, tel est le rôle de la
médecine.

Avant d'examiner les modifications survenues dans le mouvement de la population française, nous devons nous demander si
une population quelconque, arrivée à ce degré de développement
numérique auquel sont parvenues la plupart des nations européennes, peut, avec avantage, continuer à s'accroître, ou s'il vaut
mieux pour elle rester stationnaire; si pour les nations comme
pour les familles le très grand nombre des individus qui les composent est un bien ou un malheur. Nous nous trouvons ici en

---

(1) Je prie MM. Legoyt, chef de la division de statistique générale au ministère de l'agriculture, du commerce et des travaux publics à Paris, Heuschling,
directeur du service de la statistique au ministère de l'intérieur à Bruxelles,
et le docteur Engel, directeur du bureau royal de statistique au ministère
de l'intérieur à Berlin, de recevoir tous mes remerciements pour l'obligeance
avec laquelle ils ont mis à ma disposition les documents officiels qui m'ont
servi dans l'étude de cette question et dans la rédaction de ce travail.

présence de deux opinions absolument contradictoires : l'une voulant pour les peuples *comme* pour les individus limiter la fécondité, l'autre faisant, pour les nations *comme* pour les familles, une vertu de la prolification à outrance. Posé de cette façon, le problème ne pouvait recevoir de solution satisfaisante, car l'intérêt particulier ne concorde pas toujours avec l'intérêt collectif.

Le père de famille qui ne possède qu'une somme limitée de ressources doit, s'il est sage, leur proportionner le nombre de ses enfants. Sans doute ses enfants font sa joie et son bonheur, sans doute le désir de leur rendre aussi heureuse que possible la vie qu'il leur a donnée l'excite au travail et à l'épargne ; il travaille, il économise pour leur procurer l'instruction qui leur ouvrira l'accès des carrières libérales, ou seulement pour leur faire apprendre, par un long apprentissage, le métier qui les fera vivre un jour ; mais ces enfants sont aussi pour lui une charge d'autant plus lourde qu'elle est ou sera plus longtemps improductive. De longues années s'écouleront souvent avant que ses fils puissent rapporter au foyer domestique leur part contributive de travail et de bien-être : de sorte que si leur nombre est tel qu'il excède les limites des ressources paternelles, ils ne peuvent recevoir qu'une éducation insuffisante, ils peuvent à peine apprendre un métier, car ils devront le plus tôt possible, quelque faible qu'en soit le salaire, diminuer par leur travail les charges qui pèsent sur toute la famille. Au point de vue de l'individu, le nombre des enfants a donc pour légitime limite les ressources paternelles, et il y aurait inconvénient à ce que leur nombre s'accrût outre mesure. Malheureusement, la limitation du nombre des enfants, légitime et sage dans ces circonstances, est presque toujours appliquée dans des intentions absolument différentes. Ce ne sont pas les pauvres, ce sont les riches qui craignent les nombreuses familles, et qui, au lieu de donner à la nation des fils qui pourraient devenir des citoyens utiles, préfèrent ne laisser après eux, pour partager leur héritage, qu'un ou deux enfants, lesquels, grâce à la fortune que leur aura léguée la prévoyance paternelle, pourront vivre sans travail, du travail des autres. Ce n'est pas par lui-même, c'est par l'abus de son application que le malthusianisme est une doctrine que nous répudions ; elle constitue en économie politique une théorie toujours fausse et toujours dangereuse. L'intérêt de l'individu est de n'avoir que la quantité d'enfants qu'il peut élever convenablement, et l'intérêt de l'État se confond en ce point avec celui de l'individu, mais l'intérêt de l'État est que tout ce qui est adulte se reproduise dans la limite de ses forces et de ses ressources ; il doit donc chercher par ses lois et ses institutions à ce qu'il y ait le moins possible de célibataires, et à ce que les mariages aient la somme de fertilité que comportent les ressources particulières de chaque ménage.

Le père de famille pendant qu'il élève ses enfants vieillit, perd ses forces et disparaît dans la mort quand ses enfants sont, à leur tour, arrivés au plein développement de la vie active. Il doit donc, en même temps que par son travail il nourrit sa famille, se constituer par l'épargne une réserve pour la vieillesse, et il ne le pourra pas, si ses ressources ont été constamment au-dessous de ses besoins réels. Les nations ne meurent pas ou, du moins, elles ne doivent pas et peuvent ne pas mourir.

Pour les colons américains, pour ceux qui, comme eux, ont en quelque sorte la libre disposition d'un sol vierge du travail de l'homme, les nombreux enfants sont une richesse, un capital bientôt producteur et largement rémunérateur ; mais, dans notre civilisation européenne, là où le père a pour limite forcée de son activité le champ à peine suffisant pour le faire vivre seul, on ne peut dire que la richesse d'une famille se mesure au nombre des enfants ; car, s'ils sont trop nombreux, le père de famille ne pourra trouver dans la mise en rapport de son héritage ou de son avoir des moyens d'existence suffisants pour tous. Quel que puisse être le nombre de ses citoyens, une nation peut toujours les nourrir, car elle offre à leur activité des richesses encore inexploitées ou que le travail multiplie, et sa puissance réelle dépend du nombre de bras qu'elle peut mettre au travail et de l'intelligence qui les dirige, comme sa puissance militaire, toutes choses égales d'ailleurs, dépend du nombre d'hommes qu'elle peut mettre sous les armes et de l'esprit qui les anime.

Quelques économistes ont prétendu, cependant, que l'augmentation du nombre des naissances doit devenir, à la longue, une cause d'appauvrissement national, le territoire ne pouvant s'agrandir, et dans son étendue bornée alimenter une population toujours croissante.

Qu'arrive-t-il, disait M. Broca (Académie de médecine, juil-

let 1867), là où les hommes se multiplient sur un sol inextensible?
On commence par se serrer, on défriche les bruyères, on fertilise
les landes, on dessèche les marais. Jusque-là c'est à merveille ;
mais il arrive un moment où toute la place est occupée. Et après?
Il reste la ressource de l'émigration. On s'expatriera donc ; on ira,
par delà des mers, exproprier et détruire peu à peu les races plus
faibles que les nôtres ; on remplira l'Amérique, l'Océanie, l'Afrique
australe. Mais la planète où nous sommes n'est pas élastique...
Que se passera-t-il alors dans les générations futures, lorsqu'elles
auront épuisé la ressource temporaire de l'émigration? On y verra
s'aggraver cette lutte pour l'existence, que Darwin a appelée
struggle for life, qui se manifeste dans la nature à tous les degrés
de l'échelle des êtres... Et quand on me dit qu'il s'écoulera cent
quatre-vingt-dix-huit ans et plus, avant que ce redoutable problème se dresse devant nos enfants, je réponds : C'est bien! je n'y
serai pas ; je ne verrai pas la France impuissante à nourrir les
Français.

Malthus, au siècle dernier, avait la même crainte pour l'Angleterre ; Malthus conseillait à ses concitoyens de limiter le nombre
des naissances, car les temps, suivant lui, étaient proches où la
patrie allait cesser de pouvoir nourrir tous ses enfants, et elle
aurait cessé depuis longtemps de le faire, si, par bonheur, les
famines, les guerres et les épidémies, ces bienfaits de la Providence, n'étaient venues, de temps en temps, réparer les sottises
des humains. Mais Malthus, quoique profond penseur, avait oublié
une chose : c'est que la production d'un pays dépend non seulement
du nombre, mais surtout de l'énergie et de l'intelligence des
hommes qui l'habitent.

« Qu'après la moisson, dit M. Graham, avec un légitime orgueil,
on remplace la population anglaise par 22 millions d'individus de
n'importe quelle nation de l'Europe, croit-on que la production
serait encore la même au bout de dix ans? La population de l'Angleterre, trop nombreuse pour le sol natal au dire de Malthus,
alors qu'elle ne comptait que 9 millions d'individus, repoussa ces
doctrines, et un peuple de 28 millions d'habitants couvre aujour-
d'hui le sol du Royaume-Uni. Il a lancé vers l'Occident une longue
ligne de colonies, d'États indépendants, où l'on parle sa langue,

où l'on conserve dans sa pureté la vie de la famille anglaise, et dont les habitants, n'ayant rien perdu de l'ardeur au travail, du courage et de l'intelligence de la race, fournissent à la mère patrie, en échange de produits manufacturés, de quoi nourrir leurs concitoyens et alimenter leur industrie. » (*Census of the Great Britain*, 1861.)

Les craintes que M. Broca témoignait pour l'avenir de notre pays ne nous paraissent pas plus fondées que l'ont été, pour l'Angleterre, celles de l'économiste et du philosophe anglais. La France est loin de posséder une population supérieure aux ressources de son territoire; le nombre des habitants est, pour un espace donné, bien inférieur à ce qu'il est dans plusieurs autres États de l'Europe, ainsi que le constate le tableau suivant :

NOMBRE D'HABITANTS PAR KILOMÈTRE CARRÉ

Belgique	160	Autriche	56
Saxe	148	Danemark	44
Angleterre	132	Portugal	40
Hollande	101	Hanovre	39
Wurtemberg	88	Espagne	30
Italie	83	Grèce	23
France	68	Russie	11
Prusse	66	Suède	8
Bavière	61	Norvège	4
Suisse	60	États-Unis	4

Tandis que la Belgique ne compte pas moins de 160 habitants par kilomètre carré, que la Saxe en nourrit dans le même espace 148, l'Angleterre 132, la Hollande 101, la France, qui, des seuls produits de son sol, pourrait nourrir chez elle, et dans l'aisance, plus de 60 millions d'hommes, n'a que 68 habitants par kilomètre, et sa population totale n'est que de 37 millions. Nous pouvons donc, sans crainte, croître et multiplier, car chez nous, et il en sera ainsi longtemps encore, l'ouvrier manque à la terre, non la terre à l'ouvrier.

Pour les nations, à côté et en même temps que la richesse, il y a la puissance, et, malheureusement, il en est une dont il faut tenir grand compte : la puissance militaire. Toutes choses égales, d'ailleurs, n'est-elle pas en rapport avec le nombre d'hommes

que la nation peut mettre sous les armes? Si la richesse d'un
peuple est absolue, quelle que soit celle des peuples voisins, sa
puissance militaire n'est et ne peut'être que relative. Si la population française reste stationnaire, tandis que la population des
pays qui l'entourent s'accroît rapidement, ne pourra-t-il pas arriver un temps où l'influence, la puissance de notre patrie, se trouveront compromises. Or, nous allons le montrer, notre population
tion s'accroît en nombre avec une lenteur fatale; celle des grands
États voisins augmente avec une rapidité consolante pour l'humanité, inquiétante pour l'avenir de la puissance française.

Ainsi, presque tous les États européens doublent leur population beaucoup plus rapidement que ne le fait la France, et si cet
accroissement relatif devait continuer toujours dans les mêmes
proportions, la France n'aurait, dans cinquante ans, que 47 millions d'habitants à opposer aux 67 millions de l'Allemagne prussienne, en ne lui attribuant aujourd'hui qu'une population égale
à la nôtre.

Dans les pays où l'émigration ne joue qu'un rôle insignifiant,
l'augmentation du chiffre des habitants n'est imputable qu'à la
prédominance des naissances sur les décès; si les décès augmentent, tandis que le chiffre des naissances reste à peu près le même,
ou si ces dernières diminuent beaucoup, tandis que la proportion,
des décès subsiste sans changement notable, le chiffre des habitants reste stationnaire ou même diminue. Nous devons donc examiner quel a été, dans ces dernières années, le mouvement de la
population française, et quelle part y ont pris la natalité et la
mortalité.

ACCROISSEMENT DE LA POPULATION

Années.	Population.	Effectif.	ACCROISSEMENT P. 100 INDIVIDUS Total.	Annuel.	PÉRIODE de doublement.
ANGLETERRE, Écosse, îles du détroit (Grande-Bretagne)					
1831.	16,564,138				
1861.	23,270,922	6,706,784	40,59	1,35	52 ans.
AUTRICHE					
1837.	35,878,684				
1857.	37,754,856	1,875,993	5,23	0,26	267 ans.

| Années. | Population. | ACCROISSEMENT | | | PÉRIODE |
| | | Effectif. | P. 100 INDIVIDUS | | doublement. |
			Total.	Annuel.	
BELGIQUE					
1840.	4,073,162				
1860.	4,731,957	658,795	16,17	0,81	86 ans.
FRANCE					
1836.	33,540,910				
1861.	36,717,254	3,176,344	8,75	0,35	198 ans.
PRUSSE					
1837.	14,098,125				
1861.	18,491,211	4,393,086	31,16	0,30	54 ans.
SAXE					
1837.	1,652,114				
1861.	2,222,240	573,126	34,69	1,53	45 ans.
HOLLANDE					
1840.	2,860,450				
1860.	3,293,577	433,127	15,14	0,76	92 ans.
DANEMARK					
1840.	2,131,988				
1860.	2,605,024	473,036	22,19	1,11	63 ans.
SUÈDE					
1835.	3,025,439				
1860.	3,859,728	834,289	27,58	1,10	63 ans.
BAVIÈRE					
1837.	4,315,469				
1861.	4,789,837	374,368	8,67	0,36	193 ans.
WURTEMBERG					
1837.	1,612,073				
1861.	1,720,708	108,635	6,74	0,28	248 ans.
ESPAGNE					
1837.	12,222,872				
1860.	15,658,531	3,435,659	28,11	1,22	57 ans.

Depuis 1821, époque où, pour la première fois, les recensements ont été faits avec la rigueur et l'exactitude suffisantes, le chiffre des habitants n'a cessé de s'accroître [1].

(1) Nous devons faire exception pour les années 1854 et 1855, années de guerre et d'épidémie, pendant lesquelles le chiffre des décès a surpassé celui des naissances.

RECENSEMENTS GÉNÉRAUX[1]

ANNÉES	POPULATION	AUGMENTATION ANNUELLE
1821. . .	30,471,875	
1831. . .	32,569,223	0,69 p. 100.
1836. . .	33,540,910	0,60 —
1841. . .	34,230,178	0,41 —
1846. . .	35,400,486	0,68 —
1851. . .	35,783,170	0,22 —
1856. . .	36,139,364	0,20 —
1861. . .	36,717,254	0,32 —

La population s'est accrue d'une manière constante, cela est incontestable et incontesté; mais il est incontestable aussi que cet accroissement ne s'est pas accompli dans toute sa plénitude, et qu'il est allé en se ralentissant. Faut-il attribuer ce fait inquiétant à l'augmentation de la mortalité ou à la diminution de la natalité, c'est ce qu'il nous faut examiner.

Pour M. Broca et la statistique officielle, tout semble pour le mieux sous le rapport de la natalité, car le chiffre des naissances augmente annuellement en France. Cela est vrai, complètement vrai, si nous ne nous préoccupons que de l'accroissement absolu ; mais cela est absolument erroné si nous examinons la question comme elle doit être examinée, en recherchant les modifications survenues dans la quotité annuelle des naissances, *eu égard*, au nombre des habitants. Ce nombre ayant augmenté de 6 millions depuis 1821, l'augmentation annuelle des naissances aurait dû croître *proportionnellement*, c'est-à-dire que si la fécondité, si la natalité étaient restées les mêmes, nous devrions compter en 1861, comme en 1821, un enfant nouveau-né pour un même nombre d'habitants. Ce n'est pas malheureusement ce qui existe.

En 1821, pour 30,461,875 habitants il y eut 965,364 naissances, ce qui, en divisant le chiffre des habitants par celui des naissances, nous donne une naissance pour 31,5 habitants.

En 1861, la population étant de 37,386,313 (en comprenant Nice et la Savoie), si nous recherchons par le calcul combien il aurait dû naître de nouveau-nés à raison d'une naissance par 31,5 habitants, nous trouvons qu'il aurait dû en naître 1,186,867, et comme le chiffre des naissances ne s'est élevé qu'à 1,005,078,

(1) *Statistique de la France*, t. XIII, p. 12.

le déficit de la natalité pour 1861 comparé à 1821 serait pour une seule année de 179,789 enfants.

Mais, si nous voulons avoir des résultats sérieux et se rapprochant autant que possible de la vérité, nous devons prendre pour point départ non pas une seule année, mais la moyenne donnée pour plusieurs années.

PÉRIODES	POPULATION MOYENNE	CHIFFRE MOYEN des naissances.	RAPPORT à la population moyenne.	DÉFICIT ANNUEL	DÉFICIT TOTAL pour la période.
1821-1830.	31.633,345	974,180	1 sur 32,47		
1831-1835.	33,036,711	974,957	1 sur 33,88	39,267	196,335
1836-1840.	33,885,540	959,432	1 sur 35,30	80,854	404,270
1841-1845.	34,815,968	976,030	1 sur 35,68	92,850	464,250
1846-1850.	35,592,465	949,794	1 sur 37,47	142,894	714,470
1851-1855.	35,911,267	939,799	1 sur 38,21	162,676	813,380
1856-1860.	36,376,265	967,381	1 sur 37,60	149,370	746,850
1861-1864.	37,726,702	1,004,729	1 sur 37,54	153,480	613,920
					3,953,475

Si, prenant pour point de départ les premières années pour lesquelles nous avons des documents statistiques dignes de foi, 1821-1830, période décennale qui correspond précisément à la Restauration, nous comparons l'état de la natalité en France dans les périodes quinquennales suivantes, nous constatons une diminution constante et presque progressive de la natalité. Au lieu de compter une naissance par 32 habitants, nous n'en comptons plus qu'une par 37 individus. Or cette diminution qui, sous cette forme abstraite, paraît de peu d'importance, se traduit par un déficit annuel de nouveau-nés d'une gravité extrême.

Ce déficit *relatif et annuel* des naissances s'éleva à 92,850 à 162,676, et dans la période de 1861 à 1864 il montait encore, en pleine paix, à 153,480, année moyenne. Si l'on additionne les chiffres annuels, on voit qu'en trente-quatre ans, le déficit total est de 3,953,475, c'est-à-dire de près de 4 millions d'enfants.

Si au lieu de comparer seulement la France à elle-même nous la comparions aux nations étrangères, ce ne serait plus par cent mille, c'est par trois ou quatre cent mille naissances en moins, pour une seule année, que se solderait le déficit causé par l'affaiblissement de notre natalité.

NAISSANCES (NON COMPRIS LES MORT-NÉS)[1]

ÉTATS	ANNÉES	TOTAL DES NAISSANCES	HABITANTS PAR NAISSANCE
France.	1861	1,005,078	37,1
Grèce	1861	32,405	33,8
Belgique.	1856	134,187	33,7
Hanovre	1858	60,567	31,2
Suède	1860	333,162	29,9
Bavière	1861	160,103	29,3
Angleterre et pays de Galles.	1860	684,048	29,3
Danemark	1860	89,186	29,2
Pays-Bas.	1860	115,569	28,5
Norvège	1860	53,074	28,1
Portugal.	1861	132,250	27,9
Wurtemberg	1861	64,291	26,8
Prusse.	1861	692,989	26,5
Autriche	1857	1,435,051	26,1
Espagne	1861	611,609	25,6
Saxe-Royale	1861	90,805	24,5
Russie	1858	2,896,950	20,5

La France, loin d'occuper la première place, occupe le dernier degré de l'échelle de la fécondité, et certes il n'y a pas dans ce fait matière à nous enorgueillir et encore moins à nous féliciter. Comparé avec ce qu'il eût été si notre natalité eût égalé celle de la Prusse, le chiffre de nos naissances pour 1861 représenterait pour cette seule année un déficit de 405,726 enfants !

Le danger, on le voit, est grave pour l'avenir de notre pays. Ce déficit annuel que nous avons signalé il y a plusieurs mois (*Gazette hebdomadaire*, 1866, p. 753) ne peut plus être nié, mais on a cru pouvoir en contester la signification. La France, ont dit MM. Bertillon, Broca et presque tous les orateurs de l'Académie, aussi bien que la statistique officielle, procrée moins d'enfants que les nations voisines, mais comme elle en élève davantage à l'état adulte, comme la vie moyenne y est plus élevée, elle se trouve en réalité dans une situation bien meilleure. Ces deux propositions sont absolument erronées, et il nous sera facile de le démontrer.

La France, a dit M. Broca, élève à l'état adulte un plus grand nombre d'enfants que les nations qui l'avoisinent, de telle sorte que le petit nombre des naissances, loin de constituer pour elle un désavantage, est, au contraire, un bonheur : car elle ne s'épuise

(1) *Bulletin de la commission centrale de statistique* (Bruxelles), t. X, p. 34.

pas à nourrir inutilement pendant quinze à vingt ans des enfants qui meurent avant d'avoir pu rendre aucun service, en échange des sacrifices que se sont imposés pour eux la famille et l'État. Ce qui prouve, dit-il, la réalité de ce fait, c'est que la France possède, relativement au chiffre total de sa population, une proportion d'adultes et de vieillards plus grande, par rapport au chiffre des enfants, qu'aucun des autres États de l'Europe.

Si cette preuve donnée par M. Broca et par d'autres statisticiens français est fondée (et nous allons montrer qu'elle ne l'est pas), nous devrons trouver pour notre pays, ainsi qu'on la dit : une mortalité moins grande dans la première enfance et une mortalité moins grande de la naissance à vingt ans; c'est-à-dire que, sur un nombre donné de naissances, pendant une année, nous devons retrouver, survivant vingt ans après, un nombre d'individus parvenus à l'adolescence plus grand en France que dans les autres pays.

L'erreur commise par le bureau de statistique du ministère de l'agriculture et du commerce, et dans laquelle est également tombé M. Broca, consiste à envisager notre population comme stationnaire (au point de vue du chiffre relatif des naissances et des décès par rapport au chiffre total des habitants), et de n'avoir pas tenu compte de l'énorme perturbation qu'apporte dans le calcul le déficit annuel et toujours croissant des naissances. Cette omission rend erronées presque toutes les déductions basées sur les calculs du bureau central de statistique.

Depuis quelques années, la plupart des nations européennes ont, dans les recensements de leur population, tenu un compte aussi exact que possible de l'âge des habitants; nous pouvons donc savoir dans quelle proportion se répartissent, pour chacune d'elles, les enfants, les adultes et les vieillards. Les tableaux suivants indiquent cette répartition pour la France, la Belgique, la Prusse et l'Angleterre :

POPULATION PAR AGES

PAYS	ANNÉES	AU-DESSOUS DE 20 ANS	DE 20 A 60 ANS	AU-DESSUS DE 60 ANS	POPULATION TOTALE
France . . .	1851	12,911,678	19,213,034	3,628,815	35,753,527 [1]
Belgique . .	1856	1,799,865	2,369,502	360,193	4,529,560
Prusse . . .	1858	7,955,683	8,755,758	1,028,472	17,739,913
Angleterre .	1851	12,707,244	13,099,815	2,008,890	27,745,949

(1) Plus 29,643 d'âge inconnu.

POPULATION PAR AGE, CALCULÉE POUR 10,000 HABITANTS

PAYS	ANNÉES	AU-DESSOUS DE 20 ANS	DE 20 A 60 ANS	AU-DESSUS DE 60 ANS
France	1851	3,612	5,373	1,015
Belgique	1856	3,974	5,231	795
Prusse	1858	4,485	4,935	580
Angleterre . . .	1851	4,579	4,696	724

La France est, de toutes les nations, celle qui possède, relativement au chiffre total de sa population, ramené à 10,000, le plus petit nombre d'enfants, le plus grand nombre d'adultes et de vieillards ; de plus, le chiffre relatif des adultes est chez elle de beaucoup supérieur à celui des enfants. L'Angleterre et la Prusse ont une proportion d'enfants beaucoup plus élevée, leur nombre y égale à peu près celui des adultes.

L'avantage est-il du côté de la France, ou du côté de l'Angleterre ou de la Prusse? Pour M. Broca, le doute n'existe pas, car après avoir produit un tableau anologue il ajoute :

« N'est-il pas satisfaisant de constater que la France occupe le premier rang dans les trois colonnes? C'est elle qui a le plus grand nombre d'individus productifs, le plus grand nombre de bras disponibles, soit pour le travail, soit pour la défense du sol. Les enfants, qui sont la joie des familles et l'espoir du pays, ne sont, à vrai dire, au point de vue de l'économie sociale qu'une charge pour la société, puisque actuellement ils consomment sans produire. Ils contractent aujourd'hui un emprunt qu'ils rembourseront sans doute plus tard, si leur vie est assez longue ; mais s'ils meurent avant d'avoir produit l'équivalent de ce qu'ils ont consommé, la société perd le capital qu'elle a placé sur leur tête. Pourvu donc que le nombre des enfants ne descende pas au-dessous d'une certaine limite, pourvu qu'il suffise à l'entretien et à l'accroissement de la population, comme cela a lieu en France, les forces sociales sont en raison inverse de ce nombre. Sous ce rapport la France tient le premier rang, notre sœur la Belgique nous suit de près, l'Espagne, l'Irlande, la Grande-Bretagne et la Prusse occupent les derniers numéros de la liste. »

Suivant nous, ce petit nombre d'enfants est pour la France un malheur et un danger, et il le serait pour M. Broca et le bureau de statistique, s'ils n'avaient commis dans leur interprétation une singulière méprise qui tient, nous le répétons, à l'oubli de cet élément important : la diminution, le déficit croissant de notre natalité. C'est ce que nous allons montrer.

Si l'on suppose deux populations comptant à l'origine 10,000 individus, ayant chacune même nombre d'enfants, d'adultes et de vieillards, et *donnant chaque année le jour à un même nombre d'enfants*, mais ayant. pour tous les âges, une mortalité différente; il est évident que si, après vingt ou trente ans, on procède à un nouveau recensement, et qu'on trouve dans l'une des deux une plus forte proportion d'adultes et une moins forte proportion d'enfants, on en tirera légitimement cette conclusion que : le nombre des naissances ayant été le même pour chacune d'elles, si l'une compte une plus forte proportion d'adultes, c'est qu'elle a amené jusqu'à la virilité un grand nombre d'enfants, tandis que l'autre les a laissés mourir dans l'enfance et pendant l'adolescence. L'avantage sera du côté de la première, il n'y a nul doute à cet égard, et je ne contesterai pas à nos statisticiens cette vérité si vraie qu'elle est naïve.

Mais ce n'est pas ainsi que la question se présente, lorsque la natalité, c'est-à-dire la proportion des naissances, n'est pas la même pour les deux populations que l'on compare. Si l'une d'elles, dans ces vingt ou trente années, a donné le jour à un grand nombre d'enfants, tandis que l'autre, presque inféconde, se sera avec peine accrue d'un petit nombre de rejetons, nous trouverons, lors de notre nouveau recensement, par rapport au chiffre des adultes, une proportion d'enfants plus grande dans la première, beaucoup moins grande dans la seconde; et pourra-t-on encore, avec M. Broca, trouver que cette dernière est dans une situation satisfaisante, dont on puisse tirer pour elle un titre de gloire et un motif de confiance en l'avenir?

Le même effet se produira surtout si une population, après avoir eu une certaine fécondité voit cette fécondité diminuer progressivement et d'une manière à peu près constante. N'est-il pas évident que cette seule cause suffira pour amener au bout d'un certain temps une prédominance marquée du chiffre des adultes sur celui des enfants? C'est ce qui existe pour la France. Tandis que la natalité de la Prusse et de l'Angleterre est restée à peu près la même, la natalité de la France a diminué notablement, puisque, au lieu de compter, comme dans la période de 1821 à 1830, une naissance sur 32 habitants, nous n'en comptons plus de 1861 à 1864 qu'une sur 37.

Une mortalité différente n'a donc pas besoin d'intervenir pour que cette répartition différente des groupes d'âges se produise ; il suffit que la natalité diffère, et nous avons voulu chercher expérimentalement quelle pouvait être l'influence de cette cause. Nous avons procédé de la manière suivante :

Nous avons pris pour point de départ de nos calculs une population de 10,000 individus répartie suivant les âges comme l'était en 1851 la population française (3,612 enfants, 5,373 adultes de vingt à soixante ans, 1,015 vieillards), ayant la même natalité que la France, c'est-à-dire la même proportion de naissances sur le nombre total des habitants (1 sur 37, ou 270 sur 10,000), ayant pour tous les groupes d'âges la même mortalité que la population française (18 p. 100 jusqu'à un an ; 1,6 p. 100 de un an à vingt ans ; 1,3 p. 100 de vingt à soixante ans ; 7,5 p. 100 au-dessus de soixante ans).

Mais, comme pour chaque année nous devions faire passer du groupe des enfants dans celui des adultes les survivants à vingt ans d'un nombre x d'enfants nés vingt ans auparavant ; du groupe des adultes dans celui des vieillards un nombre x d'adultes nés soixante ans auparavant, nous avons dû calculer quelle avait été la natalité et la mortalité, en un mot le mouvement de cette population de 10,000 individus pendant les soixante années qui précédaient celle que nous prenions comme point de départ. Pour laisser la moindre place possible à l'arbitraire et à l'erreur, nous l'avons calculée sur le mouvement réel de la population française de 1800 à 1860.

Supposons-nous partis du 1er janvier 1961, pour qu'il soit bien entendu qu'il s'agit d'un mouvement calculé et non d'un mouvement réel de la population. Donc, au 31 décembre 1960, notre population de 10,000 individus se composait de 1,015 individus au-dessus de soixante ans ; de 5,373 adultes de vingt à soixante ans, et de 3,612 enfants jusqu'à vingt ans que nous décomposerons en deux groupes : 221 enfants de moins d'un an, survivants de 270 enfants nés dans l'année, et de 3,391 enfants de un an à vingt ans. Que sera devenue, au 31 décembre 1961, cette population ainsi subdivisée en quatre groupes d'âge ?

Premier groupe. — Il était né pendant l'année 270 enfants (natalité : une naissance sur 37 habitants); sur ces 270 enfants il en était mort 49 (mortalité 18 p. 100); il en survivait 221 (survivance 82 p. 100).

Deuxième groupe. — Aux 3,391 enfants de 1 à vingt ans s'ajoutent les 221 enfants survivants des 270 nés l'année précédente et passés jusqu'à un an, — 3,612. Ce nombre est diminué de 142 enfants passés de dix-neuf à vingt ans et reportés au groupe des adultes (ces 42 enfants étant les survivants de 250 nés en 1941, à raison d'une survivance de 57 p. 100); il ne reste donc plus que 3,470 enfants de un à dix-neuf ans; mais il faut retrancher du groupe total 56 d'entre eux, morts pendant l'année (à raison d'une mortalité de 1,6 pour 100). Le groupe qui était de 3,391 s'est donc augmenté pendant l'année, et est devenu de 3,414.

Troisième groupe. — Aux 5,373 adultes, ajoutons les 142 enfants du groupe précédent passés de dix-neuf à vingt ans — ci, 5,515, et retranchons-en 58 passés de cinquante-neuf à soixante, survivants (à raison d'une survivance de 34 p. 100) des 213 enfants nés en 1901 — ci, 5,457. Retranchons encore 71 morts à raison d'une mortalité de 1,3 p. 100 et nous aurons pour ce groupe après un an : 5,386.

Quatrième groupe. — Les 1,015 vieillards s'augmentent de 58 adultes passés de cinquante-neuf à soixante ans — ci, 1,073, mais leur nombre diminue de 80 par une mortalité de 7,5 p. 100, il est donc réduit à la fin de l'année à 993.

La population totale est donc à la fin de l'année de 10,014 individus répartis en 3,635 jusqu'à vingt ans, de 5,386 de vingt à soixante ans, et de 993 vieillards. L'augmentation totale est de 14 individus. Continuant ces calculs en procédant de la même façon année par année, nous trouvons que ce mouvement fictif donnerait en 1990, c'est-à-dire trente ans après, 4,168 enfants, 5,838 adultes, 795 vieillards, et une population totale de 10,801 habitants. Cette population de 10,000 ne se serait donc augmentée que de 801 individus en trente années; et, ramenée de nouveau à 10,000 par le calcul, se diviserait en 3,859 enfants, 5,405 adultes, 736 vieillards.

Prenons maintenant un autre groupe de 10,000 individus,

laissons-lui, dans les soixante années antérieures à l'année que nous prenons comme point de départ (1961), le même mouvement que pour la population que nous venons d'étudier : même natalité, même mortalité ; à partir de cette même année 1961, appliquons-lui aussi les mêmes calculs, identiquement les mêmes pour la mortalité, c'est-à-dire exactement la même proportion de décès sur le chiffre des habitants ds chaque âge, ne changeons qu'une seule chose, la *proportion des naissances*, et supposons à cette population à peu près la même natalité que celle que possède la Prusse : c'est-à-dire une naissance sur 25 habitants, ou 4 p. 100. Qu'arrivera-t-il ?

Au lieu d'avoir 270 naissances, nous en compterons 400 ; au lieu de perdre 40 enfants, nous en perdrons dans l'année 72 (puisque nous conservons dans nos calculs la mortalité identiquement la même : 18 p. 100) ; mais au lieu qu'il en survive 221, il en survivra 328 (survivance 82 p. 100), qui iront grossir le chiffre du groupe d'enfants de un à vingt ans, et vingt ans après grossir de 228 survivants (survivance 57 p. 100 le groupe des adultes.

Après trente ans, en 1991, cette population, à l'origine de 10,000, se sera augmentée non plus de 801, mais de 5,035 individus. En même temps, la proportion des âges sera totalement changée ; les enfants seront en plus grand nombre que les adultes, car en ramenant à 10,000 cette population de 15,056, nous aurons 5,066 enfants, 4,405 adultes et 529 vieillards.

Qui voudrait soutenir que cette population n'est pas dans une voie de prospérité bien meilleure que ne l'était celle dont nous avons étudié d'abord le développement numérique ?

Si l'on veut donner à cette différence dans la proportion des enfants et des adultes sa véritable signification, il faut ne pas oublier qu'elle peut dépendre de plusieurs causes. La proportion ne variera pas, si, la mortalité restant la même, la natalité reste stationnaire, et nous retrouverons vingt ans, soixante ans après, non pas le même nombre d'individus de chaque âge, mais la même proportion numérique entre les individus des différents âges ; proportion qui sera exprimée par les mêmes chiffres si nous ramenons à 10,000 la population totale, notablement augmentée en vingt ou soixante années.

Si, dans le second groupe que nous avons choisi, nous avons, après trente années, un renversement dans la proportion réciproque des enfants et des adultes; si les enfants, d'abord moins nombreux, sont devenus après trente ans plus nombreux que les adultes, c'est que, d'une part, nous avons supposé la natalité augmentant tout à coup et passant de 2,7 p. 100, du chiffre total des habitants, à 4 p. 100, et que nos calculs se limitant à une période de trente années l'augmentation du nombre des naissances avait pu déjà augmenter la proportion des individus âgés de vingt à trente ans, mais n'avait pu encore augmenter celle des adultes au delà de trente ans.

Ainsi donc si la proportion relative des enfants, des adultes ou des vieillards augmente ou diminue dans une certaine période d'années; cette diminution, si elle porte sur l'enfance, pourra être attribuée à une natalité moindre, ou à une mortalité plus forte dans le jeune âge. Si la diminution porte sur les adultes, elle pourra dépendre d'une augmentation de la natalité, ou d'une mortalité exagérée des adultes, ou encore, d'une mortalité exceptionnellement minime de l'enfance, circonstance malheureusement rare, lorsqu'il s'agit de longues périodes.

Si en France le groupe des enfants est de beaucoup inférieur en nombre à celui des adultes, cela tient à ce que la proportion des naissances a été en diminuant depuis quarante ans. Si la Prusse et l'Angleterre nous offrent des conditions de répartition absolument différentes, c'est que chez elles la natalité est restée la même ou même a augmenté depuis le commencement du siècle.

Loin de nous enorgueillir du petit nombre de ces enfants, déclarés si fatalement et à tort une charge improductive, nous regardons, avons-nous dit, ce fait comme un malheur et un danger pour la France, et nous allons en acquérir la preuve en étudiant à deux époques différentes la répartition des âges dans notre pays. Le recensement de la population par âges n'a été fait en France que depuis 1851. Examinons comparativement les résultats fournis par les recensements de 1851 et de 1861.

RÉPARTITION PAR AGES DE LA POPULATION FRANÇAISE RAMENÉE
A 100,000 INDIVIDUS

AGES	1851		1861	
0 à 5 ans.	9,291		9,677	
5 à 10 —	9,216	36,112	8,767	35,813
10 à 15 —	8,800		8,668	
15 à 20 —	8,805		8,701	

AGES		1851		1861	
20 à 25 —		8,326		8,237	
25 à 30 —		8,020		7,857	
30 à 35 —		7,566		7,421	
35 à 40 —		7,188	53,738	7,098	53,334
40 à 45 —		6,597		6,625	
45 à 50 —		5,869		6,155	
50 à 55 —		5,782		5,382	
55 à 60 —		4,390		4,559	
60 à 65 —		3,670		4,160	
65 à 70 —		2,785		2,941	
70 à 75 — . . .		1,951		1,940	
75 à 80 —		1,063	10,150	1,123	10,853
80 à 85 —		480		490	
85 à 90 —		154		157	
90 à 95 —		38		35	
95 à 100 —		9		7	

Le chiffre proportionnel des enfants, de 36,112 en 1851, n'était plus en 1861 que de 35,813, il avait donc diminué. Le chiffre proportionnel des adultes a subi le même sort, il est tombé de 53,738 à 53,334. Au contraire, le chiffre total des vieillards a augmenté : de 10,150, il est monté à 10,853.

A quoi tiennent ces différences? *Pour les enfants* : à une diminution de la proportion des naissances qui, de 2,80 p. 100 pour la période quinquennale de 1841-1845, et de 2,66 p. 100 de 1846 à 1850, est descendue à 2,61 de 1851 à 1855, et à 2,65 de 1856 à 1860.

Pour les adultes : à la mortalité exceptionnelle due au choléra de 1849 et 1854 ; et à celle non moins grave amenée par les guerres de Crimée et d'Italie, la première de ces guerres ayant coûté à la France 95,000 de ses plus robustes enfants.

Pour les vieillards : si leur nombre a augmenté *proportionnellement* à celui des adultes et des enfants, cela ne veut pas dire que de 1851 à 1861 un plus grand nombre d'individus sont parvenus à un âge avancé ou qu'il est mort moins de vieillards, la raison est tout autre : le nombre des naissances, ou mieux, la natalité diminuant, la mortalité des adultes augmentant, il s'ensuit nécessairement une plus grande proportion de vieillards.

Ainsi, *le mouvement de la population française de 1850 à 1860 se traduit par une diminution du nombre relatif des enfants, par une diminution du nombre relatif des adultes, par une augmentation du nombre relatif des vieillards,* mais est-il là rien dont nous puissions nous enorgueillir, car, ne l'oublions pas, il ne faut pas confondre le chiffre *proportionnel* avec le chiffre *absolu.* Si nous avons une plus forte proportion de vieillards, cela ne veut pas dire qu'un plus grand nombre d'individus sont parvenus à la vieillesse, cela veut dire ici : il est né moins d'enfants, il est mort plus d'adultes !

Comment ce petit nombre d'enfants serait-il un bonheur? est-ce qu'ils ne sont pas destinés à devenir des hommes ? Si nous avons peu d'adultes aujourd'hui, comment pourrons-nous avoir beaucoup d'enfants dans vingt ans ? Est-ce que d'ici là, par un miracle, nos fils n'auront plus d'enfance et entreront dans la vie avec la taille et les aptitudes d'un conscrit? L'Angleterre a compris autrement et mieux que l'Académie de médecine cette importante question et dans l'introduction du compte rendu de son recensement de 1851, elle se réjouit de voir par le grand nombre d'enfants qu'elle a engendrés depuis cinquante ans s'abaisser l'âge moyen de sa population.

L'Angleterre est, avec la Prusse et l'Autriche, la nation où l'âge moyen est le moins élevé. Il est en Prusse de 25 ans, en Angleterre et en Autriche de 26; il s'élève en Belgique à 29 ans, et chez nous, par un assez triste privilège, il a atteint le chiffre de 31 ans, chiffre qui ne nous fera pas beaucoup d'envieux.

Mortalité de la première enfance. — Nous mettons au monde peu d'enfants, disent quelques-uns de nos économistes, mais nous en perdons moins dans la première enfance, et surtout dans la première année, que toutes les autres nations de l'Europe. Cette assertion est aussi erronée que les interprétations précédentes, et ici il s'agit purement et simplement d'une question de fait.

MORTALITÉ, DE LA NAISSANCE A UN AN

PAYS	PÉRIODES	NAISSANCES (non compris les mort-nés.)	DÉCÈS	PROPORTION pour 100.
Angleterre.	1837-1853	9,718,886	1,452,902	14,9
Belgique. .	1841-1850	1,299,681	195,282	15,0
France . .	1850-1859	9,543,298	1,639,520	17,1
Prusse. . .	1859-1861	2,108,027	376,844	17,8
Hollande. .	1850-1859	1,075,979	210,112	19,5

La France ne tient pas, il est facile de le voir, la place si favorable qui lui avait été assignée trop facilement ; la mortalité des enfants à la mamelle y est notablement moins élevée qu'en Hollande, elle y est un peu moindre qu'en Prusse ; mais elle y est de beaucoup supérieure à ce qu'elle est en Angleterre et en Belgique.

La France est-elle du moins en progrès quant à elle-même ? la mortalité du premier âge a-t-elle diminué depuis vingt ans ? Pas davantage. Cette mortalité a malheureusement augmenté depuis 1840, comme le montre le tableau suivant :

MORTALITÉ DES ENFANTS AU-DESSOUS D'UN AN EN FRANCE
DE 1840 A 1860

PÉRIODES	NAISSANCES (non compris les mort-nés.)	DÉCÈS	PROPORTION des décès sur 100 enfants
1840-1844. . .	4,850,010	772,384	15,9
1845-1849. . .	4,776,258	767,827	16,0
1850-1854. . .	4,750,898	761,476	16,0
1855-1859. . .	4,782,400	878,144	18,3

Survivance à 20 ans. — La mortalité des enfants de 0 à 1 an n'ayant pas diminué, étant plus élevée qu'en Angleterre et en Belgique et à peu près la même qu'en Prusse ; puisque nous élevons à l'âge adulte, d'après M. Broca, un plus grand nombre d'enfants, nous devrons, si cette proposition est vraie, la voir vérifiée par les faits, et trouver pour 100 naissances un nombre de survivants à 20 ans plus grand en France que dans les autres pays.

Les documents statistiques que nous possédons ne nous ont permis d'établir cette comparaison qu'avec l'Angleterre ; mais le résultat suffit pour infirmer complètement la valeur de la consolation qui nous était offerte ; car, tandis que la survivance à 20 ans n'est en France que de 611 individus pour 1,000 naissances. elle est en Angleterre de 662.

Comparant encore la France à elle-même, sommes-nous du moins en progrès sur nous-mêmes ? Pas davantage.

Le relevé numérique des jeunes gens de 20 ans est assez exactement fait dans notre pays, en raison même de l'existence de la conscription, et le chiffre des individus de 20 ans appelés à concourir au tirage (ce qu'on appelle la classe), représente le chiffre des survivants parmi les enfants nés vingt ans auparavant.

CLASSES	ANNÉES de la naissance.	SURVIVANCE P. 100 à 20 ans.
1830-1834	1810-1814	61,82
1835-1839	1815-1819	61,62
1840-1844	1820-1824	60,84
1845-1849	1825-1829	60,44
1850-1854	1830-1834	60,84
1855-1859	1835-1839	61,59

Si nous comparons les dernières années avec les premières, nous voyons que la survivance à 20 ans est restée stationnaire, si même elle n'a un peu diminué. Sans doute, si, comme l'a fait M. Broca, on remonte plus haut, si l'on compare 1855-1859 à 1820-1824, époque où la survivance *n'aurait* été que de 58,2 sur 100, on trouvera une grande amélioration ; mais ce rapprochement est impossible à faire sous peine de commettre une erreur, car les conscrits appelés de 1820 à 1824, et même jusqu'à 1829, représentent les survivants des naissances de 1800 à 1809, et, de l'aveu de M. Legoyt lui-même, qui, en qualité de directeur du bureau de statistique, a dressé pour le ministre du commerce le tableau que M. Broca et nous-même lui empruntons, on ne peut, par suite de leur inexactitude, se servir des documents antérieurs à 1807.

Ainsi donc, la France voit sa population croître et multiplier moins vite que celle des nations voisines ; ses naissances sont moins nombreuses et diminuent de plus en plus par rapport au chiffre total des habitants ; elle ne compense pas ce déficit par une mortalité moindre de l'enfance ; elle n'élève pas à l'âge adulte un chiffre proportionnel d'enfants plus considérable qu'en Angleterre ; la mortalité tend plus à augmenter qu'à diminuer, et la proportion plus considérable d'adultes qu'elle possède, relativement au chiffre des enfants, loin d'être un sujet d'orgueil, inspire des craintes, puisqu'elle tient à une diminution toujours croissante de sa fécondité, de sa natalité.

Le chiffre élevé de ses vieillards, relativement au nombre des adultes et des enfants, loin d'être, comme l'ont dit MM. Bertillon et Broca, « une gloire qu'on est fier de constater, » est un malheur, car cette prédominance des vieillards ne tient pas à une prolongation de la vie des adultes, mais, au contraire, à la mortalité des adultes et à la diminution continue de la proportion des naissances.

Comment faire concorder ces faits indéniables, que nous venons de mettre en lumière en nous appuyant sur des documents officiels, avec l'élévation de la vie moyenne ? C'est ce que nous allons voir, et nous verrons en même temps quelle fausse interprétation on donne dans le langage usuel à la valeur de cette expression technique : la vie moyenne.

« La durée de la vie moyenne s'est augmentée en France ; elle serait, d'après M. Bertillon, de près de dix ans plus longue qu'au commencement de ce siècle ! » Telle est la consolante nouvelle que M. Broca annonçait à ses collègues du haut de la tribune académique, et presque tous ceux qui l'écoutaient s'imaginèrent, sans doute, que cela voulait dire : nous avons aujourd'hui chance de vivre dix ans de plus que ne vécurent nos pères. C'est encore une illusion qu'il nous faut détruire, car cette élévation de ce qu'on appelle le chiffre de la vie moyenne est loin d'avoir l'heureuse signification qu'on lui attribue ; les progrès de l'hygiène sociale ne nous ont pas donné en cinquante ans dix ans de plus à vivre, et ne ramèneront pas peu à peu, pour nos arrière-petits-neveux, l'heureux temps de Mathusalem.

Pour beaucoup d'économistes, le chiffre de la vie moyenne n'exprime que le rapport existant entre le nombre des naissances et la population mère ; pour l'obtenir, on divise le chiffre total des habitants par le chiffre total des naissances. Si, par exemple, sur 36,039,364 habitants, il naît, comme cela eut lieu en France en 1857, 952,116 enfants, en divisant 36,039,364 par 952,116, on obtient pour quotient, 38,3. Si, sur 2,225,240 habitants, il naît, comme en Saxe, en 1861, 90,805 enfants, par le même calcul on obtiendra comme quotient 24,5. La vie moyenne aurait donc été pour la France en 1857, de trente-huit ans, et pour la Saxe, en 1861, de vingt-quatre ans. S'ensuit-il qu'un enfant en venant au monde aurait, en France, chance de vivre jusqu'à trente-huit ans, et en Saxe jusqu'à vingt-quatre ans seulement ? En aucune façon, et, certes, le pays le plus à plaindre n'est pas celui où la vie moyenne, *calculée de cette façon*, est la plus courte.

Ce n'est pas ainsi que procède le bureau de statistique du ministère de l'agriculture et du commerce : il évalue la vie moyenne d'après l'âge des décédés. Qu'est-ce, en réalité, que la vie moyenne ?

c'est l'âge moyen de la mort ; ce serait l'âge où devraient mourir les hommes qui auraient reçu le jour dans la même année, si la durée de la vie était également partagée entre tous les nouveau-nés. Si donc l'âge moyen de la mort, constaté par des méthodes de calcul et des documents d'une rigoureuse exactitude, s'élevait de deux ans en un demi-siècle, cela voudrait réellement dire : chaque enfant en venant au monde a aujourd'hui chance de vivre deux ans de plus, et la somme d'années de vie réparties entre eux tous s'est élevée en moyenne de deux ans par chaque nouveau-né. Les expressions *vie moyenne*, *vie probable*, auraient en statistique, comme dans le langage ordinaire, la même signification. Malheureusement nous allons voir qu'elles ne sont pas synonymes, et que si la vie moyenne, calculée par la méthode officielle, adoptée aussi par M. Broca, paraît ainsi s'être allongée, cela tient à ce que, si les documents sur lesquels on l'a calculée sont exacts, les méthodes de calcul ne le sont pas. Ce progrès apparent est encore une illusion !

Pour obtenir l'âge moyen des décédés, le bureau de statistique additionne d'abord la somme des années vécues par chacun des décédés. Ainsi : 1,000 individus morts à vingt ans donnent 20,000 années ; 500 adultes, morts à trente-cinq ans, donnent 17,500 années, etc. ; et le nombre total ainsi obtenu, divisé par le nombre des décédés, donne pour quotient l'âge moyen de la mort ou le chiffre de la vie moyenne. Quand nos publications officielles nous parlent de l'augmentation de la vie moyenne en France, il sera bien entendu, désormais, qu'il ne s'agit que de l'élévation du chiffre de l'âge moyen des décédés. Or, ces chiffres perdent la plus grande partie de leur valeur, car ici encore le calcul n'a pas tenu compte de cet élément important, capital : la diminution du nombre proportionnel des naissances.

Tous les âges ne donnent pas une égale mortalité. L'enfance, dans la période de la naissance à un an, subit l'énorme mortalité de 170 à 190 décès pour 1,000 enfants ; tandis que, de un à vingt ans, la mortalité moyenne annuelle est d'environ 16 pour 1,000 ; la différence est donc considérable. Or, si comparativement à une époque encore peu éloignée nous avons un déficit proportionnel de 100,000 naissances pendant l'année, nous aurons au total du nombre des décédés 18,000 décès de moins, et au total des années vécues nous aurons en moins le même chiffre de 18,000, puisqu'il s'agit d'enfants de moins d'un an.

Si le nombre des années vécues par les décédés est, par exemple, de 32,300,000 années, il est peu important, que, par l'addition de 18,000 années, ce chiffre monte à 32,318,000 ; mais il est très important que, par l'omission des 18,000 enfants qui fussent décédés dans l'année, s'il en était né 100,000 de plus, le chiffre des décédés au lieu de n'être que de 850,000 s'élève à 868,000 ; car, en divisant 3,231,800 par 868,000, nous aurons pour quotient et pour chiffre de la vie moyenne trente-sept ans, tandis qu'en divisant 32,300,000 par 850,000 à l'exemple du bureau de statistique, nous trouverons 38, c'est-à-dire une vie moyenne augmentée artificiellement d'un an, sans que rien soit changé au degré de la mortalité générale. La différence serait bien plus considérable si nous faisions en même temps porter la rectification sur les enfants de un, deux, trois, etc., ans.

Un exemple va compléter cette démonstration. La statistique officielle de la France (1863, 2ᵉ série, t. XI, p. 103), après avoir signalé les variations dans la durée de la vie moyenne de 1806 à 1859 ajoute : « Il résulte de ces rapports que c'est dans la période « de 1850 à 1855 que la durée de la vie moyenne a atteint son « maximum aux différents âges. En en comparant les résultats à « ceux de la période la plus reculée, on voit que la vie moyenne « des individus de tout âge s'est accrue de cinq ans deux mois. » Il n'est personne qui, en lisant ces lignes, ne soit enclin à supposer que l'heureuse période tant célébrée par le ministre est, sans doute, celle où il y a eu en France le moins de deuils. Eh bien ! point ; c'est peut-être la plus homicide de ce siècle, puisqu'elle comprend ces fatales années (1854-1855) pendant lesquelles le choléra et la guerre ont accru à ce point la mortalité que, pour cette fois, le chiffre des décès a dépassé celui des naissances. Loin de s'accroître pendant ces deux années, la population a diminué. Il était mort en moyenne, de 1851 à 1853, 801,827 individus par an ; il en mourut en 1854, 992,779, et en 1855, 937,942, c'est-à-dire pour les deux réunies, 326,067 de plus que la moyenne des années précédentes.

Comment le chiffre de la vie moyenne a-t-il pu atteindre ce maximum ? C'est que 95,000 soldats sont morts dans la campagne de Crimée, soit 95,000 individus âgés de vingt à vingt-sept ans, tandis que la conscription nous ayant enlevé, coup sur coup, deux contingents de 140,000 hommes, le déchet des naissances a atteint le chiffre moyen 162,676, soit 813,388 naissances de déficit pour les cinq années. Souhaitons, malgré l'optimisme du ministère et de l'Académie, que le chiffre de la vie moyenne, entendu de cette façon, ne s'élève jamais plus dans notre pays !

Les chances de vie, la probabilité d'atteindre un certain âge, la durée réelle et véritable de la vie moyenne ne peuvent augmenter que si les chances de mort diminuent. Depuis 1821, la mortalité en France *paraît* avoir subi une marche très heureusement décroissante.

PÉRIODES	POPULATION MOYENNE	NOMBRE MOYEN DES DÉCÈS pour toute la population.	NOMBRE MOYEN DES DÉCÈS pour 10,000 hab.
1821-1830. . .	31,633,345	790,373	249
1831-1835. . .	33,036,711	856,249	259
1836-1840. . .	33,885,540	799,818	236
1841-1845. . .	34,815,968	785,973	228
1846-1850. . .	35,592,465	848,349	238
1851-1855. . .	35,911,267	867,240	241
1856-1860. . .	36,376,265	866,204	238
1861-1864. . .	37,726,702	861,705	202

Mais nous avons encore à faire remarquer que la diminution du nombre proportionnel des naissances, en supprimant un nombre de plus en plus grand de décès dans le jeune âge, infirme, en grande partie, la valeur de ce rapprochement, et ne permet pas de comparer 1821 à 1864, si l'on se borne à juger la mortalité en rapprochant le chiffre des décès du chiffre total de la population.

L'étude de la survivance, à un certain âge, des individus venus au monde un certain nombre d'années auparavant, nous donne des résultats bien plus probants, puisqu'ici nous n'avons plus à tenir compte de la plus ou moins grande natalité. La survivance à vingt ans, que nous avons examinée plus haut à l'aide du tableau de recensement, et pour les différentes classes de conscrits nés depuis 1807, nous a montré que la survivance à vingt ans et, par conséquent, que la mortalité dans les vingt premières années, n'avait guère subi de modification depuis 1807.

Les recensements de la population par âges, recensements opérés en 1851, 1856 et 1861, nous permettent d'appliquer à la solu-

tion de cette question la méthode expérimentale. En prenant
chaque groupe d'âges en 1851, en le rapprochant du nombre des
naissances qui lui correspondent dans les années antérieures,
nous avons le nombre et la proportion des survivants et, par
conséquent, la mortalité de chacun de ces âges depuis la naissance. Si nous faisons les mêmes recherches et les mêmes calculs
pour 1861, nous pouvons voir quels changements se sont opérés,
en dix ans, dans la survivance et dans la mortalité. Ainsi, les
2,704,913 individus âgés de trente à trente-cinq ans lors du recensement de 1861, sont les survivants des 4,771,961 enfants nés
de 1817 à 1821 ; de ces enfants, 566 sur 100 ont donc survécu, et
il en est mort 1 sur 2,3, ou 434 p. 1000.

RECENSEMENT DE 1851

AGES	NOMBRE D'INDIVIDUS survivants.	ANNÉES CORRESPONDANT à leur naissance.	NOMBRE à la naissance.	SURVIVANTS pour 1,000.
0 à 5 ans.	3,321,819	1847-1851	4,753,376	699
5 à 10 —	3,295,221	1842-1846	4,869,263	676
10 à 15 —	3,146,427	1837-1841	4,794,169	656
15 à 20 —	3,148,211	1832-1836	4,867,700	646
20 à 25 —	2,976,917	1827-1831	4,877,397	610
25 à 30 —	2,867,468	1822-1826	4,885,885	580
30 à 35 —	2,704,913	1817-1821	4,771,964	566
35 à 40 —	2,569,959	1812-1816	4,695,862	547
40 à 45 —	2,358,452	1807-1811	4,630,056	509

1861 (moins la Savoie).

AGES	NOMBRE D'INDIVIDUS survivants.	ANNÉES CORRESPONDANT à leur naissance.	NOMBRE à la naissance.	SURVIVANTS pour 1,000.
0 à 5 ans.	3,534,470	1857-1861	4,889,901	723
5 à 10 —	3,205,164	1852-1856	4,679,839	684
10 à 15 —	3,157,354	1847-1851	4,753,376	664
15 à 20 —	3,180,071	1842-1846	4,869,263	653
20 à 25 —	3,012,116	1837-1841	4,794,169	628
25 à 30 —	2,875,525	1832-1836	4,867,700	590
30 à 35 —	2,718,402	1827-1831	4,877,397	557
35 à 40 —	2,597,660	1822-1826	4,885,885	531
40 à 45 —	2,426,586	1817-1821	4,771,964	508

Ici, du moins, les résultats sont favorables ; la France est en
progrès sur elle-même pour ce qui regarde la mortalité des âges
inférieurs à trente ans. Malheureusement, à partir de trente ans,
la France de 1861 est inférieure à la France de 1851 ; la survivance de trente à quarante-cinq ans a diminué. Sans doute il ne

faut pas en accuser l'hygiène, sans doute la cause est toute politique ; les survivants qui manquent sont morts sur les champs de bataille de Crimée, d'Italie et dans les hôpitaux de Varna et de Constantinople ; sans doute, la cause est accidentelle ; mais il ne faut pas que de pareils accidents se reproduisent trop souvent si l'on ne veut pas voir survenir un affaiblissement marqué de la vitalité de notre race.

Il ne suffit pas seulement de comparer la France à elle-même il est intéressant de comparer sa mortalité à celle des autres nations de l'Europe. Sous ce rapport, il ne semble pas que nous ayons sujet ni de nous alarmer ni de nous réjouir. On en jugera par le tableau suivant :

MORTALITÉ GÉNÉRALE

PAYS	PÉRIODES	MORTALITÉ sur 10,000 habitants.
Norvège.	1851-1860	171
Suède.	1856-1860	209
Angleterre.	1851-1860	209
Danemark.	1855-1859	214
Belgique	1851-1860	225
Hanovre.	1854-1858	226
France	1857-1860	231
Pays-Bas	1850-1859	247
Prusse	1859-1860	261
Autriche.	1849-1857	275
Espagne.	1849-1857	275
Saxe royale	1858-1861	277
Bavière	1851-1860	281

Notre pays occupe à peu près le milieu dans l'échelle de la mortalité européenne ; mais cette situation, relativement favorable, est meilleure en apparence qu'en réalité. Répétons, pour la dernière fois, cette observation si importante, dont n'ont tenu aucun compte les membres de l'Académie ayant pris part à la discussion : la faible proportion de nos naissances (car la France occupe le dernier rang sous ce rapport) influe notablement sur le chiffre réel et surtout comparatif de notre mortalité ; les enfants de moins d'un an ayant une mortalité de 18 p. 100, tandis que celle des enfants plus âgés n'atteint pas en moyenne 2 p. 100 de un à vingt ans. Cette importance est si grande, que si l'on se se reporte au tableau de la natalité dans les divers pays, on verra que, sauf la Bavière, les nations qui ont le chiffre de la mortalité le plus élevé sont celles qui produisent le plus grand nombre proportionnel d'enfants (une naissance sur 24 à 26 habitants), tandis que celles qui ont la mortalité la moins élevée ont une natalité moins considérable (une naissance sur 28 à 33 habitants). Cette mortalité ne tient pas à cette prétendue loi providentielle, si vantée par Malthus et ses successeurs, en vertu de laquelle la sagesse divine réparerait par la mort la trop facile et dangereuse fécondité des humains. Elle tient, bien plus simplement, à ce que les enfants de moins de un an ayant une mortalité de 18 p. 100, tandis que celle des enfants plus âgés n'atteint pas en moyenne 2 p. 100 de un à vingt ans, plus le chiffre relatif des nouveau-nés est grand, plus le chiffre total de la mortalité s'élève. La France, qui occupe le dernier rang sous le rapport de la fécondité, a donc, par rapport aux autres nations, une mortalité relative, un peu plus élevée, en réalité, que celle qui lui est attribuée dans notre tableau, où elle devrait occuper une des dernières places, si, au lieu de la mortalité générale de toute la population, on pouvait établir sur des bases certaines la mortalité comparée, par groupes d'âges et pour la même proportion d'individus de chaque âge.

Cependant, même en tenant compte de ces conditions, *la mortalité dans notre pays étant sensiblement la même que dans les autres pays de l'Europe, si donc la France ne double pas sa population qu'en cent quatre-vingt-dix-huit ans, tandis que celle de l'Angleterre double en cinquante-deux ans, et celle de la Prusse en cinquante-quatre ans, c'est à l'affaiblissement de notre natalité qu'il faut attribuer cette grave et inquiétante différence.*

Cette infécondité croissante de la race française ne peut être attribuée qu'à deux causes : *la diminution du nombre des mariages* ou *la stérilité des unions.*

Pour beaucoup de personnes, le nombre toujours croissant des religieux et religieuses a dû avoir sur la natalité une importance considérable. Les ministres du culte catholique émargeant au budget sont au nombre de 43,527 ; ajoutez à ce chiffre 17,776 religieux et 90,343 religieuses, le tout disséminé en 14,030 couvents, ce qui représente en moyenne 200 couvents par département. A ces 150,648 eunuques volontaires, selon le mot d'un père de l'Église, ajoutons les jeunes prêtres soldés par les fabriques et non par l'État, et nous aurons une armée de 204,477 individus des deux sexes (recensement de 1861) prêchant la tranquillité, la douceur, la grandeur du célibat et la supériorité de ce genre de vie sur la vie de famille.

Si ce fourmillement de moines et de communautés n'est pas sans de graves inconvénients, il nous faut reconnaitre que leur multiplication ne paraît pas avoir eu une importance considérable dans l'accroissement de notre infécondité. En effet, le nombre des mariages n'a pas diminué en France depuis 1821, et il est resté assez régulièrement en rapport avec le chiffre de la population.

PÉRIODES	NOMBRE MOYEN DES MARIAGES	NOMBRE D'HABITANTS POUR UN MARIAGE
1821-1830.	247,230	127,3
1831-1835.	259,680	127,2
1836-1840.	272,966	124,1
1841-1845.	282,287	123,3
1846-1850.	277,617	128,1
1851-1855.	280,637	127,9
1856-1860.	294,864	123,3
1861-1864.	302,418	124,7

Le chiffre proportionnel des mariages n'ayant pas diminué, ayant plutôt augmenté, c'est à l'infécondité de plus en plus grande des unions, qu'il faut attribuer le déficit de nos naissances. La stérilité des mariages français est-elle organique, involontaire? Rien ne le prouve, rien ne le fait supposer jusqu'à présent. Est-elle donc volontaire, résulte-t-elle d'une large application des doctrines malthusiennes? Tout porte à croire que cette influence se fait efficacement sentir; mais ce serait s'abuser étrangement et dangereusement que de lui attribuer la plus grande part dans l'affaiblissement de notre natalité. Que beaucoup de riches particuliers, pour transmettre intacte à leurs enfants la fortune qu'eux-mêmes n'ont acquise que par héritage, restreignent le nombre de leurs rejetons; que leur conduite soit imitée par quelques citoyens aisés, désireux de s'éviter le surcroît de travail que leur occasionneraient les charges d'une nombreuse famille; que quelques petits propriétaires ruraux suivent le même exemple pour ne pas voir divisé, après leur mort, le

champ qu'ils ont acquis par leur labeur et arrosé de leur sueur,
on ne peut le nier; mais le nombre des prolétaires, le nombre des
malheureux, le nombre de ceux qui n'ont aucun motif de faire un
pareil calcul, est tellement considérable, qu'il faut de toute nécessité rechercher d'autres causes à cette inquiétante infécondité.

Pour nous, elle s'explique bien plus naturellement par l'*âge tardif où se sont formées les alliances.*

Un homme qui se marie à vingt-huit ou trente ans aura toujours, on peut à coup sûr le prédire, une lignée moins nombreuse
qu'un époux de vingt ans. Indépendamment des conditions physiologiques qui déjà ne sont plus pour lui exactement les mêmes,
les conditions morales se sont aussi modifiées ; il a plus d'expérience, moins d'illusions, se fie moins à ses forces et moins à la
fortune, s'inquiète du présent, surtout de l'avenir, se demande
comment il élèvera son premier né, et s'il vivra assez longtemps
pour mettre la mère et l'enfant à l'abri du besoin. La nature qui
veut que l'homme, en se perpétuant, ait au moins l'espérance
d'élever sa famille, n'a pas seulement donné à la jeunesse une
fécondité que l'âge épuise; elle lui a donné la confiance et les
illusions que l'âge emporte.

Or, l'âge moyen du mariage est très élevé en France; de 1853
à 1860, il a varié pour l'homme de trente ans un mois à trente
ans six mois, pour la femme de vingt-six ans à vingt-six ans deux
mois. Si cette cause d'infécondité relative des mariages est vraie,
nous devons constater, chez les nations où le nombre des naissances
est considérable, un abaissement dans le chiffre de l'âge moyen
des époux au moment de leur union. C'est en effet ce que nous
trouvons en Angleterre, le seul pays qui nous ait fourni les éléments statistiques indispensables à cette comparaison : l'âge
moyen au moment du mariage y est pour l'homme de vingt-cinq
ans et pour la femme de vingt-quatre.

A quoi peut-on attribuer ce retard dans l'âge des mariages
français? Les unions ne se font pas en France de la même façon
qu'en Angleterre; de l'autre côté du détroit, les habitudes de
liberté dont jouissent avec raison les femmes, jusqu'à leur
mariage, permettant aux jeunes gens et aux jeunes filles de se
connaître, de s'apprécier, de nouer, dans la douce et pure intimité
de la famille, des liens d'amitié qui peu à peu se convertissent en

sentiments plus vifs, le mariage est presque toujours, en Angleterre, amené par une réciprocité d'affection entre des jeunes gens
qui, depuis longtemps, se connaissent, lorsque d'amis ils sont
devenus fiancés; de bonne heure, aussi, l'Anglais se crée, par son
énergique initiative, une situation indépendante; les lois ne
donnent pas à la dot de la femme l'importance qu'elle a dans notre
pays, et toutes ces conditions réunies font que presque toujours,
en Angleterre, ce sont véritablement les personnes qui s'épousent.
En France, dans la même classe de la société, c'est une dot qui
en épouse une autre, ou une situation honorifique qui épouse une
fortune; trop souvent les fiancés ne se voient pour la première
fois qu'après que les parents ont examiné quelle est la fortune,
la position sociale du jeune homme, et, lui-même n'a vu à
l'église, au théâtre, ou ailleurs, la jeune fille qu'il demande en
mariage que parce qu'on lui en a parlé comme d'un « bon parti ».
Si l'affaire paraît bonne de part et d'autre, on permet aux jeunes
gens de se voir; l'estime, l'amitié, l'amour viennent ensuite,
s'ils peuvent; on se marie, et pour la femme la liberté commence en France, quand elle finit en Angleterre — avec le
mariage. Dans ces conditions, il faut, avant tout, pour se marier,
plaire non à une jeune fille, mais à sa dot, que représentent
ses parents, et comme dans notre état social actuel on n'arrive
que tard à l'indépendance des ressources pécuniaires ou à une situation honorifique, l'âge du mariage se trouve nécessairement retardé.

Cependant cette cause de retard n'agit que sur une faible partie
de la population, et pour que l'âge moyen du mariage soit si
élevé en France, il faut qu'une cause plus générale, portant sur la
masse des ouvriers, des agriculteurs, soit intervenue, cette cause
c'est la conscription.

*La loi militaire, en reculant de sept ans l'époque du mariage,
a cent fois plus contribué que Malthus à la diminution du nombre
des naissances.* Les mariages tardifs qu'elle autorise sont
d'avance à demi frappés de stérilité, car, remarquons-le bien, ce
n'est pas même au sortir du régiment que le soldat prend femme;
c'est généralement beaucoup plus tard, quand il s'est refait un
métier, un pécule, assez d'avances pour subvenir aux besoins du
ménage. La loi, qui en droit le condamne à sept ans de célibat, l'y
condamne en fait pour dix ans.

Si ce que nous avons dit est vrai, si le retard apporté au mariage par la conscription est la vraie cause de l'infécondité relative de la France par rapport aux autres pays, l'Angleterre, par exemple, nous devrons trouver un nombre proportionnel de mariages égal dans les deux pays, mais nous devrons trouver une différence notable dans le nombre des mariages avant vingt-sept ans, pour ne retrouver l'égalité que quelques années plus tard. Les faits confirment pleinement tout ce que nous venons de dire.

Les recensements nous permettent de constater directement quelle est, à un certain âge, la proportion des célibataires et des hommes mariés ou veufs. Les recensements de 1851 ont donné pour les hommes âgés de vingt-sept ans à cette époque : en Angleterre, 81,746 mariés ou veufs, 64,473 célibataires; en France, 120,555 mariés ou veufs, 168,038 garçons; ce qui nous donne, pour 10,000 individus à vingt-sept ans :

	MARIÉS OU VEUFS	CÉLIBATAIRES
France	418	582
Angleterre	559	441

Ainsi, à vingt-sept ans, la proportion des célibataires et des hommes mariés est absolument inverse en Angleterre et en France. En Angleterre, la majorité des hommes de vingt-sept ans est mariée; en France, au contraire, la majorité, et une forte majorité, est encore célibataire.

Serait-ce qu'en France le mariage est l'exception, tandis qu'il est la règle en Angleterre? En aucune façon. Le nombre des mariages, par rapport au chiffre de la population, varie à peine entre l'Angleterre et la France. A trente-sept ans, nous trouvons, dans les deux pays, la même proportion d'individus célibataires et mariés : Angleterre, 90,976 mariés ou veufs, 19,972 célibataires; France, 202,723 mariés ou veufs, 47,825 célibataires, et nous avons, pour 10,000 individus à trente-sept ans :

	MARIÉS OU VEUFS	CÉLIBATAIRES
France	809	191
Angleterre	819	181

C'est-à-dire un nombre proportionnel le même, ou à peu près le même, d'individus mariés ou célibataires, alors que l'âge a affranchi le Français du célibat militaire.

Ce qui montre encore l'influence fâcheuse de notre organisation militaire, c'est que l'infécondité croissante de la population française a suivi l'accroissement continu du nombre de ses soldats.

RAPPORT DU NOMBRE DES SOLDATS EN FRANCE POUR 100,000 HABITANTS

ANNÉES	EFFECTIF	SOLDATS POUR 100,000 HABITANTS
1821.	213,748	701
1831.	303,406	931
1851.	356,732	996
1861.	453,801	1,213

L'augmentation temporaire du contingent fait sentir son influence d'une manière incontestable. Pendant la guerre de Crimée, les contingents furent portés de 80 à 140,000 hommes. Le déficit des naissances, pour les années 1855, 1856, 1857, qui correspondent, en tenant compte de la durée de la gestation, aux années de guerre, fut, en moyenne, de 10,075 par an, en prenant pour terme de comparaison les trois années précédentes, 1852, 1853, 1854. Pareillement, en 1860, après la campagne d'Italie, les naissances, qui l'année précédente atteignirent 1,017,896, s'abaissèrent à 956,875. Différence : 51,021 naissances. (Lagneau, *Gazette hebdomadaire*, 1867, p. 243.)

L'armée ne contribue pas seulement, d'une manière trop puissante, à affaiblir indirectement la vitalité de notre population en diminuant sa fécondité; elle agit plus directement encore. La mortalité de l'armée dépasse la mortalité de la population civile et masculine du même âge.

De longues discussions se sont élevées dans le sein de l'Académie sur la mortalité de l'armée. M. Jules Guérin a cru pouvoir avancer qu'après sept ans l'armée ne rend que la moitié des hommes qui y sont entrés comme recrues. Il y a là une exagération évidente qu'ont relevée MM. Broca, Ély et Vallin. (*Gazette hebdomadaire*, 1867, p. 449.)

Mais M. Broca a été sur ce point encore beaucoup trop optimiste, car en comparant la mortalité de l'armée à celle de la population civile du même âge, il n'a pas fait attention que, dans les tableaux donnés par le ministre de l'agriculture et du commerce (*Statistique de la France*, vol. XI), la distinction n'est pas faite entre la mortalité de l'armée et celle de la population civile. Aussi voyons-nous le chiffre des décès de vingt à trente ans arriver pour les hommes presque au double de ce qu'il est pour les individus mâles de dix à vingt ans. Ainsi, de 1830 à 1859, nous comptons, pour les garçons de dix à vingt ans, 587,953 décès, et dans la même période, pour les individus mâles de vingt à trente ans, nous en trouvons 1,016,207.

Les documents officiels (*Statistique de la France*, t. XI, p. 55, 56) nous permettent, pour 1860, de constater d'une manière précise la mortalité de la population civile. Il est mort, dans cette année, 27,686 hommes de vingt à trente ans, ce qui, rapproché de la population mâle du même âge, constatée par le recensement de 1861, nous donne une mortalité de 9,3 sur 1000 et non de 14 à 18 sur 1000, comme l'a donné M. Broca, qui avait compté aux décès de la population civile les citoyens morts en Crimée et en Italie.

La mortalité de l'armée en *temps de paix* est supérieure à celle de la population civile.

Mortalité de l'armée en 1862	10,14 sur 1,000	
— 1863	11,00	—
— 1864	11,31	—
— 1865	12,85	—

C'est un fait incontestable, d'autant plus remarquable que l'armée se compose de l'élite de la population (sous le rapport physique, bien entendu).

A quelles causes, à quelle maladie faut-il attribuer cette mortalité plus grande de l'armée?

En 1864, sur un effectif réel de 347,731 hommes présents sous les drapeaux, l'armée a compté 3,935 décès. Si nous en supprimons 416, dus à des faits de guerre en Algérie, il en reste 3,519, ce qui donne une proportion de 10,9 décès sur 1000 individus, au lieu de 11,31 sur 1000.

Le plus grand nombre de ces décès est dû à la phtisie et à la fièvre typhoïde.

On a cru pouvoir établir que la phtisie est plus fréquente dans l'armée que dans la population civile. Cette opinion est erronée. En 1864, le chiffre des décès par phtisie fut, dans l'armée, de 758, ce qui, par rapport à la totalité des décès, donne la proportion de 21,5 p. 100. Dans la population civile, sur un relevé de 167,189 décès fournis par 74 départements français en 1860 (*Statistique de la France*, t. XI, p. LXXII), la phtisie a amené la mort de 1,834 individus mâles, âgés de quinze à vingt-cinq ans, et de 2,430 âgés de vingt-cinq à quarante, ce qui donnait, par rapport aux 7,505 décès de quinze à vingt-cinq ans, la proportion de 24,4 p. 100, et, par rapport aux 9,811 décès de vingt-cinq à quarante ans, la proportion de 24,00 p. 100.

La phtisie fait donc moins de ravages dans l'armée que dans la population civile, et il n'y a là rien que de très naturel, l'armée étant, sous le point de vue de la vigueur physique et de la santé, une population choisie.

Le tableau change quand nous examinons la part que la fièvre typhoïde prend dans la mortalité de l'armée. En 1864, il y eut, dans l'armée, 615 décès par fièvre typhoïde (en comprenant comme telles les fièvres muqueuses, continues, etc.), ce qui, sur les 3,519 décès, donne une proportion de 17,4 p. 100. Dans la population civile du sexe masculin, sur les 7,505 décès de quinze à vingt-cinq ans, il y en eut 1,008 par fièvre typhoïde, ou 13,4 p. 100 du total des décès, et 803, ou 8,1 p. 100 sur les 9,811 décès de vingt-cinq à quarante ans. Le tableau suivant montre mieux ces différences :

	PHTISIE ET BRONCHITE	FIÈVRE TYPHOÏDE
Civils de 15 à 25 ans. . . .	24,4 pour 100 décès.	13,4 pour 100 décès.
— 25 à 40 ans. . . .	24,7 —	8,1 —
Armée.	21,5 —	17,4 —

Pourquoi cette prévalence de la fièvre typhoïde dans l'armée ? C'est que la fièvre typhoïde est la maladie de l'acclimatation, c'est que le soldat passe de l'air pur des champs à l'air moins pur des villes, à l'air trop souvent méphitique et nauséabond des casernes françaises ; c'est que le désir de détacher le soldat des souvenirs de la famille, de l'arracher à l'amour du sol natal pour l'attacher uniquement au drapeau de son régiment, le fait passer du Nord au Sud, de la Bretagne aux bords de la Méditerranée.

Il y a là matière à de sérieuses études de la part des médecins, comme il y a, pour les hommes d'État, matière à de sérieuses réflexions.

Nous devons borner ici notre tâche et l'examen de l'importante question du mouvement de la population; nous avons, nous le pensons, démontré, sans conteste, que la France n'est pas, sur ce point, dans la situation prospère que lui attribuaient quelques orateurs de l'Académie.

Les conclusions du premier discours de M. Broca ont été modifiées par les nouvelles conclusions moins optimistes de son second discours; celles-là même ne peuvent être acceptées par nous sans de notables modifications.

1° La population française continue toujours à s'accroître, mais son mouvement ascensionnel s'est notablement ralenti depuis trente ans.

1° Le ralentissement est tel que la France ne double sa population qu'en 198 ans, tandis que l'Angleterre double la sienne en 52 ans, et la Prusse en 54 ans.

2° Le nombre des naissances, quoique s'accroissant toujours d'une manière absolue, a diminué d'une manière relative, eu égard au chiffre croissant de la population.

2° La France actuelle, comparée à la France de 1821-1830, a, pour un même nombre d'habitants, un déficit annuel de plus de 100,000 naissances.

3° La mortalité a notablement diminué, et la vie moyenne s'est accrue d'une manière continué depuis le commencement de ce siècle. Cette vie moyenne est toujours en voie d'accroissement.

3° La mortalité n'a pas diminué, et l'augmentation apparente de la vie moyenne n'est due qu'à une erreur de calcul, au grand nombre d'adultes morts sur les champs de bataille, et à la diminution du nombre des naissances.

4° Le nombre des exemptions pour défaut de taille et pour infirmités est moindre aujourd'hui qu'il ne l'a jamais été.

4° Ce nombre n'est pas moindre en réalité, il ne l'est en apparence que parce qu'en prenant au lieu de 60 à 80,000 hommes des contingents de 120 à 140,000 hommes, on s'est montré moins difficile pour les cas de réforme.

5° Le mode actuel de recrutement n'est pas conforme à l'égalité et à la justice. Les contingents doivent être répartis d'après l'aptitude militaire cantonale, et non pas exclusivement d'après le nombre des jeunes gens inscrits dans chaque canton.

5° *Très vraie.*

6° La liste des motifs d'exemption doit être remaniée. La limite de la taille exigible doit être abaissée ou même supprimée.

6° *Idem.*

7° Le système du célibat imposé pendant sept années aux militaires est nuisible à la prospérité de la population.

7° Le système du célibat imposé pendant sept années aux militaires amènera dans l'avenir la ruine de la nation et la dégénérescence de la race.

Pourquoi, diront quelques-uns, s'attacher ainsi à montrer l'état de notre pays sous des couleurs sombres? pourquoi mettre ainsi à nu, aux yeux de tous, l'affaiblissement inquiétant de notre population? Pourquoi? C'est que rien n'est dangereux comme les illusions; c'est que la France, à la veille de métamorphoser ses institutions militaires, va bientôt se donner une organisation de laquelle dépendra l'avenir de la race et la puissance future de la nation; c'est qu'il ne faut pas que les opinions optimistes émises à l'Académie laissent une arme puissante entre les mains de ceux qui, forts de l'autorité de la savante compagnie, appuyés eux aussi sur des déductions erronées, tirées de bonne foi, par le bureau de statistique lui-même, de l'étude de documents officiels, encouragés par un patriotisme mal entendu, protégés par un amour-propre national exagéré, pourraient prétendre que la France, depuis cinquante ans, n'a rien perdu de sa force vitale sous l'influence de son organisation militaire, et qu'on peut lui demander de nouveaux et de funestes sacrifices. Pourquoi? C'est que, pour tout homme qui croit au devoir, il importe peu d'avoir la certitude de ne pas être agréable, pourvu qu'il ait l'espoir d'être utile.

III

LA

DÉPOPULATION DE LA FRANCE[1]

Il y a un peu plus de vingt-trois ans, le 29 mars 1867, Broca qui, par une intéressante communication *sur l'état de la taille en France*, avait soulevé, dans cette enceinte, la première discussion sur le mouvement de la population, produisait le tableau suivant de la répartition, par groupes d'âges de la population, par 10,000 habitants, dans quelques États de l'Europe :

	ENFANTS au-dessous de 20 ans.	ADULTES de 20 à 60 ans.	VIEILLARDS de 60 ans et au-dessus.
France	3,612	5,373	1,015
Belgique.	4,132	4,973	895
Grande-Bretagne.	4,534	4,732	734
Prusse	4,740	4,683	577

et du haut de cette tribune, il prononçait les paroles suivantes :

« N'est-il pas *satisfaisant* de constater que la France occupe le *premier rang* dans les trois colonnes ? C'est elle qui a le plus grand nombre d'individus productifs, le plus grand nombre de bras disponibles, soit pour le travail, soit pour la défense du sol. Les enfants, qui sont la joie des familles et l'espoir du pays, ne

(1) Discours prononcé à l'Académie de médecine le 28 octobre 1890.

sont, à vrai dire, au point de vue de l'économie sociale, qu'une charge pour la société, puisqu'actuellement ils consomment sans produire. Ils contractent aujourd'hui un emprunt qu'ils rembourseront sans doute plus tard, si leur vie est assez longue ; mais s'ils meurent avant d'avoir produit l'équivalent de ce qu'ils ont consommé, la société perd le capital qu'elle a placé sur leur tête. Pourvu donc que le nombre des enfants ne descende pas au-dessous d'une certaine limite, pourvu qu'il suffise à l'entretien et à l'accroissement de la population, *comme cela a lieu en France*, les forces sociales sont en raison *inverse* de ce nombre. Sous ce rapport, la France tient le premier rang, notre sœur la Belgique nous suit de près, la Grande-Bretagne et la Prusse occupent les derniers numéros de la liste. »

Il y avait bien dans ce tableau quelque chose qui ne cadrait pas avec cette manière d'interpréter les choses ; c'était la forte proportion des vieillards : 1,015 pour la France, 754 pour l'Angleterre, 577 pour la Prusse. Improductif comme l'enfant, le vieillard n'offre pas, comme l'adolescent, l'espérance de l'avenir. Mais Broca se tirait de cette difficulté en disant : « Sans doute nous avons une plus forte proportion de vieillards, mais si c'est une charge pour le pays, c'est aussi un honneur. » Et l'Académie, heureuse d'apprendre que la France était dans une situation si prospère, couvrait ces paroles de ses applaudissements. Je dois cependant faire exception pour trois de nos collègues, MM. J. Guérin, Boudet et Bergeron qui, dans leurs discours, devaient montrer bientôt qu'ils ne partageaient pas l'optimisme de Broca.

Pendant cette séance, j'étais dans cette enceinte, assis au banc des journalistes, comme rédacteur de la *Gazette hebdomadaire*, et, fortement ému, disons-le franchement, fortement agacé par tout ce que je venais d'entendre, j'oubliai que je n'étais qu'un étranger, recevant l'hospitalité de l'Académie, et je ne pus m'empêcher de m'écrier, en interrompant l'orateur : « Mais si vous n'avez aujourd'hui qu'un petit nombre d'enfants, comment plus tard aurez-vous un grand nombre d'adultes ? »

L'inconvenance que je venais de commettre avait une circonstance atténuante. Chirurgien de l'hospice des Enfants assistés en 1865, j'avais voulu me rendre compte des effets produits, en France, par la suppression des tours. Pour cela, j'avais dû étudier le mouvement des naissances pendant une certaine période, le comparer au chiffre de la population, et je n'avais pas tardé à constater un abaissement considérable de notre natalité. Nous avions, il est vrai, une augmentation annuelle du chiffre des naissances et cette augmentation était, pour 1861, de 39,714 naissances ; mais, si l'on calculait ce qu'aurait été le chiffre des naissances en 1861, en prenant comme base du calcul la natalité française de 1821, on voyait que cette augmentation absolue masquait une diminution relative et un déficit annuel qui, pour 1861, s'élevait à 181,789 enfants. Je signalai cette situation dans un article publié le 30 novembre 1866 dans la *Gazette hebdomadaire*.

C'est dans ces conditions que, le 29 mars 1867, j'entendais, aux applaudissements de l'Académie, représenter la France comme occupant en Europe, au point de vue du mouvement de la population, la situation la plus prospère et la plus favorable.

La séance terminée, je m'approchai du président, qui était alors Tardieu, et après m'être excusé de mon irrévérencieuse interruption, je cherchai, sinon à la justifier, du moins à l'expliquer. Tardieu m'arrêta de suite par ces mots : « Broca connaît très bien ces questions que vous ne connaissez pas. »

Cet aimable accueil m'engagea à publier, dans toute leur étendue, les résultats de mes recherches et, le 27 mai suivant, grâce à la bienveillance de Buloz, je pus faire connaître, dans un article de la *Revue des Deux Mondes*, l'état réel de la question, montrer la diminution de notre natalité, son infériorité par rapport à celle des autres nations, déduire les conséquences de cette situation et en étudier les causes.

Cette révélation n'eut auprès de la majorité de l'Académie qu'un succès médiocre et, à l'exception des collègues que je citais tout à l'heure, on continua à trouver que l'augmentation des naissances serait plutôt un danger pour la France.

« Qu'arrive-t-il (disait Broca à cette tribune, le 5 juillet 1867, en résumant la discussion) là où les hommes se multiplient sur un sol inextensible ? On commence par se serrer, on défriche les bruyères, on fertilise les landes, on dessèche les marais... Jusque-là c'est à merveille ; mais il arrive un moment où toute la place est occupée. Et après ? Il reste la ressource de l'émigration. »

« Mais la planète où nous sommes n'est pas élastique... Que se passera-t-il alors dans les générations futures lorsqu'elles auront épuisé la ressource de l'émigration. On y verra s'aggraver cette lutte pour l'existence, que Darwin a appelée *struggle for life*... Et quand on me dit (*on*, c'était moi) qu'il s'écoulera cent quatre-vingt-dix-huit ans et plus avant que ce redoutable problème se dresse devant nos enfants, je réponds : C'est bien ! Je n'y serai pas ; je ne verrai pas la France impuissante à nourrir les Français. »

J'eus heureusement plus de succès auprès de nos législateurs, et mon article de la *Revue*, invoqué par plusieurs orateurs dans la discussion de la loi Niel, contribua à ramener à cinq ans la durée du service militaire actif, que quelques-uns proposaient de maintenir à sept années et même de prolonger jusqu'à vingt-neuf ans.

Cependant, l'opinion publique ne s'était pas émue et bien que l'Empereur eût commencé son discours du trône de 1867 par ces paroles presque prophétiques : « La puissance d'une nation dépend du nombre d'hommes qu'elle peut mettre sous les armes, » on continua à croire à la légende des volontaires de 93 et même à battre en brèche l'institution des armées permanentes.

Les désastres de 1870 nous ont ramenés à des idées plus saines ; les publications et les discours de MM. Léonce de Lavergne, Ch. Richet, Rochard et Lagneau ont fait envisager la question avec toute la gravité qu'elle comporte.

Une des qualités, ou, si l'on veut, un des défauts de notre caractère national, est la vivacité et aussi la mobilité des impressions. La faiblesse de notre natalité regardée, en 1867, par bon nombre de nos collègues, comme un bonheur pour la France, est regardée aujourd'hui comme un danger national, contre lequel nous sommes impuissants. Peu s'en faut qu'on ne regarde la France comme perdue, ne pouvant à l'avenir se maintenir qu'avec le secours de l'immigration étrangère et destinée à devenir dans cinquante ans une puissance de troisième ordre. Il y a là une grande exagération et je veux montrer que si la situation est sérieuse, elle n'est pas aussi fatale qu'on paraît tenté de le croire.

Si l'on veut avoir quelques chances d'arriver à la solution d'un problème, il faut d'abord bien en poser les termes. Or, le problème que nous avons à résoudre est celui-ci : 1° *la France a un accroissement numérique de sa population moins rapide que la plupart des autres nations de l'Europe ; 2° cet accroissement numérique, qui reste le même pour les autres nations, se ralentit en France d'année en année.* Quelles sont les causes de ce phénomène ?

L'accroissement numérique d'une population (abstraction faite de l'émigration et de l'immigration qui n'ont, en ce qui nous concerne, aucune importance), dépend de l'excédent des naissances sur les décès. Nous aurons donc à examiner si le faible accroissement de notre population est dû à un excès de mortalité ou à un déficit dans la natalité.

Si l'infériorité de la France au point de vue de l'accroissement numérique de sa population dépend de la mortalité, nous devrons trouver, pour la population française, une mortalité plus élevée que pour les autres pays de l'Europe. Les chiffres suivants montrent qu'il n'en est rien :

MORTALITÉ EUROPÉENNE (1861-1880)

Norvège	16,9	décès pour 1,000 habitants.
Irlande	17,5	—
Suède	19,2	—
Danemark	19,7	—
Angleterre	21,9	—
Belgique	22,8	—
France	23,6	—
Suisse	23,6	—
Hollande	24,7	—
Prusse	26,0	—
Allemagne	26,9	—
Italie	30,0	—
Autriche	31,1	—
Hongrie	38,7	—

La France ne vient, après la Suisse, que la sixième dans l'ordre de la mortalité. Sa mortalité est plus élevée que celle de l'Angleterre, mais notablement moins élevée que celle de la Prusse, de l'Allemagne, de l'Italie et de l'Autriche ; il est donc de toute évidence que la lenteur de l'accroissement numérique de notre population, comparé à l'accroissement rapide de celle des autres nations de l'Europe, en particulier de celle de l'Allemagne, ne dépend pas de notre mortalité.

LÉON LE FORT.   46 — I

Notre accroissement numérique ne cesse d'aller en ralentissant depuis 1821 ; si ce ralentissement dépend de notre mortalité, nous devrons constater en France une mortalité progressivement croissante. Les chiffres suivants montrent qu'il n'en est rien :

MORTALITÉ EN FRANCE (1821-1889)

1821-1830	24,9 décès pour 1,000 habitants.
1831-1835	25,9 —
1836-1840	23,6 —
1841-1845	22,8 —
1846-1850	21,1 —
1851-1855	24,8 —
1856-1860	20,2 —
1861-1880	23,6 —
1881-1885	22,1 —
1886-1889	21,8 —

La mortalité en France, loin d'aller en augmentant, est donc allée en diminuant. Même en tenant compte des atténuations qu'apporte dans le chiffre de la mortalité la diminution du nombre des naissances (question grave dans laquelle j'ai consacré en 1867 un long article dans la *Gazette hebdomadaire*), il est évident que l'affaiblissement continu et progressif de l'accroissement annuel de notre population ne dépend pas de notre mortalité.

Que l'on recherche les causes de cette mortalité, qui sera toujours trop élevée; que l'on étudie les moyens de la restreindre, rien de mieux; mais la question qui nous occupe est assez vaste, assez difficile pour que nous ne la compliquions pas d'éléments qui peuvent lui être considérés comme étrangers.

Puisque le faible accroissement de notre population, son ralentissement progressif ne dépendent pas de l'état de notre mortalité, il est évident que nous ne pouvons en trouver l'explication que dans les modifications de notre natalité.

Quel est, à cet égard, l'état réel des choses ?

Si, prenant pour point de départ les premières années pour lesquelles nous avons des documents statistiques dignes de foi, 1821-1830, période décennale qui correspond à la Restauration, nous comparons l'état de la natalité en France dans les périodes quinquennales suivantes, nous constatons une diminution progressive et presque continue de la natalité. Au lieu de compter 1 naissance sur 32 habitants, nous n'en comptons plus, de 1831

à 1835, que 1 sur 33 ; de 1841 à 1845, 1 sur 35 ; de 1861 à 1864,
1 sur 37 ; de 1873 à 1876, 1 sur 38 ; de 1877 à 1879, 1 sur 39 ;
de 1880 à 1885, 1 sur 38,5 ; et enfin, de 1886 à 1889, 1 sur 40,8.

Cette diminution qui, sous cette forme abstraite, peut paraître
de peu d'importance, se traduit par un déficit annuel dont les
chiffres font paraître toute la gravité. Ce déficit annuel qui, par
rapport à la natalité de 1821 à 1830, était, de 1831 à 1835, de
39,267, montait, de 1846 à 1850, à 142,894 ; il s'élevait à 153,480,
de 1861 à 1864 ; arrivait, de 1881 à 1885, à 182,197 ; enfin il atteignait pour la dernière période, de 1886 à 1889, le chiffre annuel
de 240,437 naissances en déficit :

PÉRIODES	POPULATION MOYENNE	CHIFFRE MOYEN des naissances.	RAPPORT à la population.	DÉFICIT ANNUEL
1821-1830.	31,633,345	974,180	1 sur 32,47	
1831-1835.	33,036,711	974,957	1 sur 33,88	39,267
1836-1840.	33,885,540	959,432	1 sur 35,30	80,854
1841-1845.	34,815,968	976,030	1 sur 35,63	92,850
1846-1850.	35,592,465	949,794	1 sur 37,47	142,894
1851-1855.	35,911,267	939,799	1 sur 38,21	162,676
1856-1860.	36,376,265	967,381	1 sur 37,60	149,370
1861-1864.	37,726,702	1,004,729	1 sur 37,54	153,480
1881-1885.	37,672,048	978,013	1 sur 38,51	182,197
1886-1889.	38,218,903	936,615	1 sur 40,80	240,437

Je vous ai dit, tout à l'heure, que si, en 1867, il y avait diminution dans le chiffre *relatif* des naissances, il y avait augmentation
de leur chiffre *absolu*. Le nombre des naissances n'augmentait
pas proportionnellement à l'augmentation du chiffre de la population ; mais il continuait à croître par rapport à lui-même, ce
qui faisait l'illusion des statisticiens. Aujourd'hui, la situation est
plus grave, le chiffre absolu des naissances s'abaisse ; il naît moins
d'enfants aujourd'hui qu'il n'en naissait pendant les années précédentes. Le total des naissances, qui était en 1881 de 937,057,
est descendu en 1887 à 899,333 ; il n'a été l'année dernière que de
880,579 naissances.

Ce n'est pas tout encore. Nous venons de voir quel est l'état de
la France, comparée à elle-même, suivant les époques ; nous
avons à nous demander quelle est, au point de vue de la natalité,
sa situation comparée à celle des autres nations de l'Europe. Elle
ne ressort que trop clairement du tableau suivant :

NATALITÉ EUROPÉENNE (1861-1880)

Hongrie. . . .	42,8 naissances pour 1,000 habitants.	
Autriche. . . .	39,7 —	—
Allemagne. . .	39,6 —	—
Prusse	38,6 —	—
Italie	37,1 —	—
Hollande . . .	35,8 —	—
Angleterre. . .	35,3 —	—
Belgique . . .	31,8 —	—
Danemark. . .	31,2 —	—
Suède.	30,9 —	—
Norvège. . . .	30,8 —	—
Suisse.	30,6 —	—
Irlande	26,2 —	—
France	25,8 —	—

La France occupe donc le dernier rang dans l'ordre de la natalité. Elle n'avait dans cette période, de 1861 à 1880, pour 1,000 habitants que 25,8 naissances, alors que l'Angleterre en comptait 35,3, la Prusse 38,6, l'Autriche 39,7 et la Hongrie 42,8. Notre natalité a encore diminué puisqu'elle n'a plus été que de 23,3 naissances pour 1,000 habitants. Si nous calculions le déficit de nos naissances en prenant pour base de nos calculs le coefficient de natalité du royaume de Prusse, le déficit de nos naissances pour 1889 s'élèverait au chiffre considérable de 594,670 naissances en déficit ; en d'autres termes, si notre natalité était la même que celle du royaume de Prusse (38,6 naissances pour 1,000 habitants) nous aurions eu, en 1889, 594,670 naissances en plus. Je crois que l'Académie ne juge plus la question en 1890, comme elle l'appréciait en 1867, et qu'elle est loin de trouver la situation satisfaisante.

La proportion des naissances entre pour un élément puissant dans le phénomène du dédoublement d'une population. Lorsque j'ai publié mes premiers travaux sur ce sujet, en 1866, les principales nations européennes effectuaient le doublement de leur population de la manière suivante :

ACCROISSEMENT DE LA POPULATION EUROPÉENNE

PAYS	ACCROISSEMENT ANNUEL pour 100 habitants.	PÉRIODE de doublement.
Saxe.	1,53	45 ans.
Angleterre . . .	1,35	52 —
Prusse.	1,30	54 —

PAYS	ACCROISSEMENT ANNUEL pour 100 habitants.	PÉRIODE de doublement.
Espagne	1,22	57 —
Danemark . . .	1,11	63 —
Suède	1,10	63 —
Belgique. . . .	0,81	86 —
Hollande. . . .	0,76	92 —
Bavière	0,36	193 —
France.	0,35	198 —
Wurtemberg . .	0,28	248 —
Autriche. . . .	0,26	267 —

L'abaissement continu de notre natalité a encore augmenté le
nombre d'années nécessaires au doublement de notre population.
En calculant sur les chiffres des dernières années, ce doublement
ne s'effectuerait actuellement qu'en trois cent quarante-neuf ans.

Voilà le mal dans toute son étendue et vous voyez que je ne
cherche pas à vous en dissimuler l'importance ; mais il faut bien
se garder d'en exagérer la gravité, comme nous sommes trop
tentés de le faire. Non ! nous n'avons pas à craindre pour un temps
prochain le dépeuplement de la France. Non ! nous n'avons pas à
prévoir qu'il sera bientôt nécessaire pour maintenir le chiffre de
notre population d'avoir recours à l'immigration de l'étranger.
Notre natalité diminue, mais le chiffre de notre population ne va
pas en diminuant ; il continue à augmenter par l'excédent des
naissances sur les décès. Cet excédent annuel qui était en 1881
de 108,229 personnes est tombé, il est vrai, en 1889 à 44,772 ;
mais il a remonté notablement l'année dernière, puisqu'il a atteint
le chiffre de 85,646.

Les chiffres pour ces deux mauvaises années modifient puissamment la période de 1886-89, au point de vue de la statistique.
L'accroissement de la population s'est brusquement ralenti, la
natalité est tombée à 1 naissance pour 40 habitants ; mais il n'y
a là qu'un phénomène passager dû à l'épidémie d'*influenza*, et
ce serait commettre une erreur que de prendre les résultats de la
période 1886-89 comme indiquant l'état réel, actuel et permanent
de notre natalité et de l'accroissement de notre population.

La France, sans s'en émouvoir, s'est trouvée il y a quelques
années dans une situation bien autrement grave. Pour la première,

pour la seule fois dans ce siècle, pendant les années 1854 et 1855 le chiffre de la population a été en diminuant et le nombre des décès a dépassé celui des naissances. Le choléra d'une part en amenant une mortalité exceptionnelle dans la population civile, la guerre de Crimée en nous coûtant la vie de 95,000 soldats, avaient produit cette grave situation, heureusement passagère; la France cependant n'a pas douté d'elle-même et n'a pas cru qu'elle serait obligée de recourir à l'immigration de l'étranger pour combler ce déficit.

La diminution de notre natalité, qui suivait depuis le commencement de ce siècle une marche progressive, mais lente, a pris tout à coup depuis 1873 une marche beaucoup plus rapide, et cette aggravation a redoublé nos inquiétudes. Recherchons avec calme si cette accélération ne tient pas à ce que des causes passagères se sont jointes aux causes permanentes. D'abord, je ferai remarquer qu'il faudrait, dans nos calculs, tenir compte de la perte de l'Alsace, c'est-à-dire de deux des départements ayant la plus forte natalité. En effet, tandis qu'en 1861 la natalité était, pour la France entière, de 1 naissance sur 37 habitants, le Bas-Rhin avait une natalité de 1 sur 29,6, le Haut-Rhin de 1 sur 29, natalité que la France, prise dans son ensemble, n'a jamais connue, natalité supérieure à celle de l'Angleterre elle-même. Il n'est donc pas étonnant que la perte de ces deux départements ait sur l'abaissement du chiffre de notre natalité générale une influence arithmétique, dont il faut tenir compte dans les calculs.

Ce n'est pas tout encore. Nous prenons en bloc le chiffre de la natalité pour toute la France, le mouvement de la population pour toute la France; mais il est des départements où la population ne cesse d'augmenter et d'autres où la diminution est presque l'état normal, comme dans les départements de l'ancienne Normandie. Il faut se demander si, dans ces quinze dernières années, des causes puissantes, mais qu'on peut espérer passagères, n'ont pas agi sur certains départements pour en diminuer la natalité, ou pour en augmenter la mortalité et peut-être pour agir dans les deux sens à la fois.

En 1889, il y a eu excédent des naissances sur les décès et par suite augmentation de la population dans 54 départements, cet excédent monte au chiffre de 103,399 habitants. Nous trouvons sur cette liste presque tous les départements industriels ou agri-

coles, presque tous les départements du Nord et du centre de la
France : la Haute-Loire, qui a augmenté de 1,020 habitants; la
Loire, de 2,643; le Nord, de 14,683; le Pas-de-Calais, de 8,627 ;
l'Allier, de 1890; le Cher, de 1,811; l'Indre, de 1,696; le Loiret,
de 1,357; puis les Côtes-du-Nord, où l'augmentation est de 3,496,
l'Ile-et-Vilaine, de 3,453; le Finistère, de 6,902. Il me paraît inutile
de prolonger cette énumération. Ce qui est plus intéressant, c'est
d'examiner quels sont les départements où la population a diminué. Le chiffre total de la perte est de 17,753 habitants, ce qui
réduit l'accroissement de notre population en 1889 à 85,646 habitants.

Cette perte de 17,753 habitants se partage entre 32 départements
qui se groupent d'une manière éloquente. Le groupe normand,
formé par le Calvados, l'Eure, l'Orne, l'Eure-et-Loir et la Sarthe,
qui a perdu 3,735 habitants. On ne saurait s'en étonner, c'est un
état trop fréquent pour ces départements où, à une natalité faible,
s'ajoute une forte mortalité infantile. Puis viennent le groupe
bourguignon, composé de l'Ain, de l'Aube, de la Côte-d'Or, de la
Haute-Saône et de l'Yonne, pour lequel la perte totale est de
765 habitants; l'Anjou où le département de Maine-et-Loire perd
788 habitants, alors qu'il y a augmentation pour les départements
voisins, industriels et agricoles; enfin, un groupe considérable et
compact formé par tous les départements méridionaux se livrant
à la culture de la vigne : Gironde, Hérault, Bouches-du-Rhône,
Gard, Drôme, Basses-Alpes, Haute-Garonne, Gers, Isère, Lot,
Lot-et-Garonne, Rhône, Tarn-et-Garonne, Var, Vaucluse, pour
lesquels le déficit total a été, en 1889, de 10,161 habitants. Ne
peut-on pas attribuer à la misère produite par l'invasion du phyl-
loxéra l'augmentation des décès et la diminution des naissances
dans ces trois groupes de départements? Ne peut-on pas espérer
que la reconstitution du vignoble français fera disparaître cette
cause passagère de dépopulation? Sans doute, nous resterons en
présence de notre natalité progressivement décroissante ; mais
nous n'aurons plus cette exacerbation du mal, observée depuis
ces quinze dernières années, et qui a eu pour effet d'augmenter,
plus que de raison, des craintes déjà trop légitimes.

Ce qui a augmenté nos alarmes, c'est la préoccupation de la
défense nationale. Notre patriotisme s'inquiète à cette pensée,
qu'on pourrait prévoir le moment où, malgré tous les sacrifices,

la France serait dans l'impossibilité d'opposer à l'armée allemande une armée numériquement égale. Ce moment est, heureusement, beaucoup plus éloigné qu'on ne le croit généralement,
car on n'a pas tenu compte d'une donnée importante dans ce problème numérique.

L'accroissement de la population ne dépend pas seulement de
l'état de la natalité ; pour certains pays, il faut tenir compte de la
mortalité aux différents âges, surtout de la mortalité infantile, de
l'émigration et de plusieurs autres causes. La période de doublement d'une population est loin d'être toujours en rapport avec sa
natalité. Ainsi, par exemple, l'Autriche qui a une natalité de
beaucoup supérieure à celle de la France, supérieure même à
celle de la Prusse (une naissance pour 26,1 habitants) ne double
sa population qu'en deux cent soixante-sept ans, tandis que
la France, il y a peu d'années encore, doublait la sienne en
cent quatre-vingt-dix-huit ans. Dans les calculs que l'on fait
sur l'accroissement futur de la population allemande, on prend
pour base et pour point de départ le chiffre de la population
de l'Allemagne entière et on calcule ce chiffre sur le coefficient de natalité propre à la Prusse ; de telle sorte qu'on attribue
à l'Allemagne entière une faculté d'accroissement qui est le propre
de la population du royaume de Prusse. C'est là une grave erreur.

Si la Prusse a pu conquérir, puis s'annexer politiquement et mili-
tairement l'Allemagne entière, elle n'a pu façonner à ses habitudes
et à ses mœurs la Bavière, le Wurtemberg et toutes les petites
principautés qui, par leur réunion, forment l'empire allemand.

Or, si la Prusse double sa population en cinquante-quatre ans
et la Saxe en quarante-cinq ans, Nassau ne double la sienne qu'en
quatre-vingt-dix ans, Saxe-Meningen en cent un, Mecklembourg-
Schwerin en cent deux, Mecklembourg-Strelitz en cent dix, Saxe-
Altenbourg en cent vingt-six. Oldenbourg en cent trente-quatre,
Saxe-Weimar en cent trente-neuf, Saxe-Cobourg-Gotha et le
Hanovre en cent quarante-huit, Bade en cent soixante-quatorze,
Hesse-Darmstadt en cent soixante-dix-huit, la Bavière en cent
quatre-vingt-treize, le Wurtemberg en deux cent quarante-huit et
enfin la Hesse Électorale en neuf cent quatre-vingt-dix ans. Quel
est donc pour l'ensemble de l'empire d'Allemagne la période réelle
de doublement ?

MOUVEMENT DE LA POPULATION ALLEMANDE

ANNÉES	POPULATION	NAISSANCES (non compris les mort-nés).	PROPORTION pour 1,000 habitants.
1872. . .	41,185,000	1,626,037	39,5
1880. . .	45,093,000	1,696,175	37,6
1887. . .	47,580,000	1,756,079	36,9

En 1872, l'empire d'Allemagne comptait 41,185,000 habitants ; il en comptait, en 1847, 47,580,000, c'est donc un accroissement moyen annuel de 426,333 habitants ; ce qui porte la période de doublement, non pas à cinquante-quatre ans, comme on le répète, mais à cent onze ans.

Vous voyez donc, Messieurs, que le danger n'est pas aussi proche qu'on semble le croire et que la France a devant elle le temps nécessaire pour étudier et effectuer, dans le calme de sa force, les réformes capables d'amener une amélioration dans notre natalité.

Je ne m'arrêterai pas à rechercher l'influence que peuvent avoir, sur le mouvement de la population, le mode de répartition des impôts, les effets possibles de la loi sur le septième enfant, l'impôt sur les célibataires, l'influence du régime dotal dans le mariage, l'utilité de porter à vingt et un ans la nuptialité légale de la jeune fille, etc., il ne faut pas nous perdre dans des détails sans importance. La question que nous avons à examiner est celle-ci : La natalité est moindre, beaucoup moindre en France que dans tous les pays de l'Europe, notamment qu'en Angleterre et en Prusse ; y a-t-il dans nos mœurs, dans nos lois, comparées à celles de ces pays, des différences qui peuvent nous rendre compte de la faiblesse relative de notre natalité ?

Notre natalité va toujours en décroissant ; y a-t-il dans nos lois, dans nos mœurs, quelque chose qui puisse nous rendre compte de la décroissance continue de notre fécondité ?

La diminution du nombre des naissances peut tenir à la rareté relative des mariages, ou à leur infécondité ; mais la conception se fait aussi hors l'état de mariage et le nombre des enfants peut être diminué par l'avortement et par l'infanticide. Je puis laisser de côté ces deux derniers termes.

Le nombre des mariages ne saurait nous rendre compte ni de

la faiblesse de notre natalité relative, ni de son affaiblissement progressif. Comme pour la mortalité, la France, au point de vue de la nuptialité, tient une place moyenne parmi les nations de l'Europe. Elle compte, par rapport au chiffre de sa population, moins d'individus mariés qu'en Autriche, en Prusse, en Allemagne, en Angleterre ; elle en compte plus qu'en Belgique, en Suisse, en Italie, en Suède, en Danemark, en Norvège.

NOMBRE DES PERSONNES MARIÉES POUR 1,000 HABITANTS (1861-1880)

Hongrie	20,6
Allemagne	17,4
Prusse	17,2
Autriche	17,1
Angleterre et pays de Galles	16,4
Hollande	16,2
France	15,8
Danemark	15,3
Italie	15,2
Suisse	15,1
Belgique	14,6
Norvège	14,5
Suède	13,4
Irlande	9,8

Si nous comparons plus spécialement la France et l'Angleterre, nous verrons qu'il n'existait pas, il y a peu de temps encore, de différence bien considérable dans le chiffre proportionnel des mariages ; mais nous trouverons une différence très notable si nous recherchons à quel âge les mariages ont été contractés. Les recensements opérés depuis 1851, classant les individus par âge et par état civil, m'ont permis, il y a quelques années, d'apprécier quelle est, à un âge donné, la proportion des célibataires et des hommes mariés ou veufs dans les deux pays. Nous avions en France 168,038 célibataires âgés de vingt-sept ans et 120,555 hommes mariés ou veufs du même âge. Il y avait en Angleterre 64,473 célibataires et 81,746 hommes mariés ou veufs ; ou, pour rendre la proportion plus facile à saisir : nous avions sur 100 individus mâles âgés de vingt-sept-ans : en France, 58 célibataires et 41 hommes mariés ; en Angleterre, 44 célibataires et 56 hommes mariés. La majorité des hommes de vingt-sept ans est donc mariée en Angleterre, tandis qu'en France la grande majorité des hommes du même âge vit dans le célibat.

Serait-ce qu'en France le mariage est l'exception? En aucune façon ; car si nous faisons porter nos recherches sur les hommes âgés de trente-sept ans, nous trouvons sur 100 individus de cet âge, 81 mariés en France, 82 en Angleterre ; 19 célibataires en France, 18 en Angleterre. La différence est donc, non dans le nombre des mariages, mais dans l'âge où il est contracté. Il est facile d'en saisir les conséquences.

Un homme qui se marie après trente ans aura toujours, on peut presque à coup sûr le prédire, une lignée moins nombreuse qu'un époux de vingt-deux ou vingt-trois ans. Indépendamment des années perdues pour la procréation, indépendamment des conditions physiologiques qui ne sont plus les mêmes, les conditions morales se sont modifiées. L'homme, au delà de trente ans, a plus d'expérience, il connaît mieux les difficultés de la vie, se fie moins à ses forces et moins à la fortune ; il s'inquiète du présent, surtout de l'avenir, se demande comment il élèvera son premier-né et s'il vivra assez pour mettre la mère et l'enfant à l'abri du besoin. La nature n'a pas seulement donné à la jeunesse une fécondité que l'âge épuise ; elle lui a donné la confiance et les illusions que l'âge emporte.

La différence dans l'âge moyen du mariage, en France et en Angleterre, tient à des différences profondes dans les mœurs.

L'Anglais, pour des raisons sur lesquelles j'aurai à revenir, se crée de bonne heure une situation indépendante et il se marie, quand il trouve une jeune fille qui consent à lui confier le soin de son bonheur. Les lois et les mœurs ne donnent pas en Angleterre, à la dot des femmes, l'importance qu'elle a dans notre pays. Les habitudes de liberté dont jouissent avec tant de raison les jeunes filles anglaises, jusqu'à leur mariage, habitudes qui choquent ceux qui ne sont pas familiarisés avec la vie anglaise, permettent aux jeunes gens et aux jeunes filles de se connaître, de s'apprécier, de nouer dans la pure et douce intimité de la famille des liens d'amitié qui peu à peu se convertissent en sentiments plus vifs. Ces conditions font qu'en Angleterre, ce sont véritablement les personnes qui s'épousent.

En France, la liberté pour la femme ne commence qu'avec le mariage ; dans la même classe de la société, c'est une dot qui en épouse une autre, ou une situation honorifique qui épouse une fortune. Les parents examinent tout d'abord quelle est la fortune, la position sociale du jeune homme ; lui-même ne se présente pour épouser une jeune fille qu'il ne connait pas, que parce qu'on lui a dit que c'était « un bon parti ». On la lui exhibe à l'église, au théâtre ou ailleurs, et si l'affaire parait bonne de part et d'autre, on permet aux jeunes gens de se voir; l'estime, l'amitié, l'amour, viennent ensuite, s'ils peuvent. En Angleterre, pour se marier, il faut avant tout plaire à une jeune fille; en France, il faut plaire tout d'abord à une dot, c'est-à-dire aux parents qui en disposent et comme, dans notre état social actuel, on n'arrive qu'assez tard à une situation pécuniaire ou honorifique, l'âge du mariage se trouve nécessairement retardé.

Il est évident que cette cause de retard dans le mariage n'agit que sur la partie riche et par conséquent sur la plus faible partie de la population. Pour que l'âge moyen du mariage soit si élevé en France, il faut qu'une cause plus générale, portant sur la masse des ouvriers, des agriculteurs, soit intervenue. La conscription est une de ces causes.

Jusqu'en 1868 la loi du recrutement imposait, chaque année, le célibat militaire à 80,000 jeunes gens et prolongeait ce célibat, en droit, pendant sept ans, en fait pendant dix ans, car le soldat libéré du service ne pouvait guère se marier avant de s'être refait un métier et s'être constitué les moyens de subvenir aux dépenses d'un ménage. 509,080 jeunes hommes (chiffre de notre effectif pour 1861) étaient donc chaque année exclus du droit de concourir à la reproduction de la race, et l'on conçoit que cette organisation ait contribué à diminuer notre natalité. Cette cause a été atténuée par la réduction du service à cinq années; mais cette atténuation n'a été que peu importante, car, si la durée du service était moindre, l'effectif était plus considérable. La nouvelle organisation militaire en limitant le service à trois ans, et en permettant à tous de se marier de bonne heure, réduit au minimum possible les inconvénients du célibat militaire.

En ce qui concerne le recrutement de l'armée, je me sépare de M. Javal dont j'ai lu avec intérêt le remarquable discours. La loi actuelle sauvegarde le mariage et la natalité; c'est elle qui a fait la force de la Prusse, tout en lui assurant un accroissement de population tout à fait exceptionnel. Quant à l'idée de diminuer encore la durée du service militaire, je la repousse énergiquement. Ce n'est pas en deux ans qu'on fait un soldat du premier homme venu. Je veux bien d'une armée nationale, je ne veux pas voir reparaitre la garde nationale et lui confier la défense du pays.

La conscription ne suffit pas à expliquer notre faible natalité; elle a été modifiée, cette modification paraît avoir eu une légère influence sur notre natalité, mais celle-ci n'en continue pas moins sa marche progressivement décroissante. C'est que des causes bien autrement puissantes agissent sur la classe ouvrière, de beaucoup la classe la plus nombreuse.

La différence dans le nombre relatif des mariages, assez minime entre la France et l'Angleterre en 1861, époque de mes premières recherches, tend malheureusement à se prononcer davantage depuis une quinzaine d'années. En France, le nombre des mariages ne diminue pas seulement par rapport au chiffre de la population, il diminue d'une manière absolue : 282,079 mariages en 1881; 272,934 seulement en 1889. Différence en moins pour 1889 : 9,145.

Pourquoi cela? Ce n'est pas seulement parce que les ouvriers agricoles émigrent vers les villes, ce phénomène est général, c'est surtout parce que dans la classe de nos ouvriers industriels, le concubinage tend de plus en plus à remplacer le mariage; parce que l'ouvrier, lorsqu'il se marie, ne se marie que tard et après avoir vécu plus ou moins longtemps en compagnie de prostituées ou d'une ouvrière qu'il abandonne trop souvent après l'avoir rendue mère. De là, l'augmentation des naissances illégitimes, car ce n'est pas la classe aisée, c'est la classe ouvrière qui produit surtout les enfants naturels.

Lorsqu'on voit diminuer le nombre des mariages, on voit presque à coup sûr augmenter le nombre des naissances illégitimes; c'est ce que l'on peut constater pour la France.

Le chiffre des mariages par rapport à 1881 avait diminué, en 1888, de 9,145; le chiffre des naissances illégitimes, qui était en 1881 de 70,079, était en 1889 de 73,571 ; différence en plus pour 1889 : 3,492 naissances naturelles.

Ce qui existe pour les mariages existe aussi dans le rapport entre les enfants légitimes et naturels : 866,678 naissances légitimes en 1881 : 807,088 seulement en 1889. Ainsi, par rapport à 1881, la France a eu, en 1889, 3,492 enfants naturels de plus et 59,770 enfants légitimes en moins.

Or, quand on réfléchit à ce qu'est au point de vue social, à ce qu'est au point de vue de l'intérêt national, l'abîme qui sépare l'avenir de l'enfant naturel de celui de l'enfant légitime, on ne peut méconnaître ce que cette situation comporte de gravité et combien il est urgent d'y porter remède.

Les unions illégitimes ont une influence considérable sur la natalité, puisque leur idéal est l'infécondité absolue. Le nombre de ces unions, unions presque toujours passagères et secrètes, échappe à toute donnée statistique et nous ne pouvons l'évaluer que par ses résultats involontaires : le nombre des naissances illégitimes. Quelle est à cet égard la situation de l'Angleterre et de la France?

Le nombre des enfants illégitimes, par rapport au chiffre total des naissances, est plus élevé du double en France qu'en Angleterre : 8,5 p. 100 pour la France en 1888 ; 4,8 p. 100 en Angleterre de 1877 à 1887. Cette différence est surtout marquée quand on l'étudie dans les grandes villes. A Paris, en 1887, la proportion des naissances illégitimes était de 28,15 p. 100, presque le tiers des naissances. Lorsqu'il y a vingt ans, rédigeant pour la *Revue des Deux-Mondes* un article sur la mortalité des enfants[1], je fus amené à rechercher quelle était à Londres la proportion des enfants naturels, le chiffre m'étonna tellement que je me rendis de suite à Londres pour demander à M. Farr, chef de la statistique, s'il n'y avait pas erreur dans les chiffres publiés. Il n'en était rien ; ce chiffre, qui était celui de 5 p. 100, était exact et il a peu varié depuis.

En Angleterre, la proportion des enfants naturels diminue d'année en année. La proportion pour 1,000 habitants était, en 1845, de 2,3 ; en 1855, de 2,2 ; en 1865, de 2,2; en 1875, de 1,7; en 1885, de 1,5; en 1887, de 1,5.

En France, au contraire, le chiffre des naissances illégitimes augmente et en même temps celui des naissances légitimes diminue. J'ai dit tout à l'heure que, par rapport à 1881, nous avions eu, l'année dernière, 3,492 enfants naturels en plus et 59,970 enfants légitimes en moins.

A quoi tiennent ces différences? Pour celui qui connaît l'Angleterre, autrement que pour avoir parcouru, à Londres, les quartiers de *Saint-Giles* et de *Whitechapel*, habités par une popula-

---

(1). L. Le Fort. De la mortalité des enfants et de l'industrie des nourrices en France. — *Revue des Deux-Mondes*, 15 mars 1870. — Voy. cet article aux *Addenda*.   L.

tion de misérables, vivant de mendicité et de vol, sait quelle différence profonde sépare l'ouvrier industriel anglais de l'ouvrier français. L'ouvrier anglais, même celui des villes, habite le plus souvent en dehors de la ville, il a sa petite maison, ou tout au moins ses meubles, son logement personnel, son *home;* il fréquente peu les tavernes, qui, en Angleterre, ne sont pas des lieux de réunions, mais le débit où la femme ou la servante va acheter pour chaque repas de la famille la bière dont on ne fait pas provision. Si la fabrique est hors des villes, les habitations ouvrières se groupent autour de l'usine, et, en général, l'ouvrier se marie de bonne heure.

En France, surtout à Paris, l'ouvrier loge en garni où il peut, dans une promiscuité déplorable ; il mange au cabaret, qui est pour lui un lieu de réunion ; il y boit presque tout ce qu'il gagne, et dépense le reste avec les filles, qui remplacent pour lui la femme légitime, qu'il ne peut avoir dans les conditions où il passe sa vie. Le nombre des tavernes est limité, en Angleterre, par la nécessité de l'autorisation préalable ; une loi funeste a proclamé, en France, la liberté des cabarets. Parcourez la rue du Faubourg-Saint-Antoine, comptez le nombre des boutiques et magasins, et vous verrez que plus du tiers des maisons est occupé par un débit de boissons.

Dans nos grandes usines, dans nos grands charbonnages placés plus ou moins loin des villes, nous retrouvons la vie de l'ouvrier anglais. L'exemple donné en Alsace par les Dollfus, les Kœchlin, a été largement suivi. Les ouvriers, groupés autour de l'usine, en possession d'une petite maison qui leur est donnée d'abord à titre de location, jouissant des avantages économiques de l'association et de la coopération, ont un foyer tout prêt à y recevoir une femme et des enfants. Ils y vivent de la vie de famille ; ils savent que leurs enfants, quelque nombreux qu'ils soient, pourront vivre, s'élever, s'instruire, sous la protection de l'usine, et qu'ils y trouveront du travail, quand, pour eux, l'âge du travail sera venu. C'est à cette organisation de la population ouvrière que nous devons de voir l'Alsace se distinguer du reste de nos départements par une forte natalité. L'exemple est donné, il est suivi par beaucoup de nos industriels, nous n'avons qu'à l'encourager, et ils persévéreront, quoiqu'ils n'aient trop souvent pour récompense que l'ingratitude des ouvriers, égarés par les funestes conseils des politiciens de cabaret.

A côté de l'ouvrier, il y a l'ouvrière vouée au célibat par le manque de ressources et l'insuffisance du salaire, amenée par cela même à se donner au premier ouvrier venu, si elle espère trouver dans une union illégitime les moyens de ne pas mourir de faim. Trop souvent cette union n'est que temporaire, elle se rompt lorsque la naissance d'un enfant menace de dépasser les ressources du ménage, et la femme abandonnée par son amant, abandonnée par la loi qui ne s'occupe pas d'elle, reste sans aucune protection, exposée, elle et son enfant, à tous les mauvais conseils de la misère et du désespoir.

Le nombre des enfants illégitimes a été, à Paris, de 28 p. 100 du chiffre total des naissances. Un pays qui a quelque souci, non pas même de ses intérêts moraux, mais seulement de ses intérêts matériels, ne saurait accepter avec tranquillité une situation qui se traduit, à Paris, par la naissance d'un enfant naturel contre celle de deux enfants légitimes. La loi française sur la naissance de l'enfant est à la fois insuffisante et injuste : insuffisante, parce que la naissance de l'enfant est facultative ; injuste, parce qu'elle entraîne avec elle les droits de succession dont il me serait facile de montrer la flagrante injustice. Je ne connais pas de loi meilleure que celle qui, en Angleterre, dans la plupart des États allemands, en Suisse, aux États-Unis, oblige le père d'un enfant naturel à pourvoir aux besoins de cet enfant. Je ne connais pas de loi plus immorale que celle qui interdit la recherche de la paternité et autorise à la fois l'abandon de la mère et l'abandon de l'enfant.

On fait, en France, à la loi anglaise, des objections sans valeur qui prouvent seulement qu'on ne la connaît pas. Beaucoup de nos concitoyens s'imaginent que tout homme est exposé à être accusé par la première fille venue d'être le père de son enfant. Ce n'est pas ainsi que les choses se passent, et, pas plus que les juges français, les juges anglais, allemands, suisses ou américains ne se prononcent sans preuves. Si la femme a été vraiment victime, s'il y a eu violation d'une promesse de mariage, c'est la loi sur le *Breach of Promise* qui intervient et qui peut entraîner de sérieux dommages et intérêts, même lorsqu'il n'y a eu ni rapports sexuels, ni conception. Ce n'est pas de cette loi qu'il s'agit, nous en avons d'analogues en France qu'on pourrait appliquer. Ce qui nous intéresse, ce sont les cas où la faute est à peu près également partagée, où le séducteur est coupable, mais où la femme ne saurait être regardée comme une victime innocente. Les lois anglaise, allemande, américaine, protègent l'innocent, et cet innocent, c'est l'enfant naturel qui vient de naître ; aussi, le père, ou celui qui s'est mis, par sa faute, en situation de pouvoir être regardé comme tel, est condamné à pourvoir à la vie de son enfant, jusqu'à l'âge où cet enfant pourra travailler pour vivre. Quelle que soit la fortune du père, la pension alimentaire ne dépasse guère 5 shellings par semaine (325 francs par an) ; en Amérique, 100 à 150 dollars.

J'appelle de tous mes vœux une loi qui, supprimant la liberté des cabarets, la liberté de la prostitution, la liberté de la séduction, diminuera en France le péril social qui résulte de l'inquiétante augmentation des naissances illégitimes.

Si le nombre des unions illégitimes, la diminution du nombre des mariages, l'âge élevé où l'homme se marie, contribuent à l'abaissement de notre natalité, ils ne suffisent pas à rendre compte ni de la faiblesse considérable de notre natalité comparée à celle des autres nations de l'Europe, ni de l'abaissement progressivement croissant de notre fécondité. Cette cause, nous la trouvons dans l'infécondité voulue des mariages légitimes, cette infécondité résulte du tableau que nous a communiqué M. Javal. Il y a en France 10,824,000 ménages : le nombre des familles ayant plus de trois enfants ne dépasse pas 2,032,000 familles, ce n'est pas même le cinquième du chiffre total ; 7,280,000 familles ne réunissent entre elles que 7,872,000 enfants, ce qui ne fait guère qu'un enfant par famille (1,08).

Cette infécondité voulue se retrouve à tous les degrés de l'échelle sociale ; j'en excepte toutefois le misérable, pour lequel la question des enfants n'existe pas. Il vit au jour le jour, et poussé par le seul plaisir du moment, il se reproduit, laissant à la Providence ou au hasard le soin des enfants auquel il donnera l'existence. Cette providence, c'est l'assistance publique, et c'est dans la bourse de tous que l'on puise les moyens d'élever des enfants qui, trop souvent, viciés par de mauvais exemples, ne vaudront pas mieux que leur père.

« L'ouvrier, nous a dit M. Lagneau, pour assurer à de nombreux enfants une position aussi heureuse que la sienne, n'a besoin que de les nourrir, puis de leur apprendre à travailler, le travail de

chaque jour devant subvenir aux besoins quotidiens de ses enfants, comme il a suffi aux siens propres. » J'ai trop vécu, je vis
trop en contact avec l'ouvrier, pour accepter de pareilles théories. Les enfants sont une lourde charge pour un ménage d'ouvriers; il faut les nourrir, les vêtir, les loger, et il faut compter
avec les maladies et le chômage. Avant que l'enfant puisse devenir
ouvrier, il faut qu'il fasse un apprentissage qui ne peut commencer
qu'à treize ans, et dans beaucoup de métiers le père doit payer la
pension de l'apprenti. L'ouvrier industriel ne s'abandonne pas
aussi librement que le croit M. Lagneau au plaisir d'une trop
multiple paternité.

Quoi qu'il en soit, c'est dans la classe aisée, dans la classe
moyenne, que se rencontre surtout l'infécondité volontaire, et
c'est dans ce fait que nous trouvons la cause de la diminution
considérable et progressive de cette natalité.

Je sais tout ce que l'on peut dire pour paraphraser le précepte :
Dieu bénit les nombreuses familles; je sais tout ce qu'on peut dire
sur le bonheur qui attend de nombreux enfants rassemblés autour
du foyer domestique et je me souviens encore des paroles élo-
quentes de M. Rochard; mais il y a loin de la poésie sentimentale
aux réalités matérielles de la vie. M. Javal l'a dit avec raison : ce
n'est pas dans un intérêt personnel, égoïste, que le père de famille
restreint volontairement le nombre de ses rejetons, c'est dans
l'intérêt même des enfants déjà nés et ce sentiment existe aussi
bien pour la mère que pour le père de famille. Dans l'organisation de notre société française, dans l'état de nos mœurs, une
jeune fille, eût-elle toutes les qualités, toutes les vertus, ne se
mariera pas sans dot et ne se mariera qu'en raison de sa dot. Le
père de famille qui aime sa fille ne voudra pas, en lui donnant de
nombreuses sœurs, les exposer toutes au malheur du célibat, ou
au chagrin de ne trouver dans le mariage qu'une situation de
beaucoup inférieure à celle dans laquelle elles ont été élevées. Le
père de famille qui aime son fils ne voudra pas, en lui donnant
de nombreux frères, les exposer à la nécessité de morceler l'héritage paternel, de vendre l'usine qu'il a créée, parce qu'aucun de
ses nombreux enfants ne sera assez riche pour la conserver. Ce
qui existe pour le grand propriétaire, pour l'industriel, existe
également pour le cultivateur, le vigneron. Il tient à son champ,
à sa vigne, il les voit par avance morcelés entre ses enfants, vendus

par ses gendres ou par ceux de ses fils qui ont dû chercher fortune ailleurs, sa propriété étant trop petite pour pouvoir fournir à de nombreux enfants du travail et les moyens de vivre. Celui-là, aussi bien que le riche, restreint le nombre de ses enfants. La cause première, la cause principale, sinon unique, de l'infécondité volontaire des mariages, c'est la loi qui impose le partage égal des biens, l'auteur du mal, c'est le Code civil.

Il m'est facile de vous en donner la preuve. Vous n'ignorez pas que, par une anomalie singulière, les provinces rhénanes ne sont pas régies par le Code prussien, et que le Code civil français y est resté en vigueur depuis le premier Empire. Si donc l'influence de ce Code se fait sentir sur la natalité, nous devrons trouver dans les provinces rhénanes une natalité différente que dans le reste du royaume de Prusse. C'est en effet ce qui existe. En 1861, la population de la Prusse, déduction faite des provinces rhénanes, était de 15,047,160 habitants ayant donné 605,528 naissances ou une naissance sur 24,84 habitants.

La population des provinces rhénanes était de 3,175,688 habitants, ayant donné 117,490 naissances ou une naissance sur 27,02 habitants. Si la natalité eût été la même qu'en Prusse, il aurait dû naître 127,845 enfants, c'est donc un déficit annuel de 10,355 naissances; déficit qui monterait à 85,470 habitants, si nous le calculions au taux de la population française.

Le mal a commencé par le Code civil, et il continuera tant que le partage égal des biens subsistera dans nos lois. C'est cette nécessité de partager les héritages qui est la cause de l'infécondité relative et volontaire des familles françaises, et c'est dans cette disposition de notre Code que nous trouvons la cause de l'abaissement continu et progressif de notre natalité. Au fur et à mesure que les générations se succèdent, que les fortunes se divisent et se subdivisent entre les héritiers, que les propriétés se partagent en parcelles de plus en plus ténues, le nombre des propriétaires augmente. Les petits propriétaires ruraux, si nombreux en France, animés comme leurs pères de la même passion du sol, redoutent comme eux les nombreuses familles et cette passion agissant sur un nombre chaque jour croissant de propriétaires, a pour effet fatal, nécessaire, inéluctable, l'aggravation de plus en plus marquée de ce mal : l'abaissement de notre natalité.

Ce n'est pas tout encore : cette action du Code civil, cette égalité des partages inspirée par une réaction contre les abus et les injustices du droit d'aînesse, a pour résultat l'abaissement de la valeur morale et de la puissance matérielle de la nation.

L'amour paternel et filial, les liens de la famille ne sont pas moins forts en Angleterre qu'en France, on aime ses enfants, on aime ses parents des deux côtés du détroit, mais on les aime autrement. En Angleterre, la liberté de tester existe pour le père, et le fils sachant qu'il ne doit compter, *en droit*, que sur lui-même, sent de bonne heure le besoin de se créer une situation par le travail. Le père consacre une partie de ses ressources à aider son fils dans la carrière qu'il a embrassée. Au besoin, il l'envoie en Australie, en Chine, aux Indes, ou en tout autre lieu du monde, où l'on peut espérer faire œuvre commerciale. Plus le père sera riche, plus le fils cherchera à profiter des éléments de succès et de travail que l'on met entre ses mains [1].

En France, c'est tout le contraire, et nous savons toute la valeur de ce mot quelque peu cynique : « les espérances », espé-

---

(1) Dans l'introduction du *Census of Great Britain* de 1861, M. Graham, après avoir rappelé que Malthus craignait de voir l'Angleterre incapable de pouvoir nourrir une population trop rapidement croissante, écrivait ceci : « La population de l'Angleterre, trop nombreuse au dire de Malthus, alors qu'elle ne comptait que neuf millions d'individus, repoussa ses doctrines et un peuple de vingt-huit millions d'habitants couvre aujourd'hui le sol du Royaume-Uni. Il a lancé dans le monde entier une longue ligne de colonies, d'États indépendants où l'on parle sa langue, où l'on conserve dans sa pureté la vie de la famille anglaise, et dont les habitants n'ayant rien perdu de l'ardeur au travail, du courage et de l'intelligence de la race, fournissent à la mère patrie, en échange des produits manufacturés, de quoi nourrir leurs concitoyens et alimenter leur industrie. »

On ne saurait mieux résumer les avantages d'une forte natalité chez un peuple énergique, où chacun demande l'aisance au travail personnel, au lieu de l'attendre d'héritages transmettant, trop souvent à l'oisif, le fruit du travail des ascendants. Il nous faut, en France, une forte natalité, non seulement parce qu'il nous faut des soldats, mais aussi parce qu'il nous faut des colons. L'Espagne, le Portugal, les Pays-Bas n'ont été puissants que lorsqu'ils ont eu des colonies. Ce sont ces colonies qui font la richesse et la puissance de l'Angleterre. A peine unifiée, l'Allemagne a compris que la possession de colonies est indispensable à la grandeur d'une nation. Nous avons d'admirables colonies, nos nationaux y sont à peine aussi nombreux que les étrangers venus d'Europe. L'égalité des partages, le droit presque absolu à l'héritage, consacrés par le Code civil, n'ont pas seulement pour effet de diminuer notre natalité; en affaiblissant l'énergie de la race, en lui enlevant l'esprit d'initiative, ils font obstacle à l'extension, au delà des mers, du commerce et de l'influence de la France. A une époque où l'art de la guerre se transforme et exige des armements formidables, ils tendent, en limitant la richesse de la France, à limiter sa puissance militaire, même sur le continent européen.

rances qui ne peuvent se réaliser que par la mort des ascendants. Les enfants ont à peine l'âge de raisonner qu'ils calculent déjà la valeur de l'héritage paternel. Sachant que cet héritage ne peut leur échapper, il leur paraît inutile de faire des efforts pour acquérir une aisance qui leur est assurée. Plus les parents sont riches, plus les enfants sont exposés à vivre inutiles et parfois nuisibles à la société; pourquoi aller au delà des mers chercher une fortune qui vous attend sûrement au foyer de la famille, à ce foyer où la prudence paternelle n'a donné place qu'à un ou deux héritiers.

L'amour de ses enfants, le désir de leur léguer une situation aussi heureuse que possible sera toujours pour le père le stimulant le plus énergique du travail et de l'épargne; mais il faut qu'il reste maître de disposer sinon de la totalité, du moins de la plus grande partie de la fortune qu'il a acquise. Il ne faut pas que les enfants, certains de profiter de la fortune paternelle, même s'ils en sont indignes, soient entraînés vers une oisiveté qui en fait des citoyens inutiles.

L'intérêt actuel de la famille est de limiter le nombre des enfants, l'intérêt de l'État est de multiplier le nombre des citoyens. Il faut que ces deux intérêts cessent de se contredire.

La situation que j'avais signalée il y a vingt-trois ans s'est maintenue et continue à s'aggraver. Le chiffre de notre population ne suit pas la progression qu'il suit dans les autres pays; et le chiffre de notre natalité s'abaisse d'une manière continue. Ce phénomène s'est montré sous tous les régimes politiques qui se sont succédé depuis 1821; il a persisté sous tous les régimes économiques; nous le retrouvons dans la France fière de ses victoires et confiante dans sa fortune, comme dans les moments les plus troublés et les plus sombres de notre histoire. Il est donc de toute évidence qu'une même cause n'a cessé d'agir pour amener cette diminution de la natalité. Elle tient à l'état de nos mœurs et résistera à tous les discours.

Les lois ne sont d'ordinaire que le reflet des mœurs d'un peuple, mais les mœurs peuvent aussi à la longseue modifier sous l'action de certaines lois. La cause du mal est dans le Code civil, la revision de ce Code s'impose comme une mesure de salut.

Sans doute, cette action des lois ne s'exerce qu'à la longue, mais, je crois l'avoir montré, nous pouvons avec calme attendre

l'action du temps, le péril n'est pas proche et pendant longtemps
encore le nombre ne nous fera pas défaut. D'ailleurs, le nombre
n'est pas tout à la guerre, notre histoire nationale est là pour le
démontrer. Gâtés par la fortune, nous avons été réveillés par un
coup de tonnerre des illusions que nous nous faisions sur la force
de notre organisation militaire. La France a réparé ses désastres,
et réorganisé une armée formidable qui a retrouvé, avec la discipline et le respect du commandement, ces vertus militaires qui sur
tant de champs de bataille nous ont valu la victoire.

IV

DE LA PROSTITUTION

DANS SES RAPPORTS AVEC LA

PROPAGATION DES MALADIES VENERIENNES

ACADÉMIE DE MÉDECINE

Séance du 21 *février* 1888.

M. Léon le Fort : Dans l'avant-dernière séance, l'Académie a voté à l'unanimité les trois premières conclusions qui, au nom de la Commission, terminent le rapport de M. Fournier. Ces conclusions peuvent se résumer en une seule : l'Académie réclame *la répression énergique* de la provocation à la débauche exercée par les prostituées sur la voie publique, dans les boutiques, les brasseries et aussi celle qui s'exerce, par des modes divers, au voisinage des lycées et des collèges.

Il y a donc déjà un fait acquis. Nous sommes unanimes pour demander la répression de la prostitution et pour la demander énergique. Mais lorsque nous sommes arrivés aux conclusions IV, V et VI, ayant pour but d'indiquer quelques-unes des mesures qui nous paraissent nécessaires pour arriver à cette répression; lorsque nous vous proposons de demander que le fait de la provocation soit assimilé à un délit; que l'inscription des filles, inscription entraînant pour un temps limité les visites sanitaires, soit prononcée non plus par la police, mais par un tribunal, les divergences d'opinion se sont produites. Quelques-uns de nos collègues, en particulier M. Brouardel, ont pensé que l'intervention d'un tribunal était impossible et que si elle était admise elle aurait pour résultat d'affaiblir la répression. Quelques autres ont pensé que l'on pourrait trouver dans les lois existantes les moyens de réprimer le fléau contre lequel nous cherchons à lutter ; ils ont craint que la Commission ne fût pas assez éclairée sur les difficultés résultant de la substitution du pouvoir judiciaire au pouvoir administratif, et ils ont été d'avis de renvoyer ces conclusions aux méditations de la Commission, l'invitant, si elle le croyait nécessaire, à s'éclairer auprès de jurisconsultes compétents. La Commission ne s'est pas opposée au renvoi, elle a tenu à déférer aux vœux de l'Académie, elle a médité, elle s'est réunie, elle a discuté, elle a modifié le texte de ses conclusions dans un sens qu'elle croit conforme à vos désirs ; mais je ne dois pas vous dissimuler qu'elle n'en a pas modifié l'esprit. Nous sommes, en effet, en présence de deux organisations différentes. L'une, l'organisation actuelle, laisse entre les mains de la Préfecture de police en province entre les mains du maire ou du commissaire central, le droit absolu, discrétionnaire, arbitraire et sans contrôle, d'inscrire une fille sur les registres de la prostitution et de l'y inscrire pour un temps indéterminé. L'autre organisation, celle que nous défendons, ou plutôt celle que nous demandons, conforme aux institutions fondamentales qui régissent notre pays, confie à l'autorité judiciaire le pouvoir redoutable de condamner une fille à la surveillance sanitaire et disciplinaire de la police pour fait de provocation, laissant à la police le devoir, qui est dans ses attributions et dans son rôle, de faire respecter l'ordre public, de constater les délits de provocation et de les déférer à l'autorité judiciaire, de faire exécuter les décisions de la justice, de protéger la santé publique par des mesures sanitaires et disciplinaires imposées aux prostituées. C'est entre ces deux systèmes que vous aurez à vous prononcer.

Quel que soit celui que vous adoptiez, il faut qu'une loi intervienne, car une loi serait nécessaire même en conservant l'omnipotence administrative, qui, dans l'état actuel de notre législation, est complètement impuissante. Il est vrai, Messieurs, que si beaucoup d'entre vous admettent la nécessité d'une loi spéciale, beaucoup aussi se disent : demandons une loi, mais ne commettons pas la faute de spécifier les mesures que cette loi devra édicter, car nous serions exposés à traiter un sujet qui n'est pas de la compétence de l'Académie. Dans une très large mesure, ils ont raison; aussi la Commission s'est-elle bien gardée de spécifier quelle serait la procédure à suivre dans la répression de la provocation, répression que vous demandez énergique. Elle s'est bien gardée de spécifier quelle serait la composition du tribunal; si ce serait le tribunal de simple police ou le tribunal correctionnel; si la comparution aurait lieu publiquement, à huis clos, ou dans la chambre du conseil; s'il pourrait ou non y avoir appel contre ses décisions et devant quelle juridiction; quelle serait la nature et la gravité des peines, etc. Nous nous sommes bornés à demander deux choses : 1° que la provocation à la débauche soit assimilée à un délit; 2° que la mise en surveillance sanitaire et disciplinaire de la police, c'est-à-dire l'inscription, ne soit imposée que par l'autorité judiciaire.

En demandant cela, Messieurs, nous n'excédons ni notre compétence, ni notre sphère légitime d'action, et il nous sera facile de vous montrer qu'il est, au contraire, du devoir de l'Académie d'intervenir dans la mesure que nous vous indiquons, parce qu'elle intervient avec l'autorité que lui donne son expérience spéciale de la question. Dans la solution si difficile de ce problème de la prostitution, il y a trois éléments qu'il ne faut pas confondre.

Il faut chercher les moyens de restreindre la prostitution, de sauver de cet abîme un grand nombre de femmes qui s'y sont précipitées parce qu'elles ont été séduites et abandonnées, parce qu'elles ne trouvent pas dans le travail les moyens de pourvoir à leur subsistance. On a dès lors à se demander s'il ne serait pas urgent d'appliquer à notre pays les lois sur la recherche de la paternité, sur la séduction, etc., lois en vigueur dans la plupart des États de l'Europe. J'ai pu discuter ces questions dans mon mémoire de 1867 sur la prostitution dans la ville de Paris [1]; mais elles relèvent surtout des législateurs, des économistes. Elles peuvent être discutées à l'Académie des sciences morales et politiques, elles ne sauraient l'être à l'Académie de médecine et, par conséquent, je laisserai de côté, comme l'a fait la Commission, cette partie intéressante du sujet qui nous occupe.

Le second élément du problème est la prévention ou la répression de l'excitation à la débauche par les filles se livrant à la prostitution. Ici, une distinction est nécessaire.

[1] Congrès médical international, séance du 26 août 1867.

Cette provocation exercée sur la voie publique, sur nos boulevards, sur nos promenades, est une atteinte à la moralité publique; comme telle elle doit être réprimée et elle ne peut l'être que par des mesures énergiques dont l'application appartient à la police. Il faudrait, quand cette provocation excède la mesure, qu'elle puisse être punie de peines correctionnelles dont l'application pourrait ou devrait appartenir à l'autorité judiciaire. Mais si cette partie de la question nous intéresse comme citoyens français, elle n'est pas de notre compétence comme académiciens, et nous n'aurions pas à nous en occuper, si la provocation à la débauche ne se rattachait intimement à une question médicale, celle-là absolument de notre compétence : la propagation des maladies vénériennes.

Vous avez déclaré, dans vos premières conclusions votées à l'unanimité, qu'au point de vue de la prophylaxie des maladies syphilitiques, la provocation devait être énergiquement réprimée. Je vous montrerai tout à l'heure que la provocation, c'est-à-dire l'excitation habituelle des *majeurs* à la débauche, ne figure ni dans nos codes, ni dans nos lois, qu'elle ne peut être légalement réprimée comme un délit. Il faut donc une loi pour la prévenir ou pour la punir. Mais pour qu'une loi soit bonne, pour qu'elle soit efficace, il faut que le législateur soit éclairé sur le but à atteindre, sur la nature du mal auquel la loi doit porter remède; or, je ne crains pas de le dire, si le législateur a qualité pour discuter et voter une loi de cette nature, il ne connaît pas dans toute son étendue, il ne connaît pas dans ses formes multiples le mal qu'il faut combattre : la provocation à la débauche, la provocation à la contagion syphilitique. C'est par les confidences de nos malades, c'est en les interrogeant sur les circonstances où ils ont contracté leur mal, que, *seuls*, nous pouvons bien savoir comment, dans quelles circonstances, dans quels milieux s'est exercée sur eux la provocation à laquelle ils ont succombé.

C'est pourquoi, mieux que tout autre, nous pouvons, nous médecins, poser les principes généraux qui doivent présider à la répression de la provocation à la débauche; nous devons être, dans l'ordre médical, les conseils techniques des législateurs; en faisant cela, nous ne sortons pas de notre rôle, nous ne sortons pas de notre compétence. Croyez-vous que vous trouverez parmi nos législateurs beaucoup d'hommes plus compétents sur ces questions que quelques-uns de nos collègues et, en par ticulier, ceux de la Commission : M. Ricord, le maître de tous en pareille matière ; M. Fournier, d'une expérience si étendue ; MM. Collin et Le Roy de Méricourt, qui ont pu, l'un dans l'armée, l'autre dans la marine, comme MM. Ricord et Fournier dans toutes les classes de la population parisienne, étudier, observer les formes si multiples que prend la provocation et surtout les malheurs dont elle est l'origine. Ne soyez pas trop modestes, Messieurs, vous avez toute qualité, non pour faire la loi, mais pour indiquer au législateur dans quel esprit elle doit être faite.

Le troisième élément du problème, c'est la prescription des mesures sanitaires, capables d'arrêter les ravages de la syphilis. Ici, Messieurs, je ne trouverai pas de contradicteurs en disant que, sur ce point, l'Académie est absolument compétente, et cependant vous verrez que vous ne pouvez rien conseiller, que vous ne pouvez proposer aucune mesure, sans aborder en même temps certaines questions juridiques, questions élémentaires, de celles que nous devons tous connaître, que nous connaissons tous, sans même qu'il soit besoin d'invoquer l'adage : « Nul n'est censé ignorer la loi. »

Nous demandons qu'une loi vienne se substituer aux règlements administratifs ; nous nous bornons à demander que cette loi assimile à un délit la provocation à la débauche, même quand elle ne s'exerce pas à l'égard de mineurs ; nous demandons que ce délit soit apprécié par l'autorité judiciaire, c'est-à-dire par un tribunal et non par l'administration de la police. Nous le demandons parce que l'expérience a largement montré que l'action de l'administration est toujours restée impuissante à prévenir et à limiter le mal. Il faut une loi, parce que l'administration rencontre dans les lois actuelles des obstacles qui la réduisent à l'impuissance et qu'une loi nouvelle peut seule supprimer. Il faut une loi, parce que, même en torturant les lois existantes, l'administration reste encore désarmée. Il faut une loi, parce que la réglementation administrative, telle qu'elle existe, est obligée de violer les lois qui nous régissent et qu'il est d'un mauvais exemple que l'autorité soit réduite à ne pouvoir faire le bien qu'en violant la loi.

C'est ce qui ressortira de l'examen aussi rapide que possible de l'état réel des choses, et il me sera facile de vous montrer que, si l'on a trop souvent attaqué avec violence et injustice l'administration de la police, tantôt en lui reprochant un excès d'action, tantôt son indifférence apparente, il faut aussi reconnaître qu'elle se heurte à des obstacles qu'une loi nouvelle peut seule faire disparaître, et que, d'autre part, son action est fatalement, dans bien des circonstances, arbitraire et excessive. Mon opinion sur ce point est faite depuis plus de vingt ans, j'espère vous la faire partager.

Lorsque j'étais chirurgien de l'hôpital du Midi, en 1866 et 1867, je fus naturellement amené à me demander quelles étaient les causes qui pouvaient faciliter au sein de la population parisienne la propagation des maladies vénériennes. Je voulus rechercher la source de la contamination, et, pour cela, je fis auprès de chaque malade une enquête sur les dernières fréquentations, sur celles qui pouvaient être l'origine de la maladie. Pendant une période de dix-sept mois, je pris personnellement 5,374 observations, qui, par l'élimination des cas de maladies non vénériennes ou d'un diagnostic incertain, se réduisaient à 4,987. J'avais divisé les sources productrices et probables du mal sous les rubriques suivantes : femmes légitimes, concubines, maîtresses ou simples connaissances, c'est-à-dire rapports non rétribués ; puis venaient les filles rencontrées dans les bals publics et les filles exerçant le raccolage sur la voie publique ; enfin les filles isolées et les filles de maisons.

Je sais, tout le premier, quelles incertitudes et quelles erreurs sont inhérentes à de semblables recherches, mais ces erreurs ne sont pas telles qu'elles infirment les résultats généraux que cette longue et pénible enquête m'a donnés sur la répartition à Paris des sources productrices des maladies vénériennes.

Je ne vous referai pas, rassurez-vous, une seconde édition de mon mémoire[1] ; je ne vous donnerai pas la répartition des blennorrhagies, des chancres mous, des chancres syphilitiques, mais, englobant toutes les maladies vénériennes sans distinction d'espèce, je demande la permission de vous citer les chiffres par grandes catégories :

Maladies contractées avec la femme légitime, la concubine
            ou la maîtresse 988
        —   avec les filles rencontrées sur la rue
            ou dans les bals publics 2,302
        —   dans les maisons de tolérance 780
Source inconnue 917

---

[1] Voyez : *De la prostitution dans la ville de Paris, dans ses rapports avec la propagation des maladies vénériennes.* Acad. de médecine, 20 avril 1869.

C'était, une fois de plus, la confirmation de ce fait si connu que la prostitution clandestine est la source principale de la propagation des maladies vénériennes.

Si je ne pouvais, pour les femmes des premières catégories, essayer de contrôler le dire de mes malades, je pouvais quelquefois le tenter pour les filles des maisons de tolérance. Je me mis donc en relation avec M. Lecour, chef du bureau des mœurs, plus tard de la première division, et je n'eus qu'à me féliciter de la patience et de la bienveillance avec laquelle il facilita mes recherches. En rapports fréquents avec l'administration, je pus à cette époque étudier le difficile problème de la réglementation et de la répression de la prostitution ; je pus constater que ce pouvoir était exercé avec la plus grande humanité par un homme de cœur, par un administrateur émérite ; mais je pus constater aussi que ce pouvoir discrétionnaire, arbitraire, à l'égard de toutes les filles, despotique à l'égard des filles inscrites, se heurtait à des difficultés qui limitaient son action, alors que cette action était indispensable à la sauvegarde de la santé publique. Ce sont ces difficultés que je désire vous signaler ; vous me pardonnerez si je suis, sur certains points, obligé de revenir un peu plus longuement sur des détails que j'ai déjà donnés sommairement à cette tribune.

Nous demandons que la provocation soit réprimée sur la voie publique, dans les brasseries, dans les asiles qu'elle possède aux environs des lycées et des collèges, et c'est à l'unanimité que vous avez voté ces conclusions. Mais il ne faut pas, sous le prétexte qu'il n'est pas dans notre compétence d'envisager les moyens d'obtenir cette répression, nous borner à émettre un vœu banal, autant alors nous borner à émettre le vœu que la syphilis disparaisse. Il faut qu'avec votre expérience spéciale sur ce point, avec cette expérience toute médicale que nous donnent les confidences de nos malades, nous examinions si cette répression est possible, que nous indiquions sommairement quelles mesures nouvelles, plus efficaces, viendront fortifier les mesures actuelles qui, nous le savons tous, sont insuffisantes. Voyons quel est, à cet égard, l'état des choses.

Le service des mœurs est régi par l'instruction réglementaire du 16 novembre 1843, rédigée sous l'administration de M. Gabriel

Delessert. Elle a été légèrement modifiée, sur quelques points que je signalerai, par l'arrêté de M. Albert Gigot du 15 octobre 1878. Voici ses dispositions les plus importantes :

« Les filles insoumises ne doivent être arrêtées qu'à la suite d'une surveillance ou après la constatation de faits précis de provocation à la débauche.

« Dans quelques circonstances qu'elles aient été arrêtées, les filles insoumises sont conduites au bureau du commissaire de police du quartier où l'arrestation a eu lieu. Les inspecteurs ayant fait l'arrestation font leur rapport au commissaire de police, celui-ci décide si l'arrestation doit être maintenue.

« En cas d'affirmative, les filles sont déposées dans les postes ou directement transférées au Dépôt.

« Les filles transférées à la Préfecture sont interrogées par le commissaire interrogateur, chef du bureau des mœurs ; celui-ci transmet son rapport et son avis au chef de la première division qui relaxe la fille s'il ne croit pas l'inscription nécessaire. Les filles trouvées malades sont envoyées, le soir même, à la maison de Saint-Lazare. » L'inscription est faite pour un temps indéterminé ; à partir de son inscription, la fille, comme je le disais il y a quelques jours, devient la chose de la police.

Telle fut l'organisation jusqu'au 15 octobre 1878. Sous l'influence de la campagne ouverte dans presque tous les journaux contre le service des mœurs, campagne excessive et, sur beaucoup de points, injuste, M. Albert Gigot apporta quelques modifications au règlement de 1843. La décision, c'est-à-dire l'inscription d'office, n'appartient plus exclusivement au chef de la première division, mais à une commission composée du préfet ou *de son délégué*, du chef de la première division et du commissaire interrogateur. Cette commission doit entendre la femme arrêtée et les agents.

A première vue, cette modification paraît importante ; vous allez voir qu'elle a peu changé l'état des choses. Nous trouvons, en effet, dans ce même chapitre V de l'arrêté ce paragraphe : « Lorsque la commission ne sera pas présidée par le préfet personnellement, sa décision devra être ratifiée par lui. » On conçoit, en effet, que le préfet de police ne puisse intervenir tous les jours, de sa personne, pour décider si une fille doit être inscrite. N'oublions pas, en effet, que le chiffre moyen des arrestations est annuellement de deux mille. Il reste donc, comme dans l'ordonnance de 1843, le commissaire interrogateur et le chef de division. Il est vrai qu'il y a cette différence, que le premier, au lieu d'envoyer comme jadis son rapport et son avis au second, agit simultanément avec lui à titre de membre d'une commission qu'ils composent conjointement. Quant à la ratification du préfet, on peut soupçonner ce qu'elle doit être : une signature donnée au bas d'une pièce, à l'heure où l'on présente à sa signature des centaines de pièces que l'administrateur le plus zélé est bien forcé de signer de confiance.

Dans son livre sur la prostitution, M. Lecour s'élève contre la qualification d'arbitraire donnée par quelques-uns au pouvoir du

ANNÉES	FILLES DE MAISON		FILLES ISOLÉES		TOTAL	MOYENNE DÉCENNALE
1855	1.852		2.407		4.259	
1856	1.978		2.422		4.400	
1857	2.008		2.298		4.306	
1858	1.712		2.545		4.259	
1859	1.914	1.850	2.235	2.415	4.147	4.255
1860	1.929		2.270		4.199	
1861	1.923		2.295		4.118	
1862	1.807		2.470		4.277	
1863	1.741		2.601		4.342	
1864	1.639		2.610		4.249	
1865	1.519		2.706		4.225	
1866	1.448		2.555		4.003	
1867	1.412		2.449		3.861	
1868	1.341		2.428		3.769	
1869	1.206		2.525		3.731	
		1.267		2.928		4.196
1872	1.126		3.116		4.242	
1873	1.143		3.460		4.603	
1874	1.152		3.412		4.564	
1875	1.160		3.420		4.580	
1876	1.170		3.216		4.386	

bureau des mœurs, et déclare que ce pouvoir n'est que *discretionnaire*. Je suis tout prêt à admettre cette qualification ; mais je ne m'en refuse pas moins à admettre que l'on puisse laisser un être humain, fût-ce une fille publique, à la discrétion d'un pouvoir quelconque, alors que ce pouvoir n'a d'autre contrôle que le sien propre.

Ce pouvoir discrétionnaire, régularisé depuis 1843, a-t-il du moins accompli sa tâche? est-il parvenu à soumettre aux visites sanitaires la plus grande partie des prostituées qui sèment la syphilis dans la population parisienne? Vous allez en juger par les chiffres officiels du nombre des filles inscrites.

Ainsi, depuis 1855, le chiffre des filles inscrites n'a pas varié; il était de 4,400 en 1856; il était, vingt ans plus tard, en 1876, de 4,386. Il était, dans la première période décennale, de 4,255; il est, dans la seconde, de 4,196. Il est donc à peu près le même depuis trente ans, cependant il est incontestable que le nombre des filles vivant de la prostitution n'a cessé de s'accroître.

Mais, si le chiffre total n'a pas varié, la répartition des filles inscrites a subi une variation importante. Le chiffre des filles de maison a diminué, celui des filles isolées a augmenté. La moyenne des filles de maison, qui,. pour la période décennale 1855-1865, était de 1,850, est tombé à 1,267 pour la seconde période. Le chiffre annuel qui, pour 1856, était de 1,978, est tombé à 1,170 en 1876.

Cette diminution dans le nombre des filles de maison se lie tout naturellement à la diminution des maisons de tolérance. Le nombre de ces maisons était de 235 en 1843, de 219 en 1851, de 204 en 1855; il est descendu, en 1876, au chiffre de 176. Cela est loin d'être un progrès, car ce qui a été perdu par la diminution des maisons de tolérance a été gagné par l'augmentation des filles isolées; il a été surtout remplacé par les brasseries à femmes, véritables maisons de prostitution, contre lesquelles, ainsi que je le montrerai, la police reste et restera impuissante, jusqu'au jour où sera promulguée la loi que nous réclamons.

M. Dujardin-Beaumetz : Le chiffre des filles de maison a encore diminué. Le nombre de ces filles n'est plus aujourd'hui que de sept cent soixante-douze. Pour une population de deux millions d'individus, le chiffre des filles inscrites n'est aujourd'hui que de quatre mille cinq cent quatre-vingt-onze.

M. Léon Le Fort : Je remercie M. Beaumetz de nous donner ce renseignement si intéressant, il fortifie encore mon argumentation, quant à l'impuissance des règlements actuels.

Si le chiffre moyen des filles inscrites, en conservant le chiffre moyen pendant vingt ans et plus, est de 4,000, le chiffre des insoumises peut être au minimum évalué à 40,000 ; or, ces dernières surtout sont dangereuses pour la santé publique. D'après les chiffres qui m'avaient été fournis jadis par la Préfecture de police, sur 13,818 insoumises arrêtées du 1er janvier 1861 au 31 décembre 1866 pour prostitution non autorisée, 3,725, c'est-à-dire une sur 3,7, ont été trouvées atteintes de maladies vénériennes. De 1872 à 1876, sur 15,977 filles arrêtées pour prostitution non autorisée, la moyenne des syphilitiques a été de une sur 7,2. Si donc on n'évalue qu'à 40,000 le chiffre des prostituées clandestines et seulement à une sur 10 le chiffre des malades, il y a donc encore, à l'heure qu'il est, 4,000 prostituées malades qui, malgré tous les règlements, sèment la syphilis dans la population parisienne.

Qu'a pu faire la Préfecture de police contre ce fléau redoutable, malgré le pouvoir discrétionnaire dont elle est armée ? Elle n'a pu rien ou presque rien.

Il y a en moyenne à Paris 4,000 filles inscrites et soumises aux visites sanitaires, il y en a 40,000 que la Préfecture est impuissante à inscrire et qui échappent à toute surveillance médicale. L'impuissance des règlements actuels contre la prostitution clandestine est donc évidente.

Il y a plus ; la Préfecture est même impuissante à l'égard des filles déjà inscrites et, par conséquent, soumises à son action ; elle ne peut même pas conserver celles qu'elle a déjà pu atteindre. Sur une moyenne de 4,000 filles inscrites, il y en a par an environ 1,000 qui parviennent à échapper au contrôle des agents, qu'on ne peut plus retrouver et qu'au bout de trois mois on raye provisoirement des registres. En 1875, le chiffre des disparues a été de 1,305 ; il a été, en 1876, de 1,324.

Si la Préfecture de police ne fait rien contre cet état de choses, ce n'est pas qu'elle manque de zèle dans l'exécution de sa mission, c'est qu'elle se heurte à des difficultés que je vais signaler et qu'une loi peut seule faire disparaître.

La loi française, par un sentiment de pudeur, fort mal placé et qui finirait par devenir de l'hypocrisie, n'a mentionné nulle part la prostitution. Le 17 nivôse an IV (7 janvier 1796), le Directoire exécutif adressait au conseil des Cinq-Cents un message par lequel il demandait une loi spéciale contre la prostitution.

Permettez-moi d'en citer quelques passages :

« Les lois répressives contre les filles publiques consistent dans quelques ordonnances tombées en désuétude..... La loi du 19 juillet 1791 a classé au nombre des délits soumis à la police correctionnelle la corruption des jeunes gens de l'un ou l'autre sexe, et elle en a déterminé la peine, mais..... cette disposition ne s'applique pas à la vie licencieuse de ces femmes, l'opprobre d'un sexe et le fléau de l'autre.

« Le Code pénal de la même année et le nouveau Code des délits et peines sont également muets sur cet objet important.

« C'est à vous qu'il appartient de suppléer à ce silence en portant une loi qui réprime enfin des désordres qu'une plus longue impunité rendrait peut-être redoutables au Gouvernement. »

Le conseil des Cinq-Cents nomma une commission composée de Dubois-Crancé, Monmayou et Tournié ; mais, comme beaucoup de commissions, celle-là ne paraît pas avoir fait de rapport.

Quant au Code de 1810, il est, comme je l'ai dit, absolument muet sur ce point.

Il importe donc que vous sachiez quelle est l'origine des pouvoirs dont est actuellement armée l'administration pour combattre le fléau de la prostitution ; vous verrez que cette origine est assez précaire, car elle s'appuie sur les bases suivantes :

1° *Loi de* 1789 sur les municipalités. « Elles doivent faire jouir les habitants des avantages d'une bonne police. »

2° *Loi des* 16-24 *août* 1790. — Art. 3. « Les objets de police confiés à l'autorité des corps municipaux sont :..... Le soin de prévenir par des précautions convenables et celui de faire cesser, par la distribution des secours nécessaires, les accidents et fléaux calamiteux, tels que les incendies, les épidémies, les épizooties, en provoquant aussi, dans ces deux derniers cas, l'autorité des administrations du département et du district. »

3° *Loi des* 19-22 *juillet* 1791 relative à l'organisation de la police municipale. « Les officiers de police pourront également entrer en tout temps dans les lieux livrés notoirement à la débauche. »

4° Un arrêté du 3 brumaire an IX (25 octobre 1800), lequel met les maisons publiques au nombre des choses soumises à l'autorité du préfet de police.

5° *Cour de cassation*. — Arrêt du 3 décembre 1847, établissant que la prostitution est comprise dans les objets de police que les lois de 1790-1791 confient au pouvoir municipal.

Telle est la source des pouvoirs au nom desquels la police peut réglementer la prostitution ; ces pouvoirs, vous le voyez, sont peu étendus et surtout mal spécifiés. L'expérience montre la nécessité d'une loi. Cette loi, en raison de l'objet sur lequel devrait porter la discussion, est difficile à faire ; mais il est possible de la faire. L'Angleterre l'a montré, puisqu'elle a promulgué, le 29 juillet 1864, la loi sur la prévention des maladies contagieuses, loi dont l'action a été modifiée et étendue par l'acte du 12 juin 1866. La Préfecture de police, loin de réclamer une loi, la repousse. Elle se borne à demander l'extension de son pouvoir « discrétionnaire ». Cela ne saurait nous étonner. Lorsqu'une administration, quelle qu'elle soit, a son autonomie, son autorité propre, elle regardera toujours comme fatale toute atteinte portée à son action, à son autorité. Mais comme cette extension d'autorité ne peut jamais aller jusqu'à donner à une administration le droit de violer les lois, je vais vous montrer que, faute d'une loi spéciale, l'administration est, sur les points principaux, réduite à l'impuissance, quelque grand que puisse être le pouvoir discrétionnaire qu'elle s'attribue.

M. BROUARDEL. — La Préfecture de police ne demande qu'à être débarrassée des prostituées.

M. FOURNIER, *rapporteur*. — Alors on peut s'entendre !

M. LÉON LE FORT. — Par votre *première conclusion*, vous demandez la répression de la provocation sur la voie publique. La police a, de par la loi, le pouvoir et le devoir de faire respecter l'ordre sur la voie publique, et le soin en est confié aux agents en uniforme. Mais pour la prostitution il n'en est plus de même, le soin en est confié aux inspecteurs des mœurs. Faute d'une loi qui donne le droit de faire citer des témoins, le flagrant délit est à peu près le seul cas où la police puisse agir pratiquement et nous trouvons ici un premier obstacle à son action.

L'arrestation sur la voie publique pour fait de provocation est extrêmement difficile. Personne n'aime les pouvoirs arbitraires ou discrétionnaires, même quand leur action peut être considérée comme tutélaire, et il est certain que la population parisienne est peu sympathique au service des mœurs. C'est un premier obstacle que rencontre l'administration. Combien de personnes, se promenant sur les boulevards, se plaignent avec grande raison qu'on ne peut y circuler le soir avec sa femme, et encore moins avec sa fille. N'est-il pas incroyable, diront plusieurs d'entre elles, que la police laisse ainsi s'étaler la prostitution, c'est une honte, et les commentaires auront beau jeu. Mais qu'un agent procède à l'arrestation d'une des promeneuses plus entreprenante, plus éhontée que les autres, le spectacle changera. La fille refuse de suivre l'agent, se débat, invoque le secours de passants, et celui-là même qui tout à l'heure s'indignait de l'indifférence de la police, s'indignera plus encore de son action. Or, comme l'inspecteur des mœurs est en bourgeois, celui-ci sera bien heureux s'il n'est pas en butte aux sévices de la foule, qui se fera un honneur de délivrer la prisonnière.

Par votre *seconde conclusion*, vous demandez avec raison que la prostitution qui s'exerce dans les cabarets, les débits de vin, les brasseries, soit énergiquement poursuivie. Faute d'une loi spéciale, la police ne peut le faire. Jadis, tous ces établissements étaient, de par le décret du 29 décembre 1851, soumis à l'autorisation préalable, et comme cette autorisation était révocable — arbitrairement du reste — les cabarets étaient soumis au pouvoir de l'autorité. On sait quel rôle jouent les cabarets et débits de vin en matière électorale; les législateurs ont voulu ménager cette puissance, et la loi du 17 juillet 1880 les a complètement affranchis de cette obligation de l'autorisation. Le débit ne peut être fermé que si le propriétaire commet l'un des délits ou l'une des contraventions spécifiés par l'article 6 de la loi. Parmi ces causes de fermeture, nous trouvons la condamnation du propriétaire pour outrage public à la pudeur, pour excitation des mineurs à la débauche. Or, l'outrage à la pudeur, outrage permanent dans quelques-uns de ces établissements, n'est pas public, au sens légal du mot. Il n'est pas public, parce qu'il a lieu dans les dépendances de l'établissement, hors la vue du public qui n'en voit que les préliminaires. Il y a certainement *excitation à la débauche*, mais la loi n'a prévu que l'excitation des mineurs, et si le personnel de l'établissement n'adresse ses excitations qu'aux citoyens âgés de plus de vingt et un ans, il reste dans la légalité.

Sans doute, la police, en vertu de la loi du 19-21 juillet 1791, qui donne le droit aux officiers de police « d'entrer en tout temps dans les lieux notoirement livrés à la débauche », pourra pénétrer à quelque heure que ce soit dans ces établissements ; mais l'administration sera impuissante à en ordonner la fermeture, puisque celle-ci, en vertu de l'article 6 de la loi du 17 juillet 1880, n'est possible qu'après la condamnation du propriétaire et *que cette condamnation ne peut être prononcée que par un tribunal*. Il faut donc une loi spéciale qui modifie sur certains points la loi de 1880, qui s'oppose aux scandales, qui supprime pour la santé publique les dangers que signale votre seconde conclusion, qui fortifie l'action de l'administration, qui assimile les brasseries à femmes à de véritables maisons de tolérance.

Votre *troisième conclusion* signale la provocation qui rayonne autour des lycées et des collèges. Je puis y joindre celle qui s'exerce non plus sur le trottoir, mais des fenêtres d'appartements privés. J'ai pu personnellement constater, à cet égard, l'impuissance de l'administration.

Il y a quelques années, la partie de la rue où j'habite, et qui est située près du lycée Condorcet, était devenue le refuge de femmes exerçant à domicile la prostitution, qu'il était impossible d'appeler clandestine, puisqu'elle se faisait ouvertement. La provocation s'exerçait du haut de la fenêtre et elle s'adressait surtout aux élèves sortant de Condorcet. Émus de cet état de choses, quelques habitants de la rue adressèrent à M. le Préfet de police une réclamation dont je crois devoir citer quelques phrases.

« Les filles qui habitent ces maisons sont presque constamment à leurs fenêtres et cherchent, par leurs costumes, leurs attitudes, à attirer l'attention des passants. Le soir, le scandale est plus grand encore par l'éclairage brillant et caractéristique de chambres dont les fenêtres restent ouvertes, même pendant la saison froide, et par la présence à ces fenêtres de femmes dont les toilettes provoquantes sollicitent les regards des passants.

« La police de la voie publique appartient à votre administration et, dans ces circonstances, c'est, en fait, sur la voie publique

que s'exerce la provocation, puisque ces filles appellent les passants non pas seulement du geste, mais encore de la parole. Ces incitations s'adressent même aux élèves du lycée Condorcet qui, à certaines heures, passent en grand nombre dans cette partie de la rue. Il y a là un scandale public dont nous venons, Monsieur le Préfet, vous demander la répression. »

Je ne citerai, Messieurs, que les noms de trois des signataires de cette lettre : M. Roger-Marvaise, sénateur et avocat à la Cour de cassation ; M. Bouchez, avocat général, et enfin votre serviteur.

Cette réclamation restant sans effet, nous nous rendîmes, M. Bouchez et moi, chez M. le Préfet de police, alors M. Albert Gigot, et nous lui adressâmes de vive voix nos plaintes et nos réclamations. Vous ne mettrez pas en doute la compétence d'un avocat général en matière de répression légale ; mais, à toutes nos observations, il nous fut répondu que l'administration était impuissante, et nous n'obtinmes une fois de plus que cette réponse qui m'avait déjà été faite : Donnez-nous une loi sur les garnis et nous pourrons agir.

Comme il n'était pas en mon pouvoir d'augmenter celui de M. le Préfet de police, il me fallut chercher autre chose et me défendre moi-même, à l'anglaise, par l'initiative individuelle, puisque l'administration se déclarait impuissante. Je fis faire par huissier, et à deux reprises, la constatation des faits dont nous avions à nous plaindre ; les procès-verbaux de constat furent d'autant plus probants que la provocation s'adressa à l'huissier lui-même. En possession de ces preuves, je me disposai à intenter à la propriétaire de la maison où logeaient quelques-unes de ces filles un procès civil en dommages et intérêts, mais il devint heureusement inutile. Dans le voisinage et parmi les intéressés se trouva, sur ces entrefaites, une personne ayant par ses fonctions officielles des rapports fréquents avec un nouveau préfet de police, et en vingt-quatre heures fut effectué radicalement — peut-être arbitrairement — le nettoyage que nous n'avions pu obtenir d'une autorité qui se déclarait légalement impuissante et pouvait démontrer son impuissance légale à un avocat général, bien autrement expert en ces matières qu'un simple académicien.

Cette bonne fortune, qui, un jour fut la mienne, après plusieurs années de démarches, n'est pas un fait sur lequel on puisse compter. Puisque l'administration se déclare impuissante, il faut qu'une loi spéciale sur la provocation lui donne la puissance qui lui fait défaut.

Un des grands obstacles que rencontre la police dans l'accomplissement du rôle sanitaire qui lui est dévolu est dans l'intervention de l'autorité paternelle. Qu'un mineur commette un délit ou même une contravention, la loi le condamne, et, si, parfois l'autorité paternelle intervient, c'est pour endosser pécuniairement certaines responsabilités. Mais, je ne saurais trop le redire, la loi n'a pas fait un délit de la provocation à la débauche, quand la provocation s'adresse à des citoyens majeurs. Là où il n'y a pas de délit, il ne peut y avoir de procès correctionnel, de jugement, et dès lors l'autorité paternelle conserve tous ses droits, même quand elle a négligé tous ses devoirs. Quand la police arrête une mineure comme se livrant à la prostitution, par un sentiment des plus louables, elle cherche à la retirer du gouffre où elle s'enlise. Elle prévient directement la famille, lui conseille de rappeler auprès d'elle la mineure égarée; le père assez souvent remercie avec effusion l'administration, demande qu'on s'intéresse à sa fille, mais se garde bien d'envoyer l'argent nécessaire au rapatriement. Trop souvent la fille, déjà profondément viciée, refuse de retourner dans sa famille et surtout de retourner au travail, elle continue son métier, et, après plusieurs récidives, l'administration l'inscrit d'office. Mais alors peut intervenir et intervient souvent l'autorité du père qui s'oppose à l'inscription et qui a le droit de s'y opposer.

D'après les documents qui m'ont été remis jadis par la Préfecture de police, lorsque j'étudiais cette question, 13,818 femmes non inscrites et se livrant à la prostitution ont été arrêtées du 1er janvier 1861 au 31 décembre 1866 et visitées au point de vue médical. Sur ces 13,818 femmes, 3,725 ont été traitées pour la syphilis (3,705 à Saint-Lazare, 20 à Lourcine); de plus, 236 ont été traitées à Saint-Lazare pour la gale et autres maladies contagieuses; 1,031 ont été l'objet de mesures de correction paternelle ou autre; 1,549 seulement ont été enregistrées; mais les 7,297 autres ont dû être rendues à leur famille.

Je suis loin de dire que ce chiffre de 7,297, chiffre si considérable, traduit complètement et exactement l'impuissance de la police par l'effet de l'autorité paternelle; si cette autorité figure pour un grand nombre, elle est loin de porter sur la totalité. Dans l'état actuel des choses, l'inscription sur les registres, inscription qui est permanente, pour une durée indéfinie, c'est la condamnation à la prostitution perpétuelle, et l'on comprend que l'administration, mue par un sentiment d'humanité, ait souvent reculé devant cette mesure.

Dans une note manuscrite que me remit, il y a vingt ans, M. Lecour, je lis ceci :

« Quant à ce qui concerne les mineures, l'administration ne peut avoir pour unique point de vue le côté sanitaire, aux prises qu'elle est avec de légitimes considérations d'humanité, d'avenir et de moralisation. Elle s'épuise en mesures de rapatriement et d'intervention officieuse et discrète auprès des familles, et chaque cas représente des efforts respectables et obligatoires qu'on ne soupçonne pas. »

Je rends hommage à ces sentiments, je rends hommage aux efforts de l'administration, je suis loin d'être pour elle un ennemi, je ne suis même pas un adversaire, car si je veux sur un seul point limiter son pouvoir, c'est pour le fortifier de tout le poids de la légalité, c'est pour aider à son action protectrice.

Mais, en définitive, ce que nous voulons, nous médecins, nous membres de l'Académie, c'est sauvegarder la santé publique; or, que voyons-nous, c'est que sur les 13,818 filles insoumises, 1,549 seulement, c'est-à-dire une sur 8, ont pu être ou ont été soumises aux visites sanitaires prophylactiques. On a soumis à l'obligation de la visite 1,549 d'entre elles, et cependant, dans le chiffre total, 3,725 ont été trouvées atteintes de syphilis. De telle sorte que 2,176 filles syphilitiques au moins ont pu, à leur sortie de Saint-Lazare, se livrer librement à la prostitution, propager librement la syphilis sans que l'administration ait pu les soumettre à l'obligation ultérieure des visites médicales, visites que leur état de prostituées et la syphilis dont elles étaient atteintes eussent rendues si nécessaires. Pour lever les obstacles qu'oppose l'autorité paternelle, il faut une loi qui la suspende, quand elle devient un danger pour la santé et la moralité publiques.

Toutes les mineures n'ont pas pour elles cette protection et un bon nombre sont inscrites sur les registres de la prostitution. C'est ainsi que, sur 1,013 inscriptions faites en 1874, il y avait 687 femmes majeures et 326 filles mineures, dont 152 au-dessous de dix-huit ans. On ne peut que se féliciter de voir ces filles mineures soumises aux visites sanitaires, mais cette inscription crée à l'administration une situation singulière sur laquelle je dois appeler l'attention.

La loi doit être respectée par tous et si l'on fait des lois spéciales, c'est parce que, dans certains cas, l'intérêt public exige que l'on déroge légalement à certaines dispositions de lois plus générales. Or, un bon nombre de ces filles mineures inscrites sur les registres de la police sont pensionnaires de maisons de tolérance ; c'est par conséquent avec l'autorisation de la préfecture de police, en quelque sorte avec sa complicité que les maîtresses de maisons de tolérance violent l'article 334 du Code pénal qui punit l'excitation de mineures à la débauche. Cela est si vrai qu'un arrêt de la Cour de cassation a déclaré que « il y a délit à favoriser la débauche d'une fille mineure, à l'admettre dans une maison de tolérance comme prostituée, alors même qu'un règlement local tolérerait cette admission, un tel règlement n'ayant pas le pouvoir de restreindre les prohibitions de l'article 334 du Code pénal. »

Les nécessités de la pratique font, comme l'a dit **M.** Lecour, qu'on n'entame pas de poursuites dans ces conditions ; la justice ferme les yeux parce qu'elle ne pourrait les ouvrir sans préjudice pour la sécurité publique ; mais il n'en résulte pas moins que l'autorité, dans un but de protection, viole la loi, qu'elle autorise dans les établissements qu'elle surveille l'excitation de mineures à la débauche, délit qu'elle poursuit quand il s'exerce ailleurs. Cette violation de la loi, quelque justifiée qu'elle puisse être, est d'un mauvais exemple, et il est urgent qu'une loi nouvelle, qu'une loi spéciale vienne légalement autoriser certaines dérogations nécessaires à l'article 334 du Code pénal.

Je crois donc vous avoir montré qu'il faut une loi spéciale qui réglemente la prostitution, qui punisse et prévienne la provocation. Il faut une loi spéciale comme celle qui a été faite sur le travail des enfants dans les manufactures, comme la loi sur l'hygiène des enfants, comme la loi sur l'ivresse, parce que, lorsqu'il s'agit de la prostitution, l'administration trouve dans les lois existantes des obstacles à la répression, des obstacles à l'organisation d'un service qui doit protéger la santé publique gravement menacée. Il faut une loi parce que, malgré les protestations de l'administration contre cette nécessité, l'expérience a montré que, malgré son pouvoir discrétionnaire, elle est cependant impuissante.

Et maintenant, Messieurs, devons-nous nous borner à demander une loi, ou bien, sans entrer dans des détails qui ne sont pas de notre compétence, devons-nous indiquer, comme nous vous demandons de le faire, que la provocation à la débauche, même quand elle s'adresse à des citoyens majeurs, soitconsidérée comme un délit? Devons-nous demander que l'inscription, c'est-à-dire la condamnation à la surveillance sanitaire de la police, soit prononcée par l'autorité judiciaire et non, comme aujourd'hui, par une administration sans contrôle?

Sur ce point je ne saurais pousser les concessions jusqu'au silence. Que l'Académie me donne tort ou raison, j'aurai du moins fait mon devoir, car dans ma conviction profonde, absolue, il n'y a de salut que dans l'intervention du pouvoir judiciaire.

Il ne faut pas qu'il y ait méprise. La surveillance de la voie publique appartient à la police, nous voulons qu'elle puisse non seulement réprimer la provocation sur la rue, mais encore dans les débits de boissons, de quelque nom qu'ils se décorent, dans les habitations privées, partout où se fait la provocation *publique et habituelle*, j'insiste sur ces deux points, à la débauche. Nous ne cherchons pas à diminuer, à affaiblir son pouvoir disciplinaire sur les prostituées inscrites, au contraire, elle ne sera jamais trop armée contre ce triste rebut de la population des grandes villes. Mais ce que nous voulons, c'est que l'inscription, la mise en surveillance sanitaire de la police, cette peine qui, pour moi, ne doit être que temporaire, mais qui est d'une gravité extrême, parce qu'elle voue presque toujours à la débauche perpétuelle, ne soit pas prononcée par la police elle-même, mais par l'autorité judiciaire. Si nous demandons que la provocation à la débauche, que la prostitution habituelle soient considérées comme un délit, c'est parce que, sans cette condition, aucune répression efficace n'est possible.

Vous demandez à l'unanimité, par les trois premières conclusions, qu'on réprime la provocation et même qu'on la réprime énergiquement. Or, Messieurs, on n'a droit de réprimer que les faits répréhensibles, les actes délictueux ; la provocation est donc un délit. Notez que nous ne parlons que de la *provocation*, car nous ne vous demandons pas de déclarer que la *prostitution* est un délit ; ceci soulèverait un problème juridique qui n'est pas de notre compétence.

Pour ma part, je ne saurais le demander. Ce que nous voulons tous, c'est que la prostitution soit réglementée pour sauvegarder la santé publique, et il y aurait contradiction à demander que la police soit chargée de la réglementation d'un acte délictueux.

Ce que nous demandons, c'est la répression de la provocation, acte délictueux, mais qu'on ne peut légalement punir, que s'il est légalement qualifié comme tel.

Vous nous avez engagés à prendre conseil de jurisconsultes. quelques-uns de nos collègues avaient même proposé l'adjonction d'un magistrat à la Commission, vous ne vous étonnerez donc pas si je viens de faire intervenir ici des considérations juridiques.

Un fait répréhensible peut être, d'après nos lois, une contravention, un délit ou un crime. On ne saurait assimiler la provocation à un crime puni de mort, des travaux forcés ou de la réclusion pour cinq ans au moins. On ne peut donc l'assimiler qu'à une contravention ou à un délit.

L'article 1er du Code pénal s'exprime ainsi : « L'infraction que les lois punissent de peines de police est une contravention. »

Le Code d'instruction criminelle dit à son tour, article 137 : « Sont considérées comme contraventions de police simple les faits qui, d'après les dispositions du livre quatrième du Code pénal, peuvent donner lieu soit à 16 francs d'amende et au-dessous, soit à cinq jours de prison ou au-dessous. »

Lisez tout le quatrième livre du Code pénal et de l'article 464 à l'article 482, vous ne trouverez pas mentionnées, ainsi que je vous l'ai déjà dit, ni la prostitution, ni la provocation. Mais supposons qu'une loi spéciale fasse de la provocation une contravention. La peine de cinq jours de prison peut être suffisante pour punir un fait de provocation un peu trop éhonté, considéré comme attaque à l'ordre public, mais ce point de vue ne nous regarde pas. Ce que nous voulons, c'est que la santé publique soit sauvegardée, qu'une fille trouvée malade puisse être légalement soumise pour un temps assez long à la surveillance de la police, à l'internement dans un hôpital ; il faut donc que le fait puisse être considéré comme un délit.

En effet, d'après l'article 1er du Code pénal, l'infraction que les lois punissent de peines correctionnelles est un délit ; et, d'après l'article 40, la condamnation pour un délit peut entraîner l'emprisonnement en maison de correction de six jours au moins, de cinq ans au plus. Si donc nous voulons que la provocation *habituelle* à la débauche ne soit pas seulement un délit quand elle s'adresse à des mineurs, mais aussi quand elle s'adresse à des majeurs, c'est parce que nous voulons que l'on puisse légalement condamner la fille à la surveillance de la police, qu'on puisse légalement, si elle est malade, l'interner dans un asile spécial ; c'est aussi, c'est surtout parce que nous voulons que l'inscription, qui entraîne de si graves conséquences, soit prononcée par l'autorité judiciaire.

Ce mot de délit paraît préoccuper un bon nombre de nos collègues. Comment ! la loi du 23 janvier 1873, sur l'ivresse publique, fait d'une première récidive un délit qui peut être puni de deux mois de prison ; prononce, en cas de troisième récidive, l'interdiction du vote, de l'éligibilité, des fonctions publiques, etc., et vous hésitez à caractériser du nom de délit la provocation habituelle à la débauche. Je me refuse à admettre que la prostituée soit moins dangereuse pour la santé et pour la morale publiques qu'un malheureux ivrogne, même à l'état de récidive.

Si nous insistons sur ce point, c'est parce que nous voulons l'intervention de l'autorité judiciaire, seule juge des délits, et non plus seulement l'intervention administrave. Je vous ai montré que l'autorité paternelle faisait obstacle à l'action protectrice de l'administration ; il faut donner à un pouvoir quelconque le droit de la restreindre. Le droit redoutable qui porte atteinte à l'un des droits les plus sacrés, aux droits du père de famille sur son enfant, ne peut être donné à un agent de la police jugeant arbitrairement et sans contrôle ; il ne peut appartenir qu'au pouvoir judiciaire.

Ce n'est pas tout, Messieurs ; vous demandez, dans vos trois premières conclusions, la répression de la provocation, vous demandez, dans des conclusions que nous voterons à l'unanimité, que la prostituée soit soumise à des visites sanitaires, qu'elle soit mise sous la surveillance de la police; mais qui de nous est capable de dire où finit le libertinage, où commence la prostitution ? Qui de nous est capable de dire où commence la provocation qui, depuis un simple coup d'œil, peut s'exercer de tant de manières différentes ? Faute d'une définition, d'une classification impossibles, c'est dans chaque cas en particulier qu'on pourra seulement, par des circonstances de fait, par la connaissance de la vie habituelle de l'inculpée, de ses habitudes, de ses moyens de vivre, essayer de se faire une conviction. Si la femme est déclarée coupable de prostitution, elle sera inscrite, elle deviendra, pour un temps aujourd'hui illimité, la surveillée, la pensionnaire de la Préfecture de police ; et vous voulez que ces questions si difficiles, si délicates, que ce pouvoir si redoutable soient exercés par une administration sans contrôle! Pour ma part, je réclame énergiquement l'intervention de l'autorité judiciaire et des garanties qu'elle présente.

(En raison de l'heure avancée, la suite de ce discours est renvoyée à la séance suivante.)

Séance du 28 février 1888.

M. Léon Le Fort. — J'espère que l'Académie voudra bien excuser et prendre en patience ma longue intervention ; elle se justifie par l'importance et la difficulté du sujet.

Permettez-moi de bien établir le but que je poursuis, que poursuit la commission et que vous poursuivez aussi, j'en suis convaincu. Ce but, c'est de sauvegarder la santé publique en soumettant à la visite médicale les femmes et, s'il est possible, toutes les femmes vivant de la prostitution. Ce but ne peut être atteint que par l'intervention active, incessante, énergique de l'administration. Or, cette intervention si nécessaire rencontre devant elle des obstacles tels que l'action de la police est aujourd'hui tout à fait insuffisante. Pour rendre cette action puissante, pour faire disparaître quelques-uns des obstacles qu'elle rencontre, il faut une loi spéciale qui suspende à l'égard de la prostitution certaines prescriptions de nos lois générales.

L'insuffisance des mesures administratives est évidente, je vous l'ai montré par les faits. Il y a dans ce moment, à Paris, quarante, cinquante, soixante mille filles se livrant à la prostitution, peut-être plus, il n'y en a guère que quatre mille inscrites et soumises aux visites sanitaires.

Je vous ai montré la puissance des obstacles que l'administration rencontre dans les lois existantes. Elle ne peut que difficilement réprimer la provocation sur la voie publique, parce qu'il faut le flagrant délit, l'arrestation, et que l'intervention manuelle, nécessairement violente, des agents des mœurs à l'égard d'une femme, fût-elle une prostituée, soulève le sentiment public. Elle ne peut la réprimer efficacement dans les cabarets et les brasseries, parce que, si un arrêt de la Cour de cassation du mois d'avril 1883 lui reconnaît le droit d'interdire aux débitants d'employer, pour servir les consommateurs, des filles ou des femmes étrangères à leur famille, elle ne peut empêcher que les inviteuses ne s'y trouvent à titre de consommateurs et, dans tous les cas, elle a perdu, de par la loi du 17 juillet 1880, le droit que lui donnait le décret de 1853, celui d'ordonner la fermeture d'un cabaret qui est devenu une maison de prostitution déguisée. Elle ne peut réprimer efficacement la provocation qui s'exerce des fenêtres des habitations privées, parce que la loi ne fait pas de la provocation un délit ; enfin, quand il s'agit de mineures se livrant à la prostitution, l'autorité paternelle peut intervenir et empêcher l'inscription.

Cette impuissance évidente, incontestable a créé une situation qui ne peut comporter que deux solutions : ou bien déclarer la liberté de la prostitution et supprimer toute réglementation ; ou bien fortifier l'action de l'administration en supprimant, par une loi, les obstacles qui s'opposent à son intervention efficace.

Nous ne sommes pas heureusement dans la situation où se trouvait, l'année dernière, l'Académie royale de médecine de Belgique. Ce qu'elle avait à discuter c'était le principe même de la réglementation, et nous ne différons que sur les moyens à employer pour la rendre efficace et fortifier l'action de l'administration.

Pour moi, le seul moyen est dans la promulgation d'une loi spéciale. Pour quelques-uns de nos collègues, une loi est inutile, et M. Brouardel en particulier soutient cette thèse, que les lois existantes mettent entre les mains de l'administration des armes suffisantes. Il vous disait, dans la dernière séance : « Il y a actuellement dans le Code un article de loi qui punit une partie des faits que l'Académie demande à punir... Le Code pénal a réprimé tout ce qu'il pouvait atteindre en punissant l'excitation des mineurs à la débauche et le délit d'outrage public à la pudeur. » Pour lui, l'article 334 du Code pénal « est la reproduction plus formelle de l'article IV de nos conclusions ». Or, voici cet article : *Art.* 334. « Quiconque aura attenté aux mœurs, en excitant, favorisant ou facilitant *habituellement* la débauche ou la corruption de la jeunesse de l'un ou de l'autre sexe au-dessous de l'âge de vingt et un ans sera puni d'un emprisonnement de six mois à deux ans et d'une amende de 50 à 500 francs. — Si la prostitution ou la corruption a été excitée, favorisée ou facilitée par leur père, mère, tuteur ou autres personnes chargées de leur surveillance, la peine sera de deux ans à cinq ans d'emprisonnement et de 300 francs à 1,000 francs d'amende. »

Tout d'abord, je ferai remarquer à mon collègue et ami que cet article ne s'appliquant qu'aux *mineurs*, il n'aurait aucune efficacité pour la provocation des *majeurs* à la débauche, ce qui est de beaucoup le cas le plus ordinaire, et que, d'ailleurs, pour l'appliquer, il faudrait l'intervention des pouvoirs judiciaires. Mais laissons cela. Si l'article 334 n'est pas appliqué, ce n'est pas, comme le dit M. Brouardel, faute de témoignages, c'est parce que, dans l'espèce, cet article est absolument inapplicable. L'article 334 ne vise que le *proxénétisme*, l'intermédiaire entre le mineur qui fait un acte de débauche et celui qui l'accomplit avec lui. Une femme, même vivant de prostitution, raccole un mineur, l'entraîne chez elle, se livre avec lui à un acte de débauche ; qu'elle fasse ou non payer ses faveurs, elle ne commet pas le délit puni par l'article 334. Cela peut étonner quelques-uns de nos collègues, mais cela est. La cour de cassation, par un arrêt du 24 mars 1853, *arrêt rendu toutes chambres réunies*, et par conséquent faisant jurisprudence, a établi que l'article 334 est inapplicable à celui qui, en excitant des mineurs à la débauche, n'a d'autre but que de satisfaire ses propres passions, *sans se rendre intermédiaire de corruption* ».

C'est comme *intermédiaires* que les pères, les mères, les tuteurs, les surveillants des mineurs tombent sous l'action de l'article 334, et encore faut-il le caractère d'*habitude* dans l'excitation. Si c'est pour satisfaire leurs passions, s'il n'y a pas d'intermédiaire entre eux et le mineur, il n'y a pas lieu d'appliquer l'article 334.

La nécessité d'un intermédiaire est si nette que le surveillant, loin d'encourir une aggravation de peine, n'est pas coupable s'il est lui-même, et au profit de ses passions personnelles, l'agent corrupteur.

« Ne tombe point sous l'application de l'article 334 le fait de l'individu qui, dans le but de se procurer une satisfaction coupable, initie aux idées et aux images du vice, soit par des discours obscènes ou lascifs, soit par des gestes, des attitudes ou des démonstrations matérielles, des jeunes filles confiées à sa surveillance, *en ayant soin de les isoler les unes des autres.* » (Cassation 15 mars 1860.)

Mais le « délit existe de fait par un individu de s'être livré à des actes d'impudicité sur sa personne en présence de jeunes filles, qu'il attirait *séparément* près de lui, dans le but de corrompre l'imagination et *en employant des agents intermédiaires.* » (Cassation, 13 novembre 1856.)

Si l'inceste avec une mineure est puni par l'article 331 qui en fait un crime, même s'il n'y a pas eu violence, l'inceste avec une *majeure*, à moins qu'il n'y ait eu viol, n'est pas puni par le Code pénal.

Vous voyez par conséquent, Messieurs, que l'article 334 n'arme pas l'administration, qu'elle ne peut en invoquer l'application et, comme je vous l'ai déjà dit, par une singulière situation, c'est au contraire l'administration qui, en tolérant des filles mineures dans les maisons de prostitution, encourrait, comme complice, l'application de l'article 334.

M. Brouardel invoque encore la possibilité d'appliquer l'article 330 qui traite de l'*outrage à la pudeur.* Cet article n'est pas davantage applicable. Il est ainsi libellé :

« Art. 330 (loi du 13 mai 1863). — Toute personne qui aura commis un outrage public à la pudeur sera punie d'un emprisonnement de trois mois à deux ans, et d'une amende de 16 francs à 200 francs. »

Ici, il ne s'agit plus seulement de mineurs, mais quelle que soit l'immoralité de l'outrage commis, il faut, pour qu'il soit punissable, l'élément *publicité.* Dans les cabarets, les brasseries, la préparation à l'acte est publique, mais l'acte lui-même qui constituerait l'outrage n'est pas public. L'article 330 donc est inapplicable. De plus, il faut, pour qu'il y ait outrage, qu'il y ait un acte matériel d'impudicité. La fille qui sur la voie publique ferait à un passant des propositions verbales des plus accentuées et des plus détaillées; celle qui se livrerait à certains gestes expressifs, ne tomberait pas sous l'application de l'article 330.

Pour mieux frapper vos esprits, permettez-moi de vous citer ces exemples que me donnait familièrement, il y a deux jours, un de nos plus éminents magistrats auprès duquel je m'éclairais sur ces difficiles questions. « Une fille, me disait-il, peut sur la voie publique relever ses jupes jusqu'à découvrir sa cuisse, mettre le doigt dans la bouche en appuyant ce geste de regards expressifs, faire avec les mains d'autres gestes plus significatifs encore, nous ne saurions poursuivre en vertu de l'article 330, parce que, si ces gestes constituent une allusion évidente à un acte impudique, ce n'est pas l'acte lui-même, et la loi ne peut punir que la matérialité de l'acte. » Il ne faut pas, en effet, messieurs, confondre le Code pénal et les délits qu'il punit avec les règlements de police en vertu desquels une fille, qui, dans un bal public, lève un peu trop la jambe, en se livrant à une danse un peu trop échevelée, peut être expulsée et même conduite au poste.

Vous le voyez donc, Messieurs, l'administration ne peut évoquer les articles 330 et 334 du Code pénal; elle est beaucoup trop désarmée et elle ne peut retrouver des armes efficaces que dans la promulgation d'une loi spéciale. Cette loi est absolument nécessaire. Mais, objectent beaucoup de nos collègues, cette loi vous ne l'aurez pas. Veuillez croire que je ne suis pas assez naïf pour me faire des illusions. Cette loi, si elle se fait, sera longue à venir, puisqu'il faut l'intervention du Parlement, intervention difficile à obtenir et à mener à bonne fin. Je n'ai pas le droit d'en dire davantage à la tribune de l'Académie.

Comme vous, je voudrais pouvoir me passer d'une loi nouvelle et trouver dans les lois existantes les moyens d'arriver au but poursuivi; mais je vous ai démontré que ces moyens n'existent pas. Faisons donc notre devoir, quoi qu'il arrive, et demandons une loi à ceux dont le devoir est de la faire, j'espère que nous serons unanimes à la réclamer.

Que devrait être cette loi? C'est ici que nos divergences commencent, et bon nombre de nos collègues pensent que nous devons rester, à cet égard, dans une abstention complète. Ce n'est pas mon avis, et je vais vous en donner la raison.

Je vous ferai d'abord remarquer que rien ne nous obligeait à poser à l'Académie, devant l'opinion publique, le grave et difficile problème de la propagation des maladies vénériennes par l'intermédiaire de la prostitution, problème grave et difficile, puisqu'il est impossible de l'aborder sans soulever la question de la réglementation de la prostitution et celle de la provocation publique.

Croyez-vous avoir beaucoup avancé la question parce que vous avez déclaré qu'il faut poursuivre énergiquement la provocation? il n'est pas besoin pour cela d'être académicien, et ce que vous demandez, le premier bourgeois venu le demande depuis longtemps. Mais ce que le brave bourgeois ne pourra faire, c'est d'éclairer l'autorité, le législateur, sur les moyens d'arriver à cette répression, d'obtenir la sauvegarde de la santé publique. Cela, vous pouvez et vous devez le faire. Si nous avons posé ces conclusions en tête de toutes les autres, ce n'était que comme un préambule, et nous indiquions ensuite à grands traits les principes sur lesquels, d'après nos connaissances techniques, doit être basée cette répression. Vous dites que nous ne sommes pas compétents, que les questions de légalité, de jurisprudence ne nous regardent pas. Sans doute, Messieurs, nous sortirions de notre rôle si nous proposions des articles de loi, si nous donnions prise à l'accusation de vouloir légiférer; mais il me semble que nous sommes médecins, qu'il y a à la Faculté une chaire de médecine légale, ou de jurisprudence médicale, car c'est le nom qu'elle porte le plus souvent à l'étranger. Il me semble qu'il est de notre droit et de notre devoir de connaître les lois ou règlements dont le but est de restreindre l'extension des maladies contagieuses, et lorsqu'une loi sur la propagation des maladies contagieuses a été faite, a été mise en activité en Angleterre, qu'elle a fonctionné pendant vingt ans, j'ai le devoir de connaître ce qu'elle a produit et le droit d'examiner, comme académicien, si une pareille loi, toute médicale, n'est pas applicable à la France.

Je constate, en 1866 et 1867, comme chirurgien de l'hôpital du Midi, que la grande majorité de mes malades sont des victimes de la prostitution clandestine et je me demande tout naturellement pourquoi un si grand nombre de filles échappent à l'action de la police, échappent aux visites sanitaires, deviennent des agents de contagion. Il y a là un problème médical, un problème d'hygiène publique. Je l'étudie, on ne saurait m'en faire un reproche. Je suis tout d'abord tenté d'accuser l'indifférence, la mollesse de l'administration; mais bientôt je vois que je suis dans l'erreur, que l'administration se heurte, pour l'inscription des filles, pour la répression de la provocation, à des obstacles légaux, à des obstacles moraux qui affaiblissent son action. N'ai-je pas le droit, le devoir, moi qui constate que ce manque d'activité se traduit par une augmentation des maladies vénériennes dans la population, de chercher les moyens de supprimer les obstacles qui s'opposent à l'efficacité de ce moyen prophylactique? Je trouve que ces moyens sont de deux ordres : la promulgation d'une loi spéciale, l'intervention des pouvoirs judiciaires. Je ne sors pas de mon rôle de médecin, en indiquant le remède qui seul peut atténuer le mal.

Toutefois, Messieurs, si je puis à cette tribune, comme membre de cette Académie, examiner cette question médicale dans toute son étendue, je reconnais que, lorsque l'Académie vote des conclusions, elle ne doit pas sortir du rôle médical qui lui est dévolu dans notre organisme officiel. Mais, il ne faut pas non plus que, par un excès de réserve et de peur d'être taxée d'empiétement, elle donne prise à l'accusation fondée d'être restée au-dessous de sa tâche.

Nous voulons qu'on réprime la provocation, et, comme on ne réprime que les faits délictueux, je vous ai proposé, comme je l'avais proposé à la Commission, de déclarer que la provocation devait être assimilée à un délit. L'Académie, en grande majorité, me paraît fort peu disposée à une telle déclaration. Je reconnais qu'il y a matière à discussion, et à une discussion qui, plus juridique que médicale, se traduirait peut-être à tort par une conclusion trop formelle. Il y aurait plus d'inconvénients encore à ce que cette conclusion fût repoussée par un vote, qui substituerait une négation à une simple abstention. Je ne mêle à ces discussions aucune question d'amour-propre, et je n'ai d'autre passion que celle du bien public. Nous poursuivons tous le même but, nous aurons une action plus puissante sur les pouvoirs publics, si nos conclusions les plus importantes sont votées à l'unanimité, et je vous propose, en mon nom personnel, cette conclusion qui, je le crois et l'espère, peut être acceptée par tous :

Conclusion IV. — « L'Académie, dans l'intérêt de la santé publique, émet le vœu qu'une loi spéciale sur la prostitution règle et fortifie les pouvoirs de l'administration et lui permette d'atteindre et de réprimer la provocation partout où elle se produit. »

Je voudrais pouvoir m'arrêter là et ne pas susciter, sur un autre point, de nouvelles divergences; mais il m'est impossible de passer sous silence l'intervention nécessaire, absolument nécessaire, du pouvoir judiciaire dans la réglementation de la prostitution. Beaucoup de nos collègues se sont mépris sur la nature et le rôle de cette intervention. Je répondrai tout à l'heure aux arguments de M. Brouardel, mais je tiens à établir nettement notre but. Je ne veux pas affaiblir l'administration en lui retirant certaines de ses attributions, l'inscription par exemple, pour la transférer au pouvoir judiciaire. Je veux, au contraire, fortifier l'administration, la police, disons le mot, parce que le nettoyage de la rue, des lieux publics infectés par la prostitution, ne peut être fait que par elle, et je vais vous montrer que l'intervention du pouvoir judiciaire est la seule voie de salut pour obtenir ce que nous voulons, ce qui est de notre compétence, la surveillance médicale du plus grand nombre possible de prostituées.

Je vous ai signalé, au début de mon argumentation, les obstacles légaux qui empêchent l'administration de soumettre à la surveillance sanitaire le plus grand nombre des filles se livrant à la . prostitution. Il est des obstacles moraux qu'il me reste à vous signaler, obstacles si puissants qu'ils suffiraient seuls à neutraliser l'action administrative.

C'est pour un honnête homme une mission redoutable que celle qui incombe au chef du bureau des mœurs; c'est une responsabilité morale des plus graves, même quand il la partage réglementairement avec le chef de la première division, que d'avoir à se prononcer sur l'inscription d'une fille. Il ne faut pas, Messieurs, regarder cette inscription comme une chose de peu d'importance, ne considérer qu'un seul côté de la question, le côté médical, et oublier tous les autres. Ce n'est pas ainsi qu'on fait de l'organisation, qu'on arrive à la solution de ces difficiles problèmes. L'inscription, c'est pour la femme inscrite la perte de ses droits civils, c'est sa soumission absolue à la discipline des règlements, c'est pour elle la prostitution indéfinie, sans l'espoir, sans presque la possibilité d'une réhabilitation. Combien est plus terrible encore la situation, quand il s'agit d'une mineure, d'une fille de seize ou dix-sept ans, plus malheureuse quelquefois que coupable. Le commissaire interrogateur va-t-il, en la soumettant à l'inscription, la vouer à la débauche, faire en définitive ce que défend l'article 334 du Code pénal? Je reviendrai tout à l'heure sur ce sujet à propos de l'intervention du pouvoir judiciaire. Qu'arrive-t-il? c'est que le bureau des mœurs, loin d'inscrire toutes les filles qui, au point de vue de la sauvegarde de la santé publique, mériteraient leur inscription, n'inscrit que celles qui lui paraissent perdues sans retour. Pour les autres, pour celles que l'abandon de la famille, les mauvais conseils ou les mauvais exemples, la séduction, la misère, le manque de travail ont poussées vers la prostitution, il leur cherche des ressources, du travail, un abri; celles-là, il ne les inscrit pas, même quelquefois après une récidive. Qui oserait l'en blâmer! N'oubliez pas cette note si éloquente que m'avait remise, il y a vingt et un ans, M. Lecour, lorsque je commençais l'étude de ces questions : « A l'égard des mineures, l'administration ne peut avoir pour unique point de vue le côté sanitaire, aux prises qu'elle est avec de légitimes considérations d'humanité, d'avenir, de moralisation. » Pourquoi M. Lecour, pourquoi le chef du bureau des mœurs cédait-il à ces considérations? C'est que, sous le policier, il y avait un homme, et un homme de cœur, qui savait la gravité de la sentence qu'il allait prononcer, de la décision qu'il allait prendre: c'est qu'il se sentait troublé dans ce rôle qu'il avait à remplir seul et sans contrôle, sans avoir à partager avec qui que ce soit la responsabilité morale de sa décision, car il réunissait en lui le triple rôle du policier qui recherche la coupable, du juge qui prononce l'arrêt, de l'agent administratif qui le fait exécuter.

Cet obstacle moral déjà grave s'est encore aggravé. Je vous ai déjà signalé les sources légales des pouvoirs sur lesquels s'appuie la Préfecture de police en matière de prostitution; je pourrais y ajouter un règlement de Louis XIV, du 20 avril 1684, contresigné par Colbert; une autre ordonnance du même roi, du 26 juillet 1713. L'article 484 du Code pénal, un arrêt de la Cour de cassation du 3 décembre 1847 permettraient à la police de pouvoir les évoquer, mais il faut compter avec l'opinion publique, et l'état de nos mœurs ne permettrait pas à l'administration de s'appuyer sur des ordonnances vieilles de plus de deux siècles et peu en rapport avec notre législation générale. Les droits de l'administration sont, je vous l'ai montré, précaires, mal définis, mais ce n'est pas tout. Depuis quelques années, un trop grand nombre de personnes, des corps électifs même, semblent s'être donné la mission de saper le principe d'autorité. La police surtout a été l'objet de leurs attaques, et vous n'avez pas oublié la campagne entreprise et poursuivie par plusieurs journaux contre le service des mœurs. L'action de ce service est incessamment surveillée, la moindre méprise, la moindre erreur seraient le point de départ de nouvelles attaques. Ses décisions sont toujours suspectées, parce qu'elles n'ont point de contrôle; et puis, il faut bien le dire, si la police jouit d'un pouvoir qu'elle qualifie elle-même, par euphémisme, de *discrétionnaire*, elle sait combien ce pouvoir est par cela même arbitraire et incertain. Manquant de base solide, n'ayant plus qu'une foi médiocre dans la légalité des pouvoirs au nom desquels elle agit, elle n'ose agir, et aujourd'hui qu'on l'attaque avec autant de violence que d'injustice, elle se replie sur elle-même et n'intervient que lorsqu'elle ne peut faire autrement. Cela vous explique comment les filles inscrites, qui ont été pendant trente ans au nombre de 4,000, ne sont pas plus nombreuses aujourd'hui. Donnez par une loi une base légale, indiscutable à l'action de la police; faites intervenir le pouvoir judiciaire dans l'acte le plus grave, celui qui prête le plus à l'accusation d'arbitraire : l'inscription, et la police, agissant cette fois comme exécutrice d'une décision judiciaire, retrouvera, avec sa confiance en elle-même, son énergie et sa puissance protectrice, si indispensables au maintien du bon ordre, de la sécurité et de la santé publiques.

Je pourrais, dès à présent, examiner les objections qu'a faites M. Brouardel à cette intervention d'un tribunal (d'après notre première formule), du pouvoir judiciaire (d'après la seconde). Mais notre éminent collègue a eu le tort d'interpréter trop hâtivement ce que nous entendions par *tribunal*, par *pouvoir judiciaire;* il a précisé ce que nous avions laissé dans le vague, parce que nous pensions que l'Académie n'avait pas compétence pour spécifier la juridiction qui devrait intervenir. Il a adressé ses objections à l'hypothèse de l'intervention du tribunal correctionnel, et, en effet, dans cette hypothèse, quelques-unes de ses objections auraient une certaine valeur. Or, je n'ai pas visé, je ne vise pas sous cette expression de *pouvoir judiciaire* l'intervention du tribunal correctionnel; je crois donc qu'avant d'en venir aux objections de notre collègue, il vaut mieux exposer comment nous entendons, en matière de prostitution, l'intervention du pouvoir administratif et du pouvoir judiciaire.

La prostitution est un mal, mal nécessaire, vieux et éternel comme le monde, comme les passions humaines, mais auquel on peut appliquer un traitement prophylactique et palliatif. Nous avons donc à traiter une question thérapeutique; or, pour tout clinicien, il y a en thérapeutique d'abord des indications à poser, puis à chercher les moyens qui permettront de remplir ces indications. Quelles sont donc les indications thérapeutiques de la prostitution, celles du moins qui sont dans la sphère d'activité de la médecine publique? Elles peuvent se résumer ainsi :

1° L'inscription ne doit pas avoir pour résultat à peu près fatal la prostitution à perpétuité;

2° Il faut que l'inscription puisse être volontaire;

3° Il faut qu'elle puisse être imposée;

4° Il faut qu'elle soit entourée des garanties qui protègent les droits du citoyen;

5° Il ne faut pas que les débats publics rendent le retour au bien impossible à la fille condamnée à l'inscription.

Ces indications, je les résume dans la conclusion suivante que je propose en mon nom personnel :

V. « L'Académie, estimant que la sauvegarde de la santé publique exige que les filles se livrant à la prostitution soient soumises à l'inscription et à la surveillance médicale, émet en outre le vœu :

1° Que la surveillance dont il s'agit soit temporaire et renouvelable;

2° Que si elle n'est pas consentie par la fille qui en est l'objet-elle ne puisse lui être imposée que par l'intervention de l'autorité judiciaire. »

Comme vous le voyez, Messieurs, ce mot qui nous divise, l'intervention des pouvoirs judiciaires, figure dans cette conclusion.

Mais, rassurez-vous. Je n'avais pas besoin du conseil que donnaient, il y a quelques semaines, à la Commission un certain nombre de nos collègues pour éclairer mon incompétence des lumières de jurisconsultes compétents, dans le but de savoir si cette intervention du pouvoir judiciaire était désirable, si elle était possible, sous quelle forme elle pourrait se produire. J'ai soumis toutes ces questions à l'un des chefs les plus éminents de notre magistrature, je ne puis le nommer, mais je dirai à M. Brouardel que c'est un de nos amis communs. Je lui ai soumis les objections de M. Brouardel ; il a lu avec intérêt les bulletins qui rapportent nos discussions ; il a lu et discuté avec moi les conclusions que j'avais préparées, et c'est sous sa dictée que j'ai écrit celles dont je viens de vous soumettre le libellé. Je puis donc en inférer légitimement : qu'un magistrat des plus autorisés, ne trouve pas inacceptable, impraticable, l'intervention du pouvoir judiciaire, puisqu'il la croit désirable, et qu'il ne trouve pas que nous sortions de notre rôle en demandant cette intervention. Ce magistrat n'a, comme moi, qu'un seul but : fortifier les pouvoirs de l'administration.

J'arrive maintenant à l'examen de ces différents points.

L'inscription ne doit pas être prononcée pour un temps illimité ; elle ne doit pas, en quelque sorte, vouer la fille inscrite à la prostitution perpétuelle. Je sais bien que dans les règlements français la fille qui cesse de se livrer à la débauche peut obtenir sa radiation. La préfecture a pris soin d'inscrire derrière la carte délivrée aux filles inscrites la mention suivante :

« Les filles inscrites peuvent obtenir d'être rayées des contrôles de la prostitution sur leur demande, et s'il est établi par une vérification, faite d'ailleurs avec discrétion et réserve, qu'elles ont cessé de se livrer à la débauche. »

Elles peuvent donc se faire rayer des contrôles, mais rien ne leur rappelle qu'à une date déterminée, cette radiation sera possible, et il en résulte que ces radiations sont assez rares. De 1860 à 1869, la préfecture a prononcé 1,294 radiations. Elles se répartissent ainsi :

```
Par suite de décès . . . . . . . . . . . . . . . . .   1,073
   —      de mariage . . . . . . . . . . . . . . .     208
Justification de moyens d'existence . . . . . . .      13
                                                      ─────
            Total . . . . . . . . . . .   1,294
```

Ainsi, en neuf ans, 13 filles seulement ont quitté la prostitution parce qu'elles ont pu se procurer des moyens légitimes d'existence; 208 ont quitté la prostitution par le mariage.

Je ne commente pas cette opposition si remarquable.

Prononcer l'inscription pour une durée déterminée, c'est indiquer à la fille inscrite la date fixe de sa délivrance, la date à laquelle elle pourra échapper à son abjection; ce sera souvent lui donner le désir et la volonté d'une réhabilitation par le travail. C'est ce qu'a sagement pensé la loi anglaise, et l'article 32 de la loi du 11 juin 1866 est ainsi conçu : Toute décision soumettant une femme à l'examen médical périodique... « n'aura en aucun cas son effet que pour une durée n'excédant pas une année. »

Mais il est de toute évidence que le plus grand nombre des filles persistant dans la prostitution, l'inscription devra être renouvelée. Le renouvellement devra-t-il encore, comme dans ce cas, être prononcé comme la première inscription par l'autorité judiciaire; ou bien, suffira-t-il que le pouvoir judiciaire ait prononcé une première fois, pour donner à l'administration toute autorité sur le renouvellement de l'inscription ? C'est une question de réglementation qui regarde le législateur, mais que je ne saurais discuter ici.

L'inscription doit pouvoir être volontaire. En fait, elle l'est quelquefois, et un certain nombre de femmes, considérant l'inscription comme une autorisation de se livrer à la prostitution, se présentent d'elles-mêmes au bureau des mœurs.

J'ai déjà dit que cette inscription était souvent refusée quand elle n'était inspirée que par la misère et le désespoir, je n'y reviens pas. Il est évident que, pour l'inscription volontaire, il n'est pas besoin de la garantie du pouvoir judiciaire. Ce rôle appartient d'autant mieux au pouvoir administratif que l'administration a qualité pour intervenir par des conseils, des secours matériels qui peuvent avoir pour effet de sauver la fille de la prostitution.

L'inscription doit pouvoir être imposée aux filles exerçant la prostitution clandestine; cela ne saurait faire matière à discussion, nous sommes tous d'accord à cet égard; mais à quel pouvoir doit être confiée l'inscription? J'arrive au point capital de cette discussion.

Dans l'organisation actuelle, une fille arrêtée pour fait de provocation sur la voie publique est menée chez le commissaire de police qui la dirige sur le Dépôt, s'il trouve l'arrestation légitime, et c'est en fait le chef du bureau des mœurs, dont la décision est soumise au chef de la première division, c'est depuis 1878 ces deux fonctionnaires réunis, qui prononcent ou ne prononcent pas l'inscription. Sur quels éléments se basent-ils? Sur le rapport de l'agent qui a arrêté la fille et qui a pu, s'il est consciencieux, faire une enquête au domicile de cette femme. Mais des témoins il n'y en a pas, et il ne peut y en avoir; car, ne l'oubliez pas, Messieurs, le droit de citation de témoins n'appartient pas à l'administration, il n'appartient qu'aux pouvoirs judiciaires. C'est donc sur un simple rapport qu'une décision va priver une femme de tous ses droits, la soumettre pour une durée illimitée au pouvoir discrétionnaire, au pouvoir disciplinaire de la police, et cette décision n'a d'autre garantie que l'honnêteté de l'agent qui a fait son rapport. Sans doute, dans l'immense majorité des cas, la décision est juste, équitable, mais ne peut-il pas arriver, ne peut-on pas supposer que cet agent, ayant voulu se venger des rigueurs d'une fille, qui peut avoir des mœurs légères, sans être pour cela une prostituée, l'ait dénoncée à tort et trompe le commissaire interrogateur? Ainsi que je vous l'ai dit, qui établira la limite entre le libertinage et la prostitution? qui établira où commence la provocation, où commence l'habitude, où finit la liberté des mœurs, où commence le métier? Eh bien, Messieurs, je le dis et le dis avec les magistrats les plus autorisés, quand une décision a pour effet de porter une atteinte profonde, presque irrémédiable aux droits de citoyen, aux droits consacrés par nos codes, on ne saurait s'entourer de trop de garanties, on ne peut soumettre ces droits au bon vouloir d'un pouvoir discrétionnaire et sans contrôle qui est à la fois, comme je vous le disais, l'agent qui recherche la coupable, qui la juge, qui la punit et qui exécute la peine.

Il est juste, il est conforme à notre droit public que la fille qui encourt la peine de l'inscription, qui argue de son innocence, ait les garanties qui doivent entourer tout accusé et ne soit condamnée que par le pouvoir judiciaire.

M. FOURNIER, *rapporteur.* — Très bien!

M. LÉON LE FORT. — Mais quelque incontestable, quelque incontesté que soit ce principe, on peut, dans la pratique, se heurter à des difficultés telles que son application soit impossible ; c'est ce qu'il nous faut examiner, et j'arrive aux objections de M. Brouardel.

Notre collègue a traduit notre expression : *pouvoirs judiciaires*, par le mot tribunal correctionnel, ce que nous nous étions bien gardé de dire. Il pouvait être autorisé à le croire, parce que nous proposions l'assimilation de la provocation à un délit, et que les délits relèvent de la police correctionnelle. Il pouvait être autorisé à le croire, puisque la conférence Molé-Tocqueville, dans le projet de loi qu'elle a discuté et adopté en 1879-80, renvoie, par son article 4, la femme poursuivie aux fins d'inscription, devant les tribunaux d'arrondissement et spécifie qu'elle peut être assistée d'un avocat. Quoique cette juridiction ne soit pas celle que j'invoque, examinons quelques-unes des principales objections de M. Brouardel, parce qu'elles peuvent s'appliquer aussi bien au tribunal correctionnel qu'au tribunal de simple police.

M. Brouardel ne croit pas l'intervention du tribunal possible : « Jamais, dit-il, un tribunal n'obligera une fille à se prostituer toute sa vie. Même si la condamnation était temporaire, cette peine serait une peine immorale que n'appliquera aucun tribunal. »

Mais je ferai observer à notre collègue que le tribunal ne prononce pas une condamnation à la prostitution, il condamnera la fille à des visites médicales, il la condamnera à les subir pour un temps limité (car il faut bien accepter nos hypothèses, si on veut les discuter), et je ne vois pas ce qu'une visite médicale peut avoir d'immoral. Notre collègue ne juge pas que, par intuition, il a une opinion sur l'avenir et j'en tiens grand compte ; mais enfin, comme son opinion est, sur ce point, contraire à celle du magistrat dont je parlais tout à l'heure, j'avoue que je crois la seconde plus autorisée encore.

Il est un point plus discutable, c'est celui d'une décision à rendre contre une mineure. Il y a, en effet, quelque chose d'immoral, d'anormal, si vous voulez, à voir un tribunal condamner une mineure à l'inscription, puisque l'inscription c'est la reconnaissance tacite du droit de se livrer à la prostitution ; la conférence Molé-Tocqueville avait tourné la difficulté. Par son article 9, elle disait : « Les mineures ne sont jamais inscrites ; le fait par elles de s'être prostituées entraînera la détention dans une maison de correction jusqu'à leur majorité. » La discussion de ce point juridique ne saurait nous appartenir. Pour nous, ce qu'il importe, c'est que la fille mineure, qu'elle soit soumise aux visites périodiques ou enfermée dans une maison de correction, cessera, dans l'une et l'autre hypothèses, d'être un danger pour la santé publique.

Si l'inscription est une peine immorale, elle l'est aussi bien quand elle est appliquée par l'administration que par un tribunal, et si le législateur investit les tribunaux du droit de prononcer l'inscription, notre collègue peut être assuré que le juge ne croira pas faire un acte immoral en appliquant une peine prescrite par la loi.

Un tribunal, dit encore M. Brouardel, n'est pas chargé d'empêcher les délits de se commettre, mais de punir ceux qui ont été commis. Cela est absolument incontestable. Quand un tribunal punira le délit de provocation, c'est que ce délit aura été commis, et il en sera de cette punition comme de celle de tous les délits. Elle n'impose pas seulement une expiation au coupable, elle sert d'exemple pour retenir ceux qui seraient tentés de commettre le même délit.

On n'aura pas de témoins, dit encore M. Brouardel. Cela est vrai avec le jugement actuel de l'administration, puisque l'administration n'a pas le droit de citer des témoins et que ce droit n'appartient qu'aux pouvoirs judiciaires. Les pouvoirs judiciaires appelleront les témoins qu'ils jugeront utiles d'appeler, et ceux-ci seront bien forcés, sous les peines édictées par la loi, de répondre à l'appel des juges. On aura peut-être difficilement la personne accidentellement provoquée et qui, le plus souvent, restera inconnue, mais on aura les voisins, les concierges, ceux qui peuvent le mieux éclairer la justice sur les habitudes de provocation ou de prostitution.

« Je ne veux pas être méchant, dit M. Brouardel, je suppose que la loi passe et que les premières personnes provoquées sur la voie publique soient des membres de la Commission, vous croyez qu'il leur sera agréable d'aller dire devant un tribunal : « Oui, j'ai été provoqué, le témoignage d'un sergent de ville est exact? Vous ne trouverez personne qui consentira à aller témoigner ainsi. »

Voici la réponse d'un membre de la Commission :

« L'an 1883, le 27 avril, sur la requête de M. Léon Le Fort, professeur à la Faculté, membre de l'Académie de médecine, je, Alph.-Sylvain Roberval, huissier près le tribunal de la Seine, etc., me suis rendu à deux heures de l'après-midi en son domicile, je suis entré dans sa maison et en suis sorti quelques instants après.

« En me voyant sortir, la fille de l'entresol de la maison en face portant le n° 93, dont j'ai déjà constaté les agissements le soir dans mon premier procès-verbal du 14 avril courant, s'est immédiatement mise à la fenêtre et m'a appelé du doigt en m'invitant à monter chez elle, etc., etc. Et de ce que dessus j'ai fait et rédigé le présent procès-verbal. Coût 25 fr. 45. »

M. Brouardel. — Ce n'est pas si agréable d'aller témoigner !

M. Léon Le Fort. — Vous voyez que M. Brouardel n'a pas à craindre d'être méchant, non seulement je ne demandais qu'à être témoin, mais j'ai même payé pour cela 50 fr. 90.

Un tribunal, dit M. Brouardel, ne pourra condamner par an que cent cinquante ou deux cents femmes, il y en aura à condamner deux mille. Notre collègue prenait comme hypothèse l'intervention du tribunal correctionnel; or, comme il y a au Palais onze chambres et quatre-vingt-quinze juges, j'ai peine à accepter que quatre-vingt-quinze juges, malgré le nombre et la variété des causes qui leur sont soumises, ne pourront accomplir cette tâche qu'accomplit, à lui tout seul, le chef du bureau des mœurs. On pourrait retourner l'argument et dire que ce chef de bureau juge avec une précipitation qui n'offre que des garanties insuffisantes. Mais je n'emploie pas cet argument, car le tribunal dont je réclame l'intervention ne compte qu'un seul juge, ce tribunal est celui de simple police et vous verrez tout à l'heure qu'il est infiniment probable, que, s'il se prononce annuellement deux mille inscriptions, il y aura tout au plus à en prononcer une centaine.

En science, l'expérience est la meilleure voie de la vérité. L'expérience de l'intervention du pouvoir judiciaire a été faite de 1866 à 1886, c'est-à-dire pendant vingt ans. L'organisation établie par l'Acte sur la prévention des maladies contagieuses était la suivante : il n'était applicable qu'à dix-sept ports ou villes de garnison, la loi ne l'avait pas faite applicable à Londres. Lorsque le chef de la police avait acquis la preuve qu'une fille se livrait habituellement à la prostitution, il la signalait au juge. Ce juge, analogue à nos juges de paix, avec des attributions plus étendues que n'en possèdent les nôtres, adresse à la femme un mandat de comparution en lui fixant le jour, l'heure et le lieu de l'audience. Le chef de police fait office de ministère public, il donne au juge les preuves du bien fondé de son accusation. La fille, si elle le croit utile, produit des témoins, et, s'il y a preuve suffisante, on condamne la fille à subir pendant une année des visites médicales périodiques. Cette fille est immédiatement visitée et, si elle est reconnue malade, elle est internée dans un hôpital spécial. L'inscription peut être volontaire et, dans ce cas, il n'y a pas intervention de juge.

Cette loi a fonctionné et elle a donné des résultats remarquables. Elle a été rapportée en 1886, parce que, dès 1866, un grand nombre de pasteurs et de dames anglaises ont constitué une ligue à la tête de laquelle étaient les Drs Chapman et Drysdale, et qui comptait parmi ses adhérents M. Gladstone. Elle regardait l'introduction officielle de la prostitution dans la législation anglaise comme une honte pour l'Angleterre ; elle regardait la visite médicale comme une dégradation pour les femmes...

M. Brouardel. — Nos sœurs, disaient les Anglaises !

M. Léon Le Fort. — ... elle regardait la vérole comme une intervention providentielle, et vous pouvez lire dans *The Lancet* de l'année dernière une lettre d'un licencié du collège des médecins de Londres, établissant qu'il fallait bien se donner garde de prévenir la syphilis chez les prostituées, parce que c'était un frein contre la fornication. La loi a été supprimée, mais déjà l'année dernière, le conseil municipal de Woolwich demandait son rétablissement après avoir constaté l'augmentation considérable des filles publiques, l'augmentation considérable des cas de syphilis dans la garnison et la population civile.

C'est une organisation analogue que nous réclamons pour la France et nous possédons un tribunal tout à fait analogue au tribunal anglais : c'est le tribunal de simple police. Il se compose, comme vous le savez, d'un juge de paix, du ministère public, représenté à Paris par un commissaire de police.

Une fille est arrêtée comme se livrant à la provocation, elle comparaît devant le chef du bureau des mœurs. Celui-ci lui donne les preuves qu'elle se livre à la prostitution habituelle et lui déclare qu'elle est passible d'inscription. Si la fille accepte la décision, elle signe son inscription volontaire, et tout est dit. Si, au contraire, elle se prétend accusée à tort, elle refuse l'inscription. Le préfet de police la fait citer devant le tribunal de simple police, le commissaire de police, faisant acte de ministère public réclame l'inscription et fournit les preuves qui la justifient. Si le juge se croit suffisamment éclairé, il prononce le jugement. Mais il peut arriver que ces preuves lui paraissent insuffisantes, il a alors le droit, que n'a pas l'administration, de faire citer des témoins, de s'éclairer sur les dires de la fille. De son côté, le commissaire de police recherche des preuves plus probantes, et le jugement qui est prononcé est entouré de toutes les garanties. Ce jugement peut même être remis à quelques mois, si la femme manifeste la volonté de cesser la prostitution.

Où sont les difficultés qu'objectait M. Brouardel ? le grand nombre des causes. Mais un pareil jugement qui se fait sur des preuves déjà rassemblées par la police ne demandera le plus souvent qu'un instant très court. D'ailleurs, l'immense majorité des filles, sachant qu'en présence des preuves réunies contre elles, elles seront infailliblement condamnées, renonceront à comparaître devant le tribunal et accepteront l'inscription volontaire. Elle ne sera volontaire que dans le sens de ce vieux refrain : « On est bien forcé d'être honnête, quand on ne peut pas faire autrement, » mais ce sera autant de causes qui ne se porteront pas devant les pouvoirs judiciaires. Quelques centaines s'y présenteront annuellement, même en admettant une action énergique de la police. L'immense majorité sera facile à juger sur la simple lecture des procès-verbaux, dont l'inculpée ne pourra nier l'exactitude. Quelques-unes de ces causes, vingt ou trente par an, laissant des doutes dans l'esprit du juge, nécessiteront une plus longue enquête, l'intervention de témoins, mais ne voyez-vous pas que, sans l'intervention du juge, quelques-unes de ces femmes eussent été exposées à subir une condamnation arbitraire et injuste ?

L'intervention du tribunal, dit M. Brouardel, affaiblirait l'administration. Cette intervention, dans la forme et la mesure que j'indique, ne pourrait, au contraire, que la fortifier. Dans les cas d'inscription volontaire, la police n'aurait à redouter aucune réclamation ; dans les cas d'inscription judiciaire, elle serait couverte par une décision judiciaire qu'elle ne ferait qu'appliquer. Appuyée sur des dispositions légales précises et formelles, s'appuyant dans les cas difficiles sur une décision judiciaire, elle échapperait au reproche de faire de l'arbitraire, elle retrouverait la confiance en elle-même ; elle retrouverait une énergie d'action si nécessaire pour la sauvegarde de la moralité et de la santé publiques.

Il ne faut pas qu'une condamnation publique, que des débats publics compromettent à jamais la femme et lui ferment la voie du retour au bien. La conférence Molé qui réclamait l'intervention du tribunal correctionnel, faisait comparaître la femme dans la chambre du conseil et non en audience publique. Le tribunal de simple police peut également juger à huis clos ou dans le cabinet du juge.

Enfin, l'objection sur laquelle s'appuie surtout M. Brouardel consiste à dire que, si l'agent des mœurs intervenait comme accusateur, il serait bientôt connu des filles, qu'il serait, ce qu'on appelle en style de policier, *un agent brûlé*. Eh bien! je dis qu'un tel argument suffit à juger le système. Comment! voilà une fille que la dénonciation d'un agent des mœurs, agent trop souvent d'une moralité douteuse, fait comparaître devant les employés de la Préfecture chargés de statuer sur son sort; cette fille va être, malgré ses protestations, ses dénégations, sur un simple rapport, condamnée à l'inscription perpétuelle, entraînée d'une manière presque fatale vers la prostitution; elle va perdre tous ses droits pour devenir la chose de la police et elle n'a même pas la ressource de connaître son dénonciateur, d'être confrontée avec lui, de pouvoir le convaincre de mensonge, et cela pour que cet agent ne soit pas brûlé et puisse continuer ses dénonciations anonymes ! C'est là une chose horrible, contre laquelle je me révolte.

Le rôle des inspecteurs des mœurs doit être celui des agents de la sûreté qui, eux aussi, seraient non pas seulement *brûlés*, mais assassinés, si les voleurs les connaissaient. Ces agents recherchent les coupables, recherchent les preuves du délit ou du crime, et fournissent ces preuves à l'instruction et à l'accusation, mais ils ne sont pas et ne peuvent être accusateurs. L'agent des mœurs est aujourd'hui le seul accusateur des faits de provocation, le seul témoin quand on juge l'accusée, dont il devient quelquefois le bourreau, quand elle est condamnée et inscrite. Je dis que cela est immoral.

En résumé, Messieurs, il y a aujourd'hui deux systèmes : l'un, le système actuel, dans lequel l'administration, juge et partie, possède un pouvoir discrétionnaire et sans contrôle ; l'autre, celui que nous défendons, qui confie à la police tout ce qui est dans son rôle : la prévention, la recherche, la constatation des délits de provocation ; qui lui donne le droit et le devoir de surveiller, de punir les filles inscrites ; qui lui donne le droit et le devoir de les faire visiter médicalement, de les séquestrer et de les soigner, si elles sont malades. Mais l'inscription forcée des filles, leur condamnation à la surveillance de la police est prononcée par l'autorité judiciaire.

Le premier système a prouvé son impuissance ; elle s'accroîtra encore de tout le poids de la réprobation publique. Demandons l'intervention du pouvoir judiciaire, demandons une loi, car c'est dans la loi seule que nous trouverons le salut. Quelque légitime que puisse être le but qu'il cherche à atteindre, un pouvoir discrétionnaire, agissant dans l'ombre, agissant sans contrôle, sera toujours suspect. Je respecte la loi, je hais l'arbitraire. Pour protéger la santé publique, je demande une loi ! Pour protéger une femme qui peut être injustement accusée, je demande des juges !

V

LA VACCINATION OBLIGATOIRE[1]

J'aborde cette tribune dans les conditions les plus défavorables. L'Académie a le droit d'être lassée de cette longue discussion sur la dépopulation, et j'ai lieu de croire que la grande majorité de nos collègues appelle de tous ses vœux une loi qui rende la vaccine obligatoire. Il est donc certain qu'en prenant la parole pour combattre la conclusion qui vous a été proposée par M. Brouardel et par M. Hervieux, j'éveille tout d'abord contre moi un sentiment de défiance, que vient encore augmenter cette pensée que c'est un chirurgien qui ose venir faire de l'opposition à des médecins, sur un sujet de médecine.

Les conditions dans lesquelles je me trouve sont bien assez mauvaises pour que je ne les laisse pas s'aggraver encore par un malentendu. Assez souvent, les adversaires de la vaccine obligatoire sont en même temps les adversaires de la vaccine elle-même. Je ne suis pas de ceux-là, bien au contraire ! Je me suis vacciné souvent, j'ai plusieurs fois vacciné et revacciné tous les miens. L'année dernière, après avoir vacciné une de mes génisses, j'ai publiquement vacciné à la mairie de mon village tous les gens que j'ai pu y faire venir. Je recommencerai l'été prochain au chef-lieu de mon canton, parce que j'ai la conviction que la meilleure manière de propager la vaccine, c'est de la mettre facilement, gratuitement, à la portée de tous ; que la meilleure manière de la

<hr>

(1) Discours prononcé à l'Académie de médecine le 13 janvier 1891.

faire acccepter est de prêcher d'exemple et j'ai souvent entraîné
les hésitants, en me vaccinant moi-même le premier.

Je viens proposer et défendre la conclusion suivante, d'où
j'exclus à dessein l'idée de rendre la vaccine obligatoire.

« Les épidémies de variole, rougeole, scarlatine, diphtérie,
n'existent que par la multiplicité des contagions. Il est donc à
désirer que l'isolement effectif des malades atteints de ces affections, aussi bien dans leur domicile particulier que dans les hôpitaux, et la désinfection de tout ce qui peut transmettre la maladie,
soient imposés par la loi.

« En ce qui concerne la variole : les individus de tout âge pouvant être rendus réfractaires à la contagion par la vaccine, il est
à désirer que le service vaccinal soit sérieusement organisé dans
toute la France, que le vaccin animal soit seul employé et qu'il
soit mis facilement et gratuitement à la disposition de tous les
médecins, de manière à permettre d'obtenir ce résultat que tous
les enfants soient vaccinés, que tous les adolescents et adultes
soient revaccinés. »

Si je suis un partisan déclaré de la vaccine, je suis un adversaire ardent d'une loi qui rendrait la vaccination obligatoire. Pour
entraîner les convictions, on a fait le roman de la vaccine obligatoire, il est temps de vous en faire l'histoire. On a beaucoup parlé
de la Prusse, l'on s'est attaché à mettre en relief les heureux
résultats produits par l'obligation légale de se faire vacciner ;
mais on a laissé complètement dans l'ombre l'effet des mesures
rigoureuses prises contre la contagion de la maladie. Si on a
beaucoup parlé de la Prusse, on n'a pas du tout parlé de l'Angleterre ; je vais vous en parler et je vous montrerai par des faits
indéniables la vérité de ce qui peut paraître un paradoxe : c'est
que, dans un pays libéral, une loi rendant la vaccine obligatoire
peut avoir pour effet de diminuer le nombre des vaccinés et de
compromettre l'usage même de la vaccine.

Imposer à tous les citoyens l'obligation légale de se faire vacciner, c'est porter une atteinte grave à la liberté individuelle. Une
pareille loi ne saurait être proposée, même pour ceux qui font bon
marché de cette liberté, que s'il est prouvé que la mortalité par
variole est considérable, qu'on a tenté de s'opposer à ses ravages

par l'isolement rigoureux des varioleux, qu'on a organisé dans tout le pays un service vaccinal irréprochable, qu'on a donné à tous les citoyens les moyens de se faire vacciner facilement et gratuitement, que malgré cela le nombre des vaccinés est minime et qu'on ne se trouve plus en présence que d'un seul obstacle : la résistance ou la négligence des parents à faire vacciner leurs enfants. Sommes-nous dans cette situation en France ? C'est ce qu'il me faut examiner.

Puisque le point de départ de cette campagne en faveur de la vaccination obligatoire est le chiffre élevé de notre mortalité variolique, nous devons tout d'abord nous demander dans quelle proportion les décès par variole entrent dans la mortalité générale de la France. Beaucoup d'entre vous seront, sans doute, étonnés d'apprendre qu'on n'en sait rien, absolument rien, et qu'à l'heure actuelle personne au monde ne peut le savoir. Jamais, il n'a été fait de relevé des décès, par nature de maladie, *pour la France entière*. Ces relevés n'ont été faits régulièrement que depuis 1886, mais seulement pour les villes de plus de 10,000 habitants[1], et encore faut-il en retrancher 34 villes pour lesquelles les documents précis font défaut.

Nous savons que dans 195 villes de France, dont les relevés mortuaires ont pu être considérés comme exacts, il est mort en 1886 : 3,284 varioleux ; qu'il en est mort 2,603 en 1887, et 2,901 en 1888. Nous savons qu'en 1887, alors qu'on a ajouté à cette statistique les villes de 5,000 habitants, la mortalité totale a été de 2,095 ; de sorte, qu'en 1889, la mortalité connue, par variole, en France, a été d'un tiers (806 décès en moins) moins élevée pour 538 villes ayant 5,000 habitants ou plus, qu'elle ne l'avait été l'année précédente (1888) dans 195 villes seulement ayant plus de 10,000 habitants. C'est une forte décroissance de la variole.

La seule chose que nous sachions d'une manière certaine, c'est que, sur une population de 8,573,574 habitants, il est mort en moyenne pendant ces trois années 1886, 1887 et 1888 : 2,929 varioleux, soit 34 p. 100,000 ; mais nous ne savons rien de plus, et nous ignorons combien de varioleux sont morts parmi les

---

(1) Le relevé de 1889 a été fait exceptionnellement pour les villes de 5,000 habitants.

29,645,329 Français habitant les petites villes et les villages. Lors donc que notre collègue M. Brouardel évalue notre mortalité annuelle par variole à 14,000 décès, il faut bien savoir que c'est un chiffre idéal, heureusement fort exagéré. En effet, en calculant le chiffre de la mortalité des 29 millions d'habitants de la campagne, sur le taux de la mortalité moyenne, *connue*, des habitants des grandes villes, on n'arriverait pas même à ce chiffre, et lorsqu'il s'agit de maladies contagieuses, il ne faut pas calculer la mortalité des villages où la contagion s'exerce peu, par suite de l'isolement des habitants et des habitations, sur le taux de la mortalité des villes où s'entasse une population compacte et où les occasions de contagion se multiplient.

Utilisant les documents publiés par le ministère de l'intérieur, j'ai calculé la mortalité par variole, par groupes de villes, pendant les années 1886, 1887 et 1888. Je me borne à ce résumé : 88 villes, ayant plus de 20,000 habitants et réunissant une population de 7,067,446 habitants, ont eu 2,529 décès par variole, ce qui représente une mortalité de 35,7 p. 100,000. Cette mortalité n'a été que de 26,5 p. 100,000 dans le groupe des 107 villes de 10 à 20,000 habitants, réunissant 1,506,130 habitants et n'ayant eu que 400 décès.

Nous semblons réserver notre sollicitude pour la variole et nous paraissons oublier que d'autres maladies, dont il serait facile de diminuer la fréquence puisqu'elles sont contagieuses, causent en France des ravages bien plus considérables. Dans les trois années 1886, 1887 et 1888, il est mort dans ce groupe de 195 villes 9,820 varioleux ; mais 12,705 malades ont succombé à la rougeole, 17,023 à la diphtérie ; ce qui donnerait, si nous adoptions la même base de calcul que celle dont s'est servi M. Brouardel, une mortalité annuelle de 24,000 diphtéritiques ; Paris a perdu en 1889 130 varioleux, il a laissé mourir 1,706 diphtéritiques.

Quoi qu'il en soit, si nous ignorons le taux exact de la mortalité par variole pour toute la France (ce que nous connaissons pour la Prusse depuis 1816, pour l'Angleterre depuis 1838), nous sommes certains qu'on peut diminuer et même faire disparaître cette mortalité par de bonnes mesures. Ces mesures sont de deux ordres ; les unes ont pour but de s'opposer à la dissémination du germe contage de la variole ; les autres, de rendre le plus grand nombre, sinon la totalité des citoyens réfractaires, par la vaccina-

tion et par la revaccination, à la réceptivité du germe variolique.
Qu'existe-t-il en France sous ce rapport?

Sur le premier point, la réponse est facile : en dehors de Paris,
il n'existe rien, absolument rien! Je ne connais pas sur toute
l'étendue du territoire un seul hôpital réservé exclusivement au
traitement des varioleux. Parfois ils sont confondus avec les autres
malades; si quelquefois on les isole, c'est dans une salle, placée
à côté des autres salles ; médecins, infirmiers, élèves circulent
librement du lit d'un varioleux au lit d'un autre malade. Dans la
pratique civile, aucune précaution n'est prise, aucune désinfection
n'est imposée ; c'est, en un mot, l'incurie poussée à ses plus
extrêmes limites.

C'est la contagion qui crée les épidémies et la vaccine peut à
peine les restreindre. Les habitants de Lorient, Cette, Perpignan,
Aurillac, Fougères n'étaient pas moins vaccinés en 1888 qu'ils ne
l'étaient en 1886, et cependant! alors que dans toutes ces villes, il
n'y avait eu aucun décès par variole en 1886, il mourut en 1888 :
à Aurillac, 69 varioleux ; à Fougères, 109 ; à Perpignan, 144 ; à
Lorient, 155 ; à Cette, 269. Lyon, en 1886, n'a que 9 décès varioliques, alors que Marseille en a 2,050.

Paris vous fournit un exemple de ce qu'on peut obtenir par le
seul fait de l'isolement des varioleux reçus à l'hôpital. Le 23 mai
1847, l'administration des hôpitaux concentra dans un hôpital de
164 lits, placé à Aubervilliers, tous les varioleux de nos hôpitaux,
réunis antérieurement dans deux services spéciaux à Saint-Louis
et à Saint-Antoine. Les mesures les meilleures sont prises pour
empêcher la contagion et je félicite chaleureusement l'Assistance
publique de son initiative. Le nombre des varioleux hospitalisés
rend un compte assez fidèle de la fréquence de la variole dans la
population ouvrière à Paris. Les admissions ont suivi une marche
décroissante :

1887.	1496 admissions.	215 décès.
1888.	1079 —	152 —
1889.	706 —	63 —
1890.	363 —	37 —

C'est en quatre ans une diminution des trois quarts des cas et
des cinq sixièmes des décès.

Cet isolement des varioleux, appartenant à la classe ouvrière, a diminué dans des proportions considérables le nombre des décès par variole, non seulement dans la classe ouvrière, mais dans toute la population parisienne.

Pendant la période de 1865 à 1887, en retranchant l'année 1870 qui a présenté une mortalité exceptionnelle, la mortalité moyenne par variole à Paris a été de 39,5 décès par 100,000 habitants, et elle se répartit ainsi :

1865 à 1869	32 p.	100,000
1871 à 1875	34	—
1876 à 1880	37	—
1881 à 1887	55	—

On interdit aux varioleux l'accès de nos hôpitaux urbains, on les concentre à Aubervilliers, et la mortalité par variole à Paris qui avait été, en 1885, de 194 p. 100,000, subit la décroissance suivante :

1887	17,0 p.	100,000
1888	11,4	—
1889	5,7	—
1890 (9 mois)	3,6	—

Ainsi, pour les neuf premiers mois de 1890, la mortalité par variole à Paris n'est que de 3,6 p. 100,000. C'est le chiffre de 1881 et 1882 pour la Prusse entière, après sept ans de mise en pratique de la vaccination obligatoire. Puisse ce résultat si heureux, si démonstratif, montrer à tous la nécessité des mesures d'isolement !

Puisqu'on veut rendre la vaccine obligatoire par une loi, c'est vraisemblablement parce que l'on a constaté qu'un grand nombre d'enfants ne sont pas vaccinés. Nous sommes donc amenés à rechercher dans quelles proportions la vaccine est pratiquée en France. Ici encore, je puis dire, comme pour la mortalité par variole, nous n'en savons rien, absolument rien ! Je ne connais qu'un seul document à cet égard, c'est un tableau annexé au rapport de M. Proust et qui paraît émaner de l'Académie. Si ce tableau représentait l'état réel des choses, il en résulterait qu'il serait parfaitement inutile de réclamer aucune modification à notre organisation vaccinale, puisqu'il n'y aurait aucun pays au monde où l'on vaccinerait autant d'enfants qu'en France. Malheureusement, lorsque M. Russel Wallace produisit, il y a peu de temps, ce tableau devant la Commission royale anglaise de vaccination, commission dont je parlerai tout à l'heure, on lui prouva de suite qu'il était « faux ou incroyable ». — Je vous laisse libre de traduire à votre guise le mot « *untrustworthy* », je me contente de le qualifier d'extraordinaire et je regrette que de pareils documents puissent émaner de l'Académie.

Personne au monde ne peut savoir combien de varioleux sont morts en France de 1875 à 1885, et cependant le tableau nous donne, à une unité près, le chiffre exact des décès varioliques pendant cette période. Il fait mieux encore, il nous donne le chiffre exact des varioleux et, pour que notre stupéfaction soit bien complète, nous y trouvons, toujours à une unité près, le chiffre de ceux qui ont été défigurés ou rendus infirmes.

Ce merveilleux tableau nous donne, toujours à une unité près, le chiffre exact des vaccinations et des revaccinations pour toute la France, le chiffre annuel des naissances et le rapport des vaccinations aux naissances pendant une période de onze années consécutives. Nous voyons qu'en 1880 et 1883 le rapport des vaccinations au chiffre brut des naissances a été de 89 p. 100 ; de telle sorte qu'en 1880, sur 739,436 enfants nés dans l'année, on en aurait vacciné 658,987. Le rédacteur du tableau a oublié que beaucoup d'enfants meurent dès les premières semaines, que 13 p. 100 sont morts avant l'âge de quatre mois, 21 p. 100 avant la fin de l'année, de sorte qu'en 1880 on aurait vacciné 15,677 enfants de plus qu'il n'en existait à quatre mois ; 84,832 de plus qu'il n'en survivait à la fin de la première année.

Une lettre d'un de mes correspondants dans l'enquête dont je parlerai tout à l'heure nous donne l'explication de ce singulier phénomène. « Si vous devez, m'écrit-il, utiliser les statistiques sur la vaccination, recueillies dans les préfectures, je me permettrai de vous faire remarquer qu'elles n'ont aucune valeur et qu'elles sont absolument fantaisistes. Comme j'exposais, dans une réunion de confrères, l'embarras où je me trouvais de répondre à la circulaire préfectorale me demandant la statistique de mes vaccinations, on me dit que j'étais d'une naïveté remarquable et qu'il n'y avait qu'à remplir le bulletin avec le premier chiffre venu. C'est ce que j'ai toujours fait depuis. » On aime mieux mettre un gros chiffre qu'un petit, parce qu'un gros chiffre témoigne de plus de zèle et le rédacteur du tableau académique, croyant que les autres avaient la même bonne foi que lui, a eu le tort de croire à la sincérité des statistiques préfectorales.

Disons franchement la vérité; nous ne connaissons pas plus, en France, le chiffre des vaccinés que celui des varioleux, pas plus que le chiffre des décès par variole. Mais je crois que nous pouvons affirmer, d'après ce que nous voyons autour de nous, que, dans les campagnes surtout, un grand nombre d'enfants n'ont pas été vaccinés et qu'il faut par conséquent nous efforcer de faciliter par tous les moyens la vaccination.

La proportion plus ou moins grande des enfants non vaccinés peut tenir à trois causes principales : la résistance des parents à la vaccination, leur indifférence, la difficulté de pouvoir faire vacciner les enfants. En France, il y a peu de résistance à la vaccination, les résistances sont individuelles et elles ne deviendraient nombreuses et collectives que si la vaccination forcée attirait vivement l'attention sur le nombre et sur les motifs de ces résistances. On peut dire qu'à de rares exceptions près, la vaccination est entrée dans les mœurs françaises; il y a abstention, mais non opposition. La véritable cause est donc, ou bien la négligence des parents ou la difficulté pour eux de faire vacciner leurs enfants.

Il est possible, probable même, que la négligence des parents entre pour une part dans la non-vaccination de leurs enfants, mais ce que je puis affirmer, c'est que pour le plus grand nombre d'entre eux il y a impossibilité matérielle de faire vacciner leurs enfants. Je passe en Sologne quelques mois de l'année, et je sais par expérience que la vaccination des enfants y est impossible; c'est pour cela que je me suis décidé à la pratiquer moi-même. On ne peut demander à une paysanne de faire des démarches pour savoir dans quel mois, à quel jour et à quelle heure elle devra mener son enfant au chef-lieu de l'arrondissement pour le faire vacciner. On ne peut lui demander, si elle est pauvre, de faire à pied 70 ou 80 kilomètres pour trouver à Orléans un médecin qui pratique officiellement et gratuitement la vaccination.

Le paysan qui n'est pas indigent, n'aime pas à dépenser son argent si durement gagné; il n'appelle le médecin qu'en cas de nécessité absolue et il ne l'appellera presque jamais pour faire vacciner son enfant, surtout s'il est obligé de payer à la fois la visite du médecin et le prix du vaccin employé.

J'ai voulu savoir s'il en était de même dans toute la France; pour cela, j'ai écrit à 85 médecins, pratiquant dans un chef-lieu de canton de 85 départements et j'ai reçu 61 réponses aux quatre questions suivantes :

1° Avez-vous facilement du vaccin?

2° Quand vous n'en avez pas, comment faites-vous pour vous en procurer?

3° Êtes-vous réduit à vous servir de vaccin humain, ou pouvez-vous avoir du vaccin de génisse?

4° Où vous procurez-vous le vaccin de génisse ?

Voici, très sommairement, le résultat de cette enquête que je suis obligé de résumer.

Trois [1] de mes correspondants ne se servent que de vaccin humain.

Quatre [2] se servent indifféremment de vaccin humain ou de vaccin de génisse.

Dix-sept [3] vaccinent d'abord avec du vaccin de génisse et se servent d'un ou de plusieurs vaccinifères, pour vacciner ensuite de bras à bras.

Plusieurs d'entre eux me signalent la répulsion des populations pour ce mode de vaccination.

Vingt-neuf [4] ont absolument renoncé au vaccin humain et ne se servent que du vaccin de génisse.

La plupart de mes correspondants se procurent facilement du vaccin, il est vrai que presque tous formulent leur réponse de cette façon : « J'ai facilement du vaccin, mais en l'achetant à mes frais. »

Cela pourrait vous étonner. Nous avons à l'Académie un service vaccinal gratuit, objet de toute la sollicitude de notre secrétaire

(1) Aisne, Gers, Haute-Vienne.

(2) Lot-et-Garonne, Meuse, Haute-Marne, Seine-Inférieure.

(3) Basses-Alpes, Aube, Charente, Charente-Inférieure, Côtes-du-Nord, Creuse, Dordogne, Eure, Finistère, Manche, Mayenne, Orne, Pas-de-Calais, Deux-Sèvres, Tarn-et-Garonne, Somme, Yonne.

(4) Ain, Hautes-Alpes, Ardennes, Ariège, Calvados, Cher, Côte-d'Or, Doubs, Drôme, Jura, Landes, Loire, Loire-Inférieure, Loiret, Maine-et-Loire, Marne, Meurthe, Nièvre, Oise, Haut-Rhin, Sarthe, Haute-Saône, Savoie, Haute-Savoie, Seine-et-Oise, Var, Vaucluse, Vendée, Yonne.

perpétuel, dirigé avec un dévouement absolu par notre collègue, M. Hervieux, comme il l'avait été par Blot et par Depaul. Ce service, pour la période de 1871 à 1887, a délivré en moyenne chaqne année, 10,744 plaques de vaccin, 1,606 tubes, et il a chargé de vaccine 5,689 lancettes. Tout cela, grâce au zèle et à l'activité des agents placés sous la direction de nos collègues, a pu être réalisé avec la somme de 14,000 francs mise annuellement à la disposition de l'Académie. Je me borne à la rapprocher des 100,600 francs que le Parlement anglais met annuellement à la disposition de la *National Vaccine Institution* et de l'*Animal Vaccine Institute*, et des 98,000 francs qu'il consacre à récompenser les médecins vaccinateurs qui ont montré le plus de zèle.

Si l'Académie peut suffire aux demandes qui lui sont faites, c'est parce que ces demandes sont restreintes. En effet, sur les soixante et un médecins qui m'ont répondu, je n'en trouve que six (Aisne, Eure, Gers, Meuse, Nord, Haute-Vienne), qui s'adressent quelquefois à l'Académie, et sur les six, il y en quatre qui prennent ordinairement leur vaccin à d'autres sources. Je crois pouvoir donner les principales raisons de cette abstention relative.

La première, c'est qu'en s'adressant aux agences particulières, le médecin est toujours sûr de recevoir de suite le vaccin qu'il demande, et qu'il arrive quelquefois que les demandes faites à l'Académie sont supérieures aux ressources du moment. Ces demandes sont parfois, du reste, inconsidérées. Un préfet demande d'un seul coup à l'Académie cent tubes de vaccin; Marseille et Grenoble ont demandé à l'Institut vaccinal de Lyon, par dépêche télégraphique, une fourniture *quotidienne* de vaccin pour mille vaccinations.

La seconde raison, beaucoup plus importante, est celle-ci : jusque dans ces derniers temps, l'Académie ne fournissait guère que du vaccin humain. La plupart des médecins, avec grande raison, ne veulent plus se servir que de vaccin de génisse, et ils ignorent que depuis plus d'un an, sous l'heureuse influence de M. Hervieux, l'Académie ne délivre plus que du vaccin de génisse. Il est utile que tous nos confrères en soient avertis.

Bien que le vaccin soit fourni gratuitement aux médecins par la préfecture de leur département, sept [1] seulement de mes corres-

____

(1) Hautes-Alpes, Aude, Lot-et-Garonne, Meuse, Savoie, Vienne et Vosges.

pondants s'adressent à cette source ; mais, parmi eux, trois[1] prennent le plus ordinairement leur vaccin à une agence parisienne ; un quatrième (Hautes-Alpes) le fait venir de Genève.

Ici les plaintes sont nombreuses. En voici quelques-unes :

La préfecture me fournissait deux ou trois plaques, et il m'était impossible d'utiliser ce vaccin qui est en grande défaveur dans la population.

On nous adresse de la préfecture un tube de vaccin pris sur un enfant quelconque, je préfère me procurer à mes frais du vaccin de génisse.

Les sages-femmes se procurent très difficilement du vaccin, elles s'adressaient à la préfecture, et le vaccin leur était envoyé parcimonieusement et de longs mois après leur demande. Aujourd'hui, je leur procure, à mes frais, du vaccin de génisse que m'envoie le concours médical.

Je m'adressais à la préfecture, mais je n'avais pas de bons résultats ; j'achète aujourd'hui du vaccin de génisse.

Je m'adresse à la préfecture, mais nous sommes en général très mal servis comme qualité.

Je ne veux pas pousser plus loin cette énumération, elle suffit à prouver que la vaccination officielle départementale laisse fort à désirer.

Je crois également inutile d'énumérer les sources où ces médecins puisent le vaccin qui leur est nécessaire. Je me borne à dire que sur soixante et un médecins dont j'ai reçu une réponse, huit seulement ont leur vaccin gratuitement, cinquante-trois l'achètent, et bien que tous habitent la province, dix seulement achètent leur vaccin en province, quelquefois dans des départements éloignés de leur résidence ; trente-sept l'achètent à Paris ; six le font venir de l'étranger : un de Bruxelles (Jura), cinq de Lancy, près Genève (Hautes-Alpes, Haute-Savoie, Haut-Rhin, Orne, Maine-et-Loire).

Obliger la grande majorité des médecins à acheter leur vaccin, faire que la vaccination ne soit presque jamais pour l'habitant de la campagne, ni gratuite, ni facile, c'est apporter un obstacle insurmontable à la propagation et à la généralisation de la vaccine. Tant que le paysan ne trouvera pas, comme le paysan allemand, une fois par an, à un jour annoncé d'avance, et à une

---

(1) Aude, Vienne, Savoie.

distance qui ne doit pas excéder 5 kilomètres, un médecin qui vaccine gratuitement tous ceux qui se présentent, on n'aura pas le droit de dire que la non-vaccination tient à la négligence des parents, et par conséquent on n'aura pas le droit de réclamer une loi sur la vaccination obligatoire, puisque cette loi ne peut avoir qu'un seul but et un seul effet : combattre la négligence et l'indifférence. Ce qu'il faut donc tout d'abord, c'est organiser en France un service vaccinal qui n'existe pas.

Rendre la vaccine obligatoire, alors que les parents sont dans l'impossibilité matérielle de faire vacciner leurs enfants, serait une flagrante injustice. Quant à s'imaginer qu'il suffit de faire voter la loi pour que le service vaccinal s'organise tout seul, c'est une de ces illusions que je ne saurais discuter.

Supposons pour un instant que ce service vaccinal existe, qu'il ne laisse rien à désirer, et qu'on ne rencontre pour obstacle que la négligence des parents, y aurait-il lieu de rendre la vaccine obligatoire? Avant de nous prononcer, voyons quel a été l'effet de cette mesure dans les deux principaux pays où elle a été appliquée : la Prusse et l'Angleterre.

Lorsque l'on parle de l'Allemagne, on semble oublier et peut-être ignorer que la vaccination est également obligatoire en Bavière depuis 1807, dans le Schleswig-Holstein depuis 1811, dans le duché de Nassau depuis 1810, en Hanovre depuis 1821, dans la Hesse depuis 1828.

Lorsqu'on parle de la Prusse, on ne cite que la loi de 1874, et l'on paraît oublier ou ignorer que l'ordonnance du 8 août 1835 prescrivait contre l'extension de la variole les mesures les plus rigoureuses, que la vaccination et même la revaccination étaient, dès cette époque, légalement obligatoires dans quelques circonstances. Cette ordonnance avait pour but de restreindre, par des mesures sanitaires, l'extension des maladies contagieuses suivantes : choléra, fièvre typhoïde, dysenterie, variole, rougeole, scarlatine, ophtalmie granuleuse, phtisie, syphilis, gale, plique, teigne, rage, morve et farcin. Je ne m'occuperai que de la variole.

En ce qui la concerne, l'article 50 s'exprimait ainsi :

Le meilleur préservatif de la variole est la vaccine. Il est recommandé à tous les citoyens de se faire vacciner et de faire vacciner leurs enfants, leurs pupilles, leurs domestiques et ouvriers. Les fonctionnaires et, en particulier, les conseillers provinciaux, les médecins de cercle (kreisphysicus) et tous ceux qui sont chargés de la police sanitaire, doivent saisir toutes les occasions de représenter la vaccine comme un moyen qui n'offre aucun inconvénient et qui met à l'abri de la variole.

Art. 51. — La vaccination est placée sous la surveillance et le contrôle des autorités administratives ; elle ne peut être faite dans la pratique civile que par des médecins diplômés. Chaque médecin doit remettre, tous les quatre mois, à l'autorité, la liste nominative des personnes vaccinées par lui.

Jusqu'ici, il n'y a qu'invitation à la vaccine, les articles suivants la rendent en fait et même légalement obligatoire.

Art. 54. — Si des enfants qui, sans raison valable, n'ont pas été vaccinés avant l'âge de un an, sont atteints de la petite vérole, les parents et les tuteurs peuvent encourir des peines de police pour le retard mis à la vaccination et pour le danger de contagion qu'ils font courir.

Art. 55. — Si la maladie éclate dans une maison, on doit s'assurer de suite que tous ceux qui l'habitent ont été vaccinés et on les engagera à recourir aussitôt à la vaccination. Si la maladie se propage, on préviendra aussitôt les habitants du danger qu'ils courent, et on les invitera à se faire vacciner sans retard. La police sanitaire prendra de suite les mesures appropriées et, en cas de nécessité, elle doit recourir à la vaccination forcée (*und erforderlichen Falles, Zwangs-Impfüngen bewirkt werden müssen*).

Dans ces mêmes circonstances, on vaccinera également même ceux qui ont été déjà vaccinés avec succès, mais à une époque éloignée (art. 56).

Aucun élève ne sera admis dans un établissement public d'instruction sans avoir prouvé qu'il a été vacciné ou revacciné dans le cours des deux années précédentes (art. 56).

L'ordonnance de 1885 ne se bornait pas, heureusement, à conseiller la vaccine, et même, dans quelques cas, à l'imposer par la force et à rendre la vaccination obligatoire pour les élèves des écoles, elle prenait les mesures les plus rigoureuses, les plus sages et les plus efficaces contre la dissémination du contage variolique. Je crois utile de vous les rappeler, car elles peuvent nous servir de modèle et, lorsqu'on veut juger des effets d'une loi, il ne faut pas en laisser de côté les dispositions principales.

Les chefs de famille, les propriétaires, les aubergistes et toutes les personnes pratiquant la médecine sont tenus de déclarer à la police les cas de maladie contagieuse (variole) survenus dans leur famille, leur maison ou leur clientèle (art. 9). L'absence de déclaration est punie d'une amende de 2 à 5 thalers (7 fr. 50 à 18 fr. 75) ou de trois à huit jours de prison (art. 44).

Le chef de la police doit aussitôt faire constater le cas par un médecin, et si l'avis de celui-ci confirme la déclaration, il doit en donner avis aux autorités sous ses ordres et à l'autorité militaire. Si les cas sont nombreux, avis doit être donné au gouvernement central de la province (art. 10).

Les personnes atteintes de maladies infectieuses doivent être, autant que possible, traitées dans des établissements spéciaux; toutefois ce transfert ne doit pas être effectué si la famille s'y oppose formellement. Les services hospitaliers destinés à la variole doivent être complètement isolés; aucune communication ne doit exister avec le voisinage (art. 16).

Si le nombre des varioleux est considérable, on disposera une maison spéciale pour y recevoir et isoler les malades ne pouvant être soignés chez eux (art. 46).

Si le malade est soigné dans sa propre demeure, le médecin qui le traite doit veiller à l'exécution des prescriptions sanitaires; il reste, pendant tout le traitement, soumis sous ce rapport au contrôle de la police sanitaire (art. 17).

L'isolement ne doit pas s'étendre sans exception à toute la maison, ou même à tout l'appartement; il peut le plus souvent être limité à une partie de ce dernier, s'il est distribué de telle sorte que le logement du malade puisse être complètement séparé et qu'il ait une entrée particulière. Le malade, les personnes qui le soignent ou le veillent, ainsi que les parents qui ne veulent pas se séparer de lui, seront isolés de toutes les personnes de la maison. Toute communication directe avec le dehors sera rigoureusement prévenue (art. 18).

C'est la séquestration à domicile pour le malade et pour tous les siens.

Lorsque cet isolement ne pourra être effectué de la manière prescrite ci-dessus, l'existence du malade dans la maison doit être dénoncée par un tableau noir sur lequel le nom de la maladie sera inscrit de manière à frapper les regards. Cette plaque ne peut être enlevée que sur l'ordre de la police et après avis de médecin (art. 18). Toute violation de cette partie du règlement est punie d'une amende de 2 à 10 thalers ou de trois à quatre jours de prison.

Après le départ du malade pour un hôpital, ou s'il a été soigné chez lui, après sa mort ou sa guérison, tout l'appartement, le mobilier, le linge et les effets d'habillements doivent être désinfectés. La désinfection s'étend au malade et à toutes les personnes qui se sont trouvées en rapport avec lui. Toute violation de cet article est punie d'une amende de 2 à 10 thalers ou de trois à quatorze jours de prison.

Les varioleux sont enterrés avec les effets qu'ils portaient au moment de leur mort. Le cercueil, dont toutes les jointures devront être bouchées avec de la poix, ne peut être exposé et doit être porté au cimetière le plus tôt possible, et sans cérémonie funèbre. La désinfection est obligatoire pour ceux qui ont été en rapport avec le cadavre ou qui l'ont porté au cimetière (art. 48).

L'article 49 spécifie que ce règlement s'applique à la varioloïde aussi bien qu'à la variole.

Les mesures rigoureuses prescrites par l'ordonnance de 1835, jointes aux facilités très grandes apportées à la vaccination, ne pouvaient manquer de diminuer dans une proportion considérable la mortalité par la variole. Il était mort en 1833 : 7,996 varioleux et 6,625 en 1834. L'ordonnance de 1835 paraît, elle laisse la vaccine facultative, sauf dans quelques cas exceptionnels, mais elle s'oppose à la dissémination du contage, et la mortalité descend en 1836 : à 2,618 ; en 1837 : à 2,195. La mortalité qui avait été de 54 pour 100,000 habitants, tombe immédiatement à 19 en 1836, à 16 en 1837, à 14 en 1839. Ainsi, le résultat immédiat des mesures édictées par l'ordonnance de 1835, contre la dissémination du germe contage, a été de faire diminuer des deux tiers, de presque des trois quarts, la mortalité par la variole. Sa moyenne pour les années 1833 et 1834 est de 54 pour 100,000 habitants; elle tombe en 1847 et en 1855 à 9, en 1856 à 7 décès pour 100,000 habitants. N'oublions pas que la mortalité par variole était à Paris, de 1881 à 1887, de 55 pour 100,000.

Les guerres de 1864 et 1866 éclatent; l'armée et la nation prussiennes ne sont ni plus ni moins vaccinées qu'à la veille de l'ouverture des hostilités; la guerre de 1864 se fait dans un pays où la vaccine est obligatoire depuis 1811 et, depuis 1834, tous les soldats prussiens sont soumis à la revaccination; mais les mesures d'isolement, en raison de la guerre, ne sont plus possibles à l'égard des varioleux, la mortalité monte : en 1864 (guerre de Schleswig), à 46 p. 100,000; en 1866 (guerre austro-allemande), à 62 p. 100,000, et dans cette année 1866 le chiffre des décès par variole s'élève à 11,937.

Peu à peu les choses reviennent à un état plus normal, la mortalité pour 1870 n'est que de 17 p. 100,000; mais en juillet, l'Allemagne entière se met sous les armes et envahit la France, elle y trouve et contracte la variole. Malades et blessés évacués sur la mère patrie sont recueillis et soignés chez les habitants, dans les ambulances privées; aucune mesure d'isolement, de séquestration n'est possible et, de plus, 400,000 prisonniers de guerre disséminent dans toute l'Allemagne le contage variolique.

Des deux mesures prophylactiques contre la variole, la vaccine seule subsiste; mais la seconde, l'isolement des varioleux, ne peut être employée. Qu'arrive-t-il? Il était mort en Prusse, en 1870, 4,200 varioleux; il en meurt 59,839 en 1871 et 77,000 en 1872. L'impossibilité d'isoler les varioleux avait, dans deux années, entraîné la mort de 136,000 personnes, rien que dans le royaume de Prusse !

Au milieu de ce désastre, deux faits très remarquables avaient été observés, en ce qui concerne la Prusse. Je veux les mettre en relief. La mortalité de la population civile avait été de 233 p. 100,000 en 1871; la mortalité dans l'armée, quoique élevée, avait été relativement légère (31 p. 100,000). C'est que cette armée, dont tous les soldats avaient été revaccinés à l'époque de leur incorporation, était encore, dans une large mesure, réfractaire à l'action du germe contage variolique, tandis que la population civile, vaccinée et revaccinée seulement dans l'enfance, avait perdu une bonne partie de sa résistance à sa réceptivité morbide.

En 1871, le royaume de Prusse se composait de deux parties : les anciennes provinces régies par l'ordonnance de 1835 et les provinces annexées depuis 1866 : Hanovre, Hesse, Nassau, Schleswig-Holstein, dans lesquelles la vaccine était depuis longtemps obligatoire. Lors de l'épidémie de 1871-72, la mortalité fut très différente dans ces deux parties du royaume. La mortalité par variole fut, en 1871, de 270 pour 100.000 habitants dans les anciennes provinces et seulement de 104 dans les provinces annexées. La différence fut encore plus grande en 1872. Dans les anciennes provinces où la vaccination était facultative, la mortalité pour 100,000 habitants fut de 316 ; elle ne fut que de 57 pour les provinces annexées dans lesquelles la vaccination était depuis longtemps obligatoire.

Ces deux faits nous montrent, d'une manière incontestable, que si la vaccination et la revaccination sont utiles, elles sont incapables, même étant obligatoires et générales, de protéger tous les vaccinés et d'empêcher une forte mortalité par variole. La proportion de 31 décès p. 100,000 dans l'armée prussienne, obligatoirement revaccinée, est à trois unités près la mortalité moyenne de nos grandes villes, où la vaccine n'est pas obligatoire. La mortalité des provinces annexées, 116 p. 100,000, est trois fois plus élevée que notre mortalité moyenne, plus de 20 fois plus élevée que notre mortalité par variole à Paris en 1889.

MORTALITÉ PAR VARIOLE POUR 100,000 HABITANTS

ANCIENNES PROVINCES

Vaccine facultative.

	1871	1872	1873	1874
Prusse	224	503	80	18
Brandebourg	240	282	24	5
Poméranie	237	249	15	3
Posen	455	682	28	24
Silésie	214	321	53	21
Saxe	277	176	28	3
Westphalie	255	209	14	2
Rhin et Hohenzollern	264	106	5	9
Moyenne	270	316	30	8

NOUVELLES PROVINCES

Vaccine obligatoire depuis

1811 Schleswig-Holstein	180	46	1	7
1821 Hanovre.	77	81	13	3
1828 Hesse	93	45	9	4
1820 Nassau.				
Moyenne.	116	57	7	4

Il faut aussi tenir compte de cette circonstance que les provinces annexées ont été moins exposées à la contagion. Pour des raisons faciles à comprendre, elles ont reçu peu de prisonniers français, qui ont été accumulées dans les provinces voisines de la Russie : la vieille Prusse et le duché de Posen. C'est aussi dans ces deux provinces que la mortalité a été la plus considérable.

Ce qui s'était passé en 1871 et en 1872 ne pouvait manquer d'attirer l'attention. Lorsque la fondation de l'Empire allemand rendit nécessaire la promulgation de lois applicables à l'Allemagne tout entière, la loi du 8 avril 1874 rendit la vaccination obligatoire pour les enfants et la revaccination obligatoire pour un grand nombre.

Cette loi de 1874, qu'on nous représente comme révolutionnant la législation sanitaire au sujet de la variole et de la vaccine, ne fait qu'appliquer à la Prusse et à quelques petits Etats la vaccine obligatoire en Bavière depuis 1807 ; au Wurtemberg, au Hanovre à Nassau et à la Hesse, depuis cinquante ans. Sur les autres points, elle diffère peu de l'ordonnance de 1835. Au lieu de rendre responsables, en cas de variole, les parents dont les enfants n'ont pas été vaccinés dans leur première année, elle impose la vaccination avant la fin de la seconde année.

Les élèves des écoles publiques ou privées (à l'exception des écoles du soir et des écoles du dimanche) doivent être revaccinés avant l'expiration de leur douzième année. La loi de 1874 augmente les pénalités édictées par l'ordonnance de 1835. Les parents qui ne font pas vacciner leur enfant sont passibles d'une amende de 20 marks (25 francs). S'ils n'obéissent pas à la sommation qui leur est faite, l'amende est portée à 50 marks

(62 fr. 50) et ils peuvent être punis de douze heures à trois jours de prison.

Toute personne pratiquant la vaccination sans en avoir le droit sera punie d'une amende de 150 marks au maximum ou de douze heures à quatorze jours de prison (art. 16).

Celui qui pratique avec négligence (*farhlæssig handelt*) la vaccination est passible d'une amende de 500 marks au maximum ou d'un emprisonnement ne pouvant excéder trois mois, sans exclusion de peines plus graves prévues par le Code pénal.

La nouvelle loi avait aussi pour but d'organiser le service de la vaccine. L'Allemagne devait être divisée en districts de vaccination, et chaque district devait avoir son médecin vaccinateur. Les vaccinations devaient être effectuées chaque année, du 1er mai à la fin de septembre, en des localités et à des dates annoncées d'avance.

Le médecin vaccinateur doit régler son itinéraire et la répartition des lieux où il opère de manière à ce qu'aucun point du territoire soit à plus de 5 kilomètres d'une station vaccinale (art. 7). Le médecin vaccinateur doit fournir gratuitement du vaccin à tous les médecins (art. 9). Depuis le 18 juin 1885, le vaccin animal a remplacé le vaccin humain. Les établissements officiels pour la production du vaccin de génisse sont au nombre de vingt, répartis dans les villes suivantes : Berlin, Halle, Cassel, Munich, Dresde, Leipzig, Frankenberg, Bautzen, Stuttgard, Canstatt, Karlsruhe, Darmstadt, Schwerin, Weimar, Bernburg, Lubeck, Brême, Hambourg, Strasbourg et Metz.

Tel est l'ensemble des moyens mis en usage depuis le 1er avril 1875, en Prusse et en Allemagne, pour s'opposer aux ravages de la variole. Les résultats sont assez beaux pour qu'on ne les exagère pas, et il ne faut pas non plus les attribuer à ce seul fait que la vaccine est devenue obligatoire. Il ne faut pas oublier que l'ordonnance de 1835 avait abaissé déjà dans de fortes proportions la mortalité variolique; la moyenne de notre mortalité connue en 1886, 1887, 1888, était de 34 décès pour 100,000 habitants, la mortalité moyenne en Prusse, en 1868, 1869 et 1870, à la veille de la loi sur la vaccine obligatoire, n'avait été que de 18 p. 100,000.

Ce n'est pas tout. L'amélioration si considérable qui s'est produite depuis 1874 n'est pas seulement imputable à la généralisation de la vaccine.

	NOMBRE DES DÉCÈS	MORTALITÉ POUR 100,000 HABITANTS
1874.	2417	10
1875.	926	3.6
1876.	810	3.15
1877.	88	0.35
1878.	188	0.70
1879.	339	1.23
1880.	710	2.60
1881.	990	3.65
1882.	1007	3.65
1883.	547	1.95
1884.	413	1.45
1885.	395	1.40
1886.	143	0.50

Le temps écoulé depuis le vote de la loi peut se diviser en deux périodes, dont la seconde commence à la fin de l'année 1882. En 1874, le nombre des décès par variole est en Prusse, de 2,417. La loi sur la vaccine obligatoire est mise en activité au mois d'avril 1875, le nombre des décès descend à 926, puis à 810, et, en 1877, à 88 seulement.

Mais à partir de 1878, la mortalité augmente chaque année et, en 1882, elle remonte au chiffre de 1,007. La vaccine obligatoire ne paraissant pas pouvoir réaliser à elle seule les espérances conçues, on augmente encore les précautions contre la dissémination du germe variolique, et le 13 novembre 1883 est publiée l'ordonnance suivante, aggravant encore les prescriptions en vigueur depuis 1835 :

« La police locale doit étendre l'isolement des varioleux, non seulement à l'appartement, mais à la maison tout entière dans laquelle se trouve le malade. Cet isolement doit être maintenu après le transfert du malade à l'hôpital et jusqu'après l'accomplissement des manœuvres de désinfection. Toute violation volontaire de ce règlement sera punie de la prison. »

Depuis la mise en activité de cette ordonnance, la mortalité déjà atténuée par la vaccine a repris sa marche décroissante. En 1886, le nombre de décès pour la Prusse entière n'a été que de 143 ; n'oublions pas que, dans cette même année, et rien que pour les villes ayant plus de 10,000 habitants, notre mortalité s'élevait au chiffre de 3,350 décès.

En présence des remarquables résultats obtenus par la Prusse, je comprends qu'on se laisse entraîner à demander pour la France la vaccine obligatoire. N'oublions pas cependant que si la vaccination obligatoire a une part importante dans le progrès réalisé, la revaccination pratiquée dans l'armée depuis 1834, dans les écoles depuis 1835, et surtout les mesures si rigoureuses d'isolement prescrites depuis 1835, rendues plus rigoureuses encore depuis 1884, ont puissamment contribué au progrès réalisé.

L'exemple de l'Angleterre va montrer aux plus incrédules qu'une loi sur la vaccine obligatoire peut rester impuissante à diminuer le chiffre des varioleux, et il montrera en même temps que si la vaccine a une valeur prophylactique incontestable, ses effets ne sauraient être comparés aux résultats inouïs que peut amener l'isolement réel, effectif, sérieux, des malades atteints de variole.

Le rapport de M. Proust, rapport fait l'année dernière au Comité consultatif d'hygiène et publié par le ministre de l'intérieur, représente l'Angleterre comme ayant seulement depuis 1867 la vaccine obligatoire. C'est une erreur qu'il importe de rectifier.

Jusqu'en 1840, l'intervention du Parlement s'était bornée à donner à l'Institution nationale de vaccine (*National Vaccine Institution*) un subside normal de 2,000 livres (50,000 francs). De 1837 à 1840, il y avait eu en Angleterre[1] 36,000 décès par variole, soit une moyenne annuelle de 9,000 décès, dont les trois quarts portaient sur des enfants âgés de moins de cinq ans et presque tous non vaccinés. En 1840, afin de donner à tous les citoyens la facilité de se faire vacciner, le Parlement déclara que tous les citoyens pourraient réclamer la vaccination gratuite auprès des autorités locales de toutes les communes d'Angleterre et du pays de Galles, sans que pour cela le réclamant pût être regardé comme indigent, recevant des secours. En 1842 et 1843, de nouvelles facilités pour la vaccination furent données par la loi ayant pour titre « *loi pour étendre la pratique de la vaccination* ». Je ne crois pas utile d'en donner les dispositions.

Malgré les facilités données, la vaccination était fort peu pra-

____

(1) Dans tout ce qui va suivre, le mot Angleterre ne s'applique pas au Royaume-Uni, comprenant l'Angleterre, l'Écosse et l'Irlande, mais à l'Angleterre proprement dite et au Pays de Galles seulement.

tiquée, car, de 1842 à 1852, sur une moyenne annuelle de 568,811 naissances, les vaccinateurs officiels n'avaient vacciné que 180,960 enfants âgés de moins d'un an, ce n'était que 31 p. 100 du chiffre total. En même temps, la mortalité par variole était considérable. Il y avait eu, en 1847, 4,237 décès en Angleterre, et dans Londres seulement, de 1848 à 1852, il y avait eu un total de 4,858 décès. On crut alors nécessaire de remplacer la vaccine facultative (*Optional System*) par la vaccine obligatoire (*Compulsory Vaccination*).

C'est ce que fit la loi de 1853, intitulée : « Loi pour étendre et rendre obligatoire la pratique de la vaccination. » (*Act to extend and make compulsory the Practice of Vaccination.*) Elle obligeait les parents et tuteurs à faire vacciner les enfants avant l'âge de quatre mois révolus et attachait une pénalité à la non-exécution de cette prescription. Une notice imprimée rappelant les dispositions de la loi devait être délivrée au moment de la déclaration de naissance. Sous l'influence de la loi nouvelle et de la surprise, on vit augmenter de suite le chiffre des vaccinations. En 1854, sur 623,699 naissances, il y eut 408,824 vaccinations d'enfants de moins d'un an, soit 65 p. 100. Mais, dès l'année suivante, la résistance à la loi se fait déjà sentir et le chiffre des vaccinations s'abaisse ; pour 623,181 naissances, il n'y a plus que 354,979 vaccinations d'enfants de moins d'un an. Ce n'est que 58 p. 100 du chiffre total des naissances.

La loi de 1853 paraissant insuffisante, le Parlement, en 1855, remplaça toutes les lois antérieures par une loi nouvelle, qui devait recevoir son exécution au 1ᵉʳ janvier 1856. Cette loi rendait la vaccine obligatoire non seulement pour les enfants, mais encore pour les adultes ; elle était donc plus étendue encore que ne le fut plus tard la loi allemande de 1874. Je crois nécessaire d'en rappeler brièvement les principales dispositions.

La vaccination en Angleterre et dans le pays de Galles est placée sous le contrôle du Conseil général de la santé publique et sous la direction du superintendant médical des vaccinations publiques.

A chaque sous-district ayant un bureau d'enregistrement des naissances, mariages et décès, sera attaché un médecin vaccinateur, et *il* sera établi un bureau de vaccination où chacun pourra venir se faire vacciner gratuitement à des jours et à des heures indiqués d'avance (art. 7).

Toute personne *adulte* habitant l'Angleterre et le pays de Galles n'ayant pas été vaccinée ou n'ayant pas eu la petite vérole est tenue, sous peine d'une amende ne pouvant excéder 20 shellings, de se faire vacciner dans les trois mois et de se représenter huit jours après la vaccination devant le médecin vérificateur pour faire constater le succès de la vaccination (art. 8). La même obligation était imposée à toute personne *adulte* venant habiter l'Angleterre (art. 9).

Les parents, les tuteurs et les personnes ayant garde d'enfants doivent les faire vacciner, s'ils ne l'ont pas été, sous peine d'une amende de 20 shellings (art. 10). Tout enfant né après le 1er janvier 1856 devra être vacciné dans les trois mois de sa naissance (art. 11).

Toute vaccination faite sans succès devra être renouvelée.

Toute personne vaccinée ou ayant fait vacciner un enfant doit réclamer un certificat dont le coût est de 6 pences.

Le médecin vaccinateur reçoit de l'autorité locale une somme de 2 shellings 6 pences (3 fr. 10) par vaccination faite à son domicile ou à une distance maximum de deux milles (3 kilom.) ; au delà de cette distance, l'indemnité est de 3 shellings 6 pences (4 fr. 35).

Tout médecin non vaccinateur public doit transmettre la liste certifiée de ses vaccinations ; il recevra, pour chacune de ses vaccinations, la somme de 1 shelling (1 fr. 25).

Ce qui distingue essentiellement la loi anglaise de la loi prussienne, c'est que, si elle rend la vaccine obligatoire, *même pour les adultes*, elle reste à peu près muette pour tout ce qui regarde la contagion et l'isolement des varioleux. Elle se contente, dans son article 24, de condamner à un mois de prison, au maximum, toute personne inoculant ou cherchant à donner la variole par le contact de matières varioliques ou qui, par un moyen quelconque, propagerait *volontairement* (wilfully) la variole en Angleterre.

La loi de 1855 blessait plus directement encore que celle de 1853 l'esprit libéral de la nation, puisqu'elle obligeait les parents non pas seulement à faire vacciner leurs enfants, mais encore à se faire vacciner eux-mêmes. La résistance à la vaccine obligatoire ne fit qu'accroître. Il naît en 1856 : 640,840 enfants, soit 17,659 de plus qu'en 1855 ; on n'en vaccine que 350,847, un peu plus que la moitié et 4,132 de moins qu'en 1855.

En 1855, alors que la vaccination était facultative pour les adultes, il y avait eu 109,120 vaccinations d'individus âgés de plus d'un an ; la loi de 1855 rend la vaccine obligatoire pour les adultes, le chiffre tombe en 1856 à 84,165. Le fait de rendre la vaccine obligatoire amène une diminution de 24,955 dans le chiffre des vaccinations.

Le 1er décembre 1859, le Conseil privé, ému de cette impuissance de la loi, ordonna l'inspection de quarante et une unions de communes afin de constater comment s'exécutait la loi. Il résulte du rapport (fait par John Simon) que, dans beaucoup de communes, on n'était arrivé à vacciner que le tiers, quelquefois un sixième et même seulement un huitième des enfants.

En 1862, la situation restait la même, car le rapport officiel nous apprend que parmi les écoles primaires visitées, un très grand nombre comptaient de 20 à 30 p. 100 d'enfants non vaccinés ; quelques-unes de 40 à 50 p. 100 ; à Penn, dans le comté de Buckingham, le chiffre des non-vaccinés atteignait 55 p. 100, plus de la moitié. Des résultats identiques existaient dans les 38 workhouses inspectés par le Dr Seaton et dans les 74 workhouses inspectés par le Dr Stevens.

Cette résistance à la vaccine imposée par la loi, en diminuant le chiffre des vaccinés, devait avoir pour résultat d'augmenter le chiffre des varioleux.

Le 5 février 1864, la Chambre des communes ordonna l'impression d'un rapport sur la mortalité annuelle par variole des enfants âgés de moins de cinq ans, dans les 627 districts de vaccination. Cette mortalité, ramenée à 100,000 vivants, avait été la suivante :

Dans 44 districts	. . . . . .	pas de mort.	
— 297	—	de 1 à 50 morts.	
— 131	—	de 51 à 100	—
— 75	—	de 101 à 150	—
— 39	—	de 151 à 200	—
— 24	—	de 201 à 250	—
— 8	—	de 251 à 300	—
— 5	—	de 301 à 350	—

A Schwesbury. . . . .   352 morts.
A Northampton . . . .   456 —
A Plymouth. . . . .   463 —
A Merthyr-Tydfi . . . .   572 —

Une mortalité par variole plus élevée dans plus de la moitié des districts de vaccination qu'elle ne l'est actuellement dans la moyenne de nos grandes villes de France ; une mortalité, dix fois plus élevée, dans près de quarante de ces districts, que notre mortalité française, et qui dans l'un d'eux était telle qu'elle se serait traduite à Paris par 11,000 décès annuels, tel était, en 1864, l'effet de la loi votée dix ans auparavant et qui rendait la vaccine obligatoire non seulement pour les enfants, mais aussi pour les adultes.

Les partisans de la vaccination obligatoire crurent pouvoir attribuer l'impuissance de la loi à une mauvaise organisation des stations vaccinales et à une pratique défectueuse de la vaccination. En 1867, le Parlement vota une nouvelle loi (c'était la sixième) intitulée : *Loi pour amender et renforcer les lois relatives à la vaccination*. Cette loi, que quelques-uns de nos collègues regardent comme ayant établi le principe de la vaccination obligatoire, ne changeait rien aux principes établis à cet égard par la loi de 1855. Elle augmente le nombre des stations vaccinales et les fixe à 1,749, règle le rôle des autorités municipales, la rétribution des vaccinateurs, et le Parlement mit à la disposition du Conseil privé une somme annuelle de 68,827 francs qui, s'ajoutant aux dépenses incombant aux communes, devait servir à distribuer des gratifications supplémentaires aux vaccinateurs.

Les modifications apportées par la loi de 1867 à celle de 1855 sont les suivantes : le certificat de vaccine était délivré gratuitement (art 22). Ce certificat devait être, dans les vingt et un jours qui suivaient la vaccination, transmis par les parents au bureau de l'état civil (art. 23).

Les communes pourraient payer sur leur budget et nommer un fonctionnaire chargé de poursuivre ceux qui contreviendraient aux prescriptions de la loi (art. 28).

La variole continuant ses ravages, et la mortalité qui, en 1867, avant la mise en activité de la nouvelle loi, était de 2,467 décès, étant montée en 1870 à 2,547, on fit encore appel au Parlement. La loi de 1867 fut amendée ; et une septième loi, celle du

21 août 1871, entrée en activité en 1872, reçut du Parlement une nouvelle et huitième modification en 1874. La vaccination est gratuite ; elle reste obligatoire dans les conditions de la loi de 1855. C'est le *Local Board of Guardians*, représentant dans chaque ville l'assistance publique, qui fixe le nombre et l'étendue des districts de vaccination et nomme le médecin vaccinateur. C'est le *Local Board of Guardians* qui a le droit de citer les réfractaires devant les tribunaux. L'amende reste toujours fixée à 25 francs au maximum. Elle peut être infligée à toute personne empêchant le vaccinateur public de prendre de la lymphe sur un enfant vacciné avec succès.

Heureusement le Parlement anglais ne s'était pas borné à faire et à refaire des lois imposant la vaccination ; il comprit que s'il était impuissant contre les résistances individuelles, il pouvait contribuer à rendre plus considérable le nombre des vaccinés en facilitant partout la vaccination, et il attribua une somme importante à l'entretien de deux centres de vaccination, chargés de fournir du vaccin à toute l'Angleterre.

La *National vaccine Institution* relève du *Local government Board*.

D'après les renseignements qu'a bien voulu me donner son directeur M. Farn, il reçoit annuellement du Parlement une subvention de 1,800 livres (45,000 fr.). Il distribue gratuitement du vaccin humain et du vaccin de génisse à tous les médecins qui en font la demande. En 1889, il a délivré 11,370 tubes et 3,804 pointes d'ivoire chargées de vaccin humain ; 102 tubes et 11,991 pointes chargées de vaccin de génisse, soit au total 29,267 envois de vaccin.

L'animal vaccine Institute ne délivre que du vaccin de génisse : Son directeur, le Dr Cory, a bien voulu me donner sur cet établissement les détails suivants : Les dépenses annuelles, couvertes par l'allocation du Parlement, sont de 2,224 livres (55,600 francs.)

Du 1er avril 1888 au 31 mars 1889, 7,048 personnes ont été vaccinées et 208 revaccinées, 282 veaux ont été vaccinés et ont permis de délivrer 107 tubes et 21,485 pointes chargées de vaccin. Il existe en outre 22 autres établissements : 5 à Londres et 17 en province délivrant du vaccin contre paiement.

Qu'ont produit toutes ces lois qui, depuis 1853, c'est-à-dire depuis trente-sept ans, ont rendu la vaccine obligatoire en Angleterre. Il est facile de le savoir, puisque nous avons le chiffre des décès par variole depuis 1838. La mortalité par million d'individus a été :

<pre>
1838 à 1842 de. . . . .   576 décès par million.
1847 à 1851 de.   290   —
1851 à 1860 de. . . .   222   —
1861 à 1870 de.   162   —
1871 à 1880 de.   245   —
</pre>

C'est à peu près la moyenne de notre mortalité dans nos villes ayant de 10 à 20,000 habitants, dans lesquelles la vaccine n'est pas obligatoire, mais où elle est assez généralement pratiquée.

La loi sur la vaccine obligatoire a-t-elle du moins mis l'Angleterre à l'abri des épidémies de variole? En 1871, l'Europe continentale est ravagée par la variole; la Prusse n'y échappe pas, pour les motifs que j'ai donnés tout à l'heure. Mais l'Angleterre n'était pas en état de guerre, elle n'était pas encombrée de malades et de blessés, les choses y suivaient leur cours normal; isolée du continent, protégée depuis dix-sept ans par la vaccine obligatoire, elle devait échapper au fléau, qu'arriva-t-il? Savez-vous combien il mourut de varioleux dans ces deux années 1871 et 1872, non pas dans tout le Royaume-Uni, mais dans l'Angleterre seule : 19,022 en 1872; 23,062 en 1871; c'est-à-dire 42,084 morts de variole en deux ans, ce qui, pour une population comme celle de la France, eût représenté un total de 69,654 décès. Voilà ce que n'a pu empêcher cette héroïque panacée qu'on appelle la vaccine obligatoire, imposée par la loi à un pays libéral !

Pendant la période décennale 1876-1885, tandis que la mortalité moyenne par million d'habitants est, en Prusse, de 19 seulement, elle est, en Angleterre, de 354, c'est-à-dire 18 fois plus considérable. Pourquoi cette différence extraordinaire, alors que, dans les deux pays, la vaccine était obligatoire? C'est qu'en dehors de la manière dont la loi était exécutée, il y avait une différence considérable dans la conception des moyens à employer pour combattre la variole. La Prusse ne s'était pas bornée, comme l'Angleterre, à chercher à rendre, par la vaccination, les habitants réfractaires à la variole; elle s'était vivement préoccupée de s'opposer à la dissémination du germe contage; l'Angleterre ne l'avait pas fait, ou ne l'avait fait que d'une manière insuffisante.

Lorsque la petite vérole fit en Angleterre, pendant l'année 1871, des milliers de victimes, on sentit le besoin de faire quelque chose, et la section médicale du Conseil privé, par une instruction du mois d'août 1871, conseilla aux administrations de s'appuyer sur les dispositions des *Nuisances removal Acts* de 1855, 1860, 1863 et 1866 pour prescrire l'isolement des varioleux, la désinfection des maisons et des objets mobiliers. Le memorandum du Conseil privé rappelle que l'article 36 du *Sanitary Act* de 1866 donne aux conseils municipaux, et, quand ils n'existent pas, aux conseils de fabrique, le pouvoir de disposer des locaux temporaires pour la réception des malades. Il conseille de louer un cottage à un propriétaire honorable, mais n'ayant pas d'enfants, lequel se chargera de loger et de nourrir les malades. Dans les villes ayant des hôpitaux, on devra réserver une ou deux salles aux varioleux. C'était l'isolement à la française. Il y a loin de ces dispositions aux précautions minutieuses et rigoureuses prescrites par la loi prussienne.

A Londres, où la vaccination est assez largement pratiquée, les précautions contre la propagation de la variole étaient à peu près nulles. L'hôpital des varioleux (*Small-Pox hospital*) n'est qu'un petit établissement, qui, lorsque je l'ai visité, ne comptait que 70 lits. Les hôpitaux ordinaires, ceux que nous connaissons le plus : Saint-Thomas, Bartholomew's, King's college ne recevant pas de varioleux, le Conseil des hôpitaux métropolitains (*Metropolitan Asylums Board*) créa cinq hôpitaux pour les maladies infectieuses, comptant ensemble 1,242 lits.

Homerton.	294 lits.
Hampstead	210 —
Fulham.	230 —
Hockwel	278 —
Deptferd	230 —

Dans chacun de ces hôpitaux, une division de 50 lits, soit au total 250, était réservée aux varioleux. Or, nous savons, par expérience, combien est illusoire l'isolement des varioleux au milieu d'un hôpital. On peut donc dire qu'à Londres, comme dans le reste de l'Angleterre, la vaccine obligatoire était la seule mesure sérieuse opposée à la propagation de la variole.

Malgré la vaccine obligatoire, malgré cet isolement plus administratif que médical, la variole continuait ses ravages à Londres. En 1884, il était mort 1,236 varioleux et en 1885, 1,419. C'est alors qu'une révolution radicale se fait dans l'hospitalisation des varioleux.

L'administration des hôpitaux (*Metropolitan Asylums Board*) achète, en 1884, trois navires : l'*Atlas*, l'*Endymion* et le *Castalia*, ce navire à deux coques accouplées, qui avait eu la prétention de garantir les voyageurs du roulis et du mal de mer dans la traversée de Calais à Douvres. Elle fit élever sur leur pont des pavillons en bois, et le *Castalia* porte ainsi sur son pont sept maisonnettes dont cinq réservées aux malades, qui peuvent être au nombre de 150. Ces navires sont ancrés à Long-Reath, au-dessous de Purfleet, à demi-distance entre Woolwich et Gravesend, et par conséquent à 5 lieues de Londres. Trois bateaux à vapeur spéciaux établissent la communication entre ces hôpitaux et la ville de Londres. Les varioleux intransportables seraient, en cas de nécessité, hospitalisés dans une division séparée du South-Eastern hospital.

Les résultats de cet isolement ont été si remarquables que le Parlement jugea utile de l'étendre aux malades soignés dans leur propre demeure. Le 30 août 1889, fut promulguée la loi intitulée : Loi pour la déclaration des maladies infectieuses (*Infectious diseases notification act*). Cette loi oblige, sous peine d'une amende de 50 francs, les particuliers et les médecins à déclarer les cas de maladies transmissibles survenues dans leur maison ou dans leur clientèle. Ces maladies sont les suivantes : variole, choléra, diphtérite, croup, érysipèle, scarlatine, typhus, fièvres typhoïde, *enteric*, *relapsing* et puerpérale. Je vous soumets un modèle imprimé de ces déclarations, que je dois à l'obligeance de mon ami le Dr Gubb, qui a bien voulu me transmettre quelques documents sur les mesures récentes prises en Angleterre contre la variole. D'après les renseignements qui me sont parvenus, à Londres, depuis la promulgation de la loi, pas un seul cas, *déclaré*, de variole n'a été soigné à domicile. Le médecin sanitaire n'emploie que la pression morale (*moral pressure*), mais la famille est si rapidement fatiguée des enquêtes, de la surveillance, des visites du médecin sanitaire, qu'elle laisse transporter le malade sur les navires hôpitaux.

Les résultats obtenus par cet ensemble de mesures d'isolement sont si extraordinaires, qu'en voyant les statistiques, j'ai cru tout d'abord que la diminution du chiffre des décès par variole, à Londres, tenait à ce que les décès survenus sur les navires hôpitaux ne figuraient plus dans le chiffre des décès à Londres. Je me suis enquis auprès du Registrar general, auprès du Local Government Board et de l'administration des hôpitaux métropolitains, pour savoir s'il n'y avait pas d'erreur, et voici ces résultats, capables de convaincre les plus incrédules. Malgré la vaccine obligatoire, Londres perd, en 1884, 1,236 varioleux; elle en perd 1,419 en 1895. Elle isole les varioleux, elle s'oppose à la contagion et elle perd, en 1886, 24 varioleux; en 1887 et en 1888, 9; en 1889, 1 seul varioleux.

1884.	1,236 décès.		300 décès par million.
1885.	1,419	—	343 —
1886.	24	—	6 —
1887.	9	—	2 —
1888.	9	—	2 —
1889.	1	—	8,2 —

Ce n'est pas tout encore. L'existence ou la non-existence d'une maladie contagieuse dans une ville de près de 5 millions d'habitants a une influence considérable sur l'état sanitaire du pays. Londres réduit sa mortalité par variole de 1,419 décès à 9 décès, puis à 1 seul décès; en même temps, l'Angleterre qui avait compté, en 1885, 2,827 décès par variole, n'en compte plus en 1886, que 275, et, en 1889, les 28 plus grandes villes d'Angleterre, réunissant une population de 9,555,406 habitants, n'ont plus qu'un total de 7 décès par variole. Rappelons-nous qu'en France les 8,573,574 habitants de nos villes ayant plus de 10,000 âmes ont perdu en moyenne, dans la période 1886-1888, 2,920 varioleux.

Peut-on s'imaginer, peut-on espérer démonstration plus évidente, plus heureuse, et cet exemple rapproché de celui de la Prusse ne prouve-t-il pas l'influence considérable de l'isolement ou du non-isolement des varioleux.

Quelque puissante que soit la vaccine, son action prophylactique ne saurait être comparée à l'influence de l'isolement. L'épidémie de Sheffield, de 1887, l'a démontré surabondamment.

Sheffield avait été ravagée en 1871 par la variole qui y avait fait 1,007 victimes; aussi les habitants avaient-ils eu depuis pour la vaccine une ardeur exceptionnelle. Lorsque la variole y éclata de nouveau en mai 1887, le Dr Barry, inspecteur départemental de la vaccine, y pratiqua ce qu'on a appelé le recensement vaccinal; 275,878 habitants furent interrogés et examinés au point de vue de la vaccine. Les quatre-vingt-dix-neuf centièmes de la population avaient été vaccinés, et dans cette population de 316,228 habitants, il y eut en dix mois 6,088 cas de variole et 590 décès, ce qui, pour une année et à Paris, eût représenté 52,225 cas de variole et 3,860 décès. J'ajoute que les mesures d'isolement avaient été à peu près nulles. Dans les maisons contaminées, un peu plus du quart des individus âgés de plus de dix ans et *vaccinés* (281 sur 1000) contractèrent la variole; et les individus non vaccinés furent malades dans la proportion des deux tiers (686 sur 1000). C'est surtout sur la mortalité que la vaccine témoigne son heureuse et puissante influence. La mortalité de ces *varioleux vaccinés* fut seulement de 14 p. 1000; celle des *varioleux non vaccinés* fut de 371 p. 1000. Il résulte de ce document communiqué au Parlement anglais par le ministre de l'intérieur, par ordre de la Reine, et qui est le plus sérieux de tous ceux qui existent, que le vacciné a deux fois plus de chances que le non-vacciné d'échapper à la mort par variole. Cela suffit pour nous rendre absolument partisans de la vaccine; mais cela suffit aussi pour nous montrer que comme moyen prophylactique, la vaccine est bien inférieure à l'isolement des varioleux.

Il n'y a pas de vaccine préventive contre la rage, et cependant la Prusse, grâce aux ordonnances de 1836, 1842 et 1864, par des moyens dont je sollicite en vain, depuis vingt-cinq ans, l'adoption en France, a pu faire disparaître cette terrible maladie, aujourd'hui presque inconnue de l'autre côté du Rhin. Depuis 1867, il m'a suffi de m'opposer à la transmission du contage et de le détruire par un antiseptique : le camphre, pour faire disparaître de mon service l'infection purulente, ainsi que je l'ai dit à cette tribune le 31 mai 1870, trois ans avant que Lister n'eût obtenu ce résultat en cherchant, avec d'autres théories, une chose toute différente : la réunion primitive des plaies.

Il n'y a pas de vaccine contre le choléra, et il y a quelques mois, nos collègues du conseil d'hygiène, que je combats ardemment

quand il s'agit de vaccine obligatoire, ont su, par d'énergiques
mesures prises sur la frontière d'Espagne, garantir la France et
l'Europe entière de cette terrible maladie. Je saisis cette occasion
pour leur rendre publiquement l'hommage qui leur est dû, et en
disant qu'ils ont droit à la reconnaissance de la France entière,
je suis sûr d'être l'interprète fidèle des sentiments de l'Académie.

Les partisans de la vaccine obligatoire et moi sommes placés à
un point de vue tout différent, je défends la vaccine *facultative*,
je cherche à la propager dans l'intérêt du vacciné, afin de lui
donner deux fois plus de chances d'éviter la maladie et vingt-six
fois plus de chances d'éviter la mort, et ce bienfait de la vaccine
est assez grand pour que j'aie toute confiance dans la persuasion.
Les partisans de l'obligation veulent imposer la vaccine dans un
intérêt extérieur au vacciné, dans l'intérêt de la société tout
entière. Le non-vacciné pouvant, d'après eux, être regardé comme
un terrain réservé à la culture du virus variolique, ils le considèrent comme un danger public contre lequel la société a le droit
de se défendre en lui imposant la vaccination. Cet argument, le
plus sérieux de tous ceux qu'on invoque, n'a cependant qu'une
valeur relative.

Sa valeur serait grande s'il était vrai, comme vous semblez le
croire, contre la preuve évidente des faits, que la vaccination et
la revaccination mettent d'une manière certaine à l'abri de la
variole ; mais alors les ennemis de la vaccine vous répondront :
puisque vous avez cette confiance illimitée dans la vaccine, faites-
vous vacciner et laissez-moi ma liberté ; car si je suis, par ma
faute, atteint de la variole, je ne serai pas un danger pour vous et
votre argument de l'intérêt public n'a aucune valeur.

Malheureusement il faut bien reconnaître que le vacciné peut
avoir la variole, puisque les relevés de l'hôpital des varioleux de
Londres nous prouvent qu'il y a eu dans cet hôpital 5,347 varioleux, qui cependant avaient été vaccinés. Or, comme il est prouvé
qu'un malade vacciné atteint de varioloïde peut communiquer à
un individu sain une grave et véritable variole, l'argument de la
protection de la société perd toute sa valeur, puisque le *vacciné
varioleux* est aussi dangereux au point de vue de la contagion
que le *varioleux non vacciné*.

Je comprends qu'en 1807, en 1811 et même en 1864, on n'ait

songé qu'à la vaccine pour se garantir des épidémies de variole,
on croyait encore à la vieille doctrine hippocratique de l'ange
exterminateur, du génie des épidémies semant le miasme sur
une ville, sur un hôpital, sur un seul service hospitalier ; mais,
depuis 1865, depuis que j'ai montré qu'il n'y a pas d'épidémies au
sens hippocratique du mot, ou plutôt qu'il n'y a d'épidémies que
par la multiplicité des contagions ; depuis que le germe contage
qui n'était alors pour moi qu'un être de raison est devenu un microbe visible, cultivable, inoculable, je ne comprends pas qu'on se
borne pour combattre la variole à recourir à la vaccine et qu'on
ne fasse rien contre la diminution du contage. Comment ! vous
demandez une loi qui rende la vaccine obligatoire pour tous les
enfants, alors que ces enfants ont à peine une chance sur 65,000
de contracter la variole et de devenir un danger public, et vous
laissez le varioleux, qui, lui, est un danger actuel, certain, considérable, libre de contaminer tous ceux qui vivent avec lui, les
vaccinés dans la proportion de 28 sur 100, les non-vaccinés dans
proportion de 68 p. 100, ainsi que l'a démontré l'épidémie de Sheffield de 1887, libre de propager la variole à ceux qui sont seulement en rapport indirect avec lui en montant dans la voiture qui
l'a transporté, en fréquentant ceux qui le soignent, et vous ne
demandez pas une loi qui oblige à isoler le varioleux aussi bien à
l'hôpital que dans sa demeure ! Une pareille inconséquence me
frappe de stupeur.

Nul de vous n'ignore que si les bienfaits de la vaccine sont
incontestables, si les dangers ne sont par démontrés, il est des
personnes, j'en ai connu et j'en connais encore, qui regardent la
vaccine comme un véritable empoisonnement. Pour que la vaccine, disent-elles, mette à l'abri de la variole, il faut qu'elle ait
modifié puissamment la constitution et si elle nous protège de la
variole, elle nous prédispose à d'autres maladies : le cancer, la
fièvre typhoïde, la tuberculose. De plus, le vaccin humain peut
nous inoculer la syphilis (ce qui n'est que trop fréquent) et le
vaccin de génisse peut nous inoculer la tuberculose. Il est impossible à ces personnes de nous démontrer qu'elles ont raison ; il est
vrai que nous ne pouvons leur démontrer scientifiquement qu'elles
ont tort. Cela du reste importe peu, il suffit qu'elles aient cette
conviction pour que nous n'ayons pas le droit de leur imposer la
vaccination et je repousse, avec horreur, une loi sur l'obligation

de la vaccine, comme un attentat abominable à la liberté individuelle.

Sans doute, on ne vit en société qu'à la condition de subordonner à l'intérêt de tous une partie de ses droits et de sa liberté. On subit le service militaire dans l'intérêt de tous et pour la défense de la patrie commune ; le droit de propriété cède devant le droit d'expropriation pour cause d'utilité publique ; mais il est des droits qui sont imprescriptibles : la liberté de notre conscience ; l'intégrité de notre corps. Lorsqu'on a rendu l'instruction obligatoire, on a pris grand soin de respecter la liberté de conscience, en la faisant absolument laïque ; on a respecté la liberté du père de famille en autorisant les écoles libres.

Le droit de protéger la santé publique ne saurait, dites-vous, s'arrêter devant un obstacle qui a son origine dans l'ignorance de quelques-uns, et, si un pauvre d'esprit se refuse à la vaccination, nous le vaccinerons malgré lui et, malgré lui, nous le protégerons contre la variole.

Votre doctrine, je la connais depuis cinquante ans que j'étudie l'histoire, c'est le *salus populi suprema lex* invoqué dans tous les temps, dans tous les pays, par le fanatisme religieux et par le fanatisme politique. Votre fanatisme vaccinal l'invoque aujourd'hui contre la contagion de la variole, comme le fanatisme religieux l'a si souvent et si cruellement invoqué contre la contagion de l'erreur. La conviction que vous agissez dans l'intérêt de celui qui repousse vos croyances médicales ne suffit pas, croyez-le bien, à justifier votre attentat contre sa liberté. L'on n'a pas plus le droit de baptiser, malgré moi, mon enfant, parce que l'on a la conviction de sauver son âme, que vous n'avez le droit de le vacciner, malgré moi, parce que vous avez la conviction de protéger son corps. Vous n'avez pas plus le droit d'imposer à ma conscience une doctrine qu'elle repousse, que celui d'inoculer, malgré moi, à mon corps un virus quelconque, aujourd'hui la vaccine de la variole, demain peut-être la vaccine de la rage ou de la tuberculose.

Si cette considération, toute-puissante sur les esprits libéraux, ne vous suffit pas, je veux vous montrer avec l'expérience des faits, que le vote d'une pareille loi aurait pour effet d'amener la résistance à la vaccination et de compromettre la vaccine elle-même. Cette loi que vous croyez obtenir facilement et à bref délai, vous l'attendez en vain depuis vingt-deux ans, et j'ai la conviction qu'elle ne sera jamais votée par une Chambre française.

Proposée en 1868, elle fut repoussée au nom de la liberté, même par le Sénat impérial, et voici comment s'exprimait le rapporteur, qui cependant était un médecin, le Dr Conneau :

« A une époque comme la nôtre, où tout le monde invoque la liberté, en tout et pour tout, comme le plus grand, le plus enviable des biens, pourrions-nous proclamer une loi qui annulerait la liberté la plus chère, la plus sacrée, la liberté du père de famille, la liberté de diriger comme il l'entend l'hygiène de son enfant. Nous faisons des vœux pour que la vaccination triomphe de toutes les répulsions, et que toute résistance soit vaincue, mais nous ne pouvons donner notre adhésion à une mesure coercitive qui porte atteinte à des droits et à des sentiments des plus respectables. »

Plus tard, sur la proposition de Liouville, un projet de loi fut présenté à la Chambre des députés. L'Académie, consultée, l'avait appuyé par 46 voix contre 19, et cependant le projet n'arriva pas au delà de la première lecture ; il resta dans les Archives du Parlement.

Qu'une loi nouvelle soit présentée, la vaccination obligatoire deviendra fatalement un des articles sur lesquels chaque candidat devra donner son opinion. Sachez que le rappel de la loi sur la vaccine obligatoire figure aujourd'hui en Angleterre dans les programmes électoraux. Nous pouvons discuter à l'Académie la légitimité et l'utilité d'une loi sur la vaccine obligatoire. Je mets au défi un candidat libéral de soutenir devant le corps électoral et dans une discussion publique une loi aussi attentatoire à la première de toutes les libertés !

D'ailleurs, si, par impossible, une pareille loi était votée, elle serait inefficace, l'exemple de Leicester et de tant de villes d'Angleterre est là pour le démontrer. Les riches paieraient l'amende et n'en vaccineraient pas plus leurs enfants, et si, assimilant à un voleur un père qui ne veut pas qu'on vaccine son enfant, vous le condamniez à la prison, votre loi ne résisterait pas devant le soulèvement de l'indignation publique.

On nous cite toujours la Prusse, et parce que la vaccination obligatoire a été acceptée en Prusse, on s'imagine qu'il en serait de même en France ; c'est une profonde erreur. La loi ne serait pas plus acceptée en France qu'elle ne l'a été en Angleterre.

Violer les droits de la liberté individuelle, chez un peuple libre, c'est provoquer la résistance, c'est amener la réaction, et quand l'action a dépassé la mesure, la réaction la dépasse plus encore. Dès les premiers moments de l'application de la loi, des résistances individuelles se sont produites en Angleterre. Toutes les subtilités de la procédure ont été invoquées et les tribunaux ont été impuissants. De nouvelles additions à la loi ont paru nécessaires, mais à mesure que l'on fortifiait l'action de la loi, la réaction augmentait sa puissance.

Les résistances d'abord individuelles sont devenues collectives. Une ligue s'est formée, elle a créé des succursales dans toutes les grandes villes d'Angleterre et elle s'est donné pour programme l'abrogation de la loi sur la vaccination obligatoire. Sous son influence, la loi est devenue impuissante, car la ligue rembourse aux condamnés toutes les amendes prononcées contre eux et quelquefois leur alloue une indemnité supplémentaire. On n'avait d'abord attaqué que l'obligation de subir la vaccination, on n'a pas tardé à attaquer la vaccine elle-même. On relève avec soin tous les accidents que peut produire la vaccine et on la rend responsable de tous ceux qui coïncident avec la vaccination. La ligue prodigue pour combattre la vaccine autant d'argent et d'efforts que l'Etat peut en dépenser pour la propager. Grâce à une bonne organisation du service vaccinal, le plus grand nombre des enfants sont vaccinés ; mais il est des centres de résistance où la loi reste impuissante à imposer la vaccine. A Luton, Gloucester, Oldham, Banbury, Gravesend, Kettering, Northampton, Eastbourne, un tiers du nombre des enfants ont été soustraits à la vaccination ; à Dewsbury, le nombre des vaccinés n'atteint pas la moitié ; à Keighley, il y a 85 p. 100 de non-vaccinés ; à Leicester, sur 4,864 nés en 1886, 655 seulement ont subi la vaccination et le chiffre des non-vaccinés monte à 86,5 p. 100. Eh bien ! savez-vous combien il y a eu de décès par variole, en 1889, parmi les 150,520 habitants de Leicester, parmi les 142,405 habitants d'Oldham, de ces villes qui repoussent la vaccine obligatoire, mais qui la remplacent par des précautions contre la contagion ? *Pas un seul !*

Sheffield où, en 1886, sur 9,212 enfants nés dans l'année, il en avait été vacciné 6,178, où, déduction faite des décès survenus avant la vaccination, la proportion des vaccinations avait été de 96 p. 100 des enfants survivants ; Sheffield, où l'examen individuel de 275,878 personnes permettait de dire que les quatre-vingt-dix-neuf centièmes de la population avaient été vaccinés, Sheffield a perdu en dix mois, en 1887-88, 590 malades par variole et a compté 6,088 varioleux, ce qui pour Paris et pour une année eût représenté 52,225 cas de variole. Mais si Sheffield avait la vaccination aussi complète qu'il est possible de l'espérer, il n'avait pas l'isolement des varioleux ; Leicester n'a pas la vaccination, mais il a la protection des mesures sanitaires, peut-on trouver démonstration plus évidente de l'insuffisance de la vaccine lorsqu'on l'oppose seule à la propagation de la variole.

La loi sur la vaccine obligatoire n'est pas observée sur beaucoup de points de l'Angleterre, il y a contre elle une résistance que rien ne peut vaincre, comment s'en étonner ? Quelle autorité peut avoir une loi dont Robert Peel a dit quand elle fut proposée : « Rendre la vaccine obligatoire, comme dans certaines contrées despotiques, serait un fait si opposé aux mœurs et aux idées du peuple anglais et à cette indépendance d'opinion qui fait à bon bon droit son orgueil et sa gloire, que jamais je ne voterai un pareil système de coercition. »

Comment s'étonner de la résistance à une loi qui a inspiré à John Bright cette déclaration : « La loi qui inflige pénalités sur pénalités à un père de famille qui se refuse à faire vacciner son enfant, me paraît monstrueuse (*monstruous*) et doit être abrogée (*repealed*). »

Quelle autorité morale peut avoir une loi, lorsqu'un homme d'État, comme Gladstone, déclare « qu'il regarde les mesures obligatoires et pénales comme celles qu'édicte la loi sur la vaccination avec crainte et méfiance (*with mistrust and misgiving*) ».

Ceux qui connaissent l'Angleterre savent quelle est la puissance de ces associations qui se donnent pour but l'abrogation d'une loi qui leur paraît mauvaise ou injuste et qui emploient comme moyen l'agitation légale.

En 1866, le Parlement, par la loi dite : le *Contagious diseases act*, avait cherché à refréner la prostitution et à protéger l'armée et la marine anglaise contre les ravages de la syphilis. Cette loi avait produit de remarquables effets; mais elle blessait l'amour-propre britannique. On ne voulait pas que la prostitution fût officiellement reconnue par la législation anglaise. Une ligue, formée surtout de clergymen et de dames, se constitua pour obtenir le rappel de la loi, et, malgré tout le bien qu'elle avait réalisé, la loi fut abrogée.

La vaccination facultative eût peu à peu conquis toute l'Angleterre, comme elle a conquis la France; la vaccination obligatoire, en soulevant les résistances, en excitant les passions, a eu pour effet de compromettre la vaccine elle-même et de remettre en question l'utilité de la vaccination. Si vous en voulez la preuve, je vais vous la donner.

Sous la pression de l'opinion publique, le gouvernement de la Reine a institué au mois de mai 1889, sous le titre de *the Royal Commission on Vaccination*, une commission chargée de faire une enquête et un rapport sur la vaccination et sur les résultats obtenus par les lois qui, depuis trente-six ans, ont eu pour but de la propager en la rendant obligatoire. Cette commission, présidée par lord Herschell, compte parmi ses quatorze membres quelques hommes politiques et quelques illustrations médicales parmi lesquelles je citerai sir James Paget, le Dr Bristowe, les professeurs Michael Forster et Jonathan Hutchinson.

Voici l'énoncé des cinq questions que cette commission doit examiner :

1° La vaccination a-t-elle eu pour effet de diminuer la morbidité et la mortalité de la variole ?

2° Quels moyens, autres que la vaccination, peut-on employer pour diminuer la morbidité variolique et dans quelle mesure ces moyens peuvent-ils être substitués à la vaccination ?

3° On a fait à la vaccination des objections basées sur les effets préjudiciables qui en résultent, quelle est la nature et l'étendue de ces effets et en fait existent-ils ?

4° Existent-ils, et s'il en existe, quels sont les moyens qui pourraient être adoptés pour prévenir ou atténuer les effets préjudiciables (s'il en est) résultant de la vaccination. La vaccination avec la vaccine animale doit-elle, et, s'il en est ainsi, comment peut-elle entrer pour une part dans la vaccination publique ?

5° Doit-on apporter des modifications dans les mesures prises à l'égard de la pratique de la vaccination, et en particulier dans les prescriptions des lois sur la vaccination en ce qui regarde les poursuites exercées pour non-accomplissement de la loi ?

Quelle que puisse être la réponse de la Commission, on peut

affirmer que la loi rendant depuis 1853 la vaccine obligatoire a subi en Angleterre une atteinte profonde.

La loi sur la vaccination obligatoire a été facilement acceptée en Allemagne. Il est incontestable que son application générale, la pratique des revaccinations, puissamment aidées par de rigoureuses mesures d'isolement, ont eu pour effet d'y diminuer dans de telles proportions la mortalité variolique, qu'on peut en espérer la disparition de la variole.

Cette même loi, contraire, cette fois, au génie libéral de la nation n'a jamais été acceptée par l'Angleterre. Mal appliquée par suite des résistances populaires, elle n'a pu arriver, après trente-six années de mise en pratique, à modifier le chiffre de la mortalité variolique, et elle a eu pour résultat de mettre en discussion jusqu'aux bienfaits de la vaccine.

Une loi n'est bonne, n'est efficace, que si elle est conforme au génie particulier du peuple auquel elle doit s'appliquer.

Il est des peuples où le respect des traditions, le respect du souverain ne sauraient faire oublier à personne les droits du citoyen, le droit de la liberté. Il en est d'autres qui, suivant l'énergique expression de Tacite : « *ad servitudinem ruunt.* » Ceux-là trouvent naturel, légitime qu'un ministre puisse forcer un savant à publier prématurément ses découvertes tout en lui défendant d'en faire connaître la nature exacte ; ils trouvent naturel, légitime, que l'État confisque cette découverte pour l'exploiter à son profit comme un vulgaire remède secret et les représentants de la nation consacrent de leur vote une pareille doctrine. Est-ce que cela serait possible en France ?.....

Notre caractère national nous rapproche-t-il du caporalisme prussien ou du libéralisme anglais ? C'est à vous de répondre. Quant à moi, ma conviction est faite depuis longtemps, et je vous dis :

L'isolement réel des varioleux, joint aux mesures de désinfection, est le seul moyen certain, infaillible de combattre la propagation de la rougeole, de la scarlatine, de la diphtérie, de la variole, et d'empêcher l'apparition de ces épidémies. La vaccine est absolument impuissante à empêcher les épidémies de variole et elle ne protège que d'une manière très restreinte contre la contagion. Mais comme la vaccine donne au vacciné trois ou quatre fois plus de chances d'éviter la variole, comme elle diminue chez lui dans de fortes proportions la gravité de la variole dont elle n'a pu le garantir, il n'en est pas moins évident que la vaccine est un immense bienfait et qu'il faut s'efforcer de la généraliser.

La vaccine est entrée dans les mœurs françaises, elle ne soulève aucune résistance et l'abstention a pour cause principale la difficulté de se faire vacciner. Éclairés par l'exemple de l'Angleterre, ne compromettez pas cette situation par une mesure imprudente. Ne livrez pas la vaccine, ce précieux moyen de protection contre la variole, aux discussions passionnées de la foule ignorante. Ne nous forcez pas, nous les partisans dévoués de la vaccine *facultative*, mais qui sommes aussi les défenseurs de la liberté, à devenir les adversaires implacables de la vaccine *obligatoire*, Restez dans la justice et dans la vérité. Demandez l'organisation sérieuse d'un service vaccinal qui, on peut le dire, n'existe pas ; au lieu de chercher à rendre la vaccination *obligatoire*, efforcez-vous de la rendre au moins *possible;* faites que la vaccine puisse être mise facilement et gratuitement à la portée de tous. Au lieu de laisser comme aujourd'hui la variole libre de se propager à l'infini, obtenez l'isolement réel du varioleux, obtenez contre la dissémination du germe contage variolique de sérieuses mesures de précaution. Quand tout cela aura été fait, la variole sera bien près de disparaître.

Bornez-vous, comme vous le faites, à n'opposer aux ravages de la variole que la vaccine, vous n'empêcherez pas les épidémies. Obtenez, comme vous le désirez, une loi qui rende la vaccine obligatoire, vous verrez surgir alors des résistances qui aujourd'hui n'ont pas de raison d'être, vous verrez attaquer, repousser la vaccination et vous aurez compromis la vaccine elle-même, parce que vous aurez porté atteinte à ce que personne ne violera jamais impunément, en France : la liberté !

VI

LA VACCINE OBLIGATOIRE

ET

L'ISOLEMENT DES VARIOLEUX [1]

Seul, contre quatre adversaires que soutient le sentiment unanime de l'Académie, je puis constater, une fois de plus, qu'il est
souvent périlleux et toujours désagréable de heurter de front les
idées reçues. J'en ai fait plusieurs fois l'expérience à propos de
ces questions d'épidémie et de contagion qui, depuis plus de
trente ans, n'ont cessé de faire l'objet de mes préoccupations
et de mes études. Lorsque, après avoir visité tous les grands hôpitaux de l'Europe pour y étudier les causes et le mode de développement des épidémies nosocomiales, je remis en 1865 à
l'Administration, sous forme de rapport, mon livre des *Maternités*, où, dans un chapitre intitulé : *Épidémies et contagion*, je
démontrais qu'il n'y a pas d'épidémies, ou plutôt qu'elles n'existent que par la multiplication des contagions, que les épidémies
d'infection purulente qui décimaient nos hôpitaux n'étaient dues
qu'à la contagion et qu'il était facile de les faire disparaître,
M. Husson, après avoir pris conseil de quelques médecins, se
refusa à publier ce qu'on considérait alors comme une abominable
hérésie; c'est à mes frais que je dus publier mon livre. Lorsque,
le 6 août 1866, il y a vingt-cinq ans, je cherchai à démontrer, dans
la *Gazette hebdomadaire* [2], la contagiosité du choléra par les eaux

---

[1] Second discours, prononcé à l'Académie de médecine, le 17 février 1891.
[2] Voyez cet article aux Addenda.

potables et sa propagation au-dessous de l'embouchure de l'égout collecteur, Dechambre, qui avait déjà été invité à la prudence, reçut cette fois de l'autorité l'ordre de m'imposer silence. Enfin lorsque le 31 mai 1870, je lus à cette tribune un travail dans lequel je montrais qu'en m'opposant à la contagion par la plus extrême propreté et en détruisant sur la plaie les germes de l'infection par un antiseptique, le camphre, j'avais supprimé dans mon service l'infection purulente et guéri tous mes amputés, je ne pus convaincre personne et on ne me fit pas l'honneur de me discuter. Aujourd'hui, parce que je combats la vaccine obligatoire, on m'accuse d'être l'ennemi de la vaccine elle-même.

MM. Proust et Brouardel, au milieu d'une discussion, à la courtoisie de laquelle je rends un sincère hommage, m'ont fait un reproche auquel je suis très sensible et auquel je veux immédiatement répondre, c'est celui d'oublier les intérêts de la défense nationale et de la compromettre. « Ne vous souvenez-vous pas, me dit M. Brouardel, de 1870 ! » Je me bornerai à répondre à mon cher collègue : lorsqu'on a figuré *volontairement* et activement à Borny, à Gravelotte, à Saint-Privat et dans tous les combats autour de Metz, on prouve qu'on a souci de la défense nationale, et on n'oublie pas 1870 ! Quand on a connu ensuite l'armée de la Loire et le camp de Conlie, mieux que par ouï-dire, on n'oublie pas la variole.

Quant à la partie médicale de l'argument, voici ce que je puis répondre. M. Brouardel me dit que « l'échéance de la prochaine épidémie serait la prochaine guerre ». Rien ne l'autorise à s'appuyer sur un pareil argument. En dehors de la guerre de 1870, dans laquelle les mobilisés bretons ont apporté la variole à Paris et sur la Loire, il n'y a pas dans l'histoire militaire depuis plus d'un siècle une seule guerre dans laquelle une armée ait été victime d'une épidémie de variole. Il n'y en a pas eu dans les campagnes de la Révolution et de l'Empire, alors qu'il n'y avait même pas de vaccine. Nous n'avons pas eu de variole à Metz, nous n'en avons pas eu en Italie, où j'avais encore l'honneur d'être volontairement, sous les ordres de notre collègue M. Larrey ; nous n'en avons pas eu en Crimée ; et si nous y avons eu le choléra, c'est précisément parce qu'on avait commis la faute de ne pas isoler les premiers cholériques.

M. Hervieux, malgré la netteté de mes déclarations, la netteté des conclusions que je vous ai proposées, m'accuse d'être un adversaire caché ou tout au moins inconscient de la vaccine, et M. Brouardel me demande de déclarer si je crois que la vaccine puisse prédisposer au cancer ou transmettre la tuberculose. Je ne fais aucune difficulté à faire cette déclaration bien inutile. Je ne crois qu'à ce qui est démontré. Il y a trente ans, je croyais avec tous mes maîtres, avec l'Académie tout entière, que la vaccine était incapable de transmettre la syphilis. J'ai cru, comme vous y croyez, à cette transmissibilité, quand elle a été démontrée par la transmission de la syphilis vaccinale à des groupes nombreux d'enfants vaccinés et de soldats revaccinés avec le vaccin humain. Rien, actuellement, ne nous permet de supposer que la vaccine prédispose au cancer. Aucun fait n'est venu, jusqu'à présent, justifier la crainte de la transmissibilité de la tuberculose par la vaccine; mais cette crainte, je l'ai et je la crois légitime. Je ne suis pas le seul à l'avoir, puisque à Lyon on prend la précaution de tuer la génisse avant de se servir de son vaccin, afin de constater qu'elle n'a pas de lésions tuberculeuses, et M. Brouardel lui-même trouve cette pratique prudente. Comme il n'y a encore que des craintes que rien n'est venu justifier, et que, d'autre part, des milliers de faits ont démontré, sans contestation possible, que la vaccine protège, dans une très large mesure, contre la variole, je suis partisan déclaré de la vaccination. Quelle est la mesure de cette protection, c'est ce que je vous demande la permission d'établir non plus sur des présomptions, mais sur des preuves directes.

Dans tout ce qui s'est dit à cette tribune et ailleurs, pour apprécier la vertu prophylactique de la vaccine, on s'est borné, faute de documents précis, à rapprocher le chiffre des décès par variole du chiffre de la population; mais, comme on ne connaît ni le nombre des cas de variole suivis de guérison, ni la proportion exacte des vaccinés dans la population, on n'a que des notions un peu vagues sur la somme d'immunité que la vaccine donne au vacciné. Lorsqu'une épidémie de variole sévit à Belleville, à Ménilmontant, au faubourg Saint-Antoine, faire entrer dans les calculs de la mortalité la population de Passy, d'Auteuil et du faubourg Saint-Germain ne peut rien nous apprendre de bien net sur l'action prophylactique de la vaccine.

Pour bien apprécier cette vertu prophylactique, il faudrait réunir dans des maisons contaminées un nombre connu de vaccinés et de non-vaccinés, les laisser sérieusement aux prises avec la contagion et voir ensuite quel a été dans ces deux groupes la proportion des varioleux. L'épidémie de Sheffield, en 1887 s'est chargée de réaliser cette expérience, et le rapport du Dr Barry est jusqu'à présent le seul document qui nous permette d'apprécier le degré de puissance de la vaccine, comme prophylaxie de la variole. Comme j'aurai à l'invoquer plusieurs fois, permettez-moi de vous faire connaître ce rapport, qui est une œuvre extraordinaire de labeur et de patience, un véritable monument élevé à l'étude de la vaccine dans ses rapports avec la variole. Je le mets sous vos yeux et à votre disposition.

M. Barry, inspecteur départemental de la vaccine, aidé de quelques médecins sous ses ordres, a examiné individuellement, au point de vue d'une vaccination et d'une revaccination antérieures 275,878 personnes, visité 59,807 maisons, parmi lesquelles 3,318 furent envahies par la variole ; des renseignements précis sont donnés sur tous les varioleux. Les 3,318 maisons envahies comprenaient une population de 18,756 personnes ; sur ce nombre, 18,020 avaient été vaccinées et beaucoup revaccinées, 736 seulement n'avaient subi aucune vaccination. Sur les 18,020 individus vaccinés, il y eut 4,151 varioleux, ce qui est une proportion de 23 p. 100, un peu moins que le quart. Sur les 736 individus non vaccinés, il y a eu 552 varioleux, c'est juste les trois quarts. Nous pouvons donc dire, d'une manière certaine, que la vaccine donne au vacciné deux fois plus de chances qu'au non-vacciné d'éviter la contagion.

Mais il nous faut en même temps reconnaître que le vacciné est loin d'être absolument réfractaire à la variole ; car lorsqu'il est sérieusement exposé à la contagion, il a une chance sur quatre de contracter la variole, et que sur 100 vaccinés, 23 deviennent varioleux.

Cette protection n'est pas la même à tous les âges. Nous savons, par expérience, que l'immunité donnée par la vaccine s'atténue à la longue ; c'est ce qui rend la revaccination non seulement utile, mais nécessaire. On peut prévoir que le jeune enfant sera surtout protégé, et c'est en effet ce que nous montre le rapport de M. Barry. Sur 100 enfants vaccinés âgés de moins de cinq ans,

il n'y a que 6 varioleux ; sur 100 enfants du même âge, non
vaccinés, il y en a 83. Puis la protection de la vaccine commence
à s'affaiblir ; sur 100 vaccinés, de cinq à dix ans, il y a 9 varioleux ; de dix à vingt ans, 33 ; de vingt à trente ans, 38. Mais, la
différence avec les non vaccinés reste considérable, leur morbidité atteint 91 sur 100 de cinq à vingt ans ; de vingt à trente ans,
elle est de 79 p. 100

MORBIDITÉ VARIOLIQUE

Age.	VACCINÉS			NON-VACCINÉS		
	Nombre.	Varioleux.	p. 100.	Nombre.	Varioleux.	p. 100.
0 à 5	2,154	121	5.6	154	128	83
5 à 10	2,329	232	9.9	109	100	91.8
10 à 20	4,866	1,608	33.0	191	175	91.6
20 à 30	3,279	1,267	38.7	124	98	79.1
30 à 40	2,021	550	27.2	64	31	48.4
40 à 50	1,906	239	12.5	43	14	32.5
50 à 60	920	81	8.8	25	2	8.0
60 et au delà	443	29	6.5	22	2	9.0

Puisque les effets de la vaccination s'atténuent avec le temps,
si l'on veut voir persister l'immunité relative, acquise au début de
la vie par la vaccination, il faut qu'elle soit renforcée par la revaccination. L'effet de cette seconde inoculation, pratiquée sur un
individu soumis déjà à la diathèse vaccinale, paraît avoir une
énergie beaucoup plus grande que la première vaccination. Ici,
les chiffres n'ont plus la même précision, puisqu'ils portent sur
la totalité des habitants de la ville et que la variole n'a pas atteint
également tous les quartiers de Sheffield. Tels qu'ils sont, ces
renseignements sont encore les plus précis de tous ceux que possède la science et ils mettent en relief quelques points fort intéressants relatifs à la revaccination.

Dans toute la population de Sheffield, il y avait 63,634 personnes
revaccinées. De plus Sheffield, malgré la proportion considérable
des individus vaccinés, avait été le siège d'épidémies de variole
en 1857, 1863, 1868 et 1871, de sorte qu'en 1887 il y avait dans
la population, 18,121 personnes ayant eu antérieurement la petite
vérole.

En 1887, parmi ces 18,121 personnes, il y eut chez 22 d'entre
elles récidive de variole, soit une proportion de 1,2 sur 1,000 ; sur

les 63,654 individus revaccinés, il n'y eut que 75 varioleux, soit
1,1 sur 1,000 [1]; tandis qu'il y en eut 230 sur 1,600 parmi les individus simplement vaccinés. Nous sommes donc autorisés à croire
que la revaccination protège presque autant qu'une variole antérieure.

Mais, il en est de la revaccination comme de la vaccination, son
effet s'atténue peu à peu. Parmi les 63,654 revaccinés, 55,630
l'avaient été en 1887, depuis le début de l'épidémie; il n'y eut
parmi eux que deux malades, soit 3,5 sur 100,000; 8,024 personnes
avaient été revaccinées à une date plus ou moins éloignée, mais
antérieure à 1887; sur ce nombre, il y eut 24 varioleux, soit
399 sur 100,000.

Si donc, il n'est pas exact, comme l'ont dit mes contradicteurs,
que la revaccination mette absolument à l'abri de la variole, il
n'est pas moins certain qu'elle a une énorme puissance protectrice, puisque, lorsqu'elle est récente, elle protège mieux encore
qu'une variole antérieure remontant à une époque plus ou moins
ancienne.

La puissance de la vaccine est encore bien plus grande quand
il s'agit de la mortalité. Ici nous possédons, pour l'apprécier,
deux documents. Le plus ancien de date est le relevé de l'hôpital
des varioleux de Londres pour une période de vingt-cinq ans. Il
résulte du rapport de M. Marson, chirurgien de cet hôpital, que la
mortalité fut ainsi répartie.

	MORTALITÉ p. 100.
Varioleux non-vaccinés.	35,50
Varioleux se disant vaccinés, mais n'ayant aucune cicatrice	21,75
Varioleux ayant une cicatrice de vaccine	7,50
— ayant deux cicatrices de vaccine.	4,12
— ayant trois cicatrices de vaccine.	1,75
— ayant quatre cicatrices ou plus	0,75

Le chiffre des malades était assez important pour donner toute
sa valeur à cette statistique, puisque le nombre des vaccinés
devenus varioleux était de 5,347.

C'est une mortalité de 35 p. 100 pour les non-vaccinés, de 3,5

_____

(1) 27 parmi ceux que M. Barry appelle revaccinés avec succès, 48 parmi
ceux qu'il appelle revaccinés sans succès.

seulement pour les vaccinés; la mortalité des varioleux vaccinés est donc dix fois moindre que celle des varioleux non-vaccinés.

Le second document est encore le rapport du Dr Barry. Sur les 5,703 varioleux, exclusion faite des pensionnaires des workhouses, vivant dans des conditions particulières, il y avait 4,151 vaccinés, ayant compté 200 décès, ce qui est une mortalité de 4,8 p. 100. Sur les 552 varioleux non-vaccinés, il y eut 274 décès, soit une mortalité de 49,6 p. 100, presque la moitié du nombre total des malades. Ce chiffre confirme les faits observés à l'hôpital des varioleux de Londres, et nous pouvons établir que la mortalité par variole est dix fois plus élevée chez les non-vaccinés que chez les vaccinés. Ici encore, la mortalité s'élève au fur et à mesure qu'on s'éloigne de l'époque où a lieu la vaccination, ce qui est en rapport avec ce que nous savons de l'affaiblissement progressif de la diathèse vaccinale.

L'heureuse influence de la vaccine s'accroît encore, si, au lieu de l'étudier sur un individu pris isolément, nous l'étudions sur une population de vaccinés. A la protection individuelle vient se joindre pour chaque individu vacciné la protection personnelle de son voisin et les cas de variole deviendront d'autant plus rares que les occasions de la contracter deviendront plus exceptionnelles.

MORTALITÉ PAR VARIOLE

| Age. | VACCINÉS | | | NON-VACCINÉS | | |
	Nombre.	Morts.	p. 100.	Nombre.	Morts.	p. 100.
0 à 5	121	1	0,8	128	66	51,1
5 à 10	232	5	2,2	100	34	34
10 à 20	1,608	30	0,6	175	85	48,5
20 à 30	1,267	69	5,4	98	61	62,2
30 à 40	550	54	908	33	21	63,6
40 à 50	239	21	8,7	14	6	42,8
50 et au delà	110	20	18,1	4	1	25

Une inoculation vaccinale qui n'expose à aucun danger quand elle est faite avec les précautions suffisantes; qui, il est vrai, ne donne pas au vacciné une sécurité absolue, puisqu'elle lui laisse une chance sur quatre de contracter la variole, mais qui lui donne deux fois plus de chance qu'au non-vacciné de ne pas la contrac-.

ter; une inoculation qui lui donne dix fois plus de chances qu'au non-vacciné de ne pas mourir de la variole si, malgré la vaccine il la contracte, et en définitive trente fois plus de chances d'échapper à la mort, puisque la vaccination lui donne deux fois plus de chances d'échapper à la maladie, une inoculation qui, répétée dans l'âge adulte, protège le revacciné autant qu'une variole antérieure, est un incontestable bienfait.

Un tableau comme celui que je vous présente est plus éloquent que tous nos discours. Vous avez à votre disposition les ressources du ministère de l'intérieur; popularisez par la presse à bon marché, par ces petits journaux qui pénètrent partout, la démonstration si facile à faire des bienfaits de la vaccine; mettez sous les yeux du paysan, même du paysan breton, cette partie du tableau graphique où se trouve représentée la morbidité générale par variole, et quand le paysan aura vu cette longue colonne noire de la morbidité des non-vaccinés, le petit nombre relatif des malades vaccinés, l'absence à peu près complète de varioleux parmi les revaccinés, vous n'aurez pas besoin de rendre la vaccine obligatoire, vous n'aurez pas besoin d'invoquer comme argument l'amende et la prison, tous se feront vacciner et revacciner; mais à une condition toutefois, c'est que vous aurez rendu la vaccine possible, que vous l'aurez rendue gratuite, ce qui n'est pas et ce qu'il faudrait faire tout d'abord. C'est pour cela que je réclame avec instance, du président du Conseil d'hygiène, et de l'inspecteur général du service sanitaire, d'organiser ce service vaccinal qui n'existe pas.

L'argumentation tout entière de M. Hervieux, presque toute l'argumentation de MM. Proust et Brouardel, destinées à nous montrer l'excellence de la vaccine, ce qui ne saurait être mis en question, m'ont prouvé une chose, c'est que je n'avais pas su me faire comprendre et je crois pouvoir deviner ce qui se passe dans vos esprits.

Vous vous dites : M. Le Fort nous propose une conclusion par laquelle il demande que tous les enfants puissent être vaccinés, et tous les adultes revaccinés; il s'attache à nous montrer les bienfaits de la vaccine, la protection qu'elle donne aux vaccinés et aux revaccinés soit individuellement, soit réunis en collectivités urbaines, et quand il s'agit de rendre la vaccine obligatoire, et par conséquent d'étendre à tous la protection si précieuse que donne la vaccine, par un manque absolu de logique, il se gendarme et ne veut plus en entendre parler. Quelle singulière contradiction !

C'est que les choses changent absolument de face, sachez-le bien, quand, au lieu de préconiser, de faciliter la vaccination *facultative*, vous voulez rendre la vaccination *obligatoire* et l'imposer à tous en vertu d'une loi. Vous n'êtes plus dès lors sur le terrain exclusivement médical, vous abordez le terrain législatif, puisque vous réclamez une loi, le terrain politique, puisque vous mettez en question les droits du citoyen, et les considérations puissantes que vous invoquez au nom de la science peuvent n'avoir qu'une valeur des plus restreintes aux yeux du législateur dont vous réclamez le concours.

Quelle que soit la manière dont vous comprenez le droit, que possède chacun de nous, de sauvegarder comme il l'entend sa santé et celle de ses enfants, vous ne sauriez vous dissimuler que la vaccination, du moment où vous la faites obligatoire, est une atteinte grave portée à la liberté individuelle. Or, on n'inscrit pas dans la législation d'un pays libre une pareille restriction à une liberté qui est aussi sacrée que celle de la conscience, si cette restriction n'est pas imposée par des nécessités absolues, évidentes, inéluctables. Pour que vous puissiez justifier la demande d'une pareille loi, il faut que vous puissiez prouver que la vaccination obligatoire a la puissance de s'opposer efficacement à l'apparition des épidémies varioliques, qu'elle est un moyen certain de les supprimer et qu'elle est le *seul* moyen qui permette d'arriver à ce résultat désirable. C'est en effet ce que dit la conclusion du Comité d'hygiène pour laquelle M. Proust réclame l'approbation de l'Académie. Eh bien ! puisqu'il me faut défendre la liberté que vous menacez avec tant d'imprévoyance, vous me forcez, moi, partisan déclaré de la vaccine, à vous dire qu'elle n'a pas la toute-puissance que vous lui attribuez, que votre proposition est fausse, radicalement fausse, c'est ce que je vais vous démontrer.

Voyons d'abord sur quelles preuves vous vous appuyez pour les justifier.

M. Proust nous fait le tableau de la mortalité par variole avant et après l'invention de la vaccine.

Ce rapprochement pourrait servir à montrer les bienfaits de la vaccine, mais cela n'est pas en cause.

M. Brouardel m'oppose l'épidémie de Douarnenez en 1887 et 1888. J'aurais attendu de mon éminent collègue un argument plus sérieux. Qu'une ville de Bretagne, où très peu de personnes sont vaccinées, où aucune précaution sérieuse d'isolement n'a été prise, soit ravagée par la variole, cela ne saurait étonner personne. Cela prouverait seulement, s'il en était besoin, combien la vaccination est utile, combien il est à désirer qu'elle soit générale; mais cela est complètement étranger à la question de la vaccination obligatoire comme moyen prophylactique des épidémies de variole.

Lorsque j'ai vu, en 1881, Liouville commencer avec ardeur sa croisade en faveur de la vaccination obligatoire et mon collègue M. Brouardel la reprendre avec non moins d'ardeur, je me suis demandé quelle était la raison de cette ferveur soudaine pour ce moyen prophylactique. Depuis 1807 et surtout depuis 1820, dans tous les cas à une époque qui précède 1839, l'Allemagne presque tout entière était en possession de la vaccine obligatoire; la Suède la possédait depuis 1816, l'Angleterre depuis 1853, et il n'avait pas paru jusqu'alors nécessaire d'invoquer ce moyen, comme le seul qui pût nous débarrasser de la variole. Aujourd'hui, comme en 1881, je me demande pourquoi mes contradicteurs s'appuient sur l'Allemagne de 1874 et non sur l'Allemagne antérieure à cette époque. Quoi qu'il en soit, je les suivrai volontiers sur le terrain qu'ils ont choisi, et, puisqu'ils parlent de l'Allemagne et de la Prusse de 1874, examinons les effets de la vaccine obligatoire en Allemagne et surtout en Prusse depuis la loi de 1874.

D'après mes contradicteurs, c'est à la loi de 1874, qui a rendu obligatoire en Prusse la vaccination qui était depuis cinquante ans obligatoire dans presque toute l'Allemagne, que nous devons attribuer la diminution notable de la mortalité par variole.

Quelles modifications cette loi apportait-elle à la législation antérieure sur la vaccine? Nos collègues ont cru qu'elles étaient considérables, parce qu'ils ignoraient probablement l'ordonnance de 1835, dont le rapport de M. Proust ne fait aucune mention. La loi de 1874 n'inaugure rien quant à la revaccination, qui était obligatoire pour l'armée depuis 1834; qui était obligatoire pour tous les élèves des établissements publics d'instruction primaire ou secondaire, depuis 1835. Il n'y a de modification que pour la vaccination des enfants; la loi de 1874 la rend obligatoire avant l'âge de deux ans; mais, comme je l'ai dit, l'ordonnance de 1835 la rendait déjà indirectement obligatoire, puisqu'elle condamnait à une amende le père de famille dont l'enfant avait la variole, si l'enfant n'avait pas été vacciné avant l'âge d'un an. Lorsque la variole paraissait vouloir s'étendre, l'autorité avait le droit de vacciner de force toutes les personnes en rapport avec un varioleux. Enfin outre l'isolement, l'ordonnance de 1835 imposait aux médecins, aux parents, aux hôteliers, la dénonciation à l'autorité des cas de variole.

Voyons maintenant quelles sont les preuves qui autorisent mes contradicteurs à affirmer que le seul fait de substituer la vaccination *directement* obligatoire des enfants, à la vaccination *indirectement* obligatoire, a pu amener en Prusse une diminution considérable du chiffre des varioleux. Ici, du moins, nous sommes dans la question en litige.

M. Proust se livre à ce sujet à une véritable fantasmagorie de chiffres. Il oppose la mortalité variolique dans quelques villes allemandes à cette même mortalité dans quelques villes des autres pays de l'Europe; mais notre collègue a une manière toute particulière de faire de la statistique. Pour 1886, il oppose à quelques villes allemandes trois villes françaises, et il choisit pour sa comparaison Marseille et Reims où il y avait précisément une épidémie. Or, en cette même année 1886, sur les 195 villes dont nous avons les relevés mortuaires, il y en eut 113 dans lesquelles aucun décès n'eut lieu par variole, de sorte que si, à mon tour, il me plaisait de substituer Amiens, Nancy, Orléans ou Grenoble, à Reims et à Marseille, je pourrais montrer qu'il y avait moins de décès en France qu'en Prusse et même qu'il n'y en avait aucun. Disons en passant qu'à Dresde la mortalité par variole a été, en 1886, la même qu'à Paris et qu'elle y a été trois fois plus élevée qu'elle ne l'a été à Paris en 1890.

Pour le tableau de 1887, c'est la même chose. L'Angleterre est représentée par Sheffield, théâtre de la grande épidémie dont je parlerai tout à l'heure. En France, le Havre, qui a le malheur d'avoir une épidémie, remplace Reims où l'épidémie a diminué; mais en 1888, comme l'épidémie reparaît à Reims, Reims reparaît sur la liste, accompagné cette fois d'Amiens qui avait eu 127 décès. Amiens n'avait pas eu l'honneur de figurer dans la comparaison de 1886, car cette année-là il n'avait compté aucun décès variolique. Que M. Proust me permette de le lui dire, avec des statistiques choisies de cette façon, on montre tout ce qu'on veut, mais on ne prouve rien.

L'enthousiasme de notre collègue pour les résultats obtenus en Prusse est tel, qu'il nous représente les médecins allemands comme obligés de venir étudier la variole au Havre. Or en 1885, époque où le Havre aurait eu l'honneur de suppléer les cliniques allemandes, il y avait eu, rien qu'en Prusse, 395 décès par variole, ce qui suppose, au minimum, un chiffre de 4,000 cas de variole. Quand on a dans son pays et dans une seule année 4,000 cas d'une maladie, que la vaccine obligatoire est censée avoir supprimée, il n'est pas besoin de passer la frontière pour aller l'étudier ailleurs.

Il y a en Prusse et dans toute l'Allemagne, depuis 1875, une diminution considérable dans le chiffre des décès par variole, c'est un fait incontestable. Cet heureux résultat doit-il être attribué uniquement à ce que la vaccine y est, depuis cette époque, devenue obligatoire : c'est ce que vous affirmez et je vais vous montrer que vous n'êtes pas autorisé à produire une pareille affirmation. En bonne logique, il aurait fallu commencer par nous donner la preuve directe de l'augmentation des vaccinations en Allemagne depuis la loi de 1874. Il aurait fallu nous donner la proportion des vaccinés dans la population avant 1874 et dans les années qui ont suivi la promulgation de la loi. Je me borne à constater que vous ne nous avez jamais donné ni dans vos discours, ni dans le rapport de M. Proust, cette comparaison, qui *seule* peut donner une base sérieuse à vos affirmations sans preuves.

Quand je cite les heureux résultats produits par la création de l'hôpital des varioleux à Aubervilliers, pour ne pas être obligé de reconnaître les bons effets de l'isolement, M. Brouardel m'oppose qu'il y a eu à Paris en 1880 et 1881 une épidémie qui a amené 99 décès sur 100,000 habitants, et qu'après une épidémie de variole il y a toujours pendant dix ou quinze ans une grande diminution dans le nombre des décès par cette maladie. Cela est parfaitement exact, du moins pour quelques années; mais pourquoi M. Brouardel, qui admet cet effet, pour Paris contre l'isolement, alors que la mortalité n'a été que de 99 sur 100,000, se refuserait-il à l'admettre, pour la Prusse et contre l'obligation vaccinale, lorsque la mortalité a été effroyable : 316 sur 100,000 et dans la province de Prusse de 503 sur 100,000. Il y eut, dans la Prusse seule, 136,000 décès par variole, ce qui suppose plus d'un million de survivants, vaccinés par une variole guérie, et nous ne tiendrions pas compte de ce fait lorsqu'il s'agit d'apprécier les effets de la vaccine obligatoire !

L'argument de M. Proust, basé sur l'absence de variole dans l'armée prussienne, n'est pas meilleur. Cette armée est depuis 1834 soumise à la revaccination obligatoire; on ne voit donc pas comment sa mortalité par variole serait influencée par une loi qui, à partir de 1875, a rendu la vaccination obligatoire pour les enfants âgés de moins de deux ans. Les plus âgés de ces enfants n'ont aujourd'hui que quinze ans et ne font pas, que je sache, partie de l'armée, encore moins les autres. Il est parfaitement certain que, sauf en 1885, où il y a eu, sur un effectif de 200,000 hommes, deux décès par variole, il n'y en avait pas eu depuis 1875. Cela serait très important, si, antérieurement à cette époque, les cas avaient été nombreux ; mais, en exceptant la période de 1870 et 1871 et les années 1851 et 1854 où il y eut six décès par variole, dans aucune année depuis 1845, il n'y eut plus de deux décès sur ce même chiffre d'effectif, et il n'y en eut aucun dans les six années 1847, 1855, 1856, 1868, 1863 et 1870 avant la guerre. Ce n'est pas sur l'existence de un ou deux cas absolument accidentels de variole sur un effectif de 200,000 qu'on établit des preuves scientifiques.

Ce n'est pas tout. La Prusse, dans son organisation vaccinale, a la revaccination obligatoire de l'armée, *ce que nous avons ;* elle a la revaccination obligatoire des élèves des écoles, *ce que nous avons*, mais si elle a ce que nous n'avons pas : la vaccination obligatoire des enfants, elle a en même temps l'isolement obligatoire des varioleux, aussi bien dans les hôpitaux que dans leur domicile, ce que nous n'avons pas davantage. Or, quand on veut juger les résultats d'une organisation, il n'est pas permis de ne prendre qu'un des éléments de cette organisation et de laisser de côté ceux qui sont peut-être les plus importants. De quel droit nos collègues, dans leur amour pour l'obligation vaccinale, attribuent-ils uniquement à la vaccine obligatoire les résultats obtenus, et laissent-ils absolument de côté tout ce qui se rapporte à l'isolement? Je vais leur montrer une fois de plus qu'ils ne sont pas autorisés à le faire et que l'isolement pratiqué plus sévèrement doit entrer pour une part considérable dans la diminution de la mortalité variolique en Prusse.

L'ordonnance de 1835 avait eu pour effet d'abaisser dans une mesure considérable la mortalité variolique. Après l'effroyable épidémie de 1872, après la mise en pratique de la loi de 1874, la mortalité a été en diminuant jusqu'en 1877, comme cela arrive toujours après les grandes épidémies de variole ; puis elle remonte et elle arrive en 1882, et malgré la vaccine obligatoire, au chiffre où elle était à Paris l'année dernière. Que fait le gouvernement prussien qui sait mieux que MM. Proust et Brouardel et mieux que moi ce qui se passe en Prusse? Est-ce qu'il songe à augmenter l'effet de la vaccination obligatoire par l'aggravation des pénalités ou en imposant aux femmes la revaccination imposée seulement aux hommes incorporés à l'armée? Pas du tout! Sachant, par expérience, la puissance de l'isolement comme moyen prophylactique des épidémies, il rend, le 13 novembre 1883, une ordonnance qui étend à la maison tout entière l'isolement jusque-là limité à l'appartement du varioleux, et il punit, non plus de l'amende, mais de la prison, toute violation volontaire de ce règlement. Il ne fait pas autre chose, et à partir de ce moment, la variole décroît d'une manière régulière pour en arriver aux chiffres si favorables que nous avons aujourd'hui. Vous n'êtes donc pas en droit d'attribuer à l'obligation vaccinale seule des résultats qui ont été obtenus par deux puissants moyens : la vaccine préventive et l'isolement sérieux des varioleux, jusque-là incomplètement effectué.

Avec la vaccine obligatoire, dit M. Brouardel, *on évite sûrement les épidémies de variole*, donc refuser la vaccination obligatoire c'est compromettre la défense nationale. Que s'est-il passé en Prusse en 1870 et 1872. Les provinces annexées à la Prusse en 1866 étaient toutes soumises à la vaccination obligatoire : le Schleswig depuis 1811, le Hanovre depuis 1821, Nassau depuis 1820, la Hesse, depuis 1828 ; la vaccination obligatoire les a-t-elles mises à l'abri de l'épidémie meurtrière de 1871-1872 ? Vous allez en juger. La mortalité par variole de la population civile soumise depuis plus de quarante ans à la vaccine obligatoire est arrivée au chiffre énorme de 116 pour 100,000! pour juger de son importance, il suffit de vous rappeler que la mortalité moyenne à Paris par variole, déduction faite des années 1870-1871, a été, d'après la statistique qui nous a été citée par M. Brouardel, de 20 seulement sur 100,000, et que la mortalité la plus élevée, celle de l'épidémie de 1880, n'est arrivée qu'à 99 sur 100,000. La mortalité allemande des pays à vaccination obligatoire serait représentée par le chiffre de 2,722 décès. La Suède a depuis 1816 la vaccination obligatoire, ce qui n'a pas empêché Stockholm d'être ravagé en 1849, 1857, 1861, 1865 et 1874 par des épidémies de variole. Celle de 1874 a fait 7,900 victimes par million d'habitants, ce qui, pour Paris, représenterait 17,860 décès par variole, plus de 100,000 varioleux!

Il est donc absolument faux que la vaccination obligatoire mette à l'abri des épidémies de variole et ce qui est démontré, c'est que, lorsque l'isolement n'est pas pratiqué, la vaccination obligatoire est tout à fait insuffisante. Cela, du reste, se comprend facilement, la vaccine est loin de donner au vacciné une immunité complète, puisqu'elle lui laisse une chance sur quatre de contracter la variole. Or, comme le vacciné varioleux peut, tout aussi bien que le varioleux non-vacciné, communiquer une petite vérole grave, il devient alors tout aussi dangereux, au point de vue de l'hygiène publique, que le varioleux non-vacciné. D'ailleurs, même dans les pays où la vaccination obligatoire est en usage, la vaccination est différée chez un certain nombre d'enfants chétifs et les parents négligent souvent plus tard de les faire vacciner. De plus, dans les grandes villes, il y a une population misérable, logeant en garni, changeant fréquemment de domicile, qui échappe à l'action de la loi. La revaccination, qui est bien autrement puissante que la vaccination, n'atteint que les enfants qui sont dans les écoles publiques ou privées et non ceux qui font leurs études à domicile. La revaccination militaire n'atteint que les hommes et laisse de côté ceux qui ne sont pas soumis au service actif pour infirmités ou d'autres causes ; toutes les femmes y échappent à l'âge adulte, et par conséquent, même avec la loi prussienne, il y a au moins 2 p. 100 de la population qui n'a pas été vaccinée et peut-être la moitié qui n'a pas été revaccinée. Or, je vais vous montrer que, dans une population réalisant cet idéal vaccinal, il peut se montrer de graves épidémies de variole, et c'est précisément Sheffield, qui m'a servi à mettre en évidence tout à l'heure la puissance protectrice de la vaccination, qui va me servir à vous montrer que la vaccination généralisée à toute une population est impuissante à empêcher une épidémie de variole quand on n'emploie ni l'isolement ni la désinfection.

Sheffield, par le chiffre de la population, est la dixième ville d'Angleterre. Elle fut le théâtre d'épidémies varioliques en 1857, 1863, 1868 et 1871 ; cette dernière y fit 1,007 victimes.

Lorsque éclata l'épidémie variolique de 1887, M. Barry et ses collaborateurs examinèrent, comme je vous l'ai dit, 275,878 personnes. En déduisant les pensionnaires des workhouses qui se trouvent dans des conditions particulières, il reste 274,112 personnes, sur lesquelles 268,397, soit 98 p. 100 (97,9) étaient vaccinées et 5,715 seulement non vaccinées. Parmi les 268,397 personnes comptées comme vaccinées, 63,654 avaient été revaccinées et 18,121 avaient eu antérieurement la petite vérole; il y avait par conséquent 81,775 personnes réfractaires à la variole par la revaccination ou par une variole antérieure. Nous sommes donc en présence d'une population dans laquelle 98 p. 100 des habitants sont vaccinés et 30 p. 100, presque le tiers, revaccinés; c'est l'idéal de ce que pourrait obtenir la vaccination obligatoire. Eh bien, dans ce milieu, il y eut (déduction faite des pensionnaires des workhouses) 7,001 cas de variole, dont 5,776 chez des vaccinés et 75 chez des revaccinés, et il y eut 653 décès, dont 279 chez les vaccinés ; ce qui, pour une population comme celle de Paris, représenterait 50,510 cas de variole, et 4,860 décès. Comment pouvez-vous en présence de ce document précis, le seul de cette nature qui existe dans la science, le seul qui nous permette de juger de l'étendue de la protection que donne la vaccine, prétendre qu'il suffise de la rendre obligatoire pour mettre la population à l'abri de la variole. Certes, si les habitants de Sheffield n'avaient pas été vaccinés dans une proportion aussi considérable, le désastre eût probablement été épouvantable et la mortalité dix fois plus grande, nous sommes tous d'accord sur ce point ; mais, je le répète parce qu'on l'oublie trop, ce ne sont pas les bienfaits de la vaccine qui sont en cause ; ce qui est en discussion, c'est la question de savoir si, comme mesure d'hygiène publique, la vaccine obligatoire a la puissance d'empêcher les épidémies et si cette puissance est telle qu'elle justifie l'atteinte que vous voulez porter à la première des libertés : celle du père de famille.

Lorsque j'ai fait, dans mon premier discours, allusion à l'épidémie de Sheffield, M. Proust m'a objecté que l'isolement y avait été pratiqué et n'avait pu arriver à arrêter l'épidémie. C'est une complète erreur qui s'explique, je crois, par ce fait, que M. Proust ne connaît le rapport de M. Barry que par le résumé qu'en donne M. Buchanan dans le dix-huitième rapport du *Local Government Board*. Trois fois, en juin, en septembre et octobre 1886, la variole se montra à Sheffield. Dans les deux premières invasions, les habitants de la maison, les malades comme les bien portants, furent transférés dans une salle vide de l'hôpital; lors de la troisième invasion, les malades seuls furent hospitalisés et la variole s'éteignit. Mais, en mars 1887, la variole fit son apparition sur deux points différents ; les premiers cas furent méconnus et, sur les trente-deux premiers cas, huit seulement furent déclarés aux autorités sanitaires, et quelques-uns seulement de ces cas furent isolés à l'hôpital. Pour que l'isolement hospitalier soit utile et efficace, il faut qu'il soit appliqué dès les premiers cas, et par conséquent un petit hôpital d'isolement suffit à garantir une ville d'une épidémie. Mais quand on s'est laissé déborder par la variole, à quoi peut servir un hôpital de 64 lits, lorsqu'il y aurait à hospitaliser à la fois 340 malades. Aussi, 4,290 varioleux furent-ils laissés à domicile, libres de disséminer la variole.

M. Barry a insisté sur ce fait que les cas de variole étaient plus nombreux autour de l'hôpital, et les municipalités de la banlieue de Paris s'opposent à la création sur leur territoire d'hôpitaux d'isolement. Ce n'est pas par l'empoisonnement de l'air que la variole se transmet aux environs de l'hôpital. Les brancardiers, les cochers qui ont amené des malades, vont se désaltérer dans les débits qui avoisinent l'hôpital, ils y rencontrent des consommateurs du quartier, et c'est ainsi que la variole se transmet dans un certain périmètre autour de l'hôpital.

La désinfection n'existait pas plus à Sheffield que l'isolement. Le 9 juin 1887, alors qu'il y avait déjà en ville 40 cas de variole, la commission sanitaire se réunit, et ce n'est que le 1er août qu'elle prévint le *Local Government Board* de l'existence de la variole dans la ville. Le 18 août, elle se réunit de nouveau pour discuter la question de la création d'une station de désinfection. On renvoya comme d'ordinaire le projet à une sous-commission qui fit son rapport le 13 octobre, et l'on décida la création de cette station de désinfection. La résolution fut approuvée par le conseil municipal le 26 octobre 1887, et la station fut ouverte le 7 juin 1888. L'épidémie était terminée !

Voilà ce que furent l'isolement et la désinfection à Sheffield dans l'épidémie de 1887. Voilà ce que peut la vaccination généralisée à toute une population, lorsqu'elle agit seule et sans le secours de l'isolement. Vous n'avez donc pas le droit de dire que la vaccination obligatoire permet d'éviter sûrement les épidémies de variole.

La revaccination est beaucoup plus puissante que la vaccination puisqu'elle renforce une diathèse vaccinale en voie d'affaiblissement. Aussi le conseil d'hygiène dans sa conclusion, reproduite à l'Académie par M. Proust, demande-t-il qu'on rende obligatoire non seulement la vaccination, mais aussi la revaccination. Malheureusement nos collègues ont oublié de nous dire qui ils voulaient revacciner. Nous avons comme l'Allemagne la revaccination obligatoire de l'armée, c'est chose faite et je profite de ce qu'elle n'est pas en question pour ne pas en parler. Nous avons comme en Allemagne la revaccination obligatoire des élèves de toutes les écoles primaires, des lycées, des collèges, des grandes écoles du gouvernement. Qui voulez-vous revacciner? Voulez-vous aller plus loin que la loi allemande et demander la revaccination des femmes ; mais n'oubliez pas que la loi allemande n'exige même pas la revaccination des écoles du soir et du dimanche, et que l'Angleterre qui, dans sa loi de 1855, avait rendu la vaccination obligatoire pour les adultes, a dû supprimer cette obligation dans la loi de 1867. Sachez vous arrêter dans votre zèle, c'est bien assez de compromettre la vaccination, ne compromettez pas la revaccination.

La revaccination tend à entrer dans nos mœurs, contentez-vous de seconder le dévouement de ceux qui la propagent. Déjà nos grandes Compagnies de chemins de fer, sur le conseil de leurs médecins, revaccinent tous leurs employés nouveaux. Les résultats obtenus sont remarquables, et comme ils se traduisent par une diminution des dépenses qu'occasionnent le chômage et les maladies, ils ont une éloquence supérieure à tous les discours. Les charbonnages, les grandes usines ont leurs médecins, et il ne sera pas difficile à ces médecins de montrer aux chefs de ces industries qu'il est de leur intérêt d'imposer à leurs ouvriers la revaccination. A cet égard, le droit des chefs d'atelier est absolu. Une Compagnie de chemin de fer, le directeur d'une usine peuvent faire de la revaccination préalable la condition *sine quâ non* de l'entrée d'un employé dans l'administration, d'un ouvrier dans l'usine, nous pouvons faire la même chose à l'égard de nos domestiques sans violer leur liberté. C'est une simple condition d'un contrat librement débattu que l'employé, l'ouvrier, le domestique sont libres de refuser en n'acceptant pas la place qu'on ne leur donne que sous cette condition. Il n'en est plus de même à l'égard des employés anciens, et M. le Dr Créquy, dans le travail qu'il nous a lu dans la dernière séance, aurait pu vous dire que la Compagnie de l'Est qui impose la revaccination obligatoire à l'égard de ses employés nouveaux, ne s'était pas cru en droit de l'imposer à ses employés anciens ; elle ne procède que par voie de persuasion et la persuasion a suffi pour amener la revaccination de presque tout le personnel.

Faire figurer la vaccination et la revaccination dans un contrat de louage librement débattu, en faire une condition absolue d'admission dans une administration, dans une école, est absolument légitime, car la loi sur l'instruction obligatoire laisse au père de famille la liberté de donner ou faire donner chez lui l'instruction à ses enfants, et rien n'oblige un jeune homme à entrer dans une des écoles du gouvernement, s'il croit que c'est payer trop cher son admission que de se soumettre à la vaccination. Mais, insérer dans une loi, faire figurer dans la législation française ce principe inéluctable dans son application, que tout enfant né en France devra fatalement être soumis à la vaccination, quelle que soit l'opinion du père à l'égard de la vaccine, c'est ce que je n'accepterai jamais. Nous ne sommes plus ici en présence d'une simple question de médecine, il s'agit des droits du citoyen.

Aussi, lorsque M. Proust me dit : « que je mets sur le même plan l'opinion des antivaccinateurs et l'opinion de tous les médecins autorisés de tous les pays », je lui réponds qu'il se fait une singulière idée de mon libéralisme. Lorsque je me trouve en face d'un père qui croit la vaccine capable de donner à son enfant certaines maladies,

je ne tiens compte que de l'opinion de ce t homme, quelque absurde
qu'elle puisse être, et je ne tiens nul compte de l'opinion de tous les
médecins, quelque autorisés qu'ils soient : je ne tiens pas même
compte de mes opinions personnelles. Ce qui est en cause, c'est
l'opinion de cet homme et non pas la mienne, puisque l'enfant
que je veux vacciner est celui de cet homme et non pas le mien.
Comment! voilà un père qui vient vous dire : « Je ne veux pas que
vous vacciniez mon enfant. Vous prétendiez, il y a vingt ans,
que le vaccin humain ne pouvait pas communiquer la syphilis, et
cependant, en présence de tant d'enfants et de soldats rendus
syphilitiques par l'inoculation vaccinale, vous avez si bien reconnu
la réalité de ce danger, que vous proscrivez le vaccin humain et
que vous lui substituez le vaccin de génisse. Vous prétendez
aujourd'hui que le vaccin de génisse ne peut pas inoculer la
tuberculose; vous n'êtes pas autorisé à le dire, car la tuberculose peut ne se développer qu'à longue échéance, ainsi qu'elle le
fait quand elle est due à l'hérédité. La preuve que cette inoculation peut avoir lieu, c'est que vous sacrifiez la bête avant d'utiliser son vaccin, afin de vous assurer qu'elle n'a pas de lésions
tuberculeuses. Cela même ne me rassure pas, car les lésions
peuvent échapper à vos investigations. D'ailleurs, un enfant, né
de parents tuberculeux et qui sera tuberculeux à vingt ans, par
hérédité, porte en lui le principe de la tuberculose, et s'il meurt
accidentellement à dix ans, vous ne trouverez pas chez lui de
lésions tuberculeuses appréciables. » Que ces opinions soient
erronées, qu'elles ne s'appuient sur rien, peu importe, j'ai le
devoir de chercher à montrer à cet homme qu'il se trompe sur le
véritable intérêt de son enfant, mais je ne me reconnais pas le
droit d'imposer à son enfant la vaccination, puisque son père la
repousse par la conviction, absurde tant que vous voudrez, que la
vaccination peut faire de son enfant un futur tuberculeux. Vous
avez bien raison de dire que nous n'entendons pas la liberté de la
même façon, car vous respectez la liberté du père de famille
comme les convertisseurs du xv⁰ siècle respectaient la liberté de
conscience. Il y a entre vous et moi cette différence : vous voulez
convertir à la vaccine par l'amende et la prison; je veux généraliser la vaccine en montrant ses bienfaits. Quand moi, professeur
à la Faculté, moi, membre de l'Académie de médecine, laissant de
côté tout respect humain, et ne m'inspirant que du désir d'être

utile, en suppléant par mes efforts personnels à un service vaccinal qui n'existe pas, je vais sur la place de mon village, comme
le ferait un arracheur de dents ou un marchand d'orviétan, vacciner et revacciner, avec une de mes génisses, les paysans qui
m'entourent, j'agis en vrai missionnaire de la vaccine; vous agissez, vous, en inquisiteurs!

Vous ne pourrez faire du refus de vaccination ni un crime, ni
un délit, mais une simple contravention relevant des articles
465 et 466 du Code pénal. Votre loi serait donc à la fois impuissante et injuste. Le riche paiera ses 15 francs d'amende et n'en
fera pas davantage vacciner son enfant; le pauvre paiera de cinq
jours de prison le malheur d'être pauvre, et d'avoir, sur un sujet
de médecine, une opinion contraire à celle de l'Académie.

Il ne s'agit pas du reste, dans cette question, quelque peu
étrangère au domaine de la médecine, de vos opinions ou des
miennes sur la manière de comprendre la liberté? C'est là la
question capitale, car si vous n'obtenez pas cette loi, que vous
sollicitez depuis dix ans, que d'autres sollicitent depuis vingt-huit
ans, vous allez, pour un temps indéfini, rester dans cette situation
déplorable qui se traduit, pour la plus grande partie de la population, par l'impossibilité de faire vacciner les enfants et par l'absence de toute mesure capable de s'opposer au développement
des épidémies de variole. C'est là surtout ce qui me rend l'adversaire de cette poursuite incessante d'une loi qui voudrait rendre
la vaccine obligatoire, alors qu'elle n'est même pas possible. Or,
cette loi, vous ne l'obtiendrez jamais, et je vais vous en dire les
raisons multiples :

Je viens de vous donner la preuve que la vaccine, même généralisée à toute la population d'une ville, est impuissante à empêcher le développement d'une épidémie de variole. Votre meilleur
argument vous fait donc défaut. De plus, vous en oubliez un
autre argument, terrible, lorsqu'il se produira devant des hommes
étrangers à la médecine, et qui ne savent pas qu'en science le
progrès consiste tout aussi bien à découvrir une erreur qu'à
découvrir une vérité nouvelle. Vous rendez-vous bien compte de
l'effet que peut produire sur une assemblée politique ce simple
argument : il y a dix ans, l'Académie nous demandait de sacrifier
aux intérêts de la santé publique la liberté du père de famille,
et de rendre obligatoire la vaccination avec le vaccin humain.

Nous n'avons pas accédé à ses désirs, et cela est fort heureux, car aujourd'hui elle proscrit ce mode de vaccination qui a nombre de fois transmis la syphilis. Aujourd'hui, elle nous demande encore de rendre la vaccine obligatoire, mais cette fois, avec du vaccin de génisse. Qui nous dit que, dans quelques années, après avoir constaté que ce vaccin transmet la tuberculose, elle ne le proscrira pas pour n'accepter que le vaccin de la chèvre.

Renouvelez vos vœux jusque-là inutiles, et que le Sénat impérial a repoussés au nom de la liberté. Peut-être trouverez-vous un ministre assez convaincu pour y risquer son portefeuille par la présentation d'un projet de loi; mais vous ne trouverez pas dans une Assemblée française une majorité de députés disposés à compromettre à coup sûr leur réélection en votant une loi qui viole à un tel degré la liberté du citoyen, les droits du père de famille.

« La loi qui veut imposer la vaccine obligatoire me paraît vexatoire, impuissante et impraticable. Je ne puis oublier tout ce que l'obligation a de blessant pour des hommes libres; je ne puis oublier non plus que le père de famille a aussi des droits dont il ne peut pas être disposé à se dessaisir pour les confier à l'autorité. Si encore on pouvait non pas supprimer complètement la variole, mais tout au moins la diminuer considérablement en violentant cette liberté, malgré ma répugnance, j'y pourrais peut-être souscrire encore; mais, comme il n'en est rien, je ne puis admettre cette obligation. »

Ici, Messieurs, ce n'est pas moi qui parle, c'est M. Depaul, si longtemps directeur de notre service vaccinal, qui prononçait ces paroles à cette tribune le 20 mars 1881.

Ce qu'il m'est impossible de comprendre, c'est que, vous, président du Conseil d'hygiène, vous, inspecteur général des services sanitaires, vous, qui par vos fonctions devez savoir qu'aucun service vaccinal sérieux n'est organisé en France, vous qui, partisans à outrance de la vaccine, devriez, comme c'est votre devoir, commencer par créer en France ce service vaccinal qui n'existe pas, vous veniez nous proposer de demander une loi qui rende la vaccine obligatoire, alors que vous devez savoir qu'elle n'est même pas possible pour la population des petites villes et des campagnes. M. Brouardel, pour me prouver que les mesures

d'isolement ne sauraient être imposées par la loi, m'objecte que
165 cantons n'ont ni médecins, ni officiers de santé. Je me
demande alors par qui les habitants peuvent actuellement se faire
vacciner et qui les vaccinerait si la vaccine devenait obligatoire.

M. Hervieux, directeur de la vaccine, me répond en énumérant
avec complaisance toutes les sources où l'on peut avoir du vaccin ;
mais quand bien même vous auriez dix fois plus de vaccin, qu'il
n'en faut pour vacciner l'Europe entière, ce vaccin ira-t-il s'inoculer tout seul au bras de l'enfant qui doit être inoculé. Parce qu'à
Paris il est facile de se faire vacciner, croyez-vous qu'il en soit de
même dans toute la France. Tous les discours du monde ne font
rien contre les faits, et puisque j'ai en face de moi le président
du Conseil d'hygiène et l'inspecteur général des services sanitaires,
je les mets au défi de venir à la prochaine séance nous dire
quand, comment et par qui une femme habitant Ménestreau-en-
Villette, Marcilly, Sennely, Ardon et même la Ferté-Saint-Aubin
(Loiret), le chef-lieu du canton, peut faire gratuitement vacciner
son enfant, sans recourir au dévouement désintéressé de MM. Mathé,
Mounier, Martin, qui ne sont pas plus que moi chargés d'un service vaccinal.

Demander que la vaccine soit rendue obligatoire suppose qu'on
a constaté que la population oppose à la vaccination facultative
une certaine résistance ou tout au moins la négligence et l'apa-
thie. Comment le savez-vous, puisque vous n'avez même pas
donné au paysan pauvre, désireux de faire vacciner son enfant,
la possibilité de trouver à sa portée un service vaccinal quelconque? Rendez d'abord la vaccine possible et quand l'expérience
aura été faite, nous verrons s'il est nécessaire de rendre la vaccine
obligatoire.

Comme citoyen d'un pays libre, je m'oppose à la vaccination
obligatoire parce qu'elle viole la liberté du père de famille ; parce
que je sais, comme médecin, qu'elle est incapable d'empêcher les
épidémies, et que, par conséquent, le sacrifice d'une liberté précieuse ne serait pas compensé par un avantage suffisant. En
revanche, je réclame l'isolement obligatoire des malades atteints
d'affections contagieuses, la désinfection de tout ce qui peut transmettre le germe contage de la maladie, parce que je sais que ce
moyen est capable et qu'il est le seul capable, s'il est le seul convenablement employé, d'empêcher toute épidémie de variole

de diphtérie, de rougeole, de scarlatine, de coqueluche. Ici encore je vous retrouve comme adversaires. M. Proust, au début de son discours, se déclare partisan de l'isolement, ce qui ne l'empêche pas un peu plus loin de le combattre quand il s'agit de la variole, et la conclusion qu'il nous propose n'en fait pas mention. M. Beaumetz, après nous avoir présenté les difficultés de l'isolement, avec la même verve que s'il en était l'ennemi acharné, s'en déclare partisan ; mais sa conclusion est absolument muette à cet égard. M. Brouardel établit une distinction entre la variole, maladie *évitable* et les autres maladies contagieuses qu'il ne regarde que comme *limitables ;* il admet l'isolement pour ces dernières, mais en le combattant pour la variole, avec des arguments malheureusement applicables à toutes les autres. Quelque grande que soit l'autorité de M. Brouardel, je n'hésite pas à dire que la distinction qu'il établit ne me paraît pas fondée. La diphtérie, la rougeole, la scarlatine sont tout aussi *évitables* que la variole, je ne saurais accepter cette proposition désolante, qu'il faut nous borner à en limiter les ravages sans espoir de les faire disparaître. Richerand, à l'hôpital Saint-Louis, en 1814, sur une population de 1,900 malades, en perdit 500 en un seul mois, de pourriture d'hôpital. Plus tard, on vit que ces soi-disant épidémies tenaient à la contagion, on agit en conséquence et la pourriture d'hôpital a si bien disparu, que beaucoup de mes collègues chirurgiens ne l'ont jamais vue. L'infection purulente a disparu de nos services de chirurgie par la désinfection préventive et les précautions les plus minutieuses contre la contagion ; la rage a disparu de l'Allemagne sans qu'on eût employé contre elle une vaccination préventive.

L'isolement, aidé de la désinfection, s'il est convenablement pratiqué et pratiqué en temps utile, est le seul moyen d'empêcher les épidémies de variole, comme celles de diphtérie, de rougeole ou de scarlatine. Des faits nombreux témoignent de sa puissance. Je vous ai cité les articles de l'ordonnance de 1835, prescrivant en Prusse les précautions si minutieuses contre la contagion, précautions qui vont jusqu'à interdire toute cérémonie funèbre pour les varioleux décédés. Je vous ai montré l'ordonnance de 1883 étendant l'isolement à la maison entière du varioleux. Même en campagne, l'armée prussienne en 1870 pratiquait l'isolement, et lorsque, avec le sauf-conduit qui m'avait été délivré à Metz, j'ai pu

traverser à cheval une partie de la France du Nord-Ouest occupée
par l'ennemi pour atteindre Tours, j'ai vu souvent tracé à la craie,
sur la porte d'une habitation, ce mot *Blättern*, qui arrêtait sur le
seuil tous les soldats allemands. Je dois même confesser qu'il
m'est arrivé une fois de l'écrire moi-même, de ma plus belle écriture allemande, pour remercier mon hôte de son hospitalité. L'isolement, puissamment aidé par la vaccine, cela est incontestable,
peut être regardé comme un des puissants facteurs de la diminution de la variole en Prusse. Je vous ai dit comment par l'isolement Sheffield avait, en 1886, évité trois fois des épidémies de
variole. Leicester qui repousse la vaccination, où 86 p. 100 des
habitants ne sont pas vaccinés, mais qui pratique rigoureusement
l'isolement quand il y a un cas de variole, a constamment échappé
aux épidémies et n'a pas eu l'année dernière un seul décès par
variole. Par la seule influence d'un isolement rigoureux, Londres
qui avait perdu, en 1884, 1,236 varioleux et 1,419 en 1885, n'en
perd plus que 24 en 1886; 9 en 1887 et 1888, un seul en 1889 sur
une population de 5,000,000 d'habitants, alors que la mortalité
moyenne annuelle de 1876 à 1885 dépassait 1,100. Rien ne saurait
prévaloir contre une pareille démonstration.

Dans mon dernier discours, j'avais dit que je ne connaissais en
France aucune ville où l'isolement des varioleux fût sérieusement
pratiqué. M. Proust m'a cité quelques villes où cet isolement existait. Je me fais un devoir de reconnaître que j'étais dans l'erreur;
mais j'ajoute que cet isolement est loin d'être suffisant dans toutes
les villes citées par M. Proust. A Nantes, d'après les termes de la
lettre de M. Heurtaux, l'isolement est assez sérieux, mais pas absolu, et le Conseil de santé des hôpitaux a émis le vœu qu'un
hôpital spécial, complètement isolé, soit affecté aux varioleux. A
Marseille, l'isolement n'est que relatif, mais il a suffi pour éviter
la propagation de la variole dans les autres services. A Lille, il
n'y a d'isolement réel que dans l'hôpital Saint-Antoine de Padoue,
élevé et entretenu par les catholiques, mais le pavillon d'isolement n'a pas encore fonctionné dans cet hôpital, ouvert depuis
trois mois seulement.

Au Havre, l'isolement est tout à fait réel et la désinfection des
vêtements, des voitures de transport et même de l'habitation du
malade, est sérieusement pratiquée. L'isolement existe non seule-

ment pour la variole, mais aussi pour la diphtérie. Depuis 1884, le nombre des cas de diphtérie a diminué de moitié. M. Gibert est partisan de la vaccination obligatoire, mais il demande aussi une loi qui oblige tout le monde, et surtout les médecins, à la déclaration des maladies contagieuses et qui rende possibles l'isolement et la désinfection.

A Bordeaux, l'isolement est réel. « Ce qu'il y a d'absolument certain, m'écrit M. Levieux, c'est que les varioleux nous viennent de l'émigration et par voie maritime. A peine arrivés à Bordeaux, ils sont immédiatement envoyés au pavillon d'isolement à Pellegrain où la variole vient s'éteindre sans aucune chance de contagion; d'où je conclus comme vous que si la vaccination doit être sauvegardée, l'isolement est, dans tous les cas, le moyen le plus certain d'empêcher l'expansion de la variole et d'enrayer les épidémies. »

La variole et la vaccine ne sont pas seulement en cause dans cette discussion sur la dépopulation de la France. Ne pouvant rien pour augmenter notre natalité, nous cherchons les moyens de diminuer notre mortalité. Je vous l'ai dit, il y a quelques jours : dans les trois années 1886, 1887 et 1888, si dans le groupe des 195 villes les plus importantes, nous avons perdu 9,820 varioleux, nous avons eu aussi 12,705 décès par la rougeole et 17,023 par diphtérie. Pour sauver ces 29,728 victimes, vous n'avez pas de vaccine, vous n'avez qu'un seul moyen, l'isolement aidé de la désinfection. Quand, dans votre ardeur pour la vaccine obligatoire, vous vous serez ingéniés à montrer que l'isolement est impuissant à empêcher la contagion de la variole; qu'il blesse tous les sentiments les plus respectables, la liberté individuelle, l'amour paternel et filial, comment pourrez-vous l'invoquer contre la rougeole et la diphtérie. Je puis heureusement vous montrer que vos reproches sont exagérés.

Ici encore mes adversaires, ou du moins quelques-uns, m'attribuent des idées que je n'ai jamais émises, M. Brouardel m'accuse de vouloir rendre obligatoire le transport du malade dans un hôpital. Je n'ai jamais parlé de cela. Quel est celui d'entre nous qui oserait proposer d'arracher de force un enfant, fût-il diphtéritique, aux soins de sa mère? C'est bien assez que la misère force trop souvent la mère à se séparer de son enfant, afin qu'il puisse recevoir dans un hôpital les soins qu'elle est dans l'impossibilité de lui donner. MM. Brouardel et Beaumetz m'accorderont dans tous les cas une chose : c'est que les difficultés qu'ils ont signalées n'existent pas pour les malades entrés de leur plein gré à l'hôpital. Pour les autres, je demande simplement qu'on leur applique les lois qui régissent l'Allemagne et l'Angleterre.

Je demande une loi qui impose l'isolement et la désinfection, parce que toutes les circulaires sont sans valeur légale et qu'une loi est absolument nécessaire. Je vais vous le montrer.

Il y a quatre ans, un cas de diphtérie se montra chez un enfant du village que j'habite pendant les vacances, la maladie atteignit un grand nombre d'enfants, et les cas se succédèrent à des intervalles plus ou moins longs pendant près de dix-huit mois. Que pouvions-nous faire ? Il eût fallu soustraire à la contagion les frères et les sœurs des malades, contagion d'autant plus facile que presque toujours chez les paysans pauvres il n'y a qu'une chambre pour toute la famille. Les parents auraient volontiers consenti à se séparer d'eux, où pouvions-nous les placer ? Nous ne pouvions songer à les donner en garde dans d'autres familles c'eût été nous exposer à contaminer ces familles, il eût donc fallu louer une maison isolée, y placer ces enfants avec une religieuse ou une femme du village, les nourrir et les coucher. Pour cela, il fallait de l'argent ; où le prendre ? Après la mort ou la guérison du malade, il eût fallu désinfecter les effets, les literies, blanchir à la chaux les murs et les plafonds ; pour cela, il fallait de l'argent, où le prendre ? Pendant la durée de la maladie, voisins et surtout voisines allaient visiter le malade ; comment empêcher cela ? Nous ne pouvons faire quelque chose qu'avec une loi, donnant aux autorités municipales le droit de faire observer l'isolement, le droit et le devoir de porter aux dépenses communales obligatoires la location temporaire d'un asile, les frais de désinfection si la famille est pauvre.

Nos collègues ont fait à la pratique de l'isolement des objections dont je dois rapidement examiner la valeur. L'isolement n'a d'efficacité que s'il est pratiqué dès l'apparition des premiers cas, et pour qu'il soit mis en usage il faut de toute nécessité que la déclaration des cas de maladie soit imposée comme dans les lois allemande et anglaise au chef de famille, aux hôteliers et surtout aux médecins. Cela soulève la question du secret professionnel. La mission du médecin est essentiellement confidentielle, il manquerait à l'honneur celui qui divulguerait l'existence chez son malade d'une maladie, d'une infirmité que celui-ci désire garder secrète ; nous sommes même d'accord sur ce point que le médecin manquerait à son devoir, s'il se faisait le dénonciateur d'un délit ou d'un crime qu'il n'a connu que dans l'exercice de sa profession. Mais le secret professionnel qu'invoquent même aujourd'hui les reporters du journalisme, a, comme toutes choses de ce monde, des limite est, pour ma part, je crois que le médecin manquerait à son devoir, si par un excès de discrétion il laissait un malade, atteint de diphtérie, libre de communiquer une maladie trop souvent mortelle à ceux qui fuiraient à coup sûr la maison contaminée, s'ils savaient qu'elle abrite un diphtéritique. Je n'admets pas que le secret professionnel aille jusqu'à nous rendre complices d'homicides par imprudence, et surtout à nous faire commettre des homicides par discrétion. L'honneur d'une famille, l'avenir d'un malade n'est pas mis en question par une variole, une scarlatine ou une angine diphtéritique ; ses intérêts pécuniaires peuvent, dans beaucoup de cas, être lésés par la dénonciation du mal ou par l'isolement ; mais ces intérêts ne sauraient être mis en balance avec le respect et la protection de la vie humaine, cette fois directement menacée.

M. Beaumetz établit un parallèle entre l'isolement et la vaccination obligatoire et il trouve naturellement que l'isolement est un bien plus grave attentat à la liberté individuelle. Que mon collègue me permette de lui dire ceci : Quand on veut avoir quelque chance de ne pas se tromper sur une question de politique internationale, il faut savoir, permettez-moi l'expression, se mettre pour un instant dans la peau de son adversaire, examiner la question avec l'aspect que lui donnent les habitudes d'esprit, les préjugés, le chauvinisme d'un Allemand, d'un Anglais ou d'un Italien. Quand on veut juger la question de l'obligation vaccinale, il ne faut pas la juger avec nos connaissances, notre expérience des bienfaits de la vaccine ; il faut la voir avec les préjugés, les erreurs, la sottise de celui qui se refuse à la vaccination et alors la question change de face. Certes, je comprends que M. Beaumetz préférerait, comme moi, se faire vacciner dix fois, plutôt que d'être condamné à une semaine d'isolement : mais ce n'est ni M. Beaumetz, ni moi qui sommes en cause. Pour le varioleux qu'on isole, pour les personnes de la famille qui le soignent, l'isolement est une condamnation à une semaine d'arrêts forcés, de prison si vous voulez ; pour l'homme qui croit la vaccination capable de vouer son enfant à une condamnation à mort, c'est tout au moins pour ce père et pendant de longues années une crainte incessante pour la santé de son enfant.

D'ailleurs, d'un côté il s'agit d'un enfant qui n'a pas la variole, qui n'a que fort peu de chances de la contracter et beaucoup de chances de ne devenir jamais, de ce fait, un danger pour personne ; de l'autre, il s'agit d'un malade, atteint d'une maladie contagieuse, et qui est pour tous un danger actuel, évident permanent.

Il n'est pas de vaccine contre la scarlatine, la rougeole et la diphtérie, et il n'est pas besoin de longs discours pour démontrer la nécessité de l'isolement. Ou vous isolerez les malades, ou vous laisserez périr chaque année des milliers de rubéoleux et de diphtéritiques. Toute la question est là. Quant à moi, mon choix est fait depuis longtemps.

Quant à la légitimité de l'isolement, voici ce que je puis dire. Vous condamnez à une quarantaine, et vous avez raison, les passagers d'un navire qui n'a pas sa patente nette et bien qu'il n'y ait à bord aucun passager malade. Vous isolez dans un asile un fou, même s'il n'a pas la monomanie homicide, et vous voulez qu'on respecte la liberté d'un varioleux ou d'un diphtéritique parce qu'il n'est qu'un meurtrier indirect et involontaire. Je ne comprends pas cela. Quant à la famille, je crois être dans mon droit en lui disant : Vous pouvez garder toute votre liberté en envoyant votre malade à l'hôpital spécial ; si vous voulez le soigner chez vous, vous êtes libre de le faire, et d'exposer votre vie par dévouement pour lui ; mais comme il faut que je défende la santé et la vie des autres, ceux qui se dévoueront à rester auprès du malade perdront momentanément la liberté de communiquer avec le dehors.

Peut-être diminuerai-je les scrupules de mes contradicteurs en leur rappelant trois articles du Code pénal.

ART. 457. — Tout détenteur ou gardien d'animaux ou de bestiaux, soupçonnés d'être infectés de maladie contagieuse qui n'aura pas averti sur-le-champ le maire de la commune où ils se trouvent et qui, même avant que le maire ait répondu à l'avertissement ne les aura pas tenus renfermés, sera puni d'un empri-

sonnement de six à deux mois et d'une amende de 16 francs à
200 francs.

ART. 460. — Seront également punis d'un emprisonnement de
deux mois à 6 mois et d'une amende de 100 francs à 500 francs,
ceux qui, au mépris des défenses de l'administration, auront
laissé leurs animaux ou bestiaux infectés communiquer avec
d'autres.

ART. 461. — Si, de la communication mentionnée au précédent
article, il en résulte une contagion parmi les autres animaux,
ceux qui auront contrevenu aux défenses de l'autorité administrative seront punis d'un emprisonnement de deux ans à cinq ans
et d'une amende de 100 francs à 1,000 francs, le tout sans préjudice
de l'exécution des lois et règlements relatifs aux maladies épizoo-
tiques et de l'application des peines y portées.

Je demande que la loi française fasse, pour sauvegarder la vie
des hommes, un peu de ce qu'elle fait pour protéger la vie des
bêtes. Je compatis à la douleur du paysan qui voit mourir sa
vache; heureux ceux qui n'ont pas connu, comme je les ai connues, les anxiétés du père de famille au chevet de son enfant
atteint de diphtérie.

J'ai fini, Messieurs, ce trop long et, je le sais d'avance, cet inutile plaidoyer en faveur de la liberté. Seul contre tous, et, bravant
l'impopularité, je vous ai démontré que la vaccination obligatoire
était impuissante à empêcher les épidémies de variole et que ses
bienfaits, quelque grands qu'ils soient, ne justifiaient pas la suppression de la liberté individuelle. Je vous ai démontré qu'il était
illogique et injuste de rendre la vaccine obligatoire dans un pays
où, faute d'un service vaccinal organisé, la vaccine n'est même
pas possible. J'ai défendu une liberté non moins sacrée que celle
de la conscience, les droits du père de famille sur la santé de son
enfant. Je descends de cette tribune avec le sentiment du devoir
accompli, mais aussi avec un sentiment de tristesse. La plus
grande partie de notre population est dans l'impossibilité de se
faire vacciner. Si vous vous étiez bornés à demander l'organisation
d'un service vaccinal; tous nous serions d'accord pour obtenir du
ministre et du Parlement les crédits nécessaires, et nous les
aurions, sans nul doute, obtenus. En demandant l'obligation, en
demandant la suspension des droits individuels, vous quittez le

terrain médical pour aborder le terrain politique, avec ses passions et ses luttes, et vous compromettez la vaccine elle-même. Je vous ai dit, en finissant mon dernier discours : « Ne livrez pas la vaccine, ce précieux moyen de protection contre la variole, aux discussions passionnées de la foule ignorante. » Tous ici, si la question de l'obligation nous divise, nous sommes unanimes à proclamer l'incontestable utilité de la vaccine. Et cependant ! N'avez-vous pas la sensation qu'en m'obligeant à combattre l'obligation vaccinale, vous m'avez mis dans la nécessité d'exposer des faits qui peuvent auprès des ignorants, ébranler la confiance en la vaccine ? N'avez-vous pas la sensation que mes contradicteurs, dans leur désir de défendre la vaccination obligatoire, ont invoqué contre l'isolement des varioleux des arguments qu'on leur opposera lorsqu'il leur faudra solliciter l'isolement contre la diphtérie, la scarlatine et les autres maladies contagieuses ? Qu'en sera-t-il lorsque, portée dans l'enceinte du Parlement, livrée à la polémique des journaux politiques cette discussion s'agitera dans un milieu incompétent et parfois hostile à la vaccine elle-même ? Ce n'est pas un des moindres reproches que j'adresse à la poursuite incessante d'une loi, que heureusement vous n'obtiendrez jamais et dont l'inutilité serait évidente, si nous avions l'isolement des varioleux et une bonne organisation du service vaccinal.

ADDENDA

I

L'INCENDIE

DE LA

BIBLIOTHÈQUE D'ALEXANDRIE

POLÉMIQUE AVEC Mgr DUPANLOUP

Léon Le Fort avait dit, au cours de sa leçon d'ouverture, le 8 novembre 1873, sur *l'histoire de la chirurgie :*

« Un instant cependant, du IXe au XIIe siècle, la chirurgie devait de nouveau briller d'un certain éclat, et, sans les Arabes, il est probable que les œuvres médicales de l'antiquité auraient été à jamais ensevelies dans le néant. Le fanatisme religieux des premiers chrétiens n'avait pas même fait grâce aux œuvres de l'antiquité, et la destruction des bibliothèques avait mis le comble aux malheurs qui frappaient la science. Il me faut ici rectifier une calomnie imaginée et propagée, pour des raisons faciles à comprendre, par les moines du moyen âge. Ce ne fut pas au VIe siècle, par Eumer (auquel on donne le nom d'Omar), mais au IVe, et à l'instigation de Théophile, évêque de cette ville, que fut brûlée la bibliothèque d'Alexandrie, placée dans le temple de Sérapis, en même temps que la populace, excitée contre eux, massacrait les savants qui y avaient cherché asile.

Lorsque, deux siècles plus tard, les Arabes, sous la conduite d'Omar, s'emparèrent de l'Egypte, Alexandrie n'avait plus de bibliothèque. Mais elle possédait quelques médecins, derniers représentants de l'ancienne école et ceux-ci avaient en leur possession quelques manuscrits qu'ils traduisirent en arabe, etc. »

Dans un discours à l'Assemblée nationale, le 14 juin 1875, Mgr Dupanloup incrimina ce passage dans les termes suivants[1] :

(1) *Journal Officiel*, du 15 juin 1875.

« ... Je veux recommander en particulier à M. le ministre de l'Instruction publique, s'il me le permet, un discours prononcé à l'ouverture d'un cours..... (*Nouvelles interruptions à gauche.*)

Messieurs, il est très difficile de saisir sur le fait les mauvais enseignements qui peuvent être donnés à la jeunesse. Généralement ils ne sont pas imprimés ; quand ils le sont, on peut les dénoncer à l'opinion publique. Voilà pourquoi je signale ce discours.

Mais ce discours que je tiens à la main est un peu long... (Lisez! lisez! *à gauche.*)

Si je le lisais en entier, cela vous prendrait bien une heure et demie. *Voix à gauche.* — Lisez! Lisez !

M. LE PRÉSIDENT. — Veuillez ne pas interrompre et laisser l'orateur maître de ses citations comme de ses arguments.

Mᵍʳ DUPANLOUP. — Les idées fondamentales de ce discours, c'est que la religion a toujours arrêté les progrès de la science. Je n'en citerai que deux passages.

Dans l'un il est dit expressément que « l'influence de la première période du christianisme a eu pour résultat de plonger la science dans les ténèbres les plus profondes ».

Ailleurs, le professeur accuse « le fanatisme religieux des premiers chrétiens » d'avoir détruit la grande bibliothèque d'Alexandrie. Ce n'est pas le calife Omar, comme on le croyait jusqu'ici.

M. LE MARQUIS DE LA ROCHEJAQUELEIN. — Certaines gens prétendent bien que les incendies de Paris ne sont pas le fait des communards.

Mᵍʳ DUPANLOUP. — Ce discours, Messieurs, a été prononcé à Paris, et c'était, je le répète, l'ouverture d'un cours, l'inauguration d'un enseignement.

Je le trouve imprimé dans une Revue intitulée : *Revue scientifique...* »

A la séance du lendemain, 16 juin, M. Emile BEAUSSIRE répondit en ces termes[1] :

M. EMILE BEAUSSIRE. — ...Parmi les nombreuses citations que vous a faites Mᵍʳ l'évêque d'Orléans, il en est une d'une gravité tout exceptionnelle, et à laquelle il n'a pas été répondu. Il ne s'agissait pas de livres, d'articles de journaux ou de thèses ; il s'agissait d'une leçon d'ouverture faite à Paris par un professeur de la Faculté de médecine. Mᵍʳ l'évêque d'Orléans n'avait pas voulu désigner ce professeur ; c'était une intention louable, mais qui rendait la défense beaucoup plus difficile ; j'ai cependant recherché cette leçon d'ouverture et je l'ai trouvée : elle contenait, en effet, les passages qui ont été apportés à la tribune, mais ils étaient précédés d'une profession de foi qui a été laissée de côté et qui en change complètement le sens. (Ah! Ah! *Applaudissements à gauche.*)

Voici, Messieurs, cette profession de foi : Le professeur — je ne crains pas de le nommer, car c'est un des hommes qui honorent le plus la science française et l'Ecole de médecine de Paris — M. le Dʳ Léon Le

____

(1) *Journal Officiel*, du 17 juin 1875.

Fort, auteur de cette leçon, avait à traiter l'histoire de la chirurgie dans tous les temps. Après avoir passé en revue les progrès de cette science dans l'antiquité païenne, arrivé aux temps chrétiens, il s'exprimait ainsi :

« Si, en vous traçant rapidement l'histoire de la chirurgie dans ses rapports avec les évolutions de l'esprit humain je rencontre forcément sur ma route l'influence sur les sciences du christianisme naissant, n'oubliez pas que, dans toutes les religions, il y a l'œuvre ultérieure des hommes à côté de l'œuvre primitive et souvent sublime de leur fondateur. C'est seulement l'œuvre des hommes que nous avons à apprécier et cela ne saurait nous faire oublier que, dans son principe initial, le christianisme, tel que l'a fait son divin fondateur, doit être regardé comme la religion morale la plus pure, car il a apporté au monde un principe que l'antiquité n'a pas connu : la charité... » (*Très bien, et vifs applaudissements à gauche.*)

M. DE LA BORDERIE. — Qu'est-ce que cela prouve ?

M. EMILE BEAUSSIRE. — Vous allez le voir tout à l'heure.

M. LE PRÉSIDENT. — M. de la Borderie, n'interrompez pas ; vous n'avez pas la parole.

UN MEMBRE A DROITE. — Réprimez les interruptions à gauche !

M. LE PRÉSIDENT. — Je réprime les interruptions à gauche comme à droite. (*Très bien.*)

M. EMILE BEAUSSIRE. — Permettez-moi d'achever la citation, Messieurs, « la charité, principe nécessaire, si fécond qu'il s'est imposé à toutes les religions du monde civilisé ».

Voilà comment s'exprimait un de ces professeurs qu'on vous a dénoncé, qu'on a dénoncé à M. le ministre de l'Instruction publique, comme outrageant le christianisme. (*Nouveaux bravos à gauche, nouvelles rumeurs à droite.*)

. . . .

Mgr DUPANLOUP, évêque d'Orléans. — Messieurs, je répondrai d'abord en quelques mots au reproche personnel qui m'a été adressé tout à l'heure par l'honorable préopinant.

Il a reconnu que j'avais cité textuellement les deux phrases que j'accusais d'être hostiles, injurieuses à la religion chrétienne, dans le discours d'ouverture dont il vous a cité quelques autres lignes.

Voici les deux phrases que j'avais citées. Je n'ai pas le texte sous les yeux, mais je suis à peu près sûr des paroles, et il serait facile de les retrouver.

A gauche. — Lisez !

M. EMILE BEAUSSIRE, présentant à l'orateur un numéro de la *Revue scientifique.* — Les voici, monseigneur, si vous les désirez.

Mgr DUPANLOUP. — Dans l'une de ces phrases, il était dit que le christianisme avait plongé les sciences.....

A gauche. — Lisez ! lisez !

Mgr DUPANLOUP. — Vous voudrez bien alors m'en laisser le temps, Messieurs. Voici cette phrase : « Quoi qu'il en soit, je ne puis faire mentir l'histoire, et il est impossible de nier que cette première période du christianisme n'ait eu pour résultat de plonger la science dans les ténèbres les plus profondes. » (Ah! ah ! *à droite.*)

A gauche. — Eh bien?

Mᵍʳ Dupanloup. — Quant à l'autre phrase, elle continue l'histoire du christianisme, en accusant le fanatisme des chrétiens d'avoir brûlé la grande bibliothèque d'Alexandrie.....

A gauche. — Lisez!

Mᵍʳ Dupanloup. — .....tandis que l'histoire en a toujours accusé le calife Omar.

Voilà les deux allégations injurieuses, et j'en pourrais trouver encore d'autres qu'il serait facile de signaler dans ce discours. La phrase sur la charité, je l'avais lue, et, pour ma part, je dois l'avouer, je n'ai pu y voir qu'une précaution oratoire. (*Exclamations ironiques et exclamations bruyantes à gauche.*)

Un membre a droite. — C'est évident.

M. le Président. — Messieurs, n'interrompez donc pas !

Un membre a gauche fait une observation au milieu du bruit

Quelques membres a droite. — A l'ordre! à l'ordre!

M. le Président. — J'entends demander à l'ordre ! Il faudrait que le président eût entendu la parole qui provoque cette demande de rappel à l'ordre. (*Rumeurs ironiques sur quelques bancs à droite.*)

Je vous ferai observer, Messieurs, que la façon dont vous accueillez les paroles de votre président est fort peu respectueuse. L'orateur, pas plus que le président, n'a entendu l'interruption, et quand le président dit une chose ici, je n'admet pas ces rires moqueurs... (Très bien ! *à gauche.*) Vous devez respecter l'autorité de votre président, et ne jamais lui supposer de la mauvaise foi. (Très bien ! très bien.)

M. Dusaussoy. — Nous avons tous entendu l'interruption.

M. le Président. — Eh bien! si vous l'avez entendue, Monsieur, re-pétez-la !

M. Dusaussoy. — Un membre de la gauche a dit : « Cela donne la mesure de la charité de Mᵍʳ l'évêque d'Orléans. »

M. le Président. — Eh bien ! cette parole est blâmable et, quel que soit celui qui l'a prononcée, si le président l'eût entendue, il n'eût pas hésité à la blâmer. (Très bien ! très bien.)

Mᵍʳ Dupanloup. — Messieurs, je ne me trouve outragé en rien par cette parole, et je répète que, quand on ose accuser les chrétiens d'avoir plongé la science dans les ténèbres les plus profondes et les plus épaisses, on élève certainement l'accusation la plus sensible qui puisse être portée contre eux, parce que c'est une des plus graves accusations qui puissent être portée contre le christianisme.

M. Emile Beaussire. — Mais non ! ce n'est pas contre le christianisme.

M. le Président. — N'interrompez pas ! Le débat est assez passionné pour qu'on ne le passionne pas davantage.

Mᵍʳ Dupanloup. — Quand on ajoute que ce sont les chrétiens qui ont brûlé la grande bibliothèque d'Alexandrie et qu'on rejette sur eux ce qui a toujours été regardé comme le grand crime de la barbarie musul-

mane..., je dis que c'est là un des reproches les plus amers et les plus
sanglants qu'on puisse leur adresser. Et quand, ayant ces deux outrages
à faire, on commence par leur parler de charité, je répète que c'est là
une précaution oratoire dont on devine le motif et le sens... (*Rumeurs
ironiques à gauche. Assentiment à droite.*) Quand, en parlant d'un
homme, on dit qu'il est fort charitable, mais que c'est un imbécile et
un ignorant, je vous demande si ce pauvre homme doit être fort content
de l'éloge que vous faites de lui. (*Mouvements divers.*) Eh bien! Messieurs,
moi chrétien, je ne saurais admettre pour le christianisme un tel éloge...
(Très bien! *à droite*, c'est évident.)

. . . .

Dans le discours d'ouverture au sujet duquel M. Beaussire a soulevé
tout à l'heure un incident, je vous avais cité deux accusations énormes...
(*Interruptions à gauche.*)

Comment, Messieurs, vous trouvez que ce n'est pas articuler une accusation énorme, que de dire, du haut d'une chaire de professeur, à 1,000
ou 1,200 élèves, que le fanatisme des chrétiens.....(*Nouvelles et bruyantes
interruptions à gauche.* — Oui! oui, très bien! *à droite*), que le fanatisme des chrétiens a plongé la science dans les ténèbres les plus épaisses
et les plus profondes! Vous trouvez qu'on peut écouter ces choses de
sang-froid! Vous croyez que cela ne fait aucune impression fâcheuse,
funeste même sur l'âme de ces jeunes gens... (*Réclamations à gauche.*)

A gauche. — Mais on n'a pas prononcé le mot de fanatisme!

M. LE PRÉSIDENT. — N'interrompez donc pas, Messieurs!

Mgr DUPANLOUP. — Messieurs, je ne partage pas une telle manière de
voir et de sentir. Si j'avais été un de ces élèves, si j'avais entendu un professeur, mon maître, mon examinateur futur, me dire du haut de sa
chaise que ceux qui furent nos pères dans la foi, dans la vertu, dans
l'enseignement chrétien, ont plongé la science dans les ténèbres les plus
profondes et les plus épaisses, je n'aurais pu m'empêcher d'élever la voix
pour le contredire, si cela m'avait été permis, ou bien j'aurais quitté à
jamais le lieu d'un enseignement pareil. » (*Applaudissements à droite.*)

A la suite de ce débat, Léon Le Fort adressa à Mgr Dupanloup la lettre
suivante, qui fut publiée dans le *Temps :*

A Monseigneur l'évêque d'Orléans, député à l'Assemblée nationale.

MONSEIGNEUR,

Dans la séance de l'Assemblée nationale du 14 juin, vous m'avez fait
l'honneur de « recommander » à M. le ministre de l'Instruction publique
une de mes leçons professées à la Faculté de médecine, et pour justifier
cette *recommandation*, qu'en langage laïque on appelle une dénonciation, vous vous êtes appuyé sur des citations volontairement incomplètes.
Ceci, monseigneur, était plus qu'une faute, c'était une maladresse, et
M. Beaussire vous l'a prouvé en rétablissant la sincérité du texte. Cette
rectification faite devant l'Assemblée suffisait amplement, si ma personnalité seule était en jeu ; mais en m'attaquant, vous avez voulu mettre en

suspicion l'enseignement de mes collègues de la Faculté, et il me plait, monseigneur, puisque vous vous m'en avez donné le droit, de relever vos accusations, car elles peuvent servir à montrer comment le parti dont vous êtes l'organe entend le respect de la science, laquelle n'est que la recherche de la vérité en toutes choses.

Vous « dénoncez à l'opinion publique » cette assertion : que la bibliothèque d'Alexandrie a été brûlée par des chrétiens soulevés à la voix de leur évêque, et non par des musulmans, au IVe siècle et non au VIe. Je ne vois pas ce que l'opinion publique vient faire en pareille matière. Il s'agit d'un fait historique que vous croyez discutable; ai-je raison, ai-je tort dans mon appréciation? Voilà toute la question. Au lieu de porter devant l'Assemblée, qui ne me parait pas avoir été instituée pour la résoudre, cette question d'histoire, il eût été plus simple et plus prudent pour vous, monseigneur, de l'étudier ; et cela vous eût été d'autant plus facile, que j'avais pris soin d'indiquer en note sur quel ouvrage en particulier j'appuyais mon dire. Ce livre, qu'un évêque devrait connaitre beaucoup mieux qu'un chirurgien, est intitulé : *Pauli Orosii presbyteris Hispani adversus Paganos historiarum libri septem*.

Osorius, prêtre espagnol, après avoir visité en pèlerin la Palestine, passa à Alexandrie au commencement du Ve siècle, c'est-à-dire sous Théodore II, et comme il vit les choses de ses propres yeux, je crois, monseigneur, pouvoir, sans vous blesser, donner à son témoignage plus d'importance qu'au vôtre, puisque vous avez le tort heureux de vivre quatorze cents ans plus tard, et je ne me crois pas obligé, parce que c'est une opinion généralement acceptée, d'accuser Omar d'avoir brûlé, au VIe siècle, une bibliothèque qui n'existait plus depuis deux cents ans. Quoi que vous puissiez en penser, je soutiens que ce n'est point attaquer la religion du Christ que de flétrir les erreurs et les crimes commis en son nom par des ignorants ou des fanatiques. Si, d'après vous, il est défendu, pour ne pas blesser les convictions religieuses des élèves, de dire que Théophile d'Alexandrie fut intolérant et fanatique, il faudra donc, au lycée, en enseignant l'histoire, représenter Cauchon, évêque de Beauvais, comme un prélat plein de mansuétude, de charité, de miséricorde, et, pour ne pas être dénoncé par vous devant l'opinion publique, attribuer à quelque hérétique la condamnation et le martyre de Jeanne d'Arc.

Le second reproche que vous m'adressez est d'avoir dit que l'influence de la première période du christianisme avait eu pour résultat de plonger la science dans les ténèbres les plus profondes. Vous êtes, on le dit, monseigneur, un savant théologien ; quant à moi, j'ignore la théologie, mais j'ai à mon tour le droit de dire que vous ignorez ce que je connais : la chirurgie et son histoire. Sachez donc que, du IIIe au VIIe siècle, on ne trouve que trois auteurs ou plutôt trois compilateurs : Oribase, Aetius et Paul d'Egine. Ce qu'était la médecine d'Aetius, je l'ai montré par plusieurs exemples. Que recommandait Aetius quand un corps étranger s'était arrêté dans la gorge? Toute la médication consistait à se placer devant le malade et à dire : De même que Jésus-Christ fit sortir Lazare du tombeau et Jonas de la baleine, sors, os, si toutefois tu es un os ;

Blasius, martyr et le serviteur du Christ te l'ordonnent (AETIUS, *tetrab. II, Sermo. IV, caput* L).

Sérieusement, monseigneur, est-ce là de la science ? et quand la chirurgie n'a pas eu pendant plusieurs siècles d'autres représentants, n'a-t-on pas le droit de dire qu'elle était alors plongée dans les ténèbres les plus profondes ? Le christianisme naissant, mais dévié de son principe, était-il pour quelque chose dans ces pratiques ? Il est impossible de le nier. A cette époque, quiconque osait étudier ou seulement estimer les écrits d'Aristote et de Pline était accusé d'hérésie ; l'apposition des mains, le contact des reliques, les exorcismes, les prières étaient à peu près les seuls moyens thérapeutiques. Ai-je inventé cela ? Vous savez bien que non, monseigneur, car j'ai eu soin de citer mes témoins et vous ne récuserez pas Tertullien (chap. XXIII et XXXVII, p. 83, 84 et 116). Quelle conséquence faut-il tirer de vos attaques ? La voici, monseigneur. Vous demandez la liberté de l'enseignement et vous ne permettez même pas à ceux que vous considérez comme vos adversaires d'enseigner librement la vérité, alors qu'ils ont acquis ce droit, que leur donne leur titre de professeur, par une vie déjà longue vouée à l'étude, par les dures, mais salutaires épreuves des concours publics.

Vous regardez comme des attaques à la morale tout ce qui est contraire à vos idées ; vous voulez interdire l'éloge de cette vertu toute chrétienne : la charité, à un homme qui, depuis vingt-sept ans, comme élève et comme chef de service, a consacré toutes ses matinées au service des pauvres dans les hôpitaux, et que les malades ont trouvé à leur chevet dans toutes les épidémies, comme les blessés l'ont trouvé auprès d'eux à Paris, à Metz et en Italie ; vous appelez l'éloge de la charité chrétienne une précaution oratoire, c'est-à-dire une hypocrisie. Oui, monseigneur, à mon sentiment la charité, inconnue au monde païen, est le plus beau titre du christianisme ; mais si j'ai acquis le droit d'en faire l'éloge, si j'ai le droit de me dire chrétien, j'ai aussi le droit, dans un pays où nous possédons encore la liberté de conscience, de dire que je ne confonds pas les doctrines du christianisme, ni même les principes catholiques que j'ai reçus dans mon enfance, avec les doctrines funestes du *Syllabus* et de l'infaillibilité.

Mais ce n'est pas tout, monseigneur ; vous m'avez montré, ce que je savais déjà par l'exemple du passé, que vos citations comme vos assertions devaient être contrôlées. Pour convaincre vos collègues de l'Assemblée de l'excellence des jurys mixtes, vous avez cité comme modèle et exemple la Belgique. D'après vous, le fonctionnement des jurys combinés, loin d'avoir nui à l'avancement des études médicales, aurait donné au progrès une puissante impulsion. Pour confirmer cette opinion, vous donniez, le 14 juin, lecture d'une lettre émanant du secrétaire perpétuel de l'Académie de médecine de Belgique. Dans la séance du 16, vous affirmiez par avance que le contrôle réciproque des juges aurait en France comme en Belgique des résultats très heureux, que le rapprochement des hommes les rendrait des examinateurs attentifs, sérieux, équitables; puis vous ajoutiez : « L'exemple de la Belgique le démontre, je vous en ai donné la preuve par des documents authentiques et certains. Tous les présidents des jurys belges vous l'ont attesté ; les *quatre recteurs*, les professeurs qui ont procédé aux examens dans chaque Université vous l'ont attesté, etc. »

J'ai le regret de dire, monseigneur, que vos souvenirs vous trompent quand vous présentez les *quatre recteurs* comme partageant votre appréciation.

L'un des quatre recteurs est M. le professeur Soupart, un des chirurgiens les plus éminents de la Belgique ; or, le 13 octobre 1874, lors de l'ouverture solennelle des cours de l'Université de Gand (université de l'Etat), M. le recteur Soupart prit pour texte de son discours : les *Jurys d'examen*. Ce discours fut imprimé et il suffira d'en citer quelques passages pour montrer combien peu vous êtes autorisé à vous appuyer sur l'opinion des *quatre recteurs* :

« Du jury central (établi par la loi de 1835) avec ses avanages pour la science et ses garanties pour la société, on tomba, sous le prétexte d'égalité et sous les auspices des avantages, élevés au rang de principe, de l'interrogatoire de l'élève par ses maîtres, on tomba, dis-je, dans le système des jurys combinés, on associa deux universités rivales, une université de l'Etat et une université libre, pour procéder aux examens.

« A partir de cette époque, notons-le en passant, un changement appréciable s'opère dans les études.

« Maîtres et élèves ont à compter avec le système, le mode d'enseignement et les opinions des professeurs d'une université rivale ; et bientôt les élèves se préoccupent beaucoup plus des méthodes et des opinions de ces derniers que de celles de leurs propres professeurs, persuadés que ceux-ci, dans l'intérêt de l'établissement auquel ils appartiennent, vont se trouver dans la position de les soutenir et de les défendre..... »

« D'autre part, avec les meilleures intentions d'impartiale sévérité, l'examinateur, dont l'appréciation n'est pas conforme à celle du professeur de l'élève interrogé, provoque sans le vouloir des observations de la part de son collègue rival ; de là des discussions parfois assez vives qui, en définitive, ne tournent pas au bénéfice des élèves du premier. Celui-ci, s'apercevant qu'il fait fausse route et ayant à éviter le reproche d'être indirectement cause de l'insuccès des siens, doit bien finir par se plier et suivre la pente invincible d'un état de choses dont il n'est pas responsable.

« *De là, forcément, cette indulgence réciproque dont on a tant parlé et qui, bien que restant dans les strictes limites du devoir, n'est pas de natur à fortifier les études, à rehausser l'enseignement.* »

Après avoir critiqué l'organisation de ce qu'on appelle « les cours à certificat », M. le recteur Soupart ajoute :

« Quant aux jurys combinés, je pourrais invoquer à l'appui de ce que j'en ai dit, l'opinion et le jugement d'hommes compétents, tant étrangers qu'indigènes. Les critiques et les attaques contre ce système revêtent parfois une telle rudesse de forme et d'expression, que je m'abstiens de les reproduire ici, et je crois en avoir dit assez pour pouvoir me borner à la citation suivante : « C'est par les fruits qu'on connaît la valeur de l'arbre ;

l'organisation actuelle des jurys d'examen en Belgique a eu pour résultat un affaiblissement marqué dans le niveau des études. » Ce jugement, ayons la franchise de le dire, porte juste : *il frappe au cœur ce système désastreux pour la science et pour la pratique.* »

Déjà, au début de son discours, parlant « des vices et des défauts de la loi belge sur l'enseignement », M. Soupart avait dit : « L'origine, la cause de ces défauts et des fâcheuses conséquences qui en résultent, résident évidemment dans la confusion établie entre la liberté d'enseignement et le droit de conférer les grades ou plutôt de conférer les diplômes autorisant la pratique de certaines professions.

« Or, cette autorisation exceptionnellement liée à l'ordre social dont le pouvoir exécutif a la garde et la responsabilité, ne peut, en bonne logique comme en bonne administration, émaner que de ce pouvoir. »

Ces extraits du discours solennel de M. le recteur Soupart, vous prouvent, monseigneur, que vous ne pouvez représenter comme partageant vos opinions les *quatre recteurs* des quatre universités belges. Vous m'accorderez sans peine que, si je ne connais pas l'opinion des trois autres, qui, à ma connaissance, n'ont rien publié sur ce sujet, le quatrième au moins, recteur d'une des deux universités de l'Etat, fait à cet égard une exception non douteuse.

Il me serait facile de vous montrer que les jurys mixtes, que vous défendez, si même on parvient à les organiser, présenteront en France, dans leur fonctionnement, des difficultés et des inconvénients bien plus grands qu'en Belgique ; mais cette démonstration me paraît inutile.

Je ne pense pas que dans aucun pays, aucune Assemblée politique soit capable de faire une bonne loi sur l'organisation de la pratique et de l'enseignement de la médecine ; car, ainsi que je l'ai dit ailleurs, si les suffrages des citoyens donnent l'autorité législative, le droit de faire des lois, ils ne sauraient donner la compétence technique, surtout lorsqu'il s'agit d'une science comme la médecine.

Peu de docteurs en médecine sont mêmes aptes à résoudre des questions d'enseignement, dont la pratique du professorat peut seule faire apprécier les difficultés et la portée.

En Autriche, en Prusse, en Russie, ce sont des ordonnances, des règlements d'administration publique, qui ont institué l'état de choses actuel et réalisé d'incontestables progrès ; mais le soin de rédiger ces règlements a été confié à des commissions spéciales, composées d'hommes *réellement* compétents sur les choses de la médecine et de l'enseignement, c'est-à-dire de médecins exerçant ou professant la médecine. Puisse cet exemple être suivi en France ! Puissions-nous, monseigneur, comprendre qu'on ne sait que ce qu'on a étudié ! Puissions-nous arriver à l'application de ce principe si méconnu dans notre pays : « The right man, in the right place. »

Veuillez agréer, monseigneur, l'expression de mon profond respect.

Léon Le Fort,
Professeur à la Faculté de médecine,
Chirurgien de l'hôpital Beaujon.

L'*Univers* publia deux lettres d'un correspondant anonyme, qui criti-
quait les documents sur lesquels Léon Le Fort s'était appuyé : Le Fort
répondit dans le *Temps ;* enfin, il résuma toute la controverse historique,
dans l'article suivant, publié par la *Gazette hebdomadaire,* octobre 1875) :

LA

BIBLIOTHÈQUE D'ALEXANDRIE

ET SA DESTRUCTION

Depuis que la question de la destruction de la bibliothèque d'Alexandrie s'est trouvée, fort singulièrement du reste, portée à la tribune de
l'Assemblée nationale, ce problème historique a vivement attiré l'attention. Bien que notre ami et collaborateur M. Blachez ait déjà consacré à
l'examen de cette question un fort intéressant article, peut-être ne sera-
t-il pas sans utilité de le compléter, en montrant ce que l'étude des
textes anciens nous apprend sur ce sujet et sur quels points portent
les divergences d'opinion.

Les anciens étaient peu d'accord sur les premières bibliothèques. Stra-
bon (liv. XIII) dit qu'Aristote est, à sa connaissance, le premier qui ait
colligé des livres.

Athénée cite comme fondateurs de bibliothèques Polycrate de Samos,
Pisistrate à Athènes, Euclide de la même ville, Nicocrate de Chypre
(lib. I, cap. i).

Aulu-Gelle dit que Pisistrate fonda la première bibliothèque publique,
accrue par les Athéniens jusqu'au temps de Xerxès, qui l'emporta en
Perse, et rendue plus tard par Seleucus Nicanor ; après quoi vinrent les
Ptolémées (lib. VI, cap. XVII).

Nous avons fort peu de renseignements précis sur la fondation de la
bibliothèque d'Alexandrie, car, au milieu des bouleversements, des ren-
versements et des fondations de dynasties et de royaumes qui suivirent
l'époque d'Alexandre, c'était bien peu de chose pour les historiens que la
fondation d'une bibliothèque. Lorsque Ptolémée Soter, compagnon d'armes et l'un des héritiers d'Alexandre, se trouva débarrassé de ses
guerres et tranquille possesseur de l'Egypte, il songea à y faire fleurir
les lettres et les sciences. Lui-même était lettré, et il avait écrit sur les
guerres d'Alexandre des mémoires qu'Arrien (*Expéditions d'Alexandre,*
préambule) dit avoir consultés avec fruit. Il appela à sa cour des hommes
distingués dans tous les genres : Démétrius de Phalère, qui y écrivit de
nombreux ouvrages ; Théodore, chassé d'Athènes pour ses opinions (Dio-
gène Laerce, *Vie d'Aristippe, de Diodore,* etc.) ; Straton de Lamsaque,

qui instruisit son fils Ptolémée Philadelphe ; Euclide le mathématicien, duquel lui-même prit des leçons ; Zénodote d'Ephèse, qu'il donna pour maître à ses enfants (Suidas, *Lexicon græce*, etc., article *Zenodote*). Comme médecins, il avait Erasistrate et Hérophile.

Une liberté fort grande fut laissée aux savants. Ptolémée favorisa les études anatomiques au point de permettre à Hérophile de disséquer des cadavres humains (Galien, *De dissectione vulvæ*, cap. v) et même, si l'on en croit Celse (*De medicina*, præfatio), qui trouve la chose parfaite et admirable, Erasistrate et Hérophile auraient disséqué vivants des criminels *a regibus ex carcere acceptos*. Pline, qui exagère volontiers, va plus loin encore, il prétend (lib. XIX, cap. XXVI) que les rois eux-mêmes ouvraient les cadavres pour étudier les maladies. *Regibus corpora mortuorum ad scrutandos morbos insecantibus.*

C'est à Ptolémée Soter que l'on rapporte la fondation, vers l'an 320, du musée et de la bibliothèque d'Alexandrie, dont il confia la direction à Zénodote, précepteur de ses enfants (Suidas, *Zenodote*).

Ptolémée Philadelphe continua l'œuvre de son père. Malgré une santé fort chancelante (il avait la goutte et l'on croit que c'est pour lui qu'Erasistrate écrivit sur cette maladie), il était lui-même fort savant, rassembla les livres des Grecs, des Chaldéens, des Egyptiens, fit traduire en grec ceux qui étaient écrits en langues étrangères, et réunit ainsi à Alexandrie, d'après le Syncelle (*Chronogr.*, p. 271 et 273) cent mille volumes dans la bibliothèque qu'il y avait construite.

Il semble, en effet, résulter de la lecture de Syncelle et d'Athénée, que Ptolémée Soter ne fit que rassembler des livres, lesquels, faute d'emplacement convenable, furent placés dans divers édifices, et que Ptolémée Philadelphe les réunit dans un édifice spécial qu'il fit construire dans le quartier du *Bruchium* (*Athénée*, lib. V, cap. VI). En effet, Suidas, parlant de Zénodote, dit qu'il était à la tête des bibliothèques, tandis que, pour Eratosthènes et Appollonius, ses successeurs, il dit la bibliothèque. Tout porte donc à croire qu'à partir de Ptolémée Philadelphe la bibliothèque fut unique et que celle du Sérapéum, dont je parlerai tout à l'heure, n'exista que beaucoup plus tard.

Zénodote avait été le premier directeur de la bibliothèque. Il eut pour successeur Eratosthènes, que Ptolémée Philadelphe avait fait venir d'Athènes. Eratosthènes, mort vers 195, avait laissé la charge de la bibliothèque à Appollonius (Suidas, *Appollonius*), qui mourut à son tour en 186. A Appollonius succéda Aristonyme, poète comique âgé de soixante-quatre ans. Eumène, roi de Pergame, avait aussi fondé une bibliothèque, et, pour la diriger, il avait sollicité Aristonyme, lequel, paraît-il, avait accepté d'abandonner Alexandrie. La chose fut mal prise en Egypte ; Aristonyme fut mis en prison. Après y être resté quelque temps, il en sortit et mourut d'une affection vésicale, à soixante-dix-sept ans. A Aristonyme s'arrêtent les renseignements fournis par Suidas sur les directeurs de la bibliothèque. Vitruve raconte qu'Aristophane fut chargé de cette place à la suite d'une circonstance assez singulière pour être rapportée.

Ptolémée avait voulu établir des jeux en l'honneur d'Apollon et des Muses, où les poètes liraient leurs vers et où le plus habile serait couronné. Tout ceci décrété, il fallait choisir les juges. Le roi en avait trouvé six et il était embarrassé pour le choix du septième, lorsque les employés de la bibliothèque lui proposèrent un certain Aristophane comme un homme qui passait toutes ses journées à lire des livres. Aristophane fut nommé juge. Au jour solennel, les poètes vinrent lire leurs vers devant le public, et le peuple, par ses applaudissements désigna le vainqueur ; c'était aussi l'avis des six premiers juges, qui voulaient donner le prix au concurrent le plus applaudi. Aristophane fut seul d'un avis contraire et proposa pour le prix le concurrent le moins apprécié. Surprise et indignation générales. Aristophane, sans se déconcerter, déclare que ce candidat seul est poète ; que les autres étaient des plagiaires qui étaient venus réciter effrontément des ouvrages d'autrui, et pour preuve il indiqua les armoires où se trouvaient les originaux. La constatation fut faite, les plagiaires traités comme des voleurs et renvoyés avec ignominie. Le roi récompensa magnifiquement Aristophane et le mit à la tête de la bibliothèque (Vitruve, lib. VII, præfatio). Je ne voudrais pas garantir l'authenticité de l'anecdote, que Vitruve semble reporter au règne de Ptolémée Philadelphe, alors qu'elle parait avoir dû se passer sous celui de Ptolémée Philométor ; mais qu'elle soit une histoire ou une légende elle semble indiquer un certain état d'abaissement de l'instruction générale et une fréquentation fort peu assidue de la bibliothèque, sauf par quelques érudits.

Le musée, quoique distinct de la bibliothèque, formait une partie d'un même tout. C'était un palais renfermant des collections, des salles de cours et servant d'habitation aux savants « nommés par le prince, richement dotés par lui et admis dans sa familiarité ». (J. Simon, *Histoire de l'école d'Alexandrie.*)

On est loin d'être fixé sur l'étendue des richesses graphiques que contenait la bibliothèque. D'après Josèphe (*Antiq. jud.*, liv. XII, chap. II), Démétrius de Phalère, sous Ptolémée Philadelphe, aurait déjà rassemblé deux cent mille volumes. D'après Ammien Marcellin (lib. XXII, cap. XVI), l'incendie, accidentellement allumé par J. César, consuma 700,000 volumes, nombre qu'Orose (lib. VI. cap. V) réduit à 400,000, chiffre déjà fort respectable.

Il ne faudrait pas cependant se faire une trop haute idée des bibliothèques de cette époque. Les volumes ou rouleaux étaient fort peu étendus, et chacun ne contenait guère qu'un livre d'un ouvrage. Les MÉTAMORPHOSES d'Ovide en 15 livres faisaient 15 volumes. Pline cite comme un gros volume un discours de Cicéron que nous n'avons plus ; le petit traité DE LA NATURE DE L'HOMME, d'Hippocrate, faisait un volume. A ce compte, les 700,000 volumes de la bibliothèque d'Alexandrie n'équivalaient pas à 50,000 volumes de l'étendue des MÉTAMORPHOSES, et la bibliothèque de Pergame n'aurait pas atteint 15,000 volumes.

Même réduite à des proportions plus modestes, la bibliothèque d'Alexandrie n'en était pas moins d'une grande richesse, et l'on est amené à se demander comment on avait pu arriver à réunir un pareil nombre d'ouvrages. Le désir de rassembler des éléments d'étude et de travail n'était pas le seul mobile des efforts de Ptolémée et de ses successeurs. Les livres paraissent avoir été à cette époque ce que sont aujourd'hui pour nous les tableaux et les œuvres d'art. Pour augmenter leur bibliothèque, les Ptolémées eurent recours à des moyens héroïques, les uns ingénieux, les autres moins délicats, dont Galien lui-même (*De morbis vulgar.*, comm. II, ægrotus VII) nous rapporte l'histoire.

Ptolémée Evergète, bibliomane déterminé, ordonna que tout navire abordant à Alexandrie serait tenu de déposer à la bibliothèque les livres qu'il contiendrait; il en faisait faire des copies, qu'il rendait aux propriétaires en échange des originaux, qu'il gardait dans la bibliothèque. Pour en constater l'origine, avant de les placer définitivement dans les armoires on y inscrivait cette mention : « *venu des navires* », avec le nom du propriétaire qui avait dû subir cet emprunt forcé.

Galien rapporte encore un autre exemple de cette royale bibliomanie. Si les ouvrages anciens, en général, avaient à souffrir des libertés et de l'ignorance des copistes, le péril était plus grand encore pour les pièces de théâtre, soumises à la mémoire et aux caprices des acteurs. Pour sauvegarder l'intégrité des œuvres de ses trois grands tragiques, Athènes, sur la proposition de l'orateur Lycurgue, un demi-siècle après la mort d'Euripide, avait ordonné par un décret qu'un exemplaire officiel des tragédies de Sophocle, d'Euripide et d'Eschyle serait déposé dans le temple de Minerve; Ptolémée eut envie de l'exemplaire, mais les Athéniens craignaient de s'en dessaisir. Un contrat intervint par lequel le roi empruntait les livres pour les faire copier, s'engageait à les rendre promptement en bon état et déposait en garantie quinze talents d'argent. Il fit transcrire ces manuscrits sur le plus beau papyrus et renvoya cette copie aux Athéniens en les priant de l'accepter et de garder les quinze talents.

Que devinrent tous ces livres? 47 ans avant Jésus-Christ, Jules César ayant incendié, dans le port même, la flotte royale, le feu se communiqua au quartier de Bruchium et dévora la bibliothèque des Ptolémées. En existait-il une autre à cette époque? Ici commencent les incertitudes. Ammien Marcellin (liv. XXII) et quelques auteurs modernes, parmi lesquels M. Jules Simon, pensent que la bibliothèque du Sérapéum existait du temps de César, et qu'elle était, par conséquent, contemporaine de celle du Bruchium. Cette opinion ne paraît pas acceptable; elle a contre elle des autorités sérieuses; Orose, qui est à quelques années près contemporain d'Ammien Marcellin, la rejette nettement. Il est beaucoup plus probable que la bibliothèque du Sérapéum ne fut créée que postérieurement à l'incendie de celle du Bruchium, lorsque Antoine eut fait don à Cléopâtre de la bibliothèque d'Attale, roi de Pergame, laquelle renfermait, dit-on, deux cent mille volumes.

Quoi qu'il en soit, c'est sur la destruction de cette bibliothèque que porte le débat. Fut-elle incendiée par Omar en 641? avait-elle été, antérieurement, vers 390, sous Théodose le Grand, pillée, détruite ou incendiée

par les chrétiens? Tels sont les points controversés. Des Michels (t. I,
p. 451) dit que la bibliothèque fut livrée aux flammes à l'instigation du
patriarche Théophile; Gibbon (t. VII, p. 32) qu'elle fut pillée et détruite;
Ampère (*Revue des Deux Mondes*, septembre 1846, p. 737) que les livres
furent détruits pendant l'assaut que les chrétiens donnèrent au Sérapéum sous Théodose. Chateaubriand (*Etudes hist.*, 3ᵉ étude, 2ᵉ partie),
Lamartine (*Cours de littérature*, 17ᵉ entretien), s'appuyant sur le texte
d'Orose, croient également au pillage. Tous ces points sont examinés
et soigneusement discutés dans un livre très remarquable par l'érudition
et la convenance parfaite de son auteur, l'abbé Gorini, intitulé : DÉFENSE
DE L'ÉGLISE CONTRE LES ERREURS HISTORIQUES DE MM. GUIZOT, AUG. ET
AM. THIERRY, MICHELET, AMPÈRE, QUINET, ETC.

Établissons d'abord les faits historiques contemporains de l'événement.
Voici comment l'abbé Gorini lui-même les rapporte : « L'empereur avait
cédé à Théophile un vieux temple de Bacchus pour le métamorphoser
en église. Tandis qu'on le préparait on trouva dans les caveaux de
dégoûtants débris des anciennes idoles. *On les étala comme une accusation
contre le paganisme.* Les païens irrités s'armèrent et frappèrent les
chrétiens. Hellade, prêtre de Jupiter, se vanta d'en avoir à lui seul, tué
neuf. Les magistrats vinrent aux portes du Sérapéum, où les meurtriers
avaient choisi leur retraite. Ils les menacèrent de la colère de Théodose
s'ils ne posaient les armes. On écrivit au prince, qui, défendant toutes
représailles contre les personnes, ordonna de renverser les temples
d'Alexandrie. A cette nouvelle, la ligue païenne se dispersa et l'*évêque
Théophile à la tête de ses chrétiens* se mit à l'œuvre. La statue de Sérapis
fut brisée et son temple renversé. Cet édifice s'élevait sur un tertre artificiel, au milieu d'une plate-forme entourée de bâtiments destinés aux
prêtres, aux gardiens du temple, à certains dévots païens et aux réunions des savants. C'est là que se trouvait la bibliothèque. On ne ren-
versa pas ces bâtiments, que nous verrons plus tard subsistant encore. »
L'abbé Gorini repousse l'hypothèse du siège, admise par Chateaubriand,
et celle de l'assaut admise par Ampère. On peut nier l'assaut, on ne
peut nier le siège ou, pour être plus précis, le blocus suivi d'une capi-
tulation respectant les personnes. Rufin (*Hist. Eccles. script. græci*, 1571,
t. II, c. XXII), dans le texte que cite lui-même le savant abbé, après
avoir dit que les païens « afin de défendre la citadelle dont ils avaient
fortifié l'entrée », prirent pour chef Olympius, ajoute: « on leur envoya
des parlementaires..., mais comme la force des lieux ne permettait pas
d'essayer sans de plus nombreuses troupes une attaque contre les témé-
raires, on avertit l'empereur, etc. »

En quoi est-il illogique d'admettre que lorsque les insurgés se disper-
sèrent à l'arrivée de la réponse impériale, les chrétiens irrités par une
résistance que l'*absence de troupes suffisantes empêcha seule de surmonter*,
se précipitèrent dans l'enceinte et préludèrent à la démolition des bâtiments condamnés par le pillage de tout l'édifice et, en particulier, de la
bibliothèque. L'abbé Gorini s'appuie pour nier le pillage, sur des preuves
toutes morales, mais historiquement absolument insuffisantes. Il s'étudie

à montrer que les chrétiens, au IVe siècle, ne confondaient pas les chefs-d'œuvre de l'ancienne littérature avec les monuments proscrits du paganisme. Le peuple toujours ignorant ne fait pas de pareilles distinctions ; la destruction et le pillage sont malheureusement le fait ordinaire des masses populaires soulevées, quelle que soit la cause du soulèvement. Le peuple de Paris, en 1831, était chrétien et n'avait aucun grief contre les livres, ce qui ne l'empécha pas de piller et de jeter à la Seine les 20 000 volumes de la bibliothèque de l'archevéque de Paris. Il se passa à peu près la même chose pour le Sérapéum.

L'argument tiré de l'érudition de Théophile n'a pas de valeur plus grande. On n'arrête pas là où l'on veut la populace qu'on a soulevée. Dans les émotions qui agitent de grandes masses d'hommes, l'autorité des chefs est trop souvent méconnue. Toute l'érudition de ses officiers n'a pu empécher notre armée, qui était cependant composée de chrétiens et de Français, de piller et de disperser les trésors que renfermait cette autre bibliothèque d'Alexandrie qu'on appelait le palais d'été de l'empereur de la Chine, et dont l'armée anglaise acheva la destruction par l'incendie.

Le pillage des livres de la bibliothèque est, comme va nous le montrer Orose, un fait incontestable qu'il est impossible de ne pas placer à l'époque du siège ou du blocus du Sérapéum vers 390. Je dis le pillage, car le texte d'Orose prouve qu'il n'y eut pas incendie, puisque les armoires subsistaient quelques années plus tard. Ce fait même de la conservation des armoires atteste qu'une partie seulement des bâtiments, vraisemblablement le temple ou la Cella du dieu, fut seule démolie. Arrivons maintenant au texte d'Orose. Le voici d'après l'édition de 1767, qui paraît être celle dont s'est servi l'abbé Gorini. Nous rétablirons plus loin le vrai texte de l'édition de 1506 en montrant sur quel point capital il en diffère.

Après avoir raconté l'incendie de la bibliothèque placée près du port (le Bruchium) et déploré la perte des 400,000 volumes qu'elle renfermait, Orose ajoute :

« Unde quamlibet hodieque in templis extent, quæ et nos vidimus, armaria librorum ; quibus direptis, exinanita ea a nostris hominibus, nostris temporibus memorent, quod quidem verum est ; tamen honestius creditur, alios libros fuisse quæsitos, qui pristinas studiorum curas æmularentur, quam et alliam ullam tunc fuisse bibliothecam, quæ extra quadraginta millia librorum fuisse, ac per hoc evavisse credatur. »

Voici maintenant la traduction de l'abbé Gorini : « C'est pour cela que maintenant encore et de toutes parts, comme nous l'avons vu nous-même, il existe dans les temples des armoires à livres *dont la dévastation rappelle de nos jours* que tout cela a été anéanti par les nôtres, ce qui est vrai. Toutefois, il est plus raisonnable de croire qu'afin d'égaler les anciens dans leur zèle pour les études, on chercha d'autres livres, que d'admettre l'existence d'une seconde bibliothèque séparée des 400,000 volumes et préservée par cet éloignement. »

« Orose, dit ensuite l'abbé Gorini, mentionne deux bibliothèques :

l'une brûlée par les Romains, l'autre fondée pour la remplacer. Il ne les nomme pas, mais nous savons bien que la première était celle du musée, dans le quartier du Bruchium, et la seconde celle du Sérapéum, dans le quartier du Rachotis. Or, de laquelle des deux l'historien a-t-il vu les armoires vides ? *Évidemment les armoires vides avaient appartenu à la bibliothèque incendiée.* » Déjà ici une première réflexion aurait dû arrêter l'abbé Gorini dans son interprétation. Comment admettre que les livres placés sur des rayons de bibliothèque puissent brûler sans que les armoires de bois qui les renferment soient atteintes par l'incendie ?

Pour justifier l'Eglise dont il se constitue l'avocat, l'abbé Gorini ajoute à ces explications déjà si singulières une interprétation fort étrange du texte. Rattachant *nostris temporibus* à *memorent* et le séparant de *nostris hominibus*, il regarde le souvenir seul comme contemporain, mais il considère comme très ancien le fait historique qui fait l'objet du souvenir. *Nostris hominibus* supposant deux partis en présence et le fait d'après l'abbé Gorini devant se reporter à l'époque de César, les deux partis qu'aurait voulu désigner Orose auraient été les Orientaux et les Occidentaux, et *nostris hominibus* s'appliquerait aux Romains, puisque Orose était Espagnol. Ainsi pour le savant abbé, les coupables auraient été les soldats de J. César. Avec cette interprétation, on ne comprend plus ni le *quod quidem verum est*, qui est un aveu, ni la phrase commençant par *tamen honestius creditur*. De plus, comme Orose affirme que les 400,000 volumes dont il déplore la perte ont été brûlés, l'abbé Gorini ferait bien d'expliquer comment les livres enlevés des armoires au moment de l'incendie ont cependant été incendiés, tandis que les armoires se sauvaient toutes seules, et pourquoi, pendant quatre cents ans, ces armoires ont été conservées si soigneusement, quoique vides. Il y a là un manque absolu de logique qui frappera les esprits les moins attentifs.

Je rends toute justice à la sincérité, à la grande érudition du défenseur de l'Eglise ; en discutant ses opinions, je rends hommage à sa bonne foi, mais, comme il le dit lui-même dans sa préface, il est l'avocat de l'Église, et l'impartialité de l'avocat n'a rien de commun avec celle de l'historien et du savant. La science n'a d'autre client que la vérité absolue ; pour elle, les considérations d'origine, de secte, de patrie même, quelle que soit leur puissance, doivent céder devant le respect de la vérité. Un historien français peut déplorer des fautes ou des crimes individuels ou collectifs commis par ses compatriotes et qui ne sont d'ailleurs une flétrissure que pour ceux qui les ont ordonnés ou commis, mais il ne croira jamais que le patriotisme puisse l'autoriser à nier les Dragonnades et l'incendie du Palatinat prescrits par le grand roi, les crimes de la Terreur et les forfaits de la Commune.

L'abbé Gorini ajoute ingénument : « Si l'on ne savait d'avance qu'en 389 les chrétiens détruisirent le sanctuaire de Sérapis, jamais on n'aurait soupçonné dans les lignes d'Orose sur César une allusion à un événement postérieur. » Sur un point, le savant abbé se trompe, car il est impossible de ne pas voir qu'il s'agit d'un événement postérieur à l'époque de César. Sans doute, sans cette connaissance préalable des faits de 389, on eût été fort embarrassé pour deviner à quel événement Orose faisait allusion, mais c'est précisément dans le rapprochement des données éparses dans les auteurs que consiste la critique historique, et c'est parce qu'on connaît d'avance l'insurrection de 389 que le passage d'Orose devient d'une clarté éblouissante. D'ailleurs, si l'on se reporte à l'édition de 1506, toute l'interprétation de l'abbé Gorini croule devant la lecture du texte.

Cette édition, imprimée à Paris en 1506 chez Jehan Petit, rue Jacob, à l'enseigne du Lion d'argent, n'est plus un ouvrage de controverse religieuse, s'est seulement la partie historique de l'œuvre d'Orose; c'est une histoire ancienne dédiée par l'auteur de l'édition, Ludovic Thiboust, aux jeunes praticiens Ludovic et André Guillard. Thiboust n'ayant à défendre ni à attaquer personne, n'avait aucune raison de modifier le texte comme le fit deux cent cinquante ans plus tard Havercamps ; aussi, au lieu de *nostris hominibus, nostris temporibus memorent* que renferme l'édition d'Havercamps en 1767, nous trouvons cette fois dans l'édition de Thiboust en 1506 : *quibus direptis, exinanita ea a nostris hominibus, nostris*QUE *temporibus memorentur.*

Tout le système de défense invoqué par l'abbé Gorini tombe devant la jonction de ces deux termes : le temps et les acteurs. Il ne s'agit plus du souvenir contemporain d'un fait ancien; le fait et le souvenir sont tous deux contemporains. Or, à l'époque d'Orose, vers 415, l'opposition des deux partis en présence était, comme le démontre la guerre civile de 389 ou 390, les chrétiens et les païens; Orose étant prêtre, *nostri homines* ne peut désigner que les chrétiens, et le texte qu'on prétend si obscur s'explique dès lors aisément et sûrement.

Après avoir raconté l'incendie des 400,000 volumes, souvenir d'un fait ancien qui lui rappelle un fait contemporain, Orose ouvre sa fameuse parenthèse et dit : « De là, de cette bibliothèque, où, par suite de cet incendie (*unde*) proviennent les armoires à livres qui aujourd'hui existent dans les temples et que nous avons vues (*undè quamlibet hodie, quæ in templis extant, quæ et nos vidimus, armaria librorum*). » Toutefois, Orose ne tient pas à cette opinion; il la rapporte, mais elle n'est pas sienne ; aussi ajoute-t-il cette réserve : *quamlibet*, si l'on veut, autant qu'on le voudra, autant qu'on le suppose; puis il donne son opinion personnelle : « Cependant il est plus juste de croire (*tamen honestius creditur*) qu'on a rassemblé d'autres livres pour imiter le zèle *ancien* pour les études (*libros alios fuisse quæsitos, qui prestinas studiorum curas æmularentur*), plutôt que de penser qu'il y eût alors (*tunc*, c'est-à-dire lors de l'incendie qu'il vient de raconter, l'incendie de J. César) une autre bibliothèque *quelconque* (*quam aliam ullam fuisse tunc bibliothecam*), laquelle aurait existé en outre des 400,000 volumes (*quæ extra CCCCM librorum fuisse*) et qui, pour cette raison (l'éloignement, la séparation), aurait échappé (*ac per hoc evasisse credatur*).

Ainsi, dans l'opinion d'Orose, ces armoires sont celles d'une bibliothèque formée postérieurement à l'incendie, c'est celle du Sérapéum;

mais pourquoi ces armoires sont-elles vides ? Orose le dit expressément dans ce membre de phrase que j'ai passé tout à l'heure pour en reporter ici l'examen. Elles sont vides (*exinanita ea*) parce que les livres ont été enlevés, pillés (*quibus direptis*); par qui? par les nôtres (*à nostris hominibus*); à quelle époque? à une époque contemporaine (*nostrisque temporibus*) et peu éloignée, puisqu'on s'en souvient (*memorentur*). *Armaria librorum exinanita ea a nostris hominibus nostrisque temporibus memorentur, quod quidem verum est.* Écrivain érudit, il regrette ce pillage des livres; prêtre, il déplore que les coupables soient ses coreligionnaires ; mais comme il est loyal, sincère, qu'il ne sait ni taire, ni déguiser la vérité, il raconte l'événement et il ajoute cet aveu que lui arrache le devoir de dire la vérité : *quod quidem verum est,* « ce qui, je l'avoue, est vrai [1] ».

Quelque ingénieux, quelque habile qu'ait été le plaidoyer du défenseur de l'Église, la cause est entendue, et elle est perdue pour l'abbé Gorini. Il est impossible de nier que si la bibliothèque du Bruchium fut accidentellement brûlée par Jules César, celle du Sérapéum qui lui succéda ou qui, pour Ammien, lui survécut, fut pillée et dispersée par les chrétiens soulevés par Théophile. Certes Théophile ne devait pas avoir l'intention de provoquer ce désastre, mais il doit en porter la responsabilité. Par ses défis jetés aux païens, par ses provocations, il fut le véritable auteur de la guerre civile de 390, et quand par des excitations on pousse le peuple à démolir un temple, à renverser des statues, on est fort exposé à voir la populace, toujours et partout aveugle, dépasser le

---

(1) La passion religieuse, la plus triste de toutes par ses conséquences, a fait éclore dans ces temps derniers de fort étranges et fort libres traductions de ce passage d'Orose. Dans un journal religieux hebdomadaire, un abbé, professeur dans un petit séminaire, l'interprète ainsi : Nos hommes, dit-il, *nostri homines*, n'ont rien pillé, n'ont rien détruit, mais ils ont vidé les armoires après et parce que les livres qu'elles contenaient avaient été pillés par d'autres. » L'abbé ne se demande ni comment on peut vider des armoires déjà vidées par un pillage antérieur, ni quels ont été les pillards. Cependant il se demande où les chrétiens ont porté les livres. « Sans doute, dit-il, dans un lieu plus sûr et plus commode que ces bâtiments où logeaient les prêtres de Sérapis, qui tuaient les chrétiens et gardaient mal la bibliothèque... » Si Orose ne le dit pas, c'est parce que de son temps il était impossible de prévoir qu'il se rencontrerait jamais des hommes assez injustes et insensés pour accuser les chrétiens de vouloir anéantir les chefs-d'œuvre de l'esprit humain. » Orose avait eu le tort de ne prévoir ni Chataubriand ni Lamartine.

Dans un journal soi-disant religieux et quotidien, une attaque contre ma leçon d'ouverture avait déjà été essayée, il y a deux ans, par M. le docteur Prompt. Cette fois, un anonyme s'est fait le défenseur officieux de l'évêque d'Orléans, certainement sans l'aveu de l'éminent prélat qui, s'il pouvait jamais en avoir besoin, ne prendrait pas un pareil défenseur. Cet anonyme traduit ainsi le passage d'Orose « En outre, il existe encore aujourd'hui dans les temples des armoires *pleines* de livres, je les ai *vus (sic)*. On raconte que ces armoires ont été détruites par les nôtres, de notre temps, mais il vaut mieux croire que d'autres livres ont été recherchés, à l'exemple de ce que l'amour des études avait inspiré aux anciens, et *que c'est ainsi qu'échappa la nouvelle bibliothèque qui fut, comme l'ancienne, composée de quarante mille (sic) volumes.* »

On ne discute pas de pareilles insanités.

but qu'on croyait pouvoir lui assigner. Or la morale publique rend, dans ces cas, responsables des crimes commis ceux qui ont provoqué le soulèvement populaire. Il importe peu qu'un seul homme ait écrit : « Brûlez Finances, » la justice de l'histoire, sinon celle des tribunaux, rend avec toute raison, responsables des incendies de Paris tous ceux qui ont fait la Commune.

La bibliothèque d'Alexandrie fut-elle détruite en 641 par les Arabes ? Tel est le second point à examiner. Ici je suis tout à fait d'accord avec l'abbé Gorini qui, sans nier cette destruction, la croit peu admissible et ne la trouve appuyée sur aucune preuve probante. M. Lalanne (*Encyclopédie moderne et curiosités bibliographiques*) nous montre que le premier auteur qui ait parlé de l'incendie de la bibliothèque d'Alexandrie par les Arabes est Abd-el-Latif, médecin arabe de Bagdad, mort en 1231, c'est-à-dire près de six cents ans après l'événement. Il se borne à dire : « Au-dessus de la colonne des piliers est une coupole supportée par cette colonne. Je pense que cet édifice était le portique où enseignait Aristote, et après lui ses disciples, et que c'était là l'Académie que fit construire Alexandre quand il bâtit Alexandrie et où fut placée la bibliothèque, que brûla Amrou-ben-Alas avec la permission d'Omar. »

Abulfaradje, historien et médecin arabe, de la secte des chrétiens jacobites, qui mourut évêque d'Alep en 1286, raconte comment le grammairien Jean, pour sauver la bibliothèque, s'adresse à Amrou, qui en réfère à Omar, dont l'ordre fut de tout brûler (Lalanne, *ut suprà*).

Que cette histoire, qui paraissait devoir innocenter la populace chrétienne d'Alexandrie de 390, au détriment des Arabes de 641, ait été largement propagée au XIIIe siècle, on le conçoit facilement, quand on la voit se reproduire en 1875 à la tribune de l'Assemblée nationale, mais elle laisse tout au moins place au doute, puisqu'elle ne paraît que six cents ans après l'événement, tandis que des écrivains plus rapprochés de cette époque, tels qu'Eutychius, patriarche melchite d'Alexandrie, n'en parle pas dans sa relation détaillée de la prise d'Alexandrie.

Quoi qu'il en soit, ce qu'on est forcé d'admettre, c'est que l'histoire des milliers de volumes servant à alimenter pendant dix mois les 4,000 bains de la ville est une absurde légende. On sait que Ptolémée Evergète, pour empêcher l'agrandissement de la bibliothèque de Pergame, rivale de celle d'Alexandrie, défendit l'exportation du papyrus ; que Cratès, grammairien d'Attale, en réponse à cette prohibition, inventa le parchemin, et que les 200,000 volumes donnés par Antoine à Cléopâtre étaient presque tous écrits sur parchemin : ceux qui avaient pu être retrouvés après le pillage de 390 et les livres postérieurs devaient pour la plupart être écrits sur parchemin, matière fort peu combustible. Du reste, s'il existait encore une bibliothèque en 641, elle devait être bien peu importante.

La bibliothèque des Ptolémées, celle du musée et du Bruchium, avait été accidentellement brûlée quarante-sept ans avant J.-C., par J. César.

La bibliothèque du Sérapéum renfermant les livres donnés par Antoine, avait été pillée et dévastée en 390 (Orose). Le sanctuaire du Sérapéum avait été démoli (Eunape, philosophe païen contemporain, cité par Cousin, *Fragments de philosophie ancienne*, p. 182). Sous Commode, le Sérapéum avait été incendié (George Le Syncelle, « Serapeum Alexandriæ conflagravit »). Sous Marcien, nouvel incendie du Sérapéum pendant une sédition (Evagre, *Hist. eccles.*, I, v). Il devait donc rester fort peu de choses, si même il restait quelque chose, de la bibliothèque que renfermait l'ensemble de bâtiments connu sous le nom de *temple de Sérapis*.

Telle est, au lieu de la légende, l'histoire de la bibliothèque d'Alexandrie. Pour ma part, je ne saurais comprendre l'importance qu'on attache à innocenter la populace de cette ville du pillage dont elle s'est rendue coupable en 390. Qu'elle ait été chrétienne ou païenne, qu'elle ait été ou non soulevée par un évêque, poussé presque fatalement vers le fanatisme par ses luttes avec les païens, par des influences de temps et de milieu, tout cela importe peu à la religion et n'attaque pas le christianisme. L'Église, qu'on tendrait, par le fait même de l'en défendre, à rendre responsable de ces désordres et de ce malheur, qu'il est impossible de nier, aurait à ce point de vue bien d'autres choses à se faire pardonner, puisqu'il fut un temps plus rapproché de nous, où des dignitaires ecclésiastiques réunis en tribunal, et ne pouvant invoquer comme excuse l'aveugle passion qui entraine une populace insurgée, condamnaient au feu non plus seulement des livres, mais leurs auteurs et leurs lecteurs. L'œuvre, l'idée, quand elles sont justes et morales, ne doivent pas être rendues responsables de défaillances qui sont le propre de la nature humaine. Le christianisme est par lui-même, indépendamment et au-dessus de toutes les sectes qui le divisent, la plus belle religion morale ; ce serait commettre une injustice que de le rendre responsable des fautes et des crimes que des hommes ont commis sous son nom. Ce qui se passe autour de nous, ce que j'ai vu, étudié dans les pays chrétiens de l'Europe, m'a appris depuis longtemps à ne pas identifier le christianisme et surtout le catholicisme romain avec les idées, les tendances et les œuvres d'un certain nombre de ses ministres et de ses défenseurs plus ou moins autorisés.

Léon Le Fort.

II

TRANSMISSION DU CHOLÉRA

PAR LES EAUX POTABLES[1]

L'invitation au silence, reçue par les journaux de médecine, aussi bien que par les journaux politiques, ne saurait malheureusement supprimer le choléra du cadre nosologique, ni enlever l'opportunité de chercher dans l'hygiène les moyens de diminuer le nombre des victimes.

La *Gazette médicale* et la *Gazette des hôpitaux* s'occupant toutes deux de l'importante question du mode de placement des cholériques dans nos établissements hospitaliers, la *Gazette hebdomadaire* ne saurait garder le silence, en présence surtout de la divergence absolue d'opinion qui existe entre ces deux journaux, ou plutôt entre MM. Desprès et Jules Guérin.

M. Desprès ne croit pas à la contagion du choléra, il ne saurait donc être partisan de l'isolement des cholériques et il est conséquent avec son opinion en combattant la mesure prise à leur égard. M. Guérin, qui croit à la contagion, est aussi assez peu partisan du parti adopté par l'administration, et, sans cesser d'être conséquent avec lui-même, il donne à l'appui de son opinion des motifs qui nous paraissent mériter un sérieux examen. Nous n'éprouvons aucun embarras à dire que M. Guérin a publié sur ce sujet un excellent article, car la vérité est toujours pour nous au-dessus de toute autre considération, et, si les trois discours de l'académicien créent entre lui et nous un armistice sur une question dans laquelle nous ne croyons pas la vérité du côté de M. Guérin, cela ne saurait nous empêcher de rendre, sur une autre question, la justice la plus complète à la justesse des considérations présentées par le journaliste.

(1) *Gazette hebd. de méd. et de chir.*, 17 août 1866.

Pour nous, comme pour la grande majorité, nous osons l'espérer, des médecins français et étrangers, le choléra est contagieux, et nous croyons qu'il en est ainsi de toutes les maladies susceptibles de se transporter d'un lieu à un autre sous forme épidémique. Cette doctrine de la contagion étant celle qu'ont promulguée les corps savants, ou les commissions officiellement consultées, il en résulte que le choléra est (si l'on peut employer cette expression) officiellement contagieux. Le devoir de l'administration était donc d'isoler, dans les hôpitaux, les cholériques venus du dehors, afin qu'ils ne puissent communiquer la maladie aux malades ordinaires, séjournant déjà dans les établissements. C'est ce qu'elle a fait.

Malheureusement, l'intervention médicale s'arrêtait à un avis demandé par l'administration, reçu par elle et mis à profit à peu près exclusivement par les administrateurs. Il en résulte que dans quelques hôpitaux, la Charité, par exemple, l'isolement, réel au point de vue administratif, ne l'est nullement au point de vue médical. Nous reviendrons plus tard sur tous ces points ; examinons seulement maintenant d'une manière générale les résultats de la création de salles spéciales de cholériques et les mesures qu'il eût été, et qu'il est encore préférable de prendre.

Ce point de départ de toutes ces mesures est cette loi : il faut isoler les cholériques. Si l'on se contente d'affecter à ces malades quelques-unes des salles ordinaires de nos hôpitaux, qu'en résulte-t-il? 1° On concentre dans un même lieu tous les miasmes morbifiques ; de sorte qu'un cholérique qui, traité isolément, eût pu guérir, recevant un supplément d'empoisonnement par la contamination de la salle où il est placé, par l'influence des autres cholériques accumulés autour de lui, succombe presque fatalement. De là sans doute cette mortalité si grande, que nos collègues nous disent (car officiellement on ne nous dit rien) exister dans les services spéciaux dont ils sont chargés.

2° Ce transport dans les salles spéciales des cholériques venant des salles ordinaires de médecine et de chirurgie équivaut, dans l'esprit de ces malheureux, à un arrêt de mort. C'est ce que M. Stoufflet signalait, il y a quelques jours, dans son excellente thèse sur le choléra à Lariboisière en 1865.

« Tout malade, dit-il, transporté dans les salles spéciales, était réputé mort par ses compagnons, c'était là un point indiscutable avec eux, et, de fait, la mortalité de 75 p. 100 leur donnait un peu raison. On peut juger de la terreur du malade en voyant décider la question de son passage ; beaucoup faisaient leurs adieux à leurs voisins, comme s'ils ne devaient plus les revoir ; d'autres, déjà prostrés, tombaient dans un état encore plus grave, et pour plusieurs on peut dire que cette décision a été le motif d'une aggravation rapidement funeste. » Mais, M. Stoufflet ajoute : « Je ne songe nullement à en accuser la mesure de l'isolement des malades ; elle me semble, au contraire, indispensable lors des épidémies futures. Je cherche à découvrir les raisons pour lesquelles, dans certains cas, elle ne fut pas appliquée. »

3° Mais ce n'est pas tout : l'agglomération des cholériques dans un même lieu, dans les mêmes salles, multiplie dans des proportions formidables la faculté d'extension de la maladie ; crée des centres d'infection d'où le choléra rayonne à distance et le nombre, relativement formidable, des cas développés à l'intérieur de nos hôpitaux, suffirait pour juger la mesure.

Ainsi, nous nous trouvons en présence de cette difficulté et de ce triple problème : isoler les cholériques ; ne pas créer de foyers d'infection dangereux pour les autres malades de l'hôpital, peut-être même pour les habitants des maisons voisines ; empêcher autant que possible que la salle spéciale des cholériques ne soit l'antichambre de l'amphithéâtre.

Faut-il revenir à l'ancien système et disséminer les cholériques parmi les autres malades? Nous dirons, avec M. Guérin, non, cent fois non! Il y a un moyen à employer, moyen efficace, sans inconvénients graves, et que nous sommes surpris de n'avoir pas vu employé depuis longtemps, car le moyen n'est pas nouveau ; il est employé en Allemagne, et, comme nous l'a appris M. Michel Lévy dans son discours à l'Académie de médecine, lors de la discussion sur l'hygiène des hôpitaux, il fut employé avec grand succès par notre armée, à Varna, en 1854 ; nous voulons parler des hôpitaux temporaires sous la tente. Aussi nous demanderons avec la *Gazette médicale :* « Des tentes fermées en nombre suffisant autour de Paris, sur les points les plus salubres et les plus élevés ; des tentes multipliées, de façon à ne réunir dans chacune d'elles qu'un petit nombre de malades, » et si la concentration qu'a amené momentanément la fête de cette semaine a malheureusement pour résultat, comme on peut le craindre, d'accroître le nombre des cas de choléra, s'il fallait des secours plus nombreux, plus rapidement donnés, des tentes pour les cas très urgents dans nos grands jardins publics. Les décès, pour être tenus secrets, n'en plongent pas moins des familles dans le deuil.

Une aération naturellement et largement faite rendrait ces hôpitaux sous la tente bien autrement salubres que les salles spéciales actuelles ; les malades rencontreraient tout autre chose que de nouveaux dangers, et, le choléra passé, il resterait du moins un moyen radical d'empêcher de nouvelles contaminations ; ce moyen si complètement, si heureusement employé dans la guerre de sécession, par les Américains, nos maîtres en hygiène nosocomiale, à l'égard de quelques hôpitaux temporaires construits en bois, est tout simplement : d'évacuer l'hôpital devenu un foyer de contagion et d'y mettre le feu. Ce qu'on fait pour des tentes, on ne peut le faire pour Lariboisière ou la Charité. L'expérience des salles spéciales est faite ; elle est désastreuse, il faut que l'état des choses change, la science en indique les moyens, l'humanité l'exige.

Mais ce n'est pas tout que de guérir les cholériques déjà atteints ; le point le plus important est de protéger la population contre les atteintes du mal. L'Angleterre nous donne sous ce rapport un exemple remarquable. La préoccupation du gouvernement anglais a été, non pas de rassurer la population, en lui cachant le péril, non pas d'écarter d'elle la peur, mais d'en écarter le danger, dans les limites du possible, en lui disant hautement la vérité.

Cette partie de l'instruction, publiée par M. le docteur Simon, au nom des lords du conseil privé de la Grande-Bretagne, mérite d'attirer l'attention :

« Heureusement pour l'humanité, le choléra est si peu contagieux, au moins dans le sens de la contagion propre à la variole et au typhus, que les personnes qui assistent et soignent les cholériques ne courent (moyennant certaines précautions), pour ainsi dire, aucun risque de gagner la maladie.

« Mais le choléra a un mode spécial et caractéristique de contagion qui, à la faveur des conditions hygiéniques mauvaises, peut se prononcer avec une intensité terrible et dans un rayon très étendu.

« Il a cela de particulier, que ce sont les déjections des malades qui sont les porteurs du principe contagieux.

« Si donc ces matières sont jetées et répandues sans avoir été préalablement désorganisées, si par l'imbibition de la terre elles parviennent jusqu'aux sources et aux réservoirs d'eau, elles peuvent en empoisonner des volumes considérables ».

Cette question si importante, si franchement abordée de la contamination de l'eau par les déjections cholériques, est une de celles qui, en ce moment, préoccupe le plus la population de Londres.

Sachant que le choléra épidémique est une maladie exotique, les médecins anglais et le gouvernement lui-même n'ont pas commis l'erreur de croire que l'eau viciée par les causes ordinaires, capables de la rendre impure, puisse plutôt aujourd'hui que dans les dernières années, *produire* le choléra. L'eau impure en causant des désagréments intestinaux peut augmenter dans de certaines proportions la réceptivité morbide aux miasmes cholériques, elle ne *crée* pas la maladie elle-même. Mais pour eux, l'eau est le plus terrible et le plus efficace agent de transmission de la maladie, lorsqu'elle est souillée par les détritus provenant des déjections cholériques. Cette contamination de l'eau peut alors avoir lieu par deux mécanismes différents : pour les puits, par l'infiltration des liquides des fosses d'aisances, construites d'une manière défectueuse (ce qui malheureusement est fréquent à Londres) ; pour les rivières, par la même cause, mais plus directe encore, puisque les matières fécales y sont, trop souvent aussi, versées directement et de plus par le lavage, à la rivière même, des linges souillés par les déjections cholériques ou par le mélange de l'eau ayant servi à ce lavage dans les habitations plus ou moins éloignées de ses rives.

Or, comme en Angleterre le gouvernement lui-même professe cette saine et salutaire doctrine, que pour éviter un danger il faut le connaître, et qu'il faut dire la vérité quelle qu'elle soit, au risque d'effrayer quelques-uns, si cette vérité ainsi rendue publique peut du moins, tout en augmentant la peur, diminuer le nombre des victimes, nous ne devons pas nous étonner de voir l'autorité attirer l'attention publique sur cette grave question.

Une lettre du professeur Miller de King's College et une du professeur Frankland du collège royal de chimie, publiées dans le *Times*, ont amené la suppression momentanée, et tout fait espérer qu'elle sera définitive, d'une pompe publique située dans *Broad street*. « La pompe de Broad street, dit *la Lancette*, est comme un poteau indicateur qui marque un progrès important réalisé dans la connaissance du mode de propagation du choléra. Les recherches de Snow, les enquêtes de Whiscad et de Lankester ont montré manifestement comment le choléra avait attaqué tous ceux qui avaient bu l'eau contaminée du puits que déversait cette pompe, et comment la terrible épidémie qui ravagea le district de Golden square à Londres, fut due à cette cause..... la première précaution que nous devons prendre aujourd'hui que le choléra se montre parmi nous est d'examiner avec un soin tout particulier, les sources qui nous fournissent l'eau potable. » (*The Lancet*, 28 juillet.)

C'est encore à la contamination, non plus d'un puits, mais d'une rivière, qu'un des derniers rapports de *Register general* attribue les désastres que cause le choléra dans le quartier est de Londres. Cette partie de la ville est surtout frappée. On en jugera par les chiffres suivants, officiellement publiés, indiquant le nombre des décès par choléra et diarrhée pendant les dernières semaines de juillet :

Quartiers.	Populations.	Du 7 au 14 juillet.	Du 14 au 21.	Du 21 au 28.
Ouest . . .	463,388	20	48	60
Nord	618,210	41	60	98
Central. . .	378,058	31	32	59
Est.	571,158	57	368	941
Sud	773,175	33	59	95
		182	567	1,253

« Il est important de remarquer, dit le rapport du *Register general*, que la plus grande partie de ces 1,253 décès eurent lieu dans une portion limitée de Londres. 924 morts, 811 par le choléra et 113 par diarrhée, eurent lieu dans les six districts de Bethnal green, Whitechapel, Saint-George in the East, Stepney, Mile end old Town et Poplar qui, en y comprenant Bow, renferment la septième partie de la population de Londres et forment la quatorzième partie de la surface de la ville. L'épidémie s'étend le long du côté nord de la Tamise, depuis la rivière Lea et l'île des Chiens, jusqu'à la tour de Londres. La compagnie des eaux de l'est de Londres (East London Waterworks) prend l'eau de la rivière au port de la Lea (Lea Bridge) où il existe un réservoir. La partie de Londres qui est aujourd'hui le théâtre du choléra est alimentée par l'eau fournie par cette compagnie. Il est juste d'ajouter que l'eau est claire et ne laisse rien à désirer quant à ses qualités apparentes et appréciables par les moyens directs d'investigation. La compagnie fait sans nul doute de grands et exemplaires efforts pour filtrer ces eaux, mais on pourrait difficilement garantir la pureté d'eau prise dans la rivière Lea. Quiconque prendra la peine de se rendre au milieu de la population aujourd'hui frappée, verra de suite le danger de l'usage de ces eaux. »

Ce danger, dit le rapport, est dû surtout à l'écoulement dans la rivière des matières s'infiltrant des fosses d'aisances, au lavage du linge sali par les déjections cholériques, etc.

Nous sommes portés à croire que l'influence attribuée à la contamination de l'eau de la Lea est un peu exagérée. Le *Register general* ne tient pas suffisamment compte de ce fait que si l'eau a pu être un agent de contamination pour les premiers malades, on ne peut lui attribuer le développement ultérieur du choléra à un degré aussi inquiétant, la dissémination du mal s'expliquant mieux alors par la multiplication des sources directes d'infection, dans un quartier (celui du port de Londres) où la population est pauvre, insouciante, et, comme le dit le rapport lui-même, entassée dans des demeures malsaines.

Cependant, en évitant toute exagération, il parait prouvé que la contamination de l'eau par les déjections cholériques est une cause puissante de dissémination de la maladie. Ce qui se passe, ce qui se dit et s'imprime officiellement à Londres nous fait faire un retour sur nous-mêmes, et la Tamise nous fait songer à la Seine.

La population des environs de Paris fait le plus ordinairement usage d'eau puisée à la Seine et distribuée aux habitants par des compagnies industrielles. Les habitants de Saint-Ouen, Saint-Denis, Épinay, Argenteuil, Rueil, Chatou, Saint-Germain, Maisons-Laffitte, etc., boivent en général de l'eau provenant de la Seine. Or, cette eau, ou du moins une partie de cette eau, a déjà été bue par les Parisiens, qui la rendent après digestion et quelquefois après indigestion aux populations des villes et villages déjà cités, par l'intermédiaire de l'égout collecteur dont l'embouchure est située à Asnières.

Cette eau renferme en tout temps les détritus organiques de la capitale, mais elle renferme de plus, en ce moment, les résidus des liquides des déjections cholériques, que ces résidus soient versés directement ou indirectement des fosses d'aisances dans les égouts et de là dans la Seine, ou qu'ils proviennent du lavage des linges imprégnés de la matière, des déjections ou des vomissements des quatre mille cholériques atteints depuis un mois. Certes, nous sommes loin d'affirmer que les cas plus ou moins nombreux de choléra, développés à Saint-Denis, Argenteuil, Saint-Germain, Maisons, etc., sont dus à l'ingestion comme boisson de l'eau de la Seine filtrée ou non; mais il y a là une cause possible, probable même de dissémination de la maladie. Dans le doute. c'est ici le cas de ne pas s'abstenir de précautions, et il est prudent pour les populations qui avoisinent l'égout collecteur, de s'abstenir de l'eau de la Seine en boissons, et de la remplacer par de l'eau de puits, ou au moins de la soumettre préalablement à l'ébullition et à la filtration, qui agit surtout alors comme procédé d'aération. Les précautions les plus grandes sont, à Londres, conseillées par l'autorité et par les journaux de médecine afin d'empêcher l'extension du mal. Il nous parait très utile d'en faire profiter nos concitoyens. On recommande au-dessus de tout la désinfection immédiate des déjections, des vêtements et des logements cholériques.

L'acte pour la prévention des maladies contagieuses (*Contagious diseases prevention act*) a mis entre les mains des autorités des pouvoirs dont elles se servent. Une amende de cinq livres (125 francs) est applicable à toute personne n'ayant pas désinfecté une voiture publique après s'en être servi pour conduire un malade atteint d'affection contagieuse, à toute personne louant, vendant ou exposant des effets de couchage ayant été en contact avec des personnes infectées et même (ceci paraîtra un peu extraordinaire) à toute personne qui, atteinte d'une maladie infectieuse, se sera, le sachant et à dessein, montrée dans un lieu public.

Toute personne louant des logements infectés par le séjour d'un malade est soumise à une amende de vingt livres (500 francs).

Si la science a fait peu de progrès pour ce qui concerne la guérison du choléra, elle nous apprend aujourd'hui comment il se propage et par conséquent comment on peut espérer en arrêter le développement. C'est à chaque citoyen à prendre les précautions nécessaires pour que chaque malade ne devienne pas un foyer d'infection. C'est aux gouvernements seuls qu'il appartient, par des mesures efficaces de protection, de garantir l'Europe contre de nouvelles invasions du fléau qui, de Saint-Pétersbourg à Dublin et à Marseille, a fait et fait encore tant de victimes.

III

DE LA CONTAGION
DE L'INFECTION PURULENTE [1]

Mon cher Dechambre,

Les quelques mots par lesquels M. Alph. Guérin, à la fin d'une de ses dernières allocutions à l'Académie de médecine, nous faisait connaître un mode de pansement lui ayant donné d'excellents résultats, ont fait plus que les savants et remarquables discours improvisés ou lus à la tribune, dans l'importante mais un peu lente discussion sur l'infection purulente. Après avoir longuement disserté sur la nature de cette maladie, fléau de nos hôpitaux et de nos ambulances, on commence à s'occuper de trouver les moyens sinon de la guérir, du moins de la prévenir. Aussi le public médical et les journaux de médecine prennent-ils aujourd'hui un intérêt très vif à cette question, depuis que, par la communication de M. Alph. Guérin, elle est passée du domaine de l'abstraction théorique dans celui de la pratique. Pour moi, ce qui me frappe surtout dans l'impulsion nouvelle imprimée aux esprits, c'est qu'on arrive enfin peu à peu à admettre, non plus comme une conception que rien ne justifie, mais comme un fait acquis et fécond en conséquences pratiques, cette vérité, jadis méconnue et repoussée comme une erreur : *l'infection purulente est contagieuse*, et nous n'avons dans nos hôpitaux d'épidémies d'infection purulente que parce que nous laissons la contagion s'exercer librement. Laissez-moi, mon cher ami, vous adresser encore quelques lignes de plaidoyer en faveur de cette cause, que je défends depuis treize ans.

---

(1) *Gazette hebd. de méd. et de chir.*, 4 août 1871, p. 425.

De tous nos compatriotes, M. Alph. Guérin est celui qui, depuis le plus longtemps, s'est le plus approché de la vérité, sans toutefois l'atteindre : car dans sa thèse de 1847 *sur la fièvre purulente*, s'il admet l'influence des miasmes atmosphériques, il n'attribue pas à ces miasmes un caractère spécifique. Il n'exige pas que ce *quid ignotum*, que nous qualifions du nom de *miasme*, provienne directement d'un malade déjà atteint de fièvre ou d'infection purulente ; la distinction si importante des cas d'infection spontanée et des cas d'infection communiquée n'existe pas encore pour lui, et le premier malade qui commence la série des infectés est, aussi bien que les autres, une victime des miasmes atmosphériques. La maladie est véritablement infectieuse, c'est un véritable typhus chirurgical. « Pour moi, dit M. Guérin, l'influence miasmatique ou pestilentielle peut tout aussi bien se faire sentir sur les capillaires du poumon que sur les veines de la plaie qui suppure. »

Toutefois, nous devons nous empresser de reconnaître que M. Alph. Guérin fait jouer à la plaie le rôle principal dans la contamination. « Je regarde aussi, dit-il plus loin, le lavage des plaies comme une cause prédisposante de la fièvre purulente, en ce sens que l'eau entraîne le pus, dont la nature grasse est propre à prévenir l'absorption des substances délétères qui, après le lavage, se trouvent en contact immédiat avec les vaisseaux... » — « Le pus (p. 28) est en effet une matière grasse qui, oignant les bourgeons charnus, me semble très propre à empêcher l'absorption par leurs vaisseaux des matières délétères contenues dans l'atmosphère ; et cette manière de voir est corroborée par cette observation faite souvent par moi, *que les salles dans lesquelles règne le plus souvent la fièvre purulente, sont aussi celles dans lesquelles les plaies sont lavées et épongées.* »

Le lavage, pour M. Guérin, est donc nuisible, parce qu'il ouvre plus largement la porte à l'absorption des miasmes contenus dans l'air, par suite de l'enlèvement sur la surface des bourgeons charnus de ce vernis protecteur que forme le pus. Je montrerai tout à l'heure que si ce lavage est nuisible, c'est parce que l'éponge, portée de la plaie d'un malade infecté à celle d'un malade non infecté, porte à ce dernier le contagium de l'infection purulente, et que, la justesse de l'observation de M. Guérin étant reconnue, l'explication doit être tout autre. Aujourd'hui cependant, et même depuis quelques mois, M. Guérin semble avoir reconnu que la contamination des opérés ou des blessés a son point de départ non dans des influences atmosphériques non définies, mais dans l'influence directe d'un premier infecté, car c'est hors de la salle qu'il procède au renouvellement des pansements.

Je disais en 1866 : « L'infection purulente, la fièvre puerpérale, l'érysipèle traumatique, la pourriture d'hôpital ne sont épidémiques que parce qu'elles sont contagieuses ; c'est par l'isolement des premiers malades affectés qu'on arrivera à empêcher ou à limiter leurs ravages[1]. »

J'ajoutais l'année dernière, dans une note lue à l'Académie sur une modification au pansement humide : « Lorsqu'on voit l'érysipèle et l'in-

____

(1) Voy. les *Maternités*, p. 168.

fection purulente s'étendre avec tous les caractères qu'on attribue aux épidémies, et lorsqu'on remarque en même temps que ces épidémies se concentrent tantôt dans un hôpital, tantôt dans dans un autre, se limitent à un seul service sans s'étendre au service voisin, il est difficile de ne pas admettre qu'il existe pour l'érysipèle et l'infection purulente une cause capable d'amener de pareils effets, et que cette cause soit autre que le caractère contagieux ou plutôt infectueux par contagion de ces graves complications de traumatismes accidentels, chirurgicaux ou puerpéraux. Pour que de pareilles épidémies se produisent, *il faut qu'un cas spontané en soit le point de départ;* elles seront donc rares, si ces cas isolés sont peu fréquents ; elles seront plus rares encore, si, lorsque ces cas accidentels se développent, nous avons su diminuer chez les autres malades la réceptivité morbide à l'action du germe infectieux. »

Quelles sont les conditions d'apparition de ces cas isolés ; quelles sont les conditions de la propagation de l'infection purulente d'un malade à un autre malade ? Quelle est l'influence du pansement sur la fréquence de cette propagation ? A quoi peut-on attribuer cette épouvantable mortalité par infection purulente qui a régné sur la plupart des blessés de la dernière guerre ? Telles sont les questions sur lesquelles je vous demande de vous exposer rapidement mon opinion.

Comment naît l'infection purulente chez un malade isolé et à l'abri de la contamination ? Nous ignorons encore la nature intime du phénomène ; mais nous connaissons les conditions de sa production. En effet, l'observation nous apprend qu'*en dehors de toute contamination* médiate ou immédiate, l'infection purulente ne se montre guère que chez les individus atteints de lésions des os, des articulations, de plaies portant sur les tissus riches en vacuoles veineuses, comme le bulbe de l'urèthre intéressé dans la taille, la partie inférieure du rectum ou un anus présentant des hémorroïdes, les tumeurs vasculaires, etc., toujours il faut qu'il y ait plaie et suppuration. Quant aux plaies des parties molles, quelque vastes qu'elles puissent être, il est très exceptionnel qu'elles entraînent l'infection purulente ; toujours, bien entendu, à la condition qu'il n'y ait pas contamination par le voisinage, ou par l'existence dans la clientèle du chirurgien d'un malade déjà infecté. Eviter le plus possible d'intéresser les tissus vasculaires, amener la cicatrisation, par première intention des parties profondes de la plaie d'amputation en rapport avec l'os, et faire ainsi que l'extrémité de l'os sectionné ne soit pas en contact avec le pus ; transformer une plaie suppurante, portant à la fois sur les os et sur les parties molles, en une plaie des parties molles seulement, tel est le but qu'on doit se proposer et que j'atteins le plus souvent par le mode de pansement que je mets en usage après les amputations. Ajoutons à cela un régime diététique qui maintienne le système vasculaire à l'état de réplétude, et nous aurons les conditions les plus favorables pour rendre moins fréquents les cas isolés, ou, si nous pouvons employer cette expression, les cas spontanés d'infection purulente. Quant au mécanisme intime qui préside à leur apparition, je l'ignore et je confesse mon ignorance ; mais, je regrette de le dire à notre excellent ami Verneuil, le virus traumatique, comme la sepsine, me paraissent uniquement des êtres de raison ou de raisonnement, mais d'une existence terriblement problématique.

Si nos pertes en blessés et en opérés se réduisaient à celles que nous subissons par l'effet de l'apparition des cas isolés ou spontanés d'infection purulente, ces pertes seraient peu graves, car elles seraient certainement exceptionnelles. C'est à l'infection communiquée que nous devons tous nos malheurs et, ceux-là, nous pouvons les restreindre en nous opposant à la contagion. Or, non seulement la contagion existe, mais nous savons comment elle s'exerce. Elle s'effectue par l'air de la salle qui transporte, sous forme de germes, les poussières des pansements faits à des malades infectés ; elle s'effectue surtout par nous, par nos aides, par nos élèves. Elle a pour moyen de transport les mors de nos pinces à pansements ; nos stylets mal nettoyés, notre charpie imprégnée de miasmes, nos compresses mal lavées ; nos éponges qui servent indistinctement à tous nos malades, et ce qui prouve que l'accusation est fondée, c'est que toutes les fois que ces circonstances manqueront, nos insuccès diminueront de nombre ; c'est que toutes les fois que nous emploierons un pansement qui met la plaie à l'abri de notre contact, à l'abri des poussières et des germes, les succès remplaceront les revers. Là est le secret des résultats favorables obtenus par nos collègues étrangers dans leurs hôpitaux où l'on proscrit le cérat, la charpie sèche, où l'on n'emploie que le pansement humide ; le secret des résultats obtenus par M. Alph. Guérin, aussi bien que par M. Maisonneuve, et, s'il était permis de parler de soi-même, des résultats que nous obtenons depuis plusieurs années à Cochin.

Que fait M. Maisonneuve, je devrais dire M. Jules Guérin, car le procédé de M. Maisonneuve a pour père légitime M. Jules Guérin. Il attribue au pus des propriétés délétères, surtout si ce pus a le contact de l'air ; aussi a-t-il grand soin qu'il ne puisse séjourner sur la plaie, et l'aspiration permanente qui est faite sous le manchon de caoutchouc qui la recouvre a pour but de l'entraîner au fur et à mesure de sa production.

Ainsi, pour M. Jules Guérin, le pus est un poison ; au contraire, pour M. Alph. Guérin, le pus est plus qu'innocent, il forme un vernis protecteur ; et, loin de songer à l'enlever, il laisse le pansement en place pendant plusieurs semaines ; imitant en cela et avec le même succès, la conduite de Larrey pendant la campagne d'Egypte, MM. Maisonneuve et Alph. Guérin, par cette conduite si différente, arrivent à des résultats identiques ; ils sauvent des amputés que jadis ils eussent perdus par l'infection purulente. D'où vient cette similitude opposée à cette contradiction ? C'est que tous deux se mettent à l'abri de la contagion par le non-renouvellement du pansement, seul terme qui soit identique dans les deux méthodes. Le manchon de caoutchouc de M. Jules Guérin s'applique de toutes parts sur la plaie et la protège ; plus de pinces à pansement enlevant chaque jour la charpie et le linge cératé ; plus d'éponges, plus de charpie, plus de compresses infectées ou infectantes, plus de contamination ni par l'air ni par le chirurgien.

De même pour M. Alph. Guérin. Le coton, suivant lui, protège la plaie du contact de l'air empoisonné des salles. Il fait plus, suivant moi, il protège cette plaie du contact des instruments souillés de pus infecté et des objets de pansement empoisonnés par la poussière des murs, du parquet, des rideaux, par cette poussière des salles dans lesquelles des centaines de blessés sont morts d'infection purulente. M. Alph. Guérin a grande raison de renouveler le pansement en dehors de la salle, mais le lavage de la plaie à ce moment, par un liquide antiseptique, l'exempterait de cette précaution, qui serait gênante si elle devait être souvent renouvelée, et il en est une autre, que le chirurgien de Saint-Louis prend sans nul doute, bien qu'il ne l'ait pas mentionnée, c'est de se servir de coton n'ayant pas séjourné dans les salles. Quant à l'apposition d'ouate entre les lèvres de la plaie, nous sommes convaincus qu'elle est nuisible et que notre collègue ne tardera pas à y renoncer.

M. Lister (de Glascow) a obtenu, lui aussi, une amélioration notable dans les résultats par ses pansements à l'acide phénique, et cela se conçoit, puisqu'en lavant la plaie, en lavant ses instruments, en humectant ses doigts et ceux de ses aides dans un liquide antiseptique, il détruit les germes de toute contamination.

Si nous-même, par le mode de pansement que nous avons appelé faute d'un nom meilleur, par balnéation continue, nous obtenons des résultats non moins satisfaisants ; si la mort après les amputations est devenue à Cochin une exception, c'est parce que, n'employant ni charpie ni éponges, nous ne touchons pas à la plaie ; parce que nous la lavons par un jet d'eau alcoolisé venant d'un seau à irrigation, parce que nous trempons nos compresses dans ce même mélange qui détruit, croyons-nous, les germes, et parce que la plaie hermétiquement enveloppée d'une toile imperméable est à l'abri du contact de l'air vicié, empoisonné par la présence simultanée ou antérieure de malades atteints d'infection purulente.

Enfin si, dans les tristes jours qui viennent de s'écouler, on a perdu tant de blessés et d'amputés par le fait de l'infection purulente, c'est que personne n'est encore parmi nous bien convaincu de la contagiosité de cette terrible affection ; c'est qu'aucune précaution sérieusement efficace n'a été prise ; c'est que le chirurgien passait avec sa trousse, avec son appareil de pansement, d'un blessé infecté à un opéré qui ne l'était pas encore et qu'il infectait à son tour. Ce n'est pas parce que l'air de Paris, l'air de la France était saturé de miasmes infectieux, que la mortalité des blessés a été partout si grande, car, si telle eût été la cause, les résultats eussent été partout les mêmes. Si M. Alph. Guérin, après avoir perdu un grand nombre de malades, les vit au contraire guérir, c'est qu'alors il avait imaginé un mode de pansement réfractaire à la contagion ; si nous continuons à Cochin, malgré la soi-disant viciation de l'air de Paris, à obtenir les mêmes succès que nous obtenons depuis plusieurs années, c'est que nous continuons à nous mettre par le pansement à l'abri de la contagion.

En résumé, ce n'est pas par la peau, ce n'est pas par le poumon que nos blessés prennent l'infection purulente ; c'est par la plaie. Il n'existe pas de pansement capable, à l'exclusion de tout autre, d'empêcher la contamination. Tous ceux qui auront recours à un pansement capable de détruire les germes ou capable de s'opposer à leur déposition sur la plaie, tous ceux qui mettront leur malade à l'abri de la contagion, verront les succès remplacer les revers. Tous ceux, au contraire, qui appliqueront sur une plaie de la charpie venant on ne sait d'où, des compresses mal lavées, des éponges servant ou ayant servi à d'autres malades ; tous ceux qui toucheront une plaie avec des pinces dont les mors se cachent sous une couche de détritus, tous ceux qui sonderont des plaies avec une sonde de femme ayant servi à un malade déjà infecté, tous ceux, en un mot, qui ne seront pas convaincus que les plus minutieuses précautions sont indispensables, tous ceux qui ne seront pas convaincus que l'infection purulente est contagieuse et qui ne conformeront pas leur conduite à cette conviction, devront se résoudre à voir leur salle d'opération devenir trop souvent et quelquefois pour de longues périodes, l'antichambre de la salle d'autopsie.

Plus autorisée que la nôtre, la voix de M. Alph. Guérin a appelé enfin l'attention sur les conditions pratiques de la prophylaxie de l'infection purulente. Grâce à lui, un grand pas a été fait, car je ne doute pas que, dans quelques années, tout le monde croira à la contagiosité de l'infection purulente, comme on croit enfin aujourd'hui à la contagiosité de la fièvre puerpérale.

A vous de tout cœur.

Léon Le Fort.

LA MORTALITÉ DES NOUVEAU-NÉS

ET

L'INDUSTRIE DES NOURRICES EN FRANCE [1]

I. *Bulletin de l'Académie impériale de médecine* (MM. Husson, Fauvel, Boudet, Blot, Chauffard). — II. *De la Mortalité des nourrissons en France*, par M. le Dr Brochard. — III. *L'Industrie des nourrices*, par M. le D[r] Du Mesnil.

Depuis longtemps déjà l'excessive mortalité qui, dans certaines parties de la France, pèse si lourdement sur les enfants du premier âge préoccupait vivement les médecins et les économistes. Les tristes révélations de la cour d'assises, les faits si nombreux et si importants consignés dans les publications des Drs Brochard et Monot (de Montsauche), les discussions qui depuis quatre ans se continuent à l'Académie de médecine, ont montré toute l'étendue du mal et ont permis d'en apprécier les véritables causes. Malheureusement le doute et l'incertitude subsistent quand il s'agit d'indiquer le remède. Quelques mots échangés à la tribune du Corps législatif, dans la séance du 5 février; entre MM. de Dalmas, Jules Simon et le ministre de l'intérieur, nous font prévoir, et nous pouvons dire, nous font espérer de prochains et solennels débats qui produiront, quoi qu'il arrive, un résultat utile en appelant sur ce point l'attention du pays tout entier.

Il est en effet des questions que ne peuvent résoudre ni les investigations du savant ni les enseignements de la science, des abus que ne peuvent empêcher ni la prévoyance du législateur ni les prescriptions de

(1) *Revue des Deux-Mondes*, 15 mars 1870.

la loi, des fraudes et même des crimes que la vigilance de l'autorité est impuissante à réprimer. Pour que le mal soit prévenu, pour que le bien soit réalisé, il faut que chacun comprenne à quel point il est lui-même intéressé à ce que le but indiqué par la science, prescrit par la loi, poursuivi par l'administration, soit facilement et complètement atteint, et un pareil résultat ne saurait être obtenu qu'en faisant connaître à tous la vérité, quelque triste qu'elle puisse être.

Diminuer la mortalité des nouveau-nés est un problème dont la solution doit préoccuper chacun de nous comme homme et comme citoyen. Tous nous pouvons être douloureusement frappés, soit directement, soit dans nos proches, par le deuil que la mort d'un enfant répand sur une famille; tous nous sommes intéressés à ce que la nation soit puissante et glorieuse. Si la prospérité matérielle, si la puissance réelle d'un peuple, dépendent du nombre de bras qu'il peut mettre au travail et de l'intelligence qui les dirige, si sa force militaire dépend du nombre d'hommes qu'il peut mettre sous les armes, la situation de notre pays est digne de toutes nos préoccupations. Déjà nous l'avons montré[1], notre puissance relative, basée sur le chiffre de notre population, va en s'affaiblissant depuis l'ère des grandes armées permanentes. Notre population s'accroît avec une lenteur fatale; celle des grands États voisins augmente avec une rapidité consolante pour l'humanité, inquiétante pour l'avenir de notre pays. L'Angleterre double sa population en 52 ans, la Prusse en 54, alors que ce doublement ne s'effectue pour la France qu'en 198 années. Cette faible progression tient à une diminution de plus en plus grande, non dans le chiffre absolu, mais dans le chiffre proportionnel des naissances. Que serait-ce si à cette cause puissante d'affaiblissement nous laissions encore s'ajouter l'excessive mortalité d'enfants déjà trop peu nombreux ! Constater la réalité et l'étendue du mal, en rechercher les causes, et, si nous le pouvons, indiquer les remèdes, tel est le but que nous nous proposons.

I

Dans la première année de sa vie et surtout dans ses premiers jours, l'enfant est exposé à des périls que sa faiblesse rend redoutables. Le froid qui glace ses membres, et contre lequel il n'est trop souvent que fort insuffisamment protégé, une indisposition légère, le seul oubli de quelques précautions hygiéniques, sont pour lui des causes de maladie et de mort. Incapables de supporter des aliments solides, ses organes digestifs exigent une nourriture spéciale, et si sa mère ne peut ou ne veut le nourrir, l'allaitement mercenaire, et plus encore l'allaitement artificiel, presque toujours mal dirigé, lui suscitent de nouveaux dangers qu'augmentent dans de formidables proportions l'ignorance et la misère. Il ne faut donc pas s'étonner que la mortalité du nouveau-né ou de l'enfant dans sa première année soit partout et toujours considérable.

(1) Voyez la *Revue* du 15 mai 1867.

Si, pour en déterminer l'étendue, nous recherchons, à l'aide de documents publiés par le ministère de l'agriculture et du commerce, quelle a été pour la France la mortalité des enfants depuis la naissance jusqu'à un an, en comparant le chiffre des décès au chiffre des naissances, déduction faite des mort-nés, nous voyons que cette mortalité est loin de diminuer. De 1840 à 1854, elle était en moyenne de 16 p. 100; elle monte de 1855 à 1864, à 18 p. 100; elle s'élève à 19 p. 100 en 1865; il meurt donc en France, depuis leur naissance jusqu'à un an, à peu près 1 enfant sur 5.

Que se passe-t-il à cet égard dans les autres pays de l'Europe, d'après les relevés officiels publiés par les gouvernements? L'Angleterre serait la mieux partagée sous ce rapport, puisque sur 100 enfants de moins d'un an il n'en périrait que 14. Malheureusement nous ne pouvons accepter qu'avec une grande réserve les données des statistiques anglaises pour ce qui concerne le chiffre des naissances et celui des décès des jeunes enfants. L'état civil est confié au clergé, et par cela seul il est entaché d'incertitude; de plus, les enfants morts avant leur cinquième jour sont, pour des raisons que nous ne pouvons développer ici, considérés comme mort-nés, tandis qu'en France, l'inscription à l'état civil étant obligatoire avant le troisième jour, un grand nombre de mort-nés d'Angleterre compteraient parmi les enfants décédés de la naissance à un an.

Pour les autres pays, les chiffres conservent leur valeur. Ainsi sur 100 enfants venus au monde vivants, il en meurt avant l'expiration du douzième mois: en Belgique 15, en Hollande 19, en Prusse 20, en Autriche 25, en Bavière 30, c'est-à-dire, pour ce dernier pays, près de 1 enfant sur 3[1].

A quelles causes peut-on attribuer d'aussi notables différences? Il est difficile de se prononcer sur ce point avec quelque certitude; il faut dire cependant qu'en Angleterre, où la mortalité est à coup sûr peu élevée, la plupart des mères (et l'exemple part de haut) allaitent elles-mêmes leurs enfants, ou, lorsqu'elles ne peuvent le faire d'une manière complète, s'aident du biberon, mais ne se séparent de leurs nouveau-nés que dans des circonstances tout à fait exceptionnelles. En Belgique, comme dans la Grande-Bretagne, l'allaitement par la mère est en légitime hon-

(1)   MORTALITÉ DES ENFANTS AU-DESSOUS D'UN AN

France	1840-1844	4,850,010 naissances.		772,384 décès.
	1845-1849	4,776,258	—	767,827 —
	1850-1854	4,750,898	—	761,476 —
	1855-1859	4,782,400	—	878,144 —
	1860-1864	4,975,794	—	854,837 —
	1865	1,005,753	—	192,135 —
Angleterre	1838-1854	9,718,886	—	1,452,902 —
Belgique	1841-1860	2,670,878	—	408,228 —
Pays-Bas	1850-1859	1,075,979	—	210,112 —
Prusse	1859-1861	2,108,027	—	426,844 —
Autriche	1851-1857	9,220,665	—	2,344,829 —
Bavière	1835-1860	3,787,126	—	1,144,827 —

neur, et, si les femmes de la classe aisée nourrissent elles-mêmes leurs enfants moins souvent qu'en Angleterre, ceux-ci sont confiés à des nourrices qui ne quittent pas ou qui ne quittent que très rarement la demeure maternelle. Ce que nous disons pour la Belgique, nous pouvons le répéter pour la Prusse, avec cette différence que l'allaitement artificiel y est un peu plus employé, surtout par les mères qui habitent les grandes villes, et qui, par cela même, d'une santé peu robuste, sont moins fréquemment aptes à l'allaitement naturel. En Bavière, où la mortalité atteint son maximum, les mères, tout en conservant leur enfant auprès d'elles, le confient trop souvent à une femme nourricière (*Kost-Frau*) qui emploie, pour tromper la faim et calmer les cris de son pensionnaire, un petit nouet de linge rempli d'un mélange de pain, de lait et de sucre, mode d'alimentation des plus défectueux.

Les chiffres que nous venons de produire montrent que, si la France est un peu moins favorisée que la Belgique, elle est loin d'être dans une situation fâcheuse relativement aux autres États de l'Europe, et ce n'est pas à la mortalité excessive des nouveau-nés qu'il faut attribuer le faible accroissement de la population française. En dehors du malthusianisme, une autre cause contribue gravement à la diminution du nombre des naissances : c'est la conscription, qui retarde l'époque du mariage, qui affaiblit la race en ne laissant pour la perpétuer que les hommes entachés de quelque infirmité ou de quelque vice de conformation.

De ce que la mortalité des jeunes enfants est moins élevée en France que dans la plupart des pays de l'Europe, cela ne veut pas dire qu'elle ne puisse être diminuée, et il ne s'ensuit pas fatalement que nous devions nous résigner à perdre un sixième de nos nouveau-nés ; mais il faut se garder ici des illusions et des exagérations qui compromettent les meilleures et les plus justes causes. Dire, comme un orateur l'a proclamé à la tribune de l'académie, que « 120,656 enfants sont victimes chaque année des procédés barbares qui sont mis en pratique dans notre pays pour élever les enfants du premier âge », c'est croire possible et réalisable que la mort n'atteigne pas plus de 1 enfant sur 20, tandis qu'elle en frappe aujourd'hui 1 sur 5 ; c'est demander plus qu'on ne pourra jamais obtenir ; c'est juger la question avec le cœur et oublier la triste réalité des faits, les douloureux enseignements de la science. L'égalité devant la mort n'existe pas plus que l'égalité devant l'intelligence et la fortune ; qui oserait espérer voir, même dans une société idéale, la majorité des hommes arriver à la longévité du centenaire ? Des causes multiples, dont les principales ne pourraient disparaître que si l'on créait un nouveau monde social tout différent du nôtre, maintiennent fatalement la mortalité infantile à un degré assez élevé. Les plus importantes sont la faiblesse native, le défaut de soins, l'insuffisance ou la mauvaise qualité de la nourriture.

Les différences si grandes que nous remarquons dans la taille, la constitution, le tempérament. la santé des hommes arrivés à l'âge adulte, différences qui sont dans une assez large mesure le résultat des conditions sociales au milieu desquelles ils ont vécu dans leur jeunesse, nous les trouvons chez l'enfant au moment de la naissance. L'un est vigoureux, bien musclé, ses petits membres potelés annoncent déjà la force, ses joues roses, pleines, rebondies, respirent la santé ; l'autre est faible, chétif, ses membres sont grêles, sa figure ridée ressemble à celle d'un vieillard, son être tout entier respire la misère. Il semble né pour mourir et trop souvent il meurt, alors que, dans le même milieu, dans les mêmes conditions extérieures défavorables, le premier enfant, bien qu'affaibli, eût résisté et fût sorti victorieux de la lutte. L'un est l'enfant d'une femme riche de fortune et de santé, l'autre est l'enfant d'une malheureuse épuisée par le chagrin, par les privations et souvent par les maladies. Un fait important rendra évidente cette influence de l'état moral et physique de la mère sur la résistance vitale du nouveau-né dès son premier jour.

Dans cette période de neuf mois qui précède la naissance, l'enfant légitime et l'enfant naturel se trouvent en général dans des conditions bien différentes. Aux douleurs morales — qu'éprouve la fille-mère, lorsqu'elle acquiert la certitude de sa maternité — se joignent presque tout jours les privations et la misère. Si elle est ouvrière, trop souvent le travail lui est refusé ; si elle est domestique, on la chasse ; ses ressources s'épuisent, sa santé s'altère, et elle trouve à peine de quoi se nourrir, alors qu'elle doit aux dépens d'elle-même, nourrir l'enfant qu'elle porte dans son sein. La femme mariée, loin de chercher à cacher sa grossesse par des artifices de toilette nuisibles à l'enfant, prend de bonne heure les précautions qu'exige son état. La fatigue lui est épargnée, pour elle on redouble de soins et d'attentions ; aussi devons-nous nous attendre à rencontrer parmi les naissances légitimes un moins grand nombre d'enfants mort-nés que parmi les naissances naturelles. C'est en effet ce qui existe, et nous allons voir que la proportion des enfants mort-nés ou succombant dans les deux ou trois premiers jours, proportion qui représente la gravité et la fréquence de la faiblesse native, est très différente partout, suivant qu'il s'agit des enfants légitimes ou des enfants naturels.

De 1861 à 1865, sur 100 naissances légitimes, il y eut en Autriche 1 enfant mort-né ; en Suède, en Bavière, en Norvège, 3 ; en Danemark, en Prusse, en France, en Belgique, 4 ; en Hollande, 5 [1]. Pendant la même

(1)   1861-1865 (MOYENNE)

	ENFANTS LÉGITIMES		ENFANTS NATURELS	
	Nés vivants.	Mort-nés.	Nés vivants.	Morts-nés.
Suède.	120,361	3,898	12,195	601
Norvège.	48,416	1,921	4,132	258
Danemark. . . .	46,058	1,885	5,597	293
France	928,934	39,506	76,000	6,291
Belgique	141,174	6,599	10,942	737
Hollande	116,591	6,188	4,768	460
Prusse	669,695	28,048	60,483	3,649
Bavière.	134,289	4,445	39,389	1,371
Autriche	639,938	12,059	110,454	3,900

période, sur 100 naissances illégitimes, il y a eu en Bavière et en Autriche 3 mort-nés, en Suède 4, en Danemark 5, en Prusse, en Norvège, en Belgique 6, en France 8, en Hollande 9. La différence pour un même pays, est toujours très marquée et parfois elle est considérable, car en France et en Autriche la proportion des mort-nés est double pour les enfants venus hors mariage de ce qu'elle est pour les enfants légitimes. La Bavière seule fait exception : là, au contraire, la parité existe ; mais il ne faut pas oublier que les conditions de fortune exigées pour les mariages en diminuent le nombre à un tel point que le quart des enfants sont illégitimes, et il en résulte nécessairement pour les femmes vivant maritalement une situation qui est toute différente, au point de vue des conséquences physiques, de celle des filles-mères dans les autres pays.

Les effets produits par la faiblesse native, effets qui se traduisent, lorsqu'ils sont au maximum, par une impossibilité pour l'enfant de résister aux influences du monde extérieur, c'est-à-dire par la maladie et par la mort, n'atteignent pas toujours un aussi haut degré de gravité. Lorsqu'ils sont moins marqués, l'enfant peut vivre ; mais il est évident que celui qui est faible, chétif, malade avant de naître, demande à être entouré de plus de précautions, exige plus de soins que l'enfant robuste, plein de vie et de santé. Malheureusement c'est à ceux-là même qui en ont le plus besoin, que les conditions indispensables font le plus souvent défaut. La fille-mère repoussée par tous, sans travail, sans ressources, parfois sans asile, peut à peine se nourrir et n'offre à son enfant qu'un sein tari par les privations. Si elle conserve auprès d'elle son nouveau-né, il souffre et souvent meurt avec elle ; si, dans l'espoir de se sauver par le travail en gagnant pour son enfant le prix du lait qu'elle n'a pas, elle le met en nourrice, elle ne peut, faute d'argent, le confier qu'à une de ces détestables industrielles dont le toit de chaume n'est trop souvent que l'antichambre de la mort. Si, plus malheureuse encore, elle l'abandonne à la charité publique, sa vie alors est dans un extrême péril, car la mort l'attend presque à coup sûr au seuil de ces tombeaux qu'on appelle les hospices d'enfants trouvés. On ne saurait donc s'étonner que la mortalité des enfants naturels, de la naissance à un an, soit partout supérieure à celle des enfants légitimes du même âge.

D'après les statistiques publiées par le ministère de l'agriculture et du commerce pour les huit années 1858-1865, sur 100 enfants légitimes âgés de moins d'un an, il en est mort 16 ; sur 100 enfants naturels, il en est mort 32, c'est-à-dire le double. Si, pour les autres États de l'Europe, aucun document ne nous permet d'établir avec quelque rigueur la même comparaison, nous pouvons du moins remarquer que les pays où il y a le plus grand nombre relatif d'enfants naturels sont aussi ceux où la mortalité des enfants à la mamelle est le plus élevée. Ainsi, pour 1 enfant naturel, la Bavière compte à peine 4 enfants légitimes, l'Autriche et la Prusse en comptent 10, la Belgique en compte 11, la France 12, la Hollande 22, et l'on retrouve à peu près le même ordre, si l'on classe ces pays d'après la mortalité. En tête vient la Bavière, qui perd, comme nous l'avons vu, 30 enfants sur 100, puis viennent l'Autriche et la Prusse, la France conserve son rang, mais il y a interversion pour la Hollande et la Belgique.

A la faiblesse native plus fréquente pour les enfants naturels viennent s'ajouter plus souvent aussi pour eux le défaut de soins et une mauvaise alimentation. De plus, beaucoup sont abandonnés, tombent à la charge de l'assistance publique, et la mortalité de ces malheureux enfants est véritablement effrayante. De 1839 à 1858, elle a été de 58 p. 100, c'est-à-dire de plus de moitié, pour les enfants assistés du département de la Seine envoyés en nourrice par les soins de l'administration des hôpitaux. Malgré tous les efforts, malgré une surveillance plus active, elle était encore en 1864 de 39 p. 100. Une excellente mesure prise à cette époque, mesure consistant à ne laisser séjourner à l'hospice des enfants trouvés que ceux qui sont malades et à envoyer tous les autres à la campagne a fait baisser la proportion de nos pertes au chiffre encore trop élevé de 30 p. 100 pour les années 1865-1868[1] ; mais que pouvons-nous dire des chiffres désastreux publiés par le gouvernement à la suite de l'enquête de 1860, lorsque nous voyons la mortalité des enfants assistés s'élever dans l'Indre-et-Loire à 62 p. 100, dans la Côte-d'Or à 66, dans Seine-et-Oise à 69, dans l'Aube à 70, dans l'Eure et le Calvados à 78, dans la Seine-Inférieure à 87, enfin dans la Loire-Inférieure à 90 p. 100 ? Laisser mourir 9 enfants sur 10 avant qu'ils aient atteint leur première année, c'est arriver par la mort à la suppression des enfants trouvés ; ce serait presque justifier cette inscription qu'un de nos hygiéniste proposait, au commencement de ce siècle, de graver sur la porte de l'hospice des enfants trouvés : « Ici on tue les enfants aux frais de l'Etat. » Bien des causes concourent à amener ces tristes résultats ; nous ne les examinerons pas. La question des enfants trouvés mérite d'être traitée à part, et nous espérons pouvoir quelque jour mettre en lumière les funestes effets de la suppression des tours et démontrer la nécessité de les rétablir. L'influence considérable qu'exerce sur la santé l'air plus ou moins pur du pays qu'on habite semble devoir faire présumer que la mortalité des enfants âgés de moins d'un an, faible dans les villes de province, devra être plus faible encore et à son minimum dans les campagnes, pour s'élever au contraire à Paris. Ce n'est pas toutefois ce qui résulterait de la statistique mortuaire, car la proportion des décès infantiles *par rapport aux naissances* est à peu près égale dans les villes et dans les campagnes (18 p. 100 dans le premier cas, 17 dans le second), et Paris est plus heureux encore que les campagnes elles-mêmes. A quoi faut-il attribuer ce surprenant résultat? Les transformations de la capitale, en remplaçant dans les derniers travaux exécutés les jardins particuliers par des boulevards, les arbres par des becs de gaz, auraient-elles rendu Paris plus salubre que le plus favorisé de nos hameaux ?

(1) 1865   4,887 enfants abandonnés de moins d'un an.   1,516 décès.
1866   5,079   —   —   1,487 —
1867   5,396   —   —   1,573 —
1868   5,558   —   —   1,631 —

Non, si le chiffre des morts parmi les enfants de moins d'un an est si peu élevé par rapport aux naissances, cela tient à ce que tous les enfants nés à Paris sont, sans exception, inscrits comme nouveau-nés sur les registres de l'état civil, tandis que ceux qui, envoyés en nourrice, succombent hors de Paris, figurent comme décédés non pas sur les registres de la capitale, mais sur ceux du village où habite la nourrice. Ils vont ainsi grossir la mortalité de la population rurale en diminuant celle de Paris, et cette aggravation tout artificielle sera d'autant plus considérable qu'il naîtra dans les campagnes moins de jeunes villageois, et qu'il y mourra chez les nourrices plus de jeunes citadins. Cette remarque est surtout importante pour ce qui concerne la mortalité des enfants naturels dans la population rurale, mortalité qui s'élève à 43 p. 100, alors que celle des enfants légitimes n'y est que de 16 p. 100, et elle rend compte de cette différence si extraordinaire. En effet, dans la population rurale pour 1 seul enfant naturel, il y a 21 enfants légitimes, tandis qu'à Paris, pour 1 enfant naturel, c'est à peine s'il a 3 enfants légitimes. Or, si au chiffre des décès des enfants naturels nés au village l'on ajoute les décès nombreux des trop nombreux enfants naturels nés dans les grandes villes et envoyés en nourrice, et si l'on compare ce chiffre de décès ainsi augmenté à celui des naissances rurales, laissé sans changement, on arrivera pour les campagnes à une proportion de mortalité qui ne sera pas l'expression de la vérité[1]. C'est ce qu'on paraît avoir un peu trop oublié.

Les mêmes raisons expliquent la mortalité, si faible en apparence des enfans à Paris, et elles doivent nous faire présumer que le maximum de la mortalité devra se rencontrer dans les départements où s'exerce, surtout pour les enfants de la capitale, l'industrie nourricière. C'est, en effet, ce qui existe. La mortalité infantile, calculée de cette façon vicieuse, serait de 23 p. 100 dans Seine-et-Oise et le Loiret, de 24 dans l'Oise, Seine-et-Marne et la Marne, de 25 dans l'Eure et dans l'Aube, de 26 dans l'Yonne et la Seine-Inférieure, de 29 dans l'Eure-et-Loir.

Si, au lieu de comparer les décès aux naissances, on utilise le recensement quinquennal pour comparer le nombre des décès au nombre des enfants de moins d'un an existant dans un département, quel que soit le lieu de leur naissance, l'on verra, d'après la statistique publiée par le

---

(1) Naissances et décès des enfants légitimes et naturels de moins d'un an (déduction faite des mort-nés) en France (1858-1865, moyenne des huit années).

NAISSANCES

Population urbaine. . . .	225,240 enfants légitimes	29,712 enfants naturels
— rurale	650,659 —	29,846 —
Département de la Seine.	44,655 —	15,995 —

DÉCÈS

Population urbaine. . . .	38,965 enfants légitimes	8,318 enfants naturels
— rurale	108,527 —	13,116 —
Département de la Seine.	7,049 —	3,107 —

ministère de l'agriculture et du commerce, que cette mortalité, de 11 p. 100 seulement dans la Creuse et les Basses-Pyrénées, de 13 p. 100 dans l'Indre, dépasse 24 p. 100 dans les treize départements qui entourent Paris. Cette mortalité est pour la Seine-et-Marne et la Haute-Marne de 24 p. 100, pour l'Eure, l'Aisne, la Côte-d'Or, l'Yonne, de 26, pour la Seine-et-Oise, la Somme, l'Oise, l'Eure-et-Loir de 27, pour la Marne de 29, pour l'Aube de 30, pour la Seine-Inférieure de 37. Paris enfin, non plus déchargé de la mortalité des jeunes enfants qu'il envoie mourir en nourrice, mais conservant la responsabilité de ses morts, est plus malheureux encore, puisqu'il perd 39 enfants sur 100. Ajoutons toutefois que ce chiffre élevé tient surtout au grand nombre de nouveau-nés, la plupart enfants naturels, qui succombent dans les hôpitaux et dans les hospices d'accouchement.

Le doute n'existe plus, c'est à l'industrie nourricière qu'il faut attribuer ces morts si nombreuses que l'on ne constate guère que là où elle s'exerce. Nous sommes en présence du véritable problème à résoudre, nous constatons le mal, nous en voyons les causes, et nous en apprécierons toute l'étendue en recherchant sur un certain nombre d'enfants envoyés en nourrice, combien succombent, combien revoient, en bonne ou mauvaise santé, mais vivants, le foyer maternel, et nous observerons que dans certains départements la mortalité atteint le tiers et parfois la moitié du chiffre total des nourrissons. Toutefois, avant de procéder à cette recherche, il nous faut donner une idée sommaire de la manière dont s'exerce en France, surtout autour de Paris, l'industrie des nourrices.

II

La mère qui ne veut pas nourrir elle-même son enfant, et qui préfère le confier à une nourrice, peut ou appeler la nourrice auprès d'elle dans sa propre demeure, ou envoyer son enfant à la campagne. Le premier mode offre assez souvent des avantages même sur l'allaitement par la mère. L'enfant, sans cesser d'être soumis à la surveillance et à la sollicitude maternelles, trouve dans une bonne et abondante lactation, auprès d'une femme jeune, robuste et d'une excellente santé, des ressources nutritives qu'il ne trouverait pas toujours chez une mère moins vigoureuse et souvent affaiblie par les fatigues d'une grossesse, que supportent moins facilement les jeunes femmes du monde. La mortalité des enfants confiés à des nourrices *sur lieu* ne paraît pas devoir différer beaucoup de celle des enfants nourris par leur mère ; aussi n'aurons-nous pas à nous en occuper.

Malheureusement une nourrice sur lieu suppose un logement assez vaste, des ressources pécuniaires notables, car à un salaire toujours élevé s'ajoutent des frais de table et d'entretien, que les exigences de ces femmes sont loin de maintenir dans les limites du nécessaire. Envoyer l'enfant à la campagne, le confier aux soins d'une nourrice que le plus souvent on ne connaît pas, ne le voir qu'à de longs intervalles, et ne le rappeler auprès de soi qu'après dix-huit mois ou deux ans, tel est le sacrifice qui semble imposé à beaucoup de familles parisiennes par l'exiguïté de leur habitation et la modicité de leurs ressources. On se décide d'autant plus facilement à cette séparation, qu'elle est en quelque sorte une habitude contractée à Paris depuis plusieurs siècles. Le 13 juin 1350, le roi Jean publiait une ordonnance réglementant l'industrie nourricière, exercée déjà par des femmes appelées *recommandaresses*, faisant métier de procurer des nourrices et des servantes. « Chambrières qui servent aux bourgeois de Paris et autres quelconques prendront et gaigneront trente sols l'an, le plus fort et non plus... et nourrices cinquante sols et non plus, et si elles sont en service, ne le pourront laisser jusqu'à la fin de leur terme.

« Nourrices nourrissant enfants hors de la maison du père et de la mère des enfants gaigneront et prendront cent sols l'an et non plus, et celles qui jà sont louées deviendront audit prix et seront contraintes faire leur temps, et qui fera le contraire il sera à soixante sols d'amende, tant le donneur que le preneur.

« Les recommandaresses qui ont accoutumé à louer chambrières et nourrices auront pour commander ou louer une chambrière dix-huit deniers tant seulement, et d'une nourrice deux sols, tant d'une partie comme d'autre. Et ne pourront ni louer ni commander qu'une fois l'an, et qui plus en donnera et en prendra il l'amendera de dix sols, et la recommandaresse qui deux fois en un an louera chambrière ou nourrice sera punie par prise de corps au pillory. »

A côté de la recommandaresse, il y a le *meneur*, sorte de raccoleur parcourant les villages pour y recruter des nourrices, les amenant à Paris et les ramenant à la campagne avec les nourrissons qu'elles se sont procurés dans le bureau de placement tenu par la recommandaresse. Un arrêt du parlement rendu en 1611 fait supposer que le monopole créé au profit des recommandaresses était menacé par une concurrence illicite. Cet arrêt condamne « à 50 livres d'amende et à la prison pour la première fois les meneurs conduisant les nourrices ailleurs qu'au bureau des recommandaresses, et à une amende les sages-femmes et aubergistes recevant, retirant ou louant des nourrices ». Le monopole est confirmé, ou, s'il n'existait pas, établi par lettres patentes de Louis XIII (4 février 1615) faisant défense à toute autre personne qu'aux recommandaresses de faire venir des nourrices et de leur procurer des nourrissons. D'autres lettres patentes de Louis XIV du 6 décembre 1855, un arrêt du parlement du 29 juillet 1705, ne paraissent pas avoir suffi à empêcher les abus, car le 29 janvier 1715 une ordonnance royale porte de deux à quatre le nombre des recommandaresses. Chacune d'elles doit avoir dans son bureau un registre paraphé par le lieutenant général de police et contrôlé au moins quatre fois l'an. Sur ce registre devaient être inscrits le nom, l'âge, le pays et la paroisse de la nourrice, la profession du mari, l'âge de leur enfant, le nom, l'âge du nourrisson, le nom, l'âge, la profession, la demeure de ses parents. Copie devait être remise au curé de la paroisse habitée par la nourrice.

La même ordonnance faisait défense aux nourrices, en cas de grossesse ou de maladie quelconque, de prendre ou recevoir chez elles des enfants pour les allaiter, sous peine du fouet et de 50 livres d'amende, payables par leur mari ; il leur était défendu, sous la menace de la même pénalité, d'avoir en même temps deux nourrissons, de remettre à d'autres les enfants qui leur étaient confiés. Le 1er juin 1756, une sentence du Châtelet faisait défense à toutes les nourrices « de mettre coucher à côté d'elles, dans le même lit, les nourrissons confiés à leurs soins, sous peine d'une amende de 100 livres pour la première fois et d'une punition corporelle exemplaire en cas de récidive ». Enfin, une autre ordonnance de 1762 défend aux nourrices « de se charger de nourrissons avant le sevrage de leur enfant, lequel ne peut être âgé de plus de sept mois ». Toutes ces prescriptions étaient très sages, et l'on pourrait en dire autant des règlements actuels ; mais il est plus que probable que prescriptions et règlements étaient tout aussi peu observés en 1762 qu'ils le sont én 1870.

L'ordonnance royale de 1715 avait créé un monopole, mais elle l'avait établi au profit de quatre bureaux différents. Les quatre recommandaresses ne tardèrent pas à entrer en lutte sous la double influence de la jalousie et de l'intérêt pécuniaire ; aussi une nouvelle ordonnance du 1er mars 1727 dispose que « que, pour maintenir l'ordre et l'union entre les quatre recommandaresses, elles feront bourse commune entre elles des droits qui leur sont payés à raison de 30 sols par chaque nourrisson ». Le résultat paraît avoir fort peu répondu aux intentions du législateur, ou plutôt la concentration du monopole dans les mêmes mains amena les effets ordinaires, c'est-à-dire les abus et une telle exploitation des nourrices, obligées d'accepter bon gré mal gré les conditions qui leur étaient faites, que le nombre en diminua peu à peu, et qu'en 1769 la population parisienne manqua de nourrices. Un édit du 24 juillet 1769 supprima définitivement la vieille institution des recommandaresses, et l'on créa un bureau général composé de deux directeurs et de deux recommandaresses, les uns et les autres présentés par le lieutenant général de police. Le bureau général comprenait un bureau pour la location des nourrices confié aux recommandaresses, et un second bureau régi par les directeurs, chargés de faire aux nourrices les avances de leurs mois. Ces deux établissements, qui existaient rue Saint-Martin et rue Quincampoix, ont duré jusqu'au 1er vendémiaire an IV, époque à laquelle ils ont été réunis par une délibération de la commission de police administrative. L'arrêté du gouvernement du 12 messidor an VIII fit passer cet établissement dans les attributions de la préfecture de police ; mais un nouvel arrêté des consuls du 20 germinal an IX le plaça définitivement sous la direction du conseil général des hospices. En 1842, la direction des nourrices fut transférée rue Sainte-Apolline : de là le nom de bureau de Sainte-Apolline, ou grand bureau, que la population parisienne lui a donné pour le distinguer des petits bureaux particuliers qui ont reparu depuis 1821, et dont nous aurons spécialement à nous occuper.

La direction municipale des nourrices, dont le siège est aujourd'hui rue des Tournelles, relève de l'administration de l'assistance publique ; aussi ne pouvons-nous mieux faire que d'emprunter au directeur-général, M. Husson, les principaux détails de l'organisation de ce service. Autrefois la direction des nourrices plaçait dans 21 départements les nouveau-nés qui lui étaient confiés ; la diminution survenue dans ses opérations par suite de la concurrence des bureaux particuliers l'a forcée de se restreindre à 5 départements : Aisne, Orne, Somme, Yonne, Eure-et-Loir. Ces départements sont partagés en 7 circonscriptions, comprenant 767 communes. A la tête de chaque circonscription est placé, avec le titre de sous-inspecteur, un agent administratif qui pourvoit au recrutement des nourrices, les envoie à Paris sous la conduite d'une meneuse pour prendre les enfants, surveille les enfants et les nourrices et paie les salaires. Les sous-inspecteurs doivent visiter les nourrissons au moins tous les deux mois, veiller à ce qu'en cas de maladie ils reçoivent les soins du médecin, s'assurer que le lait de la nourrice n'est point partagé avec un autre enfant, que chaque nourrisson a son berceau particulier, qu'il est promené tous les jours, que les layettes sont au complet et en bon état. Si l'enfant est sevré plus tôt qu'à l'ordinaire, le sous-inspecteur doit s'informer des causes qui ont amené la mesure, examiner avec le médecin si la nourriture artificielle peut être continuée sans danger, ou s'il est préférable de remettre le nourrisson au sein et même de le changer de nourrice. Il doit enfin avertir la direction de tous les changements effectués et l'informer de tout ce qui peut survenir aux enfants.

Les médecins, au nombre de 55, répartis dans les 7 circonscriptions, secondent les sous-inspecteurs et reçoivent pour leur concours et pour la fourniture des médicaments, en cas de maladie de l'enfant ou de la nourrice, une indemnité mensuelle de 1 franc par chaque enfant. Chaque nourrice désignée par le médecin pour être envoyée au sous-inspecteur et de là à Paris, doit être munie d'un certificat attestant qu'elle possède un berceau pour son nourrisson, qu'elle a sevré son propre enfant, et qu'elle n'a point d'autres pensionnaires. Le médecin doit revoir les enfants dans la première quinzaine de leur arrivée et les visiter ensuite une fois au moins tous les mois. Les nourrices, avant d'être envoyées à Paris pour y être présentées au libre choix des familles, sont l'objet d'un examen sérieux au point de vue de la santé et de la qualité lactifère ; une dernière visite est faite au chef-lieu de la direction à Paris par un médecin des hôpitaux. Le salaire de la nourrice est librement débattu entre celle-ci et les parents de l'enfant ; il est en général de 20 francs par mois et l'administration garantit à la nourrice un minimum mensuel de 12 francs, au cas, malheureusement assez fréquent, où les parents cesseraient de payer la rétribution convenue.

Avec une pareille organisation qui, théoriquement du moins, semble ne laisser rien à désirer, on pourrait croire que l'administration des hôpitaux doit compter dans sa clientèle la plus grande partie des familles parisiennes. Il n'en est rien, et le chiffre des placements opérés par elle va sans cesse en s'amoindrissant. Autrefois, lorsque la popula-

tion n'était que de 700,000 à 800,000 âmes, la direction plaçait 10,000 enfants ; aujourd'hui les placements annuels atteignent à peine le chiffre
de 2,000, et, ce qui est à noter, les offres du côté des nourrices ont diminué comme les demandes de la part des familles. Pourquoi cette défaveur ? Elle tient à des causes multiples dont nous ne signalerons que les
principales.

La diminution dans les demandes des nourrices est due en partie à la
surveillance à laquelle elles sont soumises, en partie à la crainte de ne
recevoir qu'un salaire insuffisant ou du moins inférieur à la rétribution
sur laquelle elles croyaient avoir le droit de compter. Les bonnes nourrices n'ont certes rien à redouter du contrôle exercé sur elles par le
sous-inspecteur et par le médecin ; mais toutes, bonnes ou médiocres,
aiment peu, et cela se comprend, à se soumettre aux formalités, à la
réglementation administrative, quand elles peuvent s'en affranchir. Les
meneurs des petits bureaux ont donc toute facilité pour les recruter au
profit des industriels qu'ils représentent.

L'administration des hôpitaux, a-t-on dit, afin de mettre les nourrices
à l'abri de l'éventualité du non-paiement par les parents des mois d'entretien de leur enfant, garantit à celles qui sont placées par la direction
municipale un minimum de 12 francs par mois. Cette mesure, excellente
dans les intentions, amène des résultats détestables. Bien des gens en
France ont une morale singulièrement relâchée à l'endroit de ce qu'on
appelle « le gouvernement ». Frauder l'octroi, frauder la douane, frauder l'enregistrement, paraît à beaucoup de nos concitoyens toute autre
chose qu'une indélicatesse. Ne pas payer à la nourrice qui le conserve
auprès d'elle les soins qu'elle donne à leur enfant, ce serait pour beaucoup de parisiens une action fort blâmable ; mais les laisser payer par
l'administration leur paraît souvent chose toute naturelle, et leur conscience trop facile est à l'aise par rapport à la nourrice, puisque l'administration assure à celle-ci une indemnité de 12 francs : aussi arrive-t-il
fréquemment que les familles cessent d'acquitter la pension du nourrisson. Quelle en est la conséquence ? La nourrice était convenue avec les
parents d'une rémunération mensuelle de 20 francs ; le second, puis le
troisième mois se passent sans que l'argent arrive et l'administration se
substitue à la famille ; mais, au lieu de 20 francs, la nourrice n'en reçoit
plus que 12, et le retour fréquent de pareils faits suffit pour éloigner les
nourrices du grand bureau au profit des petits bureaux particuliers [1].

Du côté des parents, d'autres raisons viennent également agir dans le

(1) Pour faire apprécier à sa juste valeur l'étendue de ce mal, ajoutons qu'en
1864, par exemple, sur 1,416 parents débiteurs de la direction, 681 seulement
ont payé ce qu'il devaient, et 735 n'ont rien payé ou ont laissé en partie leur
dette en souffrance ; 150 enfants, complètement abandonnés par leurs parents
ont dû être envoyés à l'hospice des enfants assistés. Le nombre des mauvais
débiteurs dépasse dont très sensiblement celui des familles qui ont rempli
leurs engagements, et, de 1855 à 1864, l'administration a eu à payer, pour
cette cause seule, la somme de 836,749 francs, représentant la garantie de
12 francs par mois.

même sens. Bien que le grand bureau offre ses services à toute la population parisienne sans tenir compte de la fortune ou de la position
sociale, il semble à beaucoup de personnes que l'intervention de l'assistance publique ait quelque chose de blessant pour leur amour-propre.
Enfin une cause que nous ne pouvons taire agit plus puissamment
encore. Les bureaux particuliers cherchent par toute sorte de moyens
à s'emparer de la clientèle ; souvent les médecins servent d'intermédiaires entre les familles et les nourrices, et quelques-uns d'entre
eux, laissant croire aux parents que leur préférence n'est dictée que par
l'intérêt du nouveau-né, s'adressent aux bureaux particuliers dans le
seul dessein de toucher une prime que ne leur offrirait pas le grand bureau.

Le service de la direction des nourrices, il faut le reconnaître, ne réalise pas tous les avantages qu'en laisserait espérer l'organisation. D'après
M. le docteur Londe, un des médecins chargés des nourrissons dans le
département de la Somme, les règlements en sont imparfaitement exécutés. La dissémination des nourrices rend la surveillance du sous-inspecteur plus apparente que réelle ; ses visites aux nourrissons n'ont guère
lieu que tous les trois mois, et, si au moment où il se trouve dans la
commune, la nourrice est absente de sa demeure, le représentant de l'administration ne verra l'enfant dont il a la charge qu'une fois en six mois.
Le médecin, il est vrai, doit le voir tous les mois, mais que peut faire
cette surveillance (en admettant qu'elle s'exerce régulièrement) sur des
femmes qui sont quelquefois éloignées de 10 à 12 kilomètres du lieu où
réside le médecin ? Pour que la surveillance fût efficace, il faudrait qu'elle
fût permanente en quelque sorte, ou du moins qu'elle pût être regardée
par la nourrice comme toujours imminente ; or, dans la pratique, il est
permis de dire que ces visites sont faites à longs intervalles et en outre
prévues. La nourrice peut donc commettre bien des fraudes, se laisser
aller à bien des négligences préjudiciables à la santé de l'enfant ; aussi
une mortalité considérable frappe-t-elle les enfants du grand bureau,
comme le prouvent les chiffres suivants que nous devons aux communications obligeantes de M. Husson.

De 1862 à 1866, 10,794 placements ont eu lieu par l'intermédiaire du
grand bureau. Sur ce nombre, un tiers des enfants étaient illégitimes. La
mortalité a été sur les enfants légitimes, de la naissance à un an, de
28 p. 100, un peu plus du quart, et sur les enfants illégitimes de 33 p. 100,
c'est-à-dire d'un tiers. De 1863 à 1866, 13,139 enfants assistés ont été
placés dans 3,087 communes appartenant à 11 départements et divisés en
25 circonscriptions. La mortalité pour les enfants, de la naissance à un
an, a été de 36 p. 100, un peu plus du tiers. Ces chiffres nous montrent
dans leur sinistre signification les dangers de l'industrie nourricière,
puisque, malgré une surveillance aussi exacte que peut l'exercer une
administration, malgré le choix sévère des nourrices tant au point de
vue de la moralité qu'au point de vue de la santé, il meurt dans quelques départements 1 enfant sur 3, tandis que la mortalité générale des
nourrissons dans toute la France n'est que de 1 sur 5, et qu'elle descend
dans le département de la Creuse à moins de 1 sur 9.

Jusqu'en 1821, l'administration des hospices resta seule à peu près chargée du placement des nourrissons chez les femmes de la campagne ; mais, à partir de cette époque, il commença de se fonder à Paris quelques établissements particuliers servant d'intermédiaires entre les nourrices et les familles. En 1828, M. de Belleyme, alors préfet de police, comprit qu'il était indispensable de ne pas laisser sans contrôle une pareille industrie, et une ordonnance rendue le 9 août 1828 fixa les conditions dans lesquelles elle devait s'exercer. L'effet heureux qu'on en espérait ne fut pas obtenu, car le 26 juin 1842 une nouvelle et dernière ordonnance, encore en vigueur aujourd'hui, s'appuie dans ses considérants sur les graves abus pouvant compromettre la vie des enfants, sur les fraudes commises pour cacher le défaut d'aptitude des nourrices, nonobstant les mesures prescrites par l'ordonnance de police du 9 août 1828.

La nouvelle ordonnance, qui n'a guère été plus efficace que l'ancienne, en diffère peu dans les parties essentielles. Elle prescrit pour la nourrice un certificat attestant qu'elle est de bonne vie et mœurs, qu'elle a des moyens d'existence suffisants, qu'elle n'a point de nourrisson, que l'âge de son enfant (pour lequel rien n'est spécifié) lui permet d'en prendre un, qu'elle possède un berceau et un garde-feu. Un second certificat, délivré par un docteur en médecine, a pour objet de garantir qu'elle a les aptitudes physiques d'une bonne nourrice. Ces deux certificats sont présentés et visés à la préfecture de police. Enfin, lorsqu'elle retourne dans sa demeure, elle emporte un extrait de naissance de l'enfant qui lui est confié, extrait qui doit être remis, dans les huit jours de son arrivée, au maire ou au commissaire de police. En ce qui concerne les loueurs, logeurs, meneurs et meneuses de nourrices, l'ordonnance défend de placer d'autres nourrices que celles enregistrées à la préfecture, de procurer deux enfants à une même femme, de laisser partir un enfant sans la nourrice qui doit l'allaiter, etc.

Telle est l'ordonnance qui aujourd'hui encore régit cette industrie ; comme le règlement de l'administration des hôpitaux, elle est théoriquement satisfaisante ; par malheur, règlement et ordonnance n'empêchent guère les fraudes. Les nourrices sont tenues de produire un certificat médical attestant leur aptitude à prendre un nourrisson, mais ce certificat leur est délivré par un médecin attaché au bureau, payé par le propriétaire du bureau, et ce n'est pas dans une pareille situation que le médecin doit être placé, si l'on veut pouvoir compter sur son indépendance et son impartialité. Quant à la surveillance du nourrisson, dès qu'il est arrivé chez la nourrice, elle est nulle, on peut le dire, car elle n'est faite que par le meneur, qui n'a d'autre intérêt à visiter les enfants et à s'assurer de leur existence que celui de constater son droit à toucher la somme de 1 franc qui lui est attribuée pour chaque enfant. Une pareille organisation, dans laquelle la surveillance est si faible, doit avoir pour résultat d'attirer les nourrices vers les petits bureaux ; aussi, en même temps que l'administration des hôpitaux voit diminuer sa clientèle, celle des petits bureaux augmente. De 1855 à 1859, la moyenne actuelle des nourrices de la campagne placées par les petits bureaux était de 8,038 ; elle s'éleva de 1860 à 1864 à 9,136. Le placement des nourrices sur lieu, qui n'était que de 1,740 dans la première période, dépasse aujourd'hui 2,500.

Les nourrices appartenant à ces deux sortes de bureaux ne sont pas les seules auxquelles les familles parisiennes confient leurs enfants. Il en est d'autres avec lesquelles les parents traitent directement. Ce sont en général des amies, des parentes, des compatriotes de domestiques placées à Paris, et que celles-ci recommandent aux jeunes mères comme des nourrices excellentes, bien que presque toujours elles soient détestables. Affranchies de tout contrôle, ayant souvent à la fois plusieurs nourrissons, elles mettent dans le plus grand péril la vie des enfants, et c'est chez elles qu'on trouve le maximum de mortalité. Quel est le nombre de placements faits ainsi sans l'intermédiaire ou le contrôle de la préfecture de police ou de l'administration des hôpitaux ? M. Husson croit pouvoir l'évaluer à 3,000, ce qui, pour ces premières années, 1865 par exemple, donnerait, avec les 1,974 placements du grand bureau et les 9,042 des petits bureaux, un total d'environ 14,000 *petits Parisiens* envoyés en nourrice à la campagne.

Sur ce nombre, combien en survit-il ? Il est impossible aujourd'hui de le dire avec une rigoureuse précision. M. Brochard, qui a le très grand mérite d'avoir le premier signalé la gravité de la question nourricière, avait produit, pour l'arrondissement de Nogent-le-Rotrou, des chiffres qui tendaient à montrer que les petits bureaux présentaient une mortalité de beaucoup supérieure à celle du grand bureau. Une enquête ordonnée par M. le ministre de l'intérieur, le remarquable discours de M. Genteur dans la discussion qui s'éleva au Sénat lors du rapport sur la pétition de M. le docteur Brochard, le travail de M. le docteur Du Mesnil, ont montré que les chiffres de cet honorable médecin n'avaient pas toute la rigueur désirable. L'erreur consistait surtout dans une répartition inexacte des enfants d'après la provenance, et l'enquête a démontré que la mortalité si élevée des petits bureaux était due à l'adjonction des enfants placés directement en nourrice par les parents, en dehors de toute intervention administrative. C'est sur cette dernière catégorie d'enfants qu'a dû porter cette effroyable mortalité que M. Broca évalue à 48 p. 100, presque la moitié.

Ce sont là des faits. Ils nous montrent que, si la mortalité infantile est dans trente de nos départements moins élevée que dans presque tous les États de l'Europe, sauf la Belgique et peut-être l'Angleterre, elle est excessive dans quatorze départements, dans ceux qui entourent Paris, dans ceux enfin où s'exerce l'industrie des nourrices. Si nous n'avons pas de chiffres précis sur la mortalité des nourrissons placés par les petits bureaux ou directement par les parents, nous savons d'une manière certaine que les enfants confiés par l'administration des hôpitaux à des nourrices choisies avec soin et soumises à une certaine surveillance meurent dans la proportion de 1 sur 3. On ne peut donc mettre en doute la part immense que prend l'industrie nourricière dans la mortalité des jeunes enfants, et on en doutera moins encore si l'on examine ce que devient le nourrisson dans la demeure de celle qui doit avoir pour lui les soins et la sollicitude d'une mère.

Elever un nourrisson est pour beaucoup de femmes des départements qui entourent Paris un métier qu'elles exercent pendant plusieurs années d'une manière à peu près permanente. Sitôt qu'elles se voient pour la première fois sur le point de devenir mères, elles s'informent auprès de leurs compagnes déjà expérimentées des démarches à faire pour avoir un nourisson qui apporte dans leur pauvre demeure un peu d'aisance relative ; le plus souvent un pareil souci leur est épargné. — Le meneur ce recruteur de l'armée nourricière, connaît d'avance leur situation, leurs désirs, et il ne tarde pas à venir leur faire ses offres de service. Ce meneur est le personnage le plus important, c'est le pivot sur lequel repose et se meut tout le mécanisme ; il recherche, trouve et enrôle les nourrices, les amène par convoi à Paris, les surveille, les guide, les conseille dans leurs arrangements avec les familles, et les ramène au pays chargées de leur nourrisson. Là il leur rend de temps en temps une visite pour s'assurer de la vie de l'enfant, car il doit en donner des nouvelles au bureau de placement, et n'est payé que sur la rétribution mensuelle donnée à la nourrice. « C'est, dit M. Brochard, un homme en général grossier, sans éducation, qui recrute ostensiblement des nourrices pour les bureaux particuliers de Paris, et qui, lorsque l'occasion se présente, recrute en même temps des filles ou des femmes pour d'autres établissements de la capitale. » Comme une remise lui est allouée par le bureau sur chacune des nourrices qu'il conduit à Paris, la quantité est tout pour lui, la qualité rien, et les mauvaises nourrices, celles qui perdent le plus de nourrissons et qui retournent le plus souvent à Paris sont précisément celles qui lui rapportent davantage, celles par conséquent qu'il doit préférer

Le moment est venu, le maire a délivré le certificat nécessaire, le meneur a rassemblé son convoi ; on part, on arrive à Paris, on aborde enfin le bureau. Là le désenchantement commence, et aussi commence l'expérience, c'est-à-dire la dépravation, bien vite apprise dans cette école de ruse où se trouvent rassemblées pendant de longues journées des femmes qui n'ont d'autre occupation que de causer des petits mystères de leur industrie, de recevoir les leçons de leurs compagnes plus âgées, ou d'en donner à celles dont elles raillent la candeur. Outre les dépenses qu'il entraîne, le séjour au bureau est loin d'être agréable. Pendant l'été le mal n'est pas bien grand, on s'assied à l'air, on se promène, on respire du moins ; mais pendant l'hiver combien les choses sont différentes ! Dans une pièce en général petite et située au rez-de-chaussée sont entassées une vingtaine de nourrices chez lesquelles l'abus des bains n'est pas un défaut dominant, et autant de nourrissons ayant tous les inconvénients de leur âge. Là règne une odeur aigre à laquelle se mêle le fumet des soupes de toute nature qui font la base de la nourriture des mères et parfois des enfants. De temps en temps, la porte s'ouvre, une cliente s'est présentée, et successivement on appelle les nourrices en commençant par les moins bonnes, car il faut bien que toutes puissent se placer, si l'on ne veut pas perdre le prix du voyage. Voir l'enfant de la nourrice, s'assurer par ce signe irrécusable de la capacité lactifère de la mère, est pour les parents une des principales préoccupations, surtout s'il s'agit d'une nourrice sur lieu. Si l'enfant est frais, bien portant, on s'empresse de le montrer ; s'il est chétif, malingre, amaigri, on peut être à peu près assuré qu'une compagne complaisante prêtera son propre enfant, s'il réalise mieux les conditions requises.

Enfin la nourrice a atteint le but de son voyage, un enfant lui a été confié ; ses compagnes ont eu le même bonheur, et le moment est venu de regagner le village. Le meneur forme sa caravane, règle les comptes, et l'on se met en route. Arrivées au chemin de fer, les nourrices s'entassent dans un compartiment de troisième classe. Si la distance est longue, si la nuit est glaciale, l'enfant qu'à Paris même on dispense aujourd'hui avec raison du transport à la mairie pour la déclaration de naissance, l'enfant exposé au froid, aux courants d'air, contracte souvent des affections pulmonaires qui l'emportent dès son arrivée chez la nourrice. Ce n'est pas tout : malgré les nombreux desiderata que comporte l'état matériel de nos chemins de fer, aujourd'hui du moins les voitures de troisième classe sont à peu près closes et tout à fait couvertes ; mais le train ne s'arrête pas au village même de la nourrice, et nous allons retrouver l'ancien état de choses. A la gare stationne un de ces antiques véhicules qui n'ont plus de nom dans l'art du carrossier ; c'est une sorte de char à bancs, un vieil omnibus à moitié démembré, une voiture en osier ou même une simple charrette. On y presse, on y entasse pêle-mêle nourrices et nourrissons, et de cahots en cahots, par le vent, par la pluie, par la neige, qui pénètre au travers de tous les joints, on arrive tant bien que mal à domicile. Cette voiture du meneur (nous pourrions l'appeler l'enfer), nos campagnards l'appellent d'un nom sinistre, c'est le purgatoire, car pour les nourrissons la route qu'ils parcourent ainsi est le chemin qui mène au séjour des anges.

La voiture s'est arrêtée, la nourrice rentre dans sa demeure ; le mari, les voisines sont déjà réunis. Veulent-ils contempler les traits de celui qui devient pour une ou deux années l'enfant d'adoption ? Un pareil souci est loin de leurs pensées, et seuls les enfants de la nourrice tournent autour du berceau du nouveau-né, regardant avec leurs grands yeux étonnés le nouvel enfant si bien habillé que leur mère a rapporté de Paris. — Combien paient les parents ? Sont-ils riches ? ont-ils l'air généreux ? ont-ils donné de beaux cadeaux ? La layette est-elle bien garnie ? — Telles sont les questions principales. Le nourrisson vient après, et, si l'on s'en occupe, c'est pour savoir s'il promet d'être facile ou difficile à élever, s'il exigera peu ou beaucoup de soins. Enfin vient le partage. Le dernier né de la nourrice reçoit pour son usage les meilleurs langes, les plus chaudes couvertures ; n'est-il pas d'ailleurs l'enfant de la maison ? L'autre n'est qu'un étranger, pis encore, c'est un citadin, un petit Parisien ; en un mot, c'est une marchandise. Les jours suivants ne démentent pas les promesses que pouvait laisser entrevoir la conduite tenue dès l'arrivée. Le nourrisson devait avoir tout le lait de sa nourrice, mais celle-ci n'a-t-elle pas son enfant, qu'on n'avait paru sevrer que pour les besoins de la cause et afin d'obtenir le certificat du maire? Le biberon et bientôt la bouillie remplacent l'allaitement naturel; l'enfant crie, pleure, s'agite dans son berceau, vite on le bourre de nourriture afin qu'il trouve le sommeil dans une pénible digestion. On devait le promener, mais toute la journée il reste couché dans son berceau, confié aux soins d'un enfant, d'une voisine, tandis que la nourrice travaille aux champs ou à la vigne.

Bientôt la correspondance s'engage avec la famille. La lettre de la nourrice n'a au fond d'autre objet que d'obtenir des cadeaux. Il serait facile d'en donner la formule ordinaire ; elle se termine presque toujours par une demande de vêtements, de sucre et de savon. La mère envoie tout ce qu'on réclame, et le plus souvent c'est pour l'enfant de la nourrice. Enfin un jour arrive où l'enfant dont les parents n'ont jamais reçu que d'excellentes nouvelles, doit revenir bientôt égayer de sa présence, animer de ses jeux le foyer domestique. Tout se prépare pour le recevoir Le petit lit est garni de ses blancs et légers rideaux, les jouets sont achetés ; la mère compte les jours qui la séparent de ce moment de joie, qui sera pour elle comme le début d'une maternité nouvelle ; mais une dernière lettre arrive, l'enfant, qu'on croyait plein de vie et de santé, est mort loin de sa mère, qui n'a pas eu la triste consolation de recueillir son dernier sourire. Si, plus heureuses, les mères ont le bonheur de revoir leur enfant, combien de fois, au lieu d'un petit être frais, rose et bien portant, ne retrouvent-elles qu'un enfant chétif, malingre, ayant sur la peau la trace d'éruptions et de plaies dont la nourrice avait eu grand soin de cacher l'existence, de peur de voir diminuer ou se tarir la source des cadeaux!

Pour comprendre comment de pareils faits peuvent se produire malgré les règlements qui régissent la profession nourricière, il faut savoir à combien de fraudes, de ruses, de mensonges, se livrent un bon nombre de femmes auxquelles tant de familles confient aveuglément leurs enfants. Un certificat du maire de la commune habitée par la nourrice doit indiquer la date exacte de la naissance du dernier-né ; mais, outre que les certificats sont parfois délivrés en blanc, il n'est souvent que trop facile à la nourrice d'obtenir, sinon du maire, du moins du secrétaire de la mairie, de *rajeunir* ou de *vieillir* son lait. C'est ainsi qu'une femme L..., acquittée par la cour d'assises de la Seine, avait pu affirmer par son certificat que son dernier enfant était âgé de dix mois, alors que son dernier accouchement datait de six ans. Les nourrices ne doivent avoir chacune qu'un seul nourrisson : combien en ont à la fois deux, trois ou même quatre ! Pour obtenir le certificat, il n'est sorte de fraudes auxquelles elles n'aient recours. L'enfant étranger qu'elles allaitent n'est pas un nourrisson, c'est le nouveau-né d'une voisine malade qu'elles ont pris par charité, c'est un enfant qu'elles ont comme pensionnaire; mais il a été spécifié qu'il ne doit être élevé qu'au biberon. Le certificat qu'on leur délivre sur ces explications mensongères a pour résultat d'amener chez elles une troisième victime. D'autres fois certaines femmes, de celles surtout qui sont en relation directe avec les familles, prennent plusieurs nourrissons à Paris pour les distribuer ensuite à des voisines moyennant une légère redevance.

Hâtons-nous de le dire, à côté des mauvaises nourrices, trop nombreuses, il en est quelques-unes d'excellentes et qui sont pour leurs nourrissons de véritables mères. « Que de fois, dit M. Brochard, qu'on ne saurait trop citer, car il joint au mérite de la franchise l'autorité d'un témoin oculaire, que de fois j'ai vu des nourrices donner à des nourrissons les vêtements de leurs propres enfants ! que de fois j'en ai vu nourrir des mois entiers des enfants dont les termes n'étaient pas payés, ne voulant pas les sevrer prématurément, ne voulant pas d'un autre côté les reconduire à Paris de peur qu'ils n'y fussent pas aussi heureux qu'ils l'étaient chez elles ! J'ai vu de ces femmes ne pas craindre d'augmenter leurs propres charges et adopter le nourrisson qu'elles avaient élevé, plutôt que de le laisser mettre aux enfants trouvés. Le petit Parisien continuait à faire partie de la famille et occupait à l'humble foyer le même rang que les autres enfants de la nourrice. » Si de pareils faits étaient fréquents, on pourrait peut-être compter sur la saine contagion des bons exemples ; malheureusement il n'en est pas ainsi, et nous devons chercher quels sont les moyens de diminuer les ravages qu'exerce l'industrie nourricière et de protéger efficacement la vie des nouveau-nés contre tant de causes de maladie et de mort.

III

Dans cette longue discussion qui, depuis près de quatre ans, s'agite à l'Académie de médecine, deux systèmes principaux ont été préconisé, et se partagent les suffrages. L'un, celui de la réglementation à outrances a été proposé par la commission, et surtout par M. Devillers ; l'autre, celui du laisser-faire, a eu pour principal défenseur M. Fauvel. La vérité pratique ne nous paraît être ni dans l'un ni dans l'autre système, mais elle est moins encore dans le premier que dans le second.

Si l'étude du passé nous apprend quelque chose, c'est précisément l'insuffisance, pour ne pas dire l'inutilité de la réglementation. Ni les ordonnances du roi Jean, ni les arrêts du parlement, ni les lettres patentes de Louis XIII et de Louis XIV, ni les règlements de police, n'ont pu empêcher le mal ; monopole au profit de quelques industriels, monopole de l'État au profit de tous, concurrence surveillée, tout a échoué. Un seul remède nous reste, mais celui-là énergique et digne du XIXe siècle ; il faut que tous connaissent la vérité, que tous apprécient la portée et l'étendue du mal, que tous comprennent que, s'il est de leur intérêt de le combattre, on ne peut l'atténuer ou le faire disparaître que par un concours commun. Or ce qui l'a fait naître, ce qui l'entretient, c'est la funeste habitude de recourir à l'allaitement mercenaire. Il y a peu de bonnes nourrices, il en est beaucoup de médiocres, et plus encore de mauvaises. Pour supprimer ces dernières, il faut les rendre inutiles en proportionnant les besoins aux ressources, en mettant en rapport l'offre et la demande ; pour cela, il n'est qu'un seul moyen : arriver à ce qu'un plus grand nombre de mères nourrissent leurs enfants, remettre en honneur dans la population parisienne l'allaitement par la mère.

Lorsqu'une femme est devenue mère, son devoir est de nourrir elle-même son enfant : tel est le principe que nous devons poser tout d'abord, Malheureusement il faut certaines conditions de fortune ou de santé qui ne se rencontrent pas toujours. Telle femme possède les ressources que donne la richesse, mais sa constitution délicate semble lui rendre difficile ou dangereux l'accomplissement des devoirs maternels ; l'autre est riche de santé, mais elle doit vivre de son travail, et l'allaitement de son enfant est incompatible avec ses occupations journalières. Ce que nous voulons montrer, c'est que ces obstacles, qu'on s'exagère trop facilement, se voient dans la pratique beaucoup moins souvent qu'on ne le supposerait d'après la fréquence de l'allaitement mercenaire.

A Paris, parmi les femmes de la classe riche ou aisée, il en est peu qui nourrissent elles-mêmes leurs enfants. Les motifs de cette abstention sont nombreux ; le moins bien fondé et cependant un des plus puissants est malheureusement celui-ci : ce n'est pas l'usage, ou, si l'on veut, la mode. A cela, nous n'avons rien à opposer, rien, si ce n'est l'intérêt de l'enfant, argument auquel ne saurait rester insensible le cœur d'une jeune mère. Sans doute la nourrice sur lieu n'offre pas les inconvénients d'une nourrice à la campagne, et il sera souvent préférable pour l'enfant d'être nourri par une étrangère sous les yeux de sa mère, lorsque celle-ci sera d'une santé délicate, qu'elle aura peu de lait, ou même lors-qu'elle ne voudra pas sacrifier à ses devoirs les plaisirs ou mieux les fatigues des bals, des soirées, des réunions du monde ; mais dans toute autre circonstance des soins rémunérés ne vaudront jamais ceux qu'inspire l'amour maternel éclairé par l'éducation.

Les motifs qui s'opposent à l'allaitement maternel sont souvent beaucoup moins sérieux. Si l'amour de la mère commence dès la naissance de l'enfant, la tendresse paternelle ne s'éveille que plus tard. Il faut que l'enfant cesse d'être une intelligence humaine à l'état d'ébauche ; il faut qu'il sache distinguer son père d'avec les autres personnes qui l'entourent, qu'il sache lui garder ses sourires, qu'il puisse lui tendre ses petits bras : aussi le mari est-il en général peu soucieux de se donner des ennuis auxquels il ne trouve aucune compensation. Il craint pour sa femme les fatigues, les maladies ; il lui semble pénible de la priver et de se priver lui-même des plaisirs du monde : aussi son avis formel est-il presque toujours de laisser à une nourrice le soin d'allaiter. Si la mère partage les mêmes sentiments, ou si elle est à peu près indifférente, il n'y a pas de discussion sérieuse, on prend une nourrice ; mais, si la femme a le ferme désir de remplir tous ses devoirs, le mari en appelle à l'autorité du médecin, et celui-ci, il faut l'avouer, lui vient trop souvent et trop facilement en aide. La mère renonce à un espoir longtemps

caressé, et elle y renonce pour toujours, car elle ne veut pas créer d'inégalité dans sa jeune famille, et, n'ayant point allaité son premier-né, elle
ne croit pas devoir nourrir aucun autre de ses enfants. Que les jeunes
mères se pénètrent bien de cette vérité : on exagère beaucoup auprès
d'elles les inconvénients, les dangers de l'allaitement. Pénible, très douloureux parfois dans les premiers jours, il est ensuite facilement sup-
porté, et quand on veut, quand on peut se conformer aux règles de
l'hygiène, éviter les fatigues inutiles, se donner une bonne alimentation,
régler l'appétit du nouveau-né, loin de s'altérer, la santé se consolide,
s'améliore, et même à Paris il est peu de femmes qui ne puissent nourrir
leur enfant.

La question la plus difficile à résoudre est aussi celle qui se présente
le plus souvent. La mère est une jeune femme délicate, comme presque
toutes les femmes du monde, comme beaucoup de Parisiennes; son lait
n'est que d'une abondance médiocre, les ressources pécuniaires du
ménage, l'exiguïté de l'appartement, ne permettent pas de prendre une
nourrice sur lieu : il faut ou envoyer l'enfant à la campagne ou se
résoudre à l'éventualité d'avoir à combiner l'allaitement naturel et l'allaitement au biberon. En présence de cette alternative, nous ne balan-
çons pas à répondre : les dangers de l'industrie nourricière sont tels
qu'il ne faut pas hésiter à garder l'enfant, même en faisant usage, dans
une large mesure, de l'allaitement artificiel.

Pour justifier cette opinion, quelques courtes explications sont nécessaires. L'allaitement artificiel et l'alimentation prématurée sont deux
choses qu'il faut bien se garder de confondre. Donner à l'enfant du lait
au moyen d'un biberon, le faire allaiter par une chèvre, c'est faire de
l'allaitement artificiel; le nourrir de trop bonne heure de soupes ou de
bouillies, c'est faire de l'alimentation prématurée. Celle-ci est toujours
dangereuse. Dans les quatre ou cinq premiers mois de la vie, les organes
digestifs de l'enfant ne sont destinés à digérer que du lait; c'est là pour
lui une nourriture spéciale, la seule qu'il doive recevoir. Si l'on agit
autrement, son estomac se fatigue, des troubles digestifs apparaissent,
l'enfant maigrit, perd de son poids et succombe souvent, alors même
qu'en présence du danger devenu évident on revient, mais trop tard à
l'allaitement naturel. Telle est malheureusement la pratique des campagnes, telle est l'alimentation à laquelle ont recours tant de nourrices,
et si leur propre enfant robuste, vigoureux, parvient de temps en temps
à résister, le nourrisson, né à Paris, chétif, affaibli déjà par les fatigues
du voyage et par l'irrégularité de l'alimentation dans les premiers jours,
ne tarde point à succomber. Que, vers le quatrième ou cinquième mois,
on donne chaque jour à l'enfant un potage, une bouillie légère, rien de
mieux, puisque, sans nuire à sa santé, on se précautionne contre l'éventualité d'une indisposition qui pour deux ou trois jours priverait la
nourrice de son lait, mais c'est seulement dans ces limites restreintes
qu'on peut admettre l'alimentation prématurée; hors de là elle est
fatale.

L'allaitement artificiel est regardé par presque tous les médecins comme absolument nuisible. Il y a sur ce point une exagération évidente qui tient à cette circonstance, que les effets n'en ont guère été étudiés que dans les hôpitaux sur des enfants confiés ou abandonnés à la charité publique, ou dans les campagnes sur des nourrissons pour lesquels le manque de soins et l'alimentation prématurée viennent joindre leurs dangers à ceux d'une alimentation artificielle mal conçue, mal dirigée. Ancien chirurgien de l'hospice des enfants assistés, nous sommes malheureusement aussi éclairé que qui que ce soit sur les inconvénients, sur les périls de l'allaitement au biberon ; combien d'enfants sont morts alors que nous les aurions sauvés, s'il avait été en notre pouvoir de leur donner une bonne nourrice ! Si l'on veut apprécier à sa juste valeur la question de l'allaitement artificiel, il faut établir ici une distinction importante. Lorsque des nouveau-nés sont réunis en grand nombre dans un même appartement, dans une même salle d'hôpital, il se crée autour d'eux une atmosphère viciée, préjudiciable à leur santé Si ces malheureux petits êtres ont déjà souffert de la faim par le fait même des formalités nécessaires pour l'abandon, si surtout ils sont déjà malades (et c'était le cas pour ceux de nos infirmeries), si enfin l'alimentation artificielle n'est pas donnée avec le plus grand soin, si elle n'est pas entourée d'extrêmes et minutieuses précautions, les enfants nourris au biberon succombent en grand nombre. Aux enfants reçus dans nos hôpitaux, il faut des nourrices, comme il en faut aussi à ceux qui sont faibles et chétifs dès leur naissance; mais tel n'est pas le cas ordinaire, et beaucoup d'enfants peuvent supporter l'allaitement au biberon, à la condition toutefois que cette pratique ne soit pas confiée à des mains incapables. Si l'instrument n'est point tenu dans un état de propreté extrême, le lait qui séjourne dans le vase, qui s'infiltre dans les fissures du bois de la têtière, s'acidifie, altère le lait nouveau qu'on introduit dans le biberon, et l'enfant ne boit qu'un liquide irritant, laxatif, qui à sur sa santé les plus déplorables effets. Le biberon à bout d'ivoire souple, dont chaque pièce peut et doit être nettoyée après chaque repas, met à l'abri de ces inconvénients ; en un mot, l'allaitement artificiel est sans danger pour beaucoup d'enfants, à la condition que ce soit une personne soigneuse, dévouée, qui en soit chargée, à défaut de la mère qui, mieux que toute autre, puisera dans sa tendresse la patience nécessaire pour bien remplir ces délicates fonctions. Lors donc qu'une mère bien portante, mais un peu délicate et n'ayant qu'une quantité de lait même médiocre, se trouvera dans la situation où sont tant de femmes qui placent aujourd'hui leur enfant à la campagne, elle saura qu'elle lui fait courir moins de danger en le gardant auprès d'elle, lui donnant le sein dans la journée et lui faisant donner le biberon la nuit par une personne intelligente et zélée.

Quant aux femmes qui n'ont pas de lait, ou dont les organes de la lactation sont mal conformés, on ne peut leur conseiller l'allaitement artificiel seul que dans les cas où elles ne pourraient se procurer une nourrice digne de toute confiance; mais, que l'on ait recours à l'allaitement artificiel complet ou à l'allaitement mixte, il faut que la mère se décide pour une pratique qui peu à peu devra entrer dans nos mœurs ; il faut que tous les huit jours elle pèse son enfant, et si, au lieu de gagner du poids, il reste stationnaire, si surtout il en perd, elle devra immédiatement renoncer à l'allaitement mixte et lui donner une bonne nourrice.

La mise en nourrice a souvent pour cause la difficulté pour la mère de quitter son bureau, son comptoir, ses occupations pour allaiter l'enfant. Il est rare que ces difficultés soient assez grandes pour constituer une impossibilité, et, prévenues des dangers qu'elles feraient courir à leur enfant en le confiant à une nourrice de la campagne, bien des mères surmonteraient les obstacles et sauraient elles-mêmes nourrir celui dont elles ne se séparent qu'à regret ; mais, pour éclairer toutes les mères sur les périls de l'industrie nourricière, pour les engager à nourrir elles-mêmes, il faut leur faire connaître la vérité. Il serait donc à souhaiter qu'une instruction détaillée, comprenant des conseils sur la mise en nourrice, sur l'alimentation et l'hygiène des enfants, fût remise par les employés de l'état civil à toute personne venant faire à la mairie une déclaration de naissance.

Quelques femmes, un trop grand nombre même, sont tout à fait privées de ressources pécuniaires, elles sont obligées de travailler et souvent hors de chez elles pour gagner le pain de la famille ; elles ne peuvent conserver et allaiter leur nouveau-né, qu'elles envoient à la campagne le plus souvent par l'intermédiaire du grand bureau. Pour elles, il faut mettre en pratique l'idée de M. Fauvel, réalisée depuis longtemps à Mulhouse, dans cette Alsace protestante qui peut servir de modèle à toute la France quand il s'agit de lutter sur le terrain de l'instruction et de l'esprit d'initiative : il faut qu'une indemnité pécuniaire soit donnée à l'ouvrière qui conserve auprès d'elle et allaite son enfant. La mesure n'est pas d'une difficulté bien grande, car c'est surtout à Paris et dans les grandes villes qu'elle aurait lieu d'être appliquée, et l'exécution pourrait en être confiée momentanément, car il est temps que nous sachions combattre par nous-mêmes les funestes effets de l'ignorance et de la misère. Il est temps que la charité privée cesse de s'égarer en aumônes données sans discernement et souvent mal employées ; suivons l'exemple de l'Angleterre, sachons, en dehors de toute intervention gouvernementale, par des associations charitables librement formées, faire converger vers le bien, notre but à tous, les efforts individuels, qui restent stériles quand ils sont isolés.

Quoi qu'on fasse cependant, beaucoup de femmes seront dans la nécessité d'envoyer leurs enfants en nourrice. Peut-on espérer prévenir les abus par des règlements rigoureux ? faut-il donner à l'État la surveillance ou même le monopole de l'industrie nourricière ? faut-il n'accepter que les nourrices agréées par l'administration ? Telle ne saurait être notre opinion. L'État n'a pas qualité pour tenir chaque citoyen en tutelle ; il doit, par ses conseils, le garantir de certains périls, il doit lui donner les moyens de les éviter, il n'est pas chargé de le sauver malgré lui. Nous ne pouvons donc vouloir que l'État empêche un père de famille de confier son enfant à la nourrice qu'il lui a plu de choisir, cette nourrice n'offrit-elle pas toutes les garanties désirables; mais, si l'État ne doit pas porter atteinte à l'autorité paternelle contenue dans les limites de la raison, il a le droit et le devoir de surveiller les industries qui peuvent être préjudiciables à la santé publique, surtout quand ces industries ne s'exercent qu'en vertu d'une autorisation administrative. Toute nourrice placée par les bureaux. toute femme allaitant, moyennant salaire, un enfant autre que le sien peut être et doit être surveillée. Tels sont les principes, voyons les conséquences.

Théoriquement l'ordonnance de 1842 est bonne; il faut peu de chose pour la rendre excellente dans la pratique. Le bureau de l'administration de l'assistance publique, dont MM. Vée et Husson eux-mêmes avaient naguère proposé la suppression, pourrait être conservé pour les placements d'enfants indigents. Les petits bureaux seraient aussi maintenus ; mais, comme chacun doit être responsable de ses engagements et de ses actes, les loueurs de nourrices, puisqu'ils se portent garants d'une bonne et sérieuse surveillance, doivent être rendus pécuniairement responsables des dommages et intérêts auxquels pourraient être condamnées les nourrices, toujours insolvables, en cas de non-exécution du contrat de louage tel qu'il a été conclu, ou d'accidents arrivés par leur faute aux nourrissons. C'est le meilleur, sinon le seul moyen, d'empêcher les fraudes de la part de ceux qui font le commerce des nourrices. L'enfant du pauvre, du paysan, ne doit pas payer de sa vie l'allaitement rétribué donné par sa mère à un enfant étranger. Une femme ne saurait donc être autorisée à prendre un nourrisson et à se placer comme nourrice sans produire un certificat obtenu sous la responsabilité du maire et attestant que son enfant est âgé de sept mois au moins et d'un an au plus. Le certificat médical serait délivré, pour Paris, à la préfecture de police, partout ailleurs par un médecin désigné par l'administration.

Telle est à peu près dans l'organisation de l'industrie nourricière la part qui revient à l'autorité. Cette part ne peut être complètement supprimée. Si nous vivons en société, si nous supportons des charges communes, si nous nous soumettons aux mêmes lois, c'est afin de profiter des avantages que donne à tous la concentration, la direction des efforts industriels vers un but d'intérêt général. Ce que nous pouvons, ce que nous devons faire, c'est de diminuer le plus possible la part d'action qui appartient à ceux que nous avons chargés d'agir pour nous, c'est de les aider dans la limite de nos forces, c'est enfin d'agir avec eux, d'agir pour eux, en un mot d'agir nous-mêmes. Les nourrices ont besoin d'être surveillées, elles ne peuvent l'être efficacement que si tous se chargent de la surveillance. Pour cela, que faut-il faire ? Il faut que des sociétés maternelles, des sociétés protectrices de l'enfance se forment dans tous les chefs-lieux de nos départements, que chaque commune où il y a des nourrices ait son comité local; composé du maire, du curé, du ministre protestant, de l'instituteur; quel est celui d'entre eux qui refuserait d'en faire partie ? Il faut que nos mères, nos sœurs, nos femmes qui habitent la campagne pendant toute l'année, ou seulement pendant la belle saison prennent part à la tâche ; leur cœur ne peut rester insensible aux dangers des pauvres enfants, aux inquiétudes des mères. Pour rendre cette surveillance possible, il faut qu'on sache dans chaque commune quelles sont les femmes ayant des nourrissons. Il suffit, pour arriver à ce résultat, d'une simple modification à l'ordonnance de 1842. Au lieu de remettre au maire le certificat qui établit l'état civil du jeune pensionnaire, il faut que la nourrice fasse inscrire à la mairie du lieu où elle habite, et sur un registre spécial, le nom, les prénoms, l'âge de l'enfant, les noms et le domicile des parents. Quoi de plus légal, puisque l'enfant devient momentanément citoyen de la commune? Le curé, le maire, l'instituteur, les dames membres des sociétés protectrices, habitant le village où les environs, vont à la mairie, consultent le registre, savent que telle femme a un nourrisson. Ils vont la voir, s'assurent de l'état de l'enfant; si quelque chose leur paraît défectueux, ils aident la nourrice de leurs conseils; si leur conseil est repoussé, s'il leur semble qu'il y a péril, ils préviennent soit directement les parents, soit le comité d'arrondissement ou le comité départemental. Ceux-ci avertissent la famille, et c'est à elle qu'appartient la responsabilité morale des résultats, c'est à elle dès lors qu'incombe le devoir de sauver l'enfant.

C'est dans cette voie que nous paraît être la solution du problème si grave et si difficile de l'industrie nourricière. Nous pouvons ne perdre que douze enfants sur cent; il faut que ce résultat soit atteint. Pour l'obtenir, il importe que la vérité soit connue de tous, que tous comprennent la nécessité d'agir; il faut que tous s'unissent, car, si l'union fait la force, c'est surtout quand le lien commun est l'amour maternel, quand le but est le salut de nos enfants. Cinq siècles d'expérience ont proclamé l'insuffisance absolue de la réglementation abandonnée à l'administration seule; le xixe siècle a montré ce que peut l'initiative individuelle éclairée par l'instruction, guidée par l'amour du bien, fortifiée par la libre association des efforts collectifs. Mettons-nous à l'œuvre ; la tâche est difficile, mais elle peut être accomplie, et la récompense sera d'avoir sauvé chaque année en France la vie de cinquante mille enfants.

V

LES HOPITAUX [1]

Paris concentre dans sa vaste enceinte toutes les joies et toutes les douleurs de l'humanité. Au-dessus des riches salons les mansardes sans feu, près du luxe l'indigence ; mais, aussi à côté de la misère qui abat et qui tue, la charité qui sauve ou qui du moins protège : à côté des palais, l'hôpital. Sans doute, Paris, ville de plaisirs, ne voit pas s'étaler sur ses places et ses boulevards la plaie hideuse du paupérisme ; nous ne voyons pas se glisser, hâves et décharnés, sur nos belles promenades et presque sous les roues des brillants équipages, ces « déguenillés » que les quartiers pauvres de Londres jettent chaque jour sur le pavé de la métropole du Royaume-Uni : un tel spectacle attristerait les heureux du monde dont Paris devient de plus en plus la capitale, et la loi y a mis bon ordre. L'Angleterre ouvre au malheureux sans asile et sans pain les portes d'un work-house, la France celles d'une prison ; être sans abri est un malheur en Angleterre, en France c'est un délit : le vagabondage. Ne pouvant supprimer la misère, la loi en a du moins supprimé la manifestation : « La mendicité est interdite dans le département de la Seine. »

Mais parce qu'elle est cachée, parce qu'elle est refoulée peu à peu vers la circonférence de Paris, la misère n'y existe pas moins, et une lourde tâche incombe à la charité publique ou privée. Même en négligeant ce nombre si considérable d'ouvriers et surtout d'ouvrières pauvres, vivant au jour le jour d'un salaire trop souvent insuffisant, mais qui épuisent, avant de solliciter la charité officielle, leur peu de crédit et leurs dernières ressources, lorsque le chômage ou la maladie les réduisent momentanément à la gêne et bientôt à la misère, le nombre des individus secourus par la charité légale n'est pas seulement attristant, il est de plus inquiétant.

<hr>

(1) Extrait du *Paris-Guide*, par les principaux écrivains et artistes de la France, 1867, 2ᵉ partie, p. 1893.

D'après le recensement opéré en 1863 par l'administration de l'Assistance publique, il y a dans Paris 40,056 ménages, comprenant 101,570 individus secourus par la charité officielle. Ce nombre, loin de diminuer, va toujours en s'accroissant, car il est de 11,283 individus supérieur au chiffre donné par le recensement précédent.

Ces 101,570 individus se répartissent de la manière suivante :

Adultes	hommes	21,865
	femmes	35,432
Enfants au-dessous	garçons	21,996
de 14 ans	filles	22,277

Si l'on rapproche ce nombre de 101,570 individus du chiffre total de la population parisienne constaté par le recensement de 1861, on reconnaît qu'il y a, à Paris, 1 indigent sur 15 habitants. Cette population indigente se répartit fort inégalement dans les divers points de la capitale : le IXe arrondissement (Opéra, Chaussée-d'Antin) ne compte qu'un indigent inscrit sur 53 habitants ; dans le XIIIe arrondissement (les Gobelins) il y a, au contraire, un indigent officiellement secouru sur 5 habitants.

Les arrondissements, dont la population indigente est le plus considérable par rapport à la population générale sont ensuite : le XIVe (Observatoire), le Ve (Panthéon) et le XXe (faubourg Saint-Martin), qui présente un indigent sur 10 habitants.

Toutes les professions se trouvent représentées dans ce triste dénombrement des misères sociales : médecins, instituteurs, professeurs de langues, peintres, musiciens s'y trouvent à côté des concierges, des gardes de Paris ; rien, du reste, ne saurait mieux montrer la lugubre ironie de la vie humaine que ces listes qui nous montrent réduits au dernier degré de l'indigence, obligés de demander un peu de pain à la charité légale, des batteurs d'or et des lapidaires !

Quelque grandes que soient ces misères elles sont encore trop souvent aggravées par la maladie, qui augmente en même temps le nombre des nécessiteux. Ce ne sont plus seulement alors les indigents qui réclament les secours officiels, c'est presque toute la population ouvrière de Paris, et il nous suffira, dès à présent, de dire qu'en 1864, 88,586 malades ont été soignés dans nos divers établissements hospitaliers et 57,415 à leur domicile.

Avant de décrire les hôpitaux, avant de parler de leur fonctionnement, il nous paraît utile de faire connaître brièvement, dans son esprit et dans l'ensemble de son organisation, l'Assistance publique à Paris.

L'esprit qui a présidé à la fondation des hôpitaux et à l'administration des secours qu'ils donnaient aux malades indigents a notablement varié avec les siècles... L'antiquité avait ignoré l'assistance sociale et presque la charité individuelle ; le christianisme introduisit dans le monde cette belle maxime : « Aimez-vous les uns les autres, et faites à autrui ce que vous voudriez qu'on vous fît à vous-même. » Longtemps les hôpitaux ne furent pas autre chose que des monastères, dans lesquels un certain nombre de religieux se réunissaient pour faire en commun leur salut et gagner pour eux-mêmes le ciel, en se dévouant au soulagement des malades. Le prêtre était en même temps médecin, mais le prêtre primait le médecin, et l'hôpital était avant tout un couvent ; on y recevait un petit nombre de malades, on leur faisait l'aumône de quelques soins ; mais les sentiments qui animaient ceux qui les leur donnaient n'avaient rien de commun avec notre philanthropie moderne : soigner le malade, soulager ses misères, le guérir était un moyen de faire son propre salut et non un but de charité fraternelle. Dès le XVᵉ siècle, le relâchement des mœurs monastiques amena dans le régime des hôpitaux des abus et des désordres tels que le bras séculier fut obligé d'intervenir, et il intervenait avec d'autant plus de droit que la plupart des établissements hospitaliers s'étaient notablement enrichis par la munificence des souverains et par les dons et les legs des grands seigneurs et des riches bourgeois.

Un arrêt du parlement du 2 mai 1505 « sur ce qu'il est venu à la connaissance de la court que, en l'Hostel-Dieu de Paris, a eu et a de présent mauvais ordre, tant au spirituel qu'au temporel, et mesmement en ce qui concerne les pauvres malades » confia à huit commissaires laïques l'administration de l'hôpital.

En même temps que l'oubli des règles du christianisme transformait les hôpitaux en de véritables fiefs et les ordres hospitaliers en puissantes corporations vivant au sein du luxe et de l'indolence, l'esprit public se développait peu à peu. L'affranchissement des communes, l'abolition du servage firent sentir la nécessité de demander à la charité collective le soutien des indigents et des malades ; la commune devenue libre voulut protéger et secourir elle-même ses propres citoyens ; les seigneurs et les princes, au lieu de doter les corporations hospitalières, fondèrent eux-mêmes des établissements charitables ; l'*assistance sociale* se substitua peu à peu à l'assistance *religieuse* et *monastique*, et c'est ce mode de secours que nous trouvons aujourd'hui en vigueur dans presque tous les pays de l'Europe.

Le plus souvent, les établissements hospitaliers tirent leurs ressources de legs ou de donations. Les donateurs, en faisant héritiers de sommes plus ou moins considérables telle ou telle ville, tel ou tel hôpital, lui imposent presque toujours l'obligation de soulager les misères de tous pauvres de la ville, ou seulement de certaines classes de nécessiteux ; ils créent ainsi un droit au secours, car les malheureux sont leurs véritables héritiers, et c'est avec raison que le bien des hôpitaux est appelé *le bien des pauvres*. Si ces ressources sont au-dessous des besoins, les communes, les Etats les augmentent au moyen de certaines taxes spéciales, et le droit d'être secouru dans la misère et la maladie se confond alors avec ceux du citoyen.

Mais, il faut bien le dire, le droit au secours, le droit à la charité légale, loin d'être un bienfait, est trop souvent un malheur, car il détruit la prévoyance et affaiblit le sentiment de la dignité humaine. Dans beaucoup de villes de province, aller à l'hôpital, laisser ses parents aller mourir de vieillesse dans un hospice est une honte, et pour une famille une sorte de tache indélébile ; le peuple de Paris n'a pas de pareils scrupules. En cas de maladie, il ne connaît qu'une ressource, l'hôpital ; il s'empresse d'y accourir pour le plus léger malaise, pour la moindre écorchure, et plus d'un tiers de ceux qui y viennent solliciter leur admission n'ont aucune raison médicale d'y être reçus. Paris n'a pas comme Londres le work-house, institution tour à tour trop vantée, trop décriée et presque toujours mal connue et encore plus mal appréciée. Paris n'a que des hospices de vieillards ou des hôpitaux, et ceux que la misère atteint, que le chômage prive de salaire ne connaissent qu'une ressource, aller se reposer à l'hôpital et y attendre en repos des jours meilleurs.

Quant à la prévoyance, elle est presque toujours détruite par cette pensée que nous avons si souvent entendu exprimer : « A quoi bon mettre de côté ! Quand je serai vieux j'irai aux indigents, et, si je puis, à Bicêtre. » Faut-il pour cela supprimer ou restreindre la charité légale ? Telle n'est pas notre pensée, mais il faudrait substituer à l'assistance religieuse et à l'assistance légale ce qui existe à Londres et ce qui manque absolument à Paris, l'*Assistance mutuelle*.

Les hôpitaux de Londres sont uniquement soutenus par la charité privée ; l'État, la commune n'y interviennent pour rien. Ils sont le résultat d'une association, d'une sorte d'assurance mutuelle contre la maladie, et sont ouverts aux souscripteurs ou à ceux auxquels ils délèguent leurs droits.

Les hôpitaux de Paris sont, au contraire, devenus comme la propriété de l'Etat, ou mieux de la ville de Paris ; la gestion des biens des pauvres échappe à tout contrôle du public, et se trouve tout entière sous la dépendance directe du préfet de la Seine et du ministre de l'intérieur représentés par un directeur unique investi de tous leurs pouvoirs.

A côté du directeur existe un conseil de surveillance « qui éclaire, juge et modère au besoin, dans les limites de sa compétence, les actes directoriaux, sans cependant pouvoir jamais y substituer ses propres actes ; le directeur seul agit, parce que seul il est responsable ». Il n'est pas inutile d'ajouter que le directeur n'est jamais un médecin, mais toujours un agent d'ordre administratif ; particularité qu'on ne rencontre guère qu'en France et en Belgique.

Ce conseil de surveillance, institué par la loi du 10 janvier 1849, se compose du préfet de la Seine, du préfet de police, d'un conseiller d'Etat, d'un membre de la Cour de cassation, d'un professeur de la Faculté de médecine, d'un membre de la chambre de commerce, d'un membre du conseil des prud'hommes, de deux membres du conseil municipal, de deux maires ou adjoints, de deux administrateurs des bureaux de bienfaisance, de cinq personnes au choix du préfet de la Seine, et enfin d'un médecin et d'un chirurgien des hôpitaux. Parmi les vingt membres qui composent le conseil, chargé de surveiller l'administration confiée au préfet de la Seine, neuf sont nommés par le préfet, lequel est de plus le président de droit ; tandis que ce conseil, qui est aussi chargé de surveiller la bonne direction des hôpitaux, ne comprend qu'un médecin et qu'un chirurgien.

A la tête de chaque hôpital est placé un agent de l'ordre administratif chargé de la conduite générale de l'établissement, et duquel relèvent tous les employés subalternes. Dans les hôpitaux de quelque importance au-dessous de ce directeur est un économe auquel est confié tout ce qui concerne la comptabilité.

Ressources financières. — Le budget de l'Assistance publique à Paris est de beaucoup supérieur à celui de certains Etats de l'Europe centrale : les dépenses ordinaires se sont élevées, en 1865, à 20,654,247 fr. 62 c.; chiffre auquel il faut ajouter 2,167,074 fr. 84 c. pour dépenses extraordinaires, telles que : achat d'effets de coucher, de linge, de meubles et travaux de bâtiment. Il est assez curieux d'analyser les éléments qui concourent à ce total si respectable : 129,365 fr. 52 c. ont été dépensés en *frais de bureau.* L'administration centrale, c'est-à-dire les bureaux placés avenue Victoria et comprenant 175 employés, dont aucun n'est en rapport direct de soins avec les malades, a coûté 505,100 francs ; le reste du personnel administratif a coûté 506,420 francs pour 168 employés, ce qui donne par employé une moyenne de traitement annuel de 2,949 francs, à peu près 3,000 francs, soit un total de 1,011,520 francs pour le personnel administratif.

Le personnel médical coûte beaucoup moins cher à l'administration, les médecins, chirurgiens, prosecteurs, pharmaciens, internes et sages-femmes, au nombre de 244, ont nécessité une dépense de 388,900 francs, c'est-à-dire, pour chacun d'eux, un traitement, ou mieux, une indemnité annuelle de 965 francs.

Là est la caractéristique de notre administration, car le nombre des employés de bureau est supérieur au chiffre du personnel médical, et les premiers coûtent aux pauvres, qu'ils ne soignent pas, 1.011,520 francs, tandis que les autres, en rapport direct avec toutes leurs misères, n'occasionnent qu'une dépense de 388,900 francs. Les principales dépenses sont les suivantes :

Pain.	1,566,233
Vin	1,285,217
Viande.	1,770,135
Comestibles divers.	1,794,854
Médicaments.	908,090
Chauffage	856,720

Le total des dépenses a été, comme nous l'avons dit, de 20,564,247 francs pour 1865, y compris 25,000 francs mis à la disposition de M. le préfet pour ses pauvres.

Pour couvrir ces dépenses, les revenus de l'administration sont loin de suffire :

En 1865, ses revenus immobiliers, par suite de l'aliénation continue de ses immeubles, n'étaient plus que de 1,197,793 francs.

Ses rentes sur l'Etat donnent un revenu supérieur, 1,273,423, francs ; mais le plus important est l'impôt établi en faveur des indigents sur les billets d'entrée dans les spectacles, bals, car il atteint le chiffre de 1,804,674 fr. 98.

Le total des revenus de l'administration des hôpitaux est de près de 9 millions inférieur à ses dépenses ordinaires ; pour combler ce déficit, la ville de Paris donne aux hôpitaux une subvention qui, pour 1865, a été de 8,786,843 francs.

Cette insuffisance actuelle des revenus hospitaliers ; l'intimité qui existe entre l'administration de l'Assistance publique et la Préfecture de la Seine depuis la suppression définitive de la commission des hospices, c'est-à-dire depuis le second empire ; les folles dépenses qui ont fait de l'hôpital de Lariboisière le Versailles de la misère ; la création à un prix inouï du nouvel Hôtel-Dieu continuée *per fas et nefas*, malgré les réclamations, les protestations de la Société de chirurgie, écho du corps médical, nous oblige à faire ressortir ce fait que *toute somme léguée à l'Administration de l'Assistance publique n'est plus en définitive qu'un don fait à la caisse municipale;* car en donnant aux pauvres de Paris un revenu de 100,000 francs, on diminue simplement de 100,000 francs la subvention municipale, sans augmenter d'un centime la somme dépensée pour les pauvres. Mais, comme le disait un de nos collègues, M. Voillemier, un des deux directeurs de l'administration en 1848, « le résultat est celui-ci : c'est qu'il y a peu de donateurs, parce que bien des gens qui consentent a donner de l'argent aux pauvres ne veulent point en donner pour faire des trottoirs ou des avenues ».

Le temps est venu où nous devons imiter l'Angleterre en fondant, par la charité privée, des hôpitaux indépendants de l'Etat et de la Préfecture de la Seine.

Nos ouvriers, déjà réunis en association contre la misère, doivent aussi former entre eux une assurance mutuelle contre la maladie ; ils doivent avoir leurs hôpitaux, construits et soutenus par l'épargne de tous ; et lorsque atteints par une maladie grave ils devront aller chercher hors de leur demeure les secours médicaux qu'on trouve à l'hôpital, ces secours seront alors pour eux, non plus une aumône qui abaisse celui qui la reçoit, mais l'exercice d'un droit qu'ils se seront créé par le travail et la prévoyance[1].

---

(1) Nous ne reproduisons pas la seconde partie de l'article, d'ordre moins général.   L.

TABLE DES MATIÈRES

INDEX ALPHABÉTIQUE DES MATIÈRES

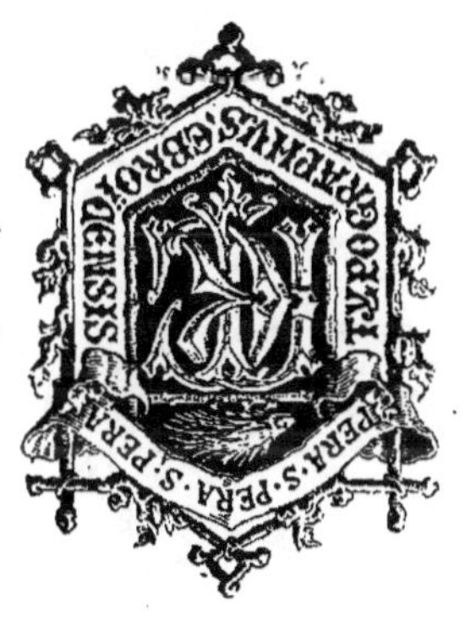
TYPOGRAPHVS GEBROIOCENSIS
OPERA · S · PERA · S · PERA